W0262085

HANDBUCH DER NORMALEN UND PATHOLOGISCHEN PHYSIOLOGIE

MIT BERÜCKSICHTIGUNG DER EXPERIMENTELLEN PHARMAKOLOGIE

HERAUSGEGEBEN VON

A. BETHE
FRANKFURT A. M.

G. v. BERGMANN
BERLIN

G. EMBDEN **A. ELLINGER †**
FRANKFURT A. M.

SECHZEHNTER BAND / ZWEITE HÄLFTE

CORRELATIONEN II/2

(J. XIII, B. VII, J. XV, J. X/2
CORRELATIONEN DES ZIRKULATIONSSYSTEMS · MINERALSTOFFWECHSEL
REGULATION DES ORGANISCHEN STOFFWECHSELS · DIE CORRELATIVEN
FUNKTIONEN DES AUTONOMEN NERVENSYSTEMS II)

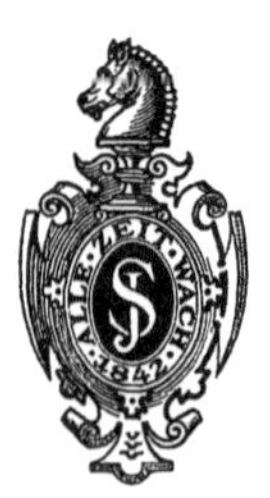

SPRINGER-VERLAG BERLIN HEIDELBERG GMBH 1931

CORRELATIONEN DES ZIRKULATIONSSYSTEMS MINERALSTOFFWECHSEL · REGULATION DES ORGANISCHEN STOFFWECHSELS · DIE CORRELATIVEN FUNKTIONEN DES AUTONOMEN NERVENSYSTEMS II

BEARBEITET VON

L. ASHER · H. EPPINGER · A. FLEISCH · P. GYÖRGY
W. HEUBNER · S. ISAAC · CHR. KROETZ · R. MEYER-
BISCH † · E. SCHILF · M. B. SCHMIDT · R. SIEGEL
W. H. v. WYSS · W. ZIELSTORFF

MIT 73 ABBILDUNGEN

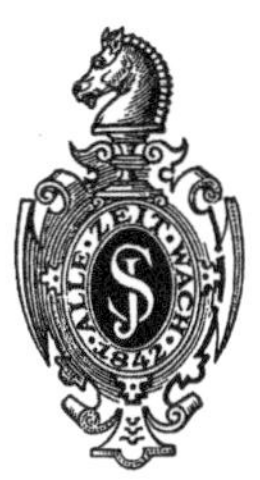

SPRINGER-VERLAG BERLIN HEIDELBERG GMBH 1931

ISBN 978-3-642-89171-7   ISBN 978-3-642-91027-2 (eBook)
DOI 10.1007/978-3-642-91027-2

ALLE RECHTE, INSBESONDERE DAS DER ÜBERSETZUNG
IN FREMDE SPRACHEN, VORBEHALTEN.
COPYRIGHT 1931 BY SPRINGER-VERLAG BERLIN HEIDELBERG
URSPRUNGLICH ERSCHIENEN BEI JULIUS SPRINGER IN BERLIN 1931
SOFTCOVER REPRINT OF THE HARDCOVER 1ST EDITION 1931

Inhaltsverzeichnis.

Correlationen des Zirkulationssystems.

Mineralstoffwechsel.

A. Mineralstoffe des Tierkörpers.

Inhaltsverzeichnis. VII

B. Mineralstoffe der Pflanzen.

Regulation des organischen Stoffwechsels durch Nervensystem und Hormone.

Die correlativen Funktionen des autonomen Nervensystems.

(Der Beitrag über die **funktionelle Pathologie des vegetativen Nervensystems** ist
bereits in Bd. XVI/1 zum Abdruck gelangt.)

Berichtigung zum Beitrag GOLLWITZER-MEIER in Band XVI/1.

S. 1080 14. Zeile v. u.: statt 70% — Sauerstoffsättigung lies 70% = Sauerstoffsättigung.
„ 1087 20. „ v. u.: „ $R = 2,45$ lies $= 2,45$.
„ 1088 14. „ v. o.: „ Pufferwerte lies Pufferwerten.
„ 1088 6. „ v. u.: „ „wahre Serumskurve" lies „wahre Serumkurve".
„ 1099 6. „ v. o.: „ Ionenwandlung lies Ionenwanderung.
„ 1103 12. „ v. o.: „ Hyperhydrie lies Hypohydrie.
„ 1103 16. „ v. o.: „ Hyperhydrie lies Hypohydrie im Blut zum Ausgleich.
„ 1109, Formel „ $[\text{Ca}^{··}][\text{Kg}^{··}]$ lies $[\text{Ca}^{··}][\text{Mg}^{··}]$.
„ 1116 2. Zeile v. o.: „ Acidose lies Hypokapnie.
„ 1116 5. „ v. o.: „ Acidose lies Hypokapnie.
„ 1117 16. „ v. o.: „ Hyperhydrie lies Hypokapnie.
„ 1137 21. „ v. o.: „ der folgenden zwei Sätze lies: FRÖHLICH (unter LIPSCHITZ)
fand an Kaninchen, daß die Lungenventilation nach Methan (0,5 g pro Kilogramm)
stark abnimmt, wobei die Blutreaktion aber alkalischer wird, die p_H-Werte steigen an,
das Kohlensäurebindungsvermögen nimmt zu. Durch Überventilation lassen sich diese
Veränderungen im Blutgasgehalt abschwächen. Diese Feststellungen eröffnen Einblicke
in ganz neue Zusammenhänge zwischen Atmung und Entzündungsbereitschaft. Auf die
ausführlichen Befunde, die in 5 Arbeiten der LIPSCHITZschen Schule berichtet sind, kann
an dieser Stelle nicht eingegangen werden.

Correlationen des Zirkulationssystems.

73**

Reflexe von der Haut und den inneren Organen auf Herz und Gefäße.

Von

ERICH SCHILF

Berlin.

Zusammenfassende Darstellungen.

ALBRECHT, E.· Die Atmungsreaktion des Herzens. Jena: G. Fischer 1910. — BAY-
LISS, W. M.: The vasomotor system. London: Longmans, Green and Co. 1923. — DIETRICH
u. KAMINER: Handb. d. Balneol., mediz. Klimatol. u. Balneographie. — EBBECKE, U.:
Gefäßreaktionen. In Asher-Spiro 22, 401 (1923). — FELDBERG, W., u. E. SCHILF: Histamin,
seine Pharmakologie und Bedeutung für die Humoralphysiologie. Berlin: Julius Springer
1930. — HERING, H. E.: Die Carotissinusreflexe usw. Dresden u. Leipzig: Th. Steinkopf
1927. — HOFMANN, F. B.: Die Innervation des Herzens und der Blutgefäße. In Nagels
Handb. 1, 260 (1909). — KREHL, L.: Pathol. Physiologie. 9. Aufl. Leipzig: Vogel 1918. —
KROGH, A.: Die Anatomie und Physiologie der Capillaren. 2. Aufl. Übersetzt von W. FELD-
BERG. Berlin: Julius Springer 1929. — LANGENDORFF, O.: Neuere Untersuchungen über die
Ursache des Herzschlages. In Asher-Spiro 4 I u. II, 764 (1905). — LEWIS, Sir THOMAS:
The Blood vessels of the human Skin and their reactions. Ins Deutsche übersetzt von
E. SCHILF. Berlin: Karger 1928. — MÜLLER, O.: Die Capillaren der menschlichen Körper-
oberfläche in gesunden und kranken Tagen. Stuttgart: Ferd. Enke 1922. — SCHILF, E.:
Das autonome Nervensystem. Leipzig: G. Thieme 1926. — SPIEGEL, E. A.: Experimen-
telle Neurologie. I. Teil. Berlin: S. Karger 1928. — STÖHR, PH.: Mikroskopische Ana-
tomie des vegetativen Nervensystems. Berlin: Julius Springer 1928. — TIGERSTEDT, R.:
Physiologie des Kreislaufs. 2. Aufl. Berlin u. Leipzig: W. de Gruyter & Co. 1923. — WEBER, E.:
Der Einfluß psychischer Vorgänge auf den Körper. Berlin: Julius Springer 1910. — WENKE-
BACH, K. F.: Die unregelmäßige Herztätigkeit usw. Leipzig: W. Engelmann 1914. —
WINTERNITZ, W.: Hydrotherapie. Wien: Urban & Schwarzenberg 1877.
Siehe auch Bd. VII dieses Handbuchs.

Einleitung.

Herz und Gefäße gehören zu den Organen, die in ihrer Tätigkeit nicht direkt
dem Willen unterworfen sind; sie können durch die im Blute vorhandenen chemischen Körper, Stoffwechselprodukte, Hormone und durch reflektorische Erregungen beeinflußt werden. Unter normalen Bedingungen werden Reaktionen
am Kreislaufapparat durch die soeben angeführten Faktoren gleichzeitig zustande
kommen. Es bedarf der analytischen Arbeit des Experimentators, aus dem Er-
scheinungskomplex die einzelnen Faktoren herauszuschälen.

Hier sollen die Reaktionen besprochen werden, die durch Nerven vermittelt
werden und die dazu beitragen, die Tätigkeit des Kreislaufapparates normal zu
gestalten. Herz und Gefäße müssen weitgehend den Anforderungen der verschiedenen Organe mit Bezug auf die Blutversorgung gerecht werden können.
Störungen in der Tätigkeit von Herz und Gefäßen werden für den Gesamtorganismus von großem Schaden sein, weil die Tätigkeit der einzelnen Organe von der

Blutversorgung abhängig ist. Die Tätigkeit der Kreislauforgane wird sich also unter normalen Bedingungen den Bedürfnissen der Organe weitgehend anzupassen haben. Wieweit dies durch Nerven geschieht, soll hier besprochen werden.

Die Nerven, die Herz und Gefäße in ihrer Tätigkeit regulieren, sind nicht dem Willen unterworfen. Es wird sich also bei den Problemen, die hier besprochen werden sollen, um *reflektorische Vorgänge*, um Kreislaufreflexe, handeln.

Obwohl das *Herz* aus quergestreifter Muskulatur besteht, wird es nicht von efferenten somatischen Nerven, sondern von *autonomen Nerven — Vagus und Sympathicus —* versorgt.

Die *Gefäßmuskeln* werden als glatte Muskeln autonom innerviert; mit ganz geringen Ausnahmen ziehen zur Muskulatur der Gefäße nur *sympathische* Nerven. Es ist nicht sicher bekannt, ob auch parasympathische Nervenfasern Gefäße versorgen[1].

Nach den vorliegenden Versuchen scheint auch die antidrome Nervenerregung an Gefäßreflexen beteiligt zu sein (s. S. 1195). Ganz allgemein können wir aber hier erst einmal festlegen, daß der *efferente Schenkel der Kreislaufreflexe* von autonomen Nerven gebildet wird.

Die *afferenten Bahnen* der Kreislaufreflexe, die von der *Haut* ausgelöst werden, sind *spinale* Nerven. Sie ziehen durch die hinteren Wurzeln zu den spinalen bzw. noch höher gelegenen Zentren. Bei den Kreislaufreflexen, die von *anderen äußeren Receptoren* ausgehen, wie Auge, Ohr, Nasenschleimhaut, liegen, was die afferenten Nerven anbetrifft, zwei Möglichkeiten vor: Entweder sind es die dem Sinnesorgan zugeordneten spezifischen Sinnesnerven bzw. deren Sinnesepithelien; oder die Reflexerregungen, z. B. beim Bulbusdruckversuch, ziehen über andere, nicht für dieses Sinnesorgan spezifische Nerven zum Reflexzentrum. Aber in beiden Fällen handelt es sich um afferente Fasern von *Gehirnnerven*.

Die afferenten Bahnen der Herz- und Gefäßreflexe, die von den *inneren Organen* ausgelöst werden, kennen wir, was ihre Zugehörigkeit zu einem Nervensystem anbetrifft, nicht genau. Da diese reflektorischen Vorgänge am Kreislaufsystem häufig ohne deutliche Empfindungen ablaufen, sprechen einige Autoren von afferenten sympathischen Nervenfasern, ohne daß Beweise dafür vorhanden sind, daß es afferente autonome Nerven gibt. Wir werden auf diese Frage weiter unten zurückkommen (s. S. 1176 u. 1190).

Die *Zentren* der Kreislaufreflexe liegen in den spinalen oder mehr zentral gelegenen Orten des Cerebrospinalsystems. Bei den Reflexen, deren Zentren im Rückenmark liegen, wird sich die reflektorische Reaktion auf ein räumlich beschränktes Kreislaufgebiet beschränken. Solche spinale Gefäßreflexzentren sind zuletzt von LANGLEY[2] eingehend studiert worden. Dieser Forscher konnte solche Zentren im Rückenmark dann deutlich nachweisen, wenn die Versuchstiere mit Strychnin vorbehandelt wurden. Die Blutdrucksteigerung, die ohne Strychningabe erhalten wird, ist nicht sehr groß. OWSJANIKOFF und DITTMAR (in LUDWIGS Laboratorium) konnten spinale Gefäßzentren überhaupt nicht nachweisen, während ASHER und LÜSCHER[3] nach Trennung des Rückenmarkes von der Medulla oblongata bei zentraler Splanchnicusreizung (Kaninchen) zuweilen reflektorische Blutdrucksteigerung beobachteten. Neben den spinalen Gefäßzentren ist in der Medulla oblongata ein von OWSJANNIKOFF, einem Schüler LUDWIGS, entdecktes vasoconstrictorisches Gefäßnervenzentrum vorhanden. Vorläufig ist nicht sicher bekannt, ob es ein Zentrum gibt, das diesem in der Medulla oblongata gelegenen übergeordnet ist, obwohl man bei Reizungen der Hirnrinde als auch

---

[1] Siehe bei SCHILF: Das autonome Nervensystem, S. 85. Leipzig: G. Thieme 1926.
[2] LANGLEY: J. of Physiol. **59**, 256 (1924).
[3] ASHER u. LÜSCHER: Z. Biol. **38**, 528 (1899).

des Thalamus und des Nucleus caudatus[1] Änderungen des Blutdruckes erhält. Auch der Tonus des Vaguszentrums in der Medulla oblongata soll nach neueren Ergebnissen von SMIRNOW[2] — ältere Autoren, wie DANILEWSKI, BOCHEFONTAINE, BROWN-SÉQUARD, BECHTEREW, hatten darüber ebenfalls berichtet — bei Hunden vom Gyrus sigmoideus aus in hemmendem Sinne beeinflußt werden.

Wird das zentral (in der Medulla oblongata) gelegene Gefäßzentrum reflektorisch erregt, so kommt es zu einer über das gesamte Kreislaufsystem ausgebreiteten Reaktion.

Häufig beobachtet man eine *reflektorische Mitinnervation* anderer Organe, die auch von den betreffenden efferenten autonomen Nerven innerviert werden. Dies ist z. B. für die Schweißdrüsen der Fall, die ja bei der physikalischen Wärmeregulation mit den Gefäßen zusammen eine Wärmeabgabe verursachen. Wegen des Auftretens solcher *allgemeiner* reflektorischer Erscheinungen an autonomen Organen ist man sehr wohl berechtigt, „autonome“ Reflexe[3] von spinalen zu unterscheiden.

Wie bei den Reflexen an somatisch innervierten Organen kann man an den autonom innervierten Kreislaufsorganen die *reziproke Innervation* feststellen. Der Reflex bringt am Organ sowohl eine Erregung des Agonisten als auch gleichzeitig eine Hemmung im Antagonisten zustande. Der Depressorreflex am Herzen wird nicht nur durch Erregung des Vagus verursacht, sondern die reflektorisch bedingte Herzverlangsamung wird durch eine Hemmung des Sympathicus verstärkt[4].

Die geringe Kenntnis der Vorgänge im autonomen Nervensystem bringt es mit sich, daß uns der Mechanismus der Kreislaufreflexe nicht so verständlich ist wie der eines spinalen Reflexes.

Dies gilt besonders für die zeitlichen Beziehungen der Reflexe. Bei den Eigenreflexen, die ja im somatischen Nervensystem ablaufen, kennen wir diese zur Genüge[5].

So ist z. B. die Übertragungszeit dieser reflektorischen Erregung im Rückenmark ungewöhnlich kurz, und man nimmt an, daß die Erregung direkt vom sensiblen auf das motorische Neuron ohne Zwischenschaltung eines dritten Neurons übertragen wird. Bei dem hautgalvanischen Reflex, einem autonomen Reflex, der auf diese Verhältnisse hin untersucht worden ist, handelt es sich um viel längere Zeiten, ohne daß wir Gründe hierfür anführen können. Bei der großen Ähnlichkeit des Verlaufes des soeben angeführten Reflexes mit Kreislaufreflexen wird man mit GILDEMEISTER und ELLINGHAUS[6] daran zu denken haben, daß für die zentralen Prozesse solcher Reflexe Zentren und Bahnen sehr geringer Reaktionsgeschwindigkeit in Betracht kommen werden. Andererseits wird man eine Vielzahl von Zwischenstationen zu berücksichtigen haben und daß vielleicht eine dieser Stationen (oder mehrere) erst dann auf die nächste einwirkt, wenn eine längere Impulsfolge von ihr ausgegangen ist. Jedenfalls ist das Charakteristische von Kreislaufreflexen die lange Latenzzeit und die lange Nachdauer der Erregung der betreffenden Organe selbst.

Es scheint so, als ob in einigen Fällen das Auftreten von Kreislaufreflexen nicht an zentral gelegene Reflexzentren gebunden zu sein braucht. Das Problem

---

[1] Literatur hierüber bei SPIEGEL: Experimentelle Neurologie, S. 220. Berlin: S. Karger 1928, und bei SCHILF: Autonomes Nervensystem, S. 184. Leipzig: G. Thieme 1926.
[2] SMIRNOW: Pflügers Arch. **205**, 687 (1924) — Z. exper. Med. **49**, 124 (1926).
[3] GILDEMEISTER: Pflügers Arch. **197**, 432 (1923).
[4] BRÜCKE, E. TH. v.: Z. Biol. **67**, 507 (1917).
[5] HOFFMANN, P.: Untersuchungen über die Eigenreflexe menschlicher Muskeln, S. 45. Berlin: Julius Springer 1922.
[6] GILDEMEISTER u. ELLINGHAUS: Pflügers Arch. **200**, 262 (1923).

berührt die Frage, ob z. B. die im Herzen gelegenen Ganglienzellen Reflexzentren darstellen, die möglicherweise den Herz„tonus" unterstützen. Weiter hat man gerade in den letzten Jahren gefunden, daß nach Trennung jeder nervösen Verbindung mit dem Rückenmark an den Gefäßen Reaktionen beobachtet werden können, die man als reflektorische bezeichnen muß, obwohl der Reflexbogen einschließlich des Reflexzentrums nicht näher bekannt ist. Es fragt sich aber, ob Ganglienzellen in der Gefäßwand überhaupt vorkommen. Jedenfalls sind „ältere Angaben über das Vorkommen von Ganglienzellen in der Gefäßwand mit Vorsicht aufzunehmen"[1].

Die Beobachtungen können ein Hinweis dafür sein, daß es bei den Organen des Kreislaufes neben den durch das Zentralnervensystem vermittelten Reflexen einen lokalen nervösen Mechanismus gibt, der den jeweiligen Anforderungen von seiten der Zellen Genüge leisten kann. Unterstützt wird dieser Mechanismus durch lokale Reaktionen, die indirekt durch Reflexe ausgelöst werden und von der Einwirkung von Stoffwechselprodukten auf Herz und Gefäße ausgehen. Wir haben es mit einer nichtreflektorisch bedingten, sondern mit einer Gefäßreaktion zu tun, die durch *Gewebshormone* zustande kommt[2].

Ähnliche, nicht direkt reflektorische Gefäßreaktionen werden durch die enge Beziehung des autonomen Nervensystems zu den Drüsen mit innerer Sekretion hervorgerufen. Es ist einiges darüber bekannt, daß das endokrine System auf innere und äußere Reize mit Änderungen seiner Tätigkeit reagiert, wodurch Reaktionen am Gefäßsystem einschließlich des Herzens ausgelöst werden können. Es ist deshalb der Hinweis berechtigt, daß am Kreislaufsystem neben reflektorischen Einflüssen gleichzeitig von seiten der innersekretorischen Hormone und der Gewebshormone Reaktionen stattfinden.

Hier werden nur die reflektorischen Einflüsse auf den Kreislauf besprochen werden. Der Sinn solcher reflektorischer Reaktionen am Kreislauforgan ist offenbar der, die Tätigkeit von Herz und Gefäßen auch dann normal zu gestalten, wenn von seiten der anderen Organe Anforderungen mit Bezug auf die Blutversorgung gestellt werden, die die Kreislauforgane ohne eine solche Regulation sehr bald schädigen müßten.

Die Methoden der Registrierung von Kreislaufreflexen sind dieselben, wie sie zum Studium des Kreislaufapparates üblich sind. Neben der subjektiven Beobachtung, die vor allem bei den Capillaren angewendet wird, weil deren Reaktionsänderung objektiv nur schwer darstellbar ist, kommen die objektiven Methoden der Kreislaufphysiologie in Betracht.

Reaktionen am Kreislaufapparat werden sich vor allem in dem Wechsel der *Blutverteilung* der einzelnen Organe und am *Blutdruck* bemerkbar machen. Beide Faktoren stellen für den ganzen Organismus vitale Geschehnisse dar, so daß Art und Stärke des reflektorischen Kreislaufreaktion für das Leben des Individuums entscheidend sein können.

I. Reflexe von der Haut.

Man hat beim Studium der reflektorischen Einwirkung der Hautreize auf Herz und Gefäße zu berücksichtigen, daß durch den Hautreiz neben der Änderung am Kreislauforgan auch die Atmung beeinflußt wird. So läßt sich zeigen, daß z. B. im Schlaf alle Reize sowohl das Atem- wie das Gefäßzentrum gemeinsam

---

[1] STÖHR, PH.: Mikroskopische Anatomie des vegetativen Nervensystems, S. 67. Berlin: Julius Springer 1930.
[2] FELDBERG, W., u. E. SCHILF: Histamin, seine Pharmakologie und Beziehung zur Humoralphysiologie. Berlin: Julius Springer 1930.

zu erregen pflegen. Die Volumänderungen der Extremitäten bei einer solchen Reizung sind aber nicht nur rein mechanisch durch die bei der Ein- oder Ausatmung verursachten intrathorakalen Druckschwankungen bedingt, sondern es läßt sich die reflektorische Komponente an solchen Gefäßlumenveränderungen deutlich nachweisen.

Man hat weiter daran zu denken, daß durch Hautreize psychische Vorgänge ausgelöst werden; Gefühle und Affekte können starke Gefäßreflexe verursachen. Da Sinnesempfindungen und die durch sie verursachten Einwirkungen an Tieren nicht ohne Schwierigkeiten studiert werden können, ist der Experimentator auf Versuche an Menschen angewiesen, bei denen er durch Ablenkung, evtl. Narkose oder Hypnose, das Bewußtsein ausschalten muß. Auch an schlafenden Menschen sind Versuche gemacht worden.

Man kann weiter die Reize so schwach wählen, daß sie nicht zum Bewußtsein gelangen.

Durch die soeben angeführten Maßnahmen wird die Möglichkeit ausgeschaltet, daß die gesetzten Reize Gefühle und Affekte verursachen, durch die Kreislaufreflexe hervorgerufen werden können. In diesem Falle würde es sich dann um psychisch bedingte Reflexe handeln, die hier nicht erörtert werden.

Entsprechend den vier verschiedenen Sinnesqualitäten der Haut besprechen wir zuerst die reflektorische Reaktion bei Reizung der Temperaturpunkte; darauf sind die reflektorischen Einwirkungen von Luft und Wasser anzuführen.

1. Reizung von Druck- und Schmerzpunkten der Haut.

Mosso und Brodman fanden im Schlafe Reize wirksam; tiefe Narkose änderte die Weite der Hirngefäße nicht mehr[1]. Von Kiesow[2], Lehmann[3], Berger[4] wird die Ansicht vertreten, daß Druckempfindungen als solche keine Kreislaufreaktionen auslösen, sondern Gefühle und Affekte seien beim Menschen die Ursache der Veränderungen des Blutdruckes.

E. Weber[5] dagegen vertritt den Standpunkt, daß zwar nach den Lehmannschen Versuchen eine Bewußtseinsablenkung in irgendeiner Richtung die Wirkung des Reizes aufheben kann, daß aber die Unwirksamkeit von nicht zum Bewußtsein kommenden Reizen keinesfalls erwiesen sei.

Von Uhlenbruck[6] ist neuerdings gezeigt worden, daß nicht zum Bewußtsein gelangende Reize Atmung und Gefäße beeinflussen können. Bei seinen Versuchen mit sehr schwachen Reizen, weiter im Schlaf, der durch Veronal oder Scopolamin-Morphium herbeigeführt wurde, in der Chloräthyl-Äthernarkose und in der Hypnose zeigte es sich, daß durch Reizung der Hautsinnesorgane Gefäßreaktionen ausgelöst werden können. In tiefer Narkose erlöschen diese Reflexe. Hier wird eine Lähmung des Gefäßzentrums anzunehmen sein. Ob nun diese Gefäßreflexe als reflektorisch oder „unterbewußt psychisch" anzusehen sind, wollen wir hier nicht entscheiden.

Die *Schlagzahl des Herzens* wird durch die soeben angeführten Hautreize weit *weniger beeinflußt.* Während nach Uhlenbruck etwa 90% der Fälle — dies ist abhängig von der Erregbarkeit der Versuchsperson — Änderungen der Volum- und Atemkurve aufweisen, sind mehr als 50% der Reize ohne Wirkung auf die Herzfrequenz. Die Herztätigkeit ist im Vergleich mit den Gefäßen (und der Atmung) weit weniger durch die Hautreize zu beeinflussen. Im einzelnen zeigt sich bei *Kitzel-* und *Juckreizen* die Neigung zur *Pulsbeschleunigung,* bei *Schmerzreizen* zur *Pulsverlangsamung.* Im Schlaf überwiegen die Fälle, in denen bei der Reizung der Pulsschlag verlangsamt wird. Aus den Beobachtungen von

<hr>

[1] Mosso, A.: Über den Kreislauf des Blutes im menschlichen Gehirn. Leipzig 1881.
[2] Kiesow, Fr.: Wundts philos. Studien **11**, 41 (1895).
[3] Lehmann, A.: Körperliche Äußerungen psychischer Zustände. Leipzig 1899.
[4] Berger, H.: Körperliche Äußerungen psychischer Zustände. Jena 1904.
[5] Weber, E.: Einfluß psychischer Vorgänge auf den Körper. Berlin: Julius Springer 1910.
[6] Uhlenbruck, P.: Z. Biol. **80**, 35 (1924).

Uhlenbruck ist zu ersehen, daß die Gefäßreaktion nicht durch eine Änderung der Herztätigkeit bedingt zu sein braucht.

Die *lokalen Reaktionen*, die man an den kleinsten Gefäßen der Haut beobachten kann, wenn man auf die Haut Reize setzt, sind von Thomas Lewis[1] eingehend studiert worden. Die Tatsachen, die festgestellt wurden, sind folgende: Streicht man mehr oder minder stark mit einem spitzen Gegenstand über die Haut, so tritt die sog. dreifache Reaktion auf, die darauf beruht, daß durch den Reiz in der Haut histaminartige Stoffe frei werden. Diese Stoffe bewirken die lokale Röte, den roten Hof und die Quaddel. Nur der rote Hof hängt mit Nerven zusammen, und zwar handelt es sich um einen sog. postganglionären Axonreflex im sensiblen Nerven.

2. Temperaturreize; Gesetz der konsensuellen Gefäßreaktion; Dastre-Moratsches Gesetz.

Die *Temperaturreize* sind in ihrer reflektorischen Beeinflussung auf den Kreislaufapparat Gegenstand eingehender Studien gewesen.

Waren es doch hauptsächlich diese Reize, die zur Aufstellung des *Dastre-Moratschen Gesetzes* der Blutverteilung Anlaß gegeben haben. Diesem Gesetz gab vor allem C. Ludwig und seine Schule auf Grund von Tierversuchen eine sichere Grundlage, und es sollte den *Antagonismus* der Blutzirkulation zwischen *Peripherie* und *Körperinnerem* feststellen. Wir werden hierauf zurückzukommen haben. Vorerst wollen wir die reflektorischen Reaktionen an der Peripherie beobachten, wenn örtlich umschriebene Hautstellen durch Temperaturreize erregt werden.

Hierüber liegen zahlreiche Versuche sowohl an Menschen als auch an Tieren vor. Brown-Séquard und Tholozan[2], Fredericq und Mosso zeigten die konsensuelle Reaktion beider Hände; die Gefäße der einen Hand *kontrahieren* sich, wenn die andere in *kaltes* Wasser getaucht wird.

Samuel[3] fand, daß das Ohr eines Kaninchens *anämisch* wird, und daß die Pulsation der Art. auricularis verschwinden kann, wenn das andere Ohr durch *kaltes* Wasser gekühlt wird. Von Alwens[4], Glamser[5], John Müller[6] sind gleichlautende Befunde erhoben worden. H. Rein[7] hat mit seiner bekannten Thermostromuhr insofern bemerkenswerte Beobachtungen veröffentlicht, als sie ein wenig aus dem Rahmen der bekannten Tatsachen herausfallen. Rein wendete Kältereize bei Hunden im Gebiet des N. ethmoidalis ant. an, also in der Umgebung des äußeren Orific. nasi. Im Mittel tritt eine 40proz. Mehrdurchblutung der A. carotis comm. ein, und Rein nimmt an, „daß es sich um eine Erweiterung des Aufspaltungsgebietes der A. carotis comm. handelt". Die A. thyreoidea wird von der Mehrdurchblutung nicht betroffen. Warmreize hatten keinen Effekt. Es muß sich um eine recht spezifische Reaktion handeln, die sich nur nach Reizung des dem Ram. nas. vom N. ethmoidalis ant. zugehörigen Hautbezirkes einstellt. Man hätte eigentlich eine Verringerung der Durchblutung zu erwarten, aber Rein hat diese Vermutung nicht erörtert. In einer anderen Arbeit hat Rein gelegentlich von Beobachtungen über die Abhängigkeit der vasomotorischen Blutdruckregulation bei akuten Blutverlusten von den thermoregulatorischen Blutverschiebungen im Gesamtkreislauf Resultate angeführt, die den Antagonismus zwischen Peripherie und Darmgefäßgebiet zeigen. Erwähnenswert ist der experimentelle Befund Reins, daß nämlich die Reaktion von Gefäßen, die zur Beobachtungszeit im Dienste der Wärmeregulation stehen, nicht durch eine Gefäßreaktion, die der Blutdruckregulation dienen könnte, beeinflußt werden kann.

---

[1] Lewis, Thomas: Siehe sein Buch. — Siehe auch das Buch von Felbderg u. Schilf.
[2] Literatur s. bei Strasser, Kisch u. Sommer: Handb. d. klin. Hydro-, Balneo- u. Klimatotherapie. Berlin 1920.
[3] Samuel: Virchows Arch. **127**, 457 (1892).
[4] Alwens: Z. exper. Path. u. Ther. **3**, 653 (1906).
[5] Glasmer: Z. physik. u. diät. Ther. **15** (1911).
[6] Müller, G.: Inaug.-Dissert. Tübingen 1907.
[7] Rein, H.: Z. Biol. **89**, 319 (1929).

O. MÜLLER[1] hat auf Grund einer größeren Reihe von Versuchen die Lehre aufgestellt, daß die *Gefäße der Körperoberfläche* auf *thermische Reize* im *gleichen Sinne reagieren*. Es ist aber zu betonen, daß die Gefäßveränderung in der Regel an entfernt gelegenen Gefäßgebieten weniger intensiv ist als diejenige an der Stelle des Reizes, und daß die Reaktionen von der Reizintensität abhängen. Hierfür haben die Befunde zu gelten, die bei den Empfindungen an diesen Sinnespunkten gefunden worden sind.

Die O. MÜLLERschen Versuche sind mit plethysmographischen und thermometrischen Methoden angestellt worden. Aber beide messen nicht dasselbe.

Die Hautthermometrie registriert das Verhalten der Hautgefäße, der Plethysmograph dasjenige des ganzen Organs. MATTHES[2] macht darauf aufmerksam, daß es sicher nicht wahrscheinlich sei, daß dich die Gefäße der Haut und die der Muskulatur einer Extremität auf einen Kaltreiz gleich verhalten. Tritt nämlich ein solcher auf, so könne die chemische Wärmeregulation in Tätigkeit geraten, und die Muskelgefäße müßten sich dann erweitern. WERTHEIMER[3] hat übrigens auch gefunden, daß bei Kaltanwendungen auf die Haut der Muskel besser durchblutet wird.

Bei den thermometrischen Versuchen hat SOMMER[4] mit dem HERZschen Differentialthermometer entgegen allen älteren Feststellungen gefunden, daß bei Kälteapplikation auf einer Hand die Temperatur der anderen steigt. Und GOLDSCHEIDER hatte beobachtet, daß man nach dem Einsteigen in ein warmes Bad in einer noch nicht ins Wasser getauchten Hand das Gefühl der Kälte habe.

SCHÄFFER[5] macht darauf aufmerksam, daß es auf die Größe der vom Temperaturreiz getroffenen Fläche ankommt, ob konsensuelle Reaktionen auftreten. Bei Verwendung kleiner Eisbeutel habe er sie jedenfalls vermißt.

Das *Gesetz* der *konsensuellen* Reaktion der *Hautgefäße*, wie es O. MÜLLER aufgestellt hat, bedarf also einiger *Einschränkungen*. Dasselbe gilt in noch größerem Ausmaß für das von O. MÜLLER auch auf den Menschen bezogene DASTRE-MORATsche Gesetz des *Gefäßantagonismus* von *Peripherie* und *inneren Organen*.

SCHÜLLER[6] fand nämlich Erweiterung der Piagefäße eines Kaninchens bei Kältereizen, die am Bauch gesetzt wurden. Bei Wärmereizen verengten sie sich. Er hielt diese Blutverschiebung dynamisch bedingt. WINTERNITZ[7] konnte auf Grund von Sitzbäderversuchen Ähnliches feststellen. O. MÜLLER und seine Schüler (SCHAYER, SIEBECK, GLAMSER) haben mit onkometrischen Methoden, durch Tropfenzählung aus der Schädelvene, durch Partialwägungen, durch Messung des Liquordruckes und des Abflusses von Liquor cerebrospinalis, endlich durch Temperaturmessungen an der Gesichtshaut und in der Tiefe der Nasenhöhle gefunden, daß sich die Gehirngefäße und die des Splanchnicusgebietes den Gefäßen der Peripherie gegenüber bei Temperaturreizen antagonistisch verhalten. Doch sind einige Einwendungen zu machen. Wenn es sich um Reflexe auf die Gehirngefäße handelt, muß es Nerven geben, die diese versorgen. Es gibt einige Autoren, die solche nicht gefunden haben (HILL[8]). Sicher ist, daß die Gehirngefäße am Depressorreflex, bei dem sich fast alle Gefäße erweitern, nicht beteiligt sind[9]. STURSBERG[10] konnte O. MÜLLERS Versuche, den Liquordruck betreffend, nicht ganz bestätigen, und STRASSBURGER[11] hat berechtigte Einwände gegen die Möglichkeit erhoben, aus dem Verhalten des Liquordruckes Schlüsse auf die Zirkulation zu ziehen.

Aus den bis jetzt vorliegenden experimentellen Befunden glaubt MATTHES folgende Tatsache als einigermaßen sicher herausstellen zu können: Temperaturreize bewirken, wenn sie einigermaßen intensiv sind, eine rasche Erweiterung der Hirngefäße, der bald eine Verengerung folgt, die dann später wieder einer Erweiterung Platz macht.

---

[1] MÜLLER, OTFRIED: Siehe sein Buch.   [2] MATTHES: In DIETRICH u. KAMINER 2, 10.
[3] WERTHEIMER: Arch. de Physiol. 26, 308 (1894).
[4] SOMMER: Berl. klin. Wschr. 1903, 40.
[5] SCHÄFFER: Der Einfluß der therapeutischen Maßnahmen auf die Entzündung. Stuttgart: F. Enke 1907.
[6] SCHÜLLER: Arch. klin. Med. 14, 574 (1874).
[7] WINTERNITZ: Siehe sein Buch.   [8] HILL: J. of Physiol. 26, 394 (1898).
[9] SCHILF: Autonomes Nervensystem, S. 105. Leizpig: G. Thieme 1926.
[10] STURSBERG: Arch. exper. Med. 65, 164.   [11] STRASSBURGER: Zitiert auf S. 1171.

Die Reaktion der Gehirngefäße ist also von derjenigen in der Peripherie ziemlich unabhängig und selbständig. Auch die Nierengefäße können nicht, was ihr reflektorisches Verhalten Temperaturreizen gegenüber anbetrifft, in das DASTRE-MORATsche Gesetz mit einbezogen werden. Die Nieren reagieren auf Temperaturreize konsensuell mit der Peripherie. MATTHES weist darauf hin, daß dies deshalb bemerkenswert sei, weil Haut und Nieren als Sekretionsorgane ähnliche Funktionen haben.

Auch die Milz kontrahiert sich auf periphere Kältereize hin ziemlich stark. STRASSER und WOLF[1] fanden, daß sie sich nach Kaltreizen auf ein Drittel ihrer Größe zusammenziehen kann.

An der geöffneten Luftröhre der Katze sah ROSSBACH sofort einen Gefäßkrampf mit Anämie der Schleimhaut, wenn auf den Bauch des Tieres Eis gelegt wurde. Diese Beobachtung ist von LODE bestätigt worden.

Es *engt* sich also die *Gültigkeit* des *Dastre-Moratschen Gesetzes* wesentlich ein, und es wird sogar von BAYLISS[2] *bestritten*, daß es sich überhaupt um reflektorische Prozesse handele. Vermeidet man nämlich eine Blutdrucksteigerung, so können Splanchnicusgebiet und Peripherie konsensuell reagieren, weil ein gesteigerter Blutdruck die Gefäße der Haut leichter zur Erweiterung bringt als diejenigen in der Tiefe.

Diese dynamischen Vorstellungen gehen übrigens auf die alten Vorstellungen von WINTERNITZ zurück, der sich die Blutverschiebungen vorwiegend hämodynamisch vorstellte. Auf jeden Fall zeigen die angeführten Versuche, daß wir noch weit davon entfernt sind, gesetzmäßig den reflektorischen Einfluß der Temperatur auf die Blutgefäße des Gesamtorganismus zu erfassen.

Was im speziellen die Art der sich erweiternden Gefäße anbetrifft, so kommen, da fast immer die Plethysmographie angewendet worden ist, in erster Linie die Capillaren in Betracht. BRUNS und KÖNIG[3] sowie WEISS[4] haben mit Hilfe der direkten Capillarbeobachtung die Wirkung von Temperaturreizen auf die Capillaren beobachtet. Sie fanden, daß die Strömung in den Hautcapillaren bei Hitzereiz beschleunigt wird.

Es ist hier die Frage aufzuwerfen, ob die Capillarreaktion direkt durch den Wärmereiz oder reflektorisch bedingt wird; wir wissen aber nicht allzuviel von der Innervation der Capillaren. Nach den Arbeiten KROGHS und seiner Schüler können die Capillaren ihre Gefäßweite unabhängig von nervösen Einflüssen regulieren. Man hat aber zu berücksichtigen, daß die Capillaren, was ihre Blutzufuhr anbetrifft, auf das präcapillare Gebiet angewiesen sind. Es handelt sich bei den „Reaktionen der Hautgefäße auf Reize" um verwickelte Vorgänge: teils kommen sog. postganglionäre Axonreflexe in Betracht, die nur in afferenten Nerven ablaufen, teils spielen humoralphysiologische Mechanismen — Freiwerden von Gewebshormonen der Haut, die frei werden — eine Rolle[5].

Das Verhalten des Blutdruckes und das des Herzens bei lokaler Temperatureinwirkung ist nicht so häufig untersucht worden.

BRIEGER und HERZ[6] stellten fest, daß das Aufgießen von Äther auf die Haut genügt, um den Puls zu verlangsamen. Aber der psychische Faktor ist nicht berücksichtigt worden.

Die reflektorische Einwirkung von Temperaturreizen auf den Blutdruck und die Herzarbeit ist besonders bei *Bädern* untersucht worden, denen wir uns jetzt zuwenden wollen. Das Allgemeine über Bäderwirkung wird an anderer Stelle behandelt. Hier soll nur die Einwirkung auf die Kreislauforgane behandelt werden.

---

[1] STRASSER u. WOLF: Pflügers Arch. **108**, 590 (1905).
[2] BAYLISS: J. of Physiol. **28**, 220 (1902).
[3] KÖNIG: Z. physik. u. diät. Ther. **24** (1920).   [4] WEISS: Arch. klin. Med. **119**, 1 (1916).
[5] Siehe Näheres darüber in Sir THOMAS LEWIS' Buch und auch in FELDBERG u. SCHILFS Buch.
[6] BRIEGER u. HERZ: Arch. exper. Path. u. Ther. **1**, 135 (1904).

a) Wirkung von Bädern[1].

Die Kenntnis der reflektorischen Einwirkung von Bädern auf die Kreislauforgane wird sich in erster Linie auf diejenige von Temperaturreizen der Haut aufbauen.

Bei den Kohlensäurebädern kommt allerdings noch die eigenartige Hautsensation hinzu, die von der Einwirkung der Kohlensäure auf die Haut und ihre Gefäße ausgeht.

Das Gesetz der konsensuellen Gefäßreaktion läßt sich gerade bei Bädern gut studieren. In kalten Bädern wird die Hauttemperatur der Stirne und des aus dem Bade hervorgestreckten Unterarmes niedriger, in warmen Bädern höher. Auch im Sitzbad finden die gleichen Vorgänge statt[2].

Endgültige Beweise für die Gültigkeit des DASTRE-MORATschen Gesetzes liegen bis jetzt noch nicht vor. Die Gültigkeit für den Menschen glaubt O. MÜLLER durch die Methode der Partialwägungen erwiesen zu haben. Doch es scheint, daß dieses Gesetz nur in grobem Ausmaß gilt, denn die Gefäße der inneren Organe haben offenbar eine weitgehende Selbständigkeit, die sie von zentralnervösen Impulsen unabhängig macht.

Genaue Kenntnis haben wir von der Einwirkung der Bäder auf Blutdruck und Herzfrequenz.

WINTERNITZ hat als erster Kardiogramme bei Temperatureinwirkungen aufgenommen und gefunden, daß intensive Kälte nach einer schnell vorübergehenden Beschleunigung die Herzaktion verlangsamt. Wärme macht eine Herzbeschleunigung. Nach ASHER[3] wirkt Kälte wie Vagusreizung, Wärme wie Sympathicusreizung auf das Herz. Daß es sich tatsächlich um eine reflektorische Vagusreizung handelt, bewies WOLF[4], der beobachtete, daß nach Vagusdurchschneidung häufig die Kälteverlangsamung ausblieb.

Hinsichtlich der warmen Bäder gehen die Meinungen der Forscher auffallend auseinander. Einige Autoren finden immer ein Sinken des Blutdruckes, dagegen hat z. B. GREFBERG[5] Blutdrucksteigerungen von 40 mm Hg gefunden. MÜLLER[6] findet einen dreiphasischen Verlauf der Blutdruckkurve. KUNO[7] hat an Kaninchen in Urethannarkose den Blutdruck während warmer und heißer Bäder verzeichnet und gefunden, daß nach einer anfänglichen, kurzdauernden Blutdrucksenkung der Blutdruck während der Dauer des ganzen Bades über die Norm erhöht bleibt. Eine Ausschaltung der Nn. splanchnici oder eine Ligatur der größeren Gefäße der Baucheingeweide ändert an dem Effekt der Bäder nichts.

Die Pulsfrequenz ändert sich während eines Bades je nach der Temperatur: Bei warmen Bädern steigt sie, bei kalten sinkt sie. Schaltet man bei Tieren die Herznerven aus, so ändert sich die Bäderwirkung mit Bezug auf die Pulsfrequenz nicht, so daß wohl in erster Linie an eine direkte Wirkung der Bluttemperatur auf den Herzmuskel gedacht werden muß.

Auffallend ist, daß der Blutdruck bei kalten Bädern im allgemeinen eine ansteigende Tendenz zeigt. Nach dem DASTRE-MORATschen Gesetz müßte es bei Kälteanwendung auf die Haut zu einer Gefäßerweiterung des Splanchnicusgebietes kommen und damit zu einer Blutdrucksenkung. Tatsächlich haben auch O. MÜLLER und STRASSBURGER festgestellt, daß im kalten Bade nach dem ersten Anstieg eine Senkung des Blutdruckes zu beobachten ist, der dann wieder ein Anstieg folgt. Doch ist die Senkung gering. Der initiale Blutdruckanstieg findet sich übrigens auch beim warmen Bad, bei dem dann die Senkung längere Zeit

---

[1] Siehe auch STRASBURGER: Dieses Handb. **17**, 444.
[2] BRUNS: Arch. klin. Med. **64**, 279 (1907).   [3] ASHER: Kongreß inn. Med. **1904**, 304.
[4] WOLF: Amer. Arch. int. Med. **1911**.   [5] GREFBERG: Z. klin. Med. **5**, 71 (1882).
[6] MÜLLER: Dtsch. Arch. klin. Med. **74**, 316 (1902).
[7] KUNO: Pflügers Arch. **158**, 555 (1914).

fortbesteht. Diese anfängliche Blutdrucksteigerung beim Beginn eines (kalten oder warmen) Bades wird von O. Müller als durch den mechanischen Reiz des Wassers bedingt angesehen. Er bezeichnet sie als „Brausewirkung".

Nach dem Bade kehrt der Blutdruck in 1—2 Stunden zur Norm zurück, und zwar kann er nach einem kalten Bade vorübergehend unter das Niveau sinken, während der im warmen Bad gesunkene Blutdruck oft recht langsam zur Norm zurückkehrt.

Der Druck in den Capillaren ist von Landerer[1] mit dem Baslerschen Ochrometer untersucht worden. Bei kalten Bädern sinkt der Capillardruck, während die Wirkung von warmen und heißen Bädern wenig konstant und nicht etwa der bei kalten Bädern reziprok ist.

Der Venendruck ist von Elpers[2] nach der Methode von Moritz und Tabora beobachtet worden. Doch scheint es uns, daß die Beobachtungen deshalb nicht maßgebend sein können, weil die oberflächlich liegenden Venen direkt durch die Temperatur beeinflußt werden. Die Verhältnisse in den Venen würden auf den Capillardruck insofern einen Einfluß haben, weil der Capillardruck nicht nur von arteriellen, sondern auch vom Venendruck abhängig ist, so daß die Befunde von Landerer nach dieser Richtung hin gedeutet werden müssen.

Fassen wir die reflektorischen Einwirkungen von kalten und warmen Hautreizen zusammen, so ergibt sich folgender Befund:

Die Gefäße der gesamten *Körperoberfläche* reagieren auf Temperaturreize konsensuell, auf *kalte* mit *Konstriktion*, auf *warme* mit *Dilatation*. Das *Dastre-Moratsche Gesetz* gilt nur sehr bedingungsweise, wahrscheinlich verhalten sich nur die Gefäße des Darmtractus denjenigen der Körperoberfläche antagonistisch. Der *Blutdruck* hat bei *Kaltreizen* eine *steigende* Tendenz, *Warmreize* verursachen eine *Senkung*. Die Arterien und die Capillaren können ein verschiedenes Verhalten zeigen. Die *Frequenz der Herzaktion nimmt* bei *Kaltreizen ab* und *steigt* bei *Warmreizen*.

Die Wirkung der *Kohlensäurebäder* auf die Zirkulationsorgane ist vielfach studiert worden, und trotzdem können die Autoren selbst in den wesentlichen Punkten zu keiner genügenden Übereinstimmung kommen. (Man findet eine kritische Übersicht über die Forschungsergebnisse bis zum Jahre 1922 bei Fleischmann[3].) Liljestrand und Magnus[4] glauben, daß die Erweiterung der Hautgefäße, die auch in einem kühlen Kohlensäurebad eintritt, auf einer lokalen Kohlensäurewirkung auf die Hautgefäße beruht. Die Pulsfrequenz sinkt entsprechend der Erniedrigung der Körpertemperatur, die wegen der Gefäßerweiterung und des Ausbleibens einer Wärmeregulation bis um mehr als 1° heruntergehen kann. Der Blutdruck hatte sich nicht wesentlich geändert, dagegen trat eine Vergrößerung des Schlagvolumens auf.

Noch schwieriger gestaltet sich eine Analyse der *Seebadwirkung*, weil sich die Wirkung der Wassertemperatur mit Muskelbewegungen vereinigt. Auch wird die Atemfrequenz erheblich gesteigert. Neben dem Temperaturreiz ist die „Brausewirkung" (s. oben) des Wellenanpralles als mechanischer Reiz auf die Haut nicht ohne Bedeutung. Es ist daher nicht verwunderlich, daß die Beobachtungen über die Wirkung des Seebades auf die Kreislauforgane, je nach der besonderen Art des Bades, ob bei ruhigem Wasser oder in bewegter See, auch je nach der herrschenden Temperatur verschieden ausfallen werden[5].

---

[1] Landerer: Z. klin. Med. 78, 94 (1913).

[2] Elpers: Inaug.-Dissert. Kiel 1911.

[3] Fleischmann: Die Mineralwässer usw. In Handb. d. Balneol., medizin. Klimatol. u. Balnographie von Kaminer u. Dietrich 2, 64 (1922).

[4] Liljestrand u. Magnus: Pflügers Arch. 193, 527 (1922).

[5] Literatur über diesen Gegenstand bis 1922 bei Häberlin u. Franz Müller in Dietrich u. Kaminer 2, 114.

3. Die Bedeutung der Reflexe von der Haut auf die Kreislauforgane.

Es liegt sehr nahe, bei den Temperaturreizen an wärmeregulatorische Vorgänge zu denken. Die Vasokonstriktion der oberflächlich liegenden Gefäße bei Kältereizen weist darauf hin.

Durch den Kältereiz werden Reflexe ausgelöst, die den Wärmeverlust nach außen hin einschränken, es strömt ein geringerer Anteil der gesamten Blutmenge durch die Haut, die ja der Abkühlung am meisten ausgesetzt ist. Gleichzeitig wird der Blutstrom mehr in die inneren Organe gelenkt, aus denen das Blut zum Herzen zurückkehrt. Man wird anzunehmen haben, daß von der Haut aus dauernd die Hautgefäße reflektorisch beeinflußt werden, so daß schon bei geringen Änderungen der Außentemperatur den Hautgefäßen Innervationsimpulse zufließen. Diese Reflextätigkeit trägt zur normalen Aufrechterhaltung der Körpertemperatur bei.

Therapeutisch wird es durch die Badereize zu Blutverschiebungen kommen, die zu Entlastungen gewisser, vorher stark mit Blut angefüllter Organe führen werden.

Bei den Kaltreizen erscheint der therapeutische Effekt sehr klar. Durch die Erhöhung des Gefäßtonus, durch die Verlangsamung der Herzfrequenz und damit durch die längere Herzpause wird die Arbeit des Herzens wesentlich erleichtert.

Bei den Reaktionen auf Druck- und Schmerzreize läßt sich nicht ohne weiteres eine Beziehung zum Kreislauforgan ableiten. Wir möchten die Ansicht äußern, daß es sich um Mitinnervationen handeln könnte, wie sie gerade im autonomen Nervensystem nicht ungewöhnlich sind.

Diese Mitinnervationen wären dadurch bedingt, daß es bei den Hautreizen zu reflektorischen Erscheinungen in den in der Haut befindlichen Organen käme, also in erster Linie den Hautdrüsen und Chromatophoren. Beide Organe sind, wenigstens bei tiefer stehenden Tieren, durch Reizung autonomer Nerven beeinflußbar. Es liegt dann sehr nahe, an Abwehrreaktionen zu denken, wie sie z. B. in der Mimikry in Erscheinung treten. Von KOHLRAUSCH und SCHILF[1] ist z. B. gezeigt worden, daß die Stärke solcher Hautreflexe von der Art des Reizes abhängt: Von den in der Natur vorkommenden Reizen wirken beim Frosch stark auf die reflektorische Haut- (Gift? Schleim?) Drüsen-Innervation Gefahr ankündigende wie Berührung, Kneifen, Geräusche und Knalle, Bewegung in der Umgebung, Belichtungswechsel; harmlose, wie das Quaken eines anderen Frosches, wirken schwach oder gar nicht.

II. Reflexe von anderen äußeren Receptoren.

Es lassen sich von allen Sinnesorganen Reflexe auf die Kreislauforgane erreichen. Bei den Reflexen von den Sinnesorganen können nur schwer Psychoreflexe ausgeschlossen werden.

1. Vom Auge.

Hier hatte H. E. HERING[2] unter Benutzung seiner teleakustischen Methode gefunden, daß beim Kaninchen optische Reize eine starke Verlangsamung der Herzschlagfolge verursachen, welche nach Vagotomie nicht eintritt. Schon vor H. E. HERING hatten COUTY und CHARPENTIER[3] an Hunden durch Beleuchtungs-

---

[1] KOHLRAUSCH u. SCHILF: Pflügers Arch. **134**, 326 (1922).
[2] HERING, H. E.: Pflügers Arch. **60**, 429 (1895).
[3] COUTY u. CHARPENTIER: Arch. de Physiol. **9**, 525 (1877).

versuche, Druckversuche und mechanische Reize der Retina Herzbeschleunigung und Verlangsamung gesehen. Sie analysierten auch den Reflex und fanden, daß das Gehirn bei dem kardiovasculären Phänomen notwendig sei. Übertragen werde der Reflex vom Pneumogastricus (Vagus).

Seit 1908 spielt ein Herzreflex, der durch Druck auf das Auge erzielt wird, bei den Klinikern eine größere Rolle. Aschner[1] hatte nämlich gefunden, daß stärkerer Druck auf die Augen eine Pulsverlangsamung, ja Herzstillstand hervorruft. Unabhängig von Aschner hatte Dagnini[2] im gleichen Jahr dasselbe beobachtet, so daß man im allgemeinen vom Aschner-Dagninischen Reflex spricht. Der Kliniker benutzt den Reflex zu diagnostischen Zwecken, vor allem bei Störungen im autonomen System und der inneren Sekretion. Naccarati[3] hat eingehende Untersuchungen über den Reflex gemacht. Bei einseitiger Lähmung des Opticus, Trochlearis, Oculomotorius und motorischem Trigeminus fand er keine wesentliche Änderung im Auftreten des Reflexes; wohl aber bei Schädigung des Vagus und in geringerer Art auch bei einer solchen des Halssympathicus. Bei Durchschneidung der sensiblen Fasern des Trigeminus verschwindet der Reflex auf der operierten Seite.

Mit der reflektorischen Pulsverlangsamung geht eine Blutdrucksteigerung einher.

2. Vom Ohr.

Die schon obenerwähnten französischen Autoren Couty und Charpentier haben bei akustischer Reizung (Pfeifen, auf den Bodenklopfen) bei Hunden keine eindeutigen Resultate erhalten; H. E. Hering[4] fand nach akustischen Reizen bei Kaninchen nur Verlangsamung.

Von der Ohrmuschel und Meatus externus hat Scheminsky[5] beim Menschen meist Pulsverlangsamung erhalten. Bekanntlich wird die hintere Wand des Meatus acusticus externus vom Ramus auricularis Nervi vagi innerviert, so daß es sich also hier um eine reflektorische Vaguswirkung handeln wird. Da aber bei einzelnen Personen auch eine Pulsbeschleunigung erzielt wurde, so meint Scheminsky, daß sowohl Erregung wie Hemmung des Vagus in Betracht zu ziehen sei. Dazu könnten sich noch reflektorische Wirkungen auf den Sinus geltend machen.

Bei Kaninchen ergab Reizung des N. auricularis eine Verlangsamung[6].

Bei akustischen Reizen verengern sich meist die Gefäße. Dogiel[7] fand eine Drucksteigerung, deren Größe von der Höhe, Stärke und Klangfarbe des Tones abhängig war.

Patrici[8], Frankfurter und Hirschfeld[9] fanden eine Verengung der Gefäße. Am festgeschnallten, aber nicht betäubten Kaninchen untersuchten Martin, Franklin und Hield[10] das Verhalten der Ohrgefäße mit Hilfe eines Onkographen bei schrillem Pfeifen. Sie erhielten eine Konstriktion, die wegfiel, wenn das Tier decerebriert oder tief narkotisiert wurde.

[1] Aschner, B.: Wien. klin. Wschr. 1908, 1529.
[2] Dagnini: Boll. sc. med. Bologna 8, 38 (1908).
[3] Naccarati, S.: Arch. of Neur. 51, 40 (1921).
[4] Hering, H. E.: Pflügers Arch. 66, 429 (1895).
[5] Scheminsky, F.: Pflügers Arch. 194, 527 (1922).
[6] Loven: Ber. Sächs. Ges. Wiss., Math.-phys. Kl. 1866, 85 — Anat. Physiol. Arb. S. 129 (angeführt nach Tigerstedt 2, 418).
[7] Dogiel: Arch. f. Physiol. 1880, 422.
[8] Patrici: Zbl. Physiol. 11, 604 (1891).
[9] Frankfurter u. Hirschfeld: Arch. f. Physiol. 1912, 215.
[10] Martin, Franklin u. Hield: Amer. J. Physiol. 53, 421 (1920).

Reizung des N. auricularis post. ruft eine Drucksteigerung hervor[1]. Am Ohr beobachtete LOVEN eine Verengerung, die aber bald einer Erweiterung Platz machte. Er fand aber auch den umgekehrten Vorgang.

3. Von der Nasenschleimhaut.

COUTY und CHARPENTIER haben auch hier sowohl Verlangsamung als auch Beschleunigung gefunden. Dagegen haben KRATSCHMER[2], KNOLL[3] und H. E. HE-RING[4] bei Reizung der Nasenschleimhaut ausschließlich eine Verlangsamung der Herztätigkeit gesehen. Die Autoren hatten gefunden, daß die Hemmung auch noch in geringem Ausmaß weiter besteht, wenn beide Vagi durchschnitten waren. KNOLL vermutete, daß diese Pulsverlangsamung auf einer Tonusveränderung der herzbeschleunigenden Nerven zurückzuführen sei. E. TH. v. BRÜCKE[5] prüfte die Frage erneut nach und konnte feststellen, daß „wenigstens bei manchen Kaninchen die Erregung der sensiblen Trigeminusfasern in der Nasenschleimhaut sowohl eine reflektorische Erregung der herzhemmenden Vagusfasern als auch eine Hemmung der tonischen Erregung der fördernden sympathischen Fasern auslöst".

Unbeantwortet bleibt allerdings immer noch die Frage, warum dieses Ergebnis nur bei einzelnen Versuchen zu erzielen war, während andere Kaninchen auch nach der Exstirpation der sympathischen Ganglien beim Chloroformversuche noch eine Pulsverlangsamung erkennen ließen.

v. BRÜCKE nimmt an, daß noch vom II. oder III. Thorakalganglion sympathische Fasern zum Herzen ziehen. Dies ist bei der Katze sicherlich der Fall; denn wir haben oft noch Fasern unterhalb des Ganglion stellatum vom Grenzstrang zum Herzen hinziehen sehen. Bei Kaninchen haben wir diese Fasern nicht genau verfolgt. Eine andere Möglichkeit führte v. BRÜCKE noch zur Erklärung heran, daß nämlich durch die Erhöhung des intrathorakalen Druckes die Frequenz des Herzschlages herabgesetzt werden könnte, eine Vermutung, die auch von KNOLL ausgesprochen wurde.

Auf Grund praktischer Erfahrung an Menschen machten KOBLANK und ROEDER[6] Reizversuche am Nasenseptum in der Gegend der Choanen. Sie hatten nämlich bei Patienten mit Herzarhythmie beobachtet, daß die Unregelmäßigkeit des Herzschlages von einer bestimmten, krankhaft veränderten Stelle der Nasenschleimhaut ausging. Acht Fälle konnten sie dadurch zur Heilung bringen, daß sie die betreffende Erkrankung der Nasenschleimhaut beseitigten. Durch Tierversuche (Kaninchen) wiesen sie nach, daß von einer analogen Stelle dieselben Reflexe auf das Herz erzielt werden konnten. Die Art der Wirkung war nicht immer dieselbe, es traten Extrasystolen, Pulsverlangsamung, ja sogar Herzstillstand ein. Blutansammlung in dieser Gegend, z. B. beim Nasenbluten, löst bei manchen Menschen gleiche Erscheinungen aus. Aus ihren Experimenten schlossen die Autoren, daß der Reflex vom Trigeminus ausgeht.

Auch herzbeschleunigende Reflexe sind von der Nasenschleimhaut beobachtet worden. KEDROFF[7] bekam nach mechanischer oder chemischer Reizung (Chloroform) der Nasenschleimhaut eine Zunahme der Pulsschläge von 6—12 in der Minute.

---

[1] LOVEN: Ber. Sächs. Ges. Wiss., Math.-phys. Kl. **1866**, 89.
[2] KRATSCHMER: Sitzgsber. Akad. Wiss. Wien, Math.-naturwiss. Kl. **62 II**, 147 (1870).
[3] KNOLL: Sitzgsber. Akad. Wiss. Wien, Math.-naturwiss. Kl. **66 III**, 195 (1872).
[4] HERING, H. E.: Pflügers Arch. **66**, 429 (1895).
[5] BRÜCKE, E. TH. v.: Z. Biol. **67**, 520 (1917).
[6] KOBLANK u. ROEDER: Pflügers Arch. **125**, 377 (1908).
[7] KEDROFF: Arch. f. Physiol. **1915**, 14.

Reizung der Nasenschleimhaut hat Kontraktion aller Gefäßgebiete mit Ausnahme derjenigen des Kopfes zur Folge[1]. Hallion und Comte[2] haben eine Erweiterung der Extremitätengefäße gefunden.

4. Von den Organen des Geschmacksinnes.

Die schon erwähnten französischen Autoren beobachteten Verlangsamung und Beschleunigung der Herzfrequenz. In den letzten Jahren hat sich Heitler[3] besonders der Reflexe auf das Herz angenommen und den Einfluß des Geschmacks auf das Herz studiert. Übrigens hat derselbe Autor die reflektorische Einwirkung von Gehör und Geruch auf das Herz eingehend beobachtet.

III. Reflexe von inneren Organen.

Fast alle inneren Organe sind, soweit sie afferente Nerven besitzen, dazu imstande, die Kreislaufarbeit reflektorisch zu beeinflussen. Von diesen afferenten Nerven hat man angenommen, daß es Fasern sind, die dem autonomen Nervensystem angehören, obwohl bis jetzt nicht nachgewiesen worden ist, daß dem autonomen Nervensystem zugehörige afferente Nerven vorhanden sind. Schilf[4] hat in einigen Arbeiten zeigen können, daß die afferenten Fasern des Darms und der Gefäße sich auf Grund physiologischer Versuche nicht von den somatischen afferenten Fasern unterscheiden.

Die wechselweise mehr oder minder große Tätigkeit der inneren Organe hat Blutverschiebungen zur Folge, an denen Reflexe nicht unbeteiligt sind. Dadurch, daß von den Gefäßen und dem Herzen selbst Erregungen ausgehen, kommt es zu „Autoregulationen"[5], die eine übergroße Beanspruchung des Kreislauforgans verhindern sollen. Gerade hier tritt uns der Sinn und die Bedeutung von Reflexen auf Herz und Gefäße klar entgegen. Die Reflexe von den inneren Organen scheinen einen gewissen Sinn zu haben, den wir bei denjenigen von der Haut — wenn wir von den Reflexen, die auf Temperaturreize eintreten, absehen — aus nicht so ganz verstehen können. Es ist wohl anzunehmen, daß die Reflexe von der Haut und den äußeren Receptoren aus ebenfalls als sinngemäße Schutzreflexe aufzufassen sind, die ihren Sinn im Laufe der Entwicklung verloren haben. Zeigen doch gerade die Haut und die äußeren Receptoren in der Säugetierreihe eine große Variation in der Ausbildung und in der Tätigkeit. Dies weist darauf hin, daß sich diese Organe in einer verhältnismäßig kurzen Zeit in ihrem Bau verändern können, ohne daß dabei eine funktionelle Anpassung an den Gesamtorganismus stattzufinden braucht.

1. Reflexe von den Organen der Brusthöhle.

a) Reflexe von Herz auf Herz, Herztonusproblem[6].

Bei den Reflexen von Herz auf Herz setzt man voraus, daß vom Herzen afferente Impulse ausgehen können. Rein anatomisch haben wir solche vom Peri-, Myo- und Endokard zu trennen. Die sensiblen Apparate sind von Dogiel[7] und Smirnow[8] besonders studiert worden.

---

[1] Francois-Franck: Arch. de Physiol. 1889, 551.
[2] Hallion u. Comte: Arch. de Physiol. 1894, 388.
[3] Heitler: Zbl. inn. Med. 1, 13 (1904); 16, 401 (1910).
[4] Schilf, E.: Klin. Wschr. 4, Nr 17 (1925) — Pflügers Arch. 208, 535 (1925) — Physiologen-Kongreß in Rostock 1925. — Siehe auch sein Buch: Das autonome Nervensystem. Leipzig: Thieme 1926.
[5] Hofmann, F. B.: Nagels Handb. 1, 318.　　[6] Siehe auch Bd. 7, 364.
[7] Dogiel: Arch. mikrosk. Anat. 52, 44 (1898).　　[8] Smirnow: Anat. Anz. 10, 23 (1895).

Der Nachweis afferenter Erregung vom Herzen selbst gestaltet sich naturgemäß schwierig. Beim Menschen gibt es nur ganz wenig Beobachtungen, die in dieser Richtung hin zu verwerten sind. HARVEY[1] (1653) sagt von einem Patienten aus, dem die vordere Brustwand durch einen Unglücksfall zerstört worden war, daß Berührungen des Herzens nicht gefühlt werden. Gelegentlich eines ähnlichen Falles berichtet v. ZIEMSSEN[2], daß „es auffallend war, wie unbedeutend die Beschwerden waren, welche Katharina Serafin (Patientin, deren Herz teilweise nicht durch Knochen verdeckt lag) bei diesen Versuchen mit Druck und Kompression am Herzen und an der Lungenarterie empfand".

Besondere Versuche über die Sensibilität des Herzens scheint v. ZIEMSSEN nicht gemacht zu haben. Wenigstens ist in den Veröffentlichungen von ihm und seinen Mitarbeitern darüber nichts zu finden, obwohl die Beziehung zwischen Druck auf das Herz und die dadurch erfolgte Veränderung der Herzaktion eingehend studiert wurde. Sie haben sich die Frage nach Reflexen von Herz auf Herz nicht gestellt.

Aber auch bei neueren Beobachtungen an Patienten, bei denen Teile des Herzens infolge operativer Eingriffe frei lagen, hat man offenbar sich nicht mit diesem Problem beschäftigt[3].

Bei Tieren ist der Nachweis afferenter Impulse vom Herzen aus nur indirekt zu bestimmen. Man hat aber aus Durchschneidungs- und Cocainversuchen mit einiger Sicherheit feststellen können, daß vom Herzen aus afferente Impulse zu Reflexzentren gehen, die dann efferente Erregungen aussenden.

Da auch am herausgeschnittenen Herzen reflektorische Erscheinungen nach elektrischer, mechanischer und chemischer Reizung des Herzens beobachtet wurden, so steht damit die Frage intrakardialer Herzreflexe zur Diskussion.

Im Zusammenhang mit diesen intrakardialen Reflexen wird das Herztonusproblem zu erörtern sein. Denn man findet nach gewissen Einwirkungen Tonusveränderungen am herausgeschnittenen Herzen. Und nach unseren heutigen Anschauungen beruht der Tonus teilweise auf reflektorischen Vorgängen. Ob allerdings die Erscheinung des Herzmuskeltonus mit dem Tonus des quergestreiften Muskels ohne weiteres zu vergleichen ist, wollen wir hier nicht erörtern. Wir möchten aber darauf hinweisen, daß es wohl erlaubt ist, Beziehungen, was die Dynamik anbetrifft, zwischen Herzmuskel und Skelettmuskel herzustellen[4]. O. FRANK[5] glaubt sogar die Meinung aussprechen zu können, daß seine Beobachtungen über die Dynamik des Herzmuskels die Ergebnisse von Untersuchungen am Skelettmuskel verallgemeinern.

Was nun die afferenten Nerven des Herzens anbetrifft, so erwähnen wir hier vor allem eine Arbeit von WOOLDRIDGE[6] (aus dem LUDWIGschen Laboratorium). WOOLDRIDGE hat an Hunde- und Kaninchenherzen die auf der Oberfläche des Herzens verlaufenden Nerven zuerst anatomisch sehr sorgfältig studiert und ihre Lage am Herzen genau angegeben. Er fand, daß sie alle mit dem Vagus oder Recurrens in Verbindung stehen.

Durch Reizversuche fand er dann, daß die oberflächlich liegenden Kammernerven nicht als motorische Nerven zu betrachten seien. Reizung ihres peripheren Endes führte zu „zahlreichen Mißerfolgen", reizte er sie aber zentral,

<hr>

[1] HARVEY, angeführt nach TIGERSTEDT 2, 415.
[2] ZIEMSSEN, v.: Dtsch. Arch. klin. Med. 30, 217 (1882).
[3] KAPF, v.: Dtsch. Arch. klin. Med. 136, 41 (1921). — STRAUB, H.: Ebenda 130, 1 (1919).
[4] STRAUB: Dtsch. Arch. klin. Med. 115, 531; 116, 409; 121, 394.
[5] FRANK, O.: Z. Biol. 32, 370 (1895).
[6] WOOLDRIDGE, L.: Arch. f. Physiol. 1883, 522.

so fand er sowohl positiv als negativ chronotrope Wirkungen. Eine weitere Analyse des Reflexbogens gibt WOOLDRIDGE nicht. Diese ist aber schon vor WOOLDRIDGE von KNOLL[1] gegeben worden, der fand, daß die sensiblen Fasern im Vagus verlaufen müssen. Und zwar müsse der afferente Impuls — es wurde eine Kompression des Herzens ausgeführt — „zu einer Verminderung der Erregbarkeit des Vaguszentrums und auf diesem Wege zu einer Beschleunigung des Herzschlages führen". KNOLL beobachtete nämlich Beschleunigung des Herzschlages, wenn er Kaninchen- oder Hundeherzen durch Drücken mit dem Finger oder mit aufgelegtem Gewichte reizte. Diese Beschleunigung blieb aus, wenn die Vagi durchschnitten waren, konnte aber noch festgestellt werden, wenn man den Tieren das Halsmark zwischen viertem und drittem Wirbel durchschnitten hatte. Auffällig ist, daß KNOLL immer nur eine Herzbeschleunigung bei seiner Reizform erhielt, während WOOLDRIDGE sowohl positiv als negativ chronotrope Reizergebnisse festgestellt hatte. ZWAARDEMAKER[2] hat bei mechanischer Reizung der Kammeroberfläche von Kaninchen eine vorübergehende Verlängerung der Herzperiode gesehen. Es ist sehr leicht möglich, daß, wie MUSKENS[3] ganz richtig bemerkt, bei den Versuchen von KNOLL nicht in allem, aber doch in sehr vielen Fällen eine mechanische Reizung größerer Herzabschnitte und wohl der großen Gefäße und ihrer Umgebung stattgefunden hat, wodurch eine große Anzahl sensibler Fasern erregt worden ist.

Weitere Versuche über Reflexe von Herz auf Herz an Hundeherzen hat HEITLER[4] angestellt.

HEITLER ging davon aus, daß die Arrhythmie als ein wesentliches Symptom bei Herzkrankheiten gilt. Er versuchte durch mechanische als auch elektrische Reize eine Arrhythmie zu erzeugen. Und zwar reizte er das Perikard — offenbar das viscerale Blatt desselben, denn er hebt in seiner Methodik hervor, daß er den Perikardialsack entfernte —, das Myokard und Endokard. Er erhielt eine Arrhythmie sowohl vom Perikard als auch vom Endokard. Die Arrhythmie trat dann nicht auf, wenn er die Stelle des Herzens, die er reizte, mit 10 proz. Cocainlösung bepinselte. Nach Durchschneidung der Herznerven war das Ergebnis dasselbe wie bei erhaltenen Nerven. Aus diesem letzten Versuche geht hervor, daß, wenn es sich überhaupt um einen echten Reflex handelt, wir es mit einem intrakardialen Reflex zu tun haben. Im nächsten Jahr hat HEITLER[5] weitere Untersuchungen gemacht. Er reizte das Perikard mit Crotonöl. Die Gefahr, den Herzmuskel damit direkt zu reizen, liegt sehr nahe, so daß wir glauben, daß die Arrhythmie, die beobachtet wurde, dadurch erklärt werden kann.

Die Durchschneidungsversuche HEITLERS stehen in einem gewissen Gegensatz zu den Befunden von KNOLL, der gefunden hatte, daß der Reflex nicht auftritt, wenn der Vagus durchschnitten wurde.

Da HEITLER alle Herznerven durchschnitten hatte und KNOLL nur entweder den Vagus oder das Rückenmark, so müßte den Versuchsergebnissen HEITLERS ein größeres Maß von Wahrscheinlichkeit zukommen, weil nämlich die reflektorischen Erscheinungen am Hundeherzen auch nach der Durchschneidung aller zum Herzen führenden Nerven zu beobachten sind. Aus den Angaben HEITLERS geht aber nicht mit Sicherheit hervor, daß auch wirklich alle Herznerven durchschnitten worden sind; denn die Angabe „Durchschneidung der Herznerven unterhalb des Gangl. infimum" erscheint uns nicht sehr genau.

[1] KNOLL: Lotos (Prag) 1881, 34 [angeführt bei MUSKENS: Pflügers Arch. 67, 135 (1897)].
[2] ZWAARDEMAKER, angeführt nach MUSKENS: Pflügers Arch. 67, 135 (1897).
[3] MUSKENS, L. J. J.: Pflügers Arch. 67, 135 (1897).
[4] HEITLER, M.: Wien. klin. Wschr. 1898, 45, 171.
[5] HEITLER, M.: Pflügers Arch. 75, 430 (1899).

Auch die Versuche von PAGANO[1] gehören hierher; der Autor berichtete, daß er Reflexe vom Endokard aus festgestellt habe. Nach Injektion von Blausäure in den linken Ventrikel beobachtete er nämlich eine sofortige starke Frequenzabnahme, die nicht mehr auftrat, wenn vorher das Ganglion stellatum beiderseits exstirpiert und die Äste, die vom unteren Halsganglion zum Herzen ziehen, durchschnitten worden waren.

Nach PAGANOS Versuchen wird man annehmen müssen, daß vom Endokard intrakardiale Reflexe nicht auszulösen sind.

Man wird also nach den sich widersprechenden Versuchsresultaten HEITLERS und PAGANOS die Frage nach dem Vorhandensein intrakardialer Reflexe beim Säugetierherzen offen lassen müssen.

Von MANSFELD[2] ist behauptet worden, daß das Herz temperaturempfindliche Nerven besitzt, welche schon infolge geringer Temperatursteigerung erregt werden. Diese Erregung werde afferent den Zentren der herzbeschleunigenden Nerven zugeleitet, wodurch eine reflektorische Herzbeschleunigung zustande käme. Diese Versuche werden auf S. 1200 von mir besonders besprochen.

Beim Froschherzen beobachtete der schon obenerwähnte Autor MUSKENS[3] bei direkter elektrischer Reizung (Frosch mit geringer Menge Curare gelähmt) Veränderungen sowohl der Herzfrequenz als auch der Schlagstärke und der Leitung der Erregung.

Er wies nach, daß diese Veränderungen ausblieben, wenn das zentrale Nervensystem zerstört wurde. Hiermit glaubte MUSKENS bewiesen zu haben, daß „beim Frosch Reflexe vom Ventrikel auf das Herz, und zwar Reflexe sehr verschiedener Art und auf allen verschiedenen Herzabteilungen existieren. Diese Reflexe kommen zustande nicht in dem Ganglienknoten des Herzens selbst, sondern ausschließlich in den großen Nervenzentren, wahrscheinlich in der Medulla oblongata". Er schränkt allerdings diese seine Feststellung ein, indem er meint, daß noch an die Möglichkeit einer Übertragung der Erregung im Sinne des LANGLEY-schen Axonreflexes zu denken wäre.

GILBERT[4] (hier findet sich eine Literaturübersicht über die Sensibilität des Herzens) dagegen glaubt auf Grund von Reizversuchen mit schwachen mechanischen Oberflächenreizen (Borstenstichen), daß es am Froschherzen intrakardiale Reflexe gibt. Es blieben nämlich die nach einer Reizung auftretenden Muskelkontraktionen am sinuslosen, nicht pulsierenden Herzen aus, wenn die Herzoberfläche cocainisiert wurde. Hieraus schließt GILBERT, daß die Herzoberfläche sensible Elemente besitzt, die, wenn sie durch Cocain gelähmt sind, den intrakardialen Reflex zum Verschwinden bringen. Diese Versuche von GILBERT sind von MATTHIEU[5] wiederholt und im wesentlichen bestätigt worden, ohne daß neues Material beigebracht worden ist.

Aus den soeben angeführten Versuchen von MUSKENS und GILBERT, deren Versuchsergebnisse nicht übereinstimmen, geht hervor, daß auch beim Frosch die Frage nach dem Vorhandensein intrakardialer Reflexe offen zu lassen ist.

ENGELMANN[6] schien nach den zu seiner Zeit vorliegenden Versuchen das Problem intrakardialer Reflexe keineswegs gelöst zu sein. In einem zusammenfassenden Vortrag meinte er, daß, „obschon es sehr leicht ist, vom Herzen aus

[1] PAGANO: Arch. ital. de Biol. **33**, 22 (1900) (angeführt nach F. B. HOFMANN in Nagels Handb. **1**, 282).
[2] MANSFELD, G.: Pflügers Arch. **134**, 598 (1910).
[3] MUSKENS, J. J.: Pflügers Arch. **66**, 328 (1897).
[4] GILBERT, ELISABETH: Pflügers Arch. **129**, 329 (1909).
[5] MATTHIEU, P.: C. r. Soc. Biol. Paris **83**, Nr 15, 628 (1920).
[6] ENGELMANN, CH. W.: Das Herz und seine Tätigkeit im Lichte neuer Forschung. Leipzig: W. Engelmann 1904.

durch Vermittelung der großen Zentren alle möglichen Reflexe auf das Herz zu erhalten, doch nur ganz vereinzelte Beobachtungen von anscheinend intrakardialen Reflexen vorliegen. Und auch diese dürfen sich vielleicht als Pseudoreflexe erklären lassen".

Erwähnen möchten wir, daß auch TIGERSTEDT in der letzten Auflage seines bekannten Buches über die Physiologie des Kreislaufes sich, vor allem auf die Arbeit von MUSKENS stützend, auf einen mehr ablehnenden Standpunkt hinsichtlich des Vorhandenseins intrakardialer Reflexe stellt, obwohl er die Beobachtung VOLKMANNS[1] erwähnt, daß nach unvollkommener Spaltung der Kammer von der Spitze nach der Basis zu bei Reizung der einen Hälfte (a) zwar auch die andere (b) sich zusammenzieht. Es ist möglich, daß es sich bei diesem Versuch um eine irreziproke Leitung handeln kann.

In neuester Zeit hat J. TULGAN[2] eine eingehende Studie über die afferenten Impulse in ihrer Beziehung zum zentralen kardiovasculären Nervenmechanismus veröffentlicht. Er ist auf Grund von Durchschneidungs- und Atropinversuchen der Meinung, daß die Herzarbeit wenigstens zu einem Teil reflektorisch geschehe; die afferenten Impulse sollen über den Vagus verlaufen. TULGAN steht, wie auch einige andere amerikanische Autoren, auf dem Standpunkte der Lehre vom reflektorischen Vorgang des Herzschlages, einer Lehre, wie sie KOCHMANN in Deutschland ausgesprochen hat (s. S. 1182). Vor TULGAN hat SOLLMANN[3] eine ähnliche Meinung vertreten. Er hatte nämlich gefunden, daß durch Erhöhung des Druckes in den Coronargefäßen ein schwach schlagendes Herz zu kräftigen Kontraktionen angeregt wurde. Er meinte, daß es sich um einen reflektorischen Vorgang handeln müsse. GUTHRIE und PIKE[4] haben die Versuche noch eingehender bearbeitet. Auch CARLSON[5] hat Ähnliches am Limulusherzen beobachtet.

Der Gedanke, daß eine Erhöhung des Druckes, sei es des Blutdruckes in den Gefäßen, sei es des Druckes in dem Kammersystem des Herzens, eine Änderung der Herztätigkeit zur Folge hat, basiert auf den alten Versuchen von GASKEL[6], AUBERT[7], LUDWIG und LUCHSINGER[8], die zeigen konnten, daß, wenn man durch Druck auf den Aortenbulbus eine Blutstauung in der Kammer verursacht, die durch eine kleine Pinzette abgeklemmte und in Ruhe befindliche Herzspitze zu schlagen anfängt.

(Eine kritische und gute Zusammenstellung über die Einwirkung der Erhöhung des Intrakardialdruckes auf die Herzaktion findet man in der lesenswerten Zusammenstellung von KAEMPFER[9], der im Frankfurter Physiologischen Institut über diesen Gegenstand eine Arbeit angefertigt hat.)

Beim Säugetier hat HYDE[10] Beobachtungen gemacht, nach denen ein schwach schlagendes Herz durch einen erhöhten Binnendruck zu kräftigen Kontraktionen angeregt werden kann. Auch das Experiment von JOHANSSEN[11] gehört hierher; der Autor durchschnitt alle Herznerven und komprimierte die Bauchaorta; dadurch kam es zu einer Zunahme der Herzfrequenz.

Eine Abnahme der Pulsfrequenz hat WICKWIRE[12] gefunden, wenn er bei Katzen durch Druck auf die Bauchaorta eine Drucksteigerung im Herzen her-

[1] VOLKMANN: Wagners Handwörterb. d. Physiol. **2**, 78 (1844).
[2] TULGAN: Amer. J. Physiol. **65**, 174 (1923).
[3] SOLLMANN, T.: Amer. J. Physiol. **15**, 21 (1905/06).
[4] GUTHRIE u. PIKE: Amer. J. Physiol. **18**, 14 (1907).
[5] CARLSON: Amer. J. Physiol. **13**, 224 (1905).
[6] GASKELL: J. of Physiol. **3**, 15 (1880).   [7] AUBERT: Pflügers Arch. **24**, 361 (1881).
[8] LUDWIG u. LUCHSINGER: Pflügers Arch. **25**, 231 (1881).
[9] KAEMPFER: Zbl. Herzkrkh. **10**, 229.   [10] HYDE: Amer. J. Physiol. **1**, 219 (1891).
[11] JOHANSSEN, J. E.: Arch. f. Physiol. **1890**, 102.
[12] WICKWIRE: Amer. J. Physiol. **53**, 355 (1920).

vorrief. Bei diesen Versuchen ist nicht ausgeschlossen, daß durch die Drucksteigerung die Nervenendigungen des Aortenbogens (Depressor cordis) gereizt worden sind, wodurch ebenfalls eine Verlangsamung der Herzaktion hervorgerufen wird. Es würde sich also um einen Reflex vom Gefäßsystem auf das Herz handeln (s. S. 1192).

H. E. HERING[1] fand (Kaninchen, Hunde, Katzen), daß sowohl in der linken als auch in der rechten Kammer, wenn der Widerstand für die Entleerung des betreffenden Herzabschnittes in geeigneter Weise gesteigert wird, der Zeitteil zwischen der Systole des Vorhofs und der Systole der Kammern „kleiner, gleich 0 oder negativ, d. h. eine vollständige Umkehr der Herzaktion eintreten kann". HERING diskutiert die Frage einer reflektorischen Einwirkung. Er ist der Ansicht, daß der Ventrikel von einem abnormen, direkt am Ventrikel angreifenden Reiz zur Kontraktion gebracht wird. Ähnliches haben DALY, DE BURGH und STARLING[2] geäußert. Die Versuche von PIETRKOWSKI, der nach Lufteinblasen in den Vorhof tonische Veränderungen der Kammermuskulatur fand, werden auf S. 1183 angeführt.

DUSSER DE BARENNE[3] glaubt nach seinen Versuchen über den Einfluß der Blähung der einen Herzkammer auf die Tätigkeit der anderen (LANGENDORFFS Herz- und STARLINGsches Herz-Lungenpräparat an Hunden), daß reflektorische Beeinflussung der einen Herzhälfte durch die andere nur beim intakten Tier möglich ist. Ob derartige Reflexe wirklich eine Rolle spielen, sei noch zu untersuchen. DUSSER DE BARENNE meint aber, daß sie, wie alle Versuche am Starling-Präparat lehren, für ein richtiges Funktionieren des Kreislaufes nicht nötig seien.

Aus allem Angeführten geht hervor, daß beim Warmblüter bei erhaltener Innervation sehr wohl Reflexe vom Herzen auf das Herz auszulösen sind. Die Reflexzentren liegen im Cerebrospinalsystem. Eine genauere Lokalisation ist bis jetzt nicht bekanntgeworden. Intrakardiale Reflexe sind von HEITLER gefunden worden. Beim Frosch haben einige Autoren intrakardiale Reflexe festgestellt. Wir müssen aber sagen, daß die Frage der Reflexe von Herz auf Herz zuwenig die Beachtung der Autoren gefunden hat, die sich mit der Physiologie des Herzens befaßt haben. (Eine zusammenfassende Arbeit über dieses Thema, allerdings mehr von klinischen Gesichtspunkten aus, hat GLESER[4] gegeben). Ein abschließendes Urteil über das Vorhandensein von intrakardialen Reflexen ist deshalb nicht abzugeben.

Bevor wir uns mit dem Tonusproblem beschäftigen, müssen wir noch die Ergebnisse erwähnen, die von den Autoren nach Reizung des zentralen Vagusstumpfes vorgenommen worden sind, wenn der andere Vagus unversehrt war. Denn es ist gesagt worden, daß der afferente Weg bei dem Reflex Herz auf Herz über den Vagus zu den Reflexzentren in der Medulla oblongata geht. STÜBEL[5] hat bei verschiedenen Vogelarten eine Reizung des zentralen Vagusstumpfes vorgenommen, wenn der andere Vagus unversehrt war. Er beobachtete immer eine mehr oder minder starke Verlangsamung der Herztätigkeit, die nach Durchschneidung der beiden Vagi verschwand. BAINBRIDGE[6] fand, daß beim Hunde, dem beide Vagi durchschnitten worden waren, nach Reizung des zentralen Vagusstumpfes auch nicht die geringste Verlangsamung des Herzrhythmus auftrat. Der zentrifugale Teil dieser Reflexbahn verläuft also im Vagus. Daß dies für

---

[1] HERING, H. E.: Pflügers Arch. **82**, 1 (1900).
[2] DALY DE BURGH u. STARLING: Brit. J. exper. Path. **3**, 1 (1922).
[3] DUSSER DE BARENNE: Pflügers Arch. **177**, 217 (1919).
[4] GLESER: Zbl. Herzkrkh. **13**, H. 1 u. 3.
[5] STÜBEL, H.: Pflügers Arch. **135**, 316 (1910).
[6] BAINBRIDGE: J. of Physiol. **48**, 333 (1914).

andere Reflexe auf das Herz nicht der Fall zu sein braucht, werden wir beim Depressorreflex erörtern (s. S. 1192). Weiter haben schon die älteren Autoren übereinstimmend gefunden, daß bei erhaltenem einem Vagus und zentraler Reizung des anderen durchschnittenen Vagus bei allen untersuchten Säugetieren (Hund, Katze, Kaninchen, Schaf) eine Verlangsamung der Schlagfolge des Herzens eintritt. BRODIE und RUSSELL[1] haben die Vagusäste, die zum Herzen ziehen, durchschnitten und zentral gereizt; sie beobachteten (Hund) immer eine reflektorische Herzhemmung.

Wir haben schon oben darauf hingewiesen, daß die in letzter Zeit erschienenen Arbeiten über das Tonusproblem des Herzens mit der Frage der Reflexe von Herz auf Herz erörtert werden müssen.

Nun ist man sich allerdings nicht ganz klar, was unter Tonus eigentlich zu verstehen ist. „Es ist früher die Bezeichnung ‚Tonus' auch weitgehend Zuständen erteilt worden, die mit Tetanus absolut identisch sind[2]."

Wir können diese Frage hier nicht erörtern. Für das Herz ist, soweit wir wissen, die Frage, was man unter Herzmuskeltonus überhaupt versteht, vom allgemein physiologischen Standpunkt aus noch gar nicht gestellt worden, obgleich gerade die FANO-BOTAZZIsche Theorie der Fibrillen-Sarkoplasmafunktion aus Versuchen an Schildkrötenherzen herstammte[3]. Der Tonus spielt in der Pathologie des Herzens insofern eine Rolle, weil Nachlassen desselben zur Herzerweiterung und zu ungenügender Entleerung der Herzkammern führen kann.

Wenn wir unsere Kenntnisse über den Tonus des quergestreiften Muskels auf den Herzmuskeltonus beziehen, so werden wir vorsichtig sein müssen. Wir wollen nur eine Grundtatsache der Lehre vom Tonus des quergestreiften Muskels auf den des Herzmuskels anwenden, daß nämlich der Tonus ein durch Reflexe verursachter Zustand sein kann. Wir weisen aber darauf hin, daß die Begriffe vom Tonus des Herzmuskels und dem des quergestreiften Muskels sich deshalb schon nicht decken, weil der Tonus des quergestreiften Muskels häufig an zentralnervöse Vorgänge gebunden ist, was beim Herzen, wie wir sehen werden, offenbar nicht der Fall zu sein braucht.

STARLING[4] bezeichnet den Herztonus als „den physiologischen Zustand des Herzens". Eine Änderung des Herzmuskeltonus besteht im allgemeinen in einer Änderung der Gleichgewichtslänge im Sinne einer Verlängerung oder Verkürzung. Häufig ist mit der Längenänderung des Muskels eine solche der Muskelresistenz vergesellschaftet. Wir finden die Herztonusfrage zuerst bei FANO und BOTAZZI[3] diskutiert. Sie meinen nämlich, daß der Herztonus vom Vagus unterhalten wird. Doch ROSENZWEIG[5] (unter ENGELMANN) wies nach, daß der Vagus nichts mit den Tonusschwankungen des Herzens zu tun habe, daß vielmehr die Quelle der spontanen Reize für Tonusschwankungen der Vorhöfe und des Ventrikels (Schildkröte) wenigstens in gewissen Fällen in der Gegend der Atrioventrikulargrenze liegt. Daß die Verlängerung des diastolischen Abfalls, der bei einer Vagusreizung immer zustande kommt, mit der Pulsverlangsamung in Beziehung steht, also kein Tonusproblem darzustellen braucht, ist schon vor ROSENZWEIG von F. B. HOFMANN[6] gezeigt worden. Von TULGAN[7] andererseits wird behauptet, daß der Accelerator eine tonische Funktion ausübt. Die afferenten Impulse sollen über den Vagus verlaufen. KOCHMANN[8] war der erste, der auf Grund von Cocainversuchen die Lehre vom reflektorischen Vorgang des Herzschlages diskutierte, einer Lehre, die von SOLLMANN[9] in den Vordergrund einer Beobachtung

[1] BRODIE u. RUSSELL: J. of Physiol. **26**, 92 (1900).
[2] HOFMANN, P., K. HANSEN u. V. v. WEIZSÄCKER: Z. Biol. **75**, 121 (1922).
[3] FANO u. BOTAZZI. Literatur s. bei ROSENZWEIG.
[4] STARLING, E. H.: Presse méd. **30**, Nr 25, 641 (1922).
[5] ROSENZWEIG, E.: Arch f. Physiol. **1903**, Suppl.-Bd., 192.
[6] HOFMANN, F. B.: Pflügers Arch. **84**, 130 (1901).
[7] TULGAN: Amer. J. Physiol. **65**, 174 (1923).
[8] KOCHMANN, M., u. F. DAELS: Arch. internat. Pharmacodynamie **18**, Lief. 1—2, 41 (1907) — Dtsch. med. Wschr. **1914**, Nr 4 — Pflügers Arch. **190**, 158 (1921).
[9] SOLLMANN, T.: Amer. J. Physiol. **15**, 21 (1905/06).

gestellt worden war. SOLLMANN hatte nämlich angegeben, daß ein stillstehendes Säugetierherz durch Erhöhung des intravasculären Druckes in den Coronargefäßen wieder zum Schlagen gebracht werden kann.

Weiter machte KOCHMANN[1] 1924 die Hypothese, daß die Frequenz des Herzschlages von dem Zustand der Erregbarkeit der sensiblen Nerven (des Herzens) abhängig sei. Eine genaue Analyse des in Betracht kommenden Reflexbogens wird aber nicht angegeben. Und auch von SZENT-GYÖRGYI[2] schließt aus seinen Versuchen nur, daß der Herzmuskel im normalen Zustand wie der Skelettmuskel einen Tonus besitzt, der vom Sinus unterhalten wird. Die Kohlensäure soll nach seiner Meinung für die Bildung der tonischen Reflexe von entscheidender Bedeutung sein. Die Funktion des Sinus, Reizbildung für die Kontraktion und jene für den Tonus seien weitgehend voneinander unabhängig. Es gebe einen Tonus, der unabhängig von der Herzfrequenz sei, wenngleich er nicht die Befunde von F. B. HOFMANN[3] bestreitet, sondern sie im Gegenteil bestätigt.

REGELSBERGER[4] (in W. TRENDELENBURGS Laboratorium) kann die von v. SZENT-GYÖRGYI für das Froschherz aufgestellte Ansicht über das Bestehen einer besonderen Tonusfunktion des Sinus bestätigen.

Weiter hat PIETRKOWSKI[5] durch Einblasen von Luft in den Vorhof eines Froschherzens Tonuserhöhung des Ventrikels gefunden. Für die Leitung der Erregung, die durch Dehnung des Vorhofs erzeugt wird und zum Ventrikel gelangt, nimmt er muskuläre Elemente in Anspruch, weil Adrenalin und Atropin auf die Tonisierung nach Vorhofdehnung ohne Einfluß sind.

WICHELS[6] ist es gelungen, einen interessanten und wichtigen Beitrag zum Herztonusproblem zu liefern. WICHELS arbeitete an überlebenden Herzstreifen nach LÖWE. (Aus der Kammer des isolierten Froschherzens werden Ringstreifen herausgeschnitten, aus dem Vorhof Längsstreifen. Die Ringstreifen werden aufgeschnitten und wie die Vorhofstreifen zwischen zwei Federklammern in einem Umspülungsgefäß ausgespannt.) Er findet, daß sowohl der relativ ganglienzellfreie Herzmuskelstreifen als auch der relativ ganglienzellreiche Vorhofstreifen nach Vorbehandlung mit Digitalisgaben keine spezifische Wirkung zeigen. Dies ist schließlich pharmakologisch wichtig. Für die vorliegende Betrachtung sind aber die weiteren Beobachtungen von Wert. Beansprucht man nämlich die Tonusfunktion des Herzstreifens durch Dehnungsreize, so zeigt sich, daß der Vorhofstreifen im Gegensatz zum Kammerstreifen auf den Reiz mit einer Tonuserhöhung (bis zum bleibenden Stillstand in extremer Systole) antwortet. WICHELS fragt sich sehr richtig, ob diese Tonusreize unmittelbar an den Vorhofganglienzellen angreifen oder ob noch besondere „sensible" Perceptionsapparate vorhanden sind. Im letzteren Falle würde man von einem Reflex zu sprechen haben. WICHELS findet nun, daß es sich um einen echten intrakardialen Reflex handelt. Faßt man nämlich an den Kammerstreifen und beläßt ihn aber im Zusammenhange mit dem Vorhof, so zeigt auch er die Tonuserhöhung, durch Dehnungsreiz hervorgerufen, wie er sie ohne Vorhof nicht zeigt.

Hieraus geht hervor, daß für das Zustandekommen der Wirkung außer dem Dehnungsreize auch noch die Anwesenheit des Vorhofes mit seinen ganglionären Elementen erforderlich ist.

Der Dehnungsreiz braucht aber nicht auf diese Elemente ausgeübt zu werden; er ist auch wirksam, wenn der ganglienzellfreie Herzteil betroffen wird. Den ganz außerhalb des Reizbereiches liegenden ganglionären Elementen muß der Reiz, auf den sie tonisierend antworten, von der entfernt gelegenen Reizstätte zugetragen werden. Es ist kaum eine andere Erklärung möglich, als daß es sich um eine Reflexbahn handelt. Allerdings ist diese Reflexbahn normalerweise mit der bisher verwendeten Versuchsanordnung nicht nachzuweisen, sondern nur nach einer Digitalisbehandlung. Ein weiterer Beweis für die reflektorische Tonusänderung nach dem Dehnungsreiz scheint uns zu sein, daß das Cocain den Dehnungsreflex aufhebt. WICHELS bezieht diese Cocainwirkung auf die Ausschaltung des sensiblen Ausgangspunktes der Reflexbahn, indem er sich auf eine Arbeit von LILJESTRAND und MAGNUS[7] beruft, die nachweisen konnten, daß das Cocain beim Muskel keine unmittelbare elastizitätsvermindernde Wirkung habe, sondern daß es wie sonst auch an der sensiblen Nervenendigung als dem reizperzipierenden Anfangspunkt einer für den Tonus maßgebenden Reflexbahn ansetze.

[1] KOCHMANN, M.: Zitiert auf S. 1182.
[2] SZENT-GYÖRGYI, A. v.: Pflügers Arch. **184**, 265 (1920).
[3] HOFMANN, F. B.: Pflügers Arch. **84**, 130 (1901).
[4] REGELSBERGER, H.: Z. Biol. **75**, 205 (1922).
[5] PIETRKOWSKI: Arch. f. exper. Path. **81**, 35 (1917).
[6] WICHELS: Pflügers Arch. **179**, 219 (1920).
[7] LILJESTRAND, G., u. R. MAGNUS: Münch. med. Wschr. **21**, 551 (1919).

Die Versuche von WICHELS scheinen uns, was den Herztonus anbetrifft, für das Vorhandensein intrakardialer Herztonusreflexe beim Frosch zu sprechen, obwohl WICHELS selbst zugibt, daß das Verhalten gewisser pharmakologischer Gifte (Adrenalin, Atropin) dem Reflex gegenüber nicht ganz geklärt erscheint. Berücksichtigen muß man weiter, daß der Reflex nur nach Sensibilisierung durch Digitalis hervorgerufen werden kann. Im übrigen hat HOLZLÖHNER[1] keine tonische Abhängigkeit von Ober- und Unterherzen feststellen können.

Wenn es erlaubt ist, aus den Arbeiten über das Tonusproblem für unsere Betrachtung über die Reflexe von Herz auf Herz einen Schluß zu ziehen, so liegen keine Versuche vor, die bei Warmblütern mit einiger Genauigkeit die Frage intrakardialer Reflexe bearbeitet haben. Beim Frosch scheint das Vorhandensein intrakardialer Reflexe durch die Arbeit von WICHELS bewiesen zu sein. Die Versuche von GILBERT (s. S. 1179) sprechen ebenfalls für einen intrakardialen Reflex. Das Reflexzentrum müßte dann in den Ganglienzellen des Vorhofes liegen.

b) Reflexe vom Perikard auf das Herz.

BOCHEFONTAINE und BOURCERET[2] gingen davon aus, daß die Perikarditis im allgemeinen keine Schmerzen macht. Wenn man nun bei Hunden Silbernitratlösung in die Perikardialhöhle spritzt und nach einigen Tagen den Hund curarisiert und den Thorax öffnet, so erhält man nach mechanischer Reizung des parietalen Blattes des Perikards eine Herzbeschleunigung. Gleichzeitig steigt der Blutdruck. Die Herzbeschleunigung macht aber bald einer starken Verlangsamung Platz. Die Autoren untersuchten auch normale Hunde auf diesen Reflex hin; sie konnten ihn ebenfalls auslösen. Sie schließen aus ihren Beobachtungen, daß „la face externe de cette membrane (le perikarde) parait plus sensible que la face interne".

Reflexe vom Herzen auf Gefäße sind von HALLION beobachtet worden. HALLION[3] hat nach Reizung des Endokards eine Erweiterung der Thyreoideagefäße gesehen. WOOLDRIDGE[4], der die auf dem Herzen gelegenen kleinen Nerven reizte, als auch BRODIE und RUSSELL[5], die die extrakardialen Vagusäste reizten, sahen den Blutdruck unabhängig von der Frequenz des Herzschlages bald steigen oder fallen.

c) Reflexe von den Lungen auf das Kreislauforgan.

Kreislauf und Atmung gehören zu den vitalsten Funktionen des tierischen Organismus. Es darf deshalb als selbstverständlich erscheinen, wenn die Tätigkeit des Herzmuskels und die der Lungen durch zahlreiche Mechanismen miteinander verknüpft sind. Hier sollen nur die reflektorischen Beziehungen, die von der Lunge aus das Herz beeinflussen, besprochen werden.

Es war schon A. v. HALLER (1776) bekannt, daß bei tiefer Einatmung der Puls beschleunigt würde. Er bezog diese Beschleunigung wie auch NICK (1826) und VIERODT (1855) auf die bei der Atmung entstehende intrathorakale Druckschwankung. EIGENBRODT (1859) dagegen vermutete bei der expiratorisch auftretenden Herzverlangsamung eine Vaguswirkung, die er auf Reizung, durch venöse Stauung hervorgerufen, zurückführte. Doppelseitige Vagusdurchschneidung brachte die Veränderungen der Pulsfrequenz zum Verschwinden. Dies hatte auch schon vor ihm LUDWIG[6] festgestellt.

Erst HERING[7] fand, daß eine reflektorische Wirkung von der Lunge auf das Herz vorhanden sein müsse. Dieser Autor hatte nämlich gefunden, daß, wenn man die Lunge aufbläst, die Herzschläge an Zahl zunehmen. Nach Vagusdurchschneidung tritt dies nicht auf. Auch SOMMERBRODT[8] hatte Ähnliches beim Menschen beobachtet. Steigt nämlich der Druck in der Lunge, z. B. beim Husten,

[1] HOLZLÖHNER: Z. Biol. **83**, 107 (1925).
[2] BOCHEFONTAINE u. BOURCERET: C. r. Acad. Sci. Paris **85**, 1168 (1877).
[3] HALLION: J. de Physiol. **1908**, 453.
[4] WOOLDRIDGE: Arch. f. Physiol. **1883**, 522.
[5] BRODIE u. RUSSELL: J. of Physiol. **26**, 96 (1900).
[6] LUDWIG, C.: Arch. f. Physiol. **1847**, 253.
[7] HERING: Sitzgsber. Akad. Wiss. Wien, Math.-naturwiss. Kl. **64 II**, 333 (1871).
[8] SOMMERBRODT: Z. klin. Med. **2**, 601 (1881).

lauter Rede, Gesang, so trat eine deutliche Herzbeschleunigung auf. LEWAN-
DOWSKY[1] konnte bei Aufblasen der Lunge eine negative Schwankung am peripherischen Vagusstamm als Ausdruck einer reflektorischen Erregungsleitung feststellen.

FRANCOIS-FRANCK[2] fand, daß bei chemischer Reizung der Lungenschleim-
haut die Zahl der Herzschläge verlangsamt wurde und der Blutdruck sank, eine
Feststellung, die von BRODIE und RUSSELL[3] bestätigt wurde (Chloroform, Salzsäure, Ammoniak, Brom). Reizung der Trachea und der Bronchien hatte keine
Wirkung, wohl aber Reizung der Alveolen. Die Herzhemmung, die auftrat,
wurde nach Durchschneidung der Lungenäste des Vagus vollständig aufgehoben.

Nach HERING kommt die Beschleunigung der Herzschläge so zustande, daß
durch die Reizung sensibler Nervenfasern der Lunge die schon bestehende Erregung des Hemmungsnervenzentrums des Herzens herabgesetzt wird.

Ein solcher Zustand erhöhter Erregbarkeit des Vaguszentrums bei der Exspiration ist von EPIFANIO[4] beobachtet worden.

H. E. HERING[5] hat in einer Arbeit über die Beziehung der extrakardialen
Herznerven zur Steigung der Herschlagzahl bei Muskeltätigkeit die Ergebnisse
seines Vaters noch einmal wiederholt und weiter gefunden (nach Ausreißung der
Nervi accessorii und nach Vagotomie am Kaninchen), daß durch tiefes und be-
schleunigtes aktives oder passives Atmen die Frequenz der Herzschläge gesteigert
wird. Diese Vermehrung ist zum Teil an die Unversehrtheit der Herzhemmungsfasern gebunden.

Da aber FOA[6] bei curarisierten Hunden die Variationen der Pulsfrequenz
ebenfalls feststellen konnte, selbst wenn keine Bewegungen der Brustwand oder
der Lunge stattfanden, so muß daraus geschlossen werden, daß die Herznerven,
unabhängig von reflektorischen Vorgängen von der Lunge aus, beeinflußt werden.

Man muß nach den Versuchen von VERWORN[7] annehmen, daß das Atemzentrum den Herzzentren Impulse zusendet, die die Schlagfrequenz bei der Inspiration beschleunigen und bei der Exspiration verlangsamen.

JOHANSSON[8] meint gelegentlich seiner Untersuchung über die Einwirkung
der Muskeltätigkeit auf die Atmung und die Herztätigkeit, daß die bei Muskeltätigkeit auftretende Verstärkung der Atembewegung „sehr wenig als Ursache
derjenigen Pulsbeschleunigung in Betracht käme, welche bei willkürlicher Muskeltätigkeit beobachtet wird". Auch BAINBRIDGE[9] ist auf Grund seiner Versuche
an Katzen der Ansicht, daß von den Lungen keine reflektorische Einwirkung über
das Vaguszentrum zum Herzen gelange, sondern die Veränderungen der Herzfrequenz seien durch die bei verstärkter Atmung oder bei Dyspnoe hervorgerufenen Kreislaufänderungen bedingt (s. dagegen P. MORAWITZ[10]).

Die Atmungsreaktion des Herzens[11] ist für den Kliniker von einiger Wichtigkeit. Wenn WENKEBACH[12] die Arrhythmia respiratoria als einen Reflexvorgang
betrachtet, der über den Vagusapparat zustande kommt, so scheint uns doch

---

[1] LEWANDOWSKY: Inaug.-Dissert. Halle a. S. 1898.
[2] FRANCOIS-FRANCK: Trav. Labor. Marey **4**, 378 (1880).
[3] BRODIE u. RUSSELL: J. of Physiol. **26**, 102 (1900).
[4] EPIFANIO: Riv. Pat. nerv. **17 I**, 20—32 (1912).
[5] HERING, H. E.: Pflügers Arch. **60**, 429 (1895).
[6] FOA: Pflügers Arch. **153**, 522 (1913).
[7] VERWORN: Arch. f. Physiol. **1903**, 77.
[8] JOHANSSON, J. E.: Skand. Arch. Physiol. (Berl. u. Lpz.) **5**, 20 (1895).
[9] BAINBRIDGE: J. of Physiol. **54**, 192 (1921).
[10] MORAWITZ: Arch. f. Physiol. **1903**, 82.
[11] ALBRECHT, E.: Die Atmungsreaktion des Herzens. Jena: S. Fischer 1910.
[12] WENKEBACH, K. F.: Die unregelmäßige Herztätigkeit usw., S. 184. Leipzig: W. Engelmann 1914.

die mechanische Komponente der Druckschwankung im Thorax zuwenig berücksichtigt, obwohl zuzugeben ist, daß reflektorische Beziehungen zwischen Lunge und Herz eine große Rolle spielen werden. WENKEBACH führt in seinem für den Physiologen lesenswerten Buche auch die Arbeiten von WIERSMA[1] an, der fand, daß die Arrhythmie verschwindet, sobald der Versuchsperson eine geistige Aufgabe gestellt wird. Hieraus ist zu schließen, daß von höheren Zentren im Gehirn ein hemmender Einfluß auf den Atemreflex ausgeübt werden kann.

PUTZIG[2] diskutiert auf Grund seiner Versuche die Möglichkeit, daß die Ursache im Herzen selbst liegt, indem durch Änderung des äußeren Druckes einerseits, durch Steigerung des inneren infolge vermehrter Füllung andererseits eine Irritation sensibler Herzganglien zustande kommen könne. Etwas später äußern sich BLUMENFELDT und PUTZIG[3] dahin, daß die automatische Erregung des Vaguszentrums durch die von der Lunge ausgehende reflektorische Erregung je nach den stattfindenden Verhältnissen modifiziert werde.

Interessante Beobachtungen über den hier vorliegenden Gegenstand hat LOMBROSO[4] an Fröschen, Kröten, Eidechsen, Enten, Hunden und Kaninchen gemacht. Er fand bei Kaltblütern nach Eintauchen ins Wasser eine fortdauernde Hemmung der Atmung, die ohne nennenswerte Änderung der Herztätigkeit wenigstens zu Anfang begleitet wird. Bei diesen Tieren braucht also eine Atmungshemmung nicht notwendig eine Änderung der Herztätigkeit hervorzurufen. Bei Enten tritt unmittelbar nach dem Eintauchen eine fortschreitende Herzhemmung ein, die schnell ihr Maximum erreicht und während der ganzen Zeit der Atmungshemmung anhält. Leitet man bei den untergetauchten Enten künstliche Atmung ein, so kommt es zu einer Vermehrung der Herzfrequenz, allerdings nicht bis zur normalen Herzschlagzahl[5].

In neuerer Zeit haben LAQUEUR und DE VRIES-REILINGH[6] bei Kaninchen gefunden, daß es auffallend sei, wie wenig der Kreislauf verändert würde, wenn durch intratracheale Injektion größere Mengen Flüssigkeit in die Lunge gebracht würden. Auch HEUER und DUNN[7] haben beobachtet, daß bei experimenteller Lungenexstirpation (eine Lungenhälfte) die Herzarbeit unverändert bleibt (Hund). Wird aber an den Lungen oder Bronchien stark gezerrt, so kommt es zu Unregelmäßigkeiten der Herzfrequenz.

PARISOT und HERMANN[8] haben im Experiment bei Anlegen eines Pneumothorax die Herzarbeit untersucht und gefunden, daß bei Füllung der Pleurahöhle der Herzschlag langsamer und kräftiger wird. Nach Aufheben des Pneumothorax kehrt die Herztätigkeit zur Norm zurück. Der Blutdruck ändert sich wenig dabei.

Elektrokardiographische Kurven und ihre Beziehung zur tiefen Einatmung hat WALLER[9] aufgenommen. Es handelt sich hier wohl nicht um einen reflektorischen Einfluß, sondern um einen mechanischen, denn der Atmungseffekt tritt bei schwachen Herzen stärker auf.

Nach den angeführten Arbeiten ist es kaum möglich, sich von den reflektorischen Vorgängen, die von der Lunge aus über den Vagus zum Herzen laufen, ein vollständiges Bild zu machen.

---

[1] WIERSMA, E.: Z. Neur. **19** (1913).
[2] PUTZIG, H.: Z. exper. Path. u. Ther. **11**, 115 (1912).
[3] BLUMENFELDT u. PUTZIG: Pflügers Arch. **155**, 447 (1914).
[4] LOMBROSE, N.: Z. Biol. **61**, 517 (1913).
[5] Über Reflexe bei Fischen: W. M. KOLFF: Pflügers Arch. **122**, 37 (1908). Dort auch sämtliche Literatur über diesen Gegenstand.
[6] LAQUEUR u. DE VRIES-REILINGH: Dtsch. Arch. klin. Med. **131**, 310 (1920).
[7] HEUER u. DUNN: Bull. Hopkins Hosp. **31**, 348 (1920).
[8] PARISOT u. HERMANN: C. r. Soc. Biol. Paris **86**, Nr 17, 1034 (1922).
[9] WALLER, A. D.: J. of Physïol. **68**, XL (1914).

Das Studium dieser Reflexe an Tieren ist deshalb besonders schwierig und die erhaltenen Resultate insofern nicht ganz physiologischem Geschehen entsprechend, weil zum Experiment häufig die Öffnung der Brusthöhle vorgenommen werden muß. Dies ist ein schwerer Eingriff, und es werden in diesem Falle selbst bei adäquatem Reiz die bei erhaltenem Tier auftretenden Reflexe von Lunge auf Herz kaum in richtiger Weise wiedergegeben werden.

Trotzdem ist mit einiger Sicherheit anzunehmen — dies geht aus den Beobachtungen der Kliniker hervor — (s. oben), daß ein fein eingestellter nervöser Mechanismus zwischen Lungen- und Kreislaufarbeit bestehen wird, dessen experimentelles Studium durch die in- und exspiratorischen intrathorakalen Druckschwankungen erschwert wird.

2. Reflexe von den Baucheingeweiden; Klopfversuch von Goltz.

Obwohl von den Baucheingeweiden unter normalen Bedingungen während ihrer Tätigkeit keine afferenten Erregungen bis zur Gehirnrinde verlaufen, müssen wir sicher annehmen, daß sehr viele Kreislaufreflexe von den Baucheingeweiden aus zustande kommen. Denn man kann im Experiment von fast jedem Organ der Bauchhöhle Reflexe auf Herz und Gefäße erzielen.

Unter diesen Reflexen ist wohl der älteste und bekannteste der Klopfversuch von Goltz: Schlägt man einem Frosch mit einigen kurzen Schlägen auf den Bauch, so steht das Herz in Diastole still. Es sind allerdings schon vor Goltz, und zwar von Budge, ähnliche Versuche unternommen worden. So setzte dieser Autor bei Fröschen Elektroden auf die großen Gefäße in der Nähe der Nieren und bemerkte bei der Reizung Verlangsamung der Herzschläge und in einem Falle Stillstand des Herzens in Diastole. Doch die Versuche von Budge verliefen nicht immer mit der wünschenswerten Regelmäßigkeit, als daß sie Anspruch auf Exaktheit erheben könnten. Diesen unsicheren Ergebnissen hat Goltz das erste Erfordernis der Wissenschaftlichkeit, die Regelmäßigkeit der Erscheinung, verliehen[1].

Goltz stellte auch den efferenten Schenkel des Reflexbogens fest: Durchschneidet man nämlich beide Vagi, so bleibt die Einwirkung auf das Herz aus. An Durchschneidungs- und Reizversuchen am Grenzstrang konnte Bernstein[2] auch den afferenten Schenkel des Reflexbogens bestimmen. Dieser verläuft im Sympathicus, und zwar treten die Bahnen bis zur Höhe des dritten Wirbels in das Rückenmark ein.

Das Reflexzentrum wurde von Goltz in das verlängerte Mark lokalisiert.

Engelmann[3] wies an vielfach variierten Versuchen nach, daß die elektrische und mechanische Reizung des Magens und Darmes auf reflektorischem Wege die Herzschläge des Frosches beschleunigen und verlangsamen, verstärken und schwächen sowie außerdem die Erregbarkeit und die Leitfähigkeit des Herzens erhöhen und vermindern kann.

Die bis jetzt angeführten Arbeiten wurden meist am Frosch ausgeführt. Ihnen schließen sich die älteren Befunde von Bezold, Asp, Bernstein an, die mit Kaninchen experimentierten. Sie beschreiben ebenfalls die von den Eingeweiden aus zu erhaltende reflektorische Pulsverlangsamung.

Boruttau und Braun[4] dagegen finden, daß beim Warmblüter das Primäre „ganz augenscheinlich eine reflektorische Blutdrucksteigerung ist, die die Vagus-

---

[1] Goltz: Wagners Handwörterb. d. Physiol. **3**, 430.
[2] Bernstein, J.: Arch. f. Physiol. **1864**, 614.
[3] Engelmann: Arch. f. Physiol. **1900**, 315.
[4] Boruttau u. Braun: Zbl. Physiol. **1910**, 711.

wirkung mit sich bringt", während „die beim Frosch durch direkte Darmreizung zu erhaltenen Pulsverlangsamungen und Herzstillstände nicht Begleiterscheinungen seien". Dagegen haben dieselben Autoren deutliche Pulsverlangsamung auf Zerren beim gereizten Darm des Igels gesehen, der ja als Winterschläfer in vielen Punkten in der Mitte zwischen Kalt- und Warmblüter liegt. Wird nun aber beim Säugetier — in Bestätigung alter Befunde von Tarchanoff[1] — der Darm geschädigt, z. B. durch längeres Aussetzen an der Luft (wobei es zur Stase in dem betreffenden Gefäßabschnitt kommt) oder durch Strangulation, und prüft man dann am nächsten Tag den Einfluß einer Darmreizung auf das Herz, so haben Boruttau und Braun nach bloßem Anfassen des Darmes schon Herzstillstand auftreten sehen. Diese Überempfindlichkeit wird von Hess und v. Wyss[2] auf das Vagussystem bezogen und hat nichts mit den Receptoren der Eingeweidesensibilität zu tun.

Im Gegensatz zu den Befunden von Boruttau und Braun, die der Meinung sind, daß normalerweise beim Säugetier Reflexe von den Eingeweiden auf das Herz nicht auslösbar sind, stehen ältere Befunde von Mayer und Pribram[3] und weiter von Simanowski[4]. Diese Autoren haben durch Aufblasen des Magens Reflexe auf das Herz erhalten.

Von neueren Arbeiten ist zu erwähnen, daß Brooks und Luckhardt[5] an Hunden während des Brechaktes, der durch Digitalis, Apomorphin, Zink- oder Magnesiumsulfat hervorgerufen wurde, Herzhemmung gefunden haben. Miller[6] konnte diese Angaben bei Hunden bestätigen, während er bei Katzen keine Herzhemmung fand, sondern nur eine Blutdrucksenkung. Allerdings rief Miller den Brechakt durch elektrische Reizung der Magenvagi hervor. Miller meint, daß die Katze relativ wenig herzhemmende Fasern im Verhältnis zu anderen Tieren besitze, eine Tatsache, die wir selbst bei vielen Versuchen beobachtet haben. Brodie und Russell[7] haben dasselbe gefunden.

Am Menschen hat Carlson[8] festgestellt, daß während der Hungerkontraktion des Magens die Herzfrequenz, gemessen mit einem Erlangerschen Sphygmomanometer, zunahm. Er stellt Hungerkontraktionen und Herzfrequenz in ein direktes Verhältnis.

Tigerstedt (2, 419) erwähnt iu seinem Buche eine Arbeit von Kedroff[9], nach der Kedroff beim Erbrechen eine durch Abnahme des Vagustonus hervorgerufene Erhöhung der Pulsfrequenz erhalten haben soll.

Dies ist nicht ganz richtig. Kedroff hat keine Versuche über den Einfluß der Ruminationsprozesse und des Brechaktes auf die Pulsbeschleunigung gemacht. Er geht nur von der Behauptung aus, daß beim Ruminationsprozeß der Wiederkäuer und beim Brechakte eine Pulsbeschleunigung auftreten soll; er meint weiter, daß diese Pulsbeschleunigung sich durch die von ihm analysierte „palato-pharyngeale" Stellung der hinteren Gaumenbögen erklären lasse.

Aus den angeführten Arbeiten über den Einfluß des Brechaktes (beim Hund) und der Hungerkontraktion (beim Menschen) auf die Pulsfrequenz geht hervor, daß es entgegen den Behauptungen von Boruttau und Braun sehr wohl zwischen Eingeweiden und Herz reflektorische Beziehungen geben kann. Wir müssen allerdings beim Brechakt darauf hinweisen, daß ja hierbei auch Änderungen in der Atmungsform hinzukommen, die ihrerseits (s. S. 1184) die Herzarbeit beeinflussen können. Es ist daher erklärlich, daß der komplexe Vorgang des Erbrechens Herzbeschleunigung oder Herzverlangsamung hervorrufen kann, je nachdem der eine oder der andere Faktor mehr hervortritt.

[1] Tarchanoff, siehe bei Boruttau u. Braun.
[2] Hess, W. R., u. H. v. Wyss: Pflügers Arch. **194**, 122 (1922).
[3] Mayer u. Pribram, angeführt nach Tigerstedt **2**, 419.
[4] Simanowski, angeführt nach Tigerstedt **2**, 419.
[5] Brooks u. Luckhardt: Amer. J. Physiol. **36**, 104 (1915).
[6] Miller, F. R.: Amer. J. Physiol. **37**, 240 (1915) — Pflügers Arch. **143**, 21 (1911).
[7] Brodie u. Russell: J. of Physiol. **26**, 92 (1900).
[8] Carlson: Amer. J. Physiol. **31**, 318 (1912/13).
[9] Kedroff: Arch. f. Physiol. **1915**, 9.

Daß die Herzarbeit in sehr empfindlicher Weise auf Reize von den Organen in der Bauchhöhle, vor allem auf taktile Reize reagiert, zeigte in neuesten Versuchen W. R. Hess und W. H. v. Wyss[1]. Haben sie doch die Änderungen in der Herzarbeit als Reagens zum Nachweis der Eingeweidesensibilität benutzt. Sie fanden, daß beim Frosch Zug am Mesenterium des Magendarmtractus gesetzmäßig eine Herzhemmung auslöst. Zur weiteren Verfolgung dieses Problems haben dann auch beim Meerschwein W. H. v. Wyss und N. Messerli[2] ähnliche Versuche angestellt. Sie können die Versuche von Boruttau und Braun nicht bestätigen, sondern finden, daß es durch mechanische Reize in Form von Zug am Mesenterium zu Tachykardien, Bradykardien und auch zu Erregung und Lösung von Herzblock kommt. Die Richtigkeit der Versuche ist von Kisch[3] angezweifelt worden, weil Decerebrieren, Eröffnung des Thorax, Fixierung des Herzens und Eröffnung der Bauchhöhle schwere Eingriffe sind, die, summiert, auf die Herztätigkeit eine Rückwirkung haben und vor allem auch den Untersuchungen zeitliche Grenzen setzen. Da aber Kisch Versuche selbst nicht angibt, so hat vorläufig das Ergebnis von v. Wyss und Messerli wenigstens das sichere Fundament eines objektiven Versuches für sich, zumal von Kisch selbst die wahrscheinliche Existenz der Beziehung zwischen Herz- und Mesenterialreiz nicht bestritten wird.

Außer dem Magendarm hat Simanowski[4] in älteren Arbeiten Reizversuche an der *Gallenblase* gemacht und eine *Herzverlangsamung* gefunden; Reizung des *Nierenbeckens* dagegen *beschleunigte* die *Herzfrequenz*, um darauf einer Verlangsamung Platz zu machen.

Sehr ausgedehnte Versuche über die reflektorische Beeinflussung von seiten der Eingeweide auf die Herzarbeit haben Carlson und Luckhardt[5] an Amphibien und Reptilien gemacht. Mechanische oder elektrische Reizung aller Eingeweide mit Ausnahme von Oviduct und Ovarien erzeugt in den meisten Fällen sofort mehr oder weniger langdauernden Herzstillstand, am stärksten bei Reizung der Harnblase; Reizung des Dünndarms, des Colons und des Enddarms kann die Herzaktion beschleunigen wie hemmen, ohne daß eine bestimmte Regelmäßigkeit zu erkennen ist. Diese Versuche sind im wesentlichen von Hess und v. Wyss (s. oben) bestätigt worden. Nur bei der Harnblase haben sie einen anderen Befund gehabt. Nach den Erfahrungen dieser Autoren ordnet sich dieses Organ mit einer mittleren Empfindlichkeit in die übrigen Viscera ein. Ich[6] habe mit der hautgalvanischen Methode bei Fröschen die Blase sehr empfindlich gefunden. Auffallend war den Schweizer Autoren die relative Unempfindlichkeit des Peritoneum parietale. Hess und v. Wyss fassen ihre Erfahrungen aus ihren Froschversuchen über das hier vorliegende Thema zusammen und meinen, daß elektrische, chemische und thermische Reizung der Eingeweide nur bei ausgesprochener Überempfindlichkeit des Herzvagus diesen im Sinne eines isolierten Herzeffektes zu erregen vermögen. Für mechanische Reizung des Magendarmtractus ist hingegen bei normaler Empfindlichkeit dieser Erfolg die Regel. Der adäquate Reiz, der am leichtesten einen Herzreflex auslösen kann, ist für Magendarm Zug oder Spannung des Gewebes. „Im sensorischen Erfassen des so erzeugten Spannungswechsels liegt eine Kontrolle der motorischen Vorgänge des Magendarmtractus."

Diese experimentell gefundenen Tatsachen finden ihre Bestätigung auch an Beobachtungen, die man neuerdings bei Herstellung eines Pneumoperitoneums beim Menschen zu diagnostischen Zwecken gemacht hat. Brodin[7] hat nämlich gefunden, daß mit Beginn eines stärkeren Spannungsgefühles, wenn der Patient Beschwerden empfindet, eine deutliche Pulsverlangsamung um etwa 10 Schläge auftritt, bei Sauerstoffüllung kann infolge der langsameren Resorption diese

[1] Hess, W. R., u. W. H. v. Wyss: Pflügers Arch. **194**, 195 (1922).
[2] Wyss, W. H. v., u. N. Messerli: Pflügers Arch. **196**, 229 (1922).
[3] Kisch: Pflügers Arch. **198**, 145 (1923).
[4] Simanowski, angeführt nach Tigerstedt **2**, 419.
[5] Carlson, J. A., u. A. B. Luckhardt: Amer. J. Physiol. **55**, 31 (1921).
[6] Schilf: Pflügers Arch. **208**, 535 (1925).
[7] Brodin, P.: C. r. Soc. Biol. Paris **84**, 347 (1921).

Pulsverlangsamung oft länger als einen Tag anhalten, während sie bei Kohlensäurefüllung meist schneller, nach Minuten oder Stunden, verschwindet. Der Autor meint, daß es sich um einen durch Reizung des Plexus solaris und seiner Äste hervorgerufenen Reflex handeln könne.

Es ist schon oben bei Erwähnung der GOLTZschen Arbeiten gesagt worden, daß der *efferente Schenkel* des hier in Betracht kommenden *Reflexbogens im Vagus* verläuft, während als *afferente* Schenkel die im *Splanchnicus* verlaufenden *sensiblen somatischen* Fasern anzusehen sind[1].

Was geschieht, wenn der Splanchnicus durchschnitten und zentral gereizt wird? Hier liegen ältere Arbeiten von BERNSTEIN, ASP und ROY und ADAMI vor[2], die fanden, daß man sowohl Beschleunigung als Verlangsamung der Herzaktion erhalten kann. Diese Versuche bestätigen die Beobachtungen, die mit den obenerwähnten Reflexen von den Eingeweiden aus gemacht worden sind, daß nämlich bei Reizung der verschiedenen Teile der Baucheingeweide sowohl Hemmung als auch Erregung am Herzen hervorgerufen werden kann.

In neueren Arbeiten ist gezeigt worden, daß nach Splanchnicusreizung eine Herzbeschleunigung auch dann eintrat[3], wenn beide Vagi durchschnitten worden sind. Dies beweist, daß Herzbeschleunigung auch unabhängig vom Herzhemmungszentrum reflektorisch hervorgerufen werden kann. BAINBRIDGE[4] wies nach, daß die Beschleunigung auch auftrat, wenn die Nebennieren vom Kreislaufe ausgeschaltet wurden. Endlich konnte WEBER[5] feststellen, daß nach Reizung des zentralen Splanchnicusstumpfes bei Katzen und Hunden eine auf einer verstärkten Herztätigkeit beruhende Drucksteigerung auch dann zu registrieren war, wenn das Rückenmark dicht unterhalb des Kopfmarkes durchschnitten und außerdem noch das Brustmark zwischen dem 2. und 7. Brustnerven exstirpiert worden war. Sollte das Resultat von anderen Autoren bestätigt werden, so wäre die Wirkung an das Vorhandensein eines Axonreflexes gebunden zu denken.

Weiter haben CANNON, URIDIL und GRIFFITH[6] gefunden, daß Reizung der zur Leber führenden Nerven eine Erhöhung der Pulszahl am entnervten Herzen hervorruft. Die Verfasser glauben, daß bei der Leberreizung eine spezifische und bisher unbekannte Substanz in das Blut abgegeben wird. Es wird sich also hier nicht um einen Reflex handeln.

Gleichzeitig mit der *reflektorischen Vaguswirkung* findet eine *Erweiterung der Blutgefäße* statt. GOLTZ konnte gelegentlich seines Klopfversuches etwas später veröffentlichen, daß die Blutgefäße in den Extremitäten fast blutleer waren. Angeschnitten bluteten sie überhaupt nicht. Dagegen waren die Gefäße des Mesenteriums und des Darmes stark erweitert und mit Blut gefüllt. Es konnte sich aber nicht um eine reflektorische Erscheinung handeln, denn die Zirkulationsveränderung trat auch ein, wenn Gehirn und Rückenmark zerstört waren.

TAWASTSTJERNA[7] konnte in einer gründlichen Arbeit zeigen, daß das Resultat des Klopfversuches, soweit es sich auf die Gefäße bezog, keine Reflexwirkung darstellte, sondern als eine direkte Einwirkung auf die Bauchgefäße, hervorgerufen durch das Klopfen, aufzufassen wäre.

Allerdings kann bei mechanischer Reizung des Darmes eine allgemeine reflektorische Gefäßerweiterung beobachtet werden[8]. Reizung der afferenten Magennerven bewirkt Blut-

---

[1] SCHILF, E.: Pflügers Arch. **208**, 535 (1925).
[2] Siehe TIGERSTETD: **2**. 419.
[3] HOOKER, D. R.: Amer. J. Physiol. **19**, 417 (1907).
[4] BAINBRIDGE: J. of Physiol. **48**, 335 (1915).
[5] WEBER, E.: Arch. f. Physiol. **1908**, 258.
[6] CANNON, URIDIL u. GRIFFITZ: Endocrinology **5**, Nr 6, 729 (1921).
[7] TAWASTSTJERNA, A.: Skand. Arch. Physiol. (Berl. u. Lpz.) **36**, 1 (1918).
[8] GOLTZ, FR.: Zbl. med. Wiss. **1864**, 625.

drucksteigerung[1], aber auch Senkung[2], je nach der Art des Versuchstieres. Vagusreizung unterhalb des Zwerchfelles ruft beim chloralvergifteten Kaninchen eine geringe Drucksenkung und bei der Katze eine Drucksteigerung hervor[3].

Hungerkontraktionen des Magens haben Erweiterung der Armgefäße zur Folge[4].

Trinken von kaltem Wasser bewirkt eine Erweiterung in den hinteren Extremitäten[5].

Erbrechen ruft beim Hunde eine Drucksenkung hervor, die aber durch die gleichzeitige Herzhemmung erklärt wird; denn nach Atropinvergiftung bleibt die Senkung aus[6].

COURTADE und GUYON[7] fanden, daß Reizung des N. hypogastricus als auch der Wurzeln des Ganglion mes. inf. Blutdrucksteigerung bewirkt. MALL[8] reizte in Wiederholung älterer Versuche von ASP das zentrale Ende des durchschnittenen Splanchnicus und erhielt Drucksteigerung.

VOLHARD[9] meint, daß der hohe Blutdruck der Nierenkranken durch eine Splanchnicusreizung bedingt wird; diese Reizung könne reflektorisch vom Nierengebiet ausgehen.

Der Klopfversuch findet auch beim Menschen seine zum Teil gewollte Anwendung: der Schlag des Boxers auf den „Solarplexus" wird von diesen besonders geübt und ruft bei richtiger Ausführung die sofortige Kampfunfähigkeit des Gegners hervor. Die durch den Schlag, der in die Gegend zwischen Manubrium sterni und Bauchnabel zu „landen" hat, bewirkte Blutdrucksenkung hat meist eine vorübergehende Ohnmacht zur Folge. Auch bei nicht richtig ausgeführten Kopfsprüngen von Schwimmern in das Wasser kann es beim Anprall des Bauches auf das Wasser zu einer reflektorischen Vagusreizung kommen. Diese beim Sport hier und dort auftretenden Zufälle können nicht nur durch die vorübergehende Herzhemmung bedingt sein, sondern die allgemeine Gefäßerweiterung der Eingeweide hat eine „Verblutung" in die Eingeweidegefäße zur Folge, wodurch die Ohnmacht erklärt werden muß.

3. Reflexe von den Gefäßen auf das Kreislauforgan.

Durch die unter Leitung des Zentralnervensystems stehende „Autoregulation" des Gefäßsystems wird bis zu einem gewissen Grade vermieden, daß das Kreislauforgan durch gesteigerte Ansprüche von seiten der Organe Schaden erleidet.

Schaltet man das Zentralnervensystem aus, so tritt in allen Gefäßen eine Dilatation ein, und das Herz steht still. Diese Versuche beruhen auf den alten Versuchen von BERNARD und von v. BEZOLD, die aber erst von GOLTZ[10] richtig gedeutet wurden, der auch am Frosch dieselben Befunde erhob. Durchschneidung des Halsmarkes hat eine starke Blutdrucksenkung zur Folge; der Kreislauf hört fast vollständig auf. Bei erschlaffter Gefäßmuskulatur ist kein Kreislauf möglich.

Aus diesen Versuchen ist zu schließen, daß vom vasomotorischen Zentrum aus dauernd constrictorische Impulse zur Peripherie gesandt werden. Wieweit diese Erregungen reflektorischer Natur sind, ist nicht eindeutig bestimmt. Reizung afferenter Nerven hat fast immer eine Blutdrucksteigerung zur Folge.

Der constrictorische Zustand der Gefäße wird als Tonus bezeichnet und teilweise vom Zentralnervensystem unterhalten.

Es ist eine auffallende Tatsache, daß der Tonusverlust nach Herausnahme des Rückenmarkes nur eine kurze Zeit bestehen bleibt. Die Gefäße erhalten ihren Tonus wieder[11]. Durchschneidet man bei einer Katze oder einem Frosch den N. ischiadicus, so läßt sich leicht feststellen, daß die Gefäße schon in einigen Tagen nach einer anfänglichen maximalen Erweiterung enger werden, und man kann die rhythmischen Schwankungen der Kaliberwerte wieder

[1] Angeführt nach TIGERSTEDT **4**, 328.   [2] Angeführt nach TIGERSTEDT **4**, 230.

[3] NEUMAN: J. of Physiol. **49**, 34 (1915).   [4] CARLSON: Amer. J. Physiol. **31**, 321 (1913).

[5] MÜLLER, O.: Arch. klin. Med. **105**, 16.

[6] BROOKS u. LUCKHARDT: Amer. J. Physiol. **36**, 104 (1914).

[7] COURTADE u. GUYON: C. r. Soc. Biol. Paris **1901**, 335.

[8] MALL: Arch. f. Physiol. **1892**, 424.

[9] VOLHARD, F., in MOHR-STAEHELIN: Handb. d. inn. Med., Erkrank. d. Nieren usw., S. 1149.

[10] GOLTZ: Arch. path. Anat. **29**, 394 (1864).

[11] GOLTZ: Pflügers Arch. **8**, 485 (1874). — GERGENS u. WEBER: Ebenda **13**, 44 (1876).

beobachten. Da intravasculäre Ganglienzellen bisher nicht sicher nachzuweisen gewesen sind, so kann der Tonus der Gefäße nicht nur reflektorisch bedingt sein. Man hat anzunehmen, daß durch automatische Erregung der Tonus der Gefäßmuskulatur unterhalten wird. Die Dehnungsreize[1], die durch Erhöhung des Blutdruckes ausgelöst werden und eine Gefäßverengerung zur Folge haben, werden diese Constriction kaum auf reflektorischem Wege verursachen.

Die rhythmischen Tonusschwankungen des Blutgefäßsystems haben solche des Blutdruckes zur Folge. Es ist nicht sicher bekannt, wie sie entstehen[2]. Sie werden wohl kaum durch Reflexe ausgelöst sein.

Die afferenten Bahnen, die von den Gefäßen ausgehen, sind nicht sympathische Nerven. Sie verlaufen bei Katzen, Hunden und Fröschen eine recht beträchtliche Strecke längs der Gefäße, ehe sie zum Nerven stoßen[3]. Darüber hinaus wird von HESS[4] als wissenschaftliches Postulat eine allgemeine spezifische Durchblutungssensibilität angenommen. Er stellt sich die regulatorische Tätigkeit des Gefäßmuskelapparates so vor, wie wir dies bei der Funktion des Skeletmuskelapparates bereits als feststehende Tatsache erkannt haben. Der von HESS angenommene sensorische Apparat wäre nicht nur geeignet, „die Regulationsakte zu dosieren, sondern überhaupt zu inszenieren, sobald an irgendeiner Stelle die Durchblutung des Gewebes insuffizient wird".

Einige afferente Gefäßnerven haben eine besondere Bedeutung dadurch erhalten, daß ihre Erregung zu sehr wirkungsvollen Reflexen führt.

a) Depressorreflex.

Dies ist wohl der bekannteste Reflex von einem Gefäß auf das Kreislauforgan. Man stellte sich lange Zeit vor, daß der Nervus depressor cordis wenigstens teilweise die linke Kammer innerviert. Doch nach den eingehenden Versuchen von KÖSTER und von TSCHERMAK[5] geht hervor, daß der Depressor beiderseits in den Bogen der Aorta hineintritt. Aus Degenerationserscheinungen nach Durchschneidung des Depressors haben die Autoren nachweisen können, daß sämtliche Depressorfasern zur Aorta gehen, und daß zum Herzen keine Fasern dieses Nerven verlaufen.

LUDWIG und CYON[6], die Entdecker des Depressor cordis (am Kaninchen), hatten angegeben, daß der Nerv zum Plexus cardiacus verliefe und mit einer Wurzel aus dem Halsvagus, mit einer zweiten aus dem Nerv. laryngeus sup. komme. Reizung seines peripherischen Endes hatte keine Wirkung. Wurde dagegen das zentrale Stück gereizt, so trat eine Pulsverlangsamung und Blutdrucksenkung ein. Diese Tatsache ist dann von vielen Beobachtern bestätigt und auch an anderen Versuchstieren (Katze, Hund, Fuchs, Schwein, Meerschweinchen, Opossum, Flußpferd[7]) sowie am Menschen gefunden worden.

Im Herzen selbst wird durch die reflektorische Depressorwirkung der Druck erniedrigt: TIGERSTEDT[7] fand den Druck in der linken Kammer, WINKLER[8] im linken Vorhof herabgesetzt. (Anatomie usw. des N. Depressor siehe bei R. TIGERSTEDT[9].)

Über ein anormales Vorkommen von Herzhemmungsfasern im rechten N. depressor berichtete E. H. HERING[10]. Er fand nämlich bei einem Kaninchen als eine wahrscheinlich seltene Anomalie, daß der rechte Depressor zentrifugale Fasern führte, deren Reizung den Herzschlag verlangsamte. Wir wissen heute mit Sicherheit, daß der N. depressor keine efferenten Fasern enthält, obwohl er feine markhaltige und marklose Fasern besitzt, die den prä- und postganglionären Fasern des autonomen Nervensystems entsprechen. SCHAFER

---

[1] BAYLISS, W. M.: Die Innervation der Gefäße. Asher-Spiro **5**.
[2] Siehe in SCHILFS Buch S. 87.
[3] SCHILF u. STAHL: Klin. Wschr. **1925**.
[4] HESS, W. R.: Pflügers Arch. **168**, 439 (1917).
[5] KÖSTER u. v. TSCHERMAK: Arch. f. Anat. **1902**, Suppl.-Bd., 255.
[6] LUDWIG u. CYON: Ber. sächs. Ges. Wiss., Math.-physik. Kl. **1866**, 307.
[7] TIGERSTEDT, C.: Skand. Arch. Physiol. (Berl. u. Lpz.) **28**, 45 (1912).
[8] WINKLER, F.: Zbl. Physiol. **17**, 38 (1903).
[9] TIGERSTEDT, R.: Physiologie des Kreislaufs **4**, 239, 2. Aufl.
[10] HERING, H. E.: Pflügers Arch. **7**, 77 (1834).

und WALKER[1] haben noch ganz kürzlich die Frage der efferenten Fasern im Depressor behandelt und gefunden, daß peripherische Reizung des durchschnittenen Depressors einen negativen Effekt zeitigt. Übrigens ist dies schon von den Entdeckern des Nerven festgestellt worden, „daß die tetanische Reizung des peripherischen Stumpfes vom durchschnittenen N. depressor sich unwirksam erwies. So oft auch der Versuch angestellt wurde, jedesmal blieb Pulszahl und Blutdruck dadurch unverändert".

Die physiologische Bedeutung des Depressors ist durch die Arbeit von KÖSTER und TSCHERMAK[2] in glänzender Weise experimentell dargelegt worden (Kaninchen): Durch Füllungsdruck in die Aorta gelang es den Autoren, eine negative Schwankung des Verletzungsstromes vom Depressor zu beobachten als Ausdruck einer afferenten Erregung, die durch den Druck auf die Depressorendigungen zustande kommt. Daß dieser Modus des mechanischen Reizes entscheidend ist, geht aus der Beobachtung hervor, daß künstliche Längendehnung des leeren Aortenrohres durch Zug im Gegensatz zur rhythmischen Querausdehnung durch Füllungsdruck ohne wahrnehmbaren Effekt blieb. OSBORNE[3] fand am Hunde dasselbe Resultat. Am Frosch sind fast die gleichen Versuche von KUNO und von BRÜCKE[4] angestellt worden. Durch Injektion von Ringerlösung in den Truncus arteriosus erhöhten sie die Spannung in demselben und erhielten eine Abnahme der Herzschläge. Durchschnitten sie den Vagus derselben Seite, so verschwand der Effekt. Der gleichseitige Vagus stellt also den afferenten Schenkel des Reflexbogens dar. Der Druck ist die adäquate Erregung für die Depressorendigungen, die dann über den Vagus zum Ganglion jugulare Nervi vagi verläuft. Von dort ziehen die Fasern, die das Zentrum der hemmenden Herznerven erregen, im Accessorius zentralwärts, während die Fasern, die den afferenten Schenkel des Reflexbogens für die Blutdrucksenkung bilden, im Vagus kopfwärts verlaufen. Wenigstens geht das aus den Durchschneidungsversuchen von SPALITTA und CONSIGLIO[5] hervor, die das zentrale Depressorende bei erhaltenen und dann nach Durchschneidung des R. internus des Accessorius reizten.

Es ist soeben gesagt worden, daß bei der Erregung des Depressors, was das Herz angeht, es sich um das zentrale Herzhemmungszentrum handeln müsse. Durchschneidet man daher beide Vagi, so bleibt die Herzverlangsamung aus. LUDWIG und CYON hatten allerdings schon damals darauf hingewiesen, daß die Pulszahl während einer Depressorreizung an vagotomierten Tieren „um sehr geringes entweder unter oder über die Zahl schwankte, welche vor der Reizung anwesend war".

Sie haben aber weiter keine Beobachtungen darüber veröffentlicht. BAYLISS[6] fand, daß bei vagotomierten Kaninchen häufig bei der Depressorreizung eine Herzbeschleunigung zu sehen war. CYON[7] fand bei einem Pferde bei unversehrten Vagi eine Herzbeschleunigung, bei einem Hunde neben einer starken Blutdrucksenkung eine ausgesprochene Acceleration der Herzschläge. Bei einem Kaninchen erhielt er nach Reizung eines kleinen, neben dem Vagus verlaufenden Depessssorastes eine Blutdrucksenkung und eine Herzbeschleunigung, während Reizung des eigentlichen Depressors die übliche Verlangsamung ergab. TSCHIRWINSKY[8] fand bei Depressorreizung vagotomierter Kaninchen eine Verringerung der

---

[1] SCHAFER u. WALKER: Anat. J. exper. Physiol. **13**, 69 (1922).
[2] KÖSTER, G., u. TSCHERMAK: Pflügers Arch. **93**, 24 (1903).
[3] OSBORNE, N. A.: J. of Physiol. **54**, Proc. 100 (1920/21).
[4] KUNO u. BRÜCKE: Pflügers Arch. **157**, 121 (1924).
[5] SPALITTA u. CONSIGLIO: Arch. ital. Biol. **17**, 43 (1892).
[6] BAYLISS, M. W.: J. of Physiol. **14**, 303 (1893).
[7] CYON, E. v.: Pflügers Arch. **70**, 126 (1898).
[8] TSCHIRWINSKY, S.: Zbl. Physiol. **9**, 777 (1896).

Schlagfrequenz. Er hält diese durch Stromschleifen in den benachbarten Vagus bedingt.

E. TH. v. BRÜCKE[1] hat sich der Frage der reflektorischen Depressorwirkung auf die Herzfrequenz in einer kritisch durchgeführten Untersuchung angenommen. Er hat gefunden, daß Reizung des N. depressor beim Kaninchen auch noch nach Durchschneidung beider Vagi „regelmäßig eine Verringerung der Schlagfrequenz des Herzens um etwa 10% verursacht, während die Verringerung der Schlagfrequenz bei intakten Vagi im Durchschnitt 25% beträgt". „Jener auch nach der Vagotomie noch fortbestehende Rest der negativ chronotropen Herzwirkung der Depressorreizung fällt vollständig fort, sobald die Ganglia cerv. inf. und die Ganglia stellata beiderseits exstirpiert, also die Nervi accelerantes cordis ausgeschaltet sind." Diese Beobachtung reiht sich vorzüglich anderen reziprokreflektorischen Vorgängen ein, die wir in den letzten Jahren kennengelernt haben. Gleichzeitig sind also Hemmung und Erregung an dem Zustandekommen des Depressorreflexes beteiligt.

Eine bis jetzt noch nicht ganz gelöste Frage ist die, ob der Depressor dauernd tonisch erregt ist. LUDWIG und CYON hatten in ihrer klassischen Arbeit angegeben, daß die Durchschneidung des Depressors an sich keine Änderung der Herzarbeit oder des Blutdruckes verursacht. Auch BAYLISS[2] hatte sich nach dieser Richtung hin geäußert. Doch andere Autoren hielten das Vorhandensein eines Depressortonus nicht für ganz ausgeschlossen (SEWALL und STEINER[3], HIRSCH und STADLER[4]). OSBORNE[5], EINTHOVEN[6] leitete vom peripherischen Stumpf des durchschnittenen Vagus beim Hund Aktionsströme ab. Doch beim Hunde liegen Vagus-, Sympathicus- und Depressorfasern in einer Scheide, so daß das Elektrovagogramm nicht ganz einheitlich sein wird. Beim Kaninchen sind diese Nerven getrennt. EINTHOVEN fand, daß die Stromschwankungen des Kaninchenvagus rein respiratorisch sind, während diejenigen des Depressors nur den Rhythmus der Herztätigkeit haben. Diese Ergebnisse sowie auch diejenigen von v. TSCHERMAK[7], der Intensitätsänderungen des Demarkationsstromes des durchschnittenen Vagus fand, sprechen für eine tonische Erregung des Depressors.

Durchschneidet man nun bei einem Versuchstier beide Vagi und nimmt auch noch beide Gl. stellata heraus, so fällt, wie das ja auch BRÜCKE gefunden hatte, die negativ chronotrope Herzwirkung nach Depressorreizung fort, aber die Blutdrucksenkung bleibt bestehen. Als Versuchstier kommt für solche Versuche das Kaninchen in Betracht, weil hier der N. depressor von den anderen Nerven getrennt verläuft. LUDWIG und CYON konnten feststellen, daß nach Durchschneidung beider Nn. splanchnici eine Depressorreizung nicht gerade erfolglos war, aber doch lange nicht eine so starke Blutdrucksenkung hervorrief. Hieraus war zu schließen, daß das Gefäßgebiet des Splanchnicus an der Drucksenkung, hervorgerufen durch Reizung des Depressor cordis, einen sehr wesentlichen Anteil hatte, daß aber auch noch andere Gefäßnerven an der allgemeinen Blutdrucksenkung beteiligt sein müßten. Dies geht auch aus den Versuchen von PORTER und BEYER[8] hervor, die entweder durch Reizung der peripherischen Enden der durchschnittenen Splanchnici oder durch Injektion von Kochsalzlösung den Druck auf ungefähr dieselbe Höhe brachten wie vor der Splanchnicusdurch-

[1] BRÜCKE, E. TH. v.: Z. Biol. **67**, 507 (1917).
[2] BAYLISS: J. of Physiol. **14**, 315 (1893).
[3] SEWALL u. STEINER: J. of Physiol. **6**, 168 (1885).
[4] HIRSCH u. STADLER: Dtsch. Arch. klin. Med. **81**, 383 (1904).
[5] OSBORNE: J. of Physiol. **54**, Proc. 100.
[6] EINTHOVEN: Pflügers Arch. **124**, 246 (1908).
[7] TSCHERMAK, v.: Pflügers Arch. **136**, 704 (1910).
[8] PORTER u. BEYER: Amer. J. Physiol. **4**, 283 (1899).

schneidung. Wurde dann der Depressor gereizt, so trat trotzdem eine Blutdrucksenkung ein, und zwar entsprach die Größe des Abfalls derjenigen bei erhaltenen Splanchnici. Hieraus braucht noch nicht der Schluß gezogen zu werden,
daß das Splanchnicusgebiet bei der Blutdrucksenkung überhaupt unbeteiligt ist,
sondern es zeigt, daß auch die nicht vom Splanchnicus versorgten Gefäße von
einer Depressorreizung stark reflektorisch beeinflußt werden können.

Diese Ausschaltung des Splanchnicusgebietes ist auch schon früher von
HEIDENHAIN und GRÜTZNER[1] durch Verschluß der Aorta, Vena cava inferior
und Vena portae vorgenommen worden. Auch SOLLMANN und PILCHER[2] haben
sie angewendet. Immer konnte noch eine Depressorwirkung beobachtet werden.
Sie kann auch noch hervorgerufen werden, wenn das Rückenmark in Höhe des
3. Brustwirbels durchschnitten wird[3].

BAYLISS[4] stellte eine aktive Beteiligung der Extremitätengefäße am Depressorreflex fest. Und zwar findet eine Gefäßerweiterung sowohl in den Haut-
als auch in den Muskelgefäßen der hinteren Extremität auch dann noch statt,
wenn die sympathischen Fasern herausgeschnitten werden. BAYLISS ist deshalb
der Ansicht, daß die Gefäßerweiterung durch die antidrome Nervenerregung zustande kommt. Auch die Lungengefäße erweitern sich ein wenig[5], ebenso die
Gefäße am Ohr[6], die Gehirngefäße ändern offenbar ihre Gefäßweite nicht, wenigstens wird dies von den Autoren übereinstimmend angegeben[7].

Was die Größe der Blutdrucksenkung angeht, so richtet sich diese nach
der Reizstärke[8], das durchschnittliche Maß der Abnahme wird von TSCHIR-
WINSKI[9] zu 26% angegeben.

Aus den soeben angeführten Arbeiten geht hervor, daß die Depressorwirkung
auf fast alle Gefäße des Organismus sich erstrecken wird. Nach den neuesten
Erfahrungen beteiligen sich an der Gefäßerweiterung auch die Capillaren[10]. Sie
sollen nach McDOWALL[11] nicht direkt reflektorisch, sondern durch histaminähnliche Körper erweitert werden. Da die vom Splanchnicus versorgten Gefäßgebiete wegen ihrer Größe für die Blutdruckregulation maßgebend sind, so liegt
es nahe, daß die durch Depressorreiz verursachte Blutdrucksenkung als in erster
Linie durch Erweiterung der Darmgefäße bedingt angesehen wird. Dies ist auch
zweifellos richtig: es erweitern sich aber auch die Gefäße fast aller Organe. Übrigens scheint auch der Depressor auf das Zentrum der Nebennierennerven eine
hemmende Wirkung auszuüben. Nach RICHARDS und WOOD[12] soll nämlich die
Abgabe von Adrenalin während der Reizung des Depressors abnehmen.

An der Beteiligung des Splanchnicus als dem efferenten Schenkel des Reflexbogens ist zu ersehen, daß es sich um eine Hemmung des Zentrums der gefäßverengernden Nerven handeln muß. Dies ist auch von LUDWIG und CYON angenommen und von BAYLISS[13] experimentell sichergestellt worden. Dieser Autor
durchschnitt den N. lingualis, der die Gefäßerweiterer für die Speicheldrüsen
führen soll, und erhielt dann auch noch an der Drüse eine depressorische Wirkung.

[1] HEIDENHAIN u. GRÜTZNER: Pflügers Arch. **16**, 51 (1878).
[2] SOLLMANN u. PILCHER: Amer. J. Physiol. **30**, 369 (1912).
[3] SMIRNOW: Zbl. med. Wiss. **1886**, 146.
[4] BAYLISS, W. M.: J. of Physiol. **28**, 286 (1902).
[5] SCHAFER, B.: Quart. J. exper. Physiol. **12**, 381 (1920).
[6] BAYLISS, W. M.: J. of Physiol. **14**, 308 (1893).
[7] WEBER, E.: Arch. f. Physiol. **1908**, 473.
[8] PORTER: Amer. J. Physiol. **27**, 281 (1910).
[9] TSCHIRWINSKY: Zbl. Physiol. **10**, 65 (1896).
[10] EBBECKE, U.: Asher-Spiro **22**, 479 (1923).
[11] McDOWALL: J. of Physiol. **56**, IV, XL (1922).
[12] RICHARDS u. WOOD: Amer. J. Physiol. **39**, 54 (1915).
[13] BAYLISS, W. M.: J. of Physiol. **37**, 266 (1908).

Weiter beobachtet man nach Durchschneidung der hinteren Wurzeln, die für die Extremitäten die Gefäßerweiterer enthalten, nach Reizung des Depressors eine Gefäßerweiterung[1]. Andererseits ist schon von OSTROUMOV[2] darauf hingewiesen worden, daß bei Depressorreizung auch das Vasodilatatorenzentrum erregt wird. BAYLISS[3] fand dann auch an der Speicheldrüse, daß, wenn der Halssympathicus durchschnitten wurde, ein Depressoreffekt zu erzielen war. Dies ist von FOFANOW und TSCHALUSSOW[1] für die Zunge und die Nasenschleimhaut ebenfalls gefunden worden. Auch die Gefäße der hinteren Extremität erweitern sich auf Depressorreiz, wenn die zugehörigen sympathischen Fasern im Bauch durchschnitten werden.

Aus diesen Versuchen geht mit aller Deutlichkeit hervor, daß der Depressorreflex mit Bezug auf den Blutdruck sowohl durch Hemmung des pressorischen als auch durch Erregung des depressorischen Zentrums zustande kommt. Hier herrschen also dieselben Verhältnisse vor, wie wir sie auch beim Herzen angeführt haben. Beide Feststellungen reihen sich gut in die Kenntnis von anderen reflektorischen Vorgängen ein.

In den letzten Jahren ist es auch gelungen, ein wenig die Wirkungsweise der bei dem Reflex tätigen Zentren in der Medulla kennenzulernen. Von BAYLISS[4] wußten wir schon, daß bei asphyktischer Reizung des gefäßverengernden Zentrums ein Depressorreflex nicht ausgelöst werden kann. Durch neuere Versuche von MARTIN und STILES[5] sowie von RANSON[6] ist es erwiesen, daß bei starker Erregung des Depressors eine Blutdrucksteigerung durch Reizung eines drucksteigernden zentripetalen Nerven nicht zu erreichen ist. Weiter machten dieselben Autoren die Beobachtung, daß durch gleichzeitige Reizung eines zentripetalen drucksteigernden Nerven und des Depressors ein gewisses Gleichgewicht erreicht werden kann. Nach Aufhören der Reizung sinkt der Druck als Ausdruck einer depressorischen Nachwirkung. MARTIN und STILES sprechen sich im Zusammenhang mit diesen und noch einigen anderen Versuchen über die Wirkung verschiedener Reizstärken auf den Depressoreffekt dahin aus, daß das Zentrum der Gefäßerweiterer den niedrigeren Schwellenwert besitze als das der Gefäßverengerer.

Im Zusammenhang mit diesen Versuchen stehen auch die Experimente von PORTER und TURNER[7], die fanden, daß Alkohol den Reflex zum Verschwinden bringt, ohne den Tonus zu beeinflussen. Hieraus wird geschlossen, daß es neben den beiden Zentren für die Blutgefäßverengerer und -erweiterer noch ein solches für die Aufrechterhaltung des Tonus geben müsse.

Die physiologische Bedeutung des Depressorreflexes liegt wohl ziemlich klar. Ein Blutdruck, der dauernd über der Norm liegt, könnte eine starke Beanspruchung des Herzens zur Folge haben. Dies würde bald eine Insuffizienz nach sich ziehen. Der Depressorreflex verhindert einen zu hohen Anstieg des Blutdruckes. PAWLOW[8] hatte bei Hunden, deren Blutdruck höher war, als er der Norm entsprach, beide Vagi durchschnitten und gefunden, daß nach der Durchschneidung der Druck noch anstieg. Diese Blutdrucksteigerung erklärte er sich durch den Fortfall der depressorischen Hemmungswirkung, eine Ansicht, die von SOLLMANN und PILCHER[9] experimentell erhärtet wurde. Weiter haben

---

[1] FOFANOW u. TSCHALUSSOW: Pflügers Arch. **151**, 155 (1913).
[2] OSTROUMOV, A.: Pflügers Arch. **12**, 219 (1876).
[3] BAYLISS, W. M.: J. of Physiol. **26**, 203 (1901).
[4] BAYLISS, W. M.: J. of Physiol. **14**, 319 (1893).
[5] MARTIN u. STILES: Amer. J. Physiol. **40**, 200 (1916).
[6] RANSON: Amer. J. Physiol. **62**, 383 (1922).
[7] PORTER u. TURNER: Amer. J. Physiol. **39**, 236 (1916).
[8] PAWLOW, J.: Pflügers Arch. **20**, 210 (1879).
[9] SOLLMANN u. PILCHER: Amer. J. Physiol. **30**, 304 (1912).

Haymans und Ladon[1] zeigen können, daß eine Adrenalinwirkung reflektorisch durch den Depressortonus beeinflußt werden kann.

Offenbar muß die Blutdruckregulation durch den Nervus depressor cordis für den Organismus von vitaler Wichtigkeit sein, sonst wäre das Zusammenarbeiten von Vagusreizung, allgemeiner vasoconstrictorischer Hemmungswirkung, Erregung der antidromen Gefäßerweiterer und Hemmung der Adrenalinabgabe zu gemeinsamer Aktion — Senkung des Blutdruckes — kaum verständlich.

b) Carotisdruckreflex.

Der Depressorreflex ist nicht der einzige Reflex, der von einem Gefäß aus das Kreislauforgan beeinflußt. Als Czermak[2] im Jahre 1866 mitteilte, daß man durch Druck auf den Hals beim Menschen eine Pulsverlangsamung erreichen konnte, glaubte man, daß es sich bei diesem sog. Vagusdruckversuch um eine direkte mechanische Erregung der herzhemmenden Vagusfasern handelte. Auffallend war, daß schon ein ganz geringer Druck genügte, um die Verlangsamung der Herzschlagfolge auszulösen.

H. E. Hering[3] war es vorbehalten, eine Erklärung der Tatsachen zu geben. Aus Tierexperimenten und Beobachtungen an Menschen stellte er fest, daß es sich nicht um einen direkten mechanischen Reiz auf den N. vagus handeln könne, sondern daß reflektorische Vorgänge eine Rolle spielen müssen. Und zwar liegt der Ausgangspunkt des Reflexes an der Teilungsstelle der Art. carotis in ihre beiden Äste. Ganz geringer lokaler Druck auf den freigelegten Sinus caroticus löst bei Katzen, Hunden und Kaninchen einen hemmenden Reflex auf das Herz und einen depressorischen Reflex auf die Gefäße aus. Diese Sinusreflexe pflegen bei Auslösung rechts meist stärker zu sein als links. Von anderen Stellen der Art. carotis comm., der Art. carotis ext. oder intern., ist dieser Reflex nicht auszulösen, wenn nicht durch stärkeres Drücken oder Zerren an diesen Stellen der Gefäße eine Fernwirkung auf den Sinus hervorgerufen wird. Druck von innen übt natürlich dieselben Wirkungen aus in völliger Analogie zu den Versuchen von Köster und v. Tschermak am Depressor cordis. Durch den Heringschen Carotisdruckversuch kann nun auch das Experiment von Pagano[4] erklärt werden. Pagano fand nämlich nach Injektion von Blausäure in die Carotis comm. eine sofort auftretende starke Frequenzabnahme der Herzschläge, die fast ganz ausblieb, wenn der Sympathicus durchschnitten wurde. Durch die Deutung des sog. Vagusdruckversuches, für den H. E. Hering die Bezeichnung Carotisdruckversuch vorschlägt, wird die seit einem Jahrhundert bekannte Tatsache der Blutdrucksteigerung und der Zunahme der Herzfrequenz bei Verschluß der Art. carotis communis erklärt. Denn unter diesen Umständen sinkt der Druck in der Sinusgegend, während nach Freigabe der Carotiden der Druck in der Sinusgegend wieder ansteigt. Damit kommt es dann wieder zu einer Abnahme der Herzfrequenz. Hieraus schließt übrigens H. E. Hering, daß die Sinusreflexe tonische Reflexe sind.

Sichergestellt hat H. E. Hering diese Behauptung durch Versuche mit Entnervung der Sinusgegend. Hiernach steigt immer der Blutdruck, und zwar entspricht die Blutdruckhöhe dann jener, die vor der Entnervung bei Verschluß der beiden Carotiden zu erhalten ist. Offenbar ist die Anspruchsfähigkeit der

---

[1] Heymans u. Ladon: C. r. Soc. Biol. Paris **90**, 966 (1924).

[2] Czermak: Jena. Z. Naturwiss. **1866**. Angeführt nach H. E. Hering: Münch. med. Wschr. **42**, 1287 (1923).

[3] Hering, H. E.: Münch. med. Wschr. **42**, 1287 (1923). Siehe seine Monographie über diesen Gegenstand.

[4] Pagano: Arch. ital. Biol. **33**, 1 (1900).

Sinusreflexe viel größer als die des Depressorreflexes, womit zusammenhängt, daß die Tonusfrage beim Carotisdruckversuch sich viel einfacher und schneller im positiven Sinne beantworten läßt als bei der Frage nach dem Vorhandensein eines Depressortonus. Es ist ja das Aortengewebe viel weniger elastisch als das des Sinus caroticus, so daß bei geringer Blutdruckänderung der Sinus stärker gedehnt wird als die Aorta. H. E. HERING ist sogar der Ansicht, daß, was die Blutdruckregulierung anbetrifft, in erster Linie diese durch die Sinusreflexe erfolgt und erst in zweiter Linie durch den Depressorreflex von der Aorta aus.

Fügt man zur Entnervung des Sinusgebietes die Ausschaltung des Nerv. depressor hinzu, so kann der Blutdruck beim Hund bis zu 250 mm Hg steigen. Dies führt HERING auf die Summierung des Wegfalles beider depressiver Reflexe zurück.

Es ist schon gesagt worden, daß der Gefäßreflex unabhängig von der Herzverlangsamung eintreten kann. Dies beweist eben die Selbständigkeit dieses depressorischen Gefäßreflexes. Im allgemeinen überdauert der Gefäßreflex den Herzreflex, so daß man die durch den Herzreflex bedingte Blutdrucksenkung von der durch den Gefäßreflex hervorgerufenen trennen kann. Der Herzreflex bewirkt im allgemeinen eine rasche Blutdrucksenkung, dagegen ist der Gefäßreflex bedeutungsvoller, weil er den Herzreflex oft längere Zeit überdauert.

Der HERINGsche Sinusreflex ist sehr widerstandsfähig und bleibt noch in tiefer Chloroformnarkose bestehen und überdauert bei weitem den Lid- und Cornealreflex.

H. E. HERING vermutet, daß die afferente Erregung von den periarteriellen Nerven des Sinus ausgeht. Ganz neuestens[1] hat er einen Nerven gefunden, der aus dem Glossopharyngeus kommt und den afferenten Schenkel des Reflexbogens darstellt. Er nennt ihn „Sinusnerv", Durchschneidung dieses Nerven unmittelbar nach Abgang vom Nervus glossopharyngeus bewirkt ein Ansteigen des Blutdruckes und bringt die Sinusreflexe zum Fortfall. Elektrische Reizung des zentralen Endes des durchschnittenen Sinusnerven löst die gleichen Reflexwirkungen aus wie die Reizung des Sinus caroticus, wobei die Wirkung die des Nervus depressor übertreffen soll.

c) Reflexe von Aneurysmen und Angiomen.

Reflexe auf das Herz von anderen Gefäßen als von Aortenbogen und Sinus caroticus sind bis jetzt noch nicht beschrieben worden. Dem Kliniker ist aber nicht unbekannt, daß er von Aneurysmen und angiektatischen Geschwülsten Pulsverlangsamung und Blutdruckerhöhung nach Kompression derselben erhalten kann. Es darf nicht wundernehmen, daß Reflexe auf das Herz sowohl von Aneurysmen als auch von angiektatischen Geschwülsten erhalten werden, denn das Angioma racemosum ist ein natürliches Aneurysma arterio-venosum[2].

JAMES ISRAEL[3] war wohl der erste, dem die Beziehung zwischen Druck auf Angiome und Änderung der Herzfrequenz aufgefallen war. Man findet aber in den Lehrbüchern der Herzkrankheiten nichts davon; nur in KATZENSTEINS Untersuchungen über die Unterbindungen größerer Gefäßstämme und die Wirkungen des Verschlusses auf gesunde und kranke Herzen[4] tauchen einzelne dieser Fragen auf. So konnte KATZENSTEIN an einem Aneurysma cirsoides des Armes ebenfalls durch Kompression Blutdrucksteigerung und Pulsverlangsamung

---

[1] HERING, H. E.: Münch. med. Wschr. **37**, 1265 (1924). — Siehe auch sein Buch aus dem Jahre 1927.
[2] ISRAEL, A.: Mitt. Grenzgeb. Med. u. Chir. **37**, 551 (1924).
[3] ISRAEL, J.: Arch. klin. Chir. **21**, 109 (1905).
[4] KATZENSTEIN, M.: Dtsch. Z. Chir. **77**, 189 (1905).

hervorrufen. Aber alle diese sehr gut beobachteten Symptome wurden erst wieder im Weltkriege neu entdeckt, als der Reichtum an traumatischen Aneurysmen den Klinikern zufloß.

A. ISRAEL[1] hat in einer lesenswerten Studie die Wege gezeigt, die der Experimentator zu gehen hat, um zu einer Klärung dieser Tatsachen zu gelangen.

Bei den soeben beschriebenen Erscheinungen muß es sich deshalb um einen reflektorischen Vorgang handeln, weil FREY[2] gefunden hatte, daß während einer Lumbalanästhesie die Herzverlangsamung ausblieb, die er vor der Betäubung von einem Aneurysma des Oberschenkels aus erhalten hatte.

Die Blutdruckerhöhung erklärt er durch Erregung des Vasomotorenzentrums. ODERMATT[3] hat bei seinen Patienten mit Aneurysmen ebenfalls die hier besprochenen Reflexe gefunden, für deren Zustandekommen das Erhaltensein sowohl des spinalen Nerven als auch des Vagus erforderlich sei.

Wieweit auch normalerweise von Gefäßen Reflexe auf das Herz ausgehen (außer den oben beschriebenen), ist noch nicht studiert worden. Dem Chirurgen ist aber bekannt, daß bei Ligatur größerer Gefäße eine Abnahme der Pulsfrequenz in Erscheinung treten kann.

Die Schwankungen der Pulsfrequenz, die auftreten, wenn es zu einer Änderung des Blutdruckes kommt, können deshalb nicht als reflektorische Einflüsse auf das Herz angesehen werden, da man diese Änderungen der Pulsfrequenz auch an entnervten Herzen findet. Die Hauptursache der veränderten Herzschlagfrequenz ist also in der veränderten Blutzufuhr zu suchen. Es handelt sich dann um einen Einfluß, den die Änderung der zugeführten Blutmenge auf die Schlagfolge des Kammersystems des Herzens ausübt. Wieweit der Herzmuskel selbst durch die veränderte Wandspannung direkt zu einer Änderung des Rhythmus der Herzaktion veranlaßt wird — vielleicht über den Weg eines intrakardialen Reflexes —, haben wir auf S. 1176 erörtert.

4. Von anderen Gefäßen.

Hier kommen die älteren Arbeiten von LATSCHENBERGER und DEAHNA und die Nachprüfungen und Erörterungen der hierbei aufgeworfenen Probleme in Betracht. Da ATZLER diese Arbeiten schon in diesem Handbuch[4] besprochen hat, verweisen wir auf seine Ausführungen.

Wir müssen erwähnen, daß TIGERSTEDT in seinem Buche die Meinung ausspricht, daß keine einwandfreien Versuche darüber vorliegen, daß Gefäßreflexe von den Blutgefäßen selbst ausgelöst werden. Er fußt vor allem auf die Arbeit von KAUFMANN[5], dem es nicht gelang, durch künstliche Steigerung des Blutdruckes in großen Arterien wie Carotis und Axillaris eine Reaktion auf den allgemeinen Blutdruck zu erhalten.

Daß aber der Mechanismus der Kreislaufregulation durch Reflexe von den Gefäßen (außer der Aorta und Carotis) aus beeinfluß wird, darüber wird kaum ein Zweifel möglich sein. Vorläufig wissen wir noch zuwenig von der Spezifität der Reize, auf die die Receptivorgane des Gefäßsystems ansprechen. Vielleicht werden die Versuche von FLEISCH[6] uns weitere Erkenntnis bringen. Der Autor fand, daß, wenn er beim Frosch eine schwache Salzsäurelösung durch eine Extremität strömen ließ, auch auf der anderen Seite sich Gefäßveränderungen einstellten. Über Angina pectoris und Stenokardie siehe Bd. 7, S. 397 und S. 485.

[1] ISRAEL, A.: Mitt. Grenzgeb. Med. u. Chir. **37**, 551 (1924).
[2] FREY, W.: Münch. med. Wschr. **39**, 1106 (1919).
[3] ODERMATT, W.: Bruns' Beitr. **127**, 1 (1922).   [4] ATZLER: Bd. **7** II, 934.
[5] KAUFMANN, P.: Pflügers Arch. **146**, 231 (1912).
[6] FLEISCH: Pflügers Arch. **171**, 128 (1918).

IV. Die reflektorische Beziehung zwischen Muskeltätigkeit und Kreislauforgan.

Es ist eine schon seit langem bekannte Tatsache, daß die Frequenz der Herzschläge bei Muskelarbeit zunimmt.

H. E. HERING[1] diskutiert in seiner Arbeit über die Beziehung der extrakardialen Herznerven zur Steigerung der Herzschlagzahl bei Muskeltätigkeit zwei Möglichkeiten: nämlich Assoziation und Reflex. Die Steigerung der Herzfrequenz bei Muskeltätigkeit ist hauptsächlich an die Integrität der Beschleunigungsnerven gebunden. Die bei der Muskelarbeit stattfindende Zunahme der Erregung herzbeschleunigender Nerven wird durch die gleichzeitige Abnahme der Erregung herzhemmender Nerven unterstützt.

Eine reflektorische Beeinflussung ist schon von ASP[2] beschrieben worden, der nach Reizung der zentralen Enden durchschnittener Muskeläste des Plexus ischiadicus eine Herzbeschleunigung erhielt, die ausblieb, wenn vorher sympathisches Hals- und Brustganglion entfernt worden waren. Auch JOHANSSON[3] diskutiert die Frage einer reflektorischen Einwirkung. Doch sei die Pulsbeschleunigung, welche willkürliche Muskeltätigkeit begleitet, weniger reflektorisch zu erklären als durch Miterregung des Zentrums der beschleunigenden Herznerven. MANSFELD[4] glaubt auf Grund seiner Versuche an Hunden und Katzen, daß die bei der Muskelarbeit gebildete Wärme einen Reiz für gewisse im Herzen vorhandene temperaturempfindliche zentripetrale Nerven bildet, durch welche dann erst die Zentren der beschleunigenden Nerven reflektorisch erregt werden. Dieser Reflex ist als ein solcher von Herz auf Herz auf S. 1179 erwähnt worden.

KROGH und LINDHARDT[5] erhielten bei künstlicher Reizung der Muskeln der hinteren Extremitäten eine Herzbeschleunigung, deren Zustandekommen sie für reflektorisch halten.

Man könnte nach der Meinung der soeben angeführten Autoren glauben, daß bei der Herzbeschleunigung nach Muskeltätigkeit Reflexe eine Rolle spielen, zumal nach FRIEDENTHAL[6] an Hunden, bei denen alle Herznerven ausgeschaltet waren, keine Herzbeschleunigung, sondern eine geringe Verlangsamung der Herzschläge bei der körperlichen Arbeit auftrat.

Im Gegensatz zu diesen Versuchen von FRIEDENTHAL haben aber GASSER und MEEK[7] gefunden, daß auch noch nach Ausschaltung aller Herznerven eine Zunahme der Pulsfrequenz bei Muskelarbeit eintritt. Bindet man die Nebennierengefäße ab, so konnte allerdings immer noch eine, wenn auch nur geringe Beschleunigung der Herzaktion beobachtet werden.

Hieraus wäre zu schließen, daß eine bei Muskelarbeit vermehrte Adrenalinabgabe von den Nebennieren aus stattfindet, die wenigstens teilweise die Herzbeschleunigung erklären könnte. Doch ist von den Autoren die Frage weiter daraufhin untersucht worden, in welchem Grade die bei der Muskeltätigkeit entsprechenden Stoffwechselprodukte auf die Herzfrequenz wirken. Aus diesen Untersuchungen geht hervor, daß offenbar die Herzbeschleunigung bei Muskeltätigkeit durch verschiedene Faktoren verursacht wird und sie keineswegs allein durch Reflexe bedingt ist. Auch die Temperaturerhöhung bei Muskelarbeit ist

---

[1] HERING, H. E.: Pflügers Arch. **60**, 429 (1895).
[2] ASP: Ber. sächs. Ges. Wiss., Math.-physik. Kl. **1867**.
[3] JOHANSSON: Arb. physiol. Inst. Leipzig **3**, 184.
[4] MANSFELD: Pflügers Arch. **134**, 598 (1910).
[5] KROGH u. LINDHARDT: J. of Physiol. **51**, 187 (1917).
[6] FRIEDENTHAL: Arch. f. Physiol. **1902**, 142.
[7] GASSER u. MEEK: Amer. J. Physiol. **34**, 60 (1914).

berücksichtigt worden, obgleich die Ansicht von Mansfeld[1], die wir schon auf S. 1179 erwähnten, uns wenig wahrscheinlich erscheint.

Eine große Anzahl von Autoren hat sich mit dem Verhalten der Gefäße bei Muskelarbeit beschäftigt.

Die Gefäße können sich erweitern, aber auch verengern. Die Autoren haben erhöhten oder herabgesetzten Blutdruck gefunden. Die Ursachen hierfür sind nur teilweise untersucht und sehr wahrscheinlich zum wenigsten reflektorisch bedingt. Bei den Weberschen Versuchen handelt es sich um Mitinnervation[2].

Mechanische Reizung der Skeletmuskeln (Kaninchen) bewirkt fast immer eine reflektorische Druckabnahme[3]. Wenn Vincent und Cameron[4] angeben, daß starker Druck mit einer Pinzette eine Drucksteigerung hervorruft, so ist diese durch den hierbei auftretenden Schmerz bedingt.

Reizung zentripetaler Muskelnerven ruft nach Asp[5] und Hunt[6] eine Drucksteigerung hervor, während Tengwall[7] eine Druckabnahme beobachtete.

Tigerstedt[8] ist auf Grund der vorliegenden Versuche der Ansicht, daß die Zunahme der Pulsfrequenz bei Muskeltätigkeit in erster Linie durch eine Mitinnervation bedingt wird. Außerdem werden eine evtl. Erhöhung der Körpertemperatur sowie auch gewisse Produkte des Stoffwechsels an der Pulsbeschleunigung mitwirken.

---

[1] Mansfeld: Pflügers Arch. **134**, 598 (1910).

[2] Weber, E.: Einfluß psychischer Vorgänge auf den Körper, S. 187. Berlin: Julius Springer 1910.

[3] Kleen, E. A. S.: Skand. Arch. Physiol. (Berl. u. Lpz.) **1**, 247 (1889).

[4] Vincent u. Cameron: Quart. J. exper. Physiol. **9**, 69 (1915).

[5] Asp: Ber. säch. Ges. Wiss., Math.-physik. Kl. **1867**, 183.

[6] Hunt: J. of Physiol. **18**, 390 (1895).

[7] Tengwall: Skand. Arch. Physiol. (Berl. u. Lpz.) **6**, 226 (1895).

[8] Tigerstedt: Sein Buch **2**, 463.

Einfluß der Körpertemperatur auf das Gefäßsystem[1].

Von

ERICH SCHILF

Berlin.

Zusammenfassende Darstellungen.

HOFMANN: Allgemeine Physiologie des Herzens. Nagels Handb. f. Physiol. **1**, 223 (1909) — Innervation des Herzens. Ebenda S. 260. — NICOLAI: Mechanik des Kreislaufs. Ebenda S. 751. — TIGERSTEDT: Physiologie des Kreislaufs. 2. Aufl. 1921/22.

Die Körpertemperatur ist unter normalen Bedingungen keinen größeren Schwankungen unterworfen. Trotzdem können diese physiologisch vorkommenden geringen Änderungen der Körpertemperatur in ihrer Wirkung sehr gut am Herzen und am Gefäßsystem beobachtet werden. Bei einer Wärmestauung, wie sie z. B. leicht bei höherer Außentemperatur und feuchter Luft eintreten kann, dürfte Gelegenheit gegeben sein, den Einfluß einer Körpertemperaturänderung, die ja hierbei eintreten muß, auf das Gefäßsystem zu studieren. So wird z. B. angegeben, daß „in den tropischen Ländern die Pulsfrequenz im allgemeinen frequenter als in der gemäßigten Zone ist, und daß in den Polargegenden die Zahl der Herzschläge noch weiter abnimmt"[2]. Der Einfluß einer Änderung der Körpertemperatur auf das Kreislauforgan wird sowohl direkt wirksam werden, d. h. die Eigenblutwärme wird an der Herz- bzw. Gefäßmuskelzelle ohne Vermittlung des Nerven angreifen, oder das Gefäßsystem wird auf dem Nervenwege reflektorisch erregt. Dies kann dadurch bewirkt werden, daß die temperaturempfindlichen Receptoren auf dem Nervenwege einem Zentralorgan Erregungen übermitteln, oder das Zentralorgan selbst wird auf dem Blutwege erregt und vermag dann über Nerven Herz und Gefäße zu beeinflussen. Fast immer werden beide Faktoren am Kreislauforgan wirksam sein, und nur unter besonderen Verhältnissen, wie z. B. bei einem durch Infektion entstandenen Fieber, wird man in die Lage versetzt, beide Vorgänge getrennt zu beobachten.

Experimentell erreicht man Änderungen der Körpertemperatur durch starkes Erwärmen oder Abkühlen des Tieres, wodurch die Temperaturenregulation versagen kann.

A. FICK[3] muß als einer der ersten genannt werden, der sich mit der Beziehung der Körpertemperatur zu den Kreislauforganen befaßt hat. Sein Assistent

---

[1] Man findet im 17. Bd. Correlationen III (unter der Überschrift „Die vasomotorische Wärmeregulation") weitere Angaben über dieses Thema. Dort sind auch die zusammenfassenden Darstellungen aufgeführt.

[2] TIGERSTEDT, R.: Lehrb. d. Physiol. d. Kreislaufs, S. 26. Leipzig: Veit & Co. 1893.

[3] FICK, A.: Pflügers Arch. **5**, 38 (1872).

GOLDSTEIN[1] fand, wenn er das Carotidenblut erwärmte, daß „beim Hunde sehr namhafte Steigerungen der Gesamtkörpertemperatur und der Temperatur des Carotidenblutes, welche die Atmungszentren in die stürmischste Aufregung versetzen, auf die Zentren der Herz- und Gefäßinnervation nicht im mindesten Einfluß haben".

Im Gegensatz zu diesen Befunden stehen die Resultate von v. CYON[2]. Dieser Autor durchströmte die Hirngefäße unter normalem Druck mit defibriniertem Blut. Bei Erwärmung der Durchspülungsflüssigkeit von 36—37° auf 47—49° trat eine starke Pulsverlangsamung auf, die nach Durchschneidung der Vagi wieder verschwand.

KAHN[3] arbeitete mit der Methode von FICK — Einlegen der Carotiden in Heizröhren — und fand, daß die Carotiden unterhalb der Heizröhren an Dicke zunahmen. Die Arteria saphena magna wurde deutlich tastbar und zeigte einen vollen, weichen Puls (Katze, Kaninchen). Die Haut der Katzenfußballen bekam eine rosige Farbe, so daß alles darauf hindeutete, daß eine *allgemeine Gefäßerweiterung* stattgefunden hatte. Die Körpertemperatur war nicht gestiegen, auch war eine Änderung der Atmung nicht eingetreten. Der *Blutdruck* zeigte im allgemeinen eine *geringe Zunahme*, die mit der gleichzeitigen Kontraktion der Splanchnicusgefäße zusammenhängen konnte. Am *Herzen* trat, obwohl das Blut keine Temperatursteigerung erfahren hatte, eine *schwache Beschleunigung* auf, die KAHN als zentral bedingt ansah. KAHN kam zu dem Schluß, daß die von ihm erzeugte Erwärmung des Zentralnervensystems schon bei geringem Temperaturanstieg „einen Mechanismus an den Blutgefäßen auslöst, welcher geeignet ist, das Blut so im Körper zu verteilen, daß eine möglichst große Menge derselben an der Körperoberfläche zur Abkühlung gelangt. Dies geschieht in sehr zweckmäßiger Weise ohne jede Störung im Kreislauf, indem sich die inneren Gefäßgebiete verengern, die der Peripherie erweitern".

Direkte Wirkungen der Wärme auf die Kreislauforgane hat KAHN nicht beobachten können, da sich ja die Körpertemperatur nicht geändert hat. Aber MANSFELD[4] hat zeigen können, daß schon Temperatursteigerungen von einigen zehntel Grad genügen können, eine Erregung am Kreislauforgan hervorzurufen. Dieser Autor hat unter STARLINGS Leitung Versuche gemacht, nach denen die vom arbeitenden Muskel gebildete Wärme „jenen Reiz darstellt, der die motorische Acceleration (des Herzens) verursacht". Im Herzen seien temperaturempfindliche Nerven vorhanden, die schon auf Temperaturänderungen geringer Größe ansprächen. Diese Erregung verlaufe bei der Katze ausschließlich im Vagus, beim Hunde zum Teil im Accelerans afferent zu den acceleratorischen Zentren und rufe auf diese Weise reflektorisch eine Herzbeschleunigung herbei. Diese Ansicht stützt sich auf die Versuche mit Steigerung der Temperatur im rechten Herzen. MANSFELD goß nämlich in die Vena femoralis der Tiere physiologische Kochsalzlösung von 42—43° C und maß die Temperatur im rechten Herzen. Gleichzeitig mit dem Ansteigen der Temperatur nahm die Anzahl der Herzschläge zu. Durchschnitt er aber den Vagus oder exstirpierte er die Ganglia stellata, so trat trotz des Temperaturanstieges die Herzbeschleunigung nicht ein. Wenn die Versuche richtig sind, so müßte es sich hier um einen Reflex von Herz auf Herz handeln, der schon bei geringer Erhöhung der Bluttemperatur zustande kommen kann. Aber wir haben an anderer Stelle einige Zweifel an dem Vorhandensein solcher Reflexe geäußert (s. S. 1176), und so sind auch von

[1] GOLDSTEIN, L.: Inaug.-Dissert. Würzburg 1871.
[2] CYON, E.: Pflügers Arch. **8**, 340 (1874).
[3] KAHN, R. H.: Arch. f. Physiol. **1904**, Suppl.-Bd., 81.
[4] MANSFELD, G.: Pflügers Arch. **134**, 598 (1910).

Jaquet[1] gegen die Mansfeldschen Versuche Bedenken erhoben worden. Es sei auffällig, daß nach Entfernung der Ganglia stellata trotz der Temperaturerhöhung eine Herzbeschleunigung nicht aufgetreten ist, die doch sonst unabhängig vom Zentralnervensystem immer zu verzeichnen ist.

Gillessen[2] hat den ganzen Fragenkomplex erneut aufgegriffen und bei direkter Erwärmung des in den rechten Vorhof einströmenden Blutes folgendes gefunden: Die *Herzbeschleunigung*, die eintritt, kommt auch bei durchschnittenen Vagi zustande, so daß sie als Folge *direkter Beeinflussung* der *Reizbildungsstellen* im Herzen anzusehen ist. Diese Ansicht wird durch die Befunde von Kuno[3] unterstützt, der an Kaninchen zeigte, daß, wenn man sämtliche Herznerzen durchschneidet, im warmen Bade trotzdem eine Zunahme der Pulsfrequenz zu verzeichnen ist.

Es ergibt sich also aus den Versuchen der angeführten Autoren, daß, wie wir oben schon angedeutet haben, mit einer *zweifachen Wirkung* auf die *Herzfrequenz* bei *Erhöhung* der *Bluttemperatur* zu rechnen haben werden, nämlich einer *zentral* bedingten und einer *direkten* Wirkung auf das Herz. Da die Gefäße bei Erhöhung der Körpertemperatur weiter werden (s. Wirkung von Bädern S. 1171), so kann die Frequenzänderung nicht durch die Änderung der Gefäßweite verursacht sein.

Die Zunahme der Pulsfrequenz richtet sich nach der Höhe der Temperaturen. Steigt die äußere Temperatur stark an, so nimmt die Pulsfrequenz in erheblichem Grade zu. Nach Selbstversuchen von Delaroche[4] stieg nach einem einige Minuten dauernden Aufenthalt in einer Luft von 65° C die Pulsfrequenz auf 160 in der Minute. Hill und Flack[5] fanden, daß ein Bad von 38—43° C die Pulsfrequenz auf 160 in der Minute erhöht. Bei vollständiger körperlicher Bettruhe sinkt sowohl die Körpertemperatur als auch die Pulsfrequenz[6]. Werden dagegen Versuchspersonen im Bett unter starker Bedeckung gehalten, so nimmt ebenfalls die Pulsfrequenz zu[7]. Bei einer durch pathologische Verhältnisse verursachten Hyperthermie kann es bei manchen Infektionskrankheiten nicht zu einer Herzbeschleunigung kommen. Hier handelt es sich aber um toxische Einflüsse, unter denen das Herz selbst steht und die vor allem beim Typhus so deutlich in Erscheinung treten. Und auch der Schüttelfrost Fiebernder weist darauf hin, daß trotz Erhöhung der Bluttemperatur die in der Haut liegenden Blutgefäße durch die Anwesenheit wirksamer Toxine den physiologischen Einflüssen der Hyperthermie nicht gerecht werden können.

Bei *Senkung* der Körpertemperatur sind, was das Herz anbetrifft, allgemein übereinstimmende Befunde dahin gemacht worden, daß die *Schlagfrequenz abnimmt*. Dies ist schon von Walther[8] experimentell gefunden worden. Bringt man nämlich die Ohrtemperatur eines Kaninchens auf 18—20° C herunter, so sinkt die Herzfrequenz bis auf 20 Schläge in der Minute, und der *Blutdruck* in den Arterien wird auf ein *Minimum reduziert*. An den Gefäßen fiel dem Autor bei der Sektion vor allem die Hyperämie der Lungen auf, während die zentralnervösen Apparate anämisch aussahen. Ähnliche Beobachtungen sind dann von einer ganzen Reihe anderer Autoren gemacht worden[9]. Winternitz[10] erreichte

[1] Jaquet: Muskelarbeit u. Herztätigkeit. Rektoratsprogramm der Universität Basel 1920.
[2] Gillessen: Pflügers Arch. **194**, 298 (1922).   [3] Kuno: Pflügers Arch. **158**, 558 (1914).
[4] Delaroche (vgl. Milne-Edwards: Leçons sur la physiol. comp. **4**, 77).
[5] Hill u. Flack: J. of Physiol. **38**, Proc. 3 (1909).
[6] Ranken: Skand. Arch. Physiol. (Berl. u. Lpz.) **21**, 267, 272 (1908).
[7] Bleuler u. Lehmann: Arch. f. Hyg. **3**, 224 (1885).
[8] Walther: Virchows Arch. **1862** — Reicherts Arch. **1865**, 25.
[9] Horwath: Pflügers Arch. **12**, 278 (1876).
[10] Winternitz: Arch. f. exper. Path. **33**, 286 (1894).

die Abkühlung durch Enthaarung der Versuchstiere (Kaninchen), wobei er fand, daß die Firnissung der nicht geschorenen Haut oder eine Enthaarung dieselben Erscheinungen der Abkühlung ergaben. Die von WINTERNITZ benutzte Methode hat den Vorteil der langsamen Abkühlung, wodurch ein genaues Studium derselben ermöglicht wird. Es konnte dabei festgestellt werden, daß die Erscheinung der langsamen Abkühlung zwei Perioden erkennen läßt, eine der Erregung und eine zweite der stetig zunehmenden Paralyse. In der ersteren ist ein gesteigerter Blutdruck zu beobachten, die Pulsfrequenz ist erhöht; sie nimmt bei 34° Rectaltemperatur erst allmählich ab. Ist das Tier auf 26—22° abgekühlt, so sinkt der Blutdruck stark, um bei 13° vollkommen unmeßbar zu werden, das Herz führt jedoch auch jetzt noch Kontraktionen aus.

KNOLL[1] zog die Methode schneller *Abkühlung* vor, indem er kalte physiologische Kochsalzlösung in die Jugularvene (Kaninchen) einlaufen ließ. Diese Methode läßt scharf die einzelnen durch die Abkühlung bedingten Erscheinungen hervortreten. Auch KNOLL findet im wesentlichen die von den früheren Autoren beschriebene Tatsache der *Herzverlangsamung* und *Blutdrucksenkung*. Aber sichere Zeichen für eine spezifische Wirkung der kalten Flüssigkeit auf die Arterienmuskulatur kann er nicht finden. Bei vorgeschrittener Abkühlung bleibt die Reizung des peripheren Vagusstammes ohne Wirkung auf den Kreislauf, wenigstens beim Kaninchen. Dieses hatte schon HORWATH[2], LUDWIG und LUCHSINGER[3] und auch KNOLL gefunden. Da letzterer zu derselben Zeit die Reizung des zentralen Vagusstumpfes prompt wirksam fand, liegt es nahe, diese Erscheinung nicht auf eine Unerregsamkeit der Hemmungsfasern des Vagus, sondern auf eine solche der Hemmungsapparate im Herzen selbst zu beziehen.

Von O. FRANK[4] und seinem Schüler XAVER OTT sind diese Befunde einem gründlichen Studium unterworfen worden. Es wurde der Einfluß der Herztemperatur auf die Erregbarkeit der beschleunigenden und verlangsamenden Nerven studiert. Die Wirkung einer Herzverlangsamung nimmt mit der Herabsetzung der Temperatur dauernd ab, ohne daß bei 18° eine völlige Wirkungslosigkeit erreicht wurde. Anders zeigte sich die verlangsamende Wirkung einer Vagusreizung. „Bei Hunden war auch bei den niedersten Temperaturen, die erzielt wurden, noch die Vagusreizung in ungefähr demselben Betrag erfolgreich wie bei normalen Temperaturen, während bei Kaninchen eine rasche Abnahme der Wirkung bei einer Körpertemperatur von etwa 25° eintrat. In einem tiefen Bezirk der Temperatur tritt bei den Kaninchen die Abnahme der Wirkung plötzlich und unstetig ein.“ Zu diesen Ergebnissen passen die Resultate, die HOWELL, BUDGETT und LEONHARD[5] festgestellt haben. Sie haben lokal auf den Vagus am Hals wechselnde Temperaturen einwirken lassen und gefunden, daß bei Hunden erst bei 5° eine deutliche Wirkung der Temperatur auf die Erregbarkeit eintritt, während bei Kaninchen schon bei 15° die Leitung der Erregung durch die abgekühlte Stelle unterbrochen ist.

Solange die Frage der myogenen bzw. neurogenen Ursache der Herzreaktion noch nicht endgültig entschieden ist, wird es unmöglich sein, Stellung zu dem Problem zu nehmen, wo der Angriffspunkt der durch die Temperaturerniedrigung entstandenen Änderung der normalen Herzarbeit stattfindet. In neuester Zeit hat HACHENBERG[6] sich dahin ausgesprochen, daß die Pulsverlangsamung durch

[1] KNOLL: Arch. f. exper. Path. **36**, 305 (1895).
[2] HORWATH: Wien. med. Wschr. **1870**.
[3] LUDWIG, J. M., u. LUCHSINGER: Pflügers Arch. **25**, 211 (1881).
[4] FRANK, O.: Z. Biol. **49**, 392 (1907). — OTT, XAVER: Inaug.-Dissert. Gießen 1908.
[5] HOWELL, BUDGETT u. LEONHARD: J. of Physiol. **16**, 298 (1894).
[6] HACHENBERG: Pflügers Arch. **194**, 308 (1922).

eine direkte Beeinflussung der Reizbildungsstellen zustande käme. Dieser Autor arbeitete an Kaninchen und fand, daß, wenn er Kaninchen bis zu einer Temperatur von ca. 37,5° C abkühlte (Messung der Temperatur sowohl im Mediastinum als auch im Rectum), unabhängig von der Art der Abkühlung eine Pulsfrequenzsteigerung auftritt, die erst bei weiterer Abkühlung von einer allmählich zunehmenden Pulsverlangsamung gefolgt ist, Befunde, wie sie auch schon von WINTERNITZ erhoben worden waren. Die anfängliche Pulsbeschleunigung tritt dann nicht ein, wenn vor Beginn der Abkühlung beide Vagi durchschnitten werden. Hieraus schließt HACHENBERG, daß die primäre Pulsbeschleunigung durch Abnahme des Vagustonus bedingt wird; die Verlangsamung der Herzaktion bei Erniedrigung der Temperatur könne nicht zentral ausgelöst sein, da sich die Pulszahl nicht ändert, wenn man zu dieser Zeit die Vagi durchschneidet.

Hormonale Einflüsse auf das Gefäßsystem.

Von

LEON ASHER

Bern.

Mit 3 Abbildungen.

Zusammenfassende Darstellungen.

ASCHNER, B.: Physiologie der Hypophyse. Hirschs Handb. d. inn. Sekretion **2** I, 277 (Kabitzsch 1929). — ASHER, L.: Physiologie der Schilddrüse. Ebenda S. 168. — BIEDL, A.: Innere Sekretion, 4. Aufl., **1** I u. **3**. Urban & Schwarzenberg 1922. — BAYER, G.: Nebennieren. Hirschs Handb. d. inn. Sekretion **2** I, 467 (Kabitzsch 1929). — FELDBERG, W., u. E. SCHILF: Histamin: Berlin: Julius Springer 1930. — GEILING, E. M. K.: The Pituitary body. Physiologic. Rev. **6**, 62 (1926). — KENDALL, E. C.: Thyroxin. The Chemical Catalogue Comp. 1929. — KROGH, A.: Anatomie und Physiologie der Capillaren. 2. Aufl. Berlin: Julius Springer 1929. — LEWIS, TH.: Die Blutgefäße der menschlichen Haut. Karger 1928. — ROUSSY, G., u. J. J. GOURNAY: Hypophyse et région infundibulo-tubérienne. ROGER, Traité de Physiol. **4**, 403. Masson et Cie. 1928. — TIGERSTEDT, C.: Physiologie des Kreislaufs. 2. Aufl., **4**, 63. Walter de Gruyter 1923. — TOURNADE, A.: Les capsules surrénales. ROGER, Traité de Physiol. **4**, 457. Masson et Cie. 1928. — TRENDELENBURG, P.: Die Adrenalinsekretion unter normalen und gestörten Bedingungen. Erg. Physiol. **21**, 500 (1923) — Handb. d. exper. Pharmakol. v. HEFFTER **2** II, 1130. Berlin: Julius Springer 1924 — Erg. Physiol., Pharmakol. u. Physiol. d. Hypophysenhinterlappens **25**, 364 (1926) — Die Hormone. **1**. Berlin: Julius Springer 1929.

Der Einfluß innerer Sekrete auf den Kreislauf war in den Anfängen der experimentellen Bearbeitung der inneren Sekrete ein so in die Augen springender, daß man namentlich auch mit Rücksicht auf die zentrale Bedeutung des Kreislaufes im biologischen Geschehen geneigt war, diese Beziehung in den Vordergrund der Betrachtung zu setzen. Ein äußeres Symptom dieser wohl als Überschätzung zu bezeichnenden Auffassung liegt in der von CYON[1] gewählten Namensgebung der Herzgifte, unter welcher Bezeichnung er die seinerzeit aus der Nebenniere, der Schilddrüse und der Hypophyse gewonnenen wirksamen Stoffe allgemein zusammenfaßte. Sehen wir von einer derartigen, dem Stande des Wissens nicht entsprechenden Einseitigkeit ab, so ist nichtsdestoweniger vom Standpunkt der allgemeinen Physiologie der inneren Sekretion eine hinreichende Grundlage für das Postulat bedeutsamer Beziehungen zwischen Kreislauf und innerer Sekretion gegeben. Das Herz, der Motor des Kreislaufes, ist das autonome Organ in reinster Form, und die einzelnen, das Kreislaufssystem aufbauenden Teile sind alle im Besitz von Eigenschaften, durch welche sie ihre Zusammengehörigkeit zu den autonom funktionierenden Organen erweisen. Wegen dieser Autonomie, der weitgehenden Selbständigkeit ihrer Lebensäußerungen, ist für das planmäßige Zusammenwirken als Teile eines Organismus als Ganzes und

---

[1] CYON, E. v.: Pflügers Arch. **73**, 42, 339, 483 (1898); **74**, 97 (1898); **77**, 215 (1899).

entsprechend den mannigfachen Bedürfnissen desselben die jeweilige Regelung ein unumgängliches Bedürfnis. Diesem Bedürfnis entsprechend, verfügt der Kreislauf über eine sehr reiche und fein abstufbare Zügelung durch das Nervensystem. Nicht bloß deshalb, weil jedoch durchaus nicht überall eine Innervation mit Sicherheit nachgewiesen worden ist, sondern vor allem, weil wohl mit Recht mit Bayliss und Starling[1] anzunehmen ist, daß die chemische Regulation der ältere und aus verschiedenen Gründen der wirksamere Mechanismus sei, ist das Vorhandensein der hormonalen Regulation des Kreislaufs eine biologische Notwendigkeit.

Da der Kreislauf in allen Teilen des Organismus angelegt ist, so sind zwei Arten von hormonaler Beeinflussung in das Auge zu fassen und tatsächlich gegeben, nämlich eine solche, die von Hormonen ausgeht, die in besonderen Orten, Drüsen mit innerer Sekretion, gebildet werden und auf dem Wege des Kreislaufs dessen einzelnen Teilen zufließen, und eine solche, die lokal im engsten Zusammenhang mit den zeitlich variablen Bedürfnissen des betreffenden Teiles entsteht. Mit letzterer Art der Beeinflussung wird die engere Fassung der inneren Sekretion als eines Vorganges der Bildung eines spezifischen Sekrets durch ein hierin seine Eigenfunktion äußernden drüsigen Organes durchbrochen und auf jedwede und durch beliebige Organzellen gebildeten Stoff ausgedehnt, wenn derselbe nur die Voraussetzung erfüllt, eine regelnde, sei es fördernde, sei es hemmende Funktion auszuüben. Es ist gerade diese Art Regulation des Kreislaufs, die den Bedürfnissen eines wichtigen Teiles desselben, nämlich des Capillarkreislaufs, am zweckmäßigsten angepaßt erscheint. Denn da die Capillarwände gemäß den wechselnden Bedürfnissen örtlich begrenzter Gewebsbezirke den Stoffaustausch zwischen Blut und Geweben vor sich gehen lassen müssen, ist das gegebene Mittel hierzu der örtlich entstandene Stoff, und zwar in zeitlichen und quantitativen Verhältnissen, welche jeweilig erforderlich sind. Die Überlegenheit dieser Art stofflicher Regulation ist offenkundig und wohl von jeher anerkannt worden, wenn auch damit nicht notwendigerweise an eine definitionsgemäß normale gedacht wurde. Sobald die Regelung des Stoffaustausches sowie des sonstigen Verhaltens an den Capillaren einem von einem anderen Orte herkommenden allgemeinen Hormon überbunden wird, erscheint eine Ergänzung durch ein weiteres regelndes Prinzip erforderlich, nämlich durch eine gestaffelte Erregbarkeit der Gefäße, eine Staffelung, um diesen Gleyschen Ausdruck zu gebrauchen, die nicht bloß Eigenschaft der Capillaren, sondern überhaupt der Gefäße ist, weil auch für die hämodynamischen Leistungen der Gefäße die zeitliche und lokale Variabilität der Erregbarkeit gegenüber einem allgemeinen Hormon unentbehrlich ist. Aus dieser gestaffelten Erregbarkeit verschiedener Gefäße ergibt sich die tatsächlich feststellbare verschieden wirksame Konzentration des gleichen Hormones an den einzelnen Gefäßen, und zum Teil die bald erregende, bald hemmende Wirkung desselben Hormons an den Gefäßen des gleichen Tieres.

Die hormonale Regulation des Kreislaufs betrifft alle Funktionen desselben, die Leistungen des Herzens, die Betätigungen der Gefäße als Verteiler des Blutes und als Faktoren der Wärmeregulation und die funktionelle Variationsfähigkeit der Permeabilitätsverhältnisse der Wände. Letzteres ist allerdings nicht Kreislaufsfunktion im engeren Sinne des Wortes, wenn darunter nur die hydrodynamischen Leistungen verstanden sind. Aber selbst, wenn wir die Betrachtung auf die letzteren beschränken, stellt jede natürliche oder gar experimentelle Beeinflussung des Kreislaufs durch ein Hormon bei der Einheitlichkeit desselben

---

[1] Bayliss, W. M., u. E. H. Starling: Erg. Physiol. 5, 664 (1906).

und seiner im Dienste des Gesamtorganismus stehenden Ganzheit meist einen sehr verwickelten Vorgang dar. Denn die Folgen können unmittelbar sein, z. B. auf das Herz beschränkte, aber auch mittelbare, indem primäre Folgen an einem Ort aus mechanischen Gründen sekundäre Wirkungen haben oder chemische oder daß Einflüsse auf das Nervensystem hinzukommen. Die Experimentalforschung versucht diese Schwierigkeiten durch die bewährte Methode der Einzelanalyse zu umgehen. Aber das Verhalten beispielsweise des isolierten Herzens oder der isolierten Gefäße ist zwar zum Verständnis unerläßliche Voraussetzung, gibt aber nicht notwendigerweise ein Bild der physiologischen Beziehung zwischen Kreislauf und Hormon wieder.

Bei der weitesten Fassung des Begriffes der Hormone als funktionsregulierender Stoffe, die überhaupt aus tierischen Zellen stammen, ohne Nährstoff, Enzym oder ausschließliches Gift zu sein, sind zu unterscheiden die echt physiologische hormonale Beeinflussung infolge der Einwirkung eines unter physiologischen Bedingungen gelieferten inneren Sekretes und die pharmakologische oder rein experimentelle, wie sie unter natürlichen Bedingungen nicht vorkommt. Letztere hat aus verschiedenen Gründen gleichfalls ihren nicht zu unterschätzenden Erkenntniswert für die normale und pathologische Physiologie des Kreislaufs. Immerhin müssen beide Arten scharf auseinandergehalten werden, weil nur die ersteren zu den physiologischen Regulationsmechanismen gehören.

Die Einflüsse des Adrenalins auf den Kreislauf.

Die physiologische Beeinflussung des Kreislaufs. Von dem Augenblick an, wo durch die grundlegende Arbeit von OLIVER und SCHÄFER[1] die machtvolle Wirkung des Nebennierenextraktes auf Herz und Gefäße aufgedeckt und in weitgehender Weise zutreffend analysiert worden war, war vom physiologischen Standpunkt aus die dringlichste Frage, ob das wirksame Produkt Adrenalin ein physiologisches inneres Sekret sei, welches unter physiologischen Bedingungen an der Kreislaufsregulation beteiligt sei. Die Erledigung dieser Frage setzt nicht bloß den Nachweis voraus, daß überhaupt Adrenalin in das Blut abgesondert wird, sondern auch, daß dies in genügender Menge geschieht. Hierzu tritt noch die Forderung, daß der Organismus über Mittel verfügt, den Bedürfnissen entsprechend die Adrenalinsekretion zu regeln. Der Nachweis, daß Adrenalin an das Blut mit Kreislaufswirkungen abgegeben wird, läßt sich auf verschiedene Weise erbringen. Reizung des N. splanchnicus bei einem durch Ausschaltung der Baucheingeweide verkleinerten Kreislauf, wodurch überdies alle Wirkungsgebiete des Splanchnicus ausgeschaltet werden, führt zu einer Erhöhung des Blutdruckes (ASHER[2], ELLIOTT[3]), die bei passender Regelung der Reizung stundenlang aufrechterhalten werden kann. Dieser Beweisführung kann entgegengehalten werden, daß durch die Verkleinerung des Kreislaufs eine unnatürliche Konzentrierung des Adrenalins zustande kommt. Diesem Einwand begegnet die Beweisführung von TOURNADE und CHABROL[4]. Die angewandte Methode besteht in der Überleitung des Blutes aus der Nebennierenvene eines Spenderhundes A in die Vena jugularis eines Empfängerhundes B, dem seine beiden Nebennieren exstirpiert worden sind, so daß er unter dem ausschließlichen Einfluß eines

[1] OLIVER, G., u. E. A. SCHÄFER: J. of Physiol. **18**, 230 (1895).
[2] ASHER, L.: Z. Biol. **58**, 274 (1912).
[3] ELLIOTT, T. R.: J. of Physiol. **44**, 374 (1912).
[4] TOURNADE, A.: Traité de physiol. norm. et pathol. de ROGER et BINET **4**. Les sécrétions internes. Les capsules surrénales, S. 457 (1928); dort die gesamte Literatur der Methode.

etwaigen empfangenen Adrenalins steht (s. Abb. 246). An Gewicht muß der Empfängerhund B etwa zweimal weniger besitzen, damit in der Hälfte weniger Blut das aus einer einzigen Nebenniere stammende Adrenalin sich verteilt. Mit Hilfe dieser Methode läßt sich durch die Erhöhung des arteriellen Blutdrucks, die Verlangsamung des Herzschlags, die Volumverminderung der Niere und der Milz markante Kreislaufswirkung einer physiologischen Adrenalinabsonderung über jeden Zweifel erhaben exakt nachweisen. Mit Hilfe dieser Methode läßt sich auch quantitativ die Menge des jeweilig abgesonderten Adrenalins bestimmen, indem diejenige Menge Adrenalin aufgesucht wird, welche gerade bei intravenöser Injektion die betreffende Reaktion gleicher Stärke hervorruft.

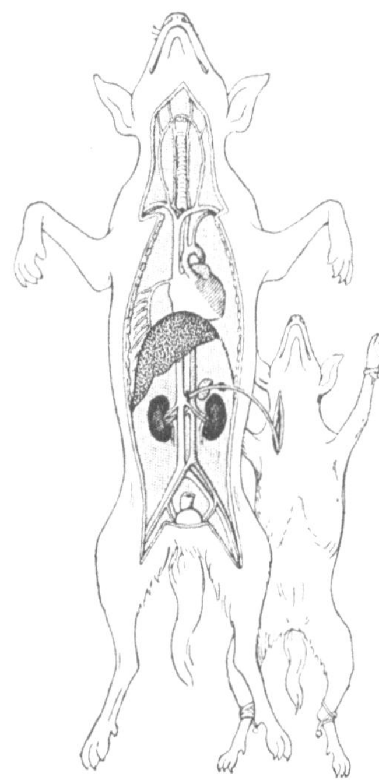

Abb. 246. Nebennierenvenen-Jugularis. Gekreuzter Kreislauf nach TOURNADE.

Abb. 247 zeigt bei Reizung des Nervus splanchnicus des Spenders B im Empfänger A die Drucksteigerung und Volumverminderung der Milz, welche nur humoral auf dem Blutwege erfolgen konnte und beweist, daß die Nebenniere des Spenders B hinreichend Adrenalin lieferte, um in weiten Gefäßgebieten des Empfängers Wirkungen hervorzurufen.

Selbst ohne Reizung des N. splanchnicus läßt sich mit dieser Methode die physiologisch erfolgende Kreislaufsregulierung durch Adrenalin erweisen. Unterbrechung des Nebennieren-Jugulariskreislaufs zwischen Spender und nebennierenlosem Empfänger senkt sofort den Blutdruck desselben, und noch beweisender ist, daß die bloße Durchschneidung des N. splanchnicus des Spenders ohne Kreislaufsunterbrechung sofort die Wirkung auf das Herz und die Gefäße aufhebt. Es ist also nicht die bloße Transfusion, die aus irgendeinem Grunde im Empfänger kreislaufregulierend wirkt, sondern die unter dem Einfluß des N. splanchnicus erfolgende physiologische Adrenalinabgabe. Die Cocainisierung der Medulla oblongata des Spenders setzt, wie die Unterbrechung der Transfusion oder die Durchschneidung des N. splanchnicus die Adrenalinwirksamkeit im Empfänger herab, erkennt-

lich an der Drucksenkung und Volumvergrößerung der Milz (TOURNADE, CHABROL und WAGNER[1]). Diese Tatsache spricht außerdem dafür, daß dauernd durch die Impulse vom Zentralnervensystem ganz analog wie bei den Vasoconstrictoren ein tonisierender Einfluß des Adrenalins auf den Kreislauf zustande kommt.

Die Aufdeckung des vasomotorisch regulierenden Einflusses des Carotissinus hat eine neue Handhabe geliefert, um die physiologische Funktion des Adrenalins im System der Kreislaufsregulierungen sicherzustellen. Druckabnahme im isolierten und perfundierten Sinus caroticus führt nach den Untersuchungen von HEYMANS[2] zu einer reflektorischen, an der arteriellen Drucksteigerung erkenntlichen Adrenalinsekretion, während durch Drucksteigerung im Sinus caroticus eine Hemmung erfolgt.

---

[1] TOURNADE, A., M. CHABROL u. P. E. WAGNER: C. r. Soc. Biol. Paris **93**, 160 (1925).
[2] HEYMANS, C.: C. r. Soc. Biol. Paris **100**, 199 (1929).

Die schon früher aufgestellte Lehre von CANNON[1], nach welcher bei schmerzhaften Reizen, bei Gemütserregung, bei Muskelarbeit, bei Asphyxie, Hämorrhagie und Kälte als eine Art Notfallsfunktion reflektorisch Adrenalin abgesondert würde, wodurch Herzschlagbeschleunigung und Blutdrucksteigerung mit besserer Blutversorgung der in Betracht kommenden Organe als offenbar zweckmäßige Reaktionen zustande kommen, eine Lehre, die in zahlreichen Arbeiten von STEWART und ROGOFF[2] experimentell kritisch bekämpft wurde, erfährt durch die neueren Nachweise eine kräftige Stütze. Autoren, die mit STEWARTS eigener

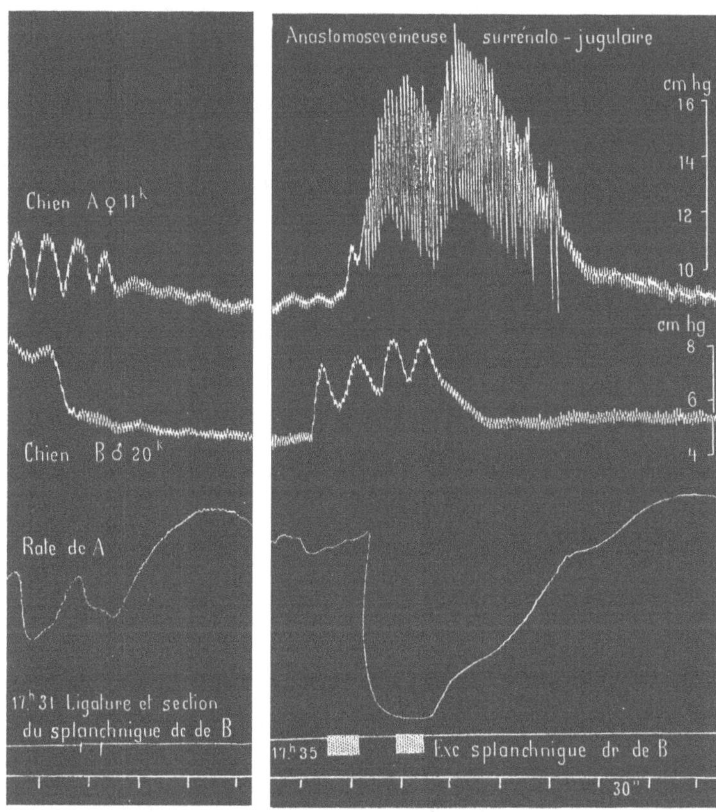

Abb. 247. Wirkung der Reizung des N. splanchnicus des Spendertieres auf das Empfängertier im gekreuzten Kreislauf nach TOURNADE (siehe Text).

Methode der Venacava-Tasche arbeiteten (SATAKE, SUGAWARA und WATANABE[3], SUGAWARA, WATANABE und SAITO[4]), haben CANNONS Auffassung recht gegeben. Die Haupteinwände, die gegen die Lehre von der physiologischen Adrenalinabsonderung im Dienste der Kreislaufsregulierung von STEWART und ROGOFF,

[1] CANNON, W. B.: Die Notfallsfunktionen des sympathico-adrenalen Systems. Erg. Physiol. 27, 380 (1928), hierin ausführliche Literatur des Gegenstandes bis 1927.
[2] STEWART, G. N., u. J. M. ROGOFF: J. of exper. Med. 26, 613 (1917) — J. of Pharmacol. 10, 1 (1917); 13, 95, 183 (1919); 14, 343 (1919) — Amer. J. Physiol. 46, 90 (1918); 48, 397 (1919); 51, 366 (1920), 484; 56, 213 (1921); 66, 235 (1923); 69, 605 (1924).
[3] SATAKE, Y., T. SUGAWARA u. M. WATANABE: Tohoku J. exper. Med. 8, 501 (1927); 9, 1 (1927).
[4] SUGAWARA, T., M. WATANABE u. SAITO: Tohoku J. exper. Med. 7, 1 (1926).

wie auch von Gley und Quinquand[1] sowie anderen gemacht werden, betreffen neben der Negierung der tatsächlichen Befunde, dem Erhalten positiver Wirkungen auf das entnervte Herz — ein besonders wichtiges Reagens auf hormonale Regulierung des Kreislaufs — nach vollständiger Exstirpation der Nebennieren vor allem die quantitativen Verhältnisse der Adrenalinabsonderung. Wieviel Adrenalin im Minimum erforderlich ist, um unter physiologischen Bedingungen kreislaufsfördernd zu wirken, ist erst mit einiger Zuverlässigkeit bestimmbar geworden, seitdem durch die Untersuchungen von Dragstedt[2] ermittelt wurde, daß die Narkose die Empfindlichkeit für die pressorische Adrenalinwirkung stark herabsetzt. Bei nicht narkotisierten Hunden ergab sich als minimal wirksamste Dosis 0,2—0,4 ccm einer Adrenalinlösung 1 auf 1 Million gleich 0,0002—0,0004 mg per Kilo und per Minute, und zwar eine ausschließlich pressorische Wirkung. Die oft behauptete drucksenkende Wirkung kleinster Adrenalinmengen konnte nie beobachtet werden. Die Dragstedtschen Versuche beseitigten ferner einen schwerwiegenden Einwand, der früher gegen die Möglichkeit physiologischer Druckregulierung durch Adrenalin erhoben wurde, nämlich den, daß die Hemmung der Darmbewegung bei schwächerer Adrenalinkonzentration einträte als die Drucksteigerung. Bei nicht narkotisierten Lebewesen verhält es sich gerade umgekehrt. An nicht narkotisierten Kaninchen (Cori, Cori und Buchwald[3]) erzeugte 0,0008 mg Adrenalin per Kilo und Minute den ersten Druckanstieg. Die Dragstedtschen Werte sind von einer Größenordnung, die annähernd mit den Ermittlungen der von der Nebenniere an das Blut abgegebenen Adrenalinmenge übereinstimmt. Nach Stewart und Rogoff[4] geben Hunde 0,00022 mg per Kilo Körpergewicht und Minute ab, was der doppelten Menge von Dragstedt entspricht. Aomura[5] findet mit Hilfe der Venacava-Taschenmethode bei Ziegen, Hunden und Katzen eine durchschnittliche Adrenalinabsonderung von 0,0006—0,0007 mg pro Kilo und Minute.

Es sind hinreichende Daten vorhanden, welche die Lehre stützen, daß Adrenalin neben dem Besitz anderer regulatorischen Leistungen unter physiologischen Bedingungen den Kreislauf reguliert. Trotzdem soll noch des Einwandes von Gley[6] gedacht werden, weil er seinerzeit Eindruck gemacht hat. Er fand nämlich, daß Reinjektion des Nebennierenvenenblutes in den Spender selbst keinen Einfluß auf den Blutdruck ausübt und zog hieraus den Schluß, daß unter physiologischen Bedingungen Adrenalin keinen Einfluß auf den Blutdruck ausübe. Mit Recht erhebt gegen die Beweiskraft dieser Argumentation Tournade hervor, daß nicht darauf Rücksicht genommen sei, daß die Adrenalinabsonderung eine kontinuierliche sei, und daß überdies Gley dem Versuchstier die eine Nebenniere belassen habe, so daß nur eine geringfügige Oszillation des Adrenalinspiegels zustande kommen könne.

Nach Sicherung der Adrenalinsekretion dürfen wir das Zustandekommen der Beeinflussung des Gefäßsystems als eine Gesamtheit unter Heranziehung der Ergebnisse künstlicher Vermehrung des Adrenalins analysieren, während von anderen Gesichtspunkten aus die Einzelanalyse der Adrenalinwirkungen in

[1] Gley, E., u. A. Quinquand: C. r. Acad. Sci. Paris 162, 86 (1916) — C. r. Soc. Biol. Paris 80, 15 (1917) — J. Physiol. et Path. gén. 17, 807 (1918) — Arch. néerl. Physiol. 3 (1918) — C. r. Soc. Biol. Paris 82, Nr 28 (1919).

[2] Dragstedt, C. A., u. Wightmann: Proc. Soc. exper. Biol. a. Med. 25, 22 (1928). — Dragstedt, C. A., u. J. W. Huffmann: Ebenda 25, 241 (1928). — Dragstedt, C. A., A. H. Wightmann u. J. W. Huffmann: Amer. J. Physiol. 84, 307 (1928).

[3] Cori, C. F., G. T. Cori u. K. W. Buchwald: Amer. J. Physiol. 93, 273 (1930).

[4] Stewart, G. N., u. I. M. Rogoff: Amer. J. Physiol. 52, 521 (1920).

[5] Aomura, B.: Tohoku J. exper. Med. 14, 4 (1929).

[6] Gley, E.: Rev. Path. comp. et Hyg. gén. 270, 23 (1925).

anderen Abschnitten dieses Handbuches behandelt worden ist. Gehen wir von der Teilerscheinung der arteriellen Blutdrucksteigerung aus, so liegen Beobachtungen dafür vor, daß sie wesentlich auf einer vermehrten Tätigkeit des Herzens und nur teilweise auf einer selektiven Constriction gewisser Gefäßgebiete beruht (CLARK[1]). Was die Eingeweidegefäße anlangt, so ist bei Katzen und Kaninchen nur eine kurzdauernde anfängliche Verengerung nachweisbar, die aber bald einer Erweiterung Platz macht. Die Erweiterung bleibt erhalten, auch wenn die N. splanchnici durchschnitten sind, ist also nicht reflektorischer Natur. Durch Verhinderung des Blutdruckanstieges vermittelst des Baylisskompensators läßt sich der Nachweis erbringen, daß die Erweiterung nicht etwa auf einer Dehnung der Arterien infolge gleichzeitiger Erschlaffung der Darmmuskulatur beruhe. Die sekundäre Erweiterung der Eingeweidegefäße ist auch nicht durch eine rückwärts gerichtete Wirkung des erhöhten Pfortaderdruckes bedingt. Länger andauernd ist die Verengerung der Hautgefäße, die natürlich keine hinreichende Erklärung der Blutdrucksteigerung liefert. Daß bei vorhandener Blutdrucksteigerung wesentlich das Splanchnicusareal in Betracht kommt, dafür spricht nach TRENDELENBURG der Umstand, daß nach Unterbindung der Mesenterialarterien bei der Katze die Adrenalinwirkung in eine Senkung umschlagen kann.

Die Heranziehung der zahlreichen Erfahrungen an einzelnen Gefäßgebieten, wobei die Auswahl im Sinne des vorliegenden Problemes auf solche am Gesamttier sich zu beschränken hat, zur Analyse des Einflusses von Adrenalin auf den Kreislauf ist dadurch erschwert, daß Angaben am nicht narkotisierten Tiere spärlich sind. Zu den Gefäßgebieten, in denen sich in der überwiegenden Mehrzahl der Fälle eine primäre arterielle Gefäßverengerung bemerkbar macht, gehören dasjenige der Milz, sodann dasjenige der Niere, obwohl auch dort von Erweiterung berichtet wird[2]. Direkte Beobachtung des Uterus unter Benutzung des Bauchfensters ließ starke Gefäßkontraktion erkennen (LUDWIG und LENZ[3]). Auch vom Gebiet der Pulmonalis wird Gefäßverengerung und Erweiterung angegeben (SHARPEY SCHAFER und LIM[4]), doch dürften diese in dem Ausmaß, wie sie physiologisch möglich sind, auf Grund der bekannten dynamischen Verhältnisse des Widerstands im kleinen Kreislauf kaum von irgendwelcher Bedeutung für die Kreislaufsregulation sein.

Angesichts der Tatsache, daß jede Drucksteigerung reflektorisch auf dem Wege des N. depressor, des Carotissinus und der übrigen reflexogenen Zonen in den Arterien herabgesetzt wird, erhebt sich die Frage, ob einer etwaigen Drucksteigerung durch Adrenalin hierdurch entgegengewirkt wird. Die reflektorische Herabsetzung der Herzfrequenz bei intaktem N. vagus ist stets zu beobachten, sowie der für die jeweilige Erregbarkeit der reflexogenen Zone maßgebende Druckwert erreicht ist. Der periphere, hinter den Gefäßnervenendigungen liegende Angriffspunkt des Adrenalins scheint eine Auswirkung der Herabsetzung des Tonus des Vasomotorenzentrums auszuschließen, und zur selben Auffassung führt die Tatsache, daß Zerstörung des Rückenmarks und vollständige Denervierung die Adrenalinwirkung nicht aufhebt, ja letzteres sogar sensibilisierend wirkt. Da aber trotz dieser Tatsachen der physiologische Angriffsort des Adrenalins nicht feststeht, anscheinend periphere pharmakologische Wirkungen doch von antagonistischen nervösen Impulsen beeinflußt werden können[5], läßt

---

[1] CLARK, G. A.: J. of Physiol. **69**, 171 (1930).
[2] Ausführliche Literatur G. BAYER: Die Nebennieren. Handb. d. inn. Sekretion von HIRSCH **2 I**, 467. Leipzig: Kabitzsch 1929.
[3] LUDWIG, F., u. E. LENZ: Arch. f. Gynäk. **115** (1924).
[4] SHARPEY-SCHAFER, E., u. LIM: Quart. J. exper. Physiol. **12** (1919).
[5] MAGNUS, R.: Pflügers Arch. **123**, 99 (1908).

sich zur Zeit das Gegenspiel von Adrenalinwirkung und nervöser Beeinflussung nicht ganz ausschließen.

Wie wenig eine verallgemeinernde Aussage über Adrenalinwirkung auf die Arterien am Platze ist, geht aus Kroghs Beobachtungen[1] an den Arterien des Frosches hervor. Größere Arterien an der Zunge des Grasfrosches, den Arterien des Magens, Darmes und der Blase von Rana esculenta verhielten sich dem Adrenalin gegenüber refraktär und dies trotz sympathischer Innervation. Im Gegensatz hierzu hat allerdings Killian[2] mit der gleichen Methodik Verengerung der Arterien der Zunge des Grasfrosches beobachtet.

Hinsichtlich des Gebietes der Muskelarterien wird sowohl von Verengerung wie Erweiterung berichtet[3]. Die vorliegenden Erfahrungen sind nicht unter rein physiologischen Bedingungen gewonnen worden. Wie das Verhalten unter solchen sein würde, kann aus Erwägungen über die anderweitig erkannte Rolle des Adrenalins bei der Muskeltätigkeit entnommen werden. Adrenalin wird während der Muskeltätigkeit vermehrt abgesondert[4] und der Muskelermüdung wird durch Adrenalin entgegengewirkt[5]. Beide Tatsachen zusammengehalten, lassen nur den Schluß zu, daß Adrenalin die Muskelgefäße nicht verengert, sondern erweitert. Allerdings sprechen neuere Erfahrungen von Rein (s. S. 1226) dafür, daß unter physiologischen Bedingungen die Eröffnung der Muskelarterien auf nervösem Wege geschieht.

Der Überblick über die Beziehungen zwischen arteriellem Kreislauf weist in seiner Gesamtheit eher auf eine Präponderanz der Herzwirkungen hin, auf welch letztere wir jetzt näher eintreten. Vor allem durch Cannon und seine Mitarbeiter ist in vielfältiger Weise die hohe Anspruchsfähigkeit des Herzens auf Adrenalin sowie die recht lange Nachdauer der Wirkung selbst auf relativ geringfügige Auslösemomente der vermehrten Absonderung nachgewiesen worden, und zwar unter Bedingungen, die als physiologische anzuerkennen sind[6]. Sensorische Reizung, Gemütserregung, Asphyxie, Hämorrhagie, traumatischer Shock und Kälte führen dazu, daß sich das völlig entnervte Herz beschleunigt. Besondere Beachtung verdient die Beobachtung, daß die Aufregung am total entnervten Herzen der sonst völlig normalen Katze eine bis zu 20 Minuten lang andauernde Herzbeschleunigung veranlassen kann (mündliche Mitteilung durch Prof. Cannon). Die Cannonschen Versuche sind in früher erwähnten Arbeiten von Stewart und Rogoff einer strengen Kritik unterzogen worden, wobei vornehmlich die Herzbeschleunigung auch nach Exstirpation der Nebennieren ein sehr ernster Einwand zu sein scheint. Cannon selbst hat, wenn auch in sehr vermindertem Umfang, Herzbeschleunigung nach Ausschaltung von Adrenalin am entnervten Herzen zugestanden, jedoch sie auf einen allerdings sehr unregelmäßigen Faktor aus der Leber zurückführen können. Als dieser Faktor wäre nach Asher und seinen Mitarbeitern Gallensäure in hormonalen Mengen zu betrachten[7]. Die wahrscheinlich sehr geringe und dazu noch nur unter bestimmten

---

[1] Krogh, A.: Anatomie und Physiologie der Capillaren, S. 145ff. Berlin: Julius Springer 1929.

[2] Killian, H.: Arch. f. exper. Path. **108**, 255 (1925).

[3] Cannon, W. B., u. Ch. Gruber: Amer. J. Physiol. **42**, 36 (1917). — Gruber, Ch.: Ebenda **47**, 302 (1918). — Hartmann, F. A., L. G. Kilborn u. L. Fraser: Ebenda **46**, 168, 502 (1918). — Hartmann, F. A., J. J. Evans u. H. G. Walker: Amer. J. Physiol. **85**, 91 (1928). — Hoskins, R. G., R. E. L. Gunacing u. E. L. Bery: Ebenda **41**, 513 (1916).

[4] Cannon, W. B., u. S. W. Britton: Amer. J. Physiol. **72**, 283 (1925). — Houssay, B. A., u. E. A. Molinelli: Rev. Soc. argent. Biol. **1**, Nr 2, 125 (1925).

[5] Maybach: Z. Biol. **88**, 207 (1928).

[6] Cannon, W. B.: Die Notfallsfunktion des sympathico-adrenalen Systems. Zitiert auf S. 1211.

[7] Asher, L.: Schweiz. med. Wschr. **1926**, Nr 38.

Bedingungen hormonal ausgeschiedenen Gallensäuremengen würden den Einwand auf Grund der Herzbeschleunigung des entnervten Herzens auf afferente Reize hin ohne Nebennieren entkräften.

Die physiologisch eintretende Herzbeschleunigung ist wohl imstande, Druck und Volumenverhältnisse des arteriellen Kreislaufs im günstigen Sinne zu beeinflussen.

Klarheit über die unmittelbaren Wirkungen des Adrenalins auf die Herztätigkeit im Gesamtkreislauf, unter genau kontrollierten Bedingungen, verschaffen Untersuchungen, wie sie WIGGERS[1] dadurch angestellt hat, daß er die Schlagzahl des Herzens durch künstliche Reize des Vorhofs konstant hielt, den arteriellen Widerstand durch eine Klemme um die Aorta regulierte und Kammer und Aortendruck optisch registrierte. Unter diesen Bedingungen erzeugt Adrenalin einen vermehrten Gradienten des isometrischen Druckanstieges, ein höheres Druckmaximum, eine verkürzte Systole, einen steileren isometrischen Erschlaffungsabfall, frühere Beendigung der Erschlaffung und eine vollständigere diastolische Erschlaffung. Sekundär erzeugt Adrenalin infolge des vermehrten arteriellen Widerstandes durch Gefäßverengerung eine spätere Eröffnung der Seminularklappen, eine geringfügige Verlängerung der isometrischen Kontraktion, ein höheres Druckmaximum und eine weitere Verkürzung der Systole. Die geschilderten Erscheinungen wurden erzielt durch Injektion von 2 ccm Adrenalinlösung 1 auf 50000 an größeren Hunden.

Zu der unmittelbaren Leistungsverstärkung des Herzens trägt bei, daß Adrenalin die Coronararterien erweitert (ANREP[2]), allerdings ist diese Tatsache nur bei Hund und Katze, unter Anwendung des STARLINGschen Herz-Lungenkreislaufs sichergestellt.

Am Menschen läßt sich mit derjenigen Methode, welche am unmittelbarsten Aufschluß über die mechanische Leistung des Kreislaufs liefert, nämlich durch die Bestimmung des Minutenvolumens des Herzens, feststellen, daß dasselbe unter Einwirkung von Adrenalin vergrößert wird. Freilich besagt diese Vergrößerung des Minutenvolumens an und für sich durchaus nicht, daß hier eine unmittelbare Wirkung des Adrenalins auf das Herz zutage tritt, vielmehr könnte der hier in der Einleitung auseinandergesetzte Fall der mittelbaren Wirkung vorliegen. Adrenalin erhöht den respiratorischen Stoffwechsel beträchtlich, womit eine korrelative Steigerung des Minutenvolumens Hand in Hand zu gehen pflegt. Allerdings handelt es sich hierbei um Adrenalindosen, welche die unter natürlichen Bedingungen abgesonderten weit übertreffen.

Unter vom normalen mehr abweichenden Bedingungen kann der Einfluß des Adrenalins auf das Zeitvolumen ein ganz anderes sein. Am Kaninchen fand TIGERSTEDT[3] vermittels Stromeichung in der Aorta eine erhebliche Herabsetzung des Minutenvolums, sobald der arterielle Blutdruck hoch war, während in den Versuchen von EVANS und OGAWA[4] am STARLINGschen Herz-Lungenkreislauf bei einer Adrenalinkonzentration von 1 auf 3 Millionen neben Stundenvolumverminderungen auch Erhöhungen von 14 auf 18 l vorkommen.

Bei der hohen Bedeutung, die dem Capillarkreislauf in mechanischer wie vegetativer Beziehung zukommt, wäre der Einfluß des Adrenalins sehr beachtenswert. Seine Erkenntnis ist jedoch, wie KROGH hervorhebt, eine Angelegenheit, die zur Zeit noch „Kopfzerbrechen" macht. KROGH[5] gibt an, daß bei

[1] WIGGERS, C. J.: J. of Pharmacol. **30**, 233 (1930).
[2] ANREP, G. O.: Physiol. Rev. **6**, 596 (1926). — ANREP, G. V., u. R. STAREY: J. of Physiol. **64**, 187 (1927/28).
[3] TIGERSTEDT, R.: Skand. Arch. Physiol. (Berl. u. Lpz.) **19**, 23 (1907).
[4] EVANS, L. C., u. S. OGAWA: J. of Physiol. **47**, 446 (1914).
[5] KROGH, A.: Anatomie und Physiologie der Capillaren, 2. Aufl., S. 145.

Rana esculenta die direkte Anbringung von Adrenalin gewisse Capillaren erweitert, während die Capillaren der Haut und Schwimmhaut des Grasfrosches gegen Adrenalin refraktär sind. Im Gegensatz hierzu beobachtete Killian[1] Verengerung der Capillaren der Zunge des Grasfrosches bei lokaler Applikation und Injektion in einen Lymphsack bei Konzentrationen bis herab zu 1 auf 1 Million. Asher und Schneider andererseits[2] vermißten an der Schwimmhaut des Frosches unter Einhaltung besonderer Sicherheitsmaßnahmen sowohl bei lokaler Applikation wie bei Injektion in einen Lymphsack irgendeine aktive Wirkung auf die Capillaren, bei größeren und allerkleinsten Adrenalindosen, im Gegensatz zu der ausgesprochenen Wirkung des Pituitrins.

Anders scheinen die Dinge bei der menschlichen Haut zu liegen. Sowohl Carrier[3] wie Heimberger[4] haben bei Anbringung kleinster Mengen Adrenalin an Capillarschlingen der menschlichen Haut Verengerung gesehen. Noch beweisender sind die Versuche von Cotton, Hade und Lewis[5], welche mehrere Minuten nach Sperrung der Blutzufuhr zum Arm auf lokale Adrenalininjektion Erblassung infolge Capillarverengerung beobachteten. Diese blieb auch nach Entnervung der betreffenden Capillaren erhalten.

Auf indirektem Wege wurde von Dale und Richards[6] eine Beeinflussung, und zwar erweiternder wie verengernder Art auf die Capillaren erschlossen. Dieser Schluß gründet sich darauf, daß gleichzeitig mit der Blutdrucksenkung auf minimale Adrenalindosen bei der Katze eine Volumzunahme der entnervten Extremitäten eintritt, und daß Histamin, welches am Gesamttier durch Capillarerweiterung drucksenkend wirkt, an überlebenden Organen jedoch nur Gefäßverengerung macht, auch an letzteren sofort dilatierend wirkt, sobald durch kleine Mengen Adrenalin ein Capillartonus erzeugt worden ist. Die Bewertung des ersten Teiles der Argumentation wird erschwert, seitdem Dragstedt einen erweiternden Einfluß des Adrenalins als ein Narkosekunstprodukt zu deuten nahegelegt hat. Was den zweiten betrifft, muß im Organismus nicht notwendigerweise Adrenalin das tonusliefernde Substrat sein, um die Voraussetzung für die capillarerweiternde Wirkung des Histamins in demselben zu schaffen, es läßt sich sogar viel dagegen einwenden, aber unter experimentellen Bedingungen ist jedenfalls das Vermögen von Adrenalin Capillaren zu verengen, gesichert. Beachtenswert ist der Hinweis darauf, daß je nach dem Zustand der Capillaren dieselben sich auf Adrenalin entgegengesetzt verhalten.

Eine unzweifelhafte Capillarwirkung des Adrenalins, wenn auch keine unmittelbare hämodynamische, ist die Abdichtung des Capillarendothels, wichtig vor allem in physiologischer Beziehung, weil die erforderliche Adrenalinmenge unter der geringsten zur Blutdrucksteigerung erforderlichen liegt[7]. Mittelbar ist aber eine hämodynamische Wirkung möglich, insofern dies auf dem Wege der Regulierung des Flüssigkeitstransportes geschieht.

Am Gesamtorganismus treten im Gefolge der experimentellen Adrenalinzufuhr Erscheinungen an den Venen auf, welche auf einer relativen Insuffizienz des Herzens bei zu hohem arteriellen Widerstand beruhen können; der Druck in der Vena cava ist hierbei weit über das Normale erhöht (Edmunds[8]). Hierbei

[1] Killian, H.: Arch. f. exper. Path. **108**, 255 (1925).
[2] Asher, L., u. W. Schneider: Biochem. Z. **173**, 116 (1930).
[3] Carrier, E. B.: Amer. J. Physiol. **61**, 528 (1922).
[4] Heimberger, H.: Z. exper. Med. **46**, 519 (1925).
[5] Cotton, T. F., J. S. Hade u. T. Lewis: Heart **6**, 227 (1917).
[6] Dale, H. H., u. A. N. Richards: J. of Physiol. **54**, 110 (1918).
[7] Sollmann, T.: J. of Pharmacol. **10**, 147 (1918). — Tainter, M. L., u. P. J. Hanzlik: Ebenda **24**, 179 (1925). — Tainter, M. L.: Ebenda **33**, 129 (1928).
[8] Edmunds, Ch. W.: J. of Pharmacol. **6**, 569 (1914/15).

steigt auch der Pfortaderdruck an. Jedoch läßt sich auch bei Ausschluß eines erhöhten Venacava-Druckes eine Steigerung des Pfortaderdruckes beobachten (BAINBRIDGE und TREVAN[1]). Die Drucksteigerung in der Pfortader und die zeitweilige Verminderung des Kreislaufs in der Leber nach Adrenalininjektionen, letzteres durch Stromuhrversuche erschlossen, sind vielfach festgestellt worden[2]. Alle Beobachter erklären dies aus der Verengerung der Lebergefäße, nur BAINBRIDGE und TREVAN nehmen dazu noch eine Schwellung der Leberzellen an. Was die Anspruchsfähigkeit der Lebergefäße auf Adrenalin anbetrifft, so ist sie nur bei den Carnivoren eine ausgesprochene[3]. Mit REINS exakter Methode der Thermostromuhr konnten GRAB, REIN und JANSSEN[4] an Hunden nach intravenöser Injektion von $^1/_{100}$—$^1/_{20}$ mg Adrenalin immer eine Stromverlangsamung in der Leberarterie und ein gegensätzliches Verhalten zwischen Bauchcava und Pfortader beobachten, indem bei Strombeschleunigung in der einen die Blutströmung in der anderen sich verlangsamte, während die Brustcava eine Strombeschleunigung mit nachfolgender Stromverlangsamung zeigte. Im normalen Zustand war die Einfluß- und Ausflußmenge aus der Leber gleich, wogegen mit Einsetzen der Adrenalinwirkung die aus der Leber fließende Blutmenge überwiegt. Die ausgeworfene Blutmenge kann 25—30% des Gewichtes der entbluteten Leber ausmachen. Hier liegt eine Blutmenge vor, die das Minutenvolum des Herzens und die Spannungsentwicklung desselben zu fördern geeignet ist. Im weiteren Verlauf der Adrenalinwirkung kann die Einflußmenge in die Leber die Ausflußmenge überwiegen.

Wie sich unter den Bedingungen der physiologischen Adrenalinsekretion der venöse Kreislauf verhält, darüber liegen vorläufig keine verwertbaren Angaben vor.

Eine Regulierung des Kreislaufes durch direkte Wirkung des Adrenalins auf das Vagus und das Vasomotorenzentrum kann seit den Versuchen von HEYMANS[5] ausgeschlossen werden, da er nachweisen konnte, daß nur eine reflektorische Erregung vom Carotissinus aus in Betracht kommt.

Die Gesamtwirkungen des Adrenalins auf Herz und Kreislauf sind nach dem allgemein physiologischen Prinzip der Stimmung von dieser abhängig. Aus der Fülle hierher gehöriger Beobachtungen über stimmungsverändernde Bedingungen sind nur eine beschränkte Anzahl für natürliche, seien es physiologische, seien es pathologisch-physiologische, heranziehbar. Entnervung macht die Gefäße der hinteren Extremitäten und teilweise der Niere des Frosches (PEARCE, ZUCKERSTEIN[6]) anspruchsfähiger, während bei Säugetieren die Sensibilisierung durch Entnervung weniger ausgesprochen zu sein scheint (SHIMIDZU[7]). Herz und Gefäße werden für die erregende Wirkung des Adrenalins, durch Eiweiß, Eiweißspaltprodukte und andere dem Eiweiß nahestehende Stoffe, die nicht bloß experimentell, sondern auch pathologisch in vermehrter Menge kreisen können, empfindlicher gemacht, so durch Pepton, Aminosäuren und Kreatin[8]. Einzelne

---

[1] BAINBRIDGE, F. A., u. J. W. TREVAN: J. of Physiol. **51**, 460 (1917).

[2] SCHMID: Pflügers Arch. **173** (1909). — BURTON OPITZ: Quart. J. exper. Physiol. **5**, 309 (1912); **7**, 57 (1914). — MACLEOD u. PEARCE: Amer. J. Physiol. **35**, 87 (1914). — EDMUNDS: J. of Pharmacol. **6**, 569 (1915). — CLARK, G. A.: J. of Physiol. **76**, 274 (1928);

[3] MAUTHNER, H., u. E. F. PICK: Biochem. Z. **127**, 72 (1922). — LAMPE, W., u. J. MEHES: Arch. f. exper. Path. **119**, 66 (1927).

[4] GRAB, REIN u. JANSSEN: Naunyn-Schmiedebergs Arch. **147**, 74 (1929).

[5] HEYMANS, C.: Erg. Physiol. **28**, 244 (1929).

[6] PEARCE, R. G.: Z. Biol. **62**, 243 (1913). — ZUCKERSTEIN, J.: Ebenda **67**, 293 (1917).

[7] SHIMIDZU: Arch. f. exper. Path. **104**, 254 (1924).

[8] ABDERHALDEN, E., u. E. GELLHORN: Pflügers Arch. **204**, 42 (1924); **205**, 151 (1924). — HÜLSE, W., u. H. STRAUSS: Z. exper. Med. **39**, 426 (1924). — ARNOLD, R., u. E. GLEY: C. r. Soc. Biol. Paris **92**, 1415 (1925). — BRODD, C. A.: Skand. Arch. Physiol. (Berl. u. Lpz.) **50**, 97 (1925).

Aminosäuren verstärken die Blutdruckerhöhung schon in Konzentrationen, in denen sie biologischerweise im Blut vorkommen können, z. B. Arginin in Konzentrationen von 0,0003 bis 0,1 mg Adrenalin in 0,1 mg Menschenserum aufgelöst, veranlaßt eine vielfach höhere Blutdrucksteigerung als 0,1 mg Adrenalin in Salzlösung (Storm van Leeuwen und Made[1]).

Oberflächenaktive Stoffe nicht eiweißartiger Natur haben nach Asher und seinen Mitarbeitern (Beyeler, Asher und Scheinfinkel[2]) insofern einen stimmenden Einfluß auf die Kreislaufregulation durch Adrenalin, insofern sie selbst eine etwaige hemmende parasympathische Komponente in eine erregende umwandeln und selbst in der Richtung der sympathischen Förderung einen Einfluß ausüben. In Betracht kommen vor allem gallensaure Salze, die nach Asher und Charlet[3] im Normalblut der Omnivoren in hormonalen Konzentrationen vorkommen und, weil sie selbst fördernd auf Stärke und Frequenz des Herzschlages wirken, die gleiche Wirkung des Adrenalins verstärken (Matsuyama[4]).

Der stimmende Einfluß der Schilddrüse auf die Kreislaufswirkungen des Adrenalins wird in dem Abschnitt Schilddrüse besprochen werden.

Die viel und oft mit widersprechenden Resultaten studierten umstimmenden Einflüsse der Änderungen des anorganischen Ionenmilieus kommen kaum unter normal und pathologisch-physiologischen Bedingungen im Organismus in Betracht, weil selbst bei Änderung im Ca-Gehalt des Blutes in Tetaniezuständen jener quantitative Betrag nicht erreicht wird, der Umkehr oder Aufhebung der Adrenalinwirkung veranlaßt. Nur hinsichtlich der H- und OH-Ionen liegen die Dinge etwas anders. Gerade geringfügige Verschiebung der Reaktion nach der sauren Seite vermindert, nach der alkalischen Seite erhöht die Wirkung von Adrenalin auf die Gefäße; beispielsweise fand Alpern[5], daß ein p_H von 5,2—5,6 die gefäßverengernde Wirkung von Adrenalin am isolierten Kaninchenohr aufhebt, p_H von 7,8—8,1 hingegen sensibilisiert. Allerdings gehen diese Änderungen über das Maß des Physiologischen hinaus und das gilt auch von den Versuchen von Collip[6], der am Hund bei Injektion von 40 ccm 20proz. Na_2CO_3-Lösung starke Erhöhung, bei Injektion von 10 ccm 10proz. NaH_2PO_4-Lösung starke Verminderung der blutdrucksteigernden Wirkung einer gegebenen Adrenalinlösung unter konstanten Bedingungen erhielt. Doch gibt es Erfahrungen, wo noch kleinere Alkalimengen, zum Teil solche, die mit der Variation in der Atmungsventilation zusammenhängen, die Blutdrucksteigerung durch Adrenalin vermehren.

Einfluß des Schilddrüsenhormons auf den Kreislauf.

Die Voraussetzung einer physiologischen Beeinflussung des Herzens und Kreislaufes ist gegeben, da die Abgabe eines inneren Sekretes durch die Schilddrüse, sei es nun Thyroxin oder eine Komplexverbindung des Thyroxins, feststeht. Weiter besitzen wir als Ausgangspunkt der quantitativen Betrachtung das Wissen um die Größenordnung des im menschlichen Körper funktionierenden Thyroxins, nämlich 8—15 mg (Boothby und Mitarbeiter[7]).

[1] Storm van Leeuwen, W., u. M. v. d. Made: Arch. f. exper. Path. 88, 318 (1920).

[2] Beyeler, K.: Biochem. Z. 198, 351 (1926). — Asher, L., u. N. Scheinfinkel: Ebenda 186, 87 (1927).

[3] Charlet, M.: Biochem. Z. 210, 42 (1929).

[4] Matsuyama, Y.: Z. Biol. 86, 495 (1927).

[5] Alpern, D.: Pflügers Arch. 205, 578 (1924).

[6] Collip, J. B.: Amer. J. Physiol. 55, 450 (1921).

[7] Boothby, W. M., u. E. J. Baldes: J. of Pharmacol. 25, 139 (1925). — Boothby, W. M., J. Sandiford, K. Sandiford u. J. Slosse: Trans. Assoc. amer. Physiol. 40, 195 (1925). — Boothby, W. M.: Endokrinol. 3, 1 (1929).

Die Entfernung der Schilddrüse und das vollkommene Fehlen derselben haben keine erkennbare Funktionsstörung des Kreislaufs zur Folge. Hiermit steht in Übereinstimmung, daß umgekehrt die einmalige Injektion von wirksamen Schilddrüsenstoffen, richtig ausgeführt, auch keine Folgen für den Kreislauf zeitigt. Eine Ausnahme macht die Beobachtung von CANNON und SMITH[1], daß Massage der Schilddrüse bei der Katze nach 10 Minuten eine Pulsbeschleunigung um 16—50 Schläge in der Minute auslöste, die nach $^1/_2$—$^3/_4$ Stunde ihr Maximum erreichte. Eine andere Ausnahme macht die Beobachtung von BACKMAN[2], daß an Kaninchen mit unversehrtem Splanchnicusgebiet intravenöse Injektion von Schilddrüsenstoffen bald eine Erweiterung macht, bald keine Einwirkung besitzen kann, jedoch nach operativer Ausschaltung des ganzen Splanchnicusgebietes außer der Niere ausschließlich ein stark erweiternder Effekt an den Nierengefäßen auftritt. Diese Gefäßerweiterung tritt bei vollkommen konstant bleibendem Blutdruck auf, wodurch bewiesen wird, daß Schilddrüsenextrakt primär erweiternd auf die Nierengefäße wirken kann. Diese Wirkung steht offenbar in Korrelation mit der diuretischen Wirksamkeit des Schilddrüsenhormons. Die von CANNON beschriebene Beschleunigung des Herzschlages, die auch von anderen Autoren nach nicht beweiskräftigen Injektionsversuchen beobachtet wurde, braucht keine unmittelbare Wirkung zu sein, sondern könnte eine Sensibilisierung darstellen.

Die Herzbeschleunigung ist von jeher ein Lieblingsthema der Erforschung etwaiger Beziehungen zwischen Schilddrüse und Kreislauf gewesen, weil dieselbe ein so prominentes Symptom der Hyperthyreose ist. Die experimentelle Untersuchung muß entscheiden, ob Hypersekretion von Schilddrüsensekret hierfür die zureichende Erklärung ist. Bei mehrfacher parenteraler Injektion wird öfters Tachykardie beobachtet, aber eine genauere Analyse (MARK[3]) läßt es wahrscheinlich erscheinen, daß dieselbe eher mit Infektion und Fieber als mit Schilddrüsenwirkung zusammenhängt. Bei oraler Darreichung ist nach MARK die Tachykardie ein regelmäßiges Symptom, wobei allerdings so große Mengen nötig sind, daß eine rein physiologische Bedeutung fraglich erscheint. Was das Thyroxin anbetrifft, so haben selbst sehr kleine Dosen auf das isolierte Säugetierherz im Gegenteil eine schädigende und jedenfalls keine beschleunigende Wirkung, und wenn man mehr und mehr mit der Thyroxindosis heruntergeht, kommt man zwar zu einem Indifferenzpunkt, dem bei weiterer Konzentrationsverminderung aber keine Umkehr in Beschleunigung folgt (LÜTOLF[4]). Das Elektrokardiogramm wird weder bei intakten Hunden, noch beim Menschen durch kleine Thyroxindosen verändert (COELHO und ROCHETA[5]). Auch an Katzen erweist sich reines Thyroxin in vorsichtiger Dosierung unwirksam auf Blutdruck und Schlagfrequenz (DRYERRE[6]). Den negativen Ergebnissen hinsichtlich der Herzbeschleunigung durch das innere Sekret der Schilddrüse steht der bemerkenswerte Nachweis von ENDERLEN und BOHNENKAMP[7] entgegen, daß nach völliger Denervierung von Herzen von Hunden Monate nach der Operation mit hohen Thyroxindosen gefütterte Hunde in keiner Weise auf die Schilddrüsenfütterung reagierten, während die Kontrollhunde Vorhofflattern oder Extrasystolie bekamen, wichtig vor allem deshalb, weil diese Versuche keinen Zweifel darüber aufkommen

---

[1] CANNON, W. B., u. P. E. SMITH: Amer. J. Physiol. **60**, 481 (1922).
[2] BACKMAN, L.: Z. Biol. **67**, 324 (1917).
[3] MARK, R. G.: Pflügers Arch. **209**, 1 (1925).
[4] LÜTOLF, W.: Z. Biol. **90**, 334 (1930).
[5] COELHO u. ROCHETA: C. r. Soc. Biol. Paris **101**, 975 (1929).
[6] DRYERRE, H.: Quart. J. exper. Physiol. **19**, 83 (1928).
[7] ENDERLEN u. BOHNENKAMP: Dtsch. Z. Chir. **200**, 129 (1927).

lassen, daß der nervöse Mechanismus des Herzens zum Zustandekommen der Schilddrüsenwirkung erforderlich ist.

Wesentlich größere Bedeutung für die Beeinflussung des Kreislaufs als durch unmittelbare Wirkung würde der Schilddrüse nach der Lehre von Asher[1], daß das Schilddrüsensekret das autonome Nervensystem, besonders das sympathische, sensibilisiere, mittelbar zukommen, indem die sympathischen Herz- und Gefäß-nerven in ihrer Anspruchsfähigkeit gesteigert würden. Die Beweisführung für diese Annahme gründet sich auf zahlreiche Versuche, in denen entweder eine gesteigerte Erregbarkeit von Vasomotoren oder eine erhöhte Anspruchsfähigkeit auf Adrenalin — letztere Art der Versuche überwiegen — gefunden wurde[2].

Im Gegensatz hierzu haben eine Reihe anderer Beobachter eine sensibili-sierende Wirkung von Thyroxin auf die Kreislaufswirkungen des Adrenalins vermißt[3]. Die Einwände gegen die Behauptung von der sensibilisierenden Wir-kung des inneren Sekretes der Schilddrüse betreffen mehrere Punkte. Erstens die Ablehnung der Möglichkeit einer Sensibilisierung im akuten Versuch, aber das Zugeständnis, daß bei längerdauernder Behandlung dieselbe vorhanden ist (Flatow, König[4]). Zweitens, daß zwar Thyreoglobulin im Dauerversuch die Verstärkung gäbe, aber unspezifisch wie andere Eiweißkörper und wie Amino-säuren (außer Flatow, Abderhalden und Gellhorn[5]), nicht aber Thyroxin. Drittens, daß die angeblich positiven Ergebnisse von Schwankungen in der Nar-kose, in der p_H-Konzentration und insbesondere von dem Alkali herrühre, das man zur Lösung von Thyreoglobulin und Thyroxin gebrauche. Diesen Ein-wänden gegenüber ist folgendes zu bemerken. Die Tatsache, daß Aminosäuren, Eiweißstoffe u. a. gleichfalls sensibilisierend wirken, spricht an und für sich nicht dagegen, daß das Hormon der Schilddrüse unter den Bedingungen des Organismus eine überragende Rolle als Aktivator des autonomen Nervensystems spielt. Wenn, wie verschiedene Autoren finden, es sich so verhält, daß zwar dem Thyreoglobulin, nicht aber dem Thyroxin eine aktivierende Funktion gegen-über den Herz- und Gefäßnerven zukommt, kann das daran liegen, daß Thyroxin in einer Form im Experiment gebraucht wird, die nicht der im Organismus kreisenden entspricht, wie überhaupt nicht entschieden ist, daß das Schilddrüsen-hormon als isoliertes Thyroxin die Schilddrüse verläßt. In diesem Falle könnte die Oswaldsche Annahme zutreffen, daß Thyroxin nicht alle nervösen Wirkungen des vollwertigen Schilddrüsensekretes besitzt. Wesentlicher ist, daß die Tat-sache der Aktivierung überhaupt feststeht. Um an einem Orte, wo Schwankungen der Narkose und der p_H sich vermeiden lassen, die aktivierende Thyroxinwirkung, soweit sie den Kreislauf betrifft, erneut zu überprüfen, hat Lütolf[6] am isolierten Säugetierherz sowohl im akuten Versuch wie nach Vorbehandlung des späteren Herzspenders mit Thyroxin die zur deutlichen Wirkung nötige Schwellenkonzen-

---

[1] Asher, L., Handb. d. inn. Sekretion von Hirsch 11: Physiologie der Schilddrüse, S. 192. Leipzig: Kabitzsch 1928.

[2] Asher, L., u. M. Flack: Z. Biol. 55, 83 (1910). — Asher, L., u. v. E. Rodt: Zbl. Physiol. 26, 233 (1912). — Kakehi, Sh.: Z. Biol. 67, 104 (1917). — Oswald, A.: Pflügers Arch. 166, 109 (1916). — Richardson, H. B.: Z. Biol. 67, 57 (1917). — Eiger, M.: Ebenda 67, 253, 265 (1917). — Levy, R. L.: Amer. J. Physiol. 41, 492 (1919). — Santesson, C. G.: Skand. Arch. Physiol. (Berl. u. Lpz.) 37, 185 (1919). — Cori, K.: Arch. f. exper. Path. 91, 130 (1921).

[3] Lieb, Ch., u. H. Th. Heyman: Amer. J. Physiol. 63, 68, 83 (1922). — Dryerre, H.: Quart. J. exper. Physiol. 14, 221 (1924). — Burget, G. S., u. M. B. Vischer: Amer. J. Physiol. 81, 113 (1927). — Feldberg, W., u. E. Schilf: Arch. f. exper. Path. 124, 94 (1927). — Krayer, O., u. G. Sato: Ebenda 128, 67 (1928).

[4] Flatow, E.: Arch. f. exper. Path. 127, 245 (1928). — König, W.: Ebenda S. 134.

[5] Abderhalden, E., u. Gellhorn: Pflügers Arch. 199, 320, 437 (1923); 203, 24 (1924).

[6] Lütolf: Zitiert auf S. 1219.

tration bestimmt. Im akuten Versuch vermißte er ausgesprochene Aktivierung. Die negative Wirkung von Thyroxin schließt aus, daß die Alkalescenz der Lösung notwendigerweise Verstärkung der Adrenalinwirkung mit sich bringen müsse, und daß, wenn Thyreoglobulinpräparate die Wirkung geben, die Ursache eine andere sein müsse. Aber nach Vorbehandlung der Tiere mit Thyroxin waren Adrenalinkonzentrationen zur Beschleunigung und Verstärkung des Herzschlages genügend, die weit unter den niedrigsten an unbeeinflußten Herzen benötigten Adrenalinkonzentrationen lagen. Das Ergebnis dieser Versuche steht im Einklang mit der nicht geringen Zahl von Erfahrungen, daß nach Exstirpation der Schilddrüse die Kreislaufswirkungen des Adrenalins an viel stärkere Konzentrationen geknüpft sind als bei normalen Lebewesen. Da experimentell die Erhöhung der Anspruchsfähigkeit auf Adrenalin mit hormonalen Thyroxindosen erzielt werden kann, darf behauptet werden, daß die ständige Sekretion des Schilddrüsenhormons in erster Linie regulierend die sympathischen Mechanismen des Herzens beeinflußt, wohl aber auch diejenige der Gefäße. Hierin dürfte die wesentliche unmittelbare Kreislaufsfunktion des Schilddrüsenhormons bestehen. Inwieweit der Schluß zulässig ist, daß bei hyperthyreotischen Zuständen dieser Faktor für die Herzbeschleunigung in Betracht kommt, läßt sich zur Zeit nicht entscheiden. Untersuchungen über eine etwaige Vermehrung der Adrenalinsekretion, die theoretisch möglich ist, weil die Absonderung des Adrenalins unter der Herrschaft des Sympathicus steht, liegen nicht vor.

Infolge der großen Steigerung des respiratorischen Stoffwechsels bei experimentellen und klinischen Hyperthyreosen tritt bei sonst gesunden Herzen und Gefäßen als mittelbare Wirkung des Schilddrüsenhormons die Erhöhung des Minutenvolumens ein (PLESCH, MEAKINS, LILJESTRAND, LAUTER, BANSI, ZONDEK[1]). Dies entspricht dem von KROGH betonten Parallelismus zwischen Größe des Sauerstoffverbrauchs und Größe des Minutenvolumens. ZONDEK denkt außerdem an eine Kompensation wegen der schlechteren Sauerstoffausnutzung in der Peripherie.

Der Einfluß der Hypophyse auf den Kreislauf.

Die Hypophyse gehört historisch zu den ersten Drüsen mit innerer Sekretion, welche in Zusammenhang mit der Regulierung des Kreislaufs gebracht wurde, da schon 1894/95 OLIVER und SCHAFER[2] die Erhöhung des Blutdrucks, die Verengerung der Arterien und die Verstärkung der Herzschläge auf Injektion von Hypophysenextrakt beschrieben. Aber im Unterschied von der Nebenniere steht weder der Ort der Bildung der wirksamen Substanz noch ihre chemische Konstitution fest. In bezug auf den Ort wird sowohl die Meinung vertreten, daß es der Hinterlappen generell sei, wie auch namentlich von BIEDL[3], daß der drüsig gebaute Zwischenlappen, die Pars intermedia, die Bildungsstätte sei, wozu noch die Möglichkeit käme, daß Zellen in dem Tuber cinerum (TRENDELENBURG[4] und SATO) wirksame Substanzen liefern, da nach Exstirpation der gesamten Hypophyse Extrakt aus der Hirnbasis der Tubercinerum-Gegend größere Wirksamkeit zeigte als vor der Exstirpation. Was die Chemie des auf den Kreislauf wirkenden Substrates anlangt, so ist der hierfür in Betracht kommende Körper nach KAMM,

---

[1] PLESCH: Hämodynamische Studien. Berlin: Hirschwald 1909. — MEAKINS, J.: Heart **11**, 299 (1924). — LILJESTRAND: Acta med. scand. (Stockh.) **63**, 99 (1925). — LAUTER: Verh. Kongr. inn. Med. **1928**, 286. — BANSI, H. W.: Z. klin. Med. **110**, 633 (1929) — Dtsch. med. Wschr. **55**, 347 (1929). — ZONDEK u. BANSI: Klin. Wschr. **8**, 1697 (1929).

[2] OLIVER, G., u. E. A. SCHAFER: J. of Physiol. **18**, 277 (1895).

[3] BIEDL, A.: Endokrinol. **3**, 241 (1929).

[4] TRENDELENBURG, P.: Klin. Wschr. **7**, 36 (1928).

Aldrich, Grote, Rowe und Bugbee[1] ein aus dem die Gesamtheit aller bekannten Wirkungen liefernden Pituitrin weitgehend isolierter Stoff, Vasopressin genannt, der fast nur noch Träger der blutdrucksteigernden neben der antidiuretischen Wirkung ist. Abel[2], der ein sehr gereinigtes, krystallinisches Pituitrintartrat von 1000—1250 mal größerer Potenz als Histaminphosphat hatte, hielt noch an einem einheitlichen Hormon aus dem Hypophysenhinterlappen fest. Weder von Pituitrintartrat noch von Vasopressin ist die Konstitution aufgeklärt. So wäre der Nachweis einer echten physiologischen Sekretion von Vasopressin an eine biologische Reaktion geknüpft. Die meisten Untersuchungen, die sich mit Nachweis der Abgabe eines inneren Sekretes vom Hypophysenhinterlappen befaßten, bedienten sich der oxytoxischen Wirkung auf den Uterus, wobei es für die Kreislaufsregulation zunächst nebensächlich ist, ob das wirksame Prinzip im Blut oder im Liquor cerebrospinalis gesucht wurde.

Seit Abtrennung des Vasopressins läßt sich der Nachweis desselben nicht auf solche Versuche exakt stützen, selbst wenn man für das oxytoxische Hypophysenprinzip eine Sekretion in den Liquor cerebrospinalis für wahrscheinlich gemacht erachtet. Da aber bis jetzt am Vasopressin auch das antidiuretische oder richtiger diatreseregulierende Prinzip haftet, darf Verneys[3] Feststellung, daß die Durchströmung der überlebenden Niere mit Blut, welches vor Verlassen des blutspendenden Starlingschen Herz-Lungenkreislaufes noch den Kopf des Spenders passiert hatte, eine Verminderung der Harnmenge gegenüber derjenigen, wenn sich der Kopf nicht mit im Kreislauf befand, veranlaßte, auch als Beweis für innere Sekretion des Vasopressins anerkannt werden.

Einer anderen spezifischen biologischen Reaktion auf Hinterlappenhormon hat sich Krogh[4] bedient, um nicht bloß den Nachweis des kreislaufregulierenden Hormons im Säugetierblut zu führen, sondern auch die Konzentration desselben im Pferdeserum zu bestimmen, nämlich der Expansion der Melanophoren in der Froschhaut. Die Beweisführung ist auf das engste mit Kroghs Lehre verknüpft, daß das Vasopressin den normalen Capillartonus aufrechterhält. Als Voraussetzung ist die Kenntnis der auf die Capillaren sich erstreckend sollenden Funktionen schon an dieser Stelle erforderlich.

Lösungen von Pituitrin, hergestellt aus Pars nervosa und intermedia von Rinderhypophysen, bringen nach Krogh in Konzentrationen, wo keine Wirkung auf die Arterien und Venen stattfindet, sowohl injiziert wie lokal angebracht, die Capillaren der Froschschwimmhaut zur Verengerung. Diese Konzentrationen beliefen sich auf 1:50000 bis 1:1000000 Pituitrin zu Ringerlösung. Zum sicheren und andauernden Zustandekommen dieser Wirkung ist Gegenwart eines Kolloids (3% Gummi arabicum) und roter Blutkörperchen ratsam. Klemmt man einem Grasfrosch die Femoralarterie etwa 10—20 Minuten zu, so erweitern sich allmählich die Arterien und Capillaren und die Melanophoren kontrahieren sich. Nach Lösung der Sperre tritt in 5 Minuten wieder Verengerung der Gefäße ein, die in 10 Minuten den Normalzustand erreicht hat, und gleichzeitig breiten sich die Melanophoren aus (Krogh und Rehberg[5]). Das nur Krystalloide enthaltende Dialysat von Ochsenblut hat die gleiche capillarenverengernde und melanophorenausbreitende Wirkung. Kroghs Vergleiche des Gehalts von Pferdeblutserum an Hormon mit standardisierter Pituitrinlösung unter Anwendung der doppelten

[1] Kamm, O., T. B. Aldrich, I. W. Grote, L. W. Rowe u. E. P. Bugbee: J. amer. chem. Soc. **50**, 573 (1928).

[2] Abel, J. J.: The Harvey Lectures **19**, 154. Lippincot & Co. 1924.

[3] Verney, E. B.: Proc. roy. Soc. Lond. B **99**, 487 (1926).

[4] Krogh, A.: J. of Pharmacol. **29**, 177 (1926).

[5] Krogh, A., u. P. B. Rehberg: Amer. J. Physiol. **68**, 153 (1924).

Froschhautreaktionen ergab, daß die Konzentration im Pferdeserum ungefähr 10^{-4} internationale Einheiten pro Kubikzentimeter betrug. Dieselbe Methode lieferte für das Blut aus der Vena jugularis des Kaninchens einen 50% höheren Betrag als in dem aus der Vena saphena, was zugunsten des Ursprungs des wirksamen Prinzips aus der Kopfgegend spricht. Die niedrigste Konzentration, mit der sich eine erkennbare Wirkung auf die Melanophoren nachweisen ließ, betrug ca. 10^{-6} Einheiten im Kubikzentimeter. Solche geringe Konzentrationen üben auch eine Wirkung auf die Capillaren der Säugetiere und der menschlichen Haut aus.

In quantitativer Hinsicht wäre die Abgabe eines Kreislaufhormons somit zureichend gestützt. Nichtsdestoweniger müssen einige Schwierigkeiten in das Auge gefaßt werden. Auf eine hat KROGH selbst hingewiesen, indem er betonte, daß die Pituitrinwirkung in physiologischen Konzentrationen bisher nur für die Hautcapillaren nachgewiesen sei und die Capillaren anderer Organe vielleicht anders oder gar nicht reagierten. Eine andere Schwierigkeit erblickten LEWIS und GRANT[1] darin, daß nach KROGH die Capillarerweiterung und die reaktive Hyperämie nach Blutabsperrung auf Fehlen eines Hypophysenhormons beruhe, eine Annahme, die sich vor allem auf KROGHs und REHBERGS[2] Beobachtung stützt, daß nach Exstirpation der Hypophyse die Haut- und Schwimmhautcapillaren in einen starken Erweiterungszustand geraten, während LEWIS und seine Mitarbeiter die reaktive Hyperämie, gestützt auf zahlreiche Versuche, der Bildung von Histamin zuschreiben. Um KROGHs Annahme zu begegnen, daß Pituitrinmangel an der Gefäßerweiterung schuld sei, stellen LEWIS und GRANT Versuche an, die darauf hinauslaufen, Hautstellen an den beiden oberen Extremitäten im Menschen zu schaffen, von denen die eine bei der Pituitrininjektion vom Kreislauf abgesperrt, die andere es aber nicht ist. Nach der Lösung einer längerdauernden Absperrung beider Hautstellen verlaufen die Erscheinungen qualitativ so gleichartig, daß sie nach LEWIS und GRANT nicht dafür sprechen, daß Mangel an Pituitrin die Capillarerweiterung erkläre. KROGH in seiner Kritik dieser Versuche anerkennt zwar, daß Histamin oder ein ähnlicher Stoff aus den Geweben unter den Bedingungen der LEWISschen Versuche austritt und für die Capillarerweiterung verantwortlich gemacht werden kann, aber die LEWISschen Versuchsanordnungen nicht hinreichen, um Pituitrinmangel als eine Quelle der Capillarerweiterung auszuschließen. Vor allem erklären die LEWISschen Auffassungen nicht die Entstehung der Capillarerweiterung bei Sauerstoffmangel ohne Unterbrechung des Kreislaufs, z. B. bei N-Einatmung, wo also die Stoffwechselprodukte weggeschafft werden können, während LEWIS ein Liegenbleiben schwer diffusibler Gewebsstoffe postuliert. Die auf Grund der LEWISschen Befunde erhobenen Schwierigkeiten sind nach allem wohl keine unüberwindlichen. Eine weitere Schwierigkeit liegt darin, daß der Beweis für die Hormonnatur des Vasopressins mit demjenigen für die Melanophorenreaktion verknüpft ist, aber noch keine Sicherheit darüber besteht, ob die Kreislaufs- und Melanophorenreaktion an eine einheitliche Substanz geknüpft sind. So könnte zwar in dem Grundversuch der KROGHschen Schule bei dem Wiedereintritt von Blut in die Extremität die Melanophorenausbreitung von einem Hormon der Hypophyse herrühren, die Kontraktion der Capillaren aber von der Beeinflussung durch ein unphysiologisch entstandenes Produkt veranlaßt worden sein. Solange aber kein zwingender Grund vorliegt, die beiden genannten Reaktionen zwei verschiedenen Trägern zuzuschreiben, ist die Annahme der Hormonnatur des Vasopressins oder Pitressins eine im Sinne der KROGHschen Beweisführung zulässige.

[1] LEWIS, TH., u. GRANT: Heart 12, 73 (1925/26).
[2] KROGH, A., u. B. P. REHBERG: C. r. Soc. Biol. Paris 87, 461 (1922).

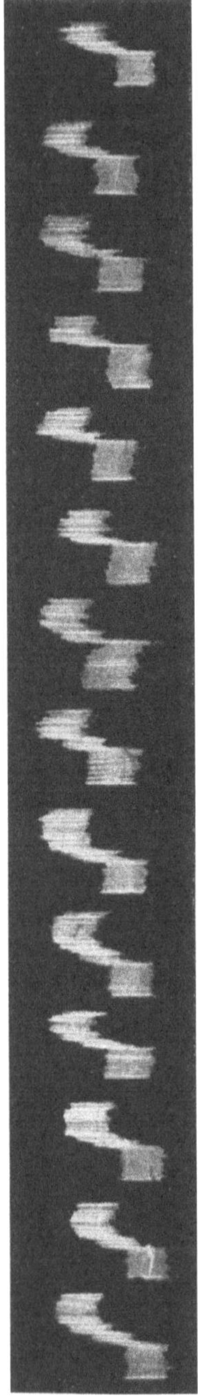

Abb. 248. a) Einzelheiten bei 14 aufeinanderfolgenden Standarddosen. b) Abgekürzte Reaktionen für Routinedruckteste. (Aus Endocrinology **13** [1929].)

Eine letzte Schwierigkeit erwächst der Lehre von der hormonalen Natur des Vasopressins oder Pitressins aus dem so oft erörterten Umstande, daß nur eine erste Injektion des Hypophysenextraktes Drucksteigerung macht, nachfolgende aber entweder wirkungslos sein können oder sogar eine Drucksenkung hervorrufen. In früherer Zeit, als noch Präparate vorlagen, die mit einer drucksenkenden Substanz, insbesondere Histamin, verunreinigt waren, konnte dies zur Erklärung herangezogen werden. Aber sowohl ABEL wie neuerdings GEILING[1] haben das krystallinische Pituitrintartrat frei von Histamin und Albumosen hergestellt und trotzdem erfolgte auf die zweite Injektion eine geringere Wirkung und auf die späteren sogar Umkehr, nämlich Blutdrucksenkung. Für ein Hormon ist nun diese Einmaligkeit der Wirkung und gar, ohne besondere Umstimmung, Umkehr der Wirkung etwas Auffallendes. Zwar weist GEILING darauf hin, daß es analoge Fälle in der Pharmakologie gäbe, so der Unterschied in der Blutdruckwirkung des α-Tetahydro-β-Naphthylamins bei der ersten und den nachfolgenden Injektionen; auch zieht er die Umkehr der Adrenalinwirkung nach Ergotamin heran. Aber ein rein pharmakologischer Stoff und ein Hormon sind nicht wesensgleich. Ein Hormon hat Aufgaben zu erfüllen, die unter gleichen Bedingungen in konstanter Weise erfüllt werden müssen. Die eigenartige Blutdruckwirkung des Hypophysenstoffes spräche eher gegen als für Hormonnatur. Ein so differenter Eingriff wie Vorbehandlung mit Ergotamin läßt sich auch nicht in Parallele mit einer bloßen Wiederholung setzen. Eher kann man die letzte Argumentation GEILINGS gelten lassen, daß die Folge einer erstmaligen Injektion von Pituitrintartrat in zugestandener unphysiologischer Konzentration so sehr Herz, Gefäße, glatte Muskulatur und Atmung beansprucht, daß tatsächlich eine Umstimmung vorliegen könnte. Aus dem bisher nicht beachteten Dilemma vermögen Beobach-

[1] GEILING, E. M. K.: Physiologic. Rev. **6**, 92 (1926).

tungen zu verhelfen, welche unter geeigneten Bedingungen eindeutige, reproduzierbare Wirkungen erzielen. Rowe[1] hat mit völlig histaminfreien Pitressinpräparaten, welche er Hunden in Mengen entsprechend 0,04 ccm U.S.P.-X-Standard-Hypophysenextrakt injizierte, falls die Chloretonnarkose von der richtigen Tiefe war und die geeigneten Zeitverhältnisse innegehalten wurden, bei oft wiederholten Injektionen quantitativ die gleiche Blutdrucksteigerung erhalten und die Bedingungen klargelegt, um die sog. Gewöhnung zu vermeiden.

Stehle[2] hat gleichfalls Hypophysenpräparate frei von jeder depressorischen Wirkung und von gleicher Drucksteigerung begleitet, wenn 10 Minuten-Intervalle innegehalten werden, hergestellt. Eigene, nicht veröffentlichte Untersuchungen ergaben am Kaninchen gleichfalls bei wiederholter Injektion nur Blutdrucksteigerung.

Insgesamt sind die Grundlagen zur Zeit hinreichend tragfähig, um Vasopressin oder Pitressin unter die Kreislaufshormone einzurechnen. Unter diesem Gesichtspunkt ist eine kurze Betrachtung des an verschiedenen Teilen dieses Werkes in anderem Zusammenhang eingehender mitgeteilten Tatsachenmaterials über die Beeinflussung des Herzens und des Kreislaufs durch das Hypophysenhormon unter experimentellen Bedingungen am Platze.

Das Herz von Hunden wird durch Injektion von Pituitrinpräparaten dilatiert, eine Dilatation, die sich bei nicht narkotisierten Hunden durch Röntgenaufnahmen nachweisen läßt[3]. Zugleich tritt eine Verlangsamung des Herzschlages ein, die durch Vagusdurchschneidung nicht voll behoben wird. Durch Atropin wird die Verlangsamung nach einigen Autoren nur vermindert, während andere ein völliges Verschwinden der Verlangsamung beschreiben (Howell, Cyon, Beco und Plumier[4]). Die Analyse des Elektrokardiogrammes am nicht narkotisierten Hund nach Injektion von gereinigtem Pituitrintartrat liefert Anhaltspunkte dafür, daß Pituitrin nicht bloß auf das Vaguszentrum, sondern auch auf das Myokard wirkt (Resnik und Geiling[5]). Im einzelnen ergeben sich folgende Erscheinungen am Herzen des nicht narkotisierten Hundes: eine kurze Beschleunigung, eine starke Verlangsamung mit Verlängerung der Überleitungszeit zwischen Vorhof und Kammer; während dieser Phase zeigt das Elektrokardiogramm die Symptome des sinoaurikulären Blocks. Nach Atropinisierung folgt auf die erste Beschleunigung eine starke Verlangsamung mit schwacher Verlängerung der Überleitungszeit. Die Frequenzverminderung hält unbeschadet des Ausfalles des Vagustonus an.

Sowohl die Leistungen des Kaninchen- wie diejenigen des Hundeherzens mindern sich unter dem Einfluß intravenöser Pituitrininjektionen, indem das Minutenvolum abnimmt[6]. Bei der Katze wird, falls die Herzverlangsamung nicht zu erheblich ist, das Schlagvolum vergrößert, wie aus Kurvenbeispielen von Biedl[7] klar hervorgeht. Auch beim Hund liegen Beobachtungen von lang-

[1] Rowe, L. W.: Endocrinology 13, 205 (1929).

[2] Stehle, R. L.: Amer. J. Physiol. 88, 724 (1929).

[3] Wiggers, C.: Amer. J. med. Sci. 141, 502 (1911). — McCord: Arch. int. Med. 8, 609 (1912). — Dale, H. H.: Biochemic. J. 4, 427 (1909). — Kolls u. Geiling: J. of Pharmacol. 24, 67 (1924).

[4] Howell, W. H.: J. of exper. Med. 3, 245 (1898). — Cyon, E. v.: Pflügers Arch. 71, 431 (1898); 73, 339 (1898). — Beco, L., u. L. Plumier: Bull. Acad. Méd. Belg. 27, 369 (1913).

[5] Geiling, E. M., u. W. H. Resnik: J. clin. Invest. 1, 217 (1928).

[6] Tigerstedt, C., u. G. Airola: Skand. Arch. Physiol. (Berl. u. Lpz.) 30, 302 (1913). — Bömer, H.: Arch. f. exper. Path. 79, 218 (1916). — Müller, H.: Ebenda 81, 219 (1917). — Odeira, Wolfer, P.: Ebenda 93, 1 (1922). — Kolls, A. G., u. E. M. Geiling: J. of Pharmacol. 24, 67 (1924). — Iwai, S., u. H. Schwarz: Wien. klin. Wschr. 1924, 24.

[7] Biedl, A.: Innere Sekretion, Tl. 2, 138. Berlin u. Wien: Urban u. Schwarzenberg 1915.

dauernden Verstärkungen der Herzkontraktionen vor (Schäfer und Vincent[1]). Die Herzen von Vögeln (Ente) reagieren auf Pituitrin mit Verstärkung sowohl des Vorhofs wie der Kammerkontraktionen.

Am Menschen wurde bei intravenöser Pituitrininjektion eine kleine Verlangsamung des Herzschlages und keine wesentliche Veränderung der Herzgrenze festgestellt[2].

Der arterielle Blutdruck wird, wie wir sahen, im Gegensatz zu allen älteren Beobachtungen, unter geeigneten Bedingungen und den zur Zeit reinsten Präparaten bei Hunden ausschließlich gesteigert. Wie weit man sich hierbei hormonalen Verhältnissen genähert hat, läßt sich zur Zeit nicht übersehen. Diese Blutdrucksteigerung ist peripheren Ursprungs, wie u. a. das Erhaltenbleiben nach Ausschaltung der Medulla oblongata[3] und das Fehlen der Blutdrucksteigerung nach der Einspritzung in den Lumbalsack und in den Seitenventrikel beweist[4]. Die Änderungen im venösen Kreislauf sind mittelbarer Natur.

Besonderes Interesse wegen der Beziehung zur Nierentätigkeit beansprucht die Reaktion der Nierengefäße. Die vorliegenden Erfahrungen sind zu widersprechend, um daraufhin einem Hinterlappenhormon einen regulierenden Einfluß auf den Kreislauf in der Niere zuzusprechen. An nicht narkotisierten, aber decerebrierten Hunden haben Janssen und Rein[5] bei Anwendung von 0,05 bis 0,1 mg frischer Hinterlappensubstanz die Harnmenge ohne gleichzeitige Verminderung der Nierendurchblutung gehemmt. Am Kaninchen ruft Pituitrin, solange das Splanchnicusgebiet unversehrt ist, bald Verengerung, bald Erweiterung hervor, nach Ausschaltung des Splanchnicusgebietes nur Verengerung. Selbst bei Anwendung von Kochsalzinfusionen, die nach Asher und Jost[6] die Verengerung der Nierengefäße bei mittelstarken Splanchnicusreizen aufheben, ruft Hypophysenextrakt nur Verengerung hervor (Backman[7]).

Alle diese Beobachtungen sowie die älteren von Magnus und Schäfer[8], die zum ersten Male an der Katze Erweiterung der Nierengefäße, begleitet von Diurese, sahen, sind mit Hilfe onkometrischer Methoden gemacht worden. Durch gleichzeitige Bestimmung der Größe der Nierendurchblutung gelangen Richards und Plant[9] zu der Auffassung, daß Volumvergrößerung der Niere mit verminderter Nierendurchblutung infolge Verengerung der Vasa efferentia Hand in Hand gehen kann, und zwar gerade bei kleinen Pituitrindosen. Diese Feststellungen gelten für Kaninchen und besonders Hunde, während auffallenderweise gerade bei Katzen keine Veränderung der Durchströmung beobachtet werden konnte. Dies stimmt mit Janssens und Reins Ergebnissen überein. Die vorliegenden widerspruchsvollen Daten berechtigen noch nicht, eine hormonale Regulierung des Nierenkreislaufs zu behaupten.

Anders steht es, wie wir gesehen haben, hinsichtlich des Kreislaufes in den Capillaren. In Ergänzung zu den erörterten Tatsachen, die die Grundlagen für die Kreislaufsfunktion des Hypophysenhormons bildeten, sind einige weitere Beobachtungen nachzutragen. Am Menschen macht intravenöse Injektion von 0,03—0,005 ccm Pituitrin eine starke, bis zu 30 Minuten anhaltende Blässe der

[1] Schäfer, E. A., u. Sw. Vincent: J. of Physiol. **25**, 87 (1899/1900).
[2] Sacks: Heart **11**, 353 (1924).
[3] Schafer, E. A., u. G. Oliver: J. of Physiol. **16**, 277 (1898). — Mummery, P. L., u. W. L. Symes: Ebenda **37**, 56 (1908).
[4] Inaba, Ch.: Z. exper. Med. **63**, 523 (1928).
[5] Janssen, S., u. H. Rein: Arch. f. exper. Path. **128**, 107 (1928).
[6] Asher, L., u. W. Jost: Z. Biol. **64**, 447 (1914).
[7] Backman, L.: Z. Biol. **67**, 327 (1917).
[8] Magnus, R., u. E. A. Schäfer: J. of Physiol. **27**, 9 (1901/02).
[9] Richards, A. N., u. O. H. Plant: Amer. J. Physiol. **59**, 191 (1922).

Haut, des Gesichts und des Unterarmes (SACKS[1]). Der arterielle Blutdruck ist hierbei unverändert. KROGH berechnet, daß in diesen Versuchen die Menge des etwa zirkulierenden Hypophysenhormons kaum verdoppelt sei. Auch die Hautcapillaren des Hundes reagieren auf geringe Mengen von Pituitrin mit einer langdauernden Verengerung, ebenso die Capillaren des Mesenteriums von Katzen (KOLLS und GEILING, FLOREY und CARLETON[2]). Aus der Zeit, wo reine Präparate noch nicht vorlagen, liegen eine ganze Anzahl von Beobachtungen über die Verengerung der Hautcapillaren beim Menschen nach intravenöser und intracutaner Injektion vor[3].

Zum Abschluß wäre nochmals der wichtigen, von KROGH betonten Beschränkung der Hypophysenhormonwirkung auf die Hautcapillaren zu gedenken, falls nur physiologische Konzentrationen einwirken. Diese Einschränkung ist durchaus vereinbar mit einer im Organismus vorgesehenen hormonalen Leistung, die sich ausschließlich auf diejenige Funktion erstreckt, welche vermittelst der Hautcapillaren ausgeübt wird. Die Hautcapillaren besitzen in ihrem Anteil an der Wärmeregulation eine gewisse Sonderstellung und nimmt man im Hinblick hierauf eine besonders niedrige Schwellenerregbarkeit derselben für Vasopressin an, so bestände keine Schwierigkeit, den Unterschied zwischen hormonaler und pharmakologischer Wirksamkeit als einen nur graduellen zu verstehen.

Die individuellen oder lokalen Kreislaufshormone.

In der Einleitung sind die allgemeinen Gesichtspunkte entwickelt worden, welche bei dem jetzigen Stand der Kenntnisse eine Beeinflussung des Kreislaufs durch individuelle oder lokale Hormone zum mindesten als ein nicht unberechtigtes Postulat erscheinen lassen. Lokal sind die Hormone, falls ihr Entstehungs- und Wirkungsort mehr oder weniger zusammenfallen, und diese Koppelung begünstigt die Erfüllung der örtlich und zeitlich bedingten Bedürfnisse. In der jüngsten Zeit hat sich die Forschung in steigender Weise in der Richtung der Anerkennung lokaler Hormone orientiert. Vor allem gilt dies vom Herzen.

Die lokalen Hormone des Herzens. Die beiden Funktionsgebiete des Herzens, seine Bestätigung als automatisches Organ und seine Abhängigkeit von den Herznerven könnten dem Einflusse lokaler Hormone unterstellt sein. Was zunächst die Automatie des Herzens anlangt, so sprechen allgemein physiologische Gesichtspunkte wohl zugunsten der Annahme, daß ein chemisches Substrat der Erreger der Automatie sei, ohne allerdings ganz zwingend zu sein. Tatsächlich sind DEMOOR, HABERLANDT und ZWAARDEMAKER[4] zu der Auffassung gelangt,

---

[1] SACKS, B.: Heart 11, 353 (1924).

[2] KOLLS, A. G., u. E. M. K. GEILING: J. of Pharmacol. 24, 67 (1924). — FLOREY, H. W., u. H. M. CARLETON: Proc. roy. Soc. Lond. B 100 (1926).

[3] SOLLMANN, T., u. J. P. PILCHER: J. of Pharmacol. 9, 309 (1917). — GROER, F.: Z. exper. Med. 7, 237 (1919). — ASCOLI, M., u. FAGIUOLLI: Atti Accad. naz. Lincei 29, 210 (1920). — CARRIER, F. B.: Amer. J. Physiol. 61, 528 (1922).

[4] DEMOOR, J.: Arch. internat. Physiol. 20, 29 (1922); 22, 446 (1922) — C. r. Soc. Biol. Paris 91, 90 (1924). — DEMOOR, J., u. P. RIJLANDT: Ebenda 93, 814 (1925) — Arch. internat. Physiol. 27, 1, 22 (1926) — C. r. Soc. Biol. Paris 95, 219, 221 (1926) — Bull. Acad. méd. Belg. 6, 538, 553 (1926). — HABERLANDT, L.: Klin. Wschr. 1924, Nr 36 — Z. Biol. 82, 536 (1925); 83, 53 (1925) — Klin. Wschr. 1925, Nr 37 — Z. Biol. 84, 143 (1926) — Klin. Wschr. 1926, Nr 15 — Pflügers Arch. 212, 587 (1926) — Klin. Wschr. 1926, Nr 33 — Pflügers Arch. 214, 471 (1926); 218, 133 (1927) — Klin. Wschr. 1923, Nr 2 — Z. Biol. 76, 49 (1922); 79, 307 (1923); 82, 161 (1924) — Med. Klin. 1922, 9 — Klin. Wschr. 1927, Nr 24 — Pflügers Arch. 216, 778 (1927) — Z. Biol. 61, 1 (1913); 63, 305 (1914); 65, 225 (1915); 66, 327 (1916); 67, 453 (1917); 68, 257 (1918) — Pflügers Arch. 200, 519 (1923); 204, 545 (1924) — Klin. Wschr. 1927, Nr 24 — Pflügers Arch. 216, 789 (1927); 218, 129 (1827). — HABERLANDT, L.,

daß im Herzen „aktive Stoffe" ein Herzhormon bzw. Automatine gebildet werden, denen die Automatie und darüber hinaus manche Eigenschaften der natürlichen Herztätigkeit zuzuschreiben seien. Die Beweisführung Demoors stützt sich darauf, daß Extrakte aus dem Keith-Flackschen Bündel oder der Gesamtheit des nodalen Reizleitungssystems den isolierten, sonst ruhenden oder nur unregelmäßig schlagenden Vorhof zum rhythmisch geordneten Schlagen bringen. Ferner darauf, daß sie durch die Kammer perfundiert, dieselbe zum rhythmischen Schlagen zu bringen vermögen und dort eine der Norm entsprechende Contractilität und Arbeitsleistung der Ventrikelmuskulatur erzeugen. Unter dem Einflusse der Demoorschen aktiven Stoffe werden die Wirkungen der Herznerven und pharmakologischer Stoffe, falls sie vorher ausblieben, wieder normal. Deloyers[1] brachte die linke Herzkammer des Kaninchens in zwei voneinander getrennte Gefäße, von denen das eine Lockesche Lösung und Zusatz von aktiver Substanz aus dem Reizleitungssystem, während das andere nur Lockesche Lösung enthielt; die beiden Herzabschnitte waren sonst in anatomischer Verbindung, aber in verschiedenen Lösungen. Der mit den aktiven Stoffen in Berührung befindliche linke Vorhofteil gewann alle Eigenschaften des das Keith-Flacksche Bündel besitzenden rechten Vorhofs, Schlagen im normalen Rhythmus, Empfindlichsein auf Adrenalin, auf Ca- und K-Ionen, während der andere Teil nur alle Eigenschaften eines geführten Teiles zeigt. Demoor hat ein ganzes System der Wechselwirkungen der humoralen Stoffe aufgebaut, sowohl der Automatine des Herzens sowie der behaupteten Erregungsstoffe der Herznerven, um ein geregeltes Zusammenspielen von Stoffen teils erregender, teils hemmender Natur verständlich zu machen.

Haberlandts Versuche laufen im Prinzip darauf hinaus, Dialysate aus den reizerzeugenden Teilen des Froschherzens zu gewinnen und auf schlaglose oder ungünstig schlagende Herzen anzuwenden. Die so behandelten Herzen gewinnen entweder ihre Automatie und die rhythmisch koordinierte Schlagfolge von neuem wieder oder ihre Tätigkeit wird verbessert und reguliert. Der von Haberlandt gewonnene Stoff beeinflußt alle Grundeigenschaften des Herzens, die mit Erregung und Erregungsleitung verknüpft sind und wirkt im übrigen als ein allgemein gefäßerweiterndes Mittel.

Zwaardemakers Lehre von den Herzautomatinen geht von der von ihm beobachteten Grundtatsache aus, daß durch Kaliummangel schlaglos gewordene Herzen nicht bloß durch Kalium, sondern auch vermittelst Ersatz durch einiger anderen Metalle wieder zum Schlagen gebracht werden können, denen mit Kalium die Eigenschaft gleich großer Radioaktivität gemeinsam sei. In diesem Sinne erwiesen sich Rubidium, Thorium, Uranium, Ionium, Radium und Neton und Rodonemanation wirksam. Wurden schlaglose Herzen mit den bioradioaktiven Stoffen

u. R. Sandera: Strahlenther. **26**, 607 (1927). — Haberlandt, L.: Z. Biol. **71**, 35 (1920); **72**, 1, 163 (1920); **73**, 15, 285 (1921) — Erg. Physiol. **25**, 174 (1926) — Wien. klin. Wschr. **1926**, Nr 45 — Naturwiss. **15**, 123 (1927) — Jkurse ärztl. Fortbldg **1927**, Jan.-Heft — Biol. generalis (Wien) **3**, 549 (1927) — Biol. Zbl. **49**, 648 (1929) — Das Hormon der Herzbewegung. Wien u. Berlin: Urban & Schwarzenberg 1927 — Ärztl. Fortbildungskurs in Nauheim Pfingsten 1927. Leipzig: G. Thieme — Med. Klin. **1928**, Nr 15 — Fortschr. Med. **1929**, Nr 2 — Med. Welt **1929**, Nr 9 — Biol. Zbl. **49**, 655 (1929) — Med. Klin. **1928**, Nr 115, 46; **1929**, Nr 9, 14 — Pflügers Arch. **219**, 279 (1928); **220**, 203 (1928); **221**, 576 (1929); **222**, 259, 670 (1929); **223**, 282 (1929) — Z. exper. Med. **68**, 185 (1929) — Münch. med. Wschr. **1929**, Nr 50 — Med. Klin. **1930**, Nr 9; **1928**, Nr 15 — Münch. med. Wschr. **1928**, Nr 25 — Klin. Wschr. **1926**, Nr 15 — Pflügers Arch. **212**, 587 (1926) — Med. Klin. **1930**, Nr 17 — Endokrinol. **6**, 335 (1930). — Zwaardemaker, H.: Pflügers Arch. **173**, 28 (1918) — Erg. Physiol. **25**, 535 (1926); hierin ausführliche Literatur — Pflügers Arch. **217**, 1, 469 (1927); **218**, 354 (1927). — Zwaardemaker, H., u. T. Feenstra: Arch. néerl. Physiol. **11**, 411 (1926).

[1] Deloyers: Arch. internat. Physiol. **30**, 163 (1928).

enthaltenden Lösungen durchströmt, hinterher der Metallgehalt in den Herzen bestimmt, und daraus die kinetische Energie der betreffenden kleinen Mengen berechnet, so ergab sich ungefähr die gleiche Radioaktivität, einerlei, ob das Kalium oder ein millionenfach bzw. milliardenfach kräftigeres schweratomiges Element sie hergibt. Das Herz erwacht auch durch äußere Bestrahlung, wie Poloniumstrahlung, Bestrahlung von Radium und Kathodenstrahlung zur neuen Automatie, also durch corpusculäre Strahlung, nicht aber durch Hochfrequenzschwingungen, strahlende Wärme und ultraviolettes Licht.

Im Organismus wäre Kalium Träger der Radioaktivität und Voraussetzung für Automatie, Leitvermögen und Reizbarkeit des Herzens. Jedoch wäre es nicht selbst schon das Herzhormon oder Automatin. Erstens spricht die lange Latenz der Wirkung dagegen. Sodann ließ sich durch die Übertragung der in einem vorher bestrahlten Herzen zirkulierenden Flüssigkeit ein anderes stillstehendes Herz zum Schlagen bringen. Die wirksamen Stoffe ließen sich durch Adsorption an Talcum venetum zu Analysenzwecken konzentrieren. Sie erwiesen sich, ähnlich wie die Stoffe von DEMOOR und HABERLANDT, in Wasser und Alkohol löslich, in Äther unlöslich, diffusibel, ultrafiltrierbar und thermostabil. Die weitere Untersuchung ergab, daß die hypothetischen Automatine weder artnoch organspezifisch waren, ein Umstand, der Bedenken erweckt, weil gerade das Testobjekt, das ruhende Herz, durch so viele unspezifische Stoffe zur Tätigkeit gebracht werden kann. Allerdings werden solche unspezifische Stoffe, wie z. B. das Histamin und das Vitamin B, durch Bestrahlung außerordentlich viel wirksamer.

Trotz aller vorliegenden Tatsachen, die einer sehr verbreiteten allgemeinphysiologischen Auffassung als willkommene Bestätigung erscheinen mußten, und trotzdem jüngst HABERLANDT[1] Versuche mitteilen konnte, nach denen als auslösendes Moment für die Herzbewegung auch der Wirbellosen der durch den Herzerregungsstoff gesetzte chemische Reiz in Betracht kommt, hat sich die Kritik gegen die Lehre von den Herzhormonen erhoben. Es wird die Zuverlässigkeit des Objektes bezweifelt, weil die Inbetriebsetzung und Förderung gerade des Herzens durch so viele Mittel erreicht werden kann, denen keinerlei physiologische Bedeutung zukommt. Speziell gegen die Beweiskraft des HABERLANDTschen und DEMOORschen Herzhormons wurde angeführt, daß durchaus unspezifische Stoffe, beispielsweise Histamin und Kalium, aus nicht normal reizerzeugenden Herzteilen und anderen Geweben gleichsinnig mit dem Herzhormon und den aktiven Stoffen wirken (RIGLER mit SINGER und TIEMANN, KISCH, WEICHARDT, OPPENHEIMER[2]). RIGLER erhielt die chronotrope Wirkung des Froschhormons mit Kalium und wies darauf hin, daß man aus verschiedenen Geweben wie aus dem Herzen bei Extraktherstellungen die erforderlichen Kaliummengen erhält. Veraschung hebt die inotrope Wirkung der Froschherzhormonpräparate auf. RIGLER nimmt an, daß es sich um die von CLARK[3] angenommenen nicht spezifischen, oberflächenaktiven, alkohol-ätherlöslichen Stoffe handle, deren Gegenwart in Extrakten aus allen Herzabschnitten nachweisbar sei. Selbst aus Harn gewannen er, FREY, KRAUT und BAUER[4] einen Stoff, der Schlagstärke und Frequenz steigerte und nicht Histamin war.

---

[1] HABERLANDT: Wien. akad. Anz. **12**, 1 (1930).
[2] RIGLER, R.: Pflügers Arch. **221**, 509 (1926). — RIGLER, R., u. R. SINGER: Ebenda **220**, 56 (1928). — RIGLER, R., u. T. TIEMANN: Klin. Wschr. **7**, 553, 1137 (1928). — RIGLER, R.: Pflügers Arch. **221**, 509 (1929). — KISCH, B.: Z. Kreislaufforschg **19**, 355 (1927). — WEICHARDT, W.: Klin. Wschr. **6**, 1555 (1927). — OPPENHEIMER, E. TR.: Amer. J. Physiol. **90**, 656 (1929).
[3] CLARK, A. J.: J. of Physiol. **47**, 66 (1913/14).
[4] FREY, E. K., u. H. KRAUT: Hoppe-Seylers Z. **157**, 3 (1926). — FREY, E., H. KRAUT u. E. BAUER: Ebenda **175**, 97 (1928).

Diesen Einwänden gegenüber hebt Haberlandt hervor, daß er histamin-
und adrenalinfreie Extrakte hergestellt habe, und hinsichtlich des Vorkommens
des Herzhormons in anderen Geweben, z. B. in Muskelextrakten, vertritt er die
Ansicht, daß es sich um das in den allgemeinen Kreislauf gelangte Herzhormon
handle und es dort in viel schwächerer Konzentration als im Herzen vorhanden sei.

Da die schon von Engelmann[1] als spezifische Stoffwechselprodukte be-
anspruchten „inneren Herzreize“ von der einen Seite energisch vertreten, von
der anderen Seite nicht minder entschieden abgelehnt werden, liegt ein noch
der Entscheidung durch weitere Versuche vorzubehaltendes Problem vor.

Die Ansicht, daß die etwaigen Herzhormone der Leitungsfunktion des
Herzens dienten, muß jedenfalls abgelehnt werden, da zu viele Tatsachen lehren,
daß die Leitung an das Funktionieren eines spezifischen Erregungsleitungs-
systems geknüpft ist.

Eine humorale Entstehung, also nicht bloß Regulierung, der Wirkung der
Erregung der Herznerven wird, gestützt auf zahlreiche Arbeiten, behauptet.
Dieser Gegenstand wurde schon einmal in diesem Handbuch besprochen[2]. Daselbst wurde der Standpunkt vertreten, daß dieses Problem noch der Aufklärung
durch die Zukunft bedürfe. Es sind eine größere Anzahl zustimmender Beobachtungen mitgeteilt worden, die von dem Gelingen der Übertragung der verschiedensten Funktionen der Herznerven berichten, u. a. auch des Ablaufes der
Aktionsströme und der Chronaxie nach Vagusreizung[3]. Andererseits sind eine
nicht geringe Anzahl von Beobachtungen mitgeteilt, welche einen ablehnenden
Standpunkt einnehmen. Daß von einem zum anderen Säugetier die Übertragung
nicht gelingt, scheint durch die Untersuchungen von Enderlen und Bohnenkamp, Tournade, Heymans und Patrizi[4] entschieden zu sein, um so mehr,
als unter Bedingungen, wo tatsächlich bekannte Hormone vorhanden sind,
deren Nachweis im gekreuzten Kreislauf gelingt. Es bleibt somit nur noch die
Annahme, daß wegen der großen Verdünnung und dem Abbau der etwaigen
Herznervenhormone im Blut der Nachweis nicht gelingen kann. Vorläufig
lassen daher sich nur diejenigen Versuche verwerten, die mit der ursprünglichen
Methode von Loewi der Übertragung von Froschherz zu Froschherz angestellt
werden. Unter den zahlreichen Bestätigungen am Froschherzen brachten nur
die Versuche von Kahn[5] einen wesentlichen Fortschritt, indem eine Doppel-
kanüle für zwei Froschherzen zur Verwendung kam, so daß die Flüssigkeit des
einen Herzens durch den Herzschlag selbst in das andere Herz gelangt. Aber
gerade diese Methode gab in den Händen von Asher und Scheinfinkel[6] Resul-

[1] Engelmann, Th. W.: Pflügers Arch. 65, 142 (1896).
[2] Asher, L.: Handb. d. norm. u. path. Physiol. 7 I, 402. Berlin: Julius Springer 1926.
[3] Brinkman, R.: Arch. néerl. Physiol. 1926, 11. — Brinkman, R., u. E. van Dam:
J. of Physiol. 7, 379 (1923). — Brinkman, R., u. J. van de Velde: Pflügers Arch. 207,
488, 492 (1925). — Frédéricq: C. r. Soc. Biol. Paris 42, 208, 462 (1925) — Bull. Acad. roy.
Belg., Cl. d. Sci. 1925, 51 — Arch. internat. Physiol. 1, 24, 294 (1925) — C. r. Soc. Biol. Paris
42, 739 (1925); 45, 247 (1926) — Arch. internat. Physiol. 24, 113 (1925) — Rev. scient. 63,
611 (1925). — Jendrassik: Biochem. Z. 144, 520 (1924). — Loewi, O.: Pflügers Arch. 189,
239 (1921); 193, 201 (1921); 203, 408 (1924); 204, 361, 629 (1924); 206, 123, 135 (1924);
214, 678, 689 (1926); 212, 695 (1926) — XII. Congr. intern. Stockholm, August 1926, 98.
— Navratil, E.: Pflügers Arch. 210, 550 (1924). — Plattner, F.: Z. Biol. 83, 544 (1925)
— Pflügers Arch. 214, 112 (1926). — Witanowski, W. R.: Ebenda 208, 694 (1925). —
Zunz, E., u. P. Govaerts: C. r. Soc. Biol. Paris 41, 389 (1924).
[4] Enderlen u. Bohnenkamp: Z. exper. Med. 41, 723 (1924). — Tournade, A.,
M. Chabrol u. J. Malmejac: C. r. Soc. Biol. Paris 95, 1538 (1926). — Heymans, J. F., u.
C. Heymans: Ebenda 94, 135 (1926). — Patrizi, M. L.: Atti R. Accad. Sci., L. ed. A. di
Modena, 5. Juglio 1925 — Bull. Sci. med. (10) 5, 1 (1927).
[5] Kahn, R. H.: Pflügers Arch. 214, 482 (1926).
[6] Asher, L., u. N. Scheinfinkel: Pflügers Arch. 217, 184 (1927).

tate, aus denen gefolgert werden konnte, daß alle anscheinend positiven Ergebnisse der Übertragung einer Vaguswirkung nichts anderes waren als die Folgen der Bildung unspezifischer Stoffe unter dem Einfluß von Zirkulationsmangel des Prüfherzens, hypodynamen Zustand und Verschlechterung des metabolen Zustandes durch gelungene Vagusreizung sowie der Empfindlichkeitssteigerung des hypodynamen Prüfherzens auf die unspezifischen Stoffe und auf mechanische Einflüsse. Werden diese Fehlerquellen vermieden, so bleiben nach diesen Autoren unter sonst günstigsten Bedingungen, wo das Spenderherz unter maximaler Vaguswirkung steht, die Symptome humoraler Vagusübertragung aus.

Zu der gleichen Auffassung hinsichtlich der Entstehung von Herznervenwirkungen durch unspezifische Stoffe sind bei der Übertragung der Reizwirkung des Accelerans ATZLER und MÜLLER[1] gelangt. Die Unabhängigkeit der Länge der Nachwirkung der Acceleransreizung am isolierten Vorhof des Frosches von der Größe der Durchspülung desselben spricht auch gegen die Annahme eines diffusiblen Acceleranshormons (FISCHER[2]). Solange selbst die anscheinend positiven Resultate der humoralen Übertragung der Herznervenwirkung auf experimenteller Grundlage sich ohne die Annahme einer solchen erklären lassen, muß es der zukünftigen Forschung vorbehalten bleiben, zu entscheiden, ob eine fruchtbare Arbeitshypothese vorliegt oder dieselbe fallengelassen werden muß.

Die Behauptung der Bildung unspezifischer Stoffe im Herzen, welche Vagussymptome liefern, ist nicht durch den chemischen Nachweis derselben gestützt, sondern durch biologische Reaktionen. Daß es überhaupt mit relativer Leichtigkeit zur Bildung derselben kommen kann, erklärt sich wohl aus dem Umstand, daß das Herz physiologisch auf die rhythmisch geordnete Tätigkeit und günstigen Kreislauf eingestellt ist und die Beeinträchtigung dieser beiden Faktoren den katabolen Prozessen Vorschub leistet. Die ATZLER- und MÜLLERsche Annahme, daß geänderte H-Ionenkonzentration die Symptome der Acceleransreizung hervorrufen könne, wurde durch die Beobachtung gestützt, daß eine kleine Verschiebung des p_H von der alkalischen Seite der Neutralität in der Richtung der Acidität die Erregbarkeit des Accelerans stark steigert (SCHEITLIN, nicht veröffentlicht).

Die Vorstellung, daß etwa Hormone den nervösen Wirkungen auf dem Kreislaufgebiete zugrunde liegen, ist auf die Gefäßnerven übertragbar. Veranlassung hierzu liegt vor allem in dem eigenartigen Mechanismus der Gefäßerweiterer vor. Schon vor der Ära der Herz- und Herznervenhormone hat BARCROFT[3] die Auffassung vertreten, daß die gefäßerweiternde Wirkung der Chordareizung auf der Bildung von gefäßerweiternden Stoffen beruhe. Gegen diese Ansicht sprechen Versuche von ASHER[4], der die sekretorische Leistung der Speicheldrüse durch Fluornatrium ausschloß, aber die Gefäßerweiterung durch Chordareizung erhalten sah. Auch GESELL[5] anerkennt das Vorhandensein von gefäßerweiternden Fasern, obwohl er gleichzeitig Stoffwechselprodukte der Speicheldrüsentätigkeit erweiternd wirken läßt.

Aber erst als die morphologische und funktionelle Eigenart der durch die hinteren Wurzeln austretenden Gefäßerweiterer, die unter dem Begriff der antidromen Leitung zusammengefaßt wird, erkannt worden war, wurde die Möglichkeit in das Auge gefaßt, daß bei Reizung derselben in der Peripherie

---

[1] ATZLER, E., u. E. MÜLLER: Pflügers Arch. **207**, 1 (1925).
[2] FISCHER, M.: Z. Biol. **90**, 1 (1930).
[3] BARCROFT, J.: The respiratory function of the blood. Cambridge 1914.
[4] ASHER, L.: Pflügers Arch. **136**, 411 (1910).
[5] GESELL, R.: Amer. J. Physiol. **47**, 411 (1918/19); 428, 438, 468, 507; **54**, 166, 185, 204 (1920).

Stoffwechselprodukte frei würden, welche die Gefäßerweiterung bedingen (Langley, Ebbecke, Bayliss[1]). Vor allem hat Langley sich auf den Standpunkt gestellt, daß die Bildung von Stoffwechselprodukten durch Reizung der antidromen Gefäßnerven an den Capillaren und den capillaroiden Arterien und Venen am ehesten mit der Gesamtheit der Tatsachen vereinbar sei. An der Katzenpfote gelang es Lewis und Marvin[2], Versuche anzustellen, denen vielfach eine entscheidende Beweiskraft für die Entstehung von gefäßerweiternden Stoffwechselprodukten beigemessen wird. Sie reizten die peripheren Äste des Nervus medianus nach eingetretener Degeneration der in demselben enthaltenen sympathischen Nervenfasern. Wenn sie nun den Nerven 20 Sekunden lang, unmittelbar, nachdem der Kreislauf zur Pfote aufgehoben war, reizten und die Kreislaufsunterbrechung 10 Minuten lang bestehen ließen, so fanden sie, daß die Dauer des Abblassens, von der Freigabe des Kreislaufs an gemessen, für gewöhnlich mit auffallender Genauigkeit der Zeit, die das Abblassen sonst bei bestehendem Kreislauf vom Aufhören der Reizung an dauern würde, entspricht. Bei Reizung der gefäßverengernden Nerven des Kaninchenohres und der Gefäßerweiterer zur Glans penis der Katze wird die Reaktion durch Absperrung des Kreislaufes in ihren zeitlichen Verhältnissen nicht verändert. Lewis und Marvin gelangen zu dem Schluß, daß die antidrome Gefäßerweiterung der Haut von Impulsen herrühre, die längs der sensiblen Nerven zu den Geweben der Haut gelangen und dort histaminähnliche Stoffe frei machen, welche die Gefäßerweiterung hervorrufen. Die Entstehung des Herpes zoster wird auf die gleiche Genese infolge Reizung sensibler Nerven zurückgeführt. Zugunsten der Auffassung von Lewis, daß die sog. Vasodilatoren der Haut gar nicht an den Capillaren, sondern an den Gewebszellen angreifen, würde der Befund von Wollard[3] sprechen, daß an den Capillaren von Katzen und Kaninchen mit der Methylenblaumethode keine Nervenendigungen gesehen werden konnten. Über die Zuverlässigkeit dieser Methode kann man Zweifel hegen.

Was die Natur dieses gefäßerweiternden Stoffes anlangt, so wäre es nach Lewis[4] Histamin, nach Dale und Dudley[5] Acetylcholin. Die Annahme des Histamins macht bei den Säugetieren keine Schwierigkeiten, weil tatsächlich Histamin capillarerweiternd wirkt, aber beim Frosch, dessen Capillaren, wie zuerst Pearce[6], später Doi[7] und Krogh, Harrop und Rehberg[8] gezeigt haben, durch Hinterwurzelnervenreizung erweitert werden, hat Histamin keinen erweiternden Einfluß. Gegen die Lehre, daß Histamin allgemein und unter physiologischen Bedingungen der für Erweiterung verantwortliche Stoff sei, richtet sich die Kritik Kroghs, die er speziell der Lewisschen Erklärung der reaktiven Hyperämie angedeihen läßt. Diese kommt nach Krogh durch nicht normale, aber leicht diffundierbare Produkte zustande. Sie entstehen unter dem Einfluß von Sauerstoffmangel z. B. bei Einatmung sauerstoffarmer Luft und durch Gewebsinsulte. Ferner spricht das Fehlen der durch Histamin hervorgerufenen Empfindungen sowie das Fehlen einer Wirkung auf sensible Nerven bei der reaktiven Hyperämie gegen Histamin. Schließlich weist Krogh darauf hin, daß die Eingeweide auf Kreislaufsunterbrechung keine reaktive Hyperämie

[1] Bayliss, W. M.: J. of Physiol. **26**, 113 (1901). — Ebbecke, U.: Pflügers Arch. **169**, 78 (1917). — Langley, J. N.: J. of Physiol. **58**, 49 (1923).
[2] Lewis, Th., u. H. M. Marvin: Heart **14**, 27 (1927).
[3] Wollard, H. H.: Heart **13**, 319 (1926).
[4] Lewis, Th.: Die Blutgefäße der menschlichen Haut. Berlin: Karger 1928.
[5] Dale, H. H., u. H. W. Dudley: J. of Physiol. **68**, 97 (1929).
[6] Pearce, R. G.: Z. Biol. **62**, 243 (1913).
[7] Doi, Y.: J. of Physiol. **54**, 227 (1920).
[8] Krogh, A., G. A. Harrop ü. P. B. Rehberg: J. of Physiol. **56**, 179 (1922).

zeigen, während sie auf Histamin normal reagieren. Der Nachweis von FELDBERG, KRALL und SCHILF[1], daß die nach Aortenabklemmung an den unteren Extremitäten eines Kaninchens in tiefer Äthernarkose eintretende aktive Hyperämie minutenlang den Blutdruck senkt, während Histamininjektion ihn erhöht, reiht sich den Gründen gegen Histamin als Erzeuger der reaktiven Hyperämie an. KROGH spricht von einem abnormen gefäßerweiternden Stoffwechselprodukt im Gegensatz zu einer histaminähnlichen H-Substanz und einem zweiten H-Kolloid, welche bei der Regulation der Capillaren beteiligt sind.

Die schon konstatierte Nichtbeteiligung von Histamin an der Erweiterung der Capillaren des Frosches erfährt Sicherung durch die Tatsache (GRANT und JONES[2]), daß alkoholische Extrakte aus der Froschhaut sich herstellen lassen, die in ihrer salzfreien Histidin- und Argininfraktion beim Frosch Blutdrucksenkung machen, während Histamin den Blutdruck erhöht.

Was das Acetylcholin anlangt, so wäre ein Haupteinwand die Nichtaufhebung der erweiternden Wirkung der Chordareizung durch Atropin und Scopolamin, ein Einwand, den DALE durch Hilfshypothesen zu entkräften versucht. Es liegen auch zeitliche Unterschiede in der Wirksamkeit der Gefäßerweiterer und von Acetylcholin vor, indem die Acetylcholinwirkung sehr rasch abklingt, hingegen bei doppelter Reizung von Constrictoren und Dilatatoren nach Schluß beider Reizungen, obwohl während derselben nur reine Constrictorenwirkung sich äußert, hinterher die volle Wirkung der Dilatatoren zutage tritt (v. FREY, ASHER[3]). Es können 40—70 Sekunden vergehen, ehe sich die Gefäßerweiterung zeigt. Diese zeitlichen Verhältnisse bestimmten seinerzeit ASHER zuerst einen humoralen Mechanismus der antagonistischen Nerven in das Auge zu fassen. Schließlich darf nicht außer acht gelassen werden, daß, wenn auch die Acetylcholinwirkung sehr vieles Gemeinsames mit derjenigen der Gefäßerweiterer hat, es doch außer in der Darmwand an keinem anderen Ort aus einem frischen Organ extrahiert worden ist als aus der Milz des Pferdes. Das von DALE und DUDLEY gewonnene Produkt erwies sich als höchst aktiv und als ein sehr wenig beständiger Ester. Letztere Eigenschaft wäre wiederum physiologisch von Vorteil, weil eine rasche Beseitigung den funktionellen Bedürfnissen angepaßt wäre.

Die hier behandelten Fragen münden in das bedeutsame Hauptproblem der Regulierung der Gefäße durch lokale Produkte, das Gegenstand eines anderen Abschnittes des gleichen Bandes dieses Handbuches ist. Es sollen daher wenige Punkte in unserem Zusammenhang erörtert werden.

Tätigkeit geht Hand in Hand mit Gefäßerweiterung und gerade hinsichtlich dieser ist die nervöse Regulierung lückenhaft. Beispielsweise sprechen viel mehr Tatsachen gegen, als für eine Versorgung der Niere mit Dilatatoren. Allgemein physiologisch werden wir, unabhängig davon, ob ein Organ mit Gefäßerweiterer versorgt ist oder nicht, das Vorhandensein des älteren humoralen Mechanismus erwarten, denn ohne denselben fehlt ein wesentliches Glied der Ermöglichung autonomer Tätigkeit.

Wenn die Tätigkeit selbst die Produkte entstehen läßt, welche die funktionsgemäße Gefäßweite erzeugt, so kommen eine ganze Reihe von Stoffwechselprodukten der Tätigkeit in Betracht. In erster Linie ist an die geänderte Konzentration der H-Ionen zu denken. ATZLER und LEHMANN[4] wiesen nach, daß jene geringe Zunahme der H-Konzentration, wie sie Hand in Hand mit gesteigerter Tätigkeit einhergehen kann, von Einfluß auf die Gefäßweite ist. Die älteren

[1] FELDBERG, W., u. W. SCHILF: Histamin, S. 432. Berlin: Julius Springer 1930.
[2] GRANT, R. T., u. T. D. JONES: Heart **14**, 337 (1929).
[3] FREY, M. v.: Ludwigs Arbeiten **89** (1876). — ASHER, L.: Z. Biol. **52**, 298 (1909).
[4] ATZLER, E., u. G. LEHMANN: Pflügers Arch. **190**, 118 (1921); **193**, 463 (1922).

Versuche mit CO_2-Beeinflussung der Gefäße ergaben deshalb notwendigerweise Verengerung, weil die gewählten Konzentrationen zu groß waren (Fleisch)[1].

In Versuchen, die Krogh angestellt hat, um die Reaktion der Capillaren auf Wasserstoffionen zu prüfen, kommt er im Gegensatz zu anderen Autoren zur Auffassung, daß die gegenwärtig zur Verfügung stehenden Tatsachen durchaus nicht als beweiskräftig für die Ansicht anzusehen sind, daß die vermehrte Blutzufuhr zu tätigen Organen ausschließlich oder auch nur hauptsächlich durch die vasodilatatorische Wirkung saurer Stoffwechselprodukte hervorgebracht wird. Beim Frosch bedurfte es zur Änderung der Capillarweite einer Steigerung der Wasserstoffionenkonzentration, die beim normalen Frosch wahrscheinlich niemals vorkommt. Auch beim Kaninchen war erst bei erheblicher Abnahme des p_H eine Hyperämie zu beobachten.

Hinsichtlich der Milchsäure lagen schon aus früherer Zeit Erfahrungen darüber vor, daß dieselbe eine Erweiterung der Gefäße veranlassen kann. Wegen der engen Beziehungen zwischen Milchsäurebildung und Muskeltätigkeit beansprucht das Verhalten der Milchsäure zur Weite der Gefäße an dieser Stelle erhöhtes Interesse. In jüngster Zeit haben die Versuche von Keller, Loeser und Rein[2] mit Hilfe der Reinschen Thermostromuhr weitgehend Aufklärung über die Beziehung der Milchsäure zur Muskeldurchblutung geliefert. Da auch nach Entnervung noch eine Mehrdurchblutung bei Muskelarbeit zustande kommt, ist an chemische Reize zu denken, und zwar an solche, die an den Capillaren angreifen, von denen die Autoren annehmen, daß sie nervösen Impulsen überhaupt nicht zugänglich sind. Bei starker Muskelermüdung überdauert die Gefäßerweiterung die Muskelarbeit besonders lange, was auf Milchsäure hinweist, und es konnten zudem durch Milchsäure in bestimmten Konzentrationen die Muskelgefäße eröffnet werden. Allerdings spielt dieser humorale Mechanismus erst in der Erschlaffungsphase eine Rolle, und Voraussetzung für das Zustandekommen der lokal chemisch bedingten Mehrdurchblutung ist die vorhergehende reflektorische Eröffnung der nervös abhängigen präcapillaren Gefäßgebiete des Muskels.

Falls dieser Aufschluß erweitert werden darf, dann besagt dies, daß auch an anderen Orten, namentlich an den großen Drüsen des Unterleibes, die Erweiterung der Capillaren bei der Tätigkeit an die Einwirkung von Stoffen geknüpft ist, die bei der Tätigkeit entstehen.

Von der Pankreasdrüse ist durch Burton-Opitz[3] bekannt, daß Einbringung von 10—15 ccm einer 0,4proz. Salzsäurelösung in den Zwölffingerdarm die Blutzufuhr von 0,24 auf 0,55 ccm pro Sekunde erhöhte, wobei die Veränderung im Blutkreislauf rein lokal blieb. Mit dem hormonalen Mechanismus, der die Tätigkeit der Pankreasdrüse lokal und unabhängig vom Nervensystem auslöst, dürften daher auch die lokalen Stoffwechselprozesse verknüpft sein, welche die mit der Tätigkeit verkoppelte Gefäßerweiterung veranlassen.

Über die Natur der gefäßerweiternden Stoffe in den drüsigen Organen sowie im Zentralnervensystem muß zukünftige Forschung Aufklärung geben.

---

[1] Fleisch, A.: Z. allg. Physiol. **19**, 269 (1921).
[2] Keller, Ch. J., A. Loeser u. H. Rein: Z. Biol. **90**, 260 (1930).
[3] Burton-Opitz, R.: Wien. med. Wschr. **70**, 1737 (1920).

Die Regulierung des Stromvolumens nach dem Blutbedarf.

Von

ALFRED FLEISCH

Tartu-Dorpat.

Mit 3 Abbildungen.

Zusammenfassende Darstellungen.

ATZLER, E.: Über den Einfluß der Wasserstoffionen auf die Blutgefäße. Dtsch. med. Wschr. **1923**. — DALE, H. H.: Some chemical Factors in the Control of the Circulation. Lancet **1929**, 1179, 1233, 1285. — FLEISCH, A.: Die Wasserstoffionenkonzentration als peripher regulatorisches Agens der Blutversorgung. Z. allg. Physiol. **19**, 270 (1921) — Die verstärkte Durchblutung tätiger Organe. Schweiz. med. Wschr. **1922**, Nr 23. — HESS, W. R.: Die physiologischen Grundlagen für die Entstehung der reaktiven Hyperämie und des Kollateralkreislaufes. Bruns' Beitr. **122**, 1 (1921) — Die Regulierung des peripheren Kreislaufes. Erg. inn. Med. **23**, 1 (1923) — Die Regulierung des Blutkreislaufes. Leipzig 1930. — KROGH, A.: Anatomie und Physiologie der Capillaren. Berlin 1929.

Die Bedeutung der Regulierung des Stromvolumens.

Der arbeitende Organismus besitzt einen größeren Blutbedarf als der ruhende, und dementsprechend steigt die Gesamtzirkulationsgröße bei der Arbeit um ein Vielfaches des Ruhewertes an. Das Herz mit seinen regulatorischen Einrichtungen ist jedoch nur imstande, die Gesamtzirkulationsgröße zu dosieren. Wenn aber, wie dies fast ausnahmslos der Fall ist, nur einzelne Organe eine größere Arbeit leisten, so muß die Verteilung der vom Herzen gelieferten Blutmenge auf die einzelnen Organe entsprechend ihrer Arbeitsintensität und ihrem Blutbedarf durch einen anderen Mechanismus, der im peripheren Kreislauf angreift, geleistet werden.

Es bestände allerdings die Möglichkeit, daß die Blutversorgung der Organe unter allen Bedingungen entsprechend ihrem Spitzenbedarf dosiert wäre, unbekümmert darum, daß bei einer solchen Organisation in Phasen herabgesetzter Organtätigkeit das Blut als Träger der Blutgase und Nahrungsstoffe nahezu unausgenutzt die Organe wieder verlassen würde. Eine solche Lösung des Problems bedürfte allerdings keiner besonderen regulatorischen Einrichtungen, aber sie wäre für das Herz mit einer unnötigen Belastung verbunden, indem das Herzminutenvolumen dauernd sehr groß sein müßte. Angesichts der Tatsache, daß die Herzarbeit des Menschen auf gegen 20 000 mkg pro Tag zu veranschlagen ist, wird der Vorteil offensichtlich, der dem Organismus aus einer ökonomischen Lösung des genannten Problems erwächst.

Da überall im Blutkreislauf wie im Gesamtorganismus, wo wir eine Kontrolle ausüben können, das Prinzip der Energieökonomisierung verwirklicht ist (HESS[1]),

---

[1] HESS, W. R.: Die Zweckmäßigkeit im Blutkreislauf. Basel: Benno Schwabe 1918.

so kann kein Zweifel sein, daß das Problem des wechselnden Blutbedarfs nur durch die energiesparende genaue Dosierung des Blutstromes nach dem Bedarf gelöst ist. Einen experimentellen Beweis hierfür erbrachten CHAUVEAU und KAUFMANN[1], indem sie zeigten, daß die aus der Kaumuskulatur des Pferdes ausfließende Blutmenge während des willkürlichen Kauaktes auf den 3- bis 5fachen Betrag anschwoll. Seither ist die genaue Dosierung des Blutstromes nach dem momentanen Bedarf der einzelnen Organe und Gewebeabschnitte eine allgemein anerkannte Tatsache geworden und die jüngsten Untersuchungen von KELLER, LOESER und REIN[2] liefern hierzu weiteres experimentelles Material. Darnach ist die Durchblutungsgröße eines Muskels abhängig von der Reizstärke, also von der Zahl der gereizten Muskelfasern, währenddem die Größe der Muskelbelastung ohne Einfluß auf die Durchblutungsgröße ist, sofern die Reizstärke konstant bleibt. Weniger klar hingegen sind die vom Organismus verwendeten Mechanismen, die diese präzise Regulierung des Stromvolumens nach dem Blutbedarf zustande bringen.

Als Orte dieser Regulierung kommen sozusagen allein die Capillaren und das Arteriensystem in Frage. Das Herz fällt für diese periphere Regulierung außer Betracht, da seine Arbeitsintensität sich nur nach dem Gesamtbedarf des Körpers an Blut richtet, aber ein Einfluß auf die Blutverteilung dem Herzen aus mechanischen Gründen entzogen ist. Die größeren Venen besitzen auf die periphere Verteilung des arteriellen Blutstromes einen zu vernachlässigenden Einfluß, da sie infolge des größeren Durchmessers einen viel kleineren Widerstand besitzen als die entsprechenden Arterien. Ihre große regulatorische Bedeutung liegt in der Beeinflussung des Herzschlagvolumens, indem sie bei Kontraktion das Blutangebot zum Herzen vergrößern[3].

Die Regulierung durch die Capillaren.

Der Zweck des ganzen Kreislaufes ist die Ventilation und Ernährung des Gewebes, die sich in den Capillaren vollziehen, weshalb wir die regulatorische Funktion der Capillaren in den Vordergrund stellen. Die Capillaren könnten über verschiedene Mittel verfügen, um ihre nutritiven Funktionen, d. h. Ventilation und Ernährung des Gewebes, zu dosieren, nämlich:

a) aktive Förderung des Blutstromes durch die Capillaren,

b) Capillarerweiterung zum Zwecke der Widerstandsherabsetzung und Oberflächenvergrößerung,

c) aktive Sekretion der Capillaren.

a) *Eine aktive Förderung des Blutstromes durch die Capillaren* ist sehr häufig behauptet worden, aber alle Versuche, eine solche Capillarleistung zu beweisen, haben fehlgeschlagen[4]. Die Erhöhung der nutritiven Capillarfunktionen durch aktive Beschleunigung des Blutstromes fällt somit außer Betracht.

b) Ein bedeutsames Moment für die Dosierung der nutritiven Capillarfunktion liegt hingegen in der *Contractilität der Capillaren*, indem die Capillaren sich je nach Bedarf dem Blutstrom öffnen oder sich ihm verschließen können, worauf unter anderen PICK[5], DOUGLAS und HALDANE[6] hingewiesen haben. Für

[1] CHAUVEAU, A., u. M. KAUFMANN: C. r. Acad. Sci. Paris **104**, 1126 (1888). — KAUFMANN, M.: Arch. de Physiol. **1892**, 283.

[2] KELLER, CH., A. LOESER u. H. REIN: Z. Biol. **90**, 260. (1930).

[3] FLEISCH, A.: Pflügers Arch. **225**, 26. (1930).

[4] Siehe hierzu A. FLEISCH: Die aktive Förderung der Capillaren. Dieses Handb. **7 II**, 1083.

[5] PICK, E. P.: Internat. ärztl. Fortbildskurs. (Balneol. u. Balneother.) Karlsbad **3**, 188 (1922).

[6] DOUGLAS, C. G., u. J. S. HALDANE: J. of Physiol. **56**, 69 (1922).

den Stoff- und Gasaustausch zwischen Capillaren und Gewebe spielt natürlich die Oberfläche der blutdurchströmten Capillaren einen ausschlaggebenden Faktor, indem die Oberfläche der Capillaren gleichbedeutend ist mit der Kontaktfläche zwischen Blut und Gewebe. Die Größe dieser Kontaktfläche ist aber neben den Spannungsdifferenzen maßgebend für den quantitativen Erfolg der Diffusion von Gasen und Nährstoffen. Da die Capillaren in bezug auf ihre Kontraktion und Dilatation gegenüber den anderen Kreislaufabschnitten Selbständigkeit besitzen[1], so erhellt, daß das Capillarsystem die Intensität seiner nutritiven Funktion vermittelst Veränderung der Kontaktfläche zwischen Blut und Gewebe selbständig dosieren kann. Über das quantitative Ausmaß dieser Dosierung orientieren Beobachtungen von KROGH[2], nach welchen die Zahl der dem Blutstrom offenstehenden Capillaren im arbeitenden Muskel 10—20mal und noch mehr größer ist als im ruhenden Muskel und der Durchmesser der einzelnen Capillaren um den 3—4fachen Betrag variieren kann.

Für Meerschweinchenmuskeln hat KROGH die Zahl der Capillaren im Quadratmillimeter Querschnitt und den Durchmesser bestimmt und daraus die Gesamtoberfläche der Capillaren in 1 ccm Muskel berechnet (Tab. 1).

Tabelle 1.

	Zahl der Capillaren im mm² Querschnitt	Durchmesser der Capillaren in μ	Gesamtoberfläche der Capillaren in 1 ccm Muskel im cm²
Ruhe	31	3,0	3
	85	3,0	8
	270	3,8	32
Massage	1400	4,6	200
Arbeit	2500	5,0	390
Maximale Durchblutung	3000	8	750

Danach kann sich die für den Stoffaustausch maßgebende Kontaktfläche zwischen Blut und Gewebe bis auf den 250fachen Betrag vergrößern. Das ist eine enorme Adaptierungsmöglichkeit.

c) Als ein weiteres Mittel für die Dosierung der nutritiven Capillarfunktion kommt die aktive Mithilfe der Capillarwand beim Stofftransport, also eine *aktive Capillarsekretion* in Frage, welche die rein physikalische Diffusion beschleunigt und evtl. einen Stofftransport auch gegen das Konzentrationsgefälle besorgen könnte. Es ist zweifellos, daß eine solche aktive Capillarsekretion einen bedeutsamen regulatorischen Faktor für die Intensität des Stoffaustausches bilden könnte, indem in Stadien von intensiver Zelltätigkeit die an sich insuffiziente Diffusion durch das aktive Eingreifen der lebenden Membranen wesentlich unterstützt würde. Auf diese Möglichkeit der aktiven Anteilnahme der Capillarendothelien am Stofftransport ist schon wiederholt hingewiesen worden, so z. B. von ROMBERG[3], HERING[4], HALDANE[5] und HESS[6]. In Anbetracht dessen, daß der prozentuale Sauerstoffverlust des Blutes erheblich größer wird, wenn der Muskel Arbeit leistet (DOUGLAS und HALDANE), erscheint ein aktives Ein-

---

[1] Siehe hierzu A. FLEISCH: Gestalt und Eigenschaften des peripheren Gefäßapparates. Dieses Handb. **7 II**, 884. — KROGH, A.: Anatomie und Physiologie der Capillaren, S. 40. 1929.

[2] KROGH, A.: Anatomie und Physiologie der Capillaren, S. 54 u. 225. Berlin 1929.

[3] ROMBERG: Slg klin. Vortr. H. 552 (inn. Med. Nr 170) (1909).

[4] HERING, H. E.: Patholog. Physiol., I. Abtlg. 1921.

[5] HALDANE, J. S.: Organism and environment as illustrated by the physiology of breathing. Yale University Press 1917.

[6] HESS, W. R.: Die Regulierung des Blutkreislaufes. S. 12. Leipzig 1930.

greifen der Capillaren in den Sauerstofftransport durchaus im Bereich der Möglichkeit. KROGH[1] hat versucht, dieser Frage auf rechnerischem Wege näherzukommen. Unter Berücksichtigung der Diffusionsgeschwindigkeit des Sauerstoffes im Gewebe und des Sauerstoffverbrauches eines Muskels berechnet KROGH, ob bei der experimentell festgestellten Häufigkeit der Muskelcapillaren der Sauerstoffdruck des Capillarblutes ausreicht, um durch Diffusion dem Muskelgewebe die effektiv verbrauchte Menge Sauerstoff zuzuführen. Die Rechnung ergibt, daß dies bei ruhendem Muskel ungefähr gerade der Fall ist. Beim arbeitenden Muskel hingegen wäre die Diffusion sogar imstande, dem Muskel 10—20mal mehr Sauerstoff zuzuführen, als derselbe verbraucht. Dies ist darin begründet, daß im arbeitenden Muskel die Zahl und die Oberfläche der blutdurchströmten Capillaren sehr viel stärker zunimmt als der Sauerstoffverbrauch. Wenn auch diese Berechnungen von KROGH zum Teil noch unsicher fundiert sind, so bilden sie doch ein wesentliches Argument gegen die Hypothese des aktiven Sauerstofftransportes durch die Capillaren.

Die Möglichkeit des aktiven Kohlensäuretransportes fällt ganz dahin, da die Diffusionskonstante der Kohlensäure durch Gewebe etwa 30mal größer ist als diejenige des Sauerstoffes und somit ihr Abtransport aus dem Gewebe durch reine Diffusion unter allen Umständen gesichert ist. Auch für einen fördernden Einfluß der Capillarwandung auf den Transport der Krystalloide bestehen vorläufig keine Anhaltspunkte.

Die Regulierung durch die Arterien.

Die eben erwähnte Regulierung der nutritiven Capillarfunktion genügt noch nicht, um dem Gewebe die jederzeit notwendige Ernährung zu sichern. Dafür ist weiter notwendig, daß fortwährend frisches Blut in die Capillaren einströmt und daß der Zustrom von arteriellem Blut gleichsinnig variiert mit der Intensität der nutritiven Capillarfunktion. Diese beiden Faktoren müssen in bezug auf die Ernährung einander koordiniert in Funktion treten.

Für die Dosierung des Blutzustromes spielen die Capillaren nur eine nebensächliche Rolle, weil der Widerstand der nebeneinandergeschalteten Capillaren relativ klein ist, so daß auf sie nur ca. ein Zehntel des gesamten Druckabfalles entfällt. Die arterielle Strombahn hingegen mit ihrem großen Widerstand besitzt die große regulatorische Wertigkeit in bezug auf das Stromvolumen.

Sehr häufig wurde die Ansicht geäußert, daß die vermehrte Blutzufuhr zu arbeitenden Organen durch eine aktive Fördertätigkeit der Arterien bedingt sei, indem die Arterien Energie produzieren, die geeignet sei, den Blutstrom zu beschleunigen. Diese Hypothese wurde jedoch als vollkommen unhaltbar nachgewiesen[2], so daß diese aktive Fördertätigkeit der Arterien als regulatorisches Moment für die Blutstromdosierung außer Betracht fällt.

Das Mittel zur Dosierung des Blutstromes.

Die funktionelle Bedeutung des Arteriensystems liegt in der Aufteilung des vom Herzen gelieferten Blutquantums und in der Dosierung des den Capillaren zur Verfügung gestellten Blutstromes. Das Mittel für diese Aufgaben ist die *Veränderlichkeit der Gefäßquerschnitte*, indem die Widerstände maßgebend sind für die Verteilung des Herzschlagvolumens und für die Größe der zu einzelnen Bezirken strömenden Blutmenge. Die dynamischen Konsequenzen von Quer-

---

[1] KROGH, A.: Anatomie und Physiologie der Capillaren, S. 222. 1929.
[2] Siehe hierzu A. FLEISCH: Die aktive Förderung des Blutstromes durch die Gefäße. Dieses Handb. 7 II, 1071. — FRENCKELL, G.: Das sogenannte periphere Herz. Erg. inn. Med. 37 (1930).

schnittsänderungen werden gewöhnlich unterschätzt. Wir haben uns zu vergegenwärtigen, daß der Widerstand eines Gefäßabschnittes sich reziprok zur vierten Potenz des Gefäßdurchmessers ändert; und der Gefäßdurchmesser ändert sich in direkt proportionalem Verhältnis mit der Dilatation und Kontraktion der Gefäßringmuskulatur. Wenn somit die Arterienringmuskulatur sich auf die Hälfte verkürzt, so sinkt auf Grund des veränderten Widerstandes das Stromvolumen auf ein Sechzehntel. Diese enorme Regulationsbreite wird durch eine Veränderung der Gefäßmuskellänge erzeugt, deren Ausmaß durchaus nichts Ungewöhnliches an sich hat; denn die außerordentliche Anpassungsfähigkeit an verschiedene Längen ist gerade eine Haupteigenschaft der glatten Muskulatur.

Allerdings genügt es für die Vergrößerung des Stromvolumens zu tätigen Organen nicht, wenn die Gefäßerweiterung nur auf einer kurzen Strecke erfolgt. Häufig trifft man diese irrtümliche Ansicht, daß die Erweiterung nur die Capillaren und evtl. noch die präcapillären Arterien betrifft. Die Gefäße der äußersten Peripherie spielen aber beim Zustandekommen des Totalwiderstandes einer Stromschleife keine so prominente Rolle, wie oft dargestellt wird. Wohl ist das Druckgefälle pro Zentimeter Weg in der Peripherie am größten, aber dafür ist die Länge dieser Gefäße gering. Dementsprechend muß sich die regulatorische Querschnittsänderung auf die ganze Zone zwischen Arteriolen und Aorta erstrecken, wobei die, von den Arteriolen aufwärts betrachtet, hintereinandergeschalteten Gefäßabschnitte funktionelle Agisten sind, indem alle bei einheitlicher Muskelaktion das Stromvolumen gleichsinnig beeinflussen.

Von komplexer Natur für unsere Beurteilung ist der physiologische Mechanismus, durch welchen bei erhöhtem Blutbedarf der Organe die Erweiterung der zuführenden Gefäße ausgelöst wird. Prinzipiell zu differenzieren sind zwei Möglichkeiten, nämlich ein lediglich vom Zentralnervensystem aus inszenierter Regulationsmechanismus im Sinne der Mitinnervation und ein Regulationsmechanismus, der von der Peripherie aus in Funktion gesetzt wird.

Der zentral ausgelöste Regulationsmechanismus (Mitinnervation).

Diese häufig diskutierte Auffassung beruht auf der Vorstellung, daß mit dem zentralnervösen Impuls für die erhöhte Tätigkeit eines Organes gleichzeitig vom Zentrum aus ein nervöser Impuls für die Erweiterung der das betreffende Organ versorgenden Gefäße ausgesandt wird. Zwischen Innervation des Organparenchyms und Innervation der Arterien soll eine fixe Assoziation bestehen.

Es ist aber hervorzuheben, daß die Mitinnervation als einziger oder auch nur als wesentlicher Regulationsmechanismus nicht imstande ist, dem Parenchym immer die gerade notwendige Blutmenge zukommen zu lassen. So betont ROUX[1] die Insuffizienz der Mitinnervation für die Tätigkeit der Verdauungsorgane und für das vom Nervenzentrum unabhängige Wachstum der Organe und der Tumoren. Während die Mitinnervation im besten Fall nur den vergrößerten Blutbedarf bei zentralem Impuls zu erhöhter Arbeitsleistung befriedigen kann, können mannigfache Umstände zu einem Mißverhältnis zwischen Blutbedarf und Blutzufuhr führen. Wie HESS[2] ausführt, kann die Zirkulation in einem Gewebebezirk insuffizient werden, ohne daß sich in der Tätigkeit des Parenchyms irgend etwas geändert hat. So kann einem Gewebebezirk die normale Blutzufuhr entzogen werden durch eine Widerstandsverminderung in einem benachbarten Bezirk, der von der gleichen Stammarterie aus ernährt wird. Diese

---

[1] Vgl. OPPEL: Über die gestaltliche Anpassung der Blutgefäße. Vortr. u. Aufs. über Entwicklungsmechanik H. 10. (Mit Orig.-Beig. v. ROUX.)
[2] HESS, W. R.: Pflügers Arch. **168**, 439 (1917) — Bruns' Beitr. **122**, 1 (1921).

Erscheinung der kollateralen Anämie führt zu einem Mißverhältnis zwischen Blutbedarf und Blutzufuhr, obwohl sich in der Tätigkeit des Parenchyms nichts geändert hat. Noch eine weitere mechanische Ursache wird von HESS angeführt, die ebenfalls zu einer Kreislaufinsuffizienz führt, nämlich jede Änderung des Innendruckes der Arterien, sei es des dynamisch erzeugten Blutdruckes oder des hämostatischen Druckes. Wenn wir z. B. von der vertikalen Körperhaltung in die horizontale Lage übergehen, so fällt der hämostatische Druck als dehnendes Moment für die Gefäße der unteren Extremitäten weg, die sich infolgedessen verengern, was zu Widerstandserhöhung mit Senkung des Stromvolumens führt. Daß Druckänderungen einen bedeutenden Einfluß auf den Widerstand besitzen, geht aus Versuchen von FLEISCH[1] hervor. War vorher die Blutversorgung gerade entsprechend dem Blutbedarf eingestellt, so wird sie jetzt insuffizient. Es ist klar, daß die Regulierung des Stromvolumens vom Zentrum aus im Sinne der Mitinnervation alle solche Fälle vollkommen unberücksichtigt läßt und daß sie deshalb nicht der einzige Regulationsmechanismus sein kann.

Die hauptsächlichsten Argumente, auf die sich die Hypothese der vasodilatatorischen Mitinnervation stützt, sind die immer wieder zitierten Experimente von E. WEBER. Auch in den öfters zitierten Untersuchungen von FRANÇOIS-FRANCK[2] sind keine Anhaltspunkte für die Mitinnervation vorhanden, indem die starken Blutdrucksteigerungen, die dieser Autor bei Reizung der motorischen Rindenzone erhielt, nicht zu einem solchen Schluß berechtigen. Blutdrucksteigerungen bei Reizung der verschiedensten Stellen des Gehirns sind von vielen Autoren erhalten worden. Auf die Existenz einer Mitinnervation kann daraus aber selbstverständlich nicht geschlossen werden; denn die Hypothese der Mitinnervation verlangt nicht allgemeine Vasoconstriction, sondern Vasodilatation im arbeitenden Gebiete!

Das neue Moment in den WEBERschen Befunden ist, daß WEBER[3] bei Reizung der Großhirnrinde an curarisierten Tieren das Volumen der Extremitäten plethysmographisch registrierte und dabei feststellte, daß dieses sowohl an der gleichseitigen wie an der gekreuzten Extremität zunahm. Die Volumzunahme der Extremitäten erfolgte aber immer etwas später als der Anstieg des Blutdruckes, woraus WEBER folgert, daß die Volumzunahme der Extremitäten eine passive sei durch Verdrängung des Blutes aus dem Splanchnicusgebiet in die Extremitäten. Daß bei der Rindenreizung hauptsächlich das Splanchnicusgebiet sich verengt, geht aus der Volumabnahme einer in den Plethysmographen eingeschlossenen Darmschlinge hervor. Identische Resultate, nämlich Blutdrucksteigerung infolge Kontraktion im Splanchnicusgebiet mit Verdrängung des Blutes in alle Extremitäten konnte WEBER[4] auch am Menschen erhalten, wenn eine vollständig lokalisierte Bewegung des Fußgelenkes willkürlich ausgeführt wurde. Ferner zeigte WEBER, daß bei vollkommener Körperruhe nur durch intensive Bewegungsvorstellungen oder bei Suggestion einer Bewegung in der Hypnose die gleiche Erscheinung, nämlich Verdrängung des Blutes aus dem Abdomen unter Blutdruckanstieg in die Extremitäten, erhalten wird. Zum gleichen Resultat führt auch die Einwirkung oder Suggestion eines Lustgefühles[5], während Unlustgefühle und geistige Arbeit das Blut von den Extremitäten in das Abdomen verschieben. Als die ausschlaggebende Ursache dieser Blutverschiebungen im Körper betrachtet WEBER[5] die Kontraktion oder Dilatation der Gefäße der Bauchorgane. Nur ganz flüchtig streift WEBER die Möglichkeit, daß eine geringe aktive Erweiterung der Blutgefäße der äußeren Körperteile mitwirken könnte, daß die Wirkung dieser Gefäßerweiterung aber weit überboten würde durch die Wirkung der Gefäßkontraktion in den Bauchorganen.

Die Weberschen Befunde haben somit, obwohl sie öfters als Beweis herangezogen werden, mit der Hypothese der Mitinnervation nichts zu tun; denn Blutdruckanstieg infolge Kontraktion der Splanchnicusgefäße ist keine aktive Gefäßdilatation und vergrößert das Stromvolumen in einem arbeitenden Organ nicht auf das Sechs- bis Achtfache des Ruhewertes. Wenn auch die von WEBER gestreifte Möglichkeit einer geringen aktiven Dilatation der Extremitätengefäße realisiert wäre — was aus den WEBERschen Befunden nicht hervorgeht —, so wäre das immer noch keine Mitinnervation, da sie sich wahllos auf sämtliche Extremitäten erstreckt, nicht nur bei Arbeitsleistung, sondern auch bei allgemeinen lustbetonten Affekten auftritt und im ermüdeten Zustande der Versuchsperson fehlt.

[1] FLEISCH, A.: Pflügers Arch. **174**, 177 (1919).
[2] FRANÇOIS-FRANCK: Leçon sur les fonctions motrices du cerveau. Paris 1887.
[3] WEBER, E.: Arch. f. Physiol. **1906**, 495; Suppl. 309.
[4] WEBER, E.: Mh. Psychiatr. u. Neur. **20**, 6 (1906).
[5] WEBER, E.: Arch. f. Physiol. **1907**, 293; **1908**, 189.

Zu alledem sagen die WEBERschen Experimente nichts aus über die Größe des Stromvolumens; denn Volumvermehrung einer Extremität darf nicht mit Vergrößerung des Stromvolumens identifiziert werden. Die Gefäßabschnitte, die das Stromvolumen hauptsächlich diktieren (kleine Arterien und Arteriolen), sind eng und kurz und fallen volumetrisch wenig ins Gewicht; die Capillaren und Venen mit ihrem großen Blutinhalt. aber kleinem Widerstand hingegen sind es, welche große volumetrische Ausschläge bewirken können.

Es ergibt sich also, daß in der heutigen Literatur kein Argument zu finden ist, das mit einiger Wahrscheinlichkeit für die Richtigkeit der hypothetischen Mitinnervation spricht. Auch die Versuche von GANTER[1] über die Ursachen der Gefäßerweiterung in arbeitenden Organen ergaben gar keine Anhaltspunkte für eine Mitinnervation.

Eine direkte Entscheidung dieser Frage wurde durch FLEISCH[2] auf folgendem Wege erbracht: An der Großhirnrinde der Katze wird das motorische Zentrum für Bewegung der hinteren Extremität elektrisch gereizt. Dabei darf angenommen werden, daß durch die Rindenreizung auch der Mechanismus der Mitinnervation in Tätigkeit gesetzt wird, sofern ein solcher existiert. Denn die elektrische Reizung findet am selben Orte statt, von dem die Willkürbewegung ihren Ausgang nimmt, und zudem erregt die elektrische Reizung, wenigstens bei stärkerer Dosierung, einen größeren Bezirk. Es darf wohl als unzweifelhaft angenommen werden, daß bei Willkürhandlungen die hypothetischen Fasern für die vasodilatatorische Mitinnervation vom motorischen Rindenzentrum aus erregt werden. Denn die Koordination und Dosierung der Körperbewegung kommt im motorischen Rindenzentrum zustande, und wenn die mitinnervatorische Gefäßdilatation der ausgeführten Bewegung angepaßt sein soll, so muß sie ebenfalls vom motorischen Rindenzentrum aus inszeniert werden. Würde die mitinnervatorische Gefäßdilatation von einer anderen Stelle des Cortex ausgehen mit Umgehung des motorischen Rindenzentrums oder würde sie unabhängig vom motorischen Zentrum von tieferen Gehirnabschnitten ausgehen, so könnte die Koinzidenz zwischen arbeitenden Muskeln und Vasodilatation in denselben nicht entstehen. Es ist nicht anders denkbar, als daß die nervösen Impulse für die Mitinnervation vom motorischen Rindenfeld ausgehen und dann vermutlich durch Umsteuerung des Vasomotorenzentrums die Gefäßdilatation hervorrufen.

In den Experimenten von FLEISCH entsteht infolge der Rindenreizung eine Vasodilatation in der arbeitenden Extremität, welche zwecks Registrierung des Stromvolumens künstlich durchströmt wird. Diese Vasodilatation kann nun aber erzeugt sein entweder durch Mitinnervation oder durch die bei der Arbeitsleistung sich bildenden Dissimilationsprodukte. Zur Entscheidung, welchem dieser beiden Faktoren die entstandene Vasodilatation zuzuschreiben ist, wird die künstlich durchströmte Extremität nun curarisiert, damit keine Arbeit geleistet wird und keine Vermehrung der Dissimilationsprodukte stattfindet. Unter Curarisierung bleibt die Vasodilatation vollständig aus; nach Auswaschen des Curare treten Muskelkontraktion und Vasodilatation wieder auf. Dabei war der vasodilatatorische Mechanismus während der Curareapplikation sicher intakt. Die Gefäßerweiterung, die infolge der Tätigkeit der Muskulatur auftritt, ist somit peripheren Ursprungs; sie wird nicht durch den Aktionsimpuls erzeugt, sondern sie entsteht lediglich als Folge der Arbeitsleistung (Dissimilationsprodukte). Die Hypothese der Mitinnervation, nach welcher mit dem Aktionsimpuls zu einem Organ gleichzeitig dessen Vasodilatatoren vom Zentrum aus erregt werden, ist abzulehnen.

---

[1] GANTER, G.: Arch. f. exper. Path. **137**, 276. (1928).
[2] FLEISCH, A.: Z. Biol. **88**, 573 (1929) — Klin. Wschr. **1929**, 1315.

Der peripher ausgelöste Regulationsmechanismus.

Um unter allen Umständen die Dosierung des Blutstromes nach dem Bedarf zu garantieren, ist ein in der Peripherie auslösbarer Regulationsmechanismus notwendig, wie er von ROUX und HESS stipuliert wird. Der Kernpunkt ist dabei, daß die Regulierung des Stromvolumens vom Parenchym aus erfolgt, indem hier allein das Kriterium dafür vorhanden ist, ob die Blutzufuhr dem Bedarf entspricht oder nicht. Für die Existenz einer solchen peripher ausgelösten Regulation liegen verschiedene Beweise vor. So hat BIER[1] in seinen Untersuchungen über die Entstehung des arteriellen Kollateralkreislaufes gezeigt, daß die reaktive Hyperämie vollkommen unabhängig vom Gehirn immer nur durch Mangel an arteriellem Blute hervorgerufen wird. Die reaktive Hyperämie, die in ihrem Wesen identisch ist mit der Funktionshyperämie, ist aber der sichtbare Ausdruck einer Gefäßerweiterung und einer vermehrten Blutzufuhr. Das Auftreten der reaktiven Hyperämie an nervös vollkommen isolierten Extremitäten beweist, daß das Gewebe von sich aus die Fähigkeit besitzt, seine Blutzufuhr nach Bedarf zu regulieren.

Der Gedanke ist naheliegend, daß als *adäquater Reiz für die periphere Regulierung des Blutstromes* in erster Linie die Stoffwechselprodukte in Frage kommen. Denn jede insuffiziente Durchblutung, gleichgültig welcher Provenienz, läßt die Dissimilationsprodukte im Gewebe sich anreichern, wodurch korrigierend der gefäßdilatatorische Akt so lange ausgelöst wird, bis die Anreicherung verschwunden ist. Die Stoffwechselprodukte garantieren eine ideale Regulierung, indem der Funktionserfolg der Durchblutung, nämlich der Abtransport der Stoffwechselprodukte, fortlaufend kontrolliert wird. Sobald der Funktionserfolg insuffizient oder überreichlich wird, werden korrigierende Akte ausgelöst, die die Durchblutung erhöhen oder vermindern, bis der adäquate Reiz, nämlich die Konzentration der Stoffwechselprodukte, wieder auf das normale Niveau zurückgeführt ist.

Daß die Stoffwechselprodukte, vorerst ganz allgemein gesprochen, in den peripheren Kreislauf regulierend eingreifen, ist eine häufig vertretene Ansicht, für welche zahlreiche Belege vorhanden sind. Anläßlich der Diskussion über die Gefäßerweiterung in der Glandula submaxillaris nach Reizung der Chorda tympani hat BARCROFT[2] den Stoffwechselprodukten, die bei der Drüsentätigkeit entstehen, die wesentliche Rolle für die vermehrte Durchblutung zugeschrieben, indem die Gefäßerweiterung nach Chordareizung bedeutend schwächer ausfällt, wenn die Drüsentätigkeit durch Atropin gehemmt wird. Nach den Untersuchungen von HENDERSON und LOEWI[3] bewirkt Pilocarpininjektion in die Submaxillardrüse ebenfalls Speichelfluß, der begleitet ist von einer Steigerung der Durchblutung. Diese letztere tritt aber nur dann auf, wenn der Speichelfluß zustande kommt. Wenn die Pilocarpinwirkung durch Atropin ausgeschaltet wird, so bleibt die Vergrößerung des Stromvolumens regelmäßig aus.

Auch die oben referierten Versuche von BIER über die Entstehung der reaktiven Hyperämie fügen sich gut der Auffassung ein, daß die Dissimilationsprodukte Gefäßerweiterung bewirken; denn infolge Abdrosselung der Blutzufuhr häufen sich die Dissimilationsprodukte im Gewebe an und lösen die vasodilatatorischen Korrektionsakte aus. Wenn Arterie und Vene einer Extremität für ca. 20 Sekunden abgeklemmt werden (ANREP), so tritt nach Freigabe des Blutstromes eine starke Gefäßerweiterung auf, wahrscheinlich weil sich, wie bei der reaktiven Hyperämie die Dissimilationsprodukte angehäuft haben. Die gleiche Erscheinung ist geläufig, wenn nach ESMARCHscher Blutleere der Blut-

---

[1] BIER, A.: Virchows Arch. **147**, 256, 444 (1897); **153**, 306, 434 (1898).

[2] BARCROFT, J.: J. of Physiol. **35**, 30 Proc. (1907); **36**, 53 Proc. (1907). — BARCROFT, J., u. H. PIPER: J. of Physiol. **44**, 359 (1912).

[3] HENDERSON, V. E., u. O. LOEWI: Arch. f. exper. Path. **53**, 62 (1905).

strom freigegeben wird oder wenn eine circumscripte Stelle der menschlichen Haut für 1—2 Minuten durch Kompression blutleer gehalten wird.

In neuester Zeit sind von Lewis[1] eingehende Versuche über die reaktive Hyperämie gemacht worden mit dem Resultat, daß die Gefäßerweiterung hervorgerufen wird durch eine lokale chemische Veränderung, die mit dem Gewebsstoffwechsel zusammenhängt.

Die Rolle der Dissimilationsprodukte für die periphere Regulierung wird teilweise auch gestützt durch die gefäßdilatatorische Wirkung von venösem Blut. So beobachtete Hürthle[2] eine abnorme Blutfülle des Gehirnes bei Asphyxie. Da das Druckgefälle in den Hirngefäßen gegenüber der Norm gesteigert war, so schloß er auf eine größere Geschwindigkeit des Blutstromes in den erweiterten Hirngefäßen. Ebenso fanden Roy und Sherrington[3] eine Erweiterung der Gehirngefäße bei Asphyxie durch onkometrische Messungen des Gehirnes. Eine ähnliche Beobachtung wurde durch Anrep[4] geliefert. Er registrierte plethysmographisch die Inhaltveränderungen einer Extremität, die nervös isoliert war, sich aber unter natürlichen Zirkulationsverhältnissen befand. Bei Asphyxie des Tieres trat ein Anstieg der Plethysmographenkurve auf. Da der Blutdruck sich dabei nicht änderte, so schreibt Anrep die Gefäßerweiterung der direkten Wirkung des asphyktischen Blutes auf die Gefäßwände zu. Wenn bei Kaninchen durch Vorschalten eines schädlichen Raumes vor die Trachea oder bei CO_2-Einatmung Cyanose erzeugt wird, so beobachtete Krogh eine Hyperämie der Ohrgefäße.

In neuesten Versuchen konnten Keller, Loeser und Rein[5] bei der Messung des Blutstromvolumens an der uneröffneten Art. femoralis keine Zunahme desselben feststellen, wenn das Tier 30% Kohlensäure inhalierte. Deshalb glauben die Autoren, die gefäßdilatatorische Wirkung der Kohlensäure negieren zu müssen. Dem ist aber entgegenzuhalten, daß bei Beatmung des ganzen Tieres mit Kohlensäure das Vasomotorenzentrum erregt wird, so daß eine lokal dilatierende Wirkung der Kohlensäure verdeckt werden muß. Wie stark die vasokonstriktorische Wirkung infolge Erregung des Vasomotorenzentrums durch CO_2 ist, zeigt Abb. 250, wo die starke Vasodilatation infolge peripheren Angriffs von Säure vollständig rückgängig gemacht wird. Ganter[6] hat hierzu festgestellt, daß der konstriktorische Erfolg der Reizung des Vasomotorenzentrums durch dieselbe Konzentration der sauren Stoffwechselprodukte wesentlich größer ist, als der dilatatorische bei direkter Einwirkung auf die Gefäßwand selbst. Dementsprechend beobachtete Ganter bei peripherer, einzig das untersuchte Gefäßgebiet betreffender Asphyxie eine Erweiterung der Arterie, bei allgemeiner Asphyxie hingegen eine Gefäßverengerung.

Versuche mit Cyanose des ganzen Tieres müssen in bezug auf die Auswertung im Sinne der peripheren Regulierung durch Dissimilationsprodukte immer skeptisch bewertet werden, da auf eine generelle Cyanose auch das Gefäßnervenzentrum und das Herzvaguszentrum ansprechen und so den lokal dilatatorischen Effekt verdecken können. Besondere Vorsicht ist am Platze gegenüber der plethysmographischen Methode, die nichts über die Größe des Stromvolumens aussagen kann, da sie hauptsächlich Inhaltsschwankungen des Venen- und Capillarsystems angibt.

An den Capillaren beobachtete Krogh, daß venöses Blut niemals lokale Kontraktion, sondern nur Dilatation verursacht.

Die Wasserstoffzahl als adäquater Reiz.

Die Vermutung war naheliegend, daß vor allem die sauren Stoffwechselprodukte wie Kohlensäure und Milchsäure als adäquater Reiz in Betracht kommen könnten. Die erste Beobachtung über eine gefäßerweiternde Wirkung der Kohlensäure machte Severini[7] an der Nickhaut des Frosches. Bei der Nachprüfung

---

[1] Lewis, Th.: Die Blutgefäße der menschlichen Haut, S. 149. Berlin 1928.
[2] Hürthle, K.: Pflügers Arch. **44**, 561 (1889).
[3] Roy, C. S., u. C. S. Sherrington: J. of Physiol. **11**, 85 (1890).
[4] Anrep, G. v.: J. of Physiol. **45**, 307 (1912).
[5] Keller, Ch. J., A. Loeser u. H. Rein: Z. Biol. **90**, 260. (1930) — Rein, H.: Klin. Wschr. **1930**, 1485.
[6] Ganter, G.: Arch. f. exper. Path. **113**, 66. (1926); **138**, 276. (1928).
[7] Severini, L.: La Contattilità dei capillari in relazione ai due gas del scambio materiale. Perugia 1881. Zitiert nach Hofmann u. Schwalbe: Jber. Anat. u. Physiol. **10**, Abt. 2, 78 (1881).

dieser Befunde erhielten ROY und BROWN[1] an der Nickhaut und am Mesenterium des Frosches keine Beeinflussung durch Kohlensäure; hingegen konnte TOMITA[2] die Befunde SEVERINIs bestätigen, indem ein schwacher Kohlensäurestrom gegen die Nickhaut des Frosches gerichtet meistens die mikroskopisch beobachteten Capillardurchmesser etwas erhöht. Ein positives Resultat bei Applikation der Säure von außen hat im weiteren ADLER[3] erhalten. Er beobachtete die Mesenterialgefäße des lebenden Frosches unter dem Mikroskop. Beim Aufträufeln von Säure traten ganz flüchtige Erweiterungen auf.

In jüngster Zeit ist die Applikation der Säure von außen durch KROGH und seine Mitarbeiter[4] wiederum aufgenommen worden. Ein kleiner Tropfen 1proz. Essigsäure, auf die ausgespannte Froschzunge gebracht, erzeugt Erweiterung sowohl der Arterien wie der Capillaren. Mit Puffergemischen von Natriumcitrat-Salzsäure war der Effekt mangelhaft, indem ein p_H des auf die Zunge gebrachten Puffergemisches von 3,65 unwirksam war und erst ein p_H von 1,94 eine deutliche Erweiterung ergab. Reine $^n/_{10}$-HCl mit $p_H = 1$ ergab ausgesprochene Erweiterung.

Die sehr schlechte Wirksamkeit der von außen einwirkenden Säuren wie Salzsäure ist verständlich, weil die Zellmembranen dafür nur sehr wenig permeabel sind. So ist z. B. die menschliche Haut für konzentrierte Salzsäure praktisch undurchlässig, und sie erleidet selbst bei minutenlanger Einwirkung von konzentrierter Salzsäure keine sichtbare Veränderung. Eine Sonderstellung nimmt hingegen die Kohlensäure ein, die sehr viel rascher lebendes Gewebe permeiert als HCl oder andere Säuren. Dementsprechend konnte KROGH mit einem reinen Kohlensäurestrom an der Froschzunge nach etwa einer Minute eine beträchtliche Hyperämie mit Erweiterung von Arterien und Capillaren und eine rasche Blutströmung beobachten. Ein Gemisch von 10% CO_2 in Luft stellte die Grenzkonzentration dar, die eben noch wirksam war.

Da normales Froschblut nach KROGH eine CO_2-Spannung von 1—2% einer Atmosphäre besitzt, so glaubt KROGH, daß die für Gefäßdilatation wirksamen CO_2-Konzentrationen zu hoch seien, um bei der Regulierung der Blutzufuhr eine wesentliche Rolle zu spielen. Aus der CO_2-Konzentration des von außen auf die Froschzunge gerichteten Kohlensäurestromes auf die CO_2-Konzentration und den p_H im Gewebe und im Blut zu schließen, erachte ich nicht für angängig, da die Geschwindigkeit der CO_2-Resorption unbekannt ist und die resorbierte Kohlensäure durch den Blutstrom fortwährend abtransportiert wird. Ferner haben wir uns in bezug auf die CO_2-Resorption an die Existenz der polarisierten Membranen zu erinnern, die für gewisse Stoffe in der einen Richtung leicht, in der anderen Richtung hingegen schwerer oder gar nicht durchgängig sind.

Nachdem die gefäßdilatatorische Wirkung der Kohlensäure bei percutaner bzw. permuköser Applikationsweise sichergestellt ist, verdient auch die starke Hyperämie der menschlichen Haut im Kohlensäurebade in diesem Zusammenhang genannt zu werden. Höchstwahrscheinlich handelt es sich dabei in der Hauptsache um die gefäßdilatatorische Wirkung der durch die Haut resorbierten Kohlensäure (HEDIGER[5]).

Die künstliche Durchströmung eines Frosches von der Aorta aus wurde zum Studium dieser Frage zum erstenmal von GASKELL[6] ausgeführt mit Beobachtung der Gefäßdurchmesser unter dem Mikroskop. Natronlauge in der Konzentration von 1 : 10000 erzeugte vollständigen Gefäßverschluß, der durch Kochsalzlösung und noch besser durch Milchsäure und Essigsäure (1 : 10000)

[1] ROY, C. S., u. BROWN: J. of Physiol. **2**, 323 (1880).
[2] TOMITA, CH.: Pflügers Arch. **116**, 299 (1907).
[3] ADLER, J.: J. of Pharmacol. **8**, 6, 297.
[4] KROGH, A.: Anatomie und Physiologie der Capillaren, S. 139. Berlin 1929.
[5] HEDIGER, ST.: Klin. Wschr. **1928**, Nr 33.
[6] GASKELL, W. H.: J. of Physiol. **3**, 48 (1880).

behoben wurde. Mit Recht betonen ATZLER und LEHMANN[1], daß die GASKELL-schen Versuche nicht beweisend seien, da durch Säure lediglich die Alkali-contractur behoben wurde. Späterhin haben bei künstlicher Durchströmung Gefäßerweiterung durch Kohlensäure erhalten BAYLISS[2] und HOOKER[3] beim Frosch und ANREP[4] am abgeschnittenen Kaninchenohr. Mit Kohlensäure erhielt ANREP noch Dilatation bei einer Konzentration von 7—15% in Ringer-lösung; auch Essigsäure, Milchsäure und Salzsäure in Mengen von 0,05—0,01% in Ringer ergaben Dilatation. Andererseits beobachteten PEARCE[5] und ISHI-KAWA[6] keinen Effekt oder nur Gefäßverengerung. Die Ursache dieser entgegen-gesetzten Resultate wurde durch FLEISCH[7] klargelegt, indem die Höhe der Säure-konzentration dafür maßgebend ist, ob der dilatatorische oder constrictorische Effekt zutage tritt. Kleine Konzentrationen von Kohlensäure wie übrigens auch von Salzsäure erzeugen beim Frosch Dilatation, größere Konzentrationen hingegen Constriction. 10 Vol.-% Kohlensäure oder mehr in Ringerlösung er-zeugen beim Frosch bereits Kontraktion. Ein dilatatorischer Effekt wurde von FLEISCH beobachtet bei CO_2-Konzentrationen in Ringer von 0,5—5 Vol.-%. Diese hohe Empfindlichkeit wird allerdings nur an schonend behandelten und noch gut reaktionsfähigen Tieren beobachtet, ein Befund, der auch von ADLER erhoben wird.

In der Folgezeit wurden diese Befunde mehrfach bestätigt. ADLER[8] stellte bei der Durchströmung der Art. cutanea magna des Frosches fest, daß Salz-säure und Milchsäure in Konzentrationen von $^n/_{500}$—$^n/_{300}$ gefäßverengernd, in schwachen Konzentrationen von ca. $^n/_{1100}$ hingegen gefäßerweiternd wirkt. Das gleiche Verhalten fand ADLER für Kohlensäure, die in $^1/_4$—$^1/_2$ gesättigter Lösung vasokonstringierend, in schwacher Dosierung ($^1/_{20}$—$^1/_{16}$ gesättigte Lösungen) fast stets vasodilatierend, aber niemals gefäßverengernd wirkt. An Katzen stellte McDOWALL fest[9], daß wenig Säure dilatierend, viel hingegen kontra-hierend wirkt.

ATZLER und LEHMANN[10] erhielten bei Durchströmung von Fröschen mit Gummiringer ein etwas abweichendes Resultat. Bei einem p_H der Durch-strömungsflüssigkeit zwischen 5 und 7 verhielten sich die Gefäße refraktär, ein p_H größer als 7 oder kleiner als 5 erzeugte hingegen regelmäßig Gefäßverenge-rung, wobei die Art des Anions irrelevant ist. Für die Breite dieser indifferenten Zone ist der Pufferungsgrad[9] maßgebend, indem sich bei stark gepufferten Durchströmungsflüssigkeiten die indifferente Zone auf $p_H = 5{,}5$—$6{,}5$ ver-schmälert, bei ungepufferten Lösungen hingegen auf $p_H = 2{,}9$—$9{,}3$ verbreitert. ATZLER und LEHMANN sind der Ansicht, daß sich die Gefäße normalerweise in einer physiologischen „Laugencontractur" befinden, die bei Steigerung der [H˙] durch saure Stoffwechselprodukte behoben wird, wodurch die Erweiterung der Gefäße in arbeitenden Organen zustande kommen könnte. Auffallend ist, daß ATZLER und LEHMANN ihre Reaktionen ziemlich unverändert auch noch an Fröschen erhalten konnten, die seit 8 Tagen tot waren und einen starken Fäulnis-geruch aufwiesen, währenddem FLEISCH und ADLER ihre viel rascher verlaufenden

[1] ATZLER, E., u. G. LEHMANN: Pflügers Arch. **190**, 118 (1921).
[2] BAYLISS, W. M.: J. of Physiol. **26**, 32 (1900).
[3] HOOKER, D. R.: Amer. J. Physiol. **28**, 361 (1911).
[4] ANREP, G. v.: J. of Physiol. **45**, 307 (1912).
[5] PEARCE, R. G.: Z. Biol. **62**, 243 (1913).
[6] ISHIKAWA, H.: Z. allg. Physiol. **16**, 223 (1914).
[7] FLEISCH, A.: Pflügers Arch. **171**, 86 (1918).
[8] ADLER, L.: Arch. f. exper. Path. **91**, 81 (1921).
[9] McDOWALL, R. J. S.: J. of Physiol. **65**, 25 (1928).
[10] ATZLER, E., u. G. LEHMANN: Pflügers Arch. **193**, 463 (1922).

Reaktionen auf kleinste Kohlensäuremengen nur an frischen, noch gut reaktionsfähigen Fröschen beobachteten. Es ist daher sehr wohl möglich, daß es sich in den beiden Fällen um verschiedene Reaktionen handelt, indem zwei verschiedene Vorgänge übereinandergelagert sind (ATZLER[1]).

Viel geeigneter als der Frosch ist der Warmblütler für das Studium der Säurewirkung auf die Blutgefäße. SCHWARZ und LEMBERGER[2] verwendeten die nervös isolierte Submaxillardrüse der Katze. Sie injizierten kleinste Säuremengen in die Blutbahn so, daß ein Teil davon zur Submaxillardrüse gelangte. Dabei konnten sie aus der Zunahme des venösen Abflusses aus der Drüse auf eine kurzdauernde Gefäßerweiterung schließen. Auch bei Injektion von Milchsäure in die Art. femoralis wurde eine Erweiterung dieses Stromgebietes beobachtet[3].

Durch die referierten Untersuchungen ist die Säuredilatation im Experiment zur unzweifelhaften Tatsache geworden. Damit aber diese Säuredilatation im Sinne eines normalen Regulationsmechanismus der Blutversorgung ausgewertet werden kann, ist erforderlich, daß die dilatatorisch wirkende Durchströmungsflüssigkeit eine [H·] besitzt, wie sie im arbeitenden Gewebe vorkommt. Als wahrscheinlichsten p_H für das Gewebe wurde von MICHAELIS und KRAMSZTYK[4] 6,82 und als maximaler Wert $p_H = 6,0$ beobachtet. Bei künstlicher Durchströmung von Warmblütlern erhielt FLEISCH[5] mit physiologischen Wasserstoffzahlen regelmäßig Gefäßerweiterungen, erkenntlich an der Zunahme des Stromvolumens um 100% und mehr (s. Abb. 249).

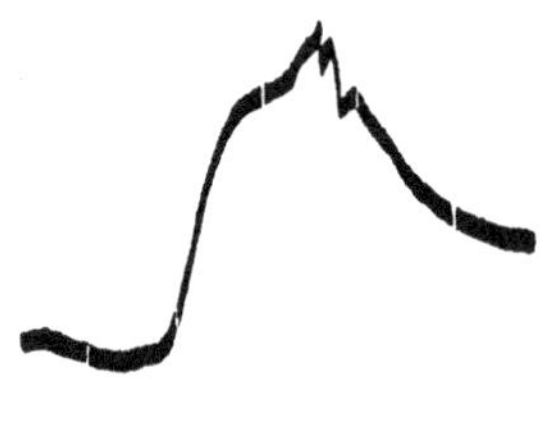

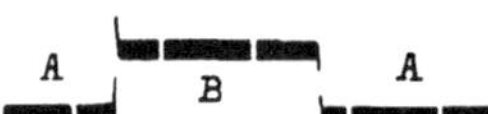

Abb. 249. Durchströmung der rechten hinteren Extremität einer Katze. Bei A besitzt die Thyrodelösung einen $p_H = 7,45$, bei B einen $p_H = 6,97$. Die obere Kurve gibt in ihrer Ordinate die Größe des Stromvolumens an, wobei die untere Kurve bei A die Nullinie des Stromvolumens schreibt. Zeitmarken = 30 Sekunden. (Nach A. FLEISCH.)

Die häufig erörterte Frage, ob die Dilatation durch Kohlensäure einer spezifischen Wirkung ihres Anions CO_3'' resp. HCO_3' zuzuschreiben sei oder ob die Kohlensäure nur durch ihren Säurecharakter gefäßerweiternd wirkt, wurde durch FLEISCH im letzteren Sinne beantwortet. Denn zwei saure Durchströmungsflüssigkeiten von genau gleichen p_H wirken, nacheinander appliziert, genau gleichstark gefäßerweiternd, obwohl die erste Lösung nur Phosphate und die zweite nur Bicarbonat und CO_2 als Puffer enthält. Der Einwand, daß die erste, phosphatgepufferte Lösung aus dem Gewebe eine der zweiten Durchströmungsflüssigkeit entsprechende Menge CO_2 freimachen könnte, ist nicht berechtigt, da der Molargehalt der Phosphatlösung an sauren Phosphaten nur ein Drittel des CO_2-Gehaltes der zweiten, kohlensäurehaltigen Lösung beträgt. Als adäquaten Reiz für die Gefäßerweiterung muß somit die [H·] betrachtet werden. Trotzdem kommt natürlich der Kohlensäure die prominente Rolle zu, da sie das hauptsächlichste saure Dissimilationsprodukt ist und am raschesten permeiert.

Auch nach den Untersuchungen von HERBST[6] und TANAKA[7] kommt dem Anion der Kohlensäure keine spezifische Wirkung zu. Auch für das Milchsäureion ist die gleiche Frage diskutiert worden. Die spezifische Wirkung wird bejaht

[1] ATZLER, E.: Dtsch. med. Wschr. **1923**, 1011.
[2] SCHWARZ, C., u. F. LEMBERGER: Pflügers Arch. **141**, 149 (1911).
[3] KELLER, CH., A. LOESER u. H. REIN: Z. Biol. **90**, 260. (1930).
[4] MICHAELIS, L., u. A. KRAMSZTYK: Biochem. Z. **62**, 180 (1914).
[5] FLEISCH, A.: Z. allg. Physiol. **19**, 270 (1921) — Schweiz. med. Wschr. **1922**, Nr 23.
[6] HERBST, R.: Pflügers Arch. **197**, 568 (1923).
[7] TANAKA, H.: Ber. Physiol. **37**, 444 (1926).

von LEAKE, HALL und KOEHLER[1], KURTZ und LEAKE[2], währenddem sie von MÜLLER[3] und RUSSO[4] verneint wird.

Die Empfindlichkeit der Warmblütler gegenüber einer Änderung des p_H ist eine sehr hohe. Wenn von der Reaktion des arteriellen Blutes ausgegangen wird, so genügt eine Verminderung des p_H der Durchströmungsflüssigkeit von 7,5 auf 7,2, um das Stromvolumen innert einer Minute um 20% anschwellen zu lassen (FLEISCH). Eine ähnliche Empfindlichkeit haben ATZLER und LEHMANN[5] ebenfalls bei künstlicher Durchströmung am Kaninchen gefunden.

Zwischen Größe der p_H-Änderung und Intensität dieser Säuredilatation besteht eine quantitative Beziehung innerhalb des physiologischen p_H-Bereiches. Die Dilatation bleibt auch so lange bestehen, als der Säurereiz wirksam ist; sie ist mit dem Verschwinden des Säurereizes reversibel und beliebig oft reproduzierbar. Von wesentlicher Bedeutung für die physiologische Auswertung ist ferner der Befund von FLEISCH, daß die durch Säure dilatierten Gefäße auf constrictorische Nervenreize noch voll ansprechbar sind.

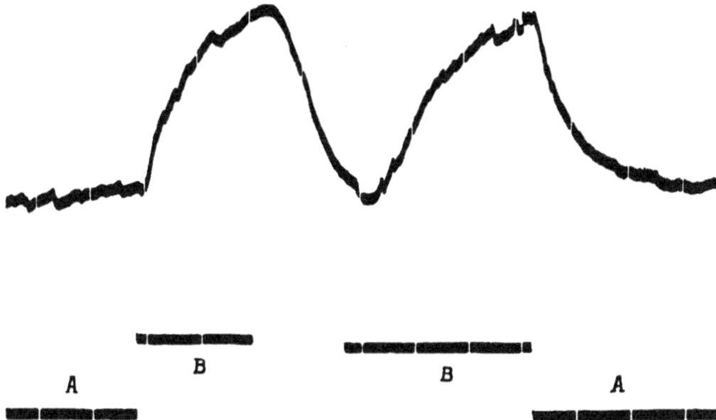

Abb. 250. Künstliche Durchströmung einer hinteren Extremität eines lebenden Meerschweinchens. Die obere Kurve gibt in ihrer Ordinate die Größe des Stromvolumens an, dessen Nullinie durch die untere horizontale Linie bei A markiert ist. Bei A besitzt die Perfusionsflüssigkeit einen $p_H = 7,7$, bei BB einen p_H von 6,75, also für die verwendete Temperatur von 37° gerade neutrale Reaktion. Bei der Lücke im Signalabschnitt BB atmet das Tier ein Gemisch von CO_2 und Luft ein. Infolge Reizung des Vasomotorenzentrums durch die eingeatmete CO_2 tritt eine Vasoconstriction in der künstlich durchströmten Extremität ein, erkenntlich am steilen Abfall der oberen Kurve. Zeitmarken = 30 Sekunden.

So werden in Abb. 250 die durch Säure dilatierten Gefäße bei Erregung des Vasomotorenzentrums durch CO_2 prompt verengert. Verschiedene Autoren, welche die gefäßdilatierende Wirkung von Kohlensäure oder anderen Säuren beobachtet haben, sprechen von einer lähmenden oder narkotisierenden Wirkung der Kohlensäure auf die Gefäße (TOMITA[6], FULL[7], LOENING[8]). In Anbetracht, daß entsprechend der Abb. 250 die säuredilatierten Gefäße auf constrictorische Reize noch voll ansprechbar sind, wird diese Auffassung durch FLEISCH widerlegt. Auch GANTER[9] lehnt die narkotisierende Wirkung der Säuren ab. Da ferner bereits physiologische [H'], wie sie im Blute vorkommen, dilatierend wirken,

[1] LEAKE, D., F. G. HALL u. A. E. KOEHLER: Amer. J. Physiol. 65, 386 (1923).
[2] KURTZ, CH. M., u. D. LEAKE: Amer. J. Physiol. 80, 107 (1927).
[3] MÜLLER, E.: Pflügers Arch. 205, 232 (1924).
[4] RUSSO, G.: Arch. di Fisiol. 26, 186 (1928).
[5] ATZLER, E., u. G. LEHMANN: Pflügers Arch. 197, 221 (1922).
[6] TOMITA, CH.: Pflügers Arch. 116, 299 (1907).
[7] FULL, H.: Z. Biol. 61, 287 (1913).
[8] LOENING, F.: Z. Biol. 62, 54 (1913).
[9] GANTER, G.: Arch. f. exper. Path. 138, 276. (1928)

müßten sich die Gefäße in vivo dauernd in einem gewissen Lähmungszustand befinden, was selbstverständlich nicht angenommen werden kann.

Die Raschheit, mit der diese Säuredilatationen auftreten, entspricht den Anforderungen, die an einen physiologischen Regulationsmechanismus für die Blutversorgung gestellt werden müssen. Ca. 2 Sekunden nach Einströmen der sauren Perfusionsflüssigkeit in das Gefäßsystem setzt die Dilatation bereits ein.

Daß es sich bei diesen Säuredilatationen nicht um einen artifiziellen Akt, sondern um einen physiologischen, in vivo vorkommenden Prozeß handelt, wird durch die folgenden Resultate von FLEISCH belegt. Zur Erreichung der Gefäßdilatation ist es gar nicht notwendig, der Durchströmungsflüssigkeit eine vergrößerte [H'] zu erteilen, sondern es genügen hierfür die im Gewebe produzierten sauren Stoffwechselprodukte, sofern sie nur ungenügend neutralisiert werden. Wird nämlich von einer stark gepufferten Durchströmungsflüssigkeit zu einer schwach gepufferten gewechselt, die aber beide genau den gleichen p_H besitzen, so tritt Gefäßerweiterung ein, indem die schwächer gepufferte Lösung die im Gewebe produzierten Säuren ungenügend neutralisiert. Dabei erfolgt eine Änderung des p_H des venösen Abflusses nur um ca. 0,08. Zu betonen ist, daß eine wesentlich größere Änderung der Phosphatkonzentration am überlebenden Arterienstreifen gar keine Reaktion auslöst.

Während die referierten Untersuchungen von FLEISCH sich im Bereich der physiologischen Wasserstoffzahlen bewegen, haben ATZLER und LEHMANN[1] auch den Einfluß eines größeren p_H-Bereiches am Kaninchen untersucht. Sie fanden dabei, daß Steigerung der OH-Ionenkonzentration über den Wert der Blutalkalinität regelmäßig eine Kontraktion der Gefäße bewirkt. Diese ist um so stärker, je höher die OH-Ionenkonzentration gewählt ist. Steigt die Wasserstoffzahl der Perfusionslösung, so tritt eine Gefäßerweiterung ein in der Art, daß die maximale Weite der Strombahn etwa bei $p_H = 5{,}7$ erreicht ist. Eine weitere Steigerung auf $p_H = 4{,}5$ ändert daran wenig. Wird die Wasserstoffzahl noch weiter erhöht, so tritt häufig, wie beim Frosch regelmäßig, eine Vasokonstriktion ein.

Außer den Gefäßen der Muskulatur und der Haut reagieren auch ausgeschnittene Streifen der Placentararterie auf Erhöhung der C_H mit Dilatation (SCHMITT[2]), desgleichen die Gefäßstreifen der Coronararterie (COW[3], LUDKEWICH[4]). Bei der Blutdurchströmung der Coronargefäße bewirkt Steigerung der C_H oder der Kohlensäurespannung ebenfalls Dilatation (BARCROFT und DIXON[5], IWAI[6]). Auch die mit Thyrode durchströmte Hundeniere erfährt bei Steigerung der C_H einen vermehrten Durchfluß (NAKAGAWA[7]). Für die Gefäße des Darmes stellte FLEISCH (noch nicht publiziert) ebenfalls starke Dilatation bei Steigerung der C_H fest.

Die gefäßdilatatorische Wirkung von C_H-Steigerungen scheint sich somit auf sämtliche Arterien des Körpers zu erstrecken.

Auf Grund der referierten Resultate ist *die Wasserstoffzahl des Blutes bzw. des Gewebes als ein peripher regulatorisches Agens der Blutversorgung* zu betrachten. Die Vergrößerung des Stromvolumens im Experiment erreicht bei Verwendung physiologischer Wasserstoffzahlen allerdings nur 100—200%, währenddem in vivo

---

[1] ATZLER, E., u. LEHMANN: Pflügers Arch. **197**, 221 (1922).
[2] SCHMITT, W.: Z. Biol. **79**, 45 (1923) — Dtsch. med. Wschr. **51**, 189 (1925).
[3] COW: J. of Physiol. **42**, 125 (1911).
[4] LUDKEWICH: Zitiert nach Physiologic. Rev. **6**, 627 (1926).
[5] BARCROFT, J., u. DIXON: J. of Physiol. **35**, 182 (1907).
[6] IWAI, M.: Pflügers Arch. **202**, 356 (1924).
[7] NAKAGAWA, T.: Pflügers Arch. **203**, 612 (1924).

Erhöhungen auf den 6—8fachen Betrag nichts Außergewöhnliches sind. Diese Differenz erklärt sich wohl sicher zum Teil durch die abnormen Lebensverhältnisse bei einer künstlichen Durchströmung mit Salzlösungen, indem der Pufferungsgrad der Durchströmungsflüssigkeiten hinter dem des Blutes zurücksteht und weil die Sauerstoffversorgung des Gewebes eher insuffizient sein dürfte. Im weiteren fehlen den Durchströmungsflüssigkeiten evtl. im Blut vorhandene gefäßtonisierende Substanzen, so daß die Gefäße bei der künstlichen Durchströmung von vornherein abnorm weit sind. Von prinzipieller Bedeutung für die Intensität des Ausschlages kann evtl. sein, daß im Experiment die Säure primär im Gefäßlumen vorhanden ist, währenddem in vivo bei Arbeit eine hohe Wasserstoffzahl primär im Gewebe entsteht. Wenn nämlich der Angriffspunkt der Säure nicht direkt am Gefäßsystem selbst, sondern im Parenchym liegt (s. unten), so muß die Intensität des Reizes und damit des Erfolges in vivo sehr viel größer sein als im Experiment.

Der Sauerstoffmangel.

Durch die Feststellung, daß die im Gewebe produzierte Säure ein bedeutsames Agens für die periphere Kreislaufregulierung darstellt, ist selbstverständlich in keiner Weise ausgeschlossen, daß nicht andere Reizqualitäten ebenfalls regulierend eingreifen. Die Annahme einer einzigen Reizqualität erscheint vielmehr als gesucht, wenn wir die polyvalente Leistung der Blutversorgung in Betracht ziehen, welcher außer dem Abtransport der sauren Dissimilationsprodukte auch die Wegschaffung aller anderen Abbauprodukte und die Zufuhr von Nahrungsstoffen überbunden ist.

Ebensogut wie die C_H könnte auch der Sauerstoffmangel im Gewebe den adäquaten Reiz für die Durchblutungsgröße darstellen; denn Sauerstoffzufuhr ist ebenso wichtig wie Abtransport der sauren Dissimilationsprodukte. Es ist auch sehr leicht möglich, daß beide Faktoren wirksam sind. Tatsächlich existieren auch viele Beweise für die Empfindlichkeit der Gefäße gegenüber Sauerstoffmangel, wobei die meisten Resultate dahin lauten, daß Sauerstoffmangel die Gefäße dilatiert.

An überlebenden Arterien wurde übereinstimmend Erschlaffung bei Sinken und Verkürzung bei Steigerung der Sauerstoffspannung beobachtet von McWilliam[1], O. B. Meyer[2], Full[3], Loening[4], Günther[5], Rothlin[6]. Auch bei künstlicher Durchströmung wurde von den meisten Autoren dasselbe Resultat erhalten, nämlich von Hammouda und Kinosita[7], Hilton und Eichholtz[8], C. F. Schmidt[9]. Für die Coronargefäße finden Hilton und Eichholtz eine hohe Empfindlichkeit des Blutstromes gegenüber der Sauerstoffspannung. Der Kontraktionszustand der Coronaris ist beinahe proportional der Sauerstoffspannung des Blutes. Sinkt die Sauerstoffsättigung des Hämoglobins unter 20%, so resultiert maximale Dilatation der Coronaris. Auch HCN, dem Durchströmungsblut zugesetzt, macht maximale Dilatation der Coronaris.

Unentschieden ist, ob der Sauerstoffmangel als solcher eine kreislaufregulierende Wirkung entfaltet, d. h. ob er selbst einen adäquaten Reiz für die Durch-

---

[1] McWilliam: Proc. roy. Soc. Lond. **70**, 109 (1902).
[2] Meyer, O. B.: Z. Biol. **48**, 352 (1906).
[3] Full, H.: Z. Biol. **61**, 287 (1913).
[4] Loening, F.: Z. Biol. **62**, 54 (1913).
[5] Günther, G.: Z. Biol. **65**, 401 (1915).
[6] Rothlin, E.: Biochem. Z. **111**, 219, 257, 299 (1920).
[7] Hammouda, M., u. R. Kinosita: J. of Physiol. **61**, 615 (1926).
[8] Hilton, R., u. F. Eichholtz: J. of Physiol. **59**, 413 (1925).
[9] Schmidt, C. F.: Amer. J. Physiol. **84**, 202 (1928).

strömungsregulierung darstellt, oder ob er nur wirksam wird durch Vergrößerung der C_H im Gewebe. HILTON und EICHHOLTZ lehnen die Vermittlerrolle der C_H ab mit der Begründung, daß der Sauerstoffverbrauch des Herzens im Stadium der Anoxämie nicht kleiner, sondern eher größer als normal sei, und daß Sauerstoffmangel auf die Coronaris stärker wirke als Steigerung der C_H der Durchströmungsflüssigkeit. Gegen dieses Argument läßt sich allerdings einwenden, daß bei Sauerstoffmangel der allfällige Säurereiz endogen, d. h. von der Gewebeseite her wirkt, was den physiologischen Verhältnissen weit besser entspricht, als wenn die Säure vom Gefäßlumen aus angreifen muß. Der Unterschied leuchtet sofort ein, wenn wir an die Existenz einer nutritiven Gewebesensibilität denken. Andererseits zeigt eine Beobachtung von KROGH, daß z. B. die reaktive Hyperämie nicht durch Sauerstoffmangel bedingt ist. Wird nämlich der Blutstrom durch die ausgespannte Froschzunge gedrosselt, so tritt die reaktive Hyperämie trotzdem auf, obwohl die Froschzunge durch Diffusion aus der Luft genügend Sauerstoff erhält.

Andere Reizqualitäten.

Für die Blutversorgung des Darmes ist es denkbar, daß die Regulierung zum Teil auf die Verdauungsprodukte als adäquaten Reiz eingestellt ist; und bei der Niere könnten evtl. die auszuscheidenden Stoffe ebenfalls die Durchblutungsintensität regulieren. Doch ist darüber noch nichts bekannt.

Die Vermutung, daß außer den sauren auch noch stickstoffhaltige Stoffwechselprodukte eine regulierende Funktion auf die Blutversorgung ausüben können, wurde von EBBECKE[1] und BAINBRIDGE[2] schon vor längerer Zeit ausgesprochen. MARKWALDER und STARLING[3] beobachteten einen erheblichen Dilatationsreiz der Kohlensäure bei der Messung des Stromvolumens durch die Coronaris. Beim Herz-Lungen-Präparat nimmt aber das Stromvolumen durch die Coronaris trotz guter Blutventilation fortwährend zu, so daß die genannten Autoren folgern, daß noch Produkte gefäßerweiternd wirken, die ventilatorisch nicht beseitigt werden können. ROY und SHERRINGTON[4] vermuten, daß chemische Produkte des Gehirnstoffwechsels die Gehirngefäße erweitern, weil sie bei Injektion von Gehirnextrakt eine Volumzunahme des Gehirns beobachteten.

Histamin.

Durch die Untersuchungen der letzten Jahre ist es sehr wahrscheinlich geworden, daß dem Histamin bei der Regulierung des peripheren Kreislaufes eine bedeutende Rolle zufällt. Nach den Untersuchungen von DALE, RICHARDS und LAIDLAW[5] erzeugt Histamin unter geeigneten Bedingungen eine starke Erweiterung der kleinsten Gefäße, so daß der Blutdruck wegen ungenügenden Rückflusses des Blutes zum Herzen abfällt. Ursprünglich schien Histamin nur für Hund, Katze, Affe, Vogel und Mensch capillaraktiv zu sein, nicht aber für Kaninchen und Meerschweinchen. Nach den Angaben von FELDBERG[6] hingegen soll Histamin auch auf die Capillaren von Kaninchen und Meerschweinchen wirksam sein, aber die Wirkung auf den allgemeinen Kreislauf wird durch eine stark kontrahierende Wirkung auf die Arterien kompliziert. Auf die Frosch-

[1] EBBECKE, M.: Pflügers Arch. **169**, 1 (1917).
[2] BAINBRIDGE, F. A.: The physiology of muscular exercise. London 1919.
[3] MARKWALDER, J., u. E. H. STARLING: J. of Physiol. **47**, 275 (1913).
[4] ROY, C. S., u. C. S. SHERRINGTON: J. of Physiol. **11**, 85 (1890).
[5] DALE, H. H., u. A. N. RICHARDS: J. of Physiol. **52**, 110 (1918). — DALE, H. H., u. P. LAIDLAW: J. of Physiol. **52**, 355 (1919).
[6] FELDBERG, W.: J. of Physiol. **63**, 211 (1927).

capillaren hingegen ist Histamin nach den Angaben von DALE und KROGH[1] ohne Einfluß. Immerhin ist das Auftreten der Histaminwirkung von verschiedenen Umständen abhängig, z. B. von der Milieureaktion (HEMINGWAY und McDOWALL[2]), von der Gegenwart sauerstoffübertragender roter Blutkörperchen (DALE und RICHARDS). So tritt bei der künstlichen Durchströmung die capillarerweiternde Wirkung nur auf in Gegenwart von Erythrocyten und einer Spur Adrenalin. Die capillarerweiternde Wirkung des Histamins wurde weiter durch HOOKER[3] und RICH[4] bei der Katze und durch CARRIER[5] an der menschlichen Haut bestätigt.

Die dilatatierende Wirkung des Histamins erstreckt sich über die Capillaren hinaus auch noch auf die kleinen Arterien. Denn nach Abtrennung des Darmes vom Mesenterium kann die künstliche Durchströmung noch dilatatorische Effekte aufweisen (BURN und DALE[6]).

Die Wirkung des Histamins auf die größeren Arterien ist sehr viel untersucht worden, allerdings mit verschiedenen Resultaten, nämlich bald Kontraktion und bald Dilatation[7].

Für die Bedeutung des Histamins als kreislaufregulierendes Agens spricht wesentlich der Umstand, daß Histamin aus dem Gewebe fast sämtlicher Organe, speziell der Lungen, extrahiert werden kann[8]. DALE betrachtet es als normalen Bestandteil der lebenden Zellen, der entweder während des Lebens schon existiert oder wenigstens beim Zelltod gebildet wird. Wegen der angewendeten sehr schonenden Extraktionsmethoden hält DALE dafür, daß das extrahierte Histamin nicht durch postmortale Veränderung entstanden sei. Verschiedene Autoren sind denn auch der Ansicht, daß bei direktem Reiz auf das Gewebe oder bei Reiz vom Nerven aus Histamin selbst oder ein histaminähnliches Produkt in Freiheit gesetzt werde, das für die Erweiterung der Capillaren und Arteriolen ursächlich ist (EBBECKE[9], LANGLEY[10], LEWIS[11] DALE[8]).

Die lokalen Histaminreaktionen sind von LEWIS an der menschlichen Haut eingehend untersucht worden. Wird durch einen Tropfen Histamin 1:3000 mit einer Nadel in die Haut eingestochen, so entwickelt sich um die Stichstelle ein kleiner roter Fleck infolge Erweiterung der kleinsten Gefäße. Einige Sekunden später entwickelt sich ein roter Hof, der auf einem Axonreflex beruht und nach 1—2 Minuten bildet sich eine kleine Quaddel genau über dem roten Fleck. Diese Erscheinung wird von LEWIS als die „dreifache Reaktion" bezeichnet. Die dreifache Reaktion der menschlichen Haut tritt nun auch ohne Histaminapplikation regelmäßig auf, wenn die Haut von ganz verschiedenartigen Reizen getroffen wird. LEWIS konnte zeigen, daß dabei eine Substanz, von ihm H-Substanz genannt, frei wird, die für diese dreifache Reaktion verantwortlich ist. LEWIS selbst vermutete die Identität seiner H-Substanz mit Histamin. KALK[12] brachte ein weiteres Argument für die Identität, indem er bei Personen mit Dermographismus durch starke Hautreize eine Sekretion von Magensaft aus-

[1] KROGH, A.: Anatomie und Physiologie der Capillaren, S. 170. Berlin 1929.
[2] HEMINGWAY, A., u. McDOWALL, R. J. S.: J. of Physiol. 62, 166 (1926).
[3] HOOKER, D. R.: Amer. J. Physiol. 54, 30 (1920).
[4] RICH, A. R.: J. of exper. Med. 33, 287 (1921).
[5] CARRIER, E. B.: Amer. J. Physiol. 61, 528 (1922).
[6] BURN, J. H., u. H. H. DALE: J. of Physiol. 61, 185 (1926).
[7] Literatur hierzu bei W. R. HESS: Die Regulierung des Blutkreislaufes. S. 35. Leipzig 1930.
[8] Literatur hierzu bei H. H. DALE: Lancet 1929, 1179, 1233, 1285.
[9] EBBECKE, U.: Pflügers Arch. 169, 1 (1917).
[10] LANGLEY, J. N.: J. of Physiol. 57, 428; 58, 49 (1923).
[11] LEWIS, TH.: Die Blutgefäße der menschlichen Haut. Berlin 1928.
[12] KALK: Klin. Wschr. 1929, 64.

lösen konnte. Da Histamin ein mächtiger Stimulus für die Magensekretion ist, so schließt er, daß durch die Hautreizung eine Bildung und Resorption von Histamin stattgefunden hat. Auch DALE und KROGH halten die Identität von H-Substanz mit Histamin für wahrscheinlich.

Aber die *Kreislaufwirkung des Histamins ist offenbar beschränkt auf die Nachbarschaft seiner Entstehung.* Die kreislaufregulierende Bedeutung des Histamins kann mit DALE folgendermaßen charakterisiert werden: Bei mechanischen Reizen und auch bei Verletzung von Gewebe wird Histamin frei, welches am Orte seiner Entstehung die kleinsten Blutgefäße zur Erschlaffung bringt. Durch Axonreflexe können auch die kleinen Gefäße der Umgebung dilatiert werden. Aber bei schweren Gewebsschädigungen und bei der Entzündung ist Histamin sicher nicht das allein wirksame Produkt, indem dabei eine Reihe von Erscheinungen auftreten, die durch Histamin nicht entstehen. Hingegen bestehen vorläufig keine Anhaltspunkte, daß Histamin ursächlich ist für die Erweiterung der kleinen Gefäße bei Arbeitsleistung der Organe. Die übertriebenen Hoffnungen von LEWIS über die generelle Bedeutung seiner H-Substanz werden allgemein abgelehnt (KROGH und DALE). Das Histamin ist eben nicht die einzige kreislaufregulierende Substanz, sondern es ist nur ein und zudem noch bescheidenes Agens neben verschiedenen anderen.

Acetylcholin.

Cholinartige Körper, insbesondere das Acetylcholin, entfalten im Gegensatz zum Histamin ihre Wirkung an den Arterien und Arteriolen. Der Effekt ist bei intravenöser Injektion eine starke aber kurz dauernde Blutdrucksenkung und bei künstlicher Durchströmung eine starke Zunahme des Stromvolumens (DALE und RICHARDS[1], HUNT[2]). Fast alle Organe reagieren einheitlich mit Vasodilatation, allerdings kommen gelegentlich, speziell bei stärkerer Dosierung, auch constrictorische Effekte zum Vorschein[3]. Das Acetylcholin verdient hier deshalb Interesse, da die Untersuchungen von GEIGER und LOEWI[4], HESS[5], BRINKMANN und RUITER[6] und SHIMIDZU[7] gezeigt haben, daß aus dem Muskel, namentlich nach elektrischer Reizung, Stoffe gewonnen werden können, die, wenn sie nicht selbst Choline sind, so doch sehr ähnlich biologische Wirkungen wie Acetylcholin aufweisen. Zudem ist neuerdings Acetylcholin aus Gewebe isoliert worden (BEST, DALE, DUDLEY und THORPE[8], DALE und DUDLEY[9]).

Allerdings können wir uns heute noch kein deutliches Bild machen, in welcher Weise Acetylcholin in den Mechanismus der peripheren Kreislaufregulierung eingreift. Interesse verdient die Hypothese von DALE[10], daß die vasodilatatorischen Nervenimpulse, die bei Axonreflexen die benachbarten Arteriolen treffen, hier Acetylcholin als den wirklichen Dilatator freimachen. Ferner ist an die Möglichkeit zu denken, daß Acetylcholin, ähnlich wie Adrenalin, in den Kreislauf ausgeschüttet werden kann, um den arteriellen Tonus generell zu reduzieren.

---

[1] DALE, H. H.: J. of Pharmacol. **6**, 147 (1914). — DALE, H. H., u. A. N. RICHARDS: J. of Physiol. **52**, 110 (1918).
[2] HUNT, R.: Amer. J. Physiol. **45**, 197, 231 (1918).
[3] VOSS, O.: Arch. f. exper. Path. **116**, 367 (1926).
[4] GEIGER, E., u. O. LOEWI: Biochem. Z. **127**, 174 (1922).
[5] HESS, W. R.: Verh. internat. XI. Kongr. Physiol., Edinburgh 1923.
[6] BRINKMANN, R., u. RUITER: Pflügers Arch. **204**, 766 (1924).
[7] SHIMIDZU, K.: Pflügers Arch. **211**, 403 (1926).
[8] BEST, C. H., DALE, DUDLEY u. THORPE: J. of Physiol. **62**, 397 (1927).
[9] DALE, H. H., u. H. W. DUDLEY: J. of Physiol. **68**, 97 (1929).
[10] DALE, H. H.: Lancet **1929**, 1179, 1233, 1285.

Mit den genannten 4 Faktoren: C_H, Sauerstoffmangel, Histamin und Acetylcholin, braucht natürlich die Reihe der Agenzien, die durch Gefäßerweiterung eine Vermehrung des Blutstromes bewirken, noch nicht geschlossen zu sein. Es ist durchaus möglich, daß noch andere Körper mit ähnlicher Wirkung in Zukunft gefunden werden.

Mechanismus der Gefäßerweiterung.

Die allgemein herrschende Ansicht über den Angriffspunkt der gefäßdilatierenden Agenzien ist, daß es sich um eine *direkte Wirkung auf die Gefäßmuskulatur handelt*, wodurch der bestehende Gleichgewichtszustand zwischen Constrictorentonus und dilatierendem Innendruck im Sinne einer partiellen Hemmung des Constrictorentonus verschoben wird. Daß für alle vier genannten gefäßdilatatorischen Agenzien eine solche direkte Wirkung auf die Gefäßmuskulatur besteht, ist zweifellos. Denn die gefäßerschlaffende Wirkung einer gesteigerten C_H oder von Sauerstoffmangel läßt sich z. B. am ausgeschnittenen Gefäßstreifen prompt nachweisen.

Eine neuartige Auffassung, der ebenfalls die Gefäßmuskulatur als direkter Angriffsort der C_H zugrunde liegt, haben ATZLER und LEHMANN[1] in die Diskussion geworfen. Da die Gefäße, speziell beim Frosch, bei einem p_H der Durchströmungsflüssigkeit von 5,65—6,6 maximal erweitert sind, in diesem Reaktionsbereich aber der isoelektrische Punkt des Organeiweißes liegt, so nehmen die genannten Autoren an, daß die Gefäßweite vom Quellungszustand abhängig ist. Das Minimum der Quellung im isoelektrischen Punkt würde die Gefäße maximal weit machen. Je mehr sich die Reaktion vom isoelektrischen Punkt nach der alkalischen oder sauren Seite entfernt und dementsprechend der Quellungsdruck der Kolloide größer wird, sollen die Gefäße enger werden.

Es erscheint aber wahrscheinlich, daß die direkte Wirkung auf die Gefäßmuskulatur nicht den einzigen Wirkungsmechanismus darstellt, da sie keinen genügend großen zirkulatorischen Effekt produzieren kann. Denn die in einem Gewebebezirk gebildeten gefäßdilatierenden Agenzien können einen Effekt nur auf die in dem betreffenden Gewebebezirk selbst verlaufenden Gefäße ausüben. Zudem wird sich die dilatatorische Wirkung in gutem Maße nur an den dünnwandigen Gefäßelementen geltend machen, weil die dickwandigeren Arterien dem Diffusionsstrom einen größeren Widerstand entgegensetzen. Die eigenartige Gefäßversorgung des Darmes mit den langen außerhalb des Organes gelegenen Zuleitungsröhren ist ein instruktives Beispiel dafür, daß die direkte Wirkung des kreislaufregulierenden Agens auf die Gefäßmuskulatur hier nur einen bescheidenen Effekt besitzen könnte, denn der Hauptwiderstand der Gefäßbahn entfällt beim Darm auf die Zuleitungswege. Die im Darm selbst verlaufenden kurzen Gefäße stellen nur einen Bruchteil des Gesamtwiderstandes dar und deshalb kann ihre Erweiterung nur eine bescheidene Blutstrombeschleunigung hervorbringen. Wenn die periphere Kreislaufregulierung eine große Regulationsbreite — die sie effektiv hat — besitzen soll, so müssen auch die mittleren und großen Arterien in die Querschnittsdosierung einbezogen werden. Daß dies nur unter Vermittlung nervöser Bahnen geschehen kann, ist unabweislich.

Eine präzisierte Auffassung über den Mechanismus der Anpassung der Blutversorgung an den Blutbedarf hat HESS[2] ausgeführt mit der Schlußfolgerung,

---

[1] ATZLER, E., u. G. LEHMANN: Pflügers Arch. **190**, 131 (1921); **197**, 221 (1922).
[2] HESS, W. R.: Pflügers Arch. **168**, 439 (1917) — Bruns' Beitr. **122**, 1 (1921) — Schweiz. Arch. Neur. **14**, 20 (1924) — Erg. inn. Med. **23**, 1 (1923).

daß eine periphere Kreislaufregulierung nur dann allen an sie herantretenden Forderungen wirklich gerecht werden kann, wenn ihr ein spezifischer sensorischer Apparat zur Verfügung steht. HESS kommt zum Postulat einer *nutritiven Gewebesensibilität*, die ihren Sitz im Gewebe hat und durch welche die den Blutstrom regulierenden motorischen Akte der Gefäßmuskulatur inszeniert und dosiert werden. HESS weist auf die Analogie dieses Postulates zur Dynamik der Skeletmuskulatur hin. Auch hier ist bekanntlich eine feinere Dosierung der motorischen Akte ohne ständige sensorische Kontrolle der Bewegungen undenkbar. Als adäquaten Reiz für diese nutritive Gewebesensibilität werden ganz allgemein die Zustände bezeichnet, die infolge mangelhafter Durchblutung auftreten. Daß die [H'] des Gewebes einen adäquaten Reiz für diese nutritive Gewebesensibilität bildet, ist höchstwahrscheinlich, aber vermutlich sind auch andere Reizqualitäten wirksam wie Histamin. Es ist zweifellos, daß eine solche sensorische Kontrolle in allen Fällen eine genaue Anpassung der Blutzufuhr an den Blutbedarf garantieren würde, indem jede ungenügende Durchblutung eine Verstärkung der adäquaten Reize erzeugt, wodurch vermittels der nutritiven Gewebesensibilität auf dem Reflexwege korrigierende motorische Akte der Gefäßmuskulatur ausgelöst würden. Überreichliche Durchblutung andererseits führt zu einer Konzentrationsverminderung der adäquaten Reizstoffe und damit zum Sistieren der vasodilatatorischen Reflexe. Diese von der nutritiven Gewebesensibilität ausgelösten Reflexe zur Dosierung des Blutstromvolumens werden von HESS als *nutritive Gefäßreflexe* bezeichnet, die stromaufwärts wirksam werden. Bei schwacher Reizdosierung beschränkt sich der Nutritionsreflex auf das periphere Zirkulationsgebiet, in welchem die Reize auftreten; je stärker die Reize sind, um so weiter stromaufwärts greifen die Reflexe aus und erzeugen unter Mitwirkung des Zentralnervensystems die Umstellungen des Kreislaufes. Bezüglich der schematischen Darstellung dieses Nutritionsreflexes und seiner Auswirkungen sei auf Abb. 251 verwiesen.

Die experimentellen Feststellungen über die sensorische Komponente der Gefäßreflexe sind allerdings bis anhin bescheiden. Die älteren von HESS[1] referierten Untersuchungen von HEGER, PAGANO, SPALLITTA und CONSILGIO, die durch unphysiologische Reizmittel wie Nicotin, Silbernitrat usw. reflektorische Beeinflussungen des Kreislaufes ergaben, sagen nichts aus über die Existenz einer nutritiven Gewebesensibilität. Immerhin scheinen die anatomischen und die physiologischen Grundlagen für eine nutritive Gewebesensibilität und die nutritiven Gefäßreflexe vorhanden zu sein. So haben die Untersuchungen von STÖHR[2] einen bis jetzt nicht bekannten Reichtum der peripheren Gefäße an nervösen Elementen dargetan. Verschiedene Gefäßreflexe, die an anderer Stelle ausführlich behandelt werden (s. ATZLER, ds. Handb. Bd. VII, 2), liefern gewisse unentbehrliche physiologische Grundlagen für die Annahme von nutritiven Gefäßreflexen. EBBECKE[3] hat in seiner Analyse der lokalen vasomotorischen Reaktion gezeigt, daß der nach Hautreizung auftretende, von L. R. MÜLLER als irritatives Reflexerythem bezeichnete rote Hof einen Rückenmarksreflex darstellt, indem dieses Teilphänomen der lokalen vasomotorischen Reaktion bei peripheren Nervenlähmungen in dem sensorisch gelähmten Bezirke fehlt. Von Bedeutung ist ferner, daß EBBECKE gefäßerweiternde Stoffwechselprodukte als ursächlichen Teilfaktor der hyperämischen Erscheinungen der lokalen vasomotorischen Reaktion betrachtet, ohne allerdings die Stoffwechselprodukte als adäquaten Reiz für das Reflexphänomen anzunehmen. Wenn die Froschzunge mechanisch oder

---

[1] HESS, W. R.: Bruns' Beitr. **122**, H. 1 (1921).
[2] STÖHR, PH.: Ergänzungsh. z. Anat. Anz. **54**, 54 (1921).
[3] EBBECKE, U.: Zbl. Physiol. **28**, 724 (1914) — Pflügers Arch. **169**, 1 (1917).

durch Jod gereizt wird (KROGH[1]), so entwickelt sich nach einer Latenz von wenigen Sekunden ein hyperämischer Bezirk, der um so ausgedehnter ist, je stärker der Reiz war. Dabei kann sich die Erweiterung auf eine 5—10 mm lange Strecke der zuführenden Arterie ausbreiten. Da die Durchschneidung der Zungennerven das Phänomen unverändert läßt, kann es sich nicht um einen durch das Zentralnervensystem gehenden Reflex handeln. Die Reflexnatur ist aber trotzdem unzweifelhaft, da sowohl Degeneration der Zungennerven wie Cocainisierung der Froschzunge das Entstehen der Hyperämie verhindert. Das gleiche Phänomen ist an der Froschschwimmhaut erzielbar durch chemische Reizung mit einem Silbernitratkrystall, und auch hier führt Degeneration der Nerven zum Ausfall des Phänomens. Deshalb folgert KROGH, daß es sich um einen Axonreflex handelt, der die Gefäßerweiterung über den gereizten Bezirk hinausträgt. Zu der gleichen Schlußfolgerung führen die beachtenswerten Untersuchungen von BRUCE[2] und BARDY[3] über die entzündliche Hyperämie der Conjunctiva durch Senföl. Einfache Durchschneidung der sensiblen Nerven ändert die resultierende ausgedehnte Hyperämie nicht. Diese fällt hingegen aus, wenn die sensiblen Nerven degeneriert sind oder wenn die sensiblen Apparate der Conjunctiva durch Cocain blockiert werden. Sowohl BRUCE als nach ihm auch BARDY erklären das Phänomen durch Annahme eines Axonreflexes. Auch bei Applikation des Senföles auf die Haut (BRESLAUER[4]) sind bei der Entstehung der Hyperämie Reflexe beteiligt, die zum Teil peripherer Natur sind, indem die Hyperämie des direkt gereizten Bezirkes durch Lokalanästhesie oder Nervendegeneration ausfällt. Die Ausbreitung der Hyperämie über die gereizte Stelle hinaus hingegen scheint in diesem Fall eher auf zentralen Reflexen zu beruhen, indem frische Nervendurchschneidung und Zerstörung des betreffenden Rückenmarksabschnittes die Ausbreitung der Hyperämie über den gereizten Bezirk hinaus hindert.

Nach den Resultaten von O. FOERSTER[5] am Menschen handelt es sich aber auch hier um rein periphere Reflexe. Nach vollständiger Durchtrennung eines Nerven (Ischiadicus, oder totale Unterbrechung des gesamten Armnervengeflechtes) erzeugen thermische, mechanische, elektrische oder chemische Reize (Senföl) eine lebhafte Vasodilatation. Dabei ist auch bei eng umschriebenem Angriffspunkt des Reizes manchmal eine erhebliche Ausbreitung der Dilatation weit über den Angriffspunkt des Reizes vorhanden. FOERSTER betont, daß er bei Unterbrechung des spinalen Reflexbogens dieses Nachbarschaftserythem niemals vermißt hat.

Nochmals zu erwähnen ist in diesem Zusammenhang die dreifache Reaktion der Haut auf Histamin (LEWIS), wobei ebenfalls unter Vermittlung von Nervenelementen ein roter Hof um die Reizstelle herum entsteht.

Es ist somit sicher, daß durch lokalisierte Reizung gefäßerweiternde Reflexe auf die direkte Umgebung der Reizstelle und auch auf die zuführenden Arterien ausgehen. Es sind dies sowohl periphere als auch durch das Zentralnervensystem gehende Reflexe.

In diese Sachlage paßt sich sehr gut die Deutung ein, welche HESS[6] der Vasodilatation durch antidrome Impulse bei Reizung des peripheren Stumpfes der durchschnittenen Hinterwurzeln gibt: Die afferenten Fasern der nutritiven

[1] KROGH, A.: Anatomie und Physiologie der Capillaren, S. 101. Berlin 1929. — KROGH, HARROP u. REHBERG: J. of Physiol. **56**, 179 (1922).
[2] BRUCE, A. N.: Arch. f. exper. Path. **63**, 424 (1910).
[3] BARDY, H.: Skand. Arch. Physiol. (Berl. u. Lpz.) **32**, 198 (1918).
[4] BRESLAUER, F.: Dtsch. Z. Chir. **150**, 50 (1919).
[5] FOERSTER, O.: Dtsch. Z. Nervenheilk. **107**, 41 (1929).
[6] HESS, W. R.: Erg. inn. Med. **23** (1923).

Gewebesensibilität laufen durch die Hinterwurzeln in das Rückenmark ein, wobei sich der zugehörige Zellkörper im Spinalganglion befindet. Es ist wahrscheinlich, daß auch die periphere Ausbreitung entlang den Arterien ganz oder teilweise diesen Fasern überbunden ist, soweit sie auf ihrem Wege den Arterien folgen. Je nach der Stärke des Reizes dringt die Erregung nur bis zu den nächsten Gefäßinternodien oder sie steigt höher hinauf und schickt schließlich intensiv und extensiv stark ausgeprägte Reize bis zum Zentralnervensystem. Die beim antidromen Effekt rückwärts geschickte Erregungswelle begeht die zu den verschiedenen Internodien abzweigenden Kollateralen ebenso, wie wenn die Erregung vom physiologischen Receptor in der Peripherie aufwärts steigt. Bei dieser Deutung von HESS haben diese dilatatorisch wirkenden Fasern der Hinterwurzeln mit einer efferenten Verbindung von Zentralnervensystem und Peripherie überhaupt nichts zu tun.

Die in den hinteren Wurzeln verlaufenden Vasodilatatoren scheinen aber nicht die einzigen Bahnen zu sein, durch welche die Vasodilatation zustande kommt. Denn FOERSTER beobachtete beim Menschen das oben beschriebene Nachbarschaftserythem auch nach völliger Unterbrechung eines peripheren Nerven, und zwar zu einer Zeit, in der alle im peripheren Nerven enthaltenen Fasern längst total degeneriert sind. Und dabei unterscheidet sich das Nachbarschaftserythem vielfach in bezug auf Stärke und Dauer in nichts von dem normalen Verhalten. Deshalb hält FOERSTER es für das Wahrscheinlichste, daß die Ausbreitung der Vasodilatationen über die Stelle des Reizangriffes hinaus auf dem Wege des nervösen Eigenapparates der Blutgefäße erfolgt, welcher unabhängig von den cerebrospinalen Nerven ist, aus dem Grenzstrang des Sympathicus direkt an die Gefäße herantritt und wohl eine Verstärkung durch die Ausläufer von Ganglienzellen erfährt, welche direkt in der Adventitia der Gefäße gelegen sind.

Für die Auswertung der eben genannten Hyperämie erzeugenden Reflexe als nutritive Gefäßreflexe ist allerdings noch der Nachweis nötig, daß ihr adäquater Reiz nicht nur eine Afferenzqualität wie Schmerz, sondern eine mit der Ernährung des Gewebes zusammenhängende Zustandsänderung ist, wie z. B. Erhöhung der Wasserstoffzahl im physiologischen Bereich. Zugunsten der Existenz der postulierten nutritiven Gefäßreflexe sprechen Beobachtungen von HESS[1], wobei das Erfolgsorgan allerdings nicht der periphere Kreislauf, sondern das Herz ist. Bei künstlicher Durchströmung der zirkulatorisch vollkommen isolierten hinteren Extremitäten des Frosches, deren nervöse Verbindung mit dem übrigen Körper intakt war, trat bei leichter Zunahme der [H'] der Durchströmungsflüssigkeit eine reflektorische Beeinflussung der Herzaktion auf, nämlich eine Verkürzung der Überleitungszeit und eine Steigerung der initialen systolischen Kraftaufwendung, also Änderungen, welche das Herz zu größeren Leistungen disponieren. Da atypische Schmerzreaktionen dabei auszuschließen sind, so ist die wahrscheinliche Deutung, daß es sich um einen Teilakt der reflektorischen Kreislaufregulierung handelt, wobei die nutritive Gewebesensibilität in der Peripherie auf Vergrößerung der [H'] anspricht und afferente Impulse zentralwärts aussendet zum Zwecke der reflektorischen Disponierung des Herzens zu erhöhter Arbeitsleistung.

Die kollaterale Gefäßverengerung.

Eine ökonomische Kreislaufregulierung verlangt nicht nur die Vermehrung des Blutstromes zu arbeitenden Organen, sondern auch die Reduktion des Strom-

---

[1] HESS, W. R.: Die Sensibilitäten der Kreislaufregulierung. Verh. schweiz. naturforsch. Ges. **1921** — Pflügers Arch. **213**, 163 (1926) — Schweiz. med. Wschr. **1926**, Nr 28.

volumens an allen Orten auf das wirklich notwendige Maß. Überflüssige Blutzufuhr bedeutet unnütze Herzbelastung und ist ebenso unphysiologisch wie insuffiziente Blutversorgung.

Die mechanischen Mittel für Abdrosselung des Stromvolumens sind uns geläufig. Im Bereich der Capillaren ist es die Verengerung bis zu vollständiger Unwegsamkeit, und die Untersuchungen von KROGH (s. oben S. 1237) haben dargetan, daß im ruhenden Organ neun Zehntel und mehr der Capillaren dem Blutstrom verschlossen sind. Im Bereich der großen und kleinen Arterien ist die Querschnittsreduktion das universelle Mittel, um durch Widerstandserhöhung an Stromvolumen einzusparen.

Zweifellos ist dieser Sparmechanismus andauernd in Tätigkeit, indem die Gefäßmuskulatur immer sich in einem gewissen Kontraktionszustand befindet.

Im weiteren besteht Veranlassung genug für die Annahme, daß dieser Sparmechanismus je nach den momentanen Bedürfnissen stärker oder schwächer dosiert wird. Die kollaterale Vasoconstriction ist nichts anderes als ein Ausdruck der Sparung an Stromvolumen. Vermehrung der Blutzufuhr zu einem Organ kann nämlich außer durch Erweiterung der zuführenden Arterien auch durch Verengerung der Kollateralen, d. h. aller übrigen Arteriengebiete erzeugt werden. Irgendeine Arterie steht in bezug auf funktionelles Ergebnis im antagonistischen Verhältnis zu allen übrigen Arterien des Körpers. Die kollaterale Vasoconstriction lenkt das Blut vom übrigen Organismus ab zu dem bluthungrigen Bezirk, und durch die resultierende Blutdrucksteigerung wird die Stromgeschwindigkeit erhöht. Wenn nicht schon bei der gewöhnlichen, in bescheidenem Ausmaße erfolgenden Regulierung, so wird doch vermutlich diese Verengerung der antagonistischen Kreislaufabschnitte dann Platz greifen, wenn größere Organpartien eine Spitzenleistung zu vollbringen haben und dementsprechend einen sehr großen Blutbedarf aufweisen.

Der Mechanismus, der zu dieser allgemeinen Sparung an Stromvolumen und zur kollateralen Vasoconstriction führt, ist ein vielgestaltiger, nämlich:

1. Tonus des Vasomotorenzentrums; evtl. Tonuserhöhung durch gesteigerte C_H infolge Arbeit.

2. Vasoconstrictorische Reflexe.

3. Adrenalin.

4. Vasopressin.

Bekanntlich führt eine gesteigerte C_H des Blutes und Einatmung von Kohlensäure zu einer Vasoconstriction infolge Erregung des *Vasomotorenzentrums*. Es braucht immerhin relativ hohe Konzentrationen von Kohlensäure in der Einatmungsluft (mindestens 3%, JUNKMANN[1]), um diese dyspnoetische Blutdrucksteigerung zu erzeugen. Deshalb ist die Frage offen, ob bei Arbeitsleistung die Steigerung der C_H im Blute ausreicht, um diesen Mechanismus in Tätigkeit zu versetzen. Nach den Befunden von GANTER[2] allerdings genügen die Dissimilationsprodukte in einer durch Stromdrosselung asphyktisch gemachten Extremität vollauf, um bei ihrem Einströmen in den allgemeinen Kreislauf das Vasomotorenzentrum zu einer generellen Vasoconstriction zu veranlassen.

Vasoconstrictorische Reflexe, die im Sinne der kollateralen Vasoconstriction zu deuten sind, lassen sich verschiedene anführen. So der bekannte Loven-Reflex: Reizung eines afferenten Nerven bewirkt allgemeine Vasoconstriction, aber Dilatation im Ausbreitungsgebiet des gereizten Nerven. Die kollaterale Vasoconstriction ist am besten bekannt als Effekt einer lokalen Anämisierung genügend großer Strombezirke. Hierher gehört die bekannte Blutdrucksteigerung

---

[1] JUNKMANN: Arch. f. exper. Path. **111**, 55 (1926).
[2] GANTER, G.: Arch. f. exper. Path. **138**, 276 (1928).

nach Abklemmen der Art. cruralis des Hundes beim Lig. inguinale (LATSCHEN-BERGER und DEAHNA[1]). Alle Umstände weisen darauf hin, daß die zunehmende Anämie des Beines auf nervösem Wege diese kollaterale Vasoconstriction auslöst.

Von besonderer Stärke ist der Blutdruckanstieg, wenn Anämie des Gehirnes erzeugt wird durch beidseitige Abklemmung der Carotiden (KISCH und SAKAI[2], MIES[3]). Unter diesen Versuchsbedingungen beobachtet CUSHING[4] Erblassen des Mesenteriums und GANTER[5] stellte auch starke Verengerung der Gefäße von Nieren und Extremitäten fest. Auch bei unterbundenen Nebennieren erhält GANTER denselben Effekt, so daß die nervöse Vermittlung angenommen werden darf.

Das *Adrenalin* spielt zweifellos in diesem Mechanismus der Blutsparung eine bedeutsame Rolle. Schon bei Körperruhe wird durch den Adrenalingehalt des Blutes ein allgemeiner vasoconstrictorischer Tonus der Blutgefäße aufrechterhalten. Wenn bei Aufregung und bei Umstellung des Organismus auf körperliche Arbeit Adrenalin in vermehrtem Maße ausgeschüttet wird, wie die Untersuchungen von CANNON[6] gezeigt haben, so bewirkt dies eine verstärkte allgemeine Vasoconstriction, die in ihrem Effekt gleichzustellen ist der auf nervösem Wege entstehenden kollateralen Vasoconstriction. Dabei bekommen die Gewebebezirke, die vermehrte Arbeit leisten, trotz der Adrenalinausschüttung mehr Blut, indem der vasodilatatorische Mechanismus die Adrenalinwirkung übertrifft.

Von großer funktioneller Bedeutung ist die wiederholt gemachte Feststellung (HÜLSE[7], SNYDER und CAMPBELL[8], SNYDER und MARTIN[9]), daß Adrenalin bei einer Vergrößerung der Wasserstoffzahl auf ein p_H von 7,0—7,2 nicht constrictorisch, sondern vasodilatierend wirkt. Eine Adrenalinausschüttung würde somit nur in wenig arbeitenden Organen, die infolgedessen alkalische Reaktion aufweisen, gefäßverengernd wirken, während in arbeitenden Organen mit einer infolge der sauren Dissimilationsprodukte gesteigerten Wasserstoffzahl das Adrenalin gefäßdilatierend wirken würde. Hiermit in Übereinstimmung stehen Befunde von REIN und SCHNEIDER[10], wonach Adrenalin im arbeitenden Muskel gefäßerweiternd wirkt.

Ähnliche Vorstellungen wie für das Adrenalin könnten auch für das *pressorische Prinzip der Hypophyse* vermutet werden, allerdings mit der Einschränkung auf die Capillaren, indem Konzentrationen nämlich, in welchen das gefäßaktive Prinzip der Hypophyse, das Vasopressin im Blute vorkommen könnte, wirkt es nur auf die Capillaren kontrahierend (SACKS[11], FLOREY und CARLETON[12], KROGH[13]).

Mit Rücksicht darauf, daß nach Hypophysenexstirpation beim Frosch Tonusverlust der Capillaren und allgemeines Ödem resultiert, bezeichnet KROGH das Pituitrin bereits als Capillarhormon. Gegen diese Schlußfolgerung führt DALE mit Recht an, daß beim Warmblüter Hypophysenexstirpation keine Capillarerschlaffung erzeuge, und daß wir vorläufig gar keine Anhaltspunkte über eine Variierung des Eintrittes von Vasopressin ins Blut besitzen.

[1] LATSCHENBERGER, J., u. A. DEAHNA: Pflügers Arch. **12**, 157 (1876).
[2] KISCH, B., u. S. SAKAI: Pflügers Arch. **198**, 65, 86 (1923).
[3] MIES, H.: Z. Kreislaufforschg **21**, 427 (1929).
[4] CUSHING: Amer. J. med. Sci. **1902**, 375.
[5] GANTER, G.: Arch. f. exper. Path. **113**, 66 (1926).
[6] CANNON, W. B.: Erg. Physiol. **27**, 380 (1928).
[7] HÜLSE, W. Z.: Z. exper. Med. **30**, 24, (1922).
[8] SNYDER, C. D., u. W. A. CAMPBELL: Amer. J. Physiol. **51**, 199 (1920).
[9] SNYDER, C. D., u. L. E. MARTIN: Amer. J. Physiol. **62**, 185 (1922).
[10] REIN, H., u. M. SCHNEIDER: Klin. Wschr. **1930**, 1488.
[11] SACKS, B.: Heart **11**, 353 (1924).
[12] FLOREY, H. W., u. H. M. CARLETON: Proc. Soc. exper. Biol. a. Med. **100**, 23 (1926).
[13] KROGH, A.: Anatomie und Physiologie der Capillaren, S. 159. Berlin 1929.

Die einzelnen Organe spielen als *reflexogenes Gebiet* für Erzeugung der kollateralen Vasoconstriction quantitativ eine sehr verschiedene Rolle (HESS[1]). Im Vordergrund stehen zweifellos Gehirn und Herz, bei deren Anämie die kreislaufkorrigierenden Reflexe besonders rasch und kräftig inszeniert werden, indem es sich hier um Organe von besonders wichtiger Funktion handelt, bei denen eine auch nur kurzdauernde Ernährungsstörung die schwersten Störungen nach sich ziehen würde. Im Gegensatz dazu werden Skeletmuskulatur und besonders der Darm als reflexogene Gebiete für die kollaterale Vasoconstriction wenig in Betracht kommen; ihr Blutbedarf ist weit eher aufschiebbar. Damit hängt es wohl zusammen, daß Zuleitung von asphyktischem Blut zum ganzen Hinterkörper eines Hundes keinen deutlichen Einfluß auf die Zirkulation des Oberkörpers hat (HEYMANS[2]), währenddem Zirkulationsstörungen im Gehirn sofort Vasoconstriction in anderen Organen und Blutdruckanstieg auslöst.

Wenn durch die kollaterale Vasoconstriction an Stromvolumen eingespart werden soll, so ist es durchaus nicht gleichgültig, an welchen Organen diese Abdrosselung erfolgt. Denn die Dringlichkeit der Blutversorgung ist für die verschiedenen Organe eine sehr verschiedene. Die Rangordnung der einzelnen Organe als reflexogene Gebiete erscheint als Spiegelbild wieder in der effektorischen Phase der kollateralen Vasoconstriction (HESS). Diejenigen Gebiete sind für die *kollaterale Vasoconstriction* geeignet, deren Blutversorgung ohne unmittelbare Gefahr bis zu einem gewissen Minimum abgestellt werden kann. Es sind dies Muskulatur und vor allem der Verdauungsapparat, bei dem ein Verschieben der Funktion auf spätere Zeit leicht und ohne nennenswerte Störung möglich ist. Gehirn und Herz hingegen dürfen von der kollateralen Vasoconstriction am wenigsten betroffen werden; denn insuffiziente Ernährung an diesen Organen wäre von deletären Folgen. Die Rangordnung der einzelnen Organe in bezug auf Möglichkeit der Blutdrosselung ist charakterisiert durch ihre reichliche oder spärliche Versorgung mit vasoconstrictorischen Nerven. Obenan steht das Splanchnicusgebiet; am spärlichsten finden sich vasoconstrictorische Nerven in den Gefäßen des Gehirns und des Herzens.

Genau die gleiche Rangordnung ergibt sich für den *vasoconstrictorischen Effekt des Adrenalins*[1]. Obenan stehen die Arterien des Magendarmtractus. Auch für die Hautgefäße ist die Adrenalinkontraktion noch stark ausgesprochen, und ebenso für die Nierenarterien. Die constrictorische Bereitschaft der Skeletmuskelarterien hingegen tritt bereits zurück. Nur geringe Kontraktion löst Adrenalin aus an den Gehirnarterien, und das Coronarsystem reagiert auf Adrenalin vorwiegend mit Dilatation.

Die momentane Querschnittsentfaltung eines Gefäßbezirkes haben wir als Resultante zwischen zwei antagonistischen Bestrebungen zu denken. Das Vasomotorenzentrum sendet vasoconstrictorische Impulse aus, um den betreffenden Gefäßquerschnitt möglichst klein zu gestalten und damit an Stromvolumen zu sparen. Der von der betreffenden Arterie versorgte Gewebebezirk hingegen verlangt Blut und strebt nach Gefäßerweiterung vermittelst direkter dilatatorischer Wirkung der Stoffwechselprodukte auf die Gefäßmuskulatur und Aussendung von gefäßerweiternden nutritiven Gefäßreflexen. Je nach dem Intensitätsverhältnis dieser beiden antagonistischen Tendenzen verschiebt sich die Querschnittsentfaltung der Arterie in ihrer ganzen Spielbreite, und damit resultiert die Dosierung des Stromvolumens in jedem Zeitmoment auf den wirklichen Bedarf.

---

[1] HESS, W. R.: Die Regulierung des Blutkreislaufes, S. 113. Leipzig 1930.
[2] HEYMANS, C.: Le sinus carotidien et les autres zones vasosensibles réflexogènes. Londres: Lewis & Cie. 1929.

Übersicht.

An Hand der von HESS[1] entnommenen Abb. 251 sei der Aufbau des Nutritionsreflexes mit seinen verschiedenen effektorischen Komponenten übersichtlich zusammengestellt.

Im Gewebebezirk *1* ist z. B. infolge Arbeitsleistung die Durchblutung insuffizient. Infolgedessen kommt es zur Anhäufung von Stoffwechselprodukten, die einerseits lokal dilatierend auf die Gefäße wirken und andererseits den adäquaten Reiz für den Nutritionsreflex darstellen. Ist die Reizdosis gering und das reflexauslösende Receptorenfeld klein, so spielt sich der Nutritionsreflex in Bezirk *1* selbst ab. Durch lokale Axonreflexe findet lokale Vasodilatation statt.

Bei stärkerer Reizdosis und größerem Receptorenfeld läuft die Erregung auch durch die afferente Bahn aufwärts zum zugehörigen Spinalganglion *2*. Von hier kann die Erregung via *3* übergeleitet werden auf den effektorischen Schenkel der Reflexbahn, und es erfolgt Vasodilatation im Reizfeld selbst (*5a*). Durch den Axonreflex und durch diesen Rückenmarksreflex ist der Funktionserfolg beschränkt auf Vasodilatation im Receptorenfeld selbst.

Eine weitere Komponente der afferenten Bahn trägt den Impuls zu den zentralen Representationen der verschiedenen Erfolgsapparate *4a* bis *4d*.

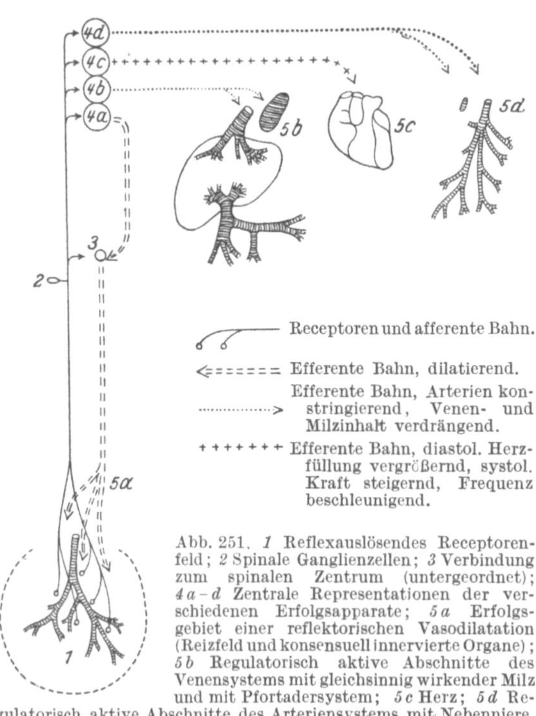

Abb. 251. *1* Reflexauslösendes Receptorenfeld; *2* Spinale Ganglienzellen; *3* Verbindung zum spinalen Zentrum (untergeordnet); *4a–d* Zentrale Representationen der verschiedenen Erfolgsapparate; *5a* Erfolgsgebiet einer reflektorischen Vasodilatation (Reizfeld und konsensuell innervierte Organe); *5b* Regulatorisch aktive Abschnitte des Venensystems mit gleichsinnig wirkender Milz und mit Pfortadersystem; *5c* Herz; *5d* Regulatorisch aktive Abschnitte des Arteriensystems mit Nebenniere. (Aus HESS: Regulierung des Blutkreislaufes.)

Von *4a* strahlt eine vasodilatatorische Reflexkomponente ins Reizgebiet zurück, evtl. auch eine konsensuelle Reflexkomponente in Organe, welche mit dem Reizgebiet funktionell gekoppelt sind.

Von *4d* aus geht der Impuls zur kollateralen Vasoconstriction (*5d*) und zur Nebenniere für Adrenalinausschüttung.

Die im Reizgebiet *5a* resultierende Vasodilatation verlangt Verschiebung des Blutes von der venösen nach der arteriellen Seite. Dem wird entsprochen durch Kontraktion von Venen, Pfortader und Milz (*5b*).

Eine weitere Komponente trifft das Herz (*5c*), das im Sinne der Leistungssteigerung beeinflußt wird.

---

[1] Siehe hierzu W. R. HESS: Regulierung des Blutkreislaufes, S. 115. Leipzig 1930.

Einfluß psychischer Vorgänge auf Atmung, Pulsfrequenz, Blutdruck und Blutverteilung.

Von

W. H. v. Wyss

Zürich

Mit einer Abbildung.

1. Einleitung.

Wir besitzen wohl die Fähigkeit, die *Atmung* willkürlich zu beeinflussen, aber oft vollziehen sich Veränderungen der Atemfrequenz und des Atemtypus auch unabhängig von dem Willen, z. B. unter dem Einfluß bestimmter Vorstellungen. Vollständig außerhalb der Willenssphäre liegen unter physiologischen Verhältnissen (von den scheinbaren Ausnahmen wird später die Rede sein) die Veränderungen der *Pulsfrequenz*, so die Beschleunigung des Herzschlags gleich zu Beginn oder in Erwartung von Muskelarbeit, ferner Veränderungen der Pulsfrequenz bei geistiger Arbeit und endlich die Schwankungen der Pulsfrequenz unter Einwirkung der verschiedenen Gefühle und Affekte.

Ebenfalls unabhängig von den Willensimpulsen sind die Veränderungen des *Blutdrucks* und die *Blutverschiebungen*, die als Begleiterscheinungen gewisser Seelenzustände auftreten. Hier zu nennen sind u. a. *Änderungen der Gesichtsfarbe unter psychischen Einflüssen*, z. B. die Röte des Gesichtes bei der Scham, bei der Freude und beim Zorn, Blässe des Gesichtes bei der Traurigkeit, bei der Furcht und bei der Wut. Es handelt sich dabei um Erscheinungen, welche derartig charakteristisch sind für die entsprechende Gemütsbewegung, daß es begabten Schauspielern zu besonderem Ruhme gereicht, wenn sie in der Darstellung eines Affektzustandes von ihrer Rolle so intensiv ergriffen werden, daß sie auch jene Begleiterscheinungen des Affektes hervorzurufen imstande sind. Die bei Gemütsbewegungen in Erscheinung tretenden Veränderungen des Herzschlags und der Atmung erreichen sehr oft eine hohe Intensität und können zu völliger Erschöpfung führen. Individuell bestehen Verschiedenheiten, indem bestimmte Menschen rascher und intensiver reagieren als andere. Auch sind bei den emotionellen Rassen der Südländer und Slawen diese Phänomene wohl stärker ausgeprägt als z. B. bei den Anglosachsen.

Besonderer Erwähnung in diesem Zusammenhang bedürfen noch die Beeinflussungen der Genitalsphäre durch psychische Vorgänge. Bei der Erektion handelt es sich um ein Vasomotorenphänomen im Dienste einer mechanischen Funktion, das sowohl reflektorisch durch den spezifischen Berührungsreiz, als auch auf dem Wege seelischer Vorstellungen ausgelöst werden kann. Andererseits ist genügend bekannt, daß die Erektion durch bestimmte psychische Einflüsse, z. B. auch einen neu hinzutretenden Affekt, z. B. Zorn oder Angst, gehemmt wird. Ferner tritt dieses Phänomen nicht isoliert auf, sondern ist begleitet von Beschleunigung der Herztätigkeit und Atmung und Blutdrucksteigerung, Vorgängen, welche wir im allgemeinen als Begleiterscheinungen affektiver Erregung kennen.

Neben den psychischen Wirkungen auf die Atmung und den Kreislauf bestehen aber auch psychische Einflüsse auf andere vegetative Funktionen, und es liegt eine gewisse Willkür darin, die psychischen Begleiterscheinungen von Einzelfunktionen hier gesondert zu besprechen. Eine Begründung möge darin erblickt werden, daß die Erscheinungen der Atmung und des Kreislaufs der experimentellen Forschung relativ leicht zugänglich sind und deshalb auch meist isoliert studiert worden sind. Es ist aber selbstverständlich, daß, wenn wir zu allgemeinen Schlußfolgerungen über die Bedeutung dieser psychisch bedingten visceralen Reaktionen kommen wollen, sämtliche Auswirkungen auf die vegetativen Organe in Betracht gezogen werden müssen.

2. Resultate der experimentellen Forschung.

Beinahe noch mehr als die Physiologen haben sich die Psychologen mit dem Studium der körperlichen Begleiterscheinungen bei psychischen Zuständen befaßt in dem Bestreben, gewisse Gesetzmäßigkeiten zu finden, welche Rückschlüsse auf die elementaren Vorgänge des Seelenlebens gestatten. Speziell hat der Einfluß der *James Langeschen Theorie*, welche sich am besten kurz definieren läßt durch den viel zitierten Ausspruch: „Wir sind traurig, weil wir weinen", viel dazu beigetragen, daß die Psychologen sich dem Studium der psychisch ausgelösten Reaktionen der Atmung und des Kreislaufs gewidmet haben. Ich denke dabei speziell an die Arbeiten von Lehmann und diejenigen der Wundtschen Schule. Unter den Physiologen hat sich vor allem der Ludwigschüler Mosso in bahnbrechender Weise mit diesen Dingen beschäftigt.

Unter den seelischen Vorgängen, welche auf die sie begleitenden Atmungs- und Kreislaufsreaktionen untersucht worden sind, lassen sich bestimmte Gruppen herausheben, wie die Zustände der Aufmerksamkeit, der geistigen Arbeit, ferner die gefühlsbetonten Zustände der Lust und Unlust und endlich die eigentlichen Affekte. Dabei werden allerdings zunächst mancherlei zusammenhängende Dinge scheinbar auseinandergerissen. Wir erachten es aber als eine dankbare Aufgabe, im Laufe der Betrachtung auch den Zusammenhängen nachzugehen.

A. Untersuchungen über die psychischen Einflüsse auf die Atmung.

Der Mechanismus der Atmungsbewegungen ist von den Psychologen vermittelst der pneumographischen Methode sehr eingehend studiert worden. Während die älteren Autoren, wie Mosso[1], Delabarre[2], Binet und Courtier[3], sich damit begnügten, die Exkursionen der thorakalen Atmung graphisch zu registrieren und die zeitlichen Verhältnisse der Atmung und die verschiedenen Höhen der Atemzüge unter dem Einflusse psychischer Reize in den Kurven zum Ausdruck zu bringen, haben die späteren Forscher genau in Zahlen festgelegte Messungen vorgenommen.

---

[1] Mosso, A.: Kreislauf des Blutes, S. 70. Leipzig 1881.

[2] Delabarre, E. B.: L'influence de l'attention sur les mouvements respiratoires. Revue philos. **33**, 639 (1892).

[3] Binet, A., u. J. Courtier: La circulation capillaire de la main etc. L'Année psychol. **2**, 87 (1895).

a) Aufmerksamkeit, geistige Arbeit.

Im allgemeinen herrscht Übereinstimmung, daß bei der geistigen Arbeit die Atmung verflacht und beschleunigt wird. Dies geht schon aus den Untersuchungen von DELABARRE, ferner von BINET und COURTIER hervor. Dasselbe wurde von MACDOUGALL[1] bei der *Aufmerksamkeit* auf das Ticken einer Taschenuhr beobachtet. Bei der *unwillkürlichen Aufmerksamkeit* auf akustische Reize wurde von MENTZ[2] eine *Verlangsamung* der Atmung gefunden, bei der *willkürlichen* dagegen eine *Beschleunigung*. Bei der Einwirkung einer einfachen Folge von Metronomschlägen auf eine Versuchsperson fand dieser Autor ein vielfaches Zusammenfallen von Atemgipfel und Atemtal mit den Metronomschlägen, und er schloß daraus, daß die Metronomschläge „durch direkte Innervation dem Atem einen Anstoß zum Beginn der Inspiration oder Exspiration geben". Ähnliche Beobachtungen über einen derartigen Einfluß des Rhythmus auf die Atmung finden sich in den Arbeiten von SALOW[3], DROZYNSKI[4] und COLEMAN[5].

ZONEFF und MEUMANN[6] registrierten außer der thorakalen auch die abdominale Atmungskurve, und sie bestätigten, daß bei der Aufmerksamkeit die Atmung beschleunigt und — speziell die thorakale Atmung — verflacht werde, manchmal bis zur vollständigen Hemmung in der Form eines partiellen oder totalen Stillstandes, und zwar häufiger bei der Aufmerksamkeit auf einen Sinnesreiz, als bei der intellektuellen Konzentration. Die eingehendste Analyse über die Beziehungen zwischen Aufmerksamkeit und Atmung findet sich in der Arbeit von SUTER[7]. Dieser Autor legt speziell großes Gewicht auf die Bestimmung des von STÖRRING[8] eingeführten Quotienten $\frac{\text{Inspirationsdauer}}{\text{Exspirationsdauer}}$, bezeichnet mit $\frac{J}{E}$. Dieses Verhältnis wird zahlenmäßig ausgedrückt durch die Kurvenlänge in Zentimetern, welche der einen oder andern dieser Atmungsphasen entspricht. Diese Zahl wurde von SUTER mit 10 multipliziert; er fand, daß normalerweise der Quotient $\frac{90}{100}$ entspreche, unter dem Einfluß der Aufmerksamkeit aber wesentlich kleiner werde, daß also ausnahmslos eine Verlängerung der Exspirationsdauer stattfinde. Außerdem fand er, daß die Form der Inspiration und der Exspiration sich in den Kurven vergrade, und daß die Übergänge in den Atmungskurven spitzer werden. Im übrigen bestätigt er, daß die Atmung beschleunigt und verflacht werde. Die Aufmerksamkeitserlebnisse seien auch von Spannungen der Muskulatur begleitet, welche die Atmung beeinflussen. Diese Beeinflussung bezwecke eine Hemmung aller jener Momente, welche störend wirken können für den Vollzug kleiner psychischer Leistungen. Gleichzeitig werde dadurch eine Konstanz der körperlichen Verhältnisse herbeigeführt, welche günstig für die Aufmerksamkeitsleistung sei.

---

[1] MAC DOUGALL, R.: The physical characteristic of attention. Psycholog. Rev. **3**, 178 (1896).

[2] MENTZ, PAUL: Die Wirkung akustischer Sinnesreize auf Puls und Atmung. Philos. Studien **11**, 120 (1895).

[3] SALOW, PAUL: Der Gefühlscharakter einiger rhythmischer Schallformen usw. Psychol. Studien **4**, 1 (1908).

[4] DROZYNSKI, L.: Atmungs- und Pulssymptome rhythmischer Gefühle. Psychol. Studien **7**, 83 (1912).

[5] COLEMAN, W. M.: On the correlation of the rate of heart beat, breathing, bodily movement and sensory stimuli. J. of Physiol. **54**, 213 (1920).

[6] ZONEFF, P., u. E. MEUMANN: Über Begleiterscheinungen psychischer Vorgänge in Atem und Puls. Philos. Studien **18**, 1 (1903).

[7] SUTER, JULES: Die Beziehung zwischen Aufmerksamkeit und Atmung. Arch. f. Psychol. **25**, 78 (1912).

[8] STÖRRING, G.: Experimentelle Beiträge zur Lehre vom Gefühl. Arch. f. Psychol. **6**, 316 (1906).

b) Gefühlston.

Eine Reihe von Untersuchungen gilt den *Veränderungen der Atmung bei bestimmten elementaren Gefühlszuständen*, speziell der Lust und Unlust, die von den älteren Psychologen als alleinige Grundformen der Gefühle anerkannt wurden. In der schon erwähnten Arbeit fanden ZONEFF und MEUMANN[1] bei dem Lustgefühl die Atmung beschleunigt und in der thorakalen Form verflacht, bei Vertiefung der abdominalen Atmung. Bei der Unlust dagegen fanden sie konstant eine verlangsamte tiefe Atmung. Diese Autoren haben den Begriff ihrer sog. *Atmungsgröße* aufgestellt. Als solche bezeichneten sie die Summe der mittleren Tiefe der Atemzüge (thorakal und abdominal) während eines Zeitraumes von 10 Sekunden multipliziert mit der Zahl der Atemzüge innerhalb dieser Zeiteinheit. ZONEFF und MEUMANN glaubten, damit ein annäherndes Maß für das Quantum der ein- und ausgeatmeten Luft erhalten zu können. Sie stellten fest, daß diese Atmungsgröße bei der Unlust vermehrt, bei der Lust dagegen verkleinert sei. Hier möge auch noch die Behauptung LEHMANNS[2] erwähnt werden, daß bei der Unlust eine Zunahme der Kohlensäureausscheidung in der ausgeatmeten Luft gefunden werde.

Bei der Unlust wird von STÖRRING[3] konstant eine Verminderung des Quotienten $\frac{\text{Inspirationsdauer}}{\text{Exspirationsdauer}}$ gefunden, während dieser Quotient bei der Lust eine geringe Tendenz zur Vergrößerung zeigt. MATHILDE KELCHNER[4] betonte, daß bei den psychisch ausgelösten Atmungseffekten das individuelle Moment eine große Rolle spiele. So ist bei ihren Untersuchungen über die Lust die Atmung in 78% der Fälle beschleunigt und in 76% verflacht. Bei einzelnen Versuchspersonen kommt aber bei dieser Autorin auch eine Vertiefung der Atmung beim Lustgefühl vor. Bei intensiver Unlust findet auch KELCHNER die Atmung verlangsamt und vertieft, doch sollen auch hier individuelle Unterschiede bestehen. Bei nur geringer Unlust fand sie die Atmung beschleunigt und verflacht. Lust und Unlust wurden bei diesen Versuchen vorwiegend durch Sinnesreize, Geschmacksreize, Geruchsreize, Töne und Farben hervorgerufen.

G. STÖRRING[5] hat dann noch weiter unterschieden zwischen Stimmungslust und Empfindungslust. Die erstere ist nach diesem Autor dadurch charakterisiert, daß an ihr die jeweilig gesamten vorhandenen Bewußtseinsinhalte teilhaben, während die Empfindungslust z. B. bei der Geschmacksempfindung an die Empfindung allein gebunden ist und sich mit dieser von den übrigen Bewußtseinsinhalten abhebt. In den pneumographischen Kurven kennzeichnet sich die Stimmungslust durch eine Vergrößerung der Länge als auch der Höhe der Atemkurven. Diese Annahme hat dann E. STÖRRING[6] zu stützen versucht, insbesondere auch durch Einführung eines neuen Quotienten in der Analyse der Atmungskurven (B:B, d. h. obere absolute Breite der Kurve durch die untere absolute Breite der Kurve). Weiter ließ sich vermittelst dieser Methode auch die Unlust differenzieren in Empfindungsunlust, Stimmungsunlust und Affektunlust.

Einen wesentlichen Anstoß zu weiterer Forschung erhielten die Psychologen durch die WUNDTsche sog. dreidimensionale Gefühlstheorie. WUNDT[7] und seine

---

[1] ZONEFF u. MEUMANN: Zitiert auf S. 1263.

[2] LEHMANN, A.: Grundzüge der Psychophysiologie, S. 711 ff. Leipzig 1912.

[3] STÖRRING: Zitiert auf S. 1263.

[4] KELCHNER, M.: Die Abhängigkeit der Atem- und Pulsveränderung vom Reiz und Gefühl. Arch. f. Psychol. **5**, 1 (1905).

[5] STÖRRING, G.: Zitiert auf S. 1263.

[6] STÖRRING, E.: Pneumographische Untersuchung von Gefühlszuständen. Arch. f. Psychol. **45**, 298 (1923).

[7] WUNDT, W.: Physiol. Psychol. **2**, 284 ff. (1902).

Schüler vertraten den Standpunkt, daß die körperlichen Erscheinungen bei psychischen Vorgängen von dem „Gefühl" abhängig seien, daß aber die Gefühlstöne der Lust und Unlust nicht genügen, um die Mannigfaltigkeit der Reaktionen zu erklären. Sie formulierten daher noch zwei weitere Gefühlspaare, nämlich Erregung und Beruhigung, ferner Spannung und Lösung. „Als Gefühle sollten alle psychischen Erscheinungen betrachtet werden, die in keiner direkten Beziehung zu den peripheren Reizen oder den verschiedenen Sinnesorganen stehen und die von uns auf den Zustand des Bewußtseins, auf unser Ich bezogen werden. Die Gefühlsvorgänge werden durch den entsprechenden Reiz geweckt, sie sind aber nicht bloß an ihn gebunden, sie drücken die Veränderungen in dem Zustand des Bewußtseins aus, die durch das Eintreten der entsprechenden Reize im Blickfeld des Bewußtseins selbst entstehen" (ALECHSIEFF[1]). Die Arbeiten von GENT[2], ALECHSIEFF, SALOW[3], DROZYNSKI[4], REHWOLDT[5] und SARTORIUS[6] sind der Tendenz entsprungen, für diese „Grundformen der Gefühle" nach WUNDT eine bestimmte Symptomatologie in den respiratorischen und zirkulatorischen Begleiterscheinungen zu finden. Die verschiedensten psychischen Prozesse wurden nach diesem Gesichtspunkt analysiert. ALECHSIEFF findet denn auch ein bestimmtes Schema, welches gesetzmäßige Beziehungen zwischen den Atmungs- und Pulssymptomen und jenen einzelnen Elementargefühlen ausdrückt, welche entsprechend der paarweise gegensätzlichen Gruppierung ebenfalls ausgesprochen paarweise gegensätzlichen Charakter haben. So ist bei der Lust die Atmung beschleunigt und abgeschwächt, bei der Unlust dagegen verlangsamt und verstärkt. Bei der Spannung ist die Atmung abgeschwächt, bei der Lösung verstärkt, bei der Erregung ist die Atmung beschleunigt und verstärkt, bei der Beruhigung dagegen verlangsamt und abgeschwächt. SALOW, der in seiner Arbeit die thorakale und abdominale Atmung und den Quotienten $\frac{\text{Inspirationsdauer}}{\text{Exspirationsdauer}}$ unter dem Einfluß bestimmter akustischer Rhythmen eingehend analysiert, kommt zu dem Schluß, daß sich tatsächlich im respiratorischen Ausdruck derartige Gesetzlichkeiten entsprechend den WUNDTschen Gefühlspaaren finden, aber keineswegs schematisch. Dieser Autor betont auch, daß die *Intensität des Gefühls* eine große Rolle spiele für den *Charakter der Atmung*. Ebenfalls im Sinne der WUNDTschen Gefühlslehre versuchte BRAMSON[7] die psychischen Prozesse während eines Reaktionsversuches zu zergliedern und vermittelst der pneumographischen Methode in einzelne Komponenten zu zerlegen. Auf ein bestimmtes Signal stellt sich die Versuchsperson auf den Reiz ein, darauf wird der Reiz, z. B. irgendein Satz oder eine Frage, optisch vorgelegt und von der Versuchsperson abgelesen. Darauf folgt die Phase der Bearbeitung des psychischen Materials, d. h. die Versuchsperson muß eine sinngemäße Antwort geben. Sobald diese Antwort gefunden ist, löst die Versuchsperson einen Kontakthammer, und damit ist der Reaktionsversuch abgeschlossen. Die Versuchsperson gibt ein Protokoll ab, das die Resultate der Selbstbeobachtung während des Versuches enthält

---

[1] ALECHSIEFF, N.: Grundformen der Gefühle. Psychol. Studien **3**, 156 (1907).

[2] GENT, W.: Volumpulskurven bei Gefühlen und Affekten. Philos. Studien **18**, 715 (1903).

[3] SALOW, P.: Der Gefühlscharakter einiger rhythmischer Schallformen usw. Psychol. Studien **4**, 1 (1909).

[4] DROZYNSKI, L.: Zitiert auf S. 1263.

[5] REHWOLDT, F. R.: Über respiratorische Affektsymptome. Psychol. Studien **7**, 141 (1912).

[6] SARTORIUS, H.: Der Gefühlscharakter einiger Akkordfolgen und sein respiratorischer Ausdruck. Psychol. Studien **8**, 1 (1913).

[7] BRAMSON, J.: Phénomènes pléthismographiques et pneumographiques au cours de processus réactionnels psychiques. Arch. nécrl. Physiol. **4**, 493 (1920).

zur Kontrolle der objektiven Feststellungen. Bramson fand nun für jede einzelne dieser Phasen charakteristische Veränderungen der thorakalen Atemkurve (auch des Plethysmogramms), welche sich zerlegen lassen in die einzelnen Komponenten der Erregung, Spannung, Beruhigung und Lösung.

c) Affekte.

Die Untersuchung des Verhaltens der Atmung bei eigentlichen Affektzuständen stößt auf gewisse Schwierigkeiten, da es nicht leicht ist, auf experimentellem Wege bestimmte Affekte gewissermaßen durch Kommando hervorzurufen. So werden die Untersuchungsergebnisse von Dumas[1] und Binet und Courtier[2] von den späteren Forschern einer heftigen Kritik unterzogen, weil sie durch zu komplizierte Versuchsbedingungen erhalten worden sind. Die letztgenannten Autoren fanden, daß unter dem Einfluß von Emotionen im allgemeinen eine Beschleunigung und Vertiefung der Atmung eintrete. Bei *heftigen Emotionen* aber beobachteten sie eine Hemmung der Atmung bei der Exspiration, beim Zustand der Heiterkeit eine unregelmäßige Atmung, bei der Traurigkeit, welche infolge der Beschäftigung mit traurigen Gedankengängen durch die Versuchsperson selbst hervorgerufen wurde, fanden sie eine Verlangsamung und Vertiefung der Atmung.

Von Mentz[3] und Rehwoldt[4] wurde die sog. Reproduktionsmethode zur Erzeugung von Affekten angewandt, d. h. die Versuchsperson sollte sich in bestimmte Vorstellungen affektiver Erlebnisse bzw. Erinnerungen hineinversetzen. Dabei fand Mentz mit zunehmender Stärke der Affekte auch zunehmende Atemhöhe und Atemtiefe und auffallende Veränderungen in der Form der Atmungskurven. „Das Kurze, Feste des Mutes, das Weite und Langsame depressiven Mitleidens, das noch Langsamere depressiver Verzweiflung, der kleine, kurze Atem der Furcht, das gleichsam Bohrende, Unterwühlende des Neides, das Feste, Hinwegstoßenwollende des Hasses, das Weiche, Sanftwellige sanfter Liebe sowie auch der Hoffnung, das Ruhige, Regelmäßige der Befriedigung ist aus den Kurven zu erkennen.“ Dieser Mannigfaltigkeit der Beobachtung gegenüber bedeuten die Experimente von Rehwoldt eine Einordnung in das Schema, indem dieser Autor in den Veränderungen der Atmungskurven (er wandte 5 Pneumographen an, 2 über der Brust, 1 am Epigastrium und 2 tiefer am Abdomen) nach Gesetzmäßigkeiten im Sinne der Wundtschen Grundformen der Gefühle forschte. Er fand dabei, daß die Atmungskurven bei relativ *ruhigen Affekten* äußerst *gleichartig* sind, und daß die Unterschiede zwischen Lust und Unlust nicht deutlich in den Kurven zum Ausdruck kommen. Andererseits meinte er, die Unterschiede der Beruhigung, Erregung und Spannung scharf gegeneinander abgrenzen zu können, speziell die Erregung gebe eindeutige Ausdruckssymptome. Den Quotienten $\dfrac{\text{Inspirationsdauer}}{\text{Exspirationsdauer}}$ fand er im Zustande der Erregung größer als 1 bei der thorakalen Atmungsform.

Wirkliche Affekte wurden durch Minnemann[5] bei seinen Versuchspersonen erzeugt durch allerlei Mystifikationen. Die Versuchspersonen hatten keine Ahnung von dem Zusammenhang der Affektreize mit den an ihnen vorgenom-

---

[1] Dumas, G.: Recherches experimentales sur la joie et la tristesse. Revue philos. **41,** **42** (1896).

[2] Binet, A., u. J. Courtier: Influence de la vie émotionelle sur le cœur, la respiration etc. L'Année psychol. **3,** 65 (1897).

[3] Mentz: Zitiert auf S. 1263.   [4] Rehwoldt: Zitiert auf S. 1265.

[5] Minnemann, C.: Atmung und Puls bei aktuellen Affekten. Beitr. Psychol. u. Philos. **1905,** 514.

menen Untersuchungen. Die Resultate ergaben deutlich ausgesprochene Atmungstypen, die nicht als starre Gesetzmäßigkeiten aufzufassen sind. Bei der Lustigkeit war die Atmung verflacht und beschleunigt, aber um so unregelmäßiger, je ausgesprochener die Heiterkeit war. Bei der Freude ist die Atmung regelmäßiger, ebenfalls etwas beschleunigt und verflacht. Die Hoffnung zeigte eine etwas unregelmäßige rasche Atmung und die Enttäuschung eine verlangsamte niedrige Atmung und später eine Beschleunigung. Der Schreck führt zunächst zu einer Hemmung der Atmung; bei der Aufregung wird die Atmung sofort rascher, niedriger, dann erst allmählich höher und langsamer. Intermittenzen schienen charakteristisch für das Mitleid zu sein, das sich im übrigen durch niedrige, langsame Atmung äußert. Der unvoreingenommene Autor ist auch in seinen Schlußfolgerungen sehr vorsichtig, indem er betont, daß die Differenzierung der Ausdruckserscheinungen nicht reich genug ist, als daß man aus den Bildern bestimmte Affekte herauslesen könnte. Auch könne man nicht erwarten, daß die Kurven desselben Affektes für dieselbe Person ausnahmslose Gleichartigkeiten aufweisen.

Noch am ehesten der Wirklichkeit entsprechend sind diejenigen Untersuchungen, welche sich durch die Lebensumstände gegebene Affektzustände zunutze machen, wie wir dies in den Untersuchungen von KELCHNER[1] und BECKMANN[2] finden. Die letztgenannten Untersuchungen von BECKMANN sind insofern auch von großem Interesse, als sie sich nicht auf die Registrierung der Atmungsbewegungen beziehen, sondern sich mit dem Problem der Atmungsregulation unter psychischen Einflüssen befassen. BECKMANN hat nämlich vermittelst der *Haldaneschen Methode* bei Versuchspersonen den Wert der CO_2-Spannung in der Alveolarluft bestimmt, zunächst im indifferenten seelischen Zustand, und darauf im Zustand seelischer Erregung (Examensangst usw.). Dabei zeigte es sich, daß ein Sinken der CO_2-Spannung in der Alveolarluft unter dem Einfluß der psychischen Erregung zu beobachten war, welche von BECKMANN auf eine Erhöhung der Empfindlichkeit des Atmungszentrums bezogen wird. Diese Versuche, welche eine neue Methodik und neue Fragestellungen in das hier behandelte Gebiet einführen, sind von großer Bedeutung. HEYER[3] hat im Anschluß an diese Experimente Versuchspersonen forciert ein- und ausatmen lassen. Dabei wurde beobachtet, daß diese Leute in außerordentlich große Erregung geraten. Die Versuchspersonen empfinden ihren psychischen Zustand als Unruhe, Gehetztsein. Es tritt eine ähnliche Störung des Psychischen auf wie bei einem heftigen Affekt. An dieser Stelle sei auch auf die Untersuchungen von ADLERSBERG und PORGES[4] hingewiesen, welche gezeigt haben, daß unter dem Einfluß von seelischen Erregungen bei nervösen Personen Anfälle von vertiefter Atmung auftreten, in deren Verlauf es zu tetanischen Erscheinungen kommt.

Die hier wiedergegebenen Ergebnisse besitzen natürlich insofern einen beschränkten Wert, als es niemals möglich ist, die Willenskomponente in den Veränderungen der Atmung mit Sicherheit auszuscheiden. Deshalb scheint mir auch eine *praktische Verwertbarkeit*, z. B. in forensischer Beziehung, nicht angängig. Die negative Kritik aber der pneumographischen Methode durch LEHMANN[5] geht sicher zu weit.

---

[1] KELCHNER: Zitiert auf S. 1264.

[2] BECKMANN, K.: Über Änderungen in der Atmungsregulation durch psychische und pharmakologische Einflüsse. Dtsch. Arch. klin. Med. **117**, 419 (1915).

[3] HEYER, G. R.: Das körperlich-seelische Zusammenwirken in den Lebensvorgängen. S. 15. München 1925.

[4] ADLERSBERG, D., u. O. PORGES: Über die neurotische Atmungstetanie. Wien. Arch. inn. Med. **8**.

[5] LEHMANN: Zitiert auf S. 1264.

B. Untersuchungen über die psychischen Einflüsse auf die Pulsfrequenz.

a) Aufmerksamkeitszustände, geistige Arbeit.

Schon Sinnesreize, welche nicht ins Bewußtsein gelangen, sollen nach Brahn[1] einen Einfluß auf die Pulsfrequenz haben. Die experimentellen Beobachtungen aber, auf welche sich diese Auffassung stützt, wurden von den späteren Beobachtern (Martius[2], Alechsieff[3]) als ungenügend erachtet, indem diese Forscher nachwiesen, daß die von Brahn beobachteten Pulsänderungen durch den Einfluß der Atmung zu erklären seien. Auch die von Mentz[4] beobachtete Pulsverlangsamung beim Zustand der *unwillkürlichen Aufmerksamkeit* unter den Einwirkungen von Schallreizen auf die Versuchsperson wird von Martius nicht anerkannt.

In diesem Zusammenhange sind neuere Untersuchungen über den Einfluß des Rhythmus auf die Pulsfrequenz von Interesse. Coleman[5] ließ Metronomschläge auf Versuchspersonen einwirken. Die Zahl der Metronomschläge betrug 15—30 Schläge pro Minute mehr oder 10—15 Schläge pro Minute weniger als die Pulsfrequenz der Versuchsperson. Dabei zeigte es sich, daß die Pulsfrequenz der Versuchsperson sich sehr rasch auf die Zahl der Metronomschläge umstellte, wenn die Aufmerksamkeit auf den Rhythmus gerichtet war, sofern der Körper sich in einer bequemen Stellung befand und keine affektive Erregung vorhanden war. Es wurde auch die Pulsfrequenz bei Versuchspersonen kontrolliert, welche mit anderen zusammen ein Lied sangen, und es zeigte sich, daß die Pulsfrequenz dem Takt des Gesanges entsprach. Ähnliche Beobachtungen stammen von Reys[6]. Dieser Autor fand bei einem musikalischen Mädchen unter dem Einfluß bestimmter Rhythmen (Metronomschläge) oder Anhören von Musikstücken eine Einstellung der Pulsfrequenz auf die Zahl der Metronomschläge oder ein Vielfaches derselben.

Bei der willkürlichen Aufmerksamkeit, wie auch bei der geistigen Arbeit ist von Mentz, Lehmann[7] und Martius übereinstimmend eine Beschleunigung der Pulsfrequenz beobachtet worden. Demgegenüber stehen die Befunde von Zoneff und Meumann[8] und Kelchner[9], welche Verlangsamung der Pulsfrequenz bei der willkürlichen Aufmerksamkeit fanden. Lehmann meint dazu, daß jede sinnliche Wahrnehmung, die keine besondere Anspannung der Aufmerksamkeit erfordere, von Pulsverlangsamung begleitet werde, die von einer Pulsbeschleunigung abgelöst werde, wenn die Arbeit eine stärkere und anhaltendere Anspannung der Aufmerksamkeit erheische. Eine eingehende Analyse wird von Alechsieff dem Begriffe der geistigen Aktivität oder Konzentration der Aufmerksamkeit gewidmet, indem er hervorhebt, daß es sich um einen zusammengesetzten psychischen Prozeß handle, der zweierlei Komponenten aufweise, nämlich Spannung und Erregung. Wenn die psychische Spannung vorherrsche, so sei die Pulsfrequenz verlangsamt, dominiere dagegen die Erregung, so sei die Pulsfrequenz beschleunigt.

---

[1] Brahn, M.: Experimentelle Beiträge zur Gefühlslehre. Philos. Studien **18**, 127 (1903).

[2] Martius, G.: Über die Lehre von der Beeinflussung des Pulses usw. Beitr. Psychol. u. Philos. **1**, 411 (1905).

[3] Alechsieff: Zitiert auf S. 1265.

[4] Mentz: Zitiert auf S. 1263.

[5] Coleman: Zitiert auf S. 1263.

[6] Reys: Über den Einfluß des Rhythmus auf die Pulsfrequenz. Holländ. Ber. Physiol. **5**, 65 (1920).

[7] Lehmann, A.: Körperliche Äußerungen psychischer Zustände. **3**, 377. Leipzig 1905.

[8] Zoneff u. Meumann: Zitiert auf S. 1263.

[9] Kelchner: Zitiert auf S. 1264.

In Erwartung einer körperlichen Arbeit findet eine Beschleunigung der Pulsfrequenz statt, welche als Ausdruck einer psychischen Beeinflussung aufzufassen ist, die sich auch noch im Beginn der Muskelarbeit geltend macht. JOHANNSSON[1] und AULO[2] haben zuerst diese Auffassung vertreten, und mit besonderem Nachdruck speziell BAINBRIDGE[3]. DEUTSCH und KAUF[4] erklären diese Pulsfrequenzsteigerung als bedingt durch die „Erregung des Erwartungsaffektes". HUNTS[5] Untersuchungen stützen die Ansicht, daß diese initialen Veränderungen der Pulsfrequenz bei Muskelarbeit auf dem Wege einer Verminderung des Vagustonus zustande kommen und auch die Versuche von GASSER und MEEK[6] sprechen in diesem Sinne.

Eine zeitliche Analyse über die Wirkungen intensiver Sinnesreize auf die Pulsfrequenz verdanken wir AGAZOTTI[7]. Dieser Autor fand unter der Einwirkung z. B. intensiver Schall- oder Lichtreize drei Stadien der Reaktion; eine erste Periode der Pulsbeschleunigung mit einer Latenzzeit von 1 Sekunde, eine zweite Periode der Pulsverlangsamung mit Latenzzeit von 9 Sekunden und endlich eine dritte Periode erneuter Beschleunigung mit Latenzzeit bis zu 22 Sekunden. Diese Reaktionen waren *unabhängig von* der *Natur des Reizes*, aber *beeinflußbar* durch die *Reizstärke*. Ferner hatte die Pulsfrequenz, welche die Versuchsperson zur Zeit der Einwirkung der Reize aufwies, einen Einfluß auf den Verlauf der Reaktion in dem Sinne, daß, je höher die Pulsfrequenz vor der Reizung war, eine desto ausgesprochenere Verlangsamung in der zweiten Periode und eine desto geringere Beschleunigung in der dritten Periode eintrat.

Die Konzentration der Aufmerksamkeit und die geistige Aktivität kann nicht nur auf die Pulsfrequenz im Sinne einer Zu- oder Abnahme einen Einfluß ausüben, sondern auch auf bestehende Diskontinuitäten der Herztätigkeit, wie sie im Verlauf einer längeren Pulsperiode immer zum Ausdruck kommen, als respiratorische Arhythmie. Die Untersuchungen von WIERSMA[8] zeigen, daß diese Arhythmie speziell im Schlafe sehr ausgesprochen ist, überhaupt im allgemeinen charakteristisch ist für einen niedrigen Bewußtseinszustand. Bei Konzentration der Aufmerksamkeit und geistiger Arbeit verschwindet dementsprechend diese Arhythmie. Neuerdings wurden im Zusammenhang mit diesen Feststellungen von WIERSMA durch WEINBERG[9] weitere Experimente gemacht. Dieser Autor findet nun unter physiologischen Bedingungen im Elektrokardiogramm Zeichen von vermindertem Vagustonus während der Inspiration, von erhöhtem Vagustonus bei der Exspiration. Diese Veränderungen sollen verschwinden beim Zustande der Präokkupation. Der Autor schließt aus diesen Experimenten, daß die Veränderungen des Pulses während der Atmung nicht nur peripher, sondern auch zentral bedingt seien.

---

[1] JOHANNSSON, J. E.: Über die Einwirkung der Muskeltätigkeit auf die Atmung und die Herztätigkeit. Skand. Arch. Physiol. (Berl. u. Lpz.) **5**, 20 (1893).

[2] AULO, T. A.: Muskelarbeit und Pulsfrequenz. Skand. Arch. Physiol. (Berl. u. Lpz.) **21**, 146 (1909).

[3] BAINBRIDGE, F. A.: The physiology of muscular exercise, S. 116. London 1909.

[4] DEUTSCH, F., u. E. KAUF: Psychophysische Kreislaufstudien. Z. exper. Med. **32**, 197 (1923).

[5] HUNT, R.: Acceleration of the mammalian heart. Amer. J. Physiol. **2**, 397 (1898).

[6] GASSER, H. S., u. W. J. MEEK: Effect of exercise on the heart. Amer. J. Physiol. **34**, 48 (1914).

[7] AGAZOTTI, A.: La reazione del cuore e di vasi agli eccitamenti sensoriali etc. Arch. di Sci. biol. **2**, 356 (1921).

[8] WIERSMA, E. D.: Der Einfluß von Bewußtseinszuständen auf den Puls und die Atmung. Z. Neur. **19**, 1 (1913).

[9] WEINBERG, A.: Psyche und unwillkürliches Nervensystem. Z. Neur. **85**, 543 (1923).

b) Gefühlston.

Wie bei der Atmung, so wurde auch in den Veränderungen der Pulsfrequenz nach Gesetzmäßigkeiten gesucht zwischen bestimmten *Elementargefühlen und charakteristischen Pulssymptomen.* In dieser Beziehung wurde von Mentz[1], Lehmann[2], Zoneff und Meumann[3], Brahn[4] und Alechsieff[5] übereinstimmend angegeben, daß bei der Lust der Puls verlangsamt ist, bei der Unlust dagegen beschleunigt. Kelchner[6] wirft Lehmann vor, daß er die Atmungsphasen in der Bestimmung der Pulslängen nicht genügend berücksichtige. Diese Autorin findet zudem eine Abhängigkeit des Verhaltens des Pulses von der Natur des Reizes, in dem das Lustgefühl, das durch Farben und Töne ausgelöst werde, zur Pulsverlangsamung führe; das durch Geschmackreize herbeigeführte Lustgefühl hingegen zur Pulsbeschleunigung. Von Martius[7] werden alle diese Ergebnisse einer heftigen Kritik unterzogen, und dieser Forscher kommt auf Grund eigener Versuche zu dem Resultat, daß sich in den Pulsveränderungen *keine gesetzmäßigen Beziehungen für Lust und Unlust finden lassen.*

Die im Abschnitt über die Atmung definierte Wundtsche dreidimensionale Gefühlstheorie stützt sich auch ganz besonders auf die Veränderungen des Pulses bei den „*Grundformen der Gefühle*". Dabei wird allerdings auch Gewicht auf die Puls*form* gelegt. Die Arbeiten von Brahn, Gent[8] und Alechsieff stellen unter anderem auch Versuche in der Richtung dar, eine bestimmte Pulssymptomatologie für die drei Gefühlspaare zu finden. Dem Alechsieffschen Schema entnehmen wir folgendes: Lust = Pulsverlangsamung und Pulsverstärkung, Unlust = Pulsbeschleunigung und Abschwächung, Spannung = Pulsverlangsamung, Lösung = Pulsbeschleunigung, Erregung = Pulsbeschleunigung und Verstärkung, Beruhigung = Pulsverlangsamung und Abschwächung. Eine unvoreingenommene Durchsicht der einschlägigen Arbeiten hinterläßt den Eindruck des Gezwungenen.

Bei *Schmerz* fand Martius Pulsbeschleunigung, dasselbe wurde, wenn auch nicht konstant, von Kelchner beobachtet.

Während der normale *Schlaf* von einer Pulsverlangsamung begleitet ist, so führt die *Hypnose,* wie dies schon von Lehmann beobachtet worden ist und in neuerer Zeit von Deutsch und Kauf[9] eingehend untersucht wurde, zu einer Beschleunigung der Pulsfrequenz. Der Hypnotisierte würde sich demnach in einem gefühlsbetonten Zustand der Spannung oder der Erwartung befinden. Besonderes Interesse verdienen in diesem Zusammenhang die Untersuchungen von Astruck[10]. Dieser Autor hat festgestellt, daß es in tiefer Schlafhypnose mit Verbalsuggestion gelingt, ausgesprochene Pulsverlangsamung und Pulsbeschleunigung zu erzielen. Dabei kam es auch zu Veränderungen des Elektrokardiogramms der Versuchspersonen, und zwar bei der Suggestion der Verlangsamung des Herzschlages fielen die Vorhofzacken im Elektrokardiogramm aus (wahrscheinlich A-V-Rhythmus), und der Autor gibt an, bei der Suggestion der Beschleunigung des Herzschlages in der Tiefenhypnose sogar Elektrokardiogramme mit Vorhofsflattern und Flimmern erhalten zu haben. Weiter beob-

---

[1] Mentz: Zitiert auf S. 1263.

[2] Lehmann: Bd. 1, S. 104ff. Zitiert auf S. 1264.

[3] Zoneff u. Meumann: Zitiert auf S. 1263.

[4] Brahn: Zitiert auf S. 1268.   [5] Alechsieff: Zitiert auf S. 1265.

[6] Kelchner: Zitiert auf S. 1264.   [7] Martius: Zitiert auf S. 1268.

[8] Gent, W.: Volumpulskurven bei Gefühlen und Affekten. Philos. Studien **18**, 715 (1903).

[9] Deutsch u. Kauf: Zitiert auf S. 1269.

[10] Astruck, P.: Über psychische Beeinflussung des vegetativen Nervensystems in der Hypnose. Arch. f. Psychol. **45**, 266 (1923).

achtete dieser Autor eine plötzliche totale Abschwächung des Pulses, sowohl bei der hypnotischen Beeinflussung der Herztätigkeit als auch der Atmung. Während Suggestionen der Beschleunigung und Verlangsamung der Herztätigkeit gleichsinnige Veränderungen der Atmung ergaben, so hatten umgekehrt in der Hypnose suggerierte Beeinflussungen des Atmungstypus keine Einwirkungen auf die Herztätigkeit.

c) Affekte.

In den Arbeiten, welche sich mit dem Studium der Pulsveränderungen bei den Affekten befassen, stoßen wir stets auf die Beobachtung, daß die Pulsfrequenz im Verlaufe eines Affektes bei einem und demselben Individuum sehr stark variieren kann. Ferner finden wir in diesen Arbeiten öfters die Ausdrücke „sthenischer und asthenischer Affekt" oder synonym damit „excitatorischer oder depressiver Affekt". Der schon viel zitierten Arbeit von MENTZ[1] seien folgende Beispiele entnommen: „Mitleid, mehr ruhig als sentimental; zuerst geringe Pulsbeschleunigung, wahrscheinlich Vorstellung der mitleiderregenden Unlust, dann Pulsverlangsamung, d. h. Mitleid selber mehr ruhigerer Art, dann wiederum Pulsbeschleunigung bei Mitleid als Ergriffensein, als eigentlichen Affekt." Ferner: „Verzweiflung, mehr als Sichaufgeben gefaßt, nicht etwa ein ‚Mut der Verzweiflung', gelegentlich auch Unlustvorstellungen, zuerst Pulsverlangsamung, einmal jedoch auch Pulsbeschleunigung, also vorwiegend ‚depressiv'."

Auch GENT[2] unterscheidet zwischen „sthenischen und asthenischen" Affekten, wobei gleichviel, ob es sich um lust- oder unlustbetonte Affekte handelt, die Intensität maßgebend sei für den Charakter der Reaktion, und zwar in dem Sinne, daß bei excitatorischen Affekten eine Acceleranswirkung überwiegt und bei depressiven Affekten eine Vaguswirkung.

Die Untersuchungen von MARTIUS[3] und MINNEMANN[4] ergeben eine wertvolle Ergänzung der Feststellungen von MENTZ. MINNEMANN betont, daß das individuelle Verhalten der Versuchsperson gegenüber den Affektreizen das Wesentliche ist für den Charakter des Pulsbildes. „Der einzelne Affekt äußert sich verschieden, je nach den augenblicklichen Bedingungen, die für die Person vorhanden sind und nach der persönlichen Eigenart." Ebenso liege es im Wesen bestimmter Affekte, intermittierend sich geltend zu machen oder einen raschen Wechsel der Ausdrucksformen zu zeigen. MARTIUS spricht von einem „asthenischen Affekttypus, welcher sich im Verhältnis zur Ruhe der Norm durch eine größere Langsamkeit der Puls- und Atemtätigkeit auszeichnet, einen Typus, der zu den Tätigkeitsformen den geraden Gegensatz zu bilden scheine". Er entspreche einem Zustand körperlicher und geistiger Remission.

MINNEMANN fand nun Pulsverlangsamung bei der Freude, ferner bei Enttäuschung, im ersten Augenblick des Schrecks, bei Mitleid, häufig auch beim Ärger, manchmal auch bei der Besorgnis, Pulsbeschleunigung dagegen bei der Erwartung, beim Schreck im zweiten Stadium, bei der Aufregung, meistens auch bei der Besorgnis und manchmal beim Ärger.

Wertvoll im Hinblick auf das individuell verschiedene Verhalten der Versuchsperson gegenüber den verschiedenen Affektreizen erscheinen in diesem Zusammenhang auch die Untersuchungen von GOUDRIAAN[5] über den psychischen Rhythmus. Dieser psychische Rhythmus ist noch nicht klar definiert, steht aber offenbar im Zusammenhang mit dem Zeitbewußtsein und äußert sich bei ver-

---

[1] MENTZ: S. 287 ff. Zitiert auf S. 1263.   [2] GENT: Zitiert auf S. 1270.
[3] MARTIUS: Zitiert auf S. 1268.   [4] MINNEMANN: Zitiert auf S. 1266.
[5] GOUDRIAAN, J. C.: Le rhythme psychique dans ses rapports avec les fréquences cardiaques et respiratoires. Arch. néerl. Physiol. **6**, 77 (1921).

schiedenen Menschen in einer Vorliebe für einen langsamen oder einen raschen Rhythmus. Dieser psychische Rhythmus entspreche bestimmten Eigenschaften der Versuchsperson, die etwas mit der Affektivität zu tun haben, wobei emotionelle Erregbarkeit einem raschen psychischen Rhythmus entspreche. Parallel aber mit einem raschen psychischen Rhythmus geht eine rasche Pulsfrequenz, während einem langsamen psychischen Rhythmus eine langsame Pulsfrequenz entspricht.

d) Die Beschleunigung der Pulsfrequenz als Willküreffekt.

Eine besondere Form der psychischen Beeinflussung sind die Fälle von willkürlicher Beschleunigung des Herzschlags, wie sie von Tarchanoff[1], Pease[2], van den Velden[3], Köhler[4], Favill und White[5], West und Savage[6], King[7] und Taylor und Cameron[8] beschrieben worden sind. Es handelt sich dabei wahrscheinlich um Einzelfälle, die nicht so sehr häufig sind, trotz der entgegengesetzten Ansicht von van den Velden und Köhler, welche beide selbst diese Fähigkeit besaßen.

Tarchanoff und Pease konstatierten bei ihren Versuchspersonen eine über das normale Maß hinausgehende Fähigkeit, Hautmuskeln wie das Platysma usw. willkürlich zu innervieren. Favill und White, West und Savage, Taylor und Cameron machten auf Begleiterscheinungen aufmerksam, welche zum Bilde sympathischer Erregung gehören wie Pupillenerweiterung und periphere Vasoconstriction; ferner fanden sie starkes Schwitzen. Tarchanoff, der auf die Gefährlichkeit der häufigen Wiederholung der Versuche hinweist, beobachtete eine Erhöhung der Pulsfrequenz von 70—105 pro Minute. van den Velden fand bei normalen Versuchspersonen eine Frequenzsteigerung in geringerem Ausmaße, während z. B. Favill und White wieder sehr hohe Werte der Pulsfrequenzsteigerung fanden. Köhler meint, die bloße Konzentration des Willens auf die Tätigkeit des Herzens genüge noch nicht, um die Acceleration hervorzurufen, sondern es bedürfe dazu noch einer besonderen, durch den Willen hervorgerufenen Anstrengung, einer Art Reiz, wie er zur Bewegung der quergestreiften Muskulatur in Frage komme. Von den verschiedenen Beobachtern wurden die Beziehungen zu der Atmung untersucht und als nicht in ursächlichem Zusammenhang mit dem Phänomen festgestellt. Favill und White versuchten zum erstenmal, durch Injektion von Atropin den Vaguseinfluß auszuschalten und stellten dabei fest, daß der Versuch immer noch gelinge, auch nachdem eine Erhöhung der Pulsfrequenz zufolge der Atropinwirkung erzielt worden war. Dieses Verhalten wurde durch die späteren Untersuchungen von West und Savage und Taylor und Cameron bestätigt. Die letztgenannten Autoren weisen jedoch darauf hin, daß Atropin immerhin den Mechanismus der willkürlichen Acceleration wesentlich dämpfe, indem unter Atropineinfluß niemals dieselbe Pulsfrequenzsteigerung

[1] Tarchanoff, J. R.: Über willkürliche Acceleration der Herzschläge usw. Pflügers Arch. 35, 109 (1885).

[2] Pease, E. A.: Voluntary control of the heart. Boston med. J. 1889.

[3] Velden, Th. van den: Über willkürliche Vermehrung der Pulsfrequenz. Pflügers Arch. 66, 232 (1897).

[4] Köhler, M.: Über willkürliche Beschleunigung des Herzschlags. Pflügers Arch. 154, 579 (1914).

[5] Favill u. White: Voluntary acceleration of the rate of the heart. Heart 6, 175 (1916).

[6] West u. Savage: Voluntary acceleration of the heartbeat. Arch. int. Med. 22, 290 (1918).

[7] King, J.: An instance of voluntary acceleration of the puls. Bull. Hopkins Hosp. 31, 303.

[8] Taylor, N. B., u. H. G. Cameron: Voluntary acceleration of the heart. Amer. J. Physiol. 61, 385 (1922).

erreicht wird als ohne Atropin. FAVILL und WHITE fanden im Elektrokardiogramm ihrer Versuchsperson, während sie ihren Puls willkürlich beschleunigte, diejenigen Zeichen, die von ROTHBERGER und WINTERBERG[1] als charakteristisch für erhöhten Acceleranstonus aufgefaßt werden, und sie suchten deshalb das Phänomen in Übereinstimmung mit den Ansichten der früheren Autoren als Folge einer Acceleransreizung zu erklären, während WEST und SAVAGE die Hauptwirkung in einer Verminderung des Vagustonus sehen; TAYLOR und CAMERON nehmen eine vermittelnde Richtung ein. Im Anschluß an die eben referierten Beobachtungsergebnisse möchten wir die Frage aufwerfen: Sind diese Pulsbeschleunigungen als *direkt* durch den Willen hervorgerufene Beeinflussungen aufzufassen oder werden sie *indirekt* auf dem Wege willkürlich wachgerufener Vorstellungen erzeugt? Im letzteren Falle würden sie in Analogie stehen zu dem Speichelfluß beim willkürlichen Hervorrufen appetiterregender Vorstellungen, ferner zu der Erektion im Anschluß an willkürlich erzeugte sexuelle Phantasien und endlich auch zu der Pupillenerweiterung, welche unter dem Einfluß bestimmter willkürlich wachgerufener Vorstellungen entsteht. Zur Zeit besteht keinerlei Beweis dafür, ob es sich um direkt oder indirekt bedingte Effekte handelt.

Besonderen Hinweis verdient die Tatsache, daß die Auswirkung eines psychischen Einflusses eine Form annehmen kann, welche nicht mehr in den Bereich des Physiologischen zu rechnen ist. Es mögen deshalb noch kurz einige Phänomene erwähnt werden, welche dem Gebiete der menschlichen *Pathologie der Kreislaufstörungen* entnommen sind. Nicht nur zeichnen sich gewisse Individuen dadurch aus, daß ihr Herzschlag besonders rasch mit einer Frequenzsteigerung hohen Grades auf psychische Erlebnisse reagiert, sondern es kann bei einer gewissen Überempfindlichkeit des Herzens („irritable heart") oder des vegetativen Nervensystems unter psychischen Einflüssen zu Rhythmusstörungen anderer Art kommen. Es können Extrasystolen auf diesem Wege entstehen (REISSNER[2], WENCKEBACH[3], EDENS[4] u. a.). WENCKEBACH weist auch darauf hin, daß unter dem Einfluß eines lebhaften Affektes nicht nur eine langdauernde Extrasystolie auftreten kann, sondern daß dieselbe auch durch die rein psychische Wiedererlebung des Affektes wieder hervorgerufen werden kann, auch nachdem sie längere Zeit vorher verschwunden war.

Ganz ähnlich können auch Anfälle von paroxysmaler Tachykardie von der Psyche aus ausgelöst werden (KURÉ[5], WENCKEBACH[6], LEWIS[7] u. a.). Es ist zu betonen, daß die durch die zentrifugalen Herznerven auf das Herz übertragene Erregung in diesen Fällen nur die Rolle eines einzelnen mitwirkenden Faktors spielen kann; denn ein wesentliches Moment ist in diesen Fällen wohl immer auch beim Herzen selbst oder bei dem vegetativen Nervensystem zu suchen. Dasselbe gilt auch wohl von einzelnen der von D. GERHARDT[8], FAHRENKAMP[9],

---

[1] ROTHBERGER, J., u. H. WINTERBERG: Über die Beziehungen der Herznerven zur Form des Elektrokardiogramms. Pflügers Arch. **85**, 506 (1910).

[2] REISSNER, OTTO: Über unregelmäßige Herztätigkeit auf psychischer Grundlage. Z. klin. Med. **53**, 234 (1904).

[3] WENCKEBACH, F.: Die unregelmäßige Herztätigkeit usw., S. 61. Leipzig u. Berlin 1914.

[4] EDENS, E.: Digitalisbehandlung, S. 53. Berlin u. Wien 1916.

[5] KURÉ, K.: Psychisch ausgelöste Kammertachysystolie. Dtsch. Arch. klin. Med. **106**, 33 (1912).

[6] WENCKEBACH, F.: Die unregelmäßige Herztätigkeit usw., S. 43, 44. Leipzig u. Berlin 1914.

[7] LEWIS, THOMAS: The mechanism and graphic registration of the heartbeat, S. 347. London 1920.

[8] GERHARDT, D.: Beiträge zur Lehre von der Arhythmia perpetua. Dtsch. Arch. klin. Med. **118**, 562 (1916).

[9] FAHRENKAMP, K.: Zur Kenntnis der vorübergehenden Arhythmia perpetua etc. Dtsch. Arch. klin. Med. **124**, 88 (1918).

1274 W. H. v. Wyss: Einfluß psychischer Vorgänge auf Atmung und Pulsfrequenz.

Edens[1], Semerau[2] und Lewis[3] beschriebenen Fälle von paroxysmalem Vorhofs-flimmern. Speziell Semerau erwähnt bei einem der von ihm beschriebenen Kranken, daß die Anfälle durch die psychische Erregung entweder in Verbindung mit andern Elementen oder selbständig ausgelöst wurden zu Zeiten, wo durch die dauernden Anfälle eine Art von Anfallsbereitschaft sich eingestellt hatte.

Weiter möchte ich hier noch die von Cotton und Lewis[4] beschriebenen Ohnmachtsanfälle bei jungen Leuten mit „irritable heart" erwähnen, welche durch einen affektbetonten Reiz, z. B. durch den Anblick von Blut, ausgelöst wurden. Es fand sich dabei eine ausgesprochene Pulsverlangsamung und eine Abschwächung der Herztätigkeit (Sinken des systolischen Blutdrucks), so daß die Erscheinungen auf eine Vaguswirkung zurückgeführt wurden.

Plötzliche Todesfälle infolge von seelischen Aufregungen können bei Herz-kranken durch eine Überempfindlichkeit des Vagus entstehen, wie wir dies durch die Untersuchungen von Wenckebach[5] wissen. Rothberger und Winterberg[6] haben im Experimente durch gleichzeitige Vagus- und Acceleransreizung Kammer-flimmern erzeugt; sie sind der Ansicht, daß ein derartiger Mechanismus den plötzlichen Tod bei herzgesunden Menschen infolge von seelischen Aufregungen erklären könnte.

C. Untersuchungen über die psychischen Einflüsse auf den Blutdruck.

Auf psychischen Einflüssen beruht die zu Beginn der Muskelarbeit auf-tretende Blutdrucksteigerung nach den Feststellungen von Deutsch und Kauf[7]. Bei der geistigen Arbeit wird ebenfalls eine Blutdrucksteigerung gefunden (Kie-sow[8], Binet und Vaschide[9], E. Weber[10], Gellhorn und Lewin[11] und Bickel[12]). Es zeigte sich auch, daß während einer Periode von 15 Minuten geistiger Arbeit (Rechnen) das Maximum der Blutdrucksteigerung innerhalb der ersten 2 bis 3 Minuten nach Beginn der Arbeit erreicht wurde, im Verlaufe der Arbeit aber senkte sich der Druck wieder (Gillespie[13]).

Bei jeder *Willens-* und *Aufmerksamkeitsspannung* wurde von Knauer[14] eine prompte Steigerung des arteriellen Drucks gefunden. Der Schmerz erzeugt, wie die Reizung sensibler Nerven, in der Regel eine Blutdrucksteigerung. Bayliss[15]

[1] Edens, E.: Digitalisbehandlung, S. 67. Berlin u. Wien 1916.

[2] Semerau, M.: Über Rückbildung der Arhythmia perpetua. Dtsch. Arch. klin. Med. **126**, 161 (1918).

[3] Lewis, Thomas: The mechanism and graphic registration of the heartbeat, S. 325. London 1920.

[4] Cotton, Th. F., u. Th. Lewis: Observations upon fainting. Heart **7**, 23 (1918).

[5] Wenckebach: S. 156ff. Zitiert auf S. 1273.

[6] Rothberger, J., u. H. Winterberg: Über die Beziehungen der Herznerven zur automatischen Reizerzeugung usw. Pflügers Arch. **141**, 343 (1911).

[7] Deutsch u. Kauf: Zitiert auf S. 1269.

[8] Kiesow, F.: Versuche mit Mossos Sphygmomanometer. Philos. Studien **11**, 41 (1895).

[9] Binet, A., u. N. Vaschide: Influences du traveil intellectuel etc. sur la pression du sang. L'Année psychol. **3**, 127 (1897).

[10] Weber, E.: Zur fortlaufenden Registrierung der Schwankungen des menschlichen Blut-drucks. Arch. f. Physiol. **1913**.

[11] Gellhorn, E., u. H. Lewin: Veränderungen des Blutdrucks bei psychischen Vor-gängen usw. Arch. f. Physiol. **1913**, 225.

[12] Bickel, H.: Die wechselseitigen Beziehungen zwischen psychischem Geschehen und Blutkreislauf, S. 110. Leipzig 1916.

[13] Gillespie, R. D.: The influence of mental work on the blood-pressure and pulse-rate. Communications to the XI. internat. physiol. congress Edinburgh 1923.

[14] Knauer, K.: Über den Einfluß normaler Seelenvorgänge auf den arteriellen Blut-druck. Z. Neur., Orig. **30**, 319 (1915).

[15] Bayliss, W. M.: Vasomotor system, S. 89. London 1923.

betrachtet diesen Vorgang als Teilerscheinung des „nociceptiven Syndroms", welches in einer allgemeinen Schutzreaktion gegen Schädigungen bestehe. Eine Blutdrucksenkung dagegen fand PAL[1] unter der Einwirkung der Schmerzen von tabischen Krisen.

KNAUER und BILLIGHEIMER[2] haben neben der die Regel bildenden Blutdrucksteigerung als Wirkung der Examensangst bei Studenten gelegentlich doch auch eine Senkung des systolischen und des diastolischen Druckes gefunden. Dieselben Forscher heben hervor, daß bei Schreckneurosen eine Senkung des diastolischen Druckes beobachtet werde. Der systolische Druck sei dabei in vielen Fällen gesteigert, manchmal auch erniedrigt.

Bei den Affekten und speziell bei der *Angst* fanden BINET und VASCHIDE[3] die höchsten Werte der Blutdrucksteigerung. Daß Sorgen und Kummer oft zu Dauersteigerungen des Blutdrucks führen können, ist ja bekannt. Unter den Aufregungen des Krieges fanden KAMMERER und MOLITOK[4] bei Soldaten in den Schützengräben und ETIENNE und RICHARD[5] unter der Einwirkung von Beschießung erhöhte Blutdruckwerte. Auch aufregende Träume führen nach MACWILLIAM[6] zu ganz erheblichen Blutdrucksteigerungen.

FAHRENKAMP[7] hat durch fortlaufende Blutdruckregistrierung in überzeugender Weise nachgewiesen, daß die Einwirkung des Psychischen auf den krankhaft erhöhten Blutdruck in allen Fällen von Hypertonie nachweisbar ist. Mit der seelischen Entspannung sinkt auch die Spannung der Gefäßwand.

Die *Hypnose,* wie aus den Untersuchungen von LENK[8] und DEUTSCH und KAUF[9] hervorgeht, führt ebenfalls zu Blutdrucksteigerung.

Von besonderem Interesse sind die Feststellungen über den Blutdruck bei *Psychosen,* wie sie von CRAMER[10], CRAIG[11], PILCZ[12], BRUCE und ALEXANDER[13], PAUL WEBER[14] u. a. gemacht worden sind. Es zeigte sich, daß bei der Melancholie, und zwar im akuten Stadium, die höchsten Blutdruckwerte gefunden werden, während bei den manischen Kranken der Blutdruck im allgemeinen erniedrigt zu sein schien. PAUL WEBER fand allerdings bei gereizten manischen Patienten hohe Blutdruckwerte. Daß die Blutdrucksteigerung den depressiven Zuständen als solchen zukomme, wurde von PILCZ hervorgehoben, denn bei Stuporzuständen zeigten nur die depressiven Formen hohe Werte, während die katatonischen normalen oder niedrigen Blutdruck aufwiesen. Von NAUDASCHER und MARTIMOR[15] wird der enge Zusammenhang zwischen depressiven Angstzuständen und Blutdrucksteigerung bestritten.

[1] PAL, zitiert nach L. GALLAVARDIN: La tension arterielle, S. 519. Paris 1921.

[2] KNAUER, A., u. E. BILLIGHEIMER: Über organische und funktionelle Störungen des vegetativen Nervensystems usw. Z. Neur. **50**, 199 (1919).

[3] BINET u. VASCHIDE: Zitiert auf S. 1274.

[4] KAMMERER u. MOLITOK: Münch. med. Wschr. **64**, 849 (1917).

[5] ETIENNE u. RICHARD: Paris méd. **9**, 109 (1919).

[6] MACWILLIAM, J. A.: Communications to the XI. Physiol. Congress Edinburgh 1923.

[7] FAHRENKAMP, K.: Die psychophysischen Wechselwirkungen bei den Hypertonie-Erkrankungen. Stuttgart u. Berlin 1926.

[8] LENK, E.: Blutdruck und Hypnose. Dtsch. med. Wschr. **46**, 1080 (1920).

[9] DEUTSCH u. KAUF: Zitiert auf S. 1269.

[10] CRAMER, A.: Über das Verhalten des Blutdrucks während der Angst usw. Münch. med. Wschr. **39**, 83 (1892).

[11] CRAIG, M.: Bloodpressure in the insane. Lancet **76**, 1742 (1898).

[12] PILCZ, A.: Über einige Ergebnisse von Blutdruckmessungen usw. Wien. klin. Wschr. **13**, 276 (1900).

[13] BRUCE, L. C., u. H. D. M. ALEXANDER: Some observations on the various physical changes etc. J. ment. Sci. **46**, 725 (1900).

[14] WEBER, P.: Blutdruckmessungen bei Kranken usw. Arch. f. Psychiatr. **47**, 391 (1910).

[15] NAUDASCHER, G., u. E. MARTIMOR: Variations de la pression artérielle etc. Ann. méd.-psychol. **11**, 170 (1921).

D. Untersuchungen über die psychischen Einflüsse auf die Blutverteilung.

a) Vorbemerkungen.

Die Untersuchungen über die Blutverteilung bei psychischen Vorgängen gehen in erster Linie auf Mosso zurück, der die plethysmographische Methodik zu diesem Zwecke einführte. Lehmanns verbesserter Wasserplethysmograph ist dann das Instrument der Wahl für die meisten späteren Untersuchungen geworden. Die plethysmographischen Experimente beschränkten sich zunächst auf die Extremitäten; sodann wurden von Mosso sowohl als auch von einer Reihe der späteren Forscher die Veränderungen des Hirnvolumens bei psychischen Vorgängen an Patienten mit Schädeldefekten beobachtet. E. Weber[1] hat als erster einen „inneren oder Darmplethysmographen" angewandt in der Form eines mäßig mit Luft gefüllten Gummisackes, der in den Mastdarm der Versuchsperson eingeführt wurde und von welchem sich der Autor im Tierexperiment überzeugte, daß das Instrument geeignet sei, Aufschluß über den Blutgehalt der Bauchhöhle zu geben. Derselbe Forscher[2] hat auch die von Mosso[3] eingeführte Waage angewandt, um Blutverschiebungen nach den Baucheingeweiden zu registrieren, indem er die Versuchsperson in der Weise lagerte, daß die Baucheingeweide entweder kopfwärts oder fußwärts von der Achse der Waage zu liegen kamen, wobei das Gleichgewicht wiederhergestellt wurde durch Auflegen von Gewichten am entgegengesetzten Pol. Während Mosso glaubte, mit dem Instrument die Schwankungen des Blutgehaltes des Gehirns erkennen zu können, hat Weber mit dieser verbesserten Methode wohl richtiggestellt, daß sich auf diese Weise nur die Schwankungen des Blutgehaltes der Bauchorgane bestimmen lassen.

Die plethysmographischen Untersuchungen haben einen beschränkten Wert, indem der Plethysmograph uns allerdings über die *Blutfüllung* in einem oder mehreren beschränkten Bezirken des Körpers belehren kann, aber *nichts aussagt über die Stromgröße*. Dabei kann es sich um Querschnittsveränderungen sowohl der Arterien als der Capillaren als auch der Venen handeln. Große Gefäßabschnitte, wie z. B. der Lungenkreislauf oder die Leber, spielen als unberechenbare Faktoren mit hinein. Die plethysmographischen Ergebnisse bei psychischen Vorgängen sind also demnach mit entsprechender Reserve zu bewerten.

b) Aufmerksamkeitszustände, Bewegungsvorstellungen, geistige Arbeit.

Bei allen Forschern, die sich mit dem Plethysmogramm beschäftigt haben, herrscht Übereinstimmung darin, daß die normale Reaktionsweise der plethysmographischen Kurve einer Extremität auf einen *Aufmerksamkeitszustand* oder indifferenten *Sinnesreiz* eine Senkung des Extremitätenvolumens darstellt.

Untersuchungen über die plethysmographischen Reaktionen bei *Bewegungsvorstellungen* sind in erster Linie von E. Weber[4] vorgenommen worden. Dieser Forscher fand, daß bei der Vorstellung einer körperlichen Arbeit eine Blutfülle in den Extremitäten auftritt und eine Abnahme des Blutgehaltes der Bauchorgane. Ferner soll diese Blutverschiebung streng lokalisiert werden können, z. B. auf eine Körperhälfte. Wichtig ist die Tatsache, daß für den Ausfall der

---

[1] Weber, E.: Einfluß psychischer Vorgänge auf den Körper, S. 115ff. Berlin 1910.

[2] Weber, E.: Dasselbe S. 215.

[3] Mosso, A.: Die Furcht, S. 89. Leipzig 1889.

[4] Weber, E.: Über willkürlich verschiedene Innervation beider Körperseiten. Arch. f. Physiol. **1909**, 359.

plethysmographischen Reaktion auch der Zustand der Versuchsperson wesentliche Bedeutung hat.

Daß die Ermüdung im Plethysmogramm der Extremitäten zum Ausdruck kommen könne, wurde schon von PATRIZI[1] beobachtet, der bei diesem Zustand öfters eine Zunahme des Armvolumens fand bei Reizen, welche sonst prompt mit einer Senkung der Volumkurve beantwortet wurden. Von E. WEBER[2] wurde dann die „Umkehrung der normalen Blutverschiebung" bei Ermüdungszuständen eingehend beschrieben. Er fand z. B. Zunahme des Ohrvolumens bei Bewegungsvorstellungen, im Gegensatz zur normalen Volumabnahme der äußeren Kopfteile bei diesem psychischen Zustand. Ferner fand WEBER sogar Abnahme des Blutgehaltes der Extremitäten bei Bewegungsvorstellungen während der Ermüdung und endlich bei einer nicht ganz normalen Versuchsperson Zunahme des Armvolumens bei geistiger Arbeit. Ähnliche Befunde wurden bald im Anschluß an WEBERS Untersuchungen von CITRON[3] bei Nervenkranken erhoben. Besonders hat sich dann BICKEL[4] bemüht, den Nachweis der von ihm sog. psychasthenischen Reaktion auf geistige Arbeit bei geistig abnormen Individuen und den verschiedenen Psychosen zu liefern. Diese Reaktion besteht darin, daß das Armvolumen bei geistiger Arbeit eine Volumzunahme statt einer Volumverminderung zeigt, zuweilen wurde dasselbe auch bei dem Ohrvolumen beobachtet. Diese Volumveränderungen bei geistiger Arbeit sollen nach FRANKFURTHER und HIRSCHFELD[5] an Intensität zunehmen, je intensiver die Arbeitsleistung ist.

Das Hirnvolumen soll bei der geistigen Arbeit zunehmen, wie dies schon aus den Untersuchungen von MOSSO[5] hervorgeht und z. B. auch von E. WEBER[6] bestätigt wird. Eigentümlich sind die Befunde von RESNIKOW und DAVIDENKO[7] über das Verhalten des Hirnvolumens. Einfache Sinnesreize blieben bei ihren Untersuchungen an einem Patienten mit Schädeldefekt ohne Einwirkung auf die plethysmographische Kurve. Bei der geistigen Arbeit dagegen fanden sie ein Steigen des Plethysmogrammes mit stärkerer Ausprägung der Wellen dritter Ordnung.

Besondere Bedeutung ist dem Zustand der *psychischen Spannung* beigemessen worden. Schon LEHMANN[8] hebt hervor, daß das Eintreten des Spannungszustandes sich im Plethysmogramm sofort durch ausgeprägte Volumsenkung manifestiere. Im weiteren hat sich dann speziell KÜPPERS[9] eingehend mit diesem Seelenzustand und der ihn begleitenden plethysmographischen Reaktion befaßt. Die Kurve ist nach diesem Forscher dadurch charakterisiert, daß sie ein stark erniedrigtes Niveau zeigt, bei fehlenden oder stark abgeschwächten MAYERSCHEN Wellen. Charakteristisch ist ferner der Umstand, daß weitere psychische Reize kaum eine weitere Beeinflussung der Kurve hervorrufen. Bei Kranken mit Dementia praecox findet KÜPPERS[10] im Anschluß an frühere Beob-

---

[1] PATRIZI, M. L.: Zitiert nach Zbl. Physiol. **11**, 604 (1897).

[2] WEBER, E.: Die Beeinflussung der Blutverschiebungen bei psychischen Vorgängen durch Ermüdung. Arch. f. Physiol. **1909**, 367.

[3] CITRON, J.: Zur Pathologie der psycho-physiologischen Blutverschiebung. Dtsch. med. Wschr. **37**, 1781 (1911).

[4] BICKEL, H.: Über die normale und pathologische Reaktion des Blutkreislaufes usw. Neur. Zbl. **33**, 90 (1914).

[5] MOSSO, A.: Zitiert auf S. 1276.　　[6] WEBER, E.: S. 335ff. Zitiert auf S. 1276.

[7] RESNIKOW, M., u. S. DAVIDENKO: Beiträge zur Plethysmographie des menschlichen Gehirns. Z. Neur., Orig. **4**, 129 (1911).

[8] LEHMANN: Bd. 1, S. 97. Zitiert auf S. 1268.

[9] KÜPPERS, E.: Über die Deutung der plethysmographischen Kurve. Z. Psychol. **81**, 129 (1919).

[10] KÜPPERS, E.: Plethysmographische Untersuchungen an Dementiapraecox-Kranken. Z. Neur., Orig. **16**, 517 (1913).

achtungen von Berger[1] und Bumke und Kehrer[2] einen Zustand der Volumstarre, d. h. die plethysmographische Kurve zeigt ganz ähnlich wie bei dem Zustand der psychischen Spannung kaum eine Reaktion auf weitere psychische Reize. Des weiteren ist von Küppers[3] der Zustand des Besinnens besonders berücksichtigt. Speziell beim Besinnen auf einen Verlauf von Ereignissen fand dieser Autor eine Dauerkurve des Plethysmogramms, die durch sehr hohes Niveau mit starken Senkungen auf psychische Reize hin ausgezeichnet war.

c) Gefühlston.

Zahlreiche Untersuchungen sind dem Verhalten der plethysmographischen Kurven bei durch Sinnesreize oder Suggestionen hervorgerufenem *Lust-* und *Unlustgefühl* gewidmet worden. Während Lehmann[4] und E. Weber[5] gesetzmäßige Beziehungen zwischen dem Plethysmogramm und diesen beiden Gefühlstönen fanden in dem Sinne, daß dem Lustgefühl ein Steigen der Volumkurven der Extremitäten (bei Abnahme des Blutgehaltes der Bauchorgane nach Weber), beim Unlustgefühl aber ein Sinken des Extremitätenplethysmogramms entspreche (Zunahme des Blutgehaltes der Bauchorgane nach Weber), sprechen sich die späteren Forscher wie Bickel[6] und speziell auch Küppers viel reservierter aus. Der letztgenannte Autor sagt: „Man darf vielleicht behaupten, daß Lust in der Kurve eine allgemeine Neigung zum Steigen, Unlust eine solche zum Sinken hervorruft. Es ist aber klar, daß diese Wirkung ganz anderer Art ist als die der Aufmerksamkeit. Während diese im vasomotorischen System ähnlich wirkt wie etwa ein Induktionsschlag auf einen Gefäßnerven im physiologischen Experiment, wirken Lust und Unlust gewissermaßen einschleichend, langsam mit sich ziehend und auf alle Fälle unverhältnismäßig viel schlechter und inkonstanter als die Aufmerksamkeit." Helga Eng[7] dagegen bestätigt im allgemeinen die Resultate von Lehmann und Weber auf Grund von plethysmographischen Untersuchungen bei Kindern. Freilich findet sie z. B. bei einem Unlustreiz mit Pyridin ein Ansteigen der Volumkurve und ebenso im ersten Augenblick der Furcht. Diese Autorin begnügt sich nicht mit der Lust- und Unlusttheorie, sondern sie nimmt noch ein weiteres Gefühlspaar, nämlich Depression und Erregung an.

In diesem Zusammenhang mögen auch die Beobachtungen von Frankfurther und Hirschfeld erwähnt werden[8], daß das Anhören von fröhlicher und trauriger Musik, von Konsonanzen oder Dissonanzen die plethysmographische Kurve des Armes stets in derselben Weise beeinflusse, d. h. im Sinne einer Senkung des Plethysmogrammes. Es fand sich also kein Unterschied im Sinne einer Lust- oder Unlustreaktion, und die Autoren erklären ihren Befund als bedingt durch die Fesselung der Aufmerksamkeit.

Über das Verhalten des Hirnvolumens bei Lust- und Unlustgefühlen gehen die Ansichten wesentlich auseinander. Mosso[9], Patrici[10] und auch Bickel finden sowohl bei lust- wie bei unlustbetonten Gefühlszuständen konstant eine

[1] Berger, H.: Über die körperlichen Äußerungen psychischer Zustände. 1, 109. Jena 1904.

[2] Bumke, O., u. Kehrer: Plethysmographische Untersuchungen an Geisteskranken. Arch. f. Psychiatr. **47**, 945 (1910).

[3] Küppers: Zitiert auf S. 1277.   [4] Lehmann: Bd. 1. Zitiert auf S. 1268.

[5] Weber, E.: Zitiert auf S. 1276.   [6] Bickel: Zitiert auf S. 1274.

[7] Eng, Helga: The emotional life of the child. Oxford med. Publ. **1925**.

[8] Frankfurther, W., u. A. Hirschfeld: Über den Einfluß der Musik auf das Plethysmogramm. Arch. f. Physiol. **1912**, 215.

[9] Mosso: Zitiert auf S. 1276.

[10] Patrici: Zitiert auf S. 1277.

Zunahme des Hirnvolumens. Bei der Unlust fand BERGER[1] dagegen Zunahme des Hirnvolumens bei einer Verkleinerung der Pulsationen und schloß daraus auf aktive Kontraktionen der Hirngefäße. Weiter fand dieser Forscher, der sich sehr eingehend mit dem Hirnplethysmogramm beschäftigte, bei der Lust eine geringe Abnahme des Hirnvolumens und ein Größerwerden der Pulsationen, welche er als aktive Erweiterung der Hirngefäße deutete. Im Gegensatz dazu steht der Befund von E. WEBER[2], daß dem Lustgefühl Zunahme des Hirnvolumens entspreche und der Unlust Abnahme desselben. Aus diesen widerspruchsvollen Befunden lassen sich also keine Gesetzmäßigkeiten ableiten im Sinne qualitativer Reaktion für Lust- und Unlustgefühl. Zudem betont jeder Autor, der sich mit dem Hirnplethysmogramm beschäftigt, daß die Lokalisation des Schädeldefektes von Bedeutung sei für den Charakter der Reaktion.

Die *Hypnose* soll nach LEHMANN[3] keinen Einfluß auf das Plethysmogramm ausüben. Ob dies richtig ist, mag dahingestellt bleiben. WEBER hat bei seinen Versuchen in hohem Maße von der Hypnose Gebrauch gemacht und damit doch wohl vielfach den Boden physiologischer Zustandsbedingungen verlassen. Beim Zustand des Träumens im Sinne eines Sichversenkens in ein Gefühl findet KÜP-PERS[4] eine Volumkurve des Armes von hohem Niveau mit ausgesprochenen Wellen dritter Ordnung.

d) Affekte.

Die Untersuchungen über das Plethysmogramm bei Affekten sind spärlich, wenn wir von den ebenerwähnten Experimenten von MOSSO[5] absehen. Von LEHMANN wurde bei *deprimierten Gemütszuständen* und bei der Furcht ein kleines Armvolumen mit stark hervortretenden Respirationsschwankungen gefunden. Im Hirnplethysmogramm fanden RESNIKOW und DAVIDENKO[6] ebenfalls eine mächtige Verstärkung der Respirationsschwankungen bei Affekten, gleichviel, ob sie lust- oder unlustbetonten Inhaltes waren.

e) Über den Mechanismus der psychogenen Blutverschiebungen.

Als die Ursache der erwähnten Blutverschiebungen wurden von E. WEBER constrictorische Impulse zu den Gefäßen des Splanchnicusgebietes angenommen. Von BICKEL[7] wurde dann mit Nachdruck die Unabhängigkeit der Volumveränderungen von dem Verhalten des allgemeinen Blutdrucks betont, welchen dieser Autor vermittelst des Sphygmotonographen nach USKOFF kontinuierlich registrierte. BICKEL macht auf die schon von MOSSO beobachtete „primäre Elevation" des Plethysmogramms des Armes auf einen psychischen Reiz hin, welches der Volumsenkung vorangeht, aufmerksam und erklärt diesen Vorschlag als bedingt durch die Blutdrucksteigerung, welche von einer verstärkten Herzaktion herrühre. Mit anderen Worten: die Blutdrucksteigerung und die Gefäßveränderungen sind voneinander unabhängige Phänomene. Die erstere ist die Folge einer direkten „corticalen Innervation" des Herzens, und die letzteren sind bedingt durch „corticale Innervation" der Constrictoren. BICKEL stellt sich nun den Mechanismus der psychasthenischen Reaktion dadurch bedingt vor, daß hier die Innervation der Constrictoren versage infolge Schädigungen der Hirnrinde, während die „corticale Innervation" des Herzens erhalten bleibe. Zufolge

---

[1] BERGER: Zitiert auf S. 1278.   [2] WEBER, E.: Zitiert auf S. 1276.
[3] LEHMANN: Zitiert auf S. 1268.
[4] KÜPPERS: Zitiert auf S. 1277.   [5] MOSSO: Zitiert auf S. 1276.
[6] RESNIKOW u. DAVIDENKO: Zitiert auf S. 1277.
[7] BICKEL: Zitiert auf S. 1274.

dessen würden die Gefäße dem ansteigenden Blutdruck passiv nachgeben. Bickel[1] kommt zu dem Schluß, daß der gesteigerten Aufmerksamkeit eine verstärkte Innervation der Vasomotoren zugeordnet sei, der verminderten Aufmerksamkeit dagegen eine Verminderung des Vasomotorentonus. Der gesteigerten affektiven Erregung entspreche eine verstärkte Herzaktion und der verminderten affektiven Erregung eine verminderte Tätigkeit des Herzens.

Gegen diese Auffassung von Bickel wenden sich de Jong[2] und Weinberg[3]. Der erstgenannte Autor stellt zwei „Hauptgesetze des Plethysmogrammes" auf, von welchen das erste folgendermaßen lautet: Der Vorschlag oder die primäre Elevation der Normalkurve des Plethysmogramms auf einen psychischen Reiz hin rührt von gesteigerter Herztätigkeit her, die Senkung von der langsam erfolgenden Gefäßkontraktion. Dies ist dadurch ermöglicht, daß das Herz als quergestreifter Muskel zu seiner Reizung eine kürzere Latenzzeit besitzt als die glatte Gefäßmuskulatur. Das zweite Gesetz enthält die Behauptung, daß bei übernormaler Spannung (gemeint ist die psychische Spannung) die Gefäßreaktion auf den Reiz zurücktrete und der Effekt der Tätigkeit des Herzens in den Vordergrund gerückt werde. Dies sei aber nur bis zu einem gewissen Grade der Spannung möglich. Falls die letztere noch mehr zunimmt, so entsteht ein Gleichgewichtszustand zwischen der Spannung der Gefäßwände und der gefäßerweiternden Kraft, welche herrührt von der Druckerhöhung zufolge gesteigerter Herztätigkeit. In diesem Falle ist das Fehlen von jeder Art von Reaktion auf psychische Reize möglich. Ganz ähnlich ist der Erklärungsversuch von Weinberg. Allerdings legt dieser Autor mehr Gewicht auf Schwankungen in der Innervation des Herzens. Die primäre Elevation ist nach Weinberg bedingt durch Einwirkung einer Sympathicusreizung auf das Herz. Die Senkungsreaktion wird als Abschwächung der Herztätigkeit gedeutet zufolge einer Vagusreizung, woraus eine verminderte Füllung der Blutgefäße resultiert. Diese Senkung der Kurve wird beschleunigt und gefördert durch die Gefäßkontraktion, welche infolge der längeren Latenzzeit der glatten Muskulatur im Vergleich zu der Herzmuskulatur unter Einfluß des vorangehenden Sympathicusreizes erst jetzt erfolgt. Die langsame Steigung der Kurve mit kürzeren Pulsen wird wiederum als Folge einer Sympathicusreizung aufgefaßt. Zum Vergleich wurde das psychogalvanische Phänomen registriert, dessen Deutung ähnliche Schlüsse zulasse. Die von Bickel postulierte Unabhängigkeit der Herz- und Gefäßreaktion auf psychische Reize wird von diesem Autor bestritten, die Erregung trifft sowohl das Herz wie die Gefäße gleichzeitig. Der Effekt ist aber oft von ungleicher Intensität. Eine neue Methode zur Prüfung der vasomotorischen Reaktionen unter psychischen Einflüssen wurde von v. Wyss[4] angegeben. Sie beruht auf der Registrierung der Wärmestrahlung der Körperhaut auf thermoelektrischem Wege. Es wurde die Wärmestrahlung von der Stirnhaut aus registriert bei Versuchspersonen, deren Stirne sich 70 cm entfernt von der Mollschen Thermosäule befand, die in Verbindung war mit einem Paschenschen Panzergalvanometer. Dabei wurde gezeigt, daß eine körperliche Leistung zu einer Senkung des Kurvenniveaus führt, entsprechend einer Gefäßkontraktion, welche das Aufhören der Arbeitsleistung überdauert und die dann gefolgt ist von einer Steigung

---

[1] Bickel: Zitiert auf S. 1274.

[2] de Jong, H.: Die Hauptgesetze einiger wichtiger körperlicher Erscheinungen beim psychischen Geschehen usw. Z. Neur., Orig. **69**, 61 (1921).

[3] Weinberg, A. A.: Psyche und unwillkürliches Nervensystem. 2. Mitteilung. Z. Neur., Orig. **86**, 375 (1923).

[4] Wyss, W. H. v.: Vegetative Reaktionen bei psychischen Vorgängen. Schweiz. Arch. Neur. **19**, 3 (1926).

des Kurvenniveaus im Sinne einer Hyperämie. Weiter ist es gelungen, durch fortgesetzte Dressur bei diesen Versuchspersonen einen bedingten Reflex herauszubilden auf dem Gebiet der betreffenden vasomotorischen Reaktion in dem Sinne, daß schon die Vorstellung der Arbeit genügt, die gleiche Art Vasomotorenreaktion hervorzurufen und an der Kurve zum Ausdruck zu bringen, wie die Arbeitsleistungen selbst.

Die Versuchspersonen wurden auf Turnen eindressiert, und zwar ca. 20 mal, und sowohl vor- wie nachher wurden die Schwankungen der Temperatur der Stirnhaut auf thermoelektrischem Wege fortlaufend registriert. Vor Beginn des Turnens wurde ein Glockensignal gegeben und während des Turnens spielte ein Metronom und wurde ein verbales Kommando gegeben. Die Periode des Turnens dauerte 3 Minuten. Nachdem die Versuchspersonen in dieser Weise dressiert waren, wurde plötzlich nach dem Glockensignal das Kommando „Sitzenbleiben" gegeben. Der Metronom spielte wie gewöhnlich und auch das verbale Kommando wurde wiederholt. Die Wärmestrahlung wurde fortlaufend registriert und die Kurven zeigten einen ganz ähnlichen Verlauf wie die Kurven während des Dressurversuchs (s. Abb. 252).

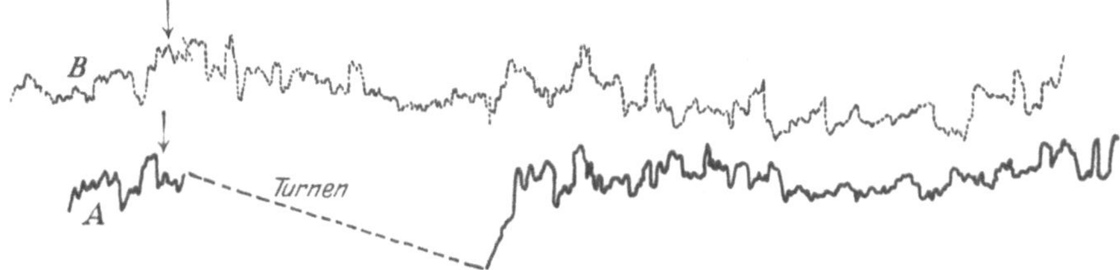

Abb. 252. *A* entspricht dem Arbeitseffekt, *B* dem bedingten Reflex. Der Pfeil entspricht dem Beginn des Glockensignals, die punktierten Vertikallinien auf *B* entsprechen dem Beginn und Aufhören der Bedingungsreize. Man beachte die Gleichartigkeit der beiden Kurven. Die photographische Reproduktion entspricht der dreifachen Verkleinerung der Originalkurve.

Endlich sei noch erwähnt, daß zu den Organen, welche die Blutverteilung regulieren, insbesondere auch die Milz gehört, und BARCROFT[1] hat gezeigt, daß bei Hunden und Katzen die Milz auf emotionelle Reize sich stark kontrahiert, ja, daß durch einen Angstzustand die Milz eines solchen Tieres in einem eine halbe Stunde lang dauernden Kontraktionszustand bleiben kann. CANNON[2] und seine Mitarbeiter wiesen dann weiter nach, wie die Zahl der roten Blutkörperchen in der Peripherie ansteigt zufolge dieser durch Emotion bedingten Kontraktion der Milz.

3. Zusammenfassung der Ergebnisse.

Überblicken wir die oben wiedergegebenen Resultate der experimentellen Forschung, so muß zugegeben werden, daß unsere Kenntnisse über die Beziehungen der psychischen Vorgänge zu den visceralen Reaktionen noch sehr lückenhaft und vor allem widerspruchsvoll sind. Dennoch lassen sich bei dem gegenwärtigen Stand unserer Kenntnisse vielleicht doch gewisse Gruppen von seelischen Vorgängen feststellen, welche manches Gemeinsame haben.

Zunächst sind die Zustände der *Aufmerksamkeit,* der *Spannung* und der *gespannten Erwartung* zu erwähnen. Die Atmung ist unter diesen Bedingungen verflacht und beschleunigt, die Pulsfrequenz ist beschleunigt, ferner zeigt das Plethysmogramm der Extremitäten eine ausgesprochene Senkung mit Abschwächung der Wellen dritter Ordnung. Es handelt sich bei allen diesen Zu-

---

[1] BARCROFT, J.: Some effects of emotion on the volume of the spleen. J. of Physiol. **68**, 375 (1930).

[2] CANNON, W. B.: Bodily changes in pain, hunger, fear and rage. New York u. London 1929.

ständen um eine *Bereitstellung für die Reizaufnahme (rezeptive Einstellung)*, um die Herstellung von optimalen Bedingungen für das Erfassen des Reizes. Dabei ist wohl ein wesentliches Moment die Abschwächung der Funktionen, welche die Quellen propriozeptiver Reize bilden. Die Hemmung der Atmung bzw. die Beschränkung der Atemtiefe deutet auf eine solche Abschwächung hin.

Als zweite Gruppe sind die Zustände der *körperlichen oder geistigen Arbeit* zu erwähnen, die von Martius[1] als Tätigkeitsformen bezeichnet werden. Dabei ist die *Einstellung auf die Leistung (produktive Einstellung)* das hervortretende Moment. Die Pulsfrequenz ist beschleunigt, der Blutdruck gesteigert. Bei der körperlichen Arbeit tritt der stimulierende Charakter der visceralen Reaktionen noch deutlicher als bei geistiger Arbeit in den Vordergrund: das Extremitätenplethysmogramm steigt, die Atmung wird beschleunigt und vertieft, der Blutdruck steigt und die Pulsfrequenz erreicht hohe Werte.

Die dritte Gruppe umfaßt die *gefühlsbetonten Zustände*, deren Kumulierung durch die eigentlichen *Affekte* repräsentiert ist (*Stimmung*). Hierbei ist die individuelle Beschaffenheit (*Veranlagung*) der Versuchsperson von Bedeutung und endlich der augenblickliche Zustand (*Disposition*), in welchem sich die Versuchsperson zur Zeit des Reizes befindet. Eine einigermaßen gesicherte Bezugnahme auf die Qualität des Gefühlstones ist bisher nicht über eine Gruppierung der Reaktionen nach sthenischen bzw. excitatorischen und asthenischen bzw. depressiven Affekten hinausgekommen. Martius und Minnemann[2], welchen wir in erster Linie in der Deutung äußerst vorsichtige Symptomatologie der Affektzustände verdanken, sprechen statt von asthenischen Affekten von Zuständen der Erschlaffung oder der Remission.

Bei Anerkennung eines richtigen Kernes einer solchen Betrachtungsweise halten wir doch dafür, daß es geboten ist, die Ausdrücke „sthenisch und asthenisch" in diesem Zusammenhang ganz fallenzulassen. Das Wort asthenisch deutet auf ein Fehlen, auf eine Schwäche hin, während es sich doch wohl bei den Affektreaktionen um Manifestationen handelt, welche stets einen *aktiven* Faktor enthalten. Der Unterschied betrifft die *Richtung*, in welcher sich derselbe geltend macht. Ein gefühlsbetonter Reiz kann das Individuum zu einem nach außen gerichteten *Handeln* veranlassen oder zu einer *Abkehr von außen*.

Wir verweisen in diesem Zusammenhang auf die Anschauungen von Klages[3] über die Natur der Ausdrucksbewegungen. Klages sagt: Der Name „Gemütsbewegungen" bleibe eigentlich unverständlich ohne die Annahme, daß den verschiedenen Gefühlen der erlebte Antrieb von Bewegungen zukommt. Somit lautet das Ausdrucksgesetz folgendermaßen: Jede Ausdrucksbewegung verwirklicht das Antriebserlebnis des in ihr ausgedrückten Gefühles. Gefühlszustände, welche einen Antrieb zu Bewegungen oder sagen wir, zum Handeln enthalten, sind begleitet von Zeichen der Aktivierung der Atmung und der Kreislaufaktion, während diejenigen Gefühle, welche mehr zu einem Zurückweichen des Organismus von der Umwelt führen, also zu bewegungshemmenden Antrieben, begleitet sind von Zeichen des Nachlassens der Anspannung der Atmung und der Herztätigkeit.

Wir unterscheiden dementsprechend zwischen *positiv heterotropen* (den andern zugewendeten) und *negativ heterotropen* (von den andern abgewendeten)

---

[1] Martius: Zitiert auf S. 1268.
[2] Minnemann: Zitiert auf S. 1266.
[3] Klages, Ludwig: Ausdrucksbewegung und Gestaltungskraft, S. 22. Leipzig 1923.

Affektreaktionen. Die positiv heterotropen Gefühls- und Affektreaktionen sind charakterisiert durch eine Beeinflussung der Tätigkeit derjenigen Organe, deren Funktionen in regulatorischer Abhängigkeit vom Vollzug körperlicher Leistungen stehen. Die Beeinflussung geschieht dabei im Sinne dieses erwähnten Abhängigkeitsverhältnisses. Wir finden dementsprechend Beschleunigung der Herztätigkeit, Erhöhung der Atmungsfrequenz und Blutdrucksteigerung. Die Zustände der Furcht und der Wut sind Beispiele hierfür.

Die negativ heterotropen Reaktionen stimmen dagegen die vegetativen Organe im Sinne einer Dämpfung derjenigen vegetativen Funktionen um, welche mit körperlicher Leistung in funktioneller Korrelation stehen. Wie das Individuum seiner Umgebung gegenüber, so tragen auch die Organe die Abgeneigtheit des Körpers zu motorischen Äußerungen zur Schau. Auf die Bedeutung dieser Mitbeteiligung der Organe am Ausdruck von Affekten werden wir im letzten Abschnitt noch eingehen. Als Beispiel des extremen Gegensatzes verschiedenartig gerichteter Affekte und ihrer Reaktionen im Sinne von positiv heterotrop und negativ heterotrop möchte ich zwei Beispiele religiöser Verzückung anführen: Auf der einen Seite den tanzenden Derwisch, der sich in Raserei bis zur Erschöpfung austobt und auf der anderen Seite den buddhistischen Heiligen, der in starrer Unbeweglichkeit die vollkommene Abkehr von der Welt zur Schau trägt.

4. Der Mechanismus der psychischen Beeinflussung vegetativer Funktionen.

Wie schon eingangs erwähnt, sind die psychisch ausgelösten Veränderungen der Atmung und des Kreislaufsapparates nur *Teilerscheinungen* aus dem Gebiet der Einwirkung psychischer Einflüsse auf die vegetativen Organe. Dementsprechend haben wir den Mechanismus, welcher der Entstehung dieser Reaktionen zugrunde liegt, auf einer verbreiterten Basis zu betrachten. Wie haben wir uns nun diesen Mechanismus vorzustellen? JOHANNSON[1], BAINBRIDGE[2] und auch ERNST WEBER[3] haben, wie schon erwähnt, den Gedanken ausgesprochen, daß es sich bei der initialen Herzbeschleunigung bei Muskelarbeit und auch bei der Durchblutung der Extremitäten bei Bewegungsvorstellungen um einen Mechanismus der *Mitinnervation* handle in dem Sinne, daß zugleich mit den Impulsen zur quergestreiften Muskulatur auch koordinierte Impulse zu den Zentren der Zirkulation von der Hirnrinde ausgehen, welche eine erhöhte Leistungsfähigkeit der Muskulatur erzielen. Es handelt sich nach dieser Auffassung um ein *Antizipieren* der im weiteren Verlauf der Arbeit durch andere Mechanismen hervorgerufenen Wirkungen auf den Kreislauf.

FLEISCH[4] fand bei Katzen während elektrischer Reizung der motorischen Beinregion gleichzeitige Vasodilatation mit dem Auftreten der Zuckungen in den Extremitäten. Wenn die Tiere curarisiert wurden, so gab die Reizung der motorischen Zone auch keine Gefäßerweiterung mehr in den unbeweglichen Extremitäten. Es wurde nun gefolgert, daß für die Vasodilatation nur die peripheren Vorgänge in der Muskulatur maßgebend seien insofern, als die Gefäßerweiterung ausschließlich durch bei der Muskeltätigkeit gebildete Stoffwechsel-

---

[1] JOHANNSON: Zitiert auf S. 1269.   [2] BAINBRIDGE: Zitiert auf S. 1269.
[3] WEBER, E.: Einfluß der Großhirnrinde auf Blutdruck und Organvolumen. Arch. f. Physiol. **1906**, 695.
[4] FLEISCH, A.: Zum Mechanismus der Gefäßerweiterung in arbeitenden Organen. Klin. Wschr. 8, 1315 (1929).

produkte hervorgerufen werde, und daß also kein zentraler Faktor im Spiele sei. Diese Versuche beweisen unzweifelhaft, daß von der motorischen Region des Cortex aus keine direkten Impulse zu den Vasomotoren der Beine im Sinne der Mitinnervation gelangen.

Nun ist es unzweifelhaft, daß der motorische Impuls über die motorische Region geschaltet werden muß, um zur Auswirkung zu gelangen, aber die Tatsache besteht, daß wir noch nicht genügend unterrichtet sind über die Stätte des Ursprungs des Bewegungsimpulses bzw. des Willensimpulses. Genau dasselbe gilt auch für den Vasomotoreneffekt, dessen zentrale Ursprungstätte uns unbekannt ist. Wir könnten uns also dennoch vorstellen, daß eine Mitinnervation möglich wäre, die von anderen Stellen des Gehirns ihren Ursprung nimmt, sagen wir ruhig, von höheren Zentren als die motorische Region. Ferner, wenn tatsächlich eine Mitinnervation besteht, so könnte sie auch auf dem Wege des bedingten Reflexes zustande kommen. Weiter hat dann Bainbridge[1] auf die Bedeutung des emotionellen Faktors hingewiesen.

Von Lehmann[2] und Berger[3] wird wiederholt betont, daß ein Reiz ins Bewußtsein gelangen müsse, um z. B. eine Veränderung der Volumkurve hervorzurufen. Auch Küppers[4] vertritt diese Auffassung. Lehmann verwirft im Gegensatz zu Wundt[5] die Vorstellung, daß das Gefühl das wirksame Moment im Mechanismus dieser Reaktionen sei und spricht ganz allgemein von hemmenden und anbahnenden psycho-physiologischen Vorgängen.

Weinberg[6] hat folgende Formulierung gegeben: „Reize, welche für die Versuchsperson eine psychische Bedeutung haben, rufen eine Gleichgewichtsstörung im vegetativen Nervensystem hervor." Die Vorbedingung aber für das Zustandekommen dieser Reaktionen ist ein „erhöhter Bewußtseinszustand" der Versuchsperson. Inzwischen hat sich eine gewisse Wandlung der Anschauungen vollzogen, in dem Sinne, daß auf Grund der von W. R. Hess[7] entwickelten Gedanken über die Wechselwirkungen zwischen psychischen und vegetativen Vorgängen auch die Substrate der psychischen Tätigkeit, also insbesondere auch die corticalen Apparate als Erfolgsorgane von vegetativen Beeinflussungen aufgefaßt werden. Anschließend an diese Auffassung hat v. Wyss[8] den Gedanken ausgesprochen, daß auch der erhöhte Bewußtseinszustand, wie er von Weinberg als Vorbedingung für die Entstehung der vegetativen Reaktionen bei psychischen Vorgängen aufgefaßt wird, schon mit eine Folgeerscheinung einer innervatorischen Beeinflussung des animalen Systems durch das vegetative Nervensystem sein könnte. Hansen[9] bemerkt dazu, daß sich bei diesen relativ einfachen Begebenheiten schon zeige, wie schwierig es sei, eine Entscheidung darüber zu treffen, was in der Beurteilung der Abhängigkeitsfolge von Psyche-Soma Ursache und was Folge sei.

Unzweifelhaft kommt dem *emotionellen Faktor* die *überragende Bedeutung zu* für den Mechanismus der Entstehung vegetativer Reaktionen bei psychischen

---

[1] Bainbridge, F.: Physiology of muscular exercise. London 1919.
[2] Lehmann: Zitiert auf S. 1268.
[3] Berger: Zitiert auf S. 1278.　　[4] Küppers: Zitiert auf S. 1277.
[5] Wundt: Zitiert auf S. 1264.
[6] Weinberg, A. A.: Psyche und unwillkürliches Nervensystem. Z. Neur. **86**, 375 (1924).
[7] Hess, W. R.: Über die Wechselbeziehungen zwischen psychischen und vegetativen Funktionen. Schweiz. Arch. Neur. **15, 16** (1925).
[8] v. Wyss: Zitiert auf S. 1280.
[9] Hansen, K.: Die psychische Beeinflussung des vegetativen Nervensystems usw. 90. Versamml. d. Ges. d. Naturf. u. Ärzte Hamburg 1928.

Vorgängen. Wahrnehmungen, Vorstellungen führen oft primär oder auch sekundär, z. B. durch Erweckung von Erinnerungen, zu Gefühlen. Die vom Innern des Organismus zugeleiteten Organempfindungen liefern ebenfalls affektive Komponenten. Sie wirken sich im Bewußtsein aus als Stimmungshintergrund, auf welchem die aktuellen Gefühle sich abspielen. Wir stellen uns nun vor, daß gleichartige Gefühlsqualitäten miteinander eine Bindung eingehen, in dem Sinne, daß verwandte Gefühlsqualitäten gleichartiger Färbung miteinander verschmelzen, stammen sie nun aus durch Wahrnehmungen von außen zugeleiteten Gefühlserlebnissen oder stammen sie aus von Afferenzen aus dem Innern des Organismus zugeleiteten Stimmungsqualitäten. Es handelt sich bei dieser Auffassung um eine besondere Anwendung des Problems der Bildung von Gestalten (MATTHAEI[1]). Die Konsequenz dieser Ansicht ist, daß durch ein stärkeres Anschlagen eines Gefühlstones von *irgendeiner Seite* ein Mitklingen der übrigen mit ihm in innerem (sinnvollen) Zusammenhang stehenden Empfindungskreisen erfolgen kann. So ist der Weg zu den vegetativen Organen gegeben entsprechend den unzweifelhaften Wechselbeziehungen zwischen diesen uud der Gefühlssphäre. In der Auswirkung von Sinnesreizen können, indem der Gefühlston als Vermittler der psychischen Beeinflussung vegetativer Funktionen auftritt, schließlich Organe in den Reflexakt hineingezogen werden, welche primär mit dem auslösenden Reiz in gar keiner Beziehung stehen und in deren Mitspielen zunächst kein Zweck zu erkennen ist. Selbst Hormone werden dadurch mobilisiert, wie dies von CANNON[2] für das Adrenalin gezeigt worden ist. Einen Sinn erhält der Widerhall in fremden Empfindungskreisen aber doch, denn die aus diesen zurückflutenden proprioceptiven Erregungen nehmen Anteil am Aufbau der voll entwickelten Gestalt eines einheitlichen Gefühls oder Affektzustandes.

Anhangsweise möchte ich kurz noch die Frage berühren der eventuellen Zentren und Bahnen der supramedullären Hirnteile, von welchen aus die von psychischen Vorgängen ausgehenden Einflüsse auf vegetative Organe übertragen werden können. Ich möchte hier nur in kürzester Zusammenfassung das Wesentlichste erwähnen, da ja diese Dinge in das Gebiet der Hirnphysiologie gehören. Eine Bahn von der Hirnrinde zum respiratorischen Zentrum ist im Anschluß an frühere Forschungen (DANILEWSKY[3], BOCHEFONTAINE[4], FRANÇOIS FRANCK[5] usw.) hauptsächlich durch die eingehenden experimentellen Untersuchungen von SPENCER[6] bei Kaninchen, Katzen, Hunden und Affen nachgewiesen worden. Dieser Forscher fand Atmungsstillstand oder Verlangsamung der Atmung bei faradischer Reizung einer Stelle gerade außerhalb des Übergangs des Tractus olfactorius zum Temporallappen. Absteigend verfolgt wurde derselbe Effekt erzielt bei Reizung des Limbus olfactorius der vorderen Commissur. Dort findet die Kreuzung statt und die Bahn verläuft seitlich vom Infundibulum in den roten Kern. Zu seiten des Aquaeductus sylvii verschwindet sie in der Ebene des Austrittes des dritten Hirnnerven. Die Bahnen für die psychisch bedingte Beschleunigung der Atmung verlaufen nach diesem Forscher von einer Stelle der motorischen Region des Cortex durch den Linsenkern angrenzend

---

[1] MATTHAEI, R.: Das Gestaltproblem, S. 69. München 1929.
[2] CANNON, W. B.: Zitiert auf S. 1281.
[3] DANILEWSKY: Experimentelle Beiträge zur Physiologie des Gehirns. Pflügers Arch. **11**, 129 (1875).
[4] BOCHEFONTAINE: Arch. de Physiol. **3**, 108 (1876).
[5] FRANÇOIS-FRANCK: Leçons sur les fonctions motrices du cerveau. Paris 1887.
[6] SPENCER, W. G.: The effect produced upon respiration by faradic excitation of the cerebrum etc. Philosophic. Transact. **185**, 609 (1894).

an den äußeren und ventralen Teil der inneren Kapsel zu der Haube. Die von beiden Seiten kommenden Faserzüge treffen zusammen in der grauen Substanz der intrapedunculären Gegend ebenfalls in der Austrittsebene des dritten Hirnnerven.

Blutdrucksteigerung erhielt Spencer bei Reizung der motorischen Region des Cortex und Blutdrucksenkung und Verlangsamung des Herzschlag bei Reizung derselben corticalen Gegend, von welcher aus die Verlangsamung der Atmung erzielt wurde. Auch E. Weber[1] erhielt Blutdrucksteigerung bei Reizung bestimmter motorischer Rindenzonen. Im übrigen verweise ich auf die vortreffliche Übersicht über die zur Zeit bestehenden Kenntnisse auf diesem Gebiet bei Tigerstedt[2]. Bei Reizung tiefer gelegener Hirnpartien, wie dies aus den Untersuchungen von Danilewsky[3], Balogh[4] und Eckhard[5] hervorgeht, können Zirkulationseffekte erhalten werden, so speziell durch Reizung des Nucleus caudatus und lentiformis und der tieferen Partien der Vierhügelgegend, ferner auch bei Reizung der unteren Teile des Thalamus opticus, des Ammonshornes und des Wurmes des Kleinhirns.

Ferner sei hier insbesondere auf die Untersuchungen von Karplus und Kreidl[6] hingewiesen, die bei Reizung des Hypothalamus Blutdrucksteigerungen erhielten, die, wie sie nachwiesen, nicht etwa durch Ausschüttung von Adrenalin infolge von Splanchnicusreizung bedingt waren.

Auch klinische Beobachtungen über vasomotorische Störungen bei Herderkrankungen des Gehirnes, so z. B. der Fall einer Cyste in der motorischen Region, die zu Ödem der linken Hand führte, wie er von Rossolimo[7] beschrieben worden ist, weisen auf die Existenz vasomotorisch wirksamer Stellen hin, die den medullären Zentren übergeordnet sind.

Tigerstedt vertritt den Standpunkt, daß die Hirnrinde und auch die übrigen Hirnteile, die im obigen aufgezählt sind, in bezug auf ihren Einfluß auf die Zirkulationszentren der Medulla dieser letzteren gegenüber als periphere Organe aufzufassen sind, von welchen aus die medullären Zentren reflektorisch (auf dem Wege afferenter Fasern) erregt werden. Auch Bayliss[8] äußert sich in demselben Sinne.

Wir sind zur Zeit außerstande, diese Einzelbeobachtungen in Zusammenhang zu bringen, schon auch deshalb, weil, wie neuerdings W. R. Hess[9] darauf hinweist, das Zirkulationssystem in enger Korrelation mit verschiedenen anderen vegetativen Funktionen wie Verdauung, Sexualfunktion und Temperaturregulierung steht. Dies gilt auch von den psychischen Einflüssen auf die Zirkulationsorgane, die je nach der speziellen psychischen Leistung im Zusammenhang mit dem Gesamtverhalten des Organismus von Fall zu Fall auf eine besondere Art zur Auswirkung gelangen. Somit ist es zur Zeit nicht möglich, von gesonderten Bahnen und Zentren für die psychisch ausgelösten Atmungs- und Zirkulationseffekte zu sprechen.

---

[1] Weber, E.: Zitiert auf S. 1283.

[2] Tigerstedt, R.: Physiologie des Kreislaufs. **2.** 426ff. Berlin u. Leipzig 1921.

[3] Danilewski: Zitiert auf S. 1285.

[4] Balogh: Sitzgsber. ungar. Akad. Wiss. **7** (1876).

[5] Eckhard: Beitr. Anat. u. Physiol. **8,** 190 (1878).

[6] Karplus, J. P., u. A. Kreidl: Beziehungen der Hypothalamuszentren zu Blutdruck und innerer Sekretion. Pflügers Arch. **215,** 667 (1927).

[7] Rossolimo: Zur Symptomatologie und chirurgischen Behandlung einer eigentümlichen Großhirncyste. Dtsch. Z. Nervenheilk. **6,** 76 (1895).

[8] Bayliss, W. M.: The vasomotor system, S. 56. London 1923.

[9] Hess, W. R.: Die Regulierung des Blutkreislaufes, S. 141. Leipzig 1930.

5. Die physiologische Bedeutung der psychisch ausgelösten visceralen Reaktionen.

Die BERGERschen Versuche über das Verhalten des Hirnvolumens bei psychischen Vorgängen wurden zum Ausgangspunkt einer Theorie, die von BERGER[1] selbst aufgestellt und auch von LEHMANN[2] vertreten wurde. Diese Lehre beruht auf den Konzeptionen VERWORNS[3] über den Stoffwechsel der lebenden Zellen. Die Träger des Lebens der Zelle sind nach diesem Forscher die sog. Biogene, und das Leben, auch das der Nervenzellen, beruht auf dem Verhältnis der Assimilations- und Dissimilationsvorgänge dieser Biogene. Dieses Verhältnis wurde von VERWORN als Biotonus bezeichnet: $\frac{A}{D}$. BERGER und LEHMANN knüpfen an diese Auffassung an und sagen, wenn bei einem psychophysiologischen Vorgang die Dissimilation im einzelnen arbeitenden Neuron der gleichzeitigen Assimilationsgröße entspricht, solange also $\frac{A}{D} = 1$ ist, so ist die psychische Wirkung davon ein Lustgefühl. Wird aber der Verbrauch im Neuron so groß, daß die Assimilation der gesteigerten Dissimilation das Gleichgewicht nicht halten kann, so wird die psychische Wirkung ein Unlustgefühl sein. BERGER sieht nun in der von ihm bei der Unlust beobachteten Gefäßkontraktion in der Hirnrinde einen Schutzmechanismus gegen eine weitere Steigerung der Dissimilation, da durch weitere Sauerstoffzufuhr der Dissimilationsvorgang noch mehr gefördert würde. Es handelt sich also um einen Mechanismus im Dienste der inneren Selbststeuerung des Stoffwechsels der Hirnrinde. E. WEBER[4], der unter dem Einfluß dieser Anschauung steht, erblickt sowohl in der peripheren Gefäßkontraktion bei der Unlust als auch in der von ihm beobachteten Kontraktion der Hirngefäße bei diesem Zustand einen Schutzmechanismus, der die Empfindlichkeit sowohl der peripheren, als auch der zentralen Neurone gegenüber dem schädigenden Reiz herabsetze.

Diese Theorie steht und fällt mit dem Nachweis gesetzmäßiger Beziehungen zwischen den Veränderungen der Volumkurve und dem Lust- und Unlustcharakter der Gefühle. Wie aus dem in den früheren Abschnitten Gesagten hervorgeht, läßt sich ein derartiger Zusammenhang *nicht* aufrechterhalten; so muß auch die Biotonustheorie in dieser Anwendung fallengelassen werden.

KÜPPERS[5] definiert die Veränderungen der Plethysmogrammkurve bei psychischen Vorgängen als Einstellungshaltungen oder Verhaltungsweisen. Während wir aber in der Gefühlsbetonung den entscheidenden Faktor für das Zustandekommen der Veränderungen erblicken, spricht KÜPPERS im Anschluß an die Bahnungs- und Hemmungstheorien einfach von einem Faktor der Bevorzugung und der Benachteiligung seelischer Komplexe.

Wir haben uns speziell auch die Frage vorgelegt, welche physiologische Bedeutung den intensiven visceralen Reaktionen bei den Affekten zukomme, ob es sich einfach um Rudimente bestimmter Mechanismen handle, die in der fortschreitenden Kultur des Menschen ihren Sinn und Zweck verloren haben oder in ihrer Auswirkung von einem solchen abweichen. CANNON und CRILE[6] erblicken z. B. in den visceralen Begleiterscheinungen der Furcht einen mächtigen antizipierenden Mechanismus, der alle offensiven und defensiven Kräfte des Körpers mobilisiert zu einer Abwehr gegenüber einer drohenden Gefahr.

---

[1] BERGER: Bd. 1, S. 176ff. Zitiert auf S. 1278.   [2] LEHMANN: Zitiert auf S. 1268.
[3] VERWORN, M.: Allgemeine Physiologie, S. 508ff. Jena 1903.
[4] WEBER, E.: Zitiert auf S. 1277.   [5] KÜPPERS: Zitiert auf S. 1277.
[6] CANNON u. CRILE: Zitiert auf S. 1281.

Wir haben kürzlich an anderer Stelle[1] unsere Auffassung dargelegt, nach welcher wir diese visceralen Reaktionen in ihrer Gesamtheit als *Ausdrucksmittel* auffassen. Dabei unterscheiden wir zwischen *interindividuellen Ausdrucksmitteln*, welche sich an die Umwelt wenden, und *intraindividuellen Ausdrucksmitteln*, die eine Sprache des Individuums zu sich selbst bedeuten. Wie Weinen und Lachen, so sind auch Erröten und Erblassen des Gesichtes interindividuelle Ausdrucksmittel, die als Ergänzung der Sprache in einer nicht hoch genug einzuschätzenden Bedeutung den Kontakt mit der Umwelt vermitteln. Intensive Herzbeschleunigung bei heftigen Affekten fassen wir dagegen als ein intraindividuelles Ausdrucksmittel auf, das auf eine Steigerung der von dem Individuum selbst erlebten Affekterregung hinarbeitet.

---

[1] Wyss, W. H. v.: Zitiert auf S. 1280 — Der Ausdruck der Gemütsbewegungen. Nervenarzt **2**, 534 (1929).

Zur Pathologie der Kreislaufcorrelationen.

Von

HANS EPPINGER

Köln.

Mit 46 Abbildungen.

Zusammenfassende Darstellungen.

BAINBRIDGE: Physiology of Muscular Exercise. 1923. — BARCROFT: The respiratory Function of the Blood 1 u. 2 (1927) — Stellung der Milz. Erg. Physiol. **25**, 818 (1926). — CANNON: Traumatic Shock. London 1923. — DIETLEN: Herzgröße, Hypertrophie, Dilatation. Handb. d. Phys. u. Path. **7** I, 306 (1926). — DURIG: Ermüdung in Atzler, Körper u. Arbeit. 1927. — EDENS: Krankheiten d. Herzens u. d. Gefäße. 1929. — EPPINGER: Versagen d. Kreislaufes. 1927 — Asthma cardiale. 1924. — EMBDEN: Chemismus d. Muskelkontraktion. Handb. d. Phys. u. Path. **8** I, 369 (1925). — HILL: Muscular activity. 1926 — Muscular movement in man. 1927. — HESS: Regulierung d. Blutkreislaufes. 1930. — KROGH: Anatomie u. Physiologie d. Capillaren. 1929. — KRAUS: Ermüdung, ein Maß der Konstitution. 1897. — KÖRNER-KLEMENSIEWICZ: Transfusion im Gebiete der Capillaren. 1913. — KISCH: Schlagvolumen u. Zeitvolumen. Handb. d. Phys. u. Path. **7** II, 1161 (1927). — LOEB: Edema. Baltimore 1923. — LUNDSGARD u. VAN SLEYKE: Cyanosis. 1923. — LEWIS: Blutgefäße d. menschl. Haut. 1928. — LINDHARD: Minutenvolumen. Pflügers Arch. **161**, 233 (1915). — LOEWY: Gase d. Körpers u. Gasstoffwechsel. Oppenheimers Handb. **6**, 1 (1926). — MEANS: Dyspnoe. 1924. — MÜLLER: Die Capillaren. Stuttgart 1922. — MEAKINS: Respiratory function in disease. 1924. — MORITZ-TABORA: Allgem. Pathologie d. Herzens. Handb. d. all. Pathologie. 1913. — PLESCH: Hämodynamische Studien. 1909. — STARLING: The law of the heart. 1918. — TIGERSTEDT: Physiologie d. Kreislaufes. 1921. — TANNENBERG: Lokale Kreislaufstörungen. Handb. d. Phys. u. Path. **7** II, 1496 (1927). — WIGGERS: Circulation in health a. disease. 1923. — WEIZSÄCKER: Stoffwechsel u. Wärmebildung d. Herzens. Ebenda **7** I, 689 (1926).

Herz und Gefäße, einschließlich der unterschiedlichen Hilfsvorrichtungen, sind nicht des Kreislaufes wegen da, sie sind nicht das Prinzip des Ganzen, denn das Wesentliche der Zirkulation ist die zweckdienliche Ernährung des gesamten Zellstaates; jede Zelle unseres Körpers braucht Nahrung und Sauerstoff, dafür gibt sie Kohlensäure und Stoffwechselschlacken ab. Da sich dieser Vorgang nur im Bereiche der äußersten Peripherie abspielen kann, so muß das Blut, welches die Nahrung bringt und die Abfallstoffe der Zelltätigkeit beiseite schafft, in entsprechender Weise an den Geweben vorbeigeleitet werden. Betrachtet man das Kreislaufproblem von diesem Gesichtspunkte aus, dann rücken die handgreiflichen Kreislauforgane gleichsam an zweite Stelle, während in den Capillaren, ihren Wandungen und vor allem in ihrer Fühlungsnahme zu den lebenswichtigen Zellen, sowie in der Beschaffenheit des Blutes das Um und Auf der ganzen Frage erblickt werden muß. Der Vorgang des wechselseitigen Austausches zwischen Geweben und Blut kann unter dem Begriffe der *Protoplasmadynamik* zusammengefaßt werden, während wir unter *Hämodynamik* all das verstehen, was dazu dient, um das Blut in mechanischer Weise der Protoplasmadynamik gefügig zu machen. Beide Prozesse sind im Bereiche des Capillargebietes miteinander so innig verwoben, daß es kaum angeht, dieselben anatomisch auseinanderzuhalten, geschweige denn funktionell getrennt zu erfassen; denn an der Stelle, wo rein hämodynamisch gedacht, der capillare Widerstand einsetzt, dort beginnt bereits der Bereich der Protoplasmadynamik. Die Wechselbeziehungen zwischen Hämodynamik und Protoplasmadynamik gelten aber nicht nur für die peripheren Anteile, sondern ebensosehr auch für das Herz selbst, das als hämodynamische Maschine nur dann vollwertig ist, wenn sich seine Protoplasmadynamik in optimalen Bahnen bewegt.

Das Herz bildet einen integrierenden Bestandteil des Kreislaufes; in ihm ist das Primum movens für die Bewegung des Blutes im Capillargebiete zu erblicken; ist das Herz in seiner rein mechanisch wirkenden Funktion herabgesetzt, so ist die Protoplasmatätigkeit des gesamten Organismus auf dem Umwege einer so beeinträchtigten capillären Hämodynamik *sekundär* schwer gefährdet. Wahrscheinlich noch viel schwerer liegt aber die Zirkulation darnieder, wenn die Schädigung *primär* in der Peripherie einsetzt; jedenfalls sind uns pathologische Vorgänge bekannt, die, unabhängig von der Herztätigkeit, in den verschiedensten Gewebspartien beginnen und bei entsprechender Ausdehnung die normale Durchblutung der Organe, nicht zuletzt des Herzens selbst, zur Unmöglichkeit machen. Eine in dieser Weise geschädigte Hämodynamik, die sich trotzdem noch bemüht, den Zellen tunlichst Nahrung und Sauerstoff zuzuführen und auch weiter bestrebt ist, sich der Stoffwechselschlacken zu entledigen, kann somit der Endeffekt einer teils *versagenden Herztätigkeit* sein, teils auf ein *Erlahmen der Peripherie* zurückgeführt werden. Die *beiden* Ursachen lassen sich — so wünschenswert es wäre — symptomatisch am Krankenbette nicht immer leicht auseinanderhalten; noch viel unangenehmer kann sich diese Unsicherheit auswirken, wenn es sich um die Einleitung einer zweckmäßigen Behandlung handelt.

Der Zeit der logischen Therapie, die sicherlich erstrebenswert erscheint und die über kurz oder lang doch einmal erreicht werden muß, geht vorläufig noch eine Periode voraus, wo sich der Arzt auf das „Herumprobieren" verläßt. Der sich dabei ergebenden Empyrie haben wir aber vieles zu verdanken, denn die alten erfahrenen Pathologen haben schon ganz richtig eine Trennung zwischen peripheren und kardialen Mitteln vorausgeahnt, also bereits zu einer Zeit berücksichtigt, in der sich diese Zweiteilung auf Grund wissenschaftlicher Erkenntnis noch nicht durchführen ließ.

Um die Wege zu zeigen, wie sich diese beiden Prozesse tunlichst auseinanderhalten lassen und welche therapeutischen Konsequenzen daraus zu ziehen sind, wollen wir zunächst die reine *Herzinsuffizienz* zur Sprache bringen und im Anschlusse daran die Bedeutung der Capillartätigkeit für die Pathologie zur Diskussion stellen; hier hat sich der Begriff der *Gefäßinsuffizienz* eingebürgert. Die Störungen zu beleuchten, die sich dann aus dem gegenseitigen *Wechselspiele zwischen Peripherie und Herz* ergeben, erscheint mir als die Hauptaufgabe bei der Darstellung der Pathologie der Kreislaufcorrelationen.

I. Die reine Insuffizienz der Herzarbeit.

Damit das Blut seinen Weg in zweckdienlicher Weise durch das Maschenwerk der Capillaren nehmen kann, muß zur Bewältigung dieses Passagehindernisses ein geeigneter Mechanismus geschaffen werden. Eine Vorrichtung, die vielleicht auf dem Prinzipe aufgebaut ist, das Blut aus beträchtlicher Höhe gegen die

Peripherie zu schleudern, erscheint in unserem Körper nicht durchführbar; es muß daher das Blut unter Druck in die kleinen Gefäße geschickt werden. Eine solche Vorrichtung, die optimal dafür Sorge trägt, daß Blut dauernd und unter entsprechender Geschwindigkeit an die Peripherie abströmen kann, ergibt sich aus der Kombination von Herztätigkeit und der Funktion des gesamten Gefäßsystems. In dem Maße, als aus dem Windkessel der großen Gefäße ein bestimmtes Blutquantum abfließt, wird unter normalen Bedingungen sofort wieder die gleiche Blutmenge dem Herzen zur Verfügung gestellt, so daß das Herz stets in zweckmäßiger Weise allen Notwendigkeiten nachkommen kann, gleichgültig, ob die Aufgaben der Zirkulation groß oder klein sind. Sicherlich muß das Herz als der wichtigste Faktor angesehen werden, der ein kontinuierliches und rasches Fließen des Blutes durch das Capillargebiet ermöglicht; ein kräftiges und optimal arbeitendes Herz ist die unbedingte Prämisse jeder normalen zirkulatorischen Tätigkeit.

Da das Herz keine wirksame aktive Diastole besitzt, vielmehr nur als Druckpumpe funktioniert, so kann ihm kaum ein wesentlicher Saugmechanismus zugesprochen werden. Damit überhaupt Blut in das Herz gelangen kann, muß es ihm von der venösen Seite gleichsam passiv angeboten werden; das setzt aber voraus, daß das Herz, ohne sich selbst dabei einen Schaden zuzufügen, über einen ideal funktionierenden Mechanismus verfügen muß, der es ihm ermöglicht, innerhalb physiologischer Grenzen die größten ihm angebotenen Blutmengen weiterzuleiten. Diese zunächst rein empirisch ermittelte Tatsache hat durch die bekannten Untersuchungen von STARLING und seiner Schule[1] eine weitgehende experimentelle Bestätigung erfahren; für das Kaltblüterherz ist dasselbe schon vorher von FRANK[2] gezeigt worden. Prüft man am Herz-Lungen-Präparate, wie sich das Herz bei verschieden gewähltem Zuflusse verhält, so zeigt sich das Herz tatsächlich allen, selbst den größten Ansprüchen gegenüber gewachsen; mag auch der intraventrikuläre Druck, wenn mehr Blut angeboten wird, in die Höhe gehen, niemals kommt es unter normalen Bedingungen im Sinne einer Insuffizienz zu einer Steigerung des Druckes im linken Vorhofe; gleichgültig, ob dem Herzen von der Peripherie her viel oder wenig Blut zur Verfügung gestellt wird, stets wird unter normalen Bedingungen die gleiche Blutmenge, die von der venösen Seite kommt, wieder in der Richtung zur Aorta resp. zur Pulmonalis weitergegeben.

In der Klinik wird vielfach von einer Herzinsuffizienz gesprochen. Wenn man sich, speziell an Hand der STARLINGschen Versuchsanordnung, frägt, wie sich das Versagen der Herztätigkeit äußern könnte, so wird man, rein theoretisch betrachtet, drei Möglichkeiten ins Auge fassen müssen: 1. die Herzhöhlen müssen weiter werden, 2. der Druck im venösen System muß in die Höhe gehen und 3. das Einzelschlagvolumen muß kleiner werden und dementsprechend auch das Minutenvolumen abfallen, soweit nicht durch Erhöhung der Herzfrequenz ein Ausgleich geschaffen wird. Alle diese drei Erscheinungen sind darauf zurückzuführen, daß jetzt das Herz nicht mehr imstande ist, die angebotene Menge wieder quantitativ abzugeben.

Es hat relativ lange gedauert, bevor es dem Experimentator gelungen war, diesen Forderungen auch im Tierversuche gerecht zu werden; der Grund dafür ist wohl darin zu suchen, daß es durchaus nicht so leicht ist, experimentelle Bedingungen zu schaffen, die sich ohne weiteres mit den krankhaften Zuständen vergleichen lassen, wie sie uns von der Klinik her bekannt sind. Wohl wußte

---

[1] STARLING: Law of the Heart. London: Logmanns, Green 1918.
[2] FRANK: Zur Dynamik des Herzmuskels. Z. Biol. **32**, 370 (1895).

man, daß sich das Herz-Lungen-Präparat, besonders wenn es bereits mehrere Stunden gut funktioniert hatte, langsam erschöpft, wobei alle die drei Symptome in Erscheinung treten können, die wir oben erwähnt haben, aber bei akuter Schädigung war der Effekt eines solchen Versuches meist ein so katastrophaler, daß sich das eigentliche Geschehen während einer solchen Insuffizienz kaum verfolgen ließ. Neu ist daher die Beobachtung von RÜHL[1] — auch er arbeitete am STARLINGschen Herz-Lungen-Präparat —, als er zeigen konnte,

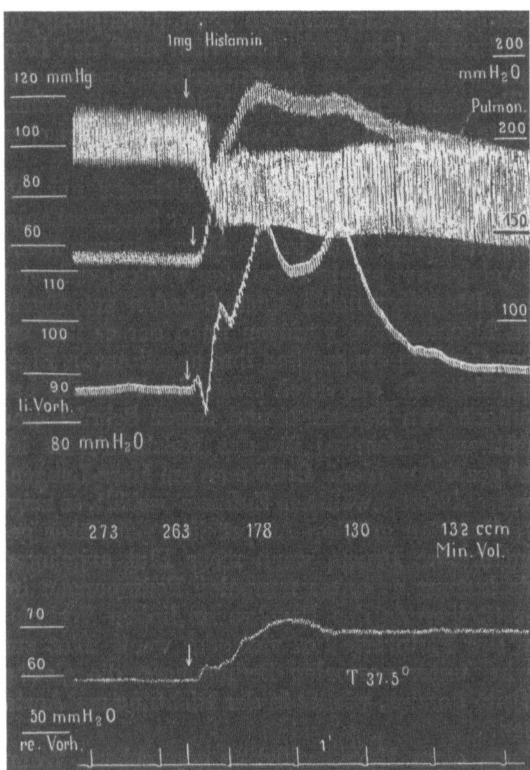

Abb. 253. Herz-Lungen. Präparat. Hund, 9,6 kg Gewicht, Chloralosenarkose. Zuflußhöhe 80 mm. Arterieller Widerstand 80 mm Hg. Arteriendruck, Druck in beiden Vorhöfen (linker Vorhof und rechter Vorhof), Druck in der Arteria pulmonalis und System-Minuten-Volumen unter dem Einfluß von 1 mg Histamin. (Nach RÜHL.)

daß sich durch Histamin ein Zustand hervorrufen läßt, der einer vorübergehenden Herzinsuffizienz gleich zu stellen ist; entsprechende Versuche am intakten Tiere zeigen nicht so klare Bedingungen, weil dem Histamin neben seiner — eben durch RÜHL erst erkannten Herzwirkung — auch eine Wirkung auf den peripheren Gefäßapparat zugeschrieben werden muß; verabfolgt man aber am STARLINGschen Herz-Lungen-Präparate entsprechende Histamindosen, so kommt es gleichzeitig mit dem Absinken des arteriellen Druckes auch zu einer Abnahme des Minutenvolumens (vgl. Abb. 253); es fällt z. B. das Minutenvolumen von 263 ccm auf 178 ccm und schließlich sogar auf 130 ccm; gleichzeitig steigt der Druck im rechten und linken Vorhof an, ebenso in der Pulmonalis, was natürlich zu einer mächtigen Erweiterung des gesamten Herzens führt; merkwürdigerweise kommt es während einer solchen Herzerweiterung auch zu einer beträchtlichen Steigerung der Coronardurchblutung; an der Tatsache, daß somit durch Histamin am Herz-Lungen-Präparate ein Zustand gesetzt werden kann, der mit jenem völlig zu vergleichen ist, der uns von der menschlichen Pathologie als Herzinsuffizienz bekannt ist, ist daher wohl kaum zu zweifeln.

Die experimentelle Nachahmung der Herzinsuffizienz erscheint uns deswegen so wichtig, weil sich erst so die Analyse der unterschiedlichen Therapeutica in ihrer Wirkung auf das Herz verfolgen läßt. So konnte sich TRENDELENBURG[2] davon überzeugen, daß die Zirkulation im ermüdenden Herz-Lungen-Präparate durch Digitalis wieder wesentlich gebessert werden kann; noch viel wirksamer

[1] RÜHL: Arch. f. exper. Path. **145**, 255 (1929).
[2] TRENDELENBURG: Dtsch. med. Wschr. **1928**, Nr 40.

erweist sich das Adrenalin; binnen kürzester Zeit geht das Minutenvolumen wieder in die Höhe, und der Druck sowohl im linken als auch im rechten Vorhofe nähert sich allmählich wieder der Norm; parallel dazu kommt es auch zu einer Verkleinerung der Herzhöhlen. Dieselbe Wirkung, die TRENDELENBURG am ermüdenden Herzen durch Digitalis und Adrenalin hervorrufen konnte, sah RÜHL auch am durch Histamin geschädigten Herz-Lungen-Präparate. Wie sich dabei der Sauerstoffverbrauch verhält, ist noch nicht ermittelt worden, aber wenn die Annahme von STARLING und VISSCHER[1] zu Recht besteht, so muß das insuffiziente Herz mehr Sauerstoff verbrauchen als im Stadium der Kompensation. Anhaltspunkte für die Richtigkeit einer solchen Annahme lassen sich auch aus den Versuchen von ROHDE[2] herauslesen.

Jedenfalls ermöglicht uns die STARLINGsche Versuchsanordnung den Begriff der reinen Herzinsuffizienz schärfer zu präzisieren, als man es bis jetzt gewohnt war; es wäre daher wünschenswert, wenn es einerseits gelänge, noch weitere Möglichkeiten einer isolierten Herzschädigung zur Darstellung zu bringen und andererseits die verschiedensten Pharmaca an solchen pathologischen Zuständen zu prüfen.

Wenn wir uns nun fragen, wie sich beim Menschen der Mechanismus der reinen Herzinsuffizienz gestalten dürfte, so wird man wohl ganz ähnliche Verhältnisse voraussetzen dürfen; die Schwierigkeit ist nur die, daß es vorläufig noch nicht eindeutig gelingt, analog wie im Experimente die drei Kardinalsymptome der reinen Herzinsuffizienz in einfacher Weise zu fassen. Wenn es auf der Höhe eines schweren Krankheitsbildes zu einer mächtigen Erweiterung des Herzens kommt, der Puls kaum zu tasten ist und die Venen strotzend gefüllt erscheinen, dann bedarf es kaum einer weiteren Diskussion; anders dagegen bei beginnender Insuffizienz, wo eine exakte Analyse des Kreislaufes nicht **nur** theoretisches, sondern auch praktisch-diagnostisches Interesse hätte.

Man hat sich auf Grund rein ärztlicher Erfahrung veranlaßt gesehen, bei der Beurteilung, ob eine Herzinsuffizienz vorliegt, auch auf Symptome zu achten, die sich bei der Analyse einer experimentellen Herzschädigung nicht immer in typischer Weise erkennen lassen; dies gilt z. B. von der Tachykardie; die ärztliche Erfahrung lehrt, daß die beginnende Herzinsuffizienz oft mit Tachykardie beginnt. Diese Erkenntnis ist von mancher Seite sogar als Prüfstein zur Ermittelung der Wertigkeit des Herzmuskels empfohlen worden; viele Ärzte lassen z. B. ihre Patienten 10—20 Kniebeugen durchführen oder eine Treppe rasch emporsteigen und verfolgen dabei nicht nur die zunehmende Tachykardie, sondern auch den Zeitpunkt, *wann* wieder die ursprüngliche Pulszahl erreicht wird. Wenn man bei solchen Patienten jeglichen nervösen Einfluß ausschalten könnte, wäre diese Funktionsprüfung sicher richtig; so hat man sich aber stets vor Augen zu halten, daß die Tachykardie gleichsam eine Gleichung mit mindestens zwei Unbekannten darstellt und es daher auch nicht immer leicht zu entscheiden ist, ob der Nachdruck — ganz abgesehen vom Training — mehr auf das nervöse Moment zu legen ist oder auf die erlahmende Herztätigkeit. Bei chronischen Formen von Herzinsuffizienz braucht das Symptom der Tachykardie — vielleicht unter dem Einflusse einer chronischen Digitalisbehandlung — nicht mehr so in den Vordergrund zu treten wie bei akuteren Fällen.

Wenn man sich frägt, ob irgend etwas aus der Physiologie her bekannt ist, was uns die Tachykardie als Symptom einer schwindenden Herzkraft erklären könnte, so wird man zunächst auf das Einsetzen des sog. Bainbridge-Reflexes Rücksicht zu nehmen haben. BAINBRIDGE[3] machte folgende Beobachtung: Steigert

[1] STARLING u. VISSCHER: J. of Physiol. **62**, 243 (1927).
[2] ROHDE: Arch. f. exper. Path. **69**, 200 (1912).
[3] BAINBRIDGE: Physiology of muscular exercise, S. 54 — J. of Physiol. **50**, 65 (1915)

man im Tierversuche den venösen Zufluß, so setzt gelegentlich Tachykardie ein; bei näherer Untersuchung zeigte sich, daß es jede Drucksteigerung innerhalb des venösen Systems sein kann, die denselben Effekt auslöst; fast sieht es so aus, als hätte dieser Vorgang den Zweck, das Herz vor Überdehnung zu bewahren. Wenn es auch für das Herz unökonomisch sein mag, sich öfter kontrahieren zu müssen, so nimmt es diesen calorischen Verlust wahrscheinlich doch lieber in Kauf, als sich mit einer gleichmäßig zunehmenden Vermehrung des Restblutes zu gefährden; vielleicht kann es eben durch diesen Reflex einer bleibenden Überdehnung, also einem pathologischen Zustande, eher begegnen.

Bei der Betrachtung unserer Herzkranken erscheint es vielleicht geboten, mit der Möglichkeit des BAINBRIDGEschen Reflexes öfter zu rechnen, ihn aber nicht zu überschätzen. Solange wir es nicht in der Hand haben, den nervösen Faktor sicher einzuschätzen und das Moment des Trainings auszuschalten, kann das Symptom der Tachykardie bei der Beurteilung der Herzleistung nur als unterstützendes Moment beurteilt, ihm aber nie eine entscheidende Bedeutung zugesprochen werden (HOCHREIN[1]). Jedenfalls lehrt dieses sowie manches andere Symptom, das wir bei Kreislaufstörungen sehen können, wie schwer es manchmal für den Arzt sein kann, Erscheinungen eindeutig zu definieren. Ein einzelnes Symptom aus dem Rahmen des Ganzen isoliert herausgegriffen, gestattet daher noch keineswegs, eine präzise Entscheidung zu treffen, ob eine atypische Erscheinung *schon* als pathologisch angesprochen werden kann oder ob sich ein solches Symptom *noch* in die physiologische Variationsbreite einfügen läßt.

Kehren wir nunmehr zu den drei Kardinalsymptomen der reinen Herzinsuffizienz zurück und fragen wir uns, inwieweit wir in der Einschätzung dieser Erscheinungen bei der Beurteilung der menschlichen reinen Herzinsuffizienz Rücksicht nehmen können, so möchte so mancher glauben, daß es noch am leichtesten wäre, die *beginnende Herzerweiterung* festzustellen; speziell hoffte man bei Überanstrengung, wie dies z. B. auch schon bei der Arbeit eines gesunden Menschen geschehen könnte, akut auftretende Unterschiede zu ermitteln. Leider läßt sich beim gesunden Menschen selbst mit den exaktesten Röntgenmessungen kaum etwas Sicheres in dieser Richtung aussagen. Am markantesten wird man auf diese Schwierigkeiten aufmerksam, wenn man bedenkt, daß oft schon eine geringe Arbeit genügen kann, um das Minutenvolumen eventuell auf das Doppelte zu erhöhen, und doch läßt sich röntgenologisch keine Herzerweiterung feststellen; falls gleichzeitig eine Tachykardie besteht, so braucht sich das auf das Einzelschlagvolumen nicht auszuwirken, aber man vermißt auch eine Verbreiterung des Herzschattens, wenn — wie beim Trainierten — das große Minutenvolumen ausschließlich durch eine Erhöhung des Einzelschlagvolumens besorgt wird. Vielleicht äußert sich eine auf Grund solcher Berechnungen nicht hinwegzuleugnende Herzerweiterung mehr in der Verlängerung des Herzschattens und weniger im Sinne einer Verbreiterung, die wir bei der Röntgenuntersuchung allein beurteilen können. Wenn man die beigelegte Abb. 254 berücksichtigt, die das Herz einerseits auf der Höhe der Systole und andererseits der Diastole festhält, dann wird man es verstehen, warum größere Unterschiede im Herzvolumen selbst bei genauester Röntgenuntersuchung dem Beobachter entgehen können; das Herz treibt seinen Inhalt — um einen Vergleich zu wählen — eher im Sinne einer Spritze aus und weniger als runder Gummiballon. Da sich bei beginnenden Herzschwächezuständen eine Zunahme des Herzvolumens viel eher im Bereiche des Vorhofes bemerkbar machen dürfte als im Ventrikel

---

[1] HOCHREIN: Z. klin. Med. **166**, 237 (1930).

selbst, so sollte man darauf bei der Beurteilung eines fraglichen Falles viel mehr Rücksicht nehmen; daher sollte die Röntgendurchleuchtung im schrägen Durchmesser öfter zu Rate gezogen werden.

Bei fortgeschrittenen Fällen von Herzinsuffizienz ist fast immer eine Erweiterung des Herzens, also der Ventrikelhöhlen, nachweisbar. Da systolische Änderungen, soweit dies zu beurteilen ist, kaum zu sehen sind und die Einzelschlagvolumina, wie uns entsprechende Messungen belehrten, nicht größer werden, so wird man auf Grund solcher Befunde wohl mit ziemlicher Sicherheit behaupten können, daß es hier zu einer beträchtlichen Vermehrung der Residualblutmenge gekommen sein muß; das Herz ist somit sicherlich *auch* ein Blutdepot.

Gelingt es, teils durch Ruhe, teils unter Zuhilfenahme von Medikamenten, die Kreislauftätigkeit wieder funktionell der Norm zu nähern, so *kann* die Herzerweiterung — selbst röntgenologisch beurteilt — wieder schwinden; offenbar ist jetzt die Herzmukulatur neuerdings wieder in die Lage versetzt, dem venösen Angebote ohne Zunahme der Residualblutmenge nachzukommen; sicherlich stellen aber solche Fälle die Seltenheiten vor; denn je länger eine so bedingte Kreislaufdekompensation bestanden hatte, desto unwahrscheinlicher wird — soweit man das röntgenologisch beurteilen kann — die Wiederkehr zum Normalen; vermutlich entwickelt sich allmählich ein Zustand, der scheinbar irreparabel wird, indem die Herzerweiterung zur bleibenden wird. Hat man Gelegenheit, in einer solchen Periode das Herz auch anatomisch zu beurteilen, so ist meistens eine Hypertrophie *und* Dilatation zu konstatieren. Diese

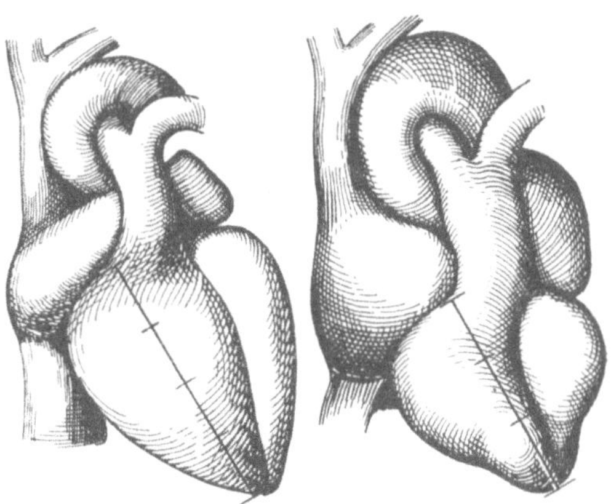

Abb. 254. Formveränderung des Herzens während Diastole und Systole. [Nach ROLLETT (Hermanns Handbuch der Physiologie 4/1, 170).]

nunmehr festgestellte Herzerweiterung schließt aber nicht aus, daß trotzdem der Herzmuskel funktionell allen Anforderungen wieder nachkommen kann, ohne dabei eine wesentliche Benachteiligung des ganzen Körpers zu bedingen; selbst ein mit einem Mitralfehler behafteteter Patient mit einem mächtig erweiterten rechten Herzen kann noch eine beträchtliche Leistungsfähigkeit seines gesamten Körpers erkennen lassen. Vermutlich kann ein bereits erweitertes, aber auch schon hypertrophisches Herz kaum mehr kleiner werden, selbst wenn sich schließlich Angebot und Abgabe wieder die Waage halten. Eine so vermehrte intraventrikuläre Residualblutmenge ist sicherlich anders zu beurteilen als jene, die sich entwickeln muß, wenn infolge funktioneller Herzschädigung das Minutenvolumen absinkt (COHN und STEWART[1]). Wahrscheinlich ist damit auch die Tatsache in Zusammenhang zu bringen, warum einmal trotz mächtiger Herzerweiterung der Venendruck niedrig erscheint, während in anderen Fällen übernormal hohe Werte zu sehen sind. Ist daher der Anatom vor die Frage gestellt, ob das große und erweiterte Herz in vivo noch leistungsfähig war, so ist er auf Grund der Betrachtung des Herzens allein nicht in der

---

[1] COHN u. STEWART,: J. clin. Invest. **6**, 79 (1928).

Lage, dies zu entscheiden; er kann die Frage evtl. beantworten, wenn er die Nachbarorgane im Sinne einer Stauung beurteilt, nicht aber aus der Besichtigung des Herzens allein.

Als zweites Kardinalsymptom der Herzinsuffizienz muß die *Drucksteigerung im venösen Systeme* angesehen werden; da es sich in der menschlichen Pathologie vielfach um Zustände von partieller Herzschwäche handelt, bei der bald der rechte, bald der linke Ventrikel erlahmt, so wäre es notwendig, die Drucksteigerung sowohl im rechten als auch im linken Vorhofe zu messen. Leider sind wir als Ärzte nicht in der Lage, Sicheres über eine Drucksteigerung im linken Vorhofe auszusagen; eventuell können wir aus den Folgen, wie z. B. aus der Erweiterung des linken Vorhofes oder aus Stauungserscheinungen im Bereiche der Lunge gewisse Schlüsse ableiten, doch handelt es sich hier immer nur um zweideutige Symptome. Bei Versagen des rechten Herzens muß es zu einer Drucksteigerung im Bereiche der Vena cava superior und inferior kommen. Da der Druck in der Vena brachialis unter bestimmten Voraussetzungen leicht zu bestimmen ist, so ließe sich auf diesem Umwege ein Maß für die Suffizienz des rechten Ventrikels ableiten. Unter normalen Bedingungen schwankt hier der Druck (gemessen nach Moritz-Tabora) zwischen 50 und 60 mm Wasser; bei typischer kardialer Inkompensation kann der Venendruck bis auf 300 mm emporsteigen, aber ein unbedingter Parallelismus zwischen Inkompensation und Venendruck läßt sich — soweit man das ärztlich beurteilen kann — nicht immer beobachten. Inwieweit dabei Tonusschwankungen innerhalb der Venen selbst eine Rolle spielen oder ob dabei andere Möglichkeiten noch berücksichtigt werden müssen, können erst weitere Untersuchungen lehren; jedenfalls *kann* das infolge von Tonusherabsetzung erweiterte Venenlumen zu einem mächtigen Blutreservoir werden, in dem sich große Blutquantitäten fangen und so dem Herzen vorenthalten werden.

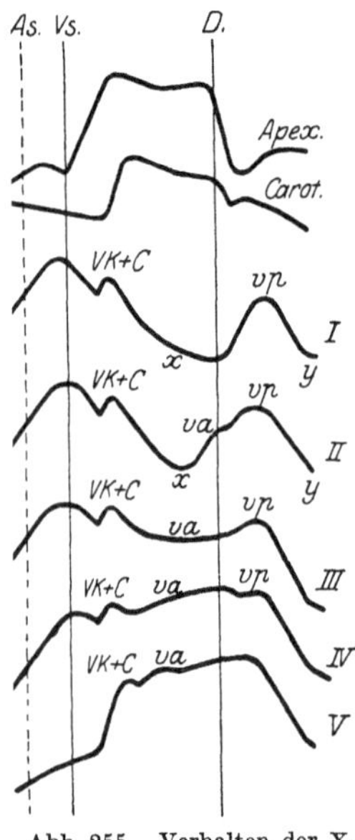

Abb. 255. Verhalten der X-Senkung bei zunehmender Stauung (Schema).

Infolge von Venenerweiterung können die Venenklappen außer Funktion gesetzt werden, was bekanntlich zu Venenpulsationen Anlaß gibt; da die von der Herztätigkeit abhängigen Pulsationen vielfach als der Ausdruck einer Abflußhemmung anzusehen sind, so können sie uns unter bestimmten Voraussetzungen über die Tätigkeit und insofern über die Wertigkeit des rechten Herzens Aufschluß geben. Die unter normalen Bedingungen immer schon angedeutete Rückstauungswelle, die als der dynamische Ausdruck einer Erschwerung des venösen Abflusses angesehen werden muß, wird bei einem Nachlassen der rechten Ventrikeltätigkeit breiter und höher. Allmählich formt sich diese hohe Stauungswelle zum positiven Venenpuls um; sicher ist darin ein feiner Maßstab für die Funktion des rechten Herzens zu erblicken (Ohm[1]). Selbstverständlich hat man stets mit der Möglichkeit einer komplizierenden Tricuspidalinsuffizienz zu rechnen, die natürlich die Druckverhältnisse im Cavasystem sofort ganz anders gestaltet. Auf den Mechanismus der Entstehung der relativen Tricuspitalinsuffizienz als Folge einer Schädigung des rechten Ventrikels soll nicht weiter eingegangen werden.

---

[1] Ohm: Erg. Med. 8, 215 (1924).

Da das *Minutenvolumen* als *ein* Maß der Leistungsfähigkeit des Herzens aufgefaßt werden kann, so wäre es für die Beurteilung vieler Kreislauffragen von höchster Bedeutung, wenn wir diese Größe, in ihrer Bedeutung als drittes Kardinalsymptom der Herzinsuffizienz, auch beim kranken Menschen eindeutig erfassen könnten. Bevor wir auf das entsprechende, gegenwärtig vorliegende Tatsachenmaterial eingehen wollen, erscheint es zunächst geboten, einiges zur Kritik der unterschiedlichen Methoden zu sagen, denn die Angaben über die Größe des Minutenvolumens beim gesunden Menschen gehen bereits weit auseinander.

Man ist derzeit bemüht, die unterschiedlichen Methoden auf drei Prinzipien zurückzuführen. Wir unterscheiden: 1. die Methoden, die sich des FICKschen Prinzipes bedienen (Literatur bei KISCH u. SCHWARZ[1]), 2. die Methoden, die bei der Inhalation eines körperfremden Gases auf die Absorption dieses Gases Rücksicht nehmen (WEISS[2]) und 3. die Methoden, die vor allem auf das Verhältnis zwischen systolischem und diastolischem Blutdruck zurückkommen (Literatur bei KISCH[3]).

1. Das FICKsche Prinzip ist zuerst am Tier in Anwendung gezogen worden; kennt man den Sauerstoffverbrauch und ist außerdem der Sauerstoffgehalt im arteriellen und sowie im Blute des rechten Herzens bekannt, so läßt sich nach der Formel

$$\left(\text{Minutenvolumen} = \frac{\text{Sauerstoffverbrauch}}{\text{Arteriell} - \text{Venös } O_2} \right)$$ das Minutenvolumen leicht berechnen; Voraussetzung ist allerdings, daß innerhalb der Lunge kein Sauerstoffverbrauch erfolgt. Technisch geht man beim Tier so vor, daß man sich nach Ermittlung des Ruhegrundumsatzes Blut aus dem linken resp. rechten Herzen beschafft; arterielles Blut ist leichter zu erhalten; um aber Blut aus dem rechten Vorhof zu gewinnen, muß man ihn entweder direkt punktieren oder man schiebt entlang der Vena jugularis dextra einen entsprechend langen Gummikatheter vor und aspiriert Blut, sobald man sicher ist, daß man mit dem Katheter im rechten Vorhof angelangt ist. In letzter Zeit hat man sich nicht gescheut, ein analoges Verfahren auch beim Menschen in Anwendung zu ziehen; man hat entweder den rechten Vorhof direkt punktiert oder hat einen dünnen Uretherenkatheter von der Vena cubitalis bis in das Herz vorgeschoben. Ein solches Verfahren mag gelegentlich durchgeführt werden, wenn es sich darum handelt, irgendwelche Medikamente rasch an den Herzmuskel heranzubringen; ob es aber gestattet ist, die Punktion des rechten Vorhofs vorzunehmen, nur um darüber Klarheit zu erhalten, wie hoch der Sauerstoffgehalt im Mischblut ist, möchte ich nicht diskutieren, zumal man genug andere Methoden in der Hand hat, um sich über dieselbe Größe in ganz harmloser Weise ein Urteil bilden zu können. Wenn man andererseits weiß, wie selbst kleinste seelische Erregungen imstande sein können, auf die Höhe des Minutenvolumens störend Einfluß zu nehmen, so erscheint es auch schon aus diesem Grunde fraglich, ob wir im Anschluß an die Vorhofpunktion richtige Werte erhalten können.

Bei den indirekten Methoden, die auf dem FICKschen Prinzip aufgebaut sind, besteht die Hauptschwierigkeit in der Bestimmung der sog. venösen, alveolaren Spannung, also in der Analyse jener Luft, die sich mit dem Blute, das sich im rechten Herz sammelt, direkt ins Einvernehmen setzt; kennt man außerdem noch die Spannungskurve des Blutes, sowie den Sauerstoffgehalt im arteriellen System, so läßt sich in fast eindeutiger Weise das Minutenvolumen beim gesunden Menschen ermitteln. Das Verfahren ist leider sehr mühsam und erfordert große Geduld nicht nur von seiten des Untersuchers, sondern vor allem auch eine große Atemtechnik der zu untersuchenden Person.

Die Diffusion der Kohlensäure gestaltet sich viel schneller als die des Sauerstoffes; in dieser Erkenntnis waren daher einzelne bemüht, das Minutenvolumen nur auf dem Prinzip entsprechender Kohlensäurebestimmungen zu ermitteln. Dieses Prinzip hat noch den weiteren Vorteil, daß wegen der leichteren Technik der Kohlensäurebestimmung die einzelnen Analysen in viel rascherer Folge vorgenommen werden können als die Minutenvolumsbestimmungen nach dem Sauerstoffverfahren, das sich weit zeitraubender erweist. Von diesem Gedankengange ausgehend, haben EWIG und HINSBERG[4] eine Methodik zur Ermittlung des Minutenvolumens ausgearbeitet, die unter bestimmten Voraussetzungen ausgezeichnete Resultate zeitigt; da diese Methode außerdem noch eine viel geringere Technik

---

[1] KISCH u. SCHWARZ: Erg. inn. Med. **26**, 169 (1925).
[2] WEISS: Abderhaldens Arbeitsmethoden **V/8**, 530 (1929).
[3] KISCH: Klin. Wschr. **1930**, 1017 u. 1250; Med. Klin. **1930**, Nr 41.
[4] EWIG u. HINSBERG: Klin. Wschr. **1930**, Nr 14; Z. klin. Med. (Erscheint Anfang 1931.)

von seiten des Patienten voraussetzt, so erscheint sie ganz besonders dazu geeignet, um auch beim kreislaufkranken Menschen eine weitgehende Anwendung zu finden. Wenn sich außerdem noch die Beobachtungen von GABBE[1] bestätigen sollten, die sehr dafür zu sprechen scheinen, daß in unserem Organismus Oxydationen unter Aktivierung von Hydroxylgruppen erfolgen, dann ist auch aus prinzipiellen Gründen gegen alle Methoden, die auf dem Prinzip des Sauerstoffverbrauches aufgebaut sind, Bedenken zu erheben; vermutlich hängt damit auch die Tatsache zusammen, daß die Bestimmungen des Minutenvolumens verschiedene Resultate ergeben, je nachdem ob man sich der Sauerstoffmethode oder eines Kohlensäureverfahrens bedient.

2. Unter den Methoden, die mit der Aufnahme eines körperfremden Gases rechnen, sei ganz besonders die Stickoxydulmethode hervorgehoben; da die Absorption dieses Gases durch das Blut eine sehr konstante ist, so erheben sich dagegen keinerlei prinzipielle Bedenken, soweit man sich auf eine möglichst genaue Durchmischung dieses Gasgemisches im Bereiche des Bronchialbaumes verlassen kann (SONNE[2]). Leider ist die quantitative Bestimmung des Stickoxyduls nicht ganz leicht; in dieser Schwierigkeit erblicke ich einen wesentlichen Nachteil dieses sonst ausgezeichneten Verfahrens. In jüngster Zeit ist an Stelle des Stickoxyduls Acetylen verwendet worden; ein Vorteil wäre die leichtere Bestimmbarkeit dieses Gases, ein großer Nachteil scheint mir aber doch der zu sein, daß bereits eine kurze Einatmung dieses Gases genügen kann, um das Minutenvolumen akut zu vergrößern; außerdem schmeckt das Gas ganz übel, dies war für uns der Hauptgrund, warum wir die Methode von GROLLMANN[3] zunächst aufgaben. Immerhin muß man zugestehen — besonders wenn man auf Details aufmerksam gemacht wird, die wir einer persönlichen Mitteilung von Kollegen GROLLMANN verdanken —, daß es sich hier um eine außerordentlich expeditive Methode handelt, die zur Klärung physiologischer Fragen weitgehend Berücksichtigung finden muß; HENDERSON[4] war bemüht, an Stelle eines körperfremden Gases die Einatmung von Jodäthyldämpfen zu empfehlen. Da er annahm, daß die Absorption von Jodäthyl durch das Blut eine stets gleiche ist und weiter das Jodäthyl während der Passage durch die Capillaren restlos abgebaut wird, so daß das venöse Blut wieder vollkommen frei von Jodäthyldämpfen in der Lunge erscheint, so schien diese Methode geeignet, alle bis dahin in Anwendung gebrachten Methoden zu übertrumpfen; leider hat sich aber gezeigt, daß weder die Absorption eine konstante ist, noch Jodäthyl im Capillarbereiche zerstört wird. Diese Methode hat daher gar keine praktische Existenzberechtigung, denn sie liefert sicherlich nur falsche Zahlen. Ob die Acetylen- und ebenso die Stickoxydulmethode, die beim gesunden Menschen einwandfreie Resultate zeitigt, sich auch beim Herzkranken bewähren wird, möchten wir bezweifeln, da sicherlich hier mit einer Pneumonose zu rechnen ist; das gleiche gilt von der Frage, ob in einer gestauten Lunge die Mischung des betreffenden Gases eine gleichmäßige ist; allen diesen Einwänden bemüht sich die Methode von EWIG und HINSBERG zu begegnen.

3. Das dritte Prinzip, das Minutenvolumen auch beim Menschen zu ermitteln, ist durch die Untersuchungen von BRÖMSER[5] in ein neues Stadium getreten. Selbstverständlich erzielt man auch hier keine absoluten Werte, aber wenn man die so gefundenen Werte mit den Zahlen vergleicht, die z. B. nach der Kohlensäuremethode oder nach dem Stickoxydulverfahren gewonnen wurden, so ergibt sich ein weitgehender Parallelismus, so daß man durch Interpolation eines Faktors vielleicht genaue Werte erzielen kann. Diese Methode scheint von großem Vorteil für die klinische Untersuchung zu sein, da sie in rascher Folge oft hintereinander wiederholt werden kann und sich dabei ohne die geringsten Beschwerden für den Patienten durchführen läßt. Schwierig ist die Bestimmung der Aortenweite.

Überblickt man nunmehr das ganze Tatsachenmaterial, das die Frage des Minutenvolumens beim gesunden Menschen zur Diskussion stellt, so kommt man eigentlich zu einem recht deprimierenden Resultate. Wenn man leider feststellen muß, daß manche Autoren dem gesunden Menschen ein Minutenvolumen von selbst 10 l zumuten, während andere durchschnittlich 4 l als das Normale anerkennen, so kann diese Differenz nur an einer fehlerhaften Methodik liegen; hohe Werte wurden vor allem nach der HENDERSON-Methode festgestellt. Jetzt, nachdem die früheren eifrigsten Verfechter dieser Methode selbst zugestehen (LAUTER und BAUMANN[6]), daß sich ihre ursprünglichen Werte nicht mehr

---

[1] GABBE: Z. Kreislaufforschg **22**, 607 (1930); Z. exper. Med. **69**, 392 (1930).
[2] SONNE: J. of Physiol. **52**, 75 (1918).
[3] GROLLMANN: Amer. J. Physiol. **86**, 117 (1928); **88**, 432 (1929).
[4] HENDERSON: Amer. J. Physiol. **73**, 193 (1925).
[5] BRÖMSER: Z. Biol. **90**, 467 (1930).
[6] LAUTER u. BAUMANN: Münch. med. Wschr. **1930**, Nr 13 u. 14.

aufrechthalten lassen, da sie nach Punktion des Herzens ganz andere Zahlen erhalten haben, erscheint es wohl am zweckmäßigsten, wenn man von allen diesen Zahlen absieht und sich nurmehr mit jenen Werten beschäftigt, die mit einwandfreien Methoden gewonnen wurden.

Unter Berücksichtigung dieser Argumente kann man nunmehr als gesichert annehmen, daß das Minutenvolumen des gesunden Menschen zwischen ca. 3,8 und 4,5 l schwankt; das Einzelschlagvolumen dürfte ca. 60—70 cm betragen. Der trainierte, muskelstarke und vor allem auch der große Mensch kann auch höhere Werte zeigen; vasolabile Menschen können ebenfalls höhere Werte erkennen lassen; jede psychische Erregung treibt das Minutenvolumen in die Höhe; ursprünglich wurde behauptet, daß im Liegen das Minutenvolumen größer sein soll, als im Stehen und Sitzen; diese Frage ist von GROLLMANN[1] überprüft worden, wobei sich aber gezeigt hat, daß kein Unterschied besteht.

Aus dem Verhältnisse zwischen Minutenvolumen und Pulszahl ergibt sich das *Einzelschlagvolumen*, also jene Quantität Blut, die pro Kontraktion vom linken Herzen an die Peripherie geschleudert wird. Nachdem dem gesunden Herzen, soweit uns die STARLINGschen Beobachtungen lehren, die Fähigkeit zukommt, selbst die größten Blutquantitäten in sich aufzunehmen, um sie bei der nächsten Kontraktion wieder quantitativ abzugeben, so könnte man annehmen, daß das optimal arbeitende Herz eines gesunden Menschen jedes Plus an Angebot mit einer Vergrößerung des Einzelschlagvolumens beantworten muß; daß das in vieler Beziehung auch zutrifft, ergibt sich aus Beobachtungen, die LINDHARD[2] machen konnte:

	Minutenvolumen Liter	Einzelschlag-volumen ccm	Pulszahl pro Minute	Ausnützungs-koeffizient
Untrainiert	4,9	62	77	0,30
Trainiert	5,65	103	55	0,26

Der untrainierte Mensch bewältigt somit ein hohes Minutenvolumen, das die notwendige Folge jeder schweren Arbeit ist, mit Tachykardie und relativ kleinem Einzelschlagvolumen. Hat sich dagegen der betreffende Mensch auf diese Arbeit eintrainiert, so kann es zu einer wesentlichen Änderung kommen; jetzt wird dieselbe Arbeit meist ohne Tachykardie, wohl aber mit Erhöhung des Einzelschlagvolumens erledigt. Der Unterschied, der sich aus der Pulszahl ergibt, je nachdem, ob sich das betreffende Individuum, das Arbeit zu leisten hat, in trainiertem oder untrainiertem Zustande befindet, ergibt sich auch aus der Abb. 256, die der bekannten Arbeit von BAINBRIDGE entnommen ist. Nachdem wir für trainierte Menschen doch

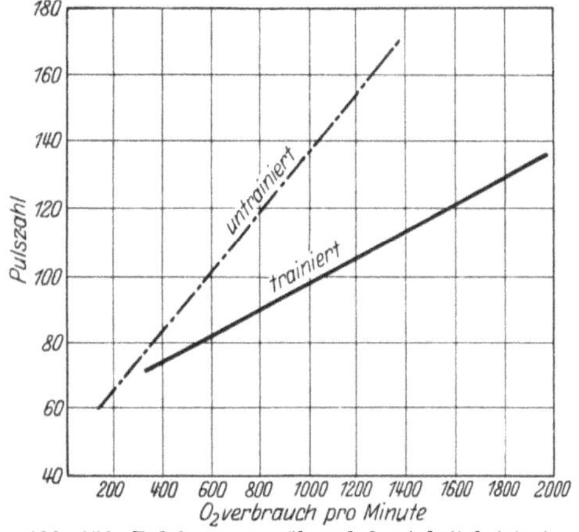

Abb. 256. Pulsfrequenz während der Arbeit bei trainierten und untrainierten Menschen. (Aus EPPINGER, KISCH und SCHWARZ: Das Versagen des Kreislaufes. 1927.)

die bessere zirkulatorische Maschinerie voraussetzen können, so scheint gerade diese Beobachtung zu beweisen, daß die Bewältigung eines großen Minuten-

<hr>

[1] GROLLMANN: Amer. J. Physiol. **86**, 285 (1928).
[2] LINDHARD: Pflügers Arch. **161**, 233 (1915).

volumens durch ein beträchtlich großes Einzelschlagvolumen wahrscheinlich das Physiologische darstellen dürfte, zumal es theoretisch auch wohl begründet erscheint.

Gegenüber diesen wichtigen Beobachtungen bedeuten meines Erachtens die Zahlen, die uns Henderson[1] gibt, keinerlei Einschränkung, selbst wenn er das Gegenteil von Lindhard behauptet; seine Methodik ist nicht zuverlässig, und weiter ist nicht ausdrücklich gesagt, ob er an trainierten Menschen gearbeitet hatte.

Über die Größe des Minutenvolumens bei Kreislaufstörungen ist man noch wenig unterrichtet; Zahlen liegen zwar in großer Menge vor, doch lassen sich nur die wenigsten verwenden, da die meisten auf Grund von Methoden gewonnen wurden, die sich nachträglich als nicht zuverläßlich herausgestellt haben; die Schwierigkeit, bei allen Kreislaufstörungen genaue Minutenvolumina zu gewinnen, ist in der Stauungslunge zu suchen; wir übergehen somit viele Befunde und beschränken uns nur auf unbedingt zuverläßliche Untersuchungen.

Man möchte doch glauben, daß bei relativ so einfachen Voraussetzungen, wie sie z. B. bei einem hohen Blutdrucke zu sein scheinen, unbedingt eindeutige Resultate zu gewärtigen wären und doch ist dies nicht der Fall, wie sich auf Grund entsprechender Untersuchungen feststellen läßt.

Ewig und Hinsberg[2] haben unter den besten Versuchsbedingungen 14 *Hypertonien* untersucht, darunter waren 11 sog. essentielle Hypertonien und 3 kombiniert mit Schrumpfniere; überblickt man die Resultate, so kann man sich des Eindruckes nicht erwehren, daß *in dem Maße, als der Blutdruck in die Höhe geht, das Minutenvolumen allmählich kleiner wird; dasselbe gilt auch vom Einzelschlagvolumen;* offenbar entleert sich das Herz mit steigendem Widerstande immer unvollkommener, was noch deutlicher in Erscheinung tritt, wenn man die Herzmassen berücksichtigt, die bei den hohen Blutdrucken im Gegensatze zum kleinen Schlagvolumen mehr oder weniger vergrößert sind; daß es trotz alledem nicht zu einer noch größeren Verminderung des Minutenvolumens kommt, ist nur auf die gleichzeitig einsetzende Tachykardie zu beziehen; immerhin wird aber die normale Zirkulationsgröße nicht erreicht; im günstigsten Falle liegt sie bei Beziehung auf das Körpergewicht noch 10% unter dem niedrigsten Normalwert.

Bei den Hypertonien, die durch Schrumpfniere bedingt sind, ergeben sich andere Verhältnisse; auch hier zeigt sich das Minutenvolumen kleiner als unter normalen Bedingungen, aber lange nicht so, wie bei der essentiellen Form; zum Teil mag dies auch mit der Anämie zusammenhängen, die bei mehr oder weniger allen chronischen Nierenkrankheiten zu sehen ist und die eher die Tendenz besitzt, das Minutenvolumen in die Höhe zu treiben.

Das Minutenvolumen bei Hypertonie ist auch von anderen Autoren studiert worden; es ist auffallend, daß z. B. Liljenstrand und Stenström[3], die allerdings vorwiegend chronische Nephritiden verfolgten, im allgemeinen Erhöhungen fanden, während Ernst und Weiss[4], ähnlich wie Hinsberg und Ewig, eine Verminderung sahen.

Auf die Beobachtungen von Baumann und Lauter[5] sowie Mobitz[6], die mit der Jodäthylmethode arbeiteten, wollen wir nicht zurückgreifen, nachdem diese

[1] Henderson: Amer. J. Physiol. **72**, 264 (1925).
[2] Ewig u. Hinsberg: Klin. Wschr. **1930**, 647 u. 1812 — Z. klin. Med. (Erscheint Anfang 1931.)
[3] Liljenstrand u. Stenström: Acta med. scand. (Stockh.) **63**, 142 (1926).
[4] Ernst u. Weiss: Z. exper. Med. **68**, 126 (1929).
[5] Baumann u. Lauter: Z. klin. Med. **109**, 415 (1928).
[6] Mobitz: Arch. f. exper. Path. **118**, 192 (1926).

Methode falsch ist; wohl aber haben diese beiden bei Hypertonikern das blutige FICKsche Prinzip auf den Menschen übertragen (sie wagten es, das rechte Herz des Menschen zu punktieren) und kamen im Prinzip zu demselben Ergebnis wie EWIG und HINSBERG, daß bei der Hypertonie das Minutenvolumen verkleinert ist.

Bei *inkompensierten Hypertonien* sollte man erwarten, daß das Minutenvolumen heruntergeht; die Zahlen, die EWIG und HINSBERG gefunden haben, sind aber keineswegs immer kleiner als bei den kompensierten Hypertonien; bezogen auf das Kilogramm Körpergewicht sind sie im allgemeinen sehr niedrig, gehen aber trotz bestehender Leberschwellung und Ödeme nur einmal unter die bei kompensierten Hypertonien beobachteten herunter; wäre man in der Lage, in allen Fällen von dekompensierter Hypertonie die Größe der Ödemflüssigkeit vom Körpergewichte abzuziehen, so würde sich noch weniger eine Verschlechterung der Zirkulationsgröße im Stadium der Dekompensation gegenüber der Kompensation ergeben. Die Größe des Einzelschlagvolumens ist hier nur in wenigen Fällen verwertbar, da oft Arrhythmie hinzukommt; offenbar ist es aber im allgemeinen ganz wesentlich verkleinert, mehr noch als das Minutenvolumen, da die Pulsfrequenz erhöht ist.

Die Bestimmung des Minutenvolumens bei *kompensierten Klappenfehlern* stößt auf keinerlei Schwierigkeiten; sie zeigen im allgemeinen auch keine wesentliche Änderung gegenüber der Norm; das gilt ganz besonders von den kompensierten Mitralinsuffizienzen; im Gegensatz dazu haben die Mitralstenosen meist ein kleines Minutenvolumen und fast stets ein zu kleines Einzelschlagvolumen, das besonders zu klein erscheint, wenn man diese Größen auf das Körpergewicht bezieht; die Kleinheit des linken Ventrikels, die so häufig bei Mitralstenosen zu sehen ist, steht damit völlig im Einklang.

Ein entgegengesetztes Verhalten ist bei der kompensierten Aorteninsuffizienz zu sehen; hier kann das Minutenvolumen ganz beträchtlich vergrößert sein; obwohl die Pulsfrequenz beträchtlich in die Höhe geht, erscheint das Einzelschlagvolumen noch immer groß; wenn man bedenkt, daß bei der Aorteninsuffizienz ein großer Teil des Blutes während der Diastole wieder in den Ventrikel zurückfällt, so muß das effektive Schlagvolumen noch weit größer sein (KISCH[1]).

Bei *dekompensierten Herzfehlern* fanden *Ewig* und *Hinsberg* fast ausnahmslos verminderte Minutenvolumina, bei geringgradiger Dekompensation fanden sie normale Werte; so niedrige Werte, wie sie bei Hypertonien gefunden wurden, haben sich auch bei starker Inkompensation nicht gezeigt; die Schlagvolumina können dagegen sehr klein sein und bis unter 30 ccm absinken; mit zunehmender Inkompensation werden die Schlagvolumina stets kleiner, so daß die Größe des Einzelschlagvolumens wohl als der beste Maßstab für die Leistungsfähigkeit des Herzmuskels anzusehen ist.

Da sich die Zeichen einer Herzinsuffizienz speziell in den Anfangsstadien besonders deutlich bei der Arbeitsleistung erkennen lassen, so wäre es sehr wünschenswert, gerade bei beginnender Inkompensation das Minutenvolumen vor und während der Arbeit miteinander vergleichen zu können; theoretisch sollte man bei der reinen Herzinsuffizienz verlangen, daß während eines erhöhten Angebotes, wie es ja bei jeder Arbeitsleistung eintritt, sich das Herz ganz besonders ausdehnen müßte und dem entsprechend der Druck im venösen System auch in die Höhe ginge; die unmittelbare Folge wäre, daß unter diesen Umständen das Minutenvolumen nicht so hoch ansteigt, wie dies für den normalen Organismus als bekannt angenommen werden muß; solche Versuche sind natürlich mit großen technischen Schwierigkeiten verbunden, immerhin liegen bereits einige Beob-

---

[1] KISCH: Z. Kreislaufforschg **22**, 634 (1930).

achtungen vor, die demonstrieren, daß es nicht angeht, hier summarisch zu urteilen; so konnten wir bei einzelnen beginnenden Herzinsuffizienzen nachweisen, daß es bei geringer Arbeit sogar zu einer beträchtlichen Zunahme des Minutenvolumens kommen kann, somit der Organismus unökonomischer gearbeitet hatte als unter normalen Bedingungen (EPPINGER, PAP und SCHWARZ[1]).

Obwohl wir allen Resultaten, die mit der HENDERSONschen Methode gewonnen wurden, die größte Skepsis entgegenbringen müssen, so sei in diesem Zusammenhange doch erwähnt, daß INAWASSHIRO und HAYASAKA[2] beim Beri-Beri-kranken Herzpatienten ganz die gleichen Befunde erheben konnten, wie wir sie bei manchen Kranken mit beginnender Inkompensation gesehen haben; auch sie fanden, daß solche Herzkranke schon in der Ruhe ein hohes Minutenvolumen zeigen können.

In jüngster Zeit hat HAYASAKA[3] analoge Beobachtungen am Beri-Beri-kranken Tier mit der blutigen Methode überprüft und ist dabei zu ganz denselben Resultaten gekommen; jedenfalls ist in dieser Richtung noch viel Beachtenswertes zu gewärtigen; solange wir aber nicht über reichliches Beobachtungsmaterial verfügen und solange wir uns nicht unbedingt auf die Zuverlässigkeit unserer Untersuchungsmethoden verlassen können, muß äußerste Vorsicht bei der Beurteilung des Minutenvolumens vieler Kreislauffragen gewahrt werden.

Das Minutenvolumen bei thyreotoxischen Zuständen erweist sich immer erhöht; das ist nicht nur von EWIG und HINSBERG, sondern zuerst von uns gefunden worden und nachträglich von ZONDEK[4] und BANSI[5] sowie von LAUTER[6] (allerdings nur mit der Jodäthylmethode) bestätigt worden; das Minutenvolumen mancher Basedowiker kann mehr ansteigen, als der Erhöhung des Grundumsatzes entspricht; dasselbe gilt natürlich auch vom Einzelschlagvolumen, wobei allerdings zu bemerken ist, daß bei leichteren Formen die Tachykardie genügen kann, um gleichsam normale Verhältnisse zu schaffen, während bei den schweren Formen ausnehmend hohe Schlagvolumina gefunden werden; für die Auffassung vieler Kreislaufstörungen, speziell in den Anfangsstadien, erscheint es außerordentlich wichtig, daß eine wesentliche Erhöhung des Minutenvolumens auch dann noch zu sehen ist, wenn es bereits zu deutlichen Inkompensationserscheinungen von seiten des Herzens gekommen ist; bessert sich das Krankheitsbild, so können sich die Verhältnisse allmählich wieder der Norm nähern.

Ganz im Gegensatz dazu ist das Minutenvolumen bei Myxödem reduziert; hier haben z. B. EWIG und HINSBERG auffallend niedrige Schlagvolumina gefunden.

Der Experimentalpathologe, der nur am STARLINGschen Herz-Lungen-Präparate arbeitet, beobachtet nach kardialer Schädigung eine beträchtliche Abnahme des Minutenvolumens; dementsprechend postuliert er dasselbe auch für die Herzinsuffizienz des Menschen. Die Berechtigung einer solchen Annahme besteht sicher zu Recht, nur darf man sich nicht vorstellen, daß sich diese Abnahme sofort bemerkbar machen muß; eine einfache Überlegung kann dies illustrieren: Wenn das Herz bei jedem Einzelschlag nur 0,1 ccm weniger Blut heraustreibt, so bedeutet das bei einer Pulsfrequenz von 80 pro Minute innerhalb einer Stunde eine Stauung von 480 ccm Blut; überträgt man eine solche Berechnung auf eine 24stündige Periode, so gelangt man zu Größen, die uns so recht vor

[1] EPPINGER, PAP u. SCHWARZ: Asthma cordiale, S. 155.
[2] INAWASHIRO u. HAYASAKA: Tohoku J. exper. Med. **12**, 1 (1928).
[3] HAYASAKA: Tohoku J. exper. Med. **14**, 487 (1930).
[4] ZONDEK: Dtsch. med. Wschr. **1929**, Nr 9 — Dtsch. med. Wschr. **1930**, Nr 9 u. 10.
[5] BANSI: Klin. Wschr. **1928**, 1277 — Dtsch. med. Wschr. **1929**, Nr 9.
[6] LAUTER: Münch. med. Wschr. **1930**, 526, 593.

Augen führen, wie schwierig es manchmal ist, experimentelle Beobachtungen sofort auf die menschliche Pathologie zu übertragen. Jedenfalls dürfte bei chronisch sich entwickelnder Herzinsuffizienz die Abnahme der Leistungsfähigkeit des Herzens und insofern die Abnahme des Minutenvolumens nur ganz allmählich vonstatten gehen; im Rahmen einer solchen Betrachtung wird man es auch verstehen, warum trotz vorhandener Herzinsuffizienz das Minutenvolumen nicht sofort klein sein muß.

So richtig solche Annahmen sein dürften, die für manche Pathologen sogar geeignet sein können, sich zu sagen, daß alle Analysen des Minutenvolumens falsch sein müssen, die beim Herzkranken nicht unbedingt eine Verminderung erkennen lassen, so sehr müssen wir auf Grund eigener Beobachtungen darauf Wert legen, daß dem Stadium der schweren Inkompensation eine Periode vorausgehen kann, wo sich das Minutenvolumen auch in der Ruhe bereits erhöht erweist. Bekannt ist, daß unter dem Einflusse einer nicht zweckmäßig gewählten Jodtherapie Erscheinungen eintreten können, die die größte Verwandtschaft zum echten Basedow zeigen. Es scheint uns nun sehr wahrscheinlich, daß die im Verlaufe einer Hyperthyreose einsetzende große Zirkulationsgröße — sie kann (wie wir oben erwähnt haben) auf 6—8 l emporsteigen — ein eben an der Grenze der Leistungsfähigkeit stehendes Herz ebenso ungünstig beeinflussen kann, wie dasselbe Herz ungünstig reagieren dürfte, wenn ihm eine längerwährende anstrengende körperliche Arbeit zugemutet würde. Ein solches unter der Schilddrüsenwirkung stehendes Herz eines selbst im Bette liegenden Patienten hat also dieselbe zirkulatorische Arbeit zu leisten, als wenn der Träger desselben sich dauernd in einer Arbeitsperiode befände. Ähnlich wie durch eine ungünstig gewählte Jodtherapie die Peripherie so beeinflußt werden kann, daß es jetzt zu einer provozierten Erhöhung des Minutenvolumens kommt, so glauben wir für die menschliche Pathologie auch Zustände annehmen zu müssen, wo es vielleicht *spontan* zu ganz ähnlichen Veränderungen kommt (EPPINGER, PAP und SCHWARZ[1]). Jedenfalls müssen wir bei aller Kritik unserer Methodik daran festhalten, daß es Zustände gibt, wo das Blut in der Peripherie nicht so ergiebig ausgenützt wird und dementsprechend auch das Blut nicht entsprechend langsam von der arteriellen auf die venöse Seite herüberrollt, sondern bereits in der Ruhe ein Geschwindigkeitstempo annimmt, das sonst nur während einer körperlichen Arbeit zur Notwendigkeit wird. Daß dies für ein Herz, das aus anderen Gründen bereits an der Grenze seiner Leistungsfähigkeit angelangt ist, nicht gleichgültig sein kann, steht für uns außer Zweifel. Bei einem Erklärungsversuche, warum gerade beim nächtlichen Asthma cardiale das Minutenvolumen mächtig in die Höhe gehen kann, haben wir auch eine cerebrale Genese zur Diskussion gestellt; von diesem Gesichtspunkte erscheint es sehr wichtig, daß Frau GOLLWITZER-MEYER[2] durch Reizung der Bulbärzentren z. B. durch Zunahme des P_H-Wertes nicht nur eine Steigerung des Atemvolumens, sondern auch des Minutenvolumens hervorrufen konnte.

Versucht man eine Parallele zu ziehen zwischen den Erfahrungen, die der Experimentalpathologe am womöglich isolierten Herzen gewinnt, und den Beobachtungen, die wir am herzkranken Menschen gewinnen, so muß man zu der Überzeugung kommen, daß es schwer angeht, hier überhaupt einen unbedingten Vergleich anzustellen; es liegt uns fern, irgendwie eine Läsion des Herzens leugnen zu wollen; aber daß die Erscheinungen, die wir beim dekompensierten Kreislauf mancher Herzpatienten sehen, *nur* auf einem Nachlassen der Herz-

---

[1] EPPINGER, PAP u. SCHWARZ: Asthma cordiale, S. 155.
[2] GOLLWITZER-MEIER: Pflügers Arch. **222**, 124 (1929).

kraft beruhen sollen, erscheint uns unwahrscheinlich, zum mindesten würde man sich vielen Tatsachen gegenüber gleichsam blind verhalten, wenn man hier nicht *auch* die Peripherie berücksichtigen wollte.

Beim gesunden Menschen geht das Minutenvolumen parallel zur Intensität der geleisteten Arbeit in die Höhe; es besteht aber kein unbedingter Parallelismus, da während der Arbeit das Blut in der Peripherie besser ausgenützt wird als während der Ruhe; durch diesen Vorgang erfährt das Herz eine wesentliche Schonung; ob dieser höchst ökonomische Mechanismus auch beim Herzfehler Geltung hat, oder ob sich nicht auch hier gelegentlich eine krankhafte Veränderung entwickeln kann, soll noch einem genauen Studium zugeführt werden, denn eine Störung in dieser Richtung kann für die Beurteilung vieler pathologischer Fragen von größtem Interesse sein; für den Basedow und für manche Formen von Jodintoxikation muß man dies wohl als eine gesicherte Tatsache hinnehmen. Jedenfalls haben wir uns bei einzelnen Herzkranken davon überzeugen können, daß die physiologische Utilisation der Peripherie manchmal nicht so arbeitet, wie es der Selbstschutz des Herzens verlangen sollte. Sicherlich sind solche Untersuchungen mit großen technischen Schwierigkeiten verbunden, so daß es zweckmäßig erscheint, all diese Fragen noch einmal mit exakten Methoden zu überprüfen, bevor wir uns über diese Frage in abschließender Form äußern wollen; daß natürlich ein solch ungünstig arbeitendes Individuum, da es der wohltätigen Wirkung der Peripherie verlustig wird, sein Herz während der Arbeit viel mehr in Anspruch nimmt, erscheint wohl außerordentlich beachtenswert. Ist ein solcher Mensch außerdem noch mit einem „schwächeren" Herzen behaftet, so muß das natürlich zu einem viel frühzeitigeren Versiegen der ganzen Kreislaufmaschinerie führen, als wenn sich das betreffende Individuum seine optimale Utilisation bewahrt hätte.

Kehren wir nunmehr zu dem Probleme der reinen Herzschwäche zurück und fragen wir uns nach den eigentlich auslösenden Momenten, die zu einem Nachlassen der Herzkraft Anlaß geben, so wird uns ein Verständnis dieser Frage am leichtesten, wenn wir von der bekannten Tatsache ausgehen, daß die Fähigkeit des Herzens, jedem venösen Angebote nachzukommen, akut nachläßt, wenn man die arterielle Zufuhr in irgendwelcher Weise schädigt (E. A. Müller[1], Gremels u. Starling[2], Anrep[3]); es ist daher von anatomischer Seite in jedem Falle auf Veränderungen innerhalb der Coronargefäße zu achten. Immerhin muß man sich stets vor Augen halten, daß eine vollkommen normale Herztätigkeit durch lange Zeit hindurch bestehen kann — wenigstens soweit man das klinisch beurteilen kann —, obwohl an dem einen oder anderen Aste einer Coronaria schwerste Läsionen nachweisbar sind. Es existieren zwischen den beiden Hauptstämmen der Coronargefäße gelegentlich breite Kommunikationen, so daß, obwohl das eine Ostium verlegt sein kann, noch immer auf dem Wege von Kollateralen eine normale Ernährung des gesamten Herzens gesichert erscheint; und doch, wie klammert sich manchmal der Anatom an kleinste Veränderungen an den Herzgefäßen, wenn es gelegentlich gilt, z. B. den plötzlichen Tod zu erklären, der leider nur zu oft im Anschluß an einen Anfall von Angina pectoris das Leben eines solchen Patienten akut beendet. Ähnliches ist auch von den oft großen myomalacischen Schwielen zu sagen, die einmal als Zufallsbefund zur Sektion gelangen, ein andermal in der Beurteilung der Myokarditis von entscheidender Bedeutung sind! Daß z. B. auch eine Veränderung in der Blutzusammensetzung den Ernährungsvorgang der Herzmuskulatur schwer beein-

[1] Müller, E. A.: Z. exper. Med. 73, 1 (1930).
[2] Gremels u. Starling: J. of Physiol. 61, 297 (1926).
[3] Anrep: J. of Physiol. 67, 87 (1929).

trächtigen kann, muß als bekannt vorausgesetzt werden; dasselbe gilt auch von der Quantität des Blutes. Deswegen, weil der *Blutdruck* in der Aorta normal hoch ist, muß noch lange nicht die entsprechende *Blutmenge* auch durch die Coronargefäße durchgeleitet werden. Verschiedene Kliniker meinen, daß es krampfhafte Zustände im Bereiche der Coronargefäße gibt und daß darauf das Symptomenbild der echten Angina pectoris zurückgeführt werden soll; jedenfalls ist dem *Unterernährungsprobleme* — im weitesten Sinne des Wortes — bei der Beurteilung einer funktionellen Herzschädigung die größte, wenn nicht sogar die entscheidende Bedeutung beizumessen. Sicherlich ist das Herz neben der Niere dasjenige Organ, das schon unter normalen Bedingungen so ausgezeichnet mit Blut versorgt wird, weil es offenbar darauf weitgehend angewiesen ist. Jedes kleinste Minus kann vielleicht für das nicht sehr in Anspruch genommene Herz kaum von Belang sein, muß sich aber evtl. sofort bemerkbar machen, wenn die Herzmaschine auf Hochbetrieb eingestellt ist. Wenn sich Schwielen funktionell manchmal nicht sofort Geltung verschaffen, so kann man sich dies vielleicht nur so erklären, daß der restliche Anteil ausgezeichnet mit Blut versorgt wird; daß auch eine allgemeine *Herabsetzung des arteriellen Blutdruckes* für das Herz von deletärer Bedeutung sein kann, scheint uns im Zusammenhange mit dem Krankheitsbilde des Kollapses sehr beachtenswert; ebenso wie eine Drosselung der Herzgefäße am STARLINGschen Herz-Lungen-Präparate zu einer Erweiterung der Herzhöhlen führt und gleichzeitig damit das Minutenvolumen abnimmt, so führt auch jede unter ein bestimmtes Maß heruntergehende Drucksenkung zu einer fortschreitenden Schwächung der Herztätigkeit.

Bei der Berücksichtigung der Organernährung ist neben dem Blutdruck, der in den zuführenden Gefäßen herrscht, vor allem auch die *Blutmenge* zu berücksichtigen, die in der Zeiteinheit durch das Herz getrieben wird. Fast könnte man sich vorstellen, daß es dabei gelegentlich sogar zu einem Antagonismus kommen kann; jedenfalls kennen wir in der Klinik Zustände, wobei es bei einer Herabsetzung des Minutenvolumens zu einer vikarierenden Blutdrucksteigerung kommt (Sahli-Hochdruckstauung?).

Unter den Änderungen der Herztätigkeit, die auf eine Anomalie in der Blutzusammensetzung zu beziehen sind, kommt vor allem die *Säuerung des Blutes*, z. B. durch Milchsäure oder Kohlensäure, in Betracht. Selbstverständlich stehen dem normalen Organismus reichlich Möglichkeiten zur Verfügung, sich der Säuerung zu erwehren, aber in gewissen Stadien der kardialen Inkompensation scheinen die Pufferbestände nicht mehr so leistungsfähig zu sein, so daß es dann tatsächlich zu einer sichergestellten Änderung des p_H-Wertes auch im Blute kommen muß. Ähnliches gilt auch vom *Sauerstoffmangel* im arteriellen Blute, der bei bestimmten Lungenkrankheiten (Pneumonosen) oder bei Vergiftungen zu beobachten ist. In diesem Zusammenhange sei auch auf die auffällige experimentelle Tatsache hingewiesen, daß bei Anoxyämie die Durchblutungsgröße der Coronargefäße wesentlich zunimmt (HILTON u. EICHHOLZ[1]), ebenso die Beobachtung von RÜHL, der bei der Histamininsuffizienz eine Zunahme der Coronardurchblutung sah. Um so auffälliger ist die Tatsache, daß es bei bestehender Anoxyämie und ebenso bei längerwährender Säuerung, z. B. durch Kohlensäure, zu einer fortschreitenden Herzerweiterung kommt; deswegen soll nicht verschwiegen werden, daß es bei geringer Säuerung des Blutes zunächst zu einer Erhöhung des Minutenvolumens kommt und erst bei fortschreitender Acidose das Gegenteil auftritt; wir haben der Gegenwart der Carbonatbestände eine entscheidende Rolle zugemessen.

---

[1] HILTON u. EICHHOLZ: J. of Physiol. **59**, 413 (1924/25).

Sauerstoffmangel des Gesamtorganismus ist auch dann zu sehen, wenn dem Körper die entsprechenden *Hämoglobinmengen* fehlen. Ein Ausgleich kann durch eine Erhöhung des Minutenvolumens getroffen werden; dadurch, daß jetzt das Blut rascher läuft, wird dasselbe Hämoglobinmolekül in der Zeiteinheit öfter ausgenützt und dadurch dem Sauerstoffbedürfnisse des Organismus entgegengekommen. Dieses Moment spielt bei den verschiedenen Anämien eine große Rolle; kommt es hier zu einer Unfähigkeit des Herzens, sich dem großen Minutenvolumen anzupassen, so muß dies ebenfalls als Herzinsuffizienz gedeutet werden.

Die alltägliche Erfahrung am Krankenbette sagt uns, daß *Infekte* der verschiedensten Art Läsionen im Kreislaufe nach sich ziehen können; ob sie alle am Herzen allein angreifen, wie vielfach angenommen wird, soll hier zunächst nicht besprochen werden. Jedenfalls sei mit Nachdruck darauf verwiesen, daß manche von diesen Infekten tatsächlich am Herzen schwere Veränderungen nach sich ziehen können, ohne sich sofort funktionell unangenehm bemerkbar zu machen. Daß aber gelegentlich doch eine gewisse „Minderwertigkeit" des Herzens gerade nach scheinbar ganz geringen Infekten zurückbleiben kann, lehren Beobachtungen, auf die BAINBRIDGE[1] aufmerksam macht: bei forcierten Sportleistungen zeigen sich fast nie unangenehme Folgeerscheinungen. Immerhin kommt es aber doch gelegentlich zu akut einsetzenden und dann lange bestehenden Herzerweiterungen; fahndet man dann bei solchen sonst außerordentlich kräftigen jungen Leuten nach, so läßt sich fast immer nachweisen, daß eben diese Personen unmittelbar vorher entweder eine Angina oder vielleicht eine Gonorrhöe überstanden hatten, also einen Infekt. Während ihrer alltäglichen Beschäftigung wurde von ihnen nicht die geringste Störung von seiten des Herzens empfunden, erst die großen Kraftleistungen deckten die scheinbar okkulten Schäden auf; jedenfalls wird auf eine evtl. anamnestische Angabe einer eben erst überstandenen Infektion bei der Auswahl der betreffenden Mannschaft ganz besonders zu achten sein. In welcher Richtung sich das fragliche Toxin des betreffenden Infektes bemerkbar macht, darüber kann man sich nicht einmal in Vermutungen ergehen. Auf jeden Fall müssen wir bedenken, daß sich gelegentlich im Anschluß an eine Infektionskrankheit auch eine histologisch nachweisbare Veränderung im Myokard erkennen läßt (ASCHOFFsches rheumatoides Knötchen); solche Beobachtungen waren vielleicht der Anlaß, sich für die Frage zu interessieren, ob nicht *doch* ein Zusammenhang zwischen histologisch nachweisbarer Herzveränderung und der Neigung zu Inkompensation bestehen könnte. Leider muß man sich immer wieder davon überzeugen, daß zwischen einem Herzen, das auf der Höhe eines kardialen Siechtums zur Sektion kommt, und einem solchen, das zwar einen Herzfehler zeigt, sich aber sonst kompensiert erweist, selbst bei genauester histologischer Untersuchung keinerlei Unterschiede erkennen lassen; jedenfalls ist das Problem nach den Ursachen der kardialen Inkompensationen auf Grund der vorliegenden histologischen Befunde nicht spruchreif. Da hier die pathologische Anatomie völlig zu versagen scheint, der Kliniker aber doch gezwungen ist, für die Ursache der kardialen Inkompensation eine mutmaßliche Schädigung des Herzens zu vertreten, so bürgerte sich allmählich der Begriff der „Myodegeneratio cordis" ein. Eine selbst mit den besten mikroskopischen Methoden nicht faßbare Läsion des Herzmuskels *soll* die Ursache sein, warum das Herz die Fähigkeit verloren hat, den venösen Zufluß restlos zu bewältigen. Immerhin gibt es eine Infektionskrankheit, bei der fast stets schwere anatomische Veränderungen im Herzen zu sehen sind — es ist dies vor allem die Diphtherie.

---

[1] BAINBRIDGE: Physiology of muscular exercise, S. 204.

Die Veränderungen, die sich hier geben, sind meistens außerordentlich eindrucksvoll; wenn daher ein Diphtheriekranker an den Folgen einer Kreislaufstörung zugrunde geht, so muß in erster Linie die Myokardschädigung verantwortlich gemacht werden.

Noch viel komplizierter gestalten sich die Verhältnisse, wenn man sich für die Frage interessiert, warum gerade das hypertrophische Herz eine besondere Neigung zu Herzschwäche zeigt; an der Tatsache, daß Menschen mit Hypertrophie einzelner Herzabschnitte oder des ganzen Herzens bald früher, bald später Insuffizienzerscheinungen zeigen, darf nicht vorübergegangen werden. Ganz besonders sind es wieder die *Infektionskrankheiten*, die als Komplikation den latenten Zustand einer seit Jahren bestehenden Hypertrophie in ungünstigster Weise beeinflussen können; vor allem sind es die Streptokokkeninfektionen, die nur zu häufig als die auslösenden Ursachen der kommenden Insuffizienz anzusehen sind. Ähnlich wie sich ein ziemlich sicherer Zusammenhang zwischen Inkompensation und überstandener Infektionskrankheit feststellen läßt, kann dies in nicht wenigen Fällen auch für eine unzweckmäßig eingeleitete Jodtherapie behauptet werden. In der Absicht, durch Jod den „arteriosklerotischen" Prozeß günstig beeinflussen zu können, werden an solche Patienten mit hypertonischen Herzen oft große Mengen davon verabfolgt. Es gibt vereinzelte Menschen, die davon Gewinn ziehen, aber in sehr vielen Fällen kommt es zu fortschreitender Abmagerung und Herzerweiterung und anschließender Inkompensation; auch auf dieses Moment wollen wir später noch zu sprechen kommen.

Rein klinisch betrachtet, bewährt sich noch immer die Trennung in vorwiegend rechtsseitige und vorwiegend linksseitige Herzinsuffizienzen. Dies schließt natürlich nicht die Möglichkeit einer doppelseitigen Läsion aus; in den Spätstadien einer zunächst nur einseitigen Inkompensation lassen sich fast immer Zeichen eines Erlahmens beider Hälften erkennen. Die Abschnitte, die vorhin schon hypertrophisch waren, eröffnen zuerst die Szene; so sehen wir z. B. bei Mitralfehlern und beim Emphysem anfangs fast immer Schwächezustände des rechten Herzens, während wieder bei Linkshypertrophie zuerst das linke Herz versagt. Wenn wir in der Klinik von isolierten Schwächezuständen einzelner Herzabschnitte sprechen, so erschließen wir dies, ähnlich wie dies auch der Anatom tut, aus den Folgen; denn wenn man z. B. dem Prosektor zwei Herzen vorlegt, von denen das eine von einem Patienten stammt, der an den Folgen einer seit Jahren bestehenden Inkompensation starb, während das andere von einem Herzfehler herrührt, der sich in vivo kardial vollkommen wohlfühlte und an den Folgen einer anderen Erkrankung zugrunde ging, so kann er dies meist kaum unterscheiden; nur an dem Ödem und den Stauungsorganen erkennt er die bestandene Inkompensation.

Die Unfähigkeit des linken Ventrikels, die ihm angebotene Blutquantität wieder weiterzuleiten, wird zuerst durch Dehnung des linken Ventrikels zu paralysieren versucht. Ob die nun folgende Erweiterung des linken Vorhofes unbedingt die Folge einer hinzukommenden relativen Mitralinsuffizienz sein muß, ist auf Grund unserer klinischen Untersuchungsmethoden schwer zu erkennen. Jedenfalls gibt sich z. B. die Erlahmung des linken Ventrikels bei Hypertonie oder bei Aortenfehlern fast immer mit einer gleichzeitigen Erweiterung auch des linken Vorhofes, so daß es vollkommen gerechtfertigt erscheint, wenn hier von einer *Mitralisation* gesprochen wird. Ob dies infolge des Versagens des Papillarapparates in Erscheinung tritt oder ob sich das Ostium dehnt, was das Unwahrscheinlichere zu sein scheint, möchten wir übergehen. In weiterer Folge beherrscht die Lungenstauung das Bild; je nach dem Grade der Inkompensation kommt es zunächst nur zu einer Stauung der Bronchialschleimhaut und zu einer Stase in den Lungenalveolen, dann zu einem allmählichen Austritt von Flüssigkeit gegen den Bronchialbaum resp. gegen die Pleurahöhle, der sich klinisch als Hydrothorax bemerkbar macht. Bei der Untersuchung steht der Stauungskatarrh und die Dyspnoe im Vordergrunde. Bevor die manifesten Erscheinungen, wie Stauungsbronchitis, Lungenödem, das Krankheitsbild beherrschen, weist schon die röntgenologisch leicht nachweisbare Verdunkelung der Lungenfelder auf den Blutreichtum resp. den Stauungszustand hin, der sich innerhalb der Lunge entwickelt hatte (Zdansky[1]). Der Blutreichtum ist auch der Grund, warum die Ventilationsgröße der Lunge bei erlahmender linker Herztätigkeit herabgesetzt ist und so der Dyspnoe Vorschub geleistet wird. Eine wesentliche Beeinträchtigung des Gasaustausches erfolgt bei hochgradigster Lungenstauung; auf mildere Formen der Lungenstauung kommen wir noch später zu sprechen; daß dadurch speziell bei den schweren Fällen eine Ermittelung des Minutenvolumens zur Unmöglichkeit wird, ist bereits erwähnt worden.

Die Erscheinungen der versagenden Kraft des rechten Herzens machen sich in ganz anderer Richtung geltend. Nach einer vorübergehenden Periode, wo nur die Erweiterung des rechten Herzens in Frage kommt, überträgt sich die Unfähigkeit, des Blutangebotes Herr zu werden, auf den rechten Vorhof; die Verbreiterung der Herzdämpfung nach rechts ist das klinische Zeichen dafür. Rasch führt dies zu einer Zunahme im Blutgehalte der Leber. Die Frage, warum sich gelegentlich die Stauung mehr in der Richtung der Cava inferior, ein andermal mehr gegen die Pfortader überträgt, wird klinisch oft diskutiert. Die Ursache dafür muß nicht nur im Herzen allein gesucht werden; komplizierende Erkrankungen, wie Fixationen des Zwerchfelles resp. Perikards sind hier diagnostisch stets zu berücksichtigen. Schwieriger ist die Frage zu entscheiden, ob den beiden vegetativen Nervengeflechten, also dem Vagus resp. Sympathicus, ein Einfluß auf die Inotropie des Herzens zugeschrieben werden kann. Ärztlich begann man sich dafür zu interessieren, als man vor die Eventualität gestellt wurde, ob es gestattet ist, bei Angina pectoris den Sympathicus zu durchtrennen (Jonescu[2]). So ungefährlich — natürlich unter Berücksichtigung des N. recurrens — die Durchtrennung des Vagus sein dürfte, so perikulös scheint nach unseren Erfahrungen die Durchschneidung des Accelerans zu sein. In diesem Zusammenhange wird man an die Erfahrungen des Experimentators erinnert, der nach Durchschneidung der Acceleransfasern stets eine Blähung des Herzens sieht. Geringste Manipulationen an einem solchen Herzen genügen, um es zum Flimmern zu bringen. Ob die nach Sympathicusausschaltung eintretende Herzblähung *nur* die Folge der jetzt einsetzenden Bradykardie ist oder ob nicht sofort damit auch der Herztonus beeinflußt wird, ist schwer zu entscheiden; sicherlich fällt es uns Ärzten schwer, sich dieser Ansicht Starlings[3] anzuschließen, der jeglichen Herztonus leugnet. Ob der Herzvagus auf den Herztonus einen Einfluß nimmt, ist ebenfalls weder in der einen noch der anderen Richtung entschieden; jedenfalls ist es für den Experimentator eine bekannte Tatsache, daß man gelegentlich ein schlecht schlagendes Herz noch retten kann, wenn man entweder die Vagi durchtrennt oder Atropin verabfolgt.

In diesem Zusammenhange möchten wir auf bestimmte Eigentümlichkeiten hinweisen, die jedem Arzte bekannt sind: aquiriert ein Patient, z. B. ein Hypertoniker, mit seinem mächtigen linken Herzen eine Inkompensation, so leidet er darunter viel stärker, wenn es sich bloß um eine Läsion des linken Herzens

[1] Zdansky: Wien. Arch. inn. Med. **18**, 1 (1929).
[2] Jonescu: Z. klin. Med. **107**, 427 (1928) — Angina pectoris-Debatte. Wien: Pertes 1924.
[3] Starling: J. of Physiol. **48**, 357 (1914).

handelt, während seine subjektiven Beschwerden rasch abnehmen, wenn nunmehr zu der linken Inkompensation noch die des rechten Herzens hinzukommt; offenbar kommt es dabei zu einer besonders stark ausgeprägten Stauungslunge, weil die Lunge gleichsam von beiden Seiten mit Blut überladen wird; erst bis auch die Insuffizienz des rechten Herzens hinzukommt, wird das mächtige Blutquantum, was bis dahin in der Lunge lag, zurückverlagert, also z. B. in die Leber verstaut, wodurch scheinbar der kleine Kreislauf entlastet wird. Warum gerade bei solchen Patienten die Symptome des nächtlichen Asthma cardiale so häufig zu sehen sind, ist schwer zu erklären; von mancher Seite wird angenommen, daß sich während der Nacht das rechte Herz von des Tages Anstrengungen erholen kann, jetzt wieder besser pumpt und dem entsprechend die Blutquantität innerhalb der Lunge im Vordergrund steht; ob nicht gerade zentrale Momente dabei auch in Frage kommen, ist von uns diskutiert worden.

Jedenfalls erscheint es uns ärztlich wichtig, die beiden Formen von Insuffizienz — also die Insuffizienz des linken Herzens von der des rechten — tunlichst scharf auseinanderzuhalten.

II. Die reine Insuffizienz des Capillargebietes.

Durch die bekannten Untersuchungen von KROGH[1] haben wir über den Bau und die Funktion der Capillaren genauere Vorstellungen gewonnen; die Reichhaltigkeit ihrer Anordnung stellt für den Austausch zwischen Blut und Gewebe — wie sich vor allem auf Grund von Injektionspräparaten feststellen läßt — gewaltige Oberfläche zur Verfügung. Groß ist dagegen die Schwierigkeit, sie während der Funktion zu sehen; selbst im Tierexperimente sind die Möglichkeiten begrenzt, was sich schon darin äußert, daß es nur besondere Partien sind, die zum Studium der Capillaren herangezogen werden. Ob es natürlich angeht, aus Beobachtungen an der Froschzunge oder gar an dem herausgezogenen Mesenterium weitgehende Schlüsse zu ziehen, wollen wir dahingestellt sein lassen. Immerhin haben wir aus den Beobachtungen von KROGH sehr vieles gelernt, was auch der menschlichen Pathologie zugute kommen muß.

Auch beim Menschen kann man sich über den Bau der Capillaren an einzelnen Stellen des Körpers orientieren; vor allem kommen hier die wunderschönen Untersuchungen von OTFRIED MÜLLER[2] in Betracht. Leider ist der Nagelfalz mit seinen Capillargebieten kaum ein biologisch sehr wichtiges Organ, so daß wir aus Änderungen hierselbst nur wenig Schlüsse für die Gesamtheit des Organismus ableiten können. Wollen wir daher das Capillargebiet für die Analyse allgemein-pathologischer Fragen speziell beim Menschen verwerten, so müssen wir zu *indirekten* Methoden greifen. Vielleicht das beste Maß der Capillartätigkeit ist — unter der Voraussetzung allerdings, daß das Herz allen venösen Angeboten gerecht wird — das *Minutenvolumen* und damit in Zusammenhang stehend die *Sauerstoffausnützung* (Utilisation); das Blut wird kraft der Tätigkeit des Herzens und der elastischen Kräfte, die in den Wandungen der großen Gefäße schlummern, gegen die Capillaren getrieben. Damit die dünnwandigen Capillaren — die deswegen so dünnwandig sein müssen, weil nur dann ein Stoffwechselaustausch möglich ist — unter dem hohen Drucke, der in den größeren Gefäßen herrscht, nicht leiden, und damit es hierselbst nicht zu einer unnötigen Überfüllung kommt, besteht die Einrichtung der Arteriolen. Sicherlich sind sie ausgezeichnet imstande, die Geschwindigkeit des Blutes zu drosseln und so ein

---

[1] KROGH: Die Capillaren, 2. Aufl. 1929.
[2] MÜLLER, OTFRIED: Capillaren der menschlichen Körperoberfläche. Stuttgart 1922.

langsames Fließen des Blutes entlang der Capillaren vorzubereiten; nicht nur das langsame Fließen des Blutes ist eine der Vorbedingungen, die den gegenseitigen Austausch zwischen Blut und Gewebe fördert, sondern auch die Weite des Capillarquerschnittes; denn um denselben Grad des Gasaustausches zu erreichen, benötigt das in zu weite Capillaren geführte Blut mehr Zeit als beim Durchfluß durch eine enge Capillare (W. R. Hess[1]); außerdem besteht die Gefahr, wenn das Blut von der arteriellen Seite zu rasch auf die veriöse herübergeleitet wurde, *alles* sofort — nach Art eines Kurzschlusses — in die großen Venen gelangen müßte und daher für die capillare Versorgung wenig übrig bliebe.

Irgendwelche aktive Kräfte, die den Strom des Blutes durch die Capillaren während der Ruhe beschleunigen, lassen sich nicht nachweisen; es passiert daher das Blut das Capillargebiet, solange man eine aktive Tätigkeit der peripheren Muskulatur ausschließen kann, ausschließlich vom arteriellen Drucke und den Widerständen bestimmt, die sich im Bereiche der arteriovenösen Grenzen befinden. Sobald das Blut auf die venöse Seite herübergelangt ist, wird es von den verschiedensten Kräften gefördert, schließlich dem Herzen angeboten, um von hier aus neuerdings den Weg in der Richtung zu den Capillaren zu nehmen.

So leicht uns der Übertritt des Blutes von der arteriellen auf die venöse Seite als unmittelbare Folge des arteriellen Druckes verständlich erscheint, so schwierig gestaltet sich das Problem, wenn wir uns die konkrete Frage vorlegen, welches die Kräfte sein mögen, die den Transport des Blutes vom Beginn der Venen zum Herzen besorgen; denn der Druck, der unter normalen Bedingungen nach der Passage des Capillargebietes im venösen Gebiete noch herrschen mag, scheint kaum ausreichend zu sein, um größere Blutmengen an das Herz heranzubringen. Eine große Rolle spielt sicher *die aspirierende Kraft des im Thorax herrschenden negativen Druckes*, der außerdem noch bei jedem Atemzug und jeder Herzkontraktion gesteigert wird. Nachdem aber, wie wir uns an entsprechenden Versuchen überzeugen konnten (Eppinger, Kisch und Schwarz[2]), das Minutenvolumen z. B. eines Hundes nicht wesentlich (wir fanden Werte, die höchstens ein Minus von 25% ergaben) vermindert wird, ob der Thorax geöffnet oder geschlossen bleibt, so kommt auf Grund dieser Ergebnisse der Thoraxfunktion sicher nur eine unterstützende, kaum aber eine entscheidende Bedeutung zu.

Beachtenswert sind neuere Untersuchungen von Meyer-Gollwitzer[3], die zu beweisen scheinen, daß das Venensystem in einer ähnlichen Weise von einem Vasomotorenapparate gesteuert wird, wie es vom arteriellen System ganz sicher gilt. Durch Änderungen des *Venentonus* können starke Verschiebungen des venösen Blutes bewerkstelligt werden, die sich sicherlich weit ergiebiger gestalten dürften, als wenn es *nur* zu Änderungen des Arteriomotorenzentrums kommt. Eine Reizung des Bulbärzentrums führt wahrscheinlich nicht nur zu einer Steigerung des Tonus im arteriellen Systeme und somit zu einem Anstiege des Druckes hierselbst, sondern vermutlich auch zu analogen Verhältnissen auf der venösen Seite. In dem Maße aber, als sich das Verhältnis von Füllungsvolumen zur Kapazität des Venensystems ändert, muß sich auch die Größe des venösen Rückstromes anders gestalten. Frau Meyer-Gollwitzer nimmt auf Grund ihrer Studien ferner an, daß derselbe Reiz, der zur Erregung des Vasomotorenzentrums führt, zentral auch den Vagustonus vermindert bzw. den Acceleratorentonus steigert. Dadurch können vom Zentrum aus,

<hr>

[1] Hess: Erg. inn. Med. **23**, 1 (1923).
[2] Eppinger, Kisch u. Schwarz: Versagen d. Kreislaufes, S. 13.
[3] Meyer-Gollwitzer: Venomotoren und Kreislaufregulierung. Kongr. inn. Med. **1929**, 361 — Pflügers Arch. **222**, 245, 420 (1929) — Z. exper. Med. **69**, 377 (1930).

auch unabhängig von der Peripherie, im Herzen die dynamischen Bedingungen
für die Beförderung eines größeren Minutenvolumens vorbereitet werden; jedenfalls scheint so die Anpassungsfähigkeit des Herzens an evtl. erhöhte Anforderungen gesteigert zu sein. JARISCH[1], der einen ähnlichen Standpunkt vertritt,
spricht hier von einer integrativen Funktion des Vasomotorenzentrums; bezüglich des Namens „integrativ" schließt er sich SHERRINGTON[2] an, der von einer
integrativen Funktion dann spricht, wenn sich der Organismus emporhebt
über die bloße Summe seiner Teile zu einem höheren Ganzen; die gleichzeitige
Einflußnahme des Vasomotorenzentrums auf arterielles *und* venöses System
wäre integrativ.

Auf jeden Fall ist die Blutquantität, die dem Herzen als Minutenvolumen
zur Verfügung gestellt wird, fast ausschließlich vom Mechanismus der Capillaren
bestimmt. Was nützt evtl. der beste Venomotorenmechanismus oder eine noch
so ideal wirksame Aspiration von seiten des Thorax, wenn von der Peripherie
her kein Blut bereitgestellt wird. Da die Tüchtigkeit des Herzens sowie der
arterielle Druck für den normalen Menschen als konstant angenommen werden
kann, so erscheint das Minutenvolumen tatsächlich auch als der beste Maßstab
des Capillarmechanismus. Ob das Blut die Capillarbarriere rasch oder langsam
passiert, erfahren wir nur auf diese Weise. Unter normalen Bedingungen scheint
dieser Blutübertritt ziemlich geregelt zu sein, denn bei den meisten Menschen
schwankt das Minutenvolumen nur zwischen 3,5 und 4,5 l. Die Schwierigkeiten,
die sich beim Menschen der Bestimmung dieser Größe entgegenstellen, scheinen
uns die einzige Ursache zu sein, warum diese wichtige Größe bei der Analyse
teils physiologischer, teils pathologischer Fragen noch nicht die Anerkennung
gefunden hat, die ihr tatsächlich gebührt.

Will man sich am Krankenbette eine ungefähre Vorstellung über die Größe
des Minutenvolumens bilden, so kann man den Fluß des Blutes in den Venen
des horizontal gehaltenen Armes verfolgen. Selbstverständlich darf man aus
dieser Größe keine unbedingt bindenden Schlüsse ziehen, aber Anhaltspunkte
ergeben sich doch, die darüber etwas aussagen können, ob in einem gegebenen
Falle das Blut rasch oder langsam vorwärtsfließt. Das Fließen des Blutes in
einer Extremität läßt sich auch plethysmographisch zum Ausdruck bringen,
doch erscheint es immer wieder geboten, auf die Mängel einer solchen Methode
hinzuweisen. Aus der Geschwindigkeit des Blutes in *einer* Extremität darf
noch kein bindender Schluß auf das wahre Minutenvolumen gezogen werden
(EPPINGER, PAP und SCHWARZ[3], HEWLETT[4]). Daß auch der umgekehrte Schluß
nicht unbedingt gestattet ist, wird uns ebenfalls noch zu beschäftigen haben.

Schon unter physiologischen Verhältnissen zeigt das Minutenvolumen große
Schwankungen (GROLLMANN[5]); erst wenn der betreffende Mensch bereits lange
Zeit geruht hat, kommt man zu annähernd konstanten Werten. Jede geistige Erregung, Nahrungsaufnahme, Änderung der Außentemperatur *kann* gelegentlich zu
einer beträchtlichen Zunahme des Minutenvolumens führen, also das Capillarsystem
beeinflussen (GROLLMANN[6]). Offenbar sind die verschiedensten, noch innerhalb des
Physiologischen fallenden Momente schon imstande, den Durchtritt des Blutes
durch die Capillaren bald schneller, bald langsamer zu bewerkstelligen.

---

[1] JARISCH: Wien. klin. Wschr. **1929**, Nr 13.
[2] SHERRINGTON: The integrativ Action of the Nervous System. 1906.
[3] EPPINGER, PAP u. SCHWARZ: Asthma cardiale, S. 25.
[4] HEWLETT u. ZWALUWENBURG: Heart **1**, 87 (1909).
[5] GROLLMANN: Amer. J. Physiol. **90**, 19, 210 (1930).
[6] GROLLMANN: Amer. J. Physiol. **89**, 157, 366, 584 (1930) — J. of Pharmacol. **39**, 313 (1930).

Ermittelt man im arteriellen Blute den Prozentgehalt an Sauerstoff und gleichzeitig auch dieselbe Größe im venösen, so ergibt sich aus der Differenz der beiden Zahlen der *Ausnützungskoeffizient;* es ist dies ein Maß für die Sauerstoffmenge, die das arterielle Blut während seiner Passage durch das Capillargebiet verliert. Bringt man das Minutenvolumen in Relation zum Gesamtsauerstoffverbrauch des betreffenden Menschen, so erfährt man, wieviel Liter Blut durch die Capillaren durchströmen mußte, um die Einheit — 100 ccm Sauerstoff — an die Gewebe abzugeben; diese Größe nennen wir das *Sauerstoffäquivalent.* Sicherlich geben uns diese beiden Größen, Ausnützungskoeffizient und Sauerstoffäquivalent, genaue Vorstellungen über die gegenseitigen Beziehungen von Blutdurchströmung zu dem Verhalten der Gewebe und sind insofern ein guter Maßstab der Capillartätigkeit.

Ähnliche Versuche lassen sich auch an einer Extremität vornehmen. Selbstverständlich erfährt man dabei nur die Reaktionen eines Teiles unseres Körpers, wobei es nicht gestattet ist, daraus weitgehende Schlüsse für die Gesamtökonomie abzuleiten.

Berücksichtigt man die Unterschiede in der Schnelligkeit der Blutpassage durch die Capillaren, so gewinnt man Einblick zu dem, was man das HESSsche[1] Ökonomieprinzip nennt und das sich zur Aufgabe macht, den Organismus vom Standpunkte möglichster Materialsparung zu betrachten. Dasselbe rote Blutkörperchen wird in der Zeiteinheit im Interesse des Gesamtstoffwechsels um so besser ausgenützt, je länger die Umlaufszeit ist, also je langsamer das Blut fließt. Umgekehrt wird das Material, in dem das Blut zirkuliert, bei rascher Zirkulation stärker in Anspruch genommen und insofern leichter abgenützt. Wenn sich daher die Zirkulation gleichsam auf ein Mittelmaß einstellt, so kann man daraus vielleicht das Bestreben des Organismus ableiten, in beiden Richtungen dem Ökonomieprinzipe tunlichst gerecht zu werden.

Der Sauerstoffbedarf der Gewebe wechselt je nach der von dem betreffenden Organe geleisteten Arbeit; so kommt es, daß bei der Muskeltätigkeit von den arbeitenden Muskeln größere Sauerstoffquantitäten in Anspruch genommen werden und dementsprechend auch größere Blutmengen an die betreffenden Partien gelangen. Sicherlich bedeutet jede größere Arbeit einer Muskelpartie eine wesentliche Vermehrung des Minutenvolumens, was sich auch zahlenmäßig durch die verschiedensten Methoden feststellen läßt.

Wenn der Ausnützungskoeffizient bei jeder durch die Muskeltätigkeit bedingten Zunahme des Gesamtstoffwechsels gleich bliebe, also wenn die Blutcapillaren in gleichem Tempo durchblutet würden wie während der Ruhe, so müßte das Minutenvolumen in linearer Proportion zum Sauerstoffverbrauche in die Höhe gehen. Bei einer anstrengenden Muskelarbeit, bei der z. B. der Sauerstoffverbrauch bis auf das Achtfache des Ruhewertes ansteigt, müßte das Herz innerhalb der Zeiteinheit ebenfalls die achtfache Menge an Blut pumpen, was also einer Vergrößerung des Minutenvolumens von 4 auf 32 l gleichkäme; daß selbst das kräftigste Herz dieser maximalen Leistung auf die Dauer kaum gewachsen sein dürfte, liegt auf der Hand. Da aber tatsächlich dieselbe Sauerstoffquantität durch ein viel kleineres Blutquantum bewältigt wird, so ist dies nur auf eine bessere Ausnützung des Blutes zu beziehen. Die Ausnützung des Blutes ist daher bei der Arbeit viel ökonomischer als während der Ruhe. In diesem Geschehen ist daher ein Charakteristicum des gut funktionierenden Capillarapparates zu erblicken, der dafür zu sorgen hat, daß das obenerwähnte Ökonomieprinzip voll zu seinem Rechte kommt. Das gegenseitige Verhältnis zwischen Arbeits-

---

[1] HESS, W. R.: Regulierung des peripheren Blutkreislaufs. Erg. inn. Med. **23**, 1 (1923).

leistung, Minutenvolumen und Sauerstoffverbrauch läßt sich aus Abb. 257 ableiten.

Nach den Untersuchungen von LINDHARD ist das venöse Mischblut, worunter man das Blut zu verstehen hat, das sich im rechten Vorhof sammelt, während der Ruhe noch immer bis zu 70% mit Sauerstoff gesättigt; bei schwerer Arbeit kann es bis auf 50 und selbst 30% herabsinken. Nachdem das Mischblut nicht nur aus den arbeitenden Organen stammt, sondern sich auch aus Partien herleitet, in denen der Sauerstoffverbrauch normal ist, so liegt die Möglichkeit, ja sogar die Sicherheit vor, daß das aus den arbeitenden Organen abströmende Blut noch weniger als 30% enthalten dürfte. Untersuchungen von VERZAR[1], der das Blut, das aus sich kontrahierenden Muskeln abströmte, auffing und bestimmen konnte, stützen diese Annahme. Jedenfalls hat es die Peripherie in der Hand, die Passage des Blutes durch das Capillargebiet in beliebiger Weise zu regulieren. Das gesunde Capillarsystem kann dies ausgezeichnet, was sich ganz besonders dann bemerkbar macht, wenn an diese Partie im Sinne einer Arbeitsleistung erhöhte Anforderungen gestellt werden; man spricht hier auch von einer *Utilisation des Blutes*. Wie sich dies unter pathologischen Bedingungen gestalten kann, wird später noch zur Sprache kommen.

In diesem Zusammenhange ist auch die Frage zu diskutieren, warum das Blut, das bei Mehrbedarf mit großer Geschwindigkeit durch die beschäftigten Organe und vor allem durch die Muskeln fließt, leichter Sauerstoff abgibt, als sich dies während der Ruhe feststellen läßt.

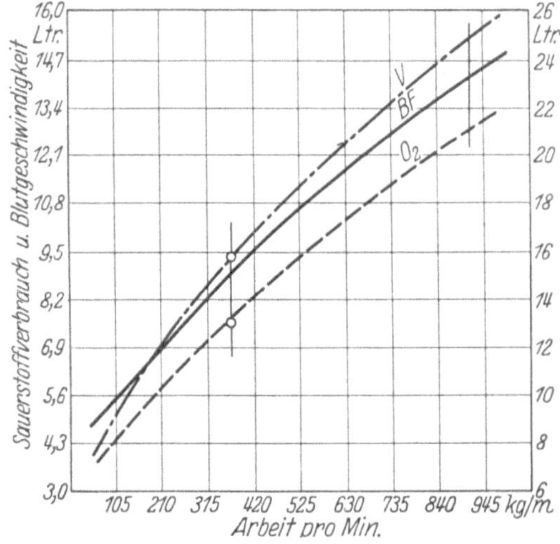

Abb. 257. Gegenseitiges Verhalten von Minutenvolumen, Atemgröße und Sauerstoffverbrauch während der Arbeit. *BF* = Blutgeschwindigkeit; *V* = Lungenventilation; O_2 = Sauerstoffverbrauch. (Nach MEANS und NEWBURGH.)

Hier müssen vermutungsweise regulatorische Vorrichtungen in Frage kommen, die wahrscheinlich im ruhenden Muskel außer Tätigkeit treten, wohl aber erst während der Arbeit wirksam werden. Über zwei Faktoren, die vermutlich dabei eine fördernde Rolle spielen, sind wir orientiert: es ist dies die *Vergrößerung der sauerstoffabgebenden Oberflächen* und die *Änderung der Sauerstoffdissoziation im Blute*; wahrscheinlich sind es diese Momente nicht allein, aber über andere Möglichkeiten, die in diesem Wechselspiele auch zu berücksichtigen wären, sind wir kaum orientiert.

Werden die Muskelcapillaren, wie dies von KROGH tatsächlich durchgeführt wurde, während der Ruhe und dann auch während der Tätigkeit mikroskopisch betrachtet, so zeigen sich die Capillaren in den ruhenden Muskeln zunächst durchaus nicht reichlich mit Erythrocyten gefüllt. Das Blut strömt auch durchaus nicht gleichmäßig und gleichzeitig durch alle Capillaren. Auch dies ist wieder ein Beweis, daß bei der Blutverteilung der in der Aorta herrschende Druck nicht das einzig Maßgebende für die Durchblutung der einzelnen Organe ist; dies sowie viele andere Tatsachen scheinen die weitgehende Selbständigkeit

---

[1] VERZAR: J. of Physiol. **44**, 243 (1912).

der Capillaren zu beweisen. Vermutlich sind es die Organe selbst, die durch irgendwelche Reize dafür Sorge tragen, daß dieses oder jenes Organ bald mehr, bald weniger Blut erhält. Sicherlich kann die Blutzufuhr zu manchen Organen, entsprechend einem erhöhten Bedürfnisse durch Erweiterung der Arteriolen, weitgehend geregelt werden, aber das Wesentliche dabei stellt nicht die Überschwemmung des betreffenden Organs mit Blut ganz im allgemeinen vor, als vielmehr die bessere, also *reichlichere Durchblutung des Einzelquerschnittes.* Dadurch, daß mehr Blut in ein Organ hineinströmt, ist eine ideale Verteilung des Blutes an die einzelnen Gewebspartien noch lange nicht sichergestellt, während gerade darauf das Schwergewicht bei der Blutversorgung zu legen ist. Über den feineren Mechanismus (ob nervös oder hormonal bedingt), wie dies im normalen Organismus durchgeführt wird, sind wir selbstverständlich nicht unterrichtet. Aber jedenfalls müssen wir mit einem ideal arbeitenden Mechanismus innerhalb der normal arbeitenden Organe rechnen, dessen Präzisionsarbeit nur bewundert, kaum verstanden, am allerwenigsten aber nachgeahmt werden kann. Für den Pathologen eröffnen sich dabei zahlreiche Möglichkeiten, die uns das Verständnis vieler krankhafter Zustände näherbringt.

Ist der Blutbedarf z. B. infolge erhöhter Tätigkeit eines Organs gesteigert, so müssen mehr Capillaren aufschießen können als in der Ruhe, wo eine vermehrte Blutzufuhr nur als Vergeudung anzusehen wäre. Wozu soviel Sauerstoff z. B. in einem ruhenden Armmuskel, wenn sich jetzt nur der Fuß in Tätigkeit befindet? In diesem nur gelegentlichen Öffnen und Schließen der Capillaren, die nur dann aufschießen, wenn es notwendig, und verschlossen bleiben, solange kein Bedarf vorliegt, ist ein außerordentlich ökonomischer Vorgang zu erblicken; denn nur auf *diese* Weise kann an Blutmenge gespart werden, die sonst sicherlich um ein beträchtliches erhöht sein müßte, wenn unserem Organismus solche Vorrichtungen nicht zur Verfügung stünden.

Die eigentlich verantwortlichen Elemente, die die Capillaren in ihrer Weite wahrscheinlich regulieren, dürften die Rouget-Zellen sein; sie kontrollieren vermutungsweise die Lichtung des Capillarquerschnittes und insofern die Öffnung oder Schließung ihres Lumens. Die Capillaren sind mit einem reichlichen Netze markloser Nervenfasern umgeben; wahrscheinlich ziehen sie zu den Rouget-Zellen, doch fehlen sichere Beweise dafür; eindeutige Resultate durch Reizung bestimmter Nervenfasern lassen sich kaum erzielen; Erweiterung oder Verengerung setzt oft auch ganz unabhängig von der Nerventätigkeit ein. Vielleicht spielen bei der Beeinflussung der Capillarweite kurze Reflexe unter Umgehung des Rückenmarkes eine Rolle. Ob es sich hier um sog. Axonreflexe handelt oder ob unter dem Einflusse eines lokalen Reizes Substanzen an Ort und Stelle frei werden, die als solche die Regulation des Capillarkreislaufes übernehmen, wird derzeit vielfach diskutiert, nachdem eine Unzahl von Substanzen in unserem Körper vorkommen (Histamin, Pituitrin, Acetylcholin, Adrenalin, Milchsäure, Kohlensäure), die teils direkt das Capillarlumen beeinflussen, teils die zuführenden Arteriolen erweitern oder verengern und so wieder den Capillarmechanismus in der Hand haben. Manche dieser Substanzen wirken vielleicht ohne Zuhilfenahme eines Nervensystems. Die Kenntnis ihrer Wirkungen ist um so beachtenswerter, als es sich hier um Capillargifte handelt, die — wie bereits erwähnt — in unserem Körper weitverbreitet vorkommen. Daß sie auch unter pathologischen Bedingungen eine Rolle spielen können, wird uns später noch zu beschäftigen haben (Jarisch[1]).

Das gegenseitige Verhältnis zwischen Capillaren und Gewebe ist ein sehr charakteristisches. Auf die Wichtigkeit einer solchen innigen Beziehung hat

---

[1] Jarisch: Arch. f. exper. Path. **139**, 257 (1929).

vor allem KROGH[1] hingewiesen. Den Ausgangspunkt seiner Studien bildeten Untersuchungen am peripheren Muskel; speziell interessierte ihn die Frage, wie der Sauerstoff aus den Gefäßen an die Gewebe herantritt. Da Sauerstoff in unserem Blute teils locker gebunden, teils in freiem gasförmigem Zustande vorkommt, so breitet er sich, folgend den Gesetzen der Diffusion von Stellen hoher Konzentration, überall dorthin aus, wo die Sauer-stoffkonzentration niederer ist. KROGH hat ausgerechnet, wie groß der Sauerstoffdruck sein muß, der zur Versorgung der Muskeln erforderlich ist; dabei hat sich ergeben, daß mit der Anzahl der Capillaren, die sich im ruhenden Muskel vorfindet, ein Auskommen unmöglich gefunden werden kann: nur wenn während der Muskelkontraktion neue Capil-laren aufschießen, ist der erhöhte Sauerstoffverbrauch ge-währleistet. Solche Überlegungen waren der Grund, warum KROGH bestrebt war, dies auch mikroskopisch zu verfolgen, was ihm dann auch tatsächlich in seinen bekannten Ver-suchen gelungen ist.

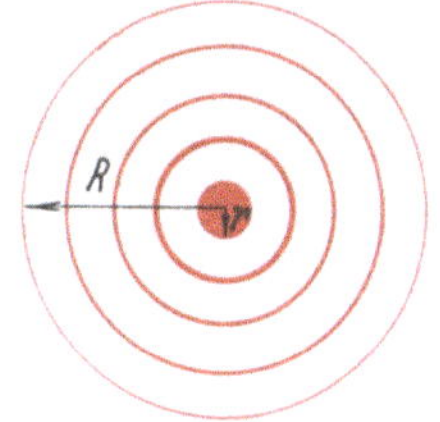

Abb. 258. (Erklärung im Text.)

Folgendes Schema diente ihm als Grundlage seiner Voraussetzungen: Das Sauerstoffversorgungsgebiet, das sich um eine Blutcapillare bildet und von wo aus die umgebenden Muskelfibrillen durch Diffusion gespeist werden, kann in Form eines Zylinders zur Darstellung gebracht werden. Auf dem Querschnitte stellt sich ein solcher Zylinder als eine kreisrunde Fläche dar. Abb. 258 zeigt uns den Capillarquerschnitt; r ist der Radius des Capillares, während der Radius des gleichzeitig von ihr versorgten Ge-webszylinders durch R charakterisiert erscheint. Die Sauerstoffquantität, die die Capillare durch die Wandung ver-läßt und in das umgebende Gewebe eindringt, wird parallel zu den kon-zentrischen Kreisen allmählich aufge-braucht und erreicht am Ende des Radius R die Spannung Null. Werden mehrere solche Capillarquerschnitte samt den dazugehörigen Gewebskreisen, die durch die Muskelquerschnitte ver-sinnbildlicht werden (schwarze Kreise), nebeneinander gelagert — s. Abb. 259 —, so zeigen sich die Muskelpartien, wo überhaupt kein Sauerstoffdruck mehr in Frage kommt, als grau im Farben-ton. Diese Partien wären somit nur auf eine anoxyobiotische Tätigkeit an-gewiesen; befindet sich der betreffende Muskel eben in Ruhe, so kann viel-leicht dieser kleine Ausfall kaum von Bedeutung sein. Da nun aber wäh-

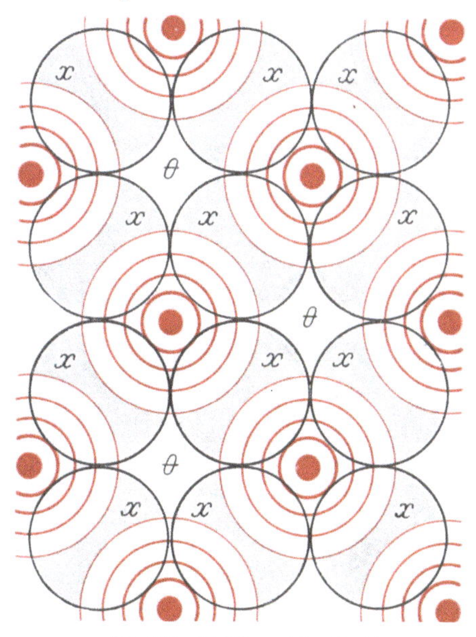

Abb. 259. (Erklärung im Text.)

rend der Tätigkeit ein Höchsterfordernis besteht, so würde sich die Gefahr ergeben, daß sich im Muskel große Milchsäurequantitäten und andere der Resynthese entgangene Stoffwechselprodukte anhäufen, wodurch frühzeitig Er-müdung eintreten müßte. Deswegen hat KROGH postuliert, daß sich im

---

[1] KROGH: J. of Physiol. **52**, 405, 457 (1919); **55**, 412 (1921).

Bereiche dieser schlechter mit Sauerstoff versorgten Stellen neue Blutcapillaren auftun müssen, was sich dann — wie bereits erwähnt — auch tatsächlich als richtig erwiesen hat. Vermutlich tut jetzt die Natur noch ein übriges, denn in dem Maße als die Sauerstoffkreise, entsprechend den neu aufschießenden Capillaren, in Wirksamkeit treten (Abb. 260), wird jetzt der größte Teil des Gewebes von mehr als einer Capillare versorgt; Bezirke mit Nullspannung (in der Abbildung als graue Felder eingezeichnet) sind kaum mehr vorhanden. Wie Abb. 261 lehrt, handelt es sich bei dem oben skizzierten Schema durchaus nicht um ein Phantasiegebilde, sondern um Bilder, die den natürlichen Verhältnissen weitgehend Rechnung tragen. Abb. 262 demonstriert in schematischer Weise, wieweit Anoxyämie innerhalb der Muskulatur Platz greifen kann, wenn nur — um ein Beispiel zu wählen — 4 Capillaren außer Funktion treten. Man wird wohl nicht fehlgehen, wenn man an Hand dieser Skizzen nicht nur die Verhältnisse sieht, wie sie sich für den Muskel entwickelt haben, sondern darin eine ganz allgemeine Erscheinung erblicken muß, die vielleicht für die meisten Gewebe Geltung haben dürften.

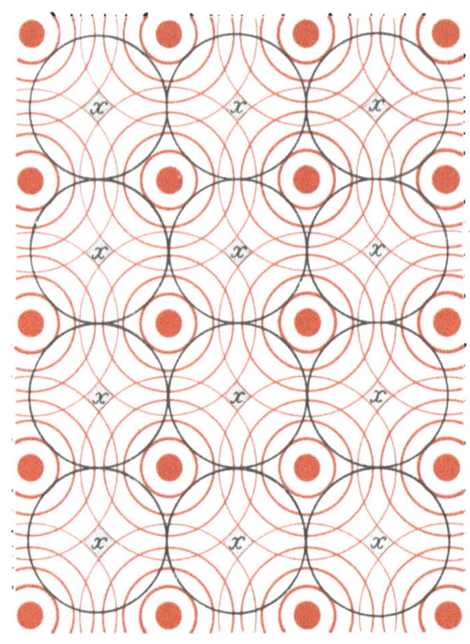

Abb. 260. (Erklärung im Text.)

Kehren wir nunmehr zu unserer anfänglich gestellten Frage zurück, so kann an dem Beispiele des Muskels demonstriert werden, wieso es zu einer Vergrößerung der sauerstoffabgebenden Oberfläche kommen kann. Durch Vermehrung der Zahl der Capillaren kommt es zu einer Erweiterung des Gesamtquerschnittes der im Arbeitsgebiete gelegenen Capillaren. Durch eine ideale Verteilung der Capillaren

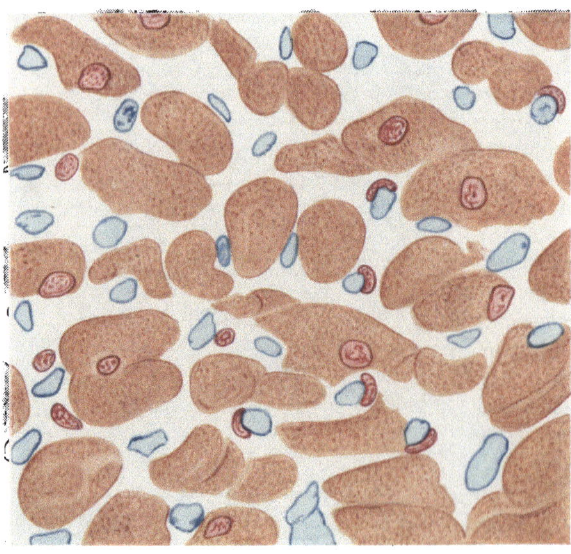

Abb. 261. Injektionspräparat eines menschlichen Herzens zur Darstellung der gegenseitigen Beziehung zwischen Muskelquerschnitt und Capillar.

innerhalb des Muskelquerschnittes (wir sprechen hier von *einer zweckmäßigen Capillarisierung*) werden die besten Bedingungen geschaffen, um einerseits den tätigen Zellen möglichst viel Sauerstoff zur Verfügung zu stellen und andererseits Möglichkeiten vorbereitet, damit die Abfallsprodukte des Muskelstoffwechsels nirgends stagnieren. In pathogenetischer Beziehung wäre noch hinzuzufügen, daß ein solcher idealer Mechanismus selbstverständlich auch eine normale Beschaffenheit des Blutes sowie der Membranen selbst voraussetzt.

Als zweites Moment, das sich für die Abgabe des Sauerstoffes an die umgebenden Gewebe als förderlich erweist, muß die während der Arbeit entstehende *Säuerung des Blutes* sowie die *leichte Temperatursteigerung* angesehen werden. Unter dem Einflusse dieser beiden Faktoren ist der Abtransport des Sauerstoffes an die Gewebe leichter durchführbar. Am besten läßt sich dies an Hand von Dissoziationskurven demonstrieren; je nach dem Grade der Acidität ist die Sauerstoffbindung verschieden. Auf Grund der

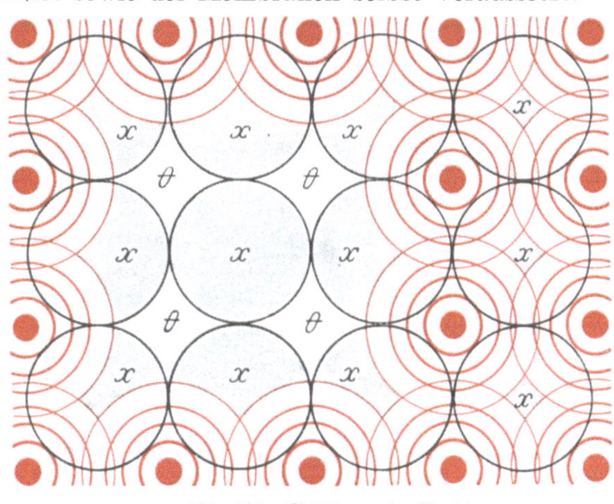

Abb. 262   (Erklärung im Text.)

Kurve (Abb. 263) ist die Sauerstoffbindung des Blutes während der Arbeit, da es dabei zu einer Säuerung kommt, um ein Viertel geringer als in der Ruhe. Als die eigentliche Ursache der Säuerung des Blutes muß wohl die Milchsäure angesehen werden, die sich während der Muskeltätigkeit entwickelt; inwiefern auch noch andere Möglichkeiten in Betracht kommen, soll nicht weiter diskutiert werden.

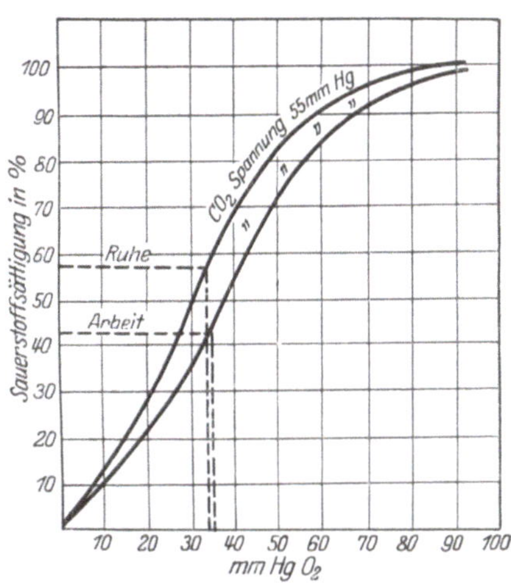

Abb. 263. Änderung der Sauerstoffspannung während der Arbeit.

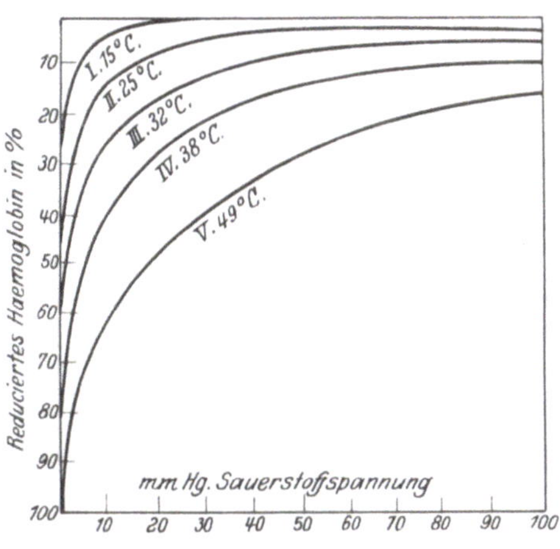

Abb. 264. Änderung der Dissoziationskurve unter dem Einfluß der Temperatur nach BARCROFT.

Auch die Temperatursteigerung, die sich bei jeder Arbeit entwickelt, kann als unterstützendes Moment für die leichtere Sauerstoffabgabe in Betracht kommen. Auch hier verweisen wir auf eine wichtige Angabe von BARCROFT[1], der die Verhältnisse an Hand einer Dissoziationskurve (Abb. 264) am klarsten

---

[1] BARCROFT: Respir. function of the blood. 1914 — J. of Physiol. **37**, 12, 145 (1908).

zur Darstellung bringt. Relativ geringe Unterschiede scheinen Änderungen im Katalasegehalt des Blutes zu bedingen; wesentliche Abweichungen haben wir wenigstens in dieser Richtung bei der Arbeit im Blute nicht gesehen. Jedenfalls stehen dem gesunden Organismus unzählige Möglichkeiten zur Verfügung, um seine Muskeln während der Arbeit ideal mit Sauerstoff versorgen zu können. Sicherlich spielt die wichtigste Rolle die Vergrößerung der sauerstoffabgebenden Oberfläche, also die Erweiterung und Vermehrung der Capillaren im tätigen Muskel.

Beim Studium des Kreislaufes während der Arbeit ergeben sich verschiedene Schwierigkeiten, die nur unter Berücksichtigung mehrerer Korrelationen verständlich werden. Kommt es an einzelnen Stellen unseres Organismus, wie vor allem während der Muskelarbeit zu einem erhöhten Blutbedarfe, dann öffnen sich zunächst die Arteriolen in diesem Abschnitte, während an anderen Stellen durch Verengerung derselben an Blut gleichsam gespart wird. An diesem fein regulierten Mechanismus sind die verschiedensten Faktoren beteiligt, neben *nervösen Einflüssen* hat man wohl sicher auch mit einer Mitbeteiligung der unterschiedlichen *Hormone* zu rechnen; so hat man vor allem auch an das Adrenalin zu denken, das wahrscheinlich in vermehrter Menge während der Arbeit in die Zirkulation abgegeben wird (GRUBER[1]). Die im Beginne jeder Arbeit einsetzende Blutdrucksteigerung ist vielleicht darauf zurückzuführen. Einen besonders fördernden Einfluß auf die Leistungsfähigkeit eines Menschen schreibt man auch der psychischen Erregung zu. Daß oft schwache, selbst kranke Menschen bei Schreck, Aufregung körperliche Arbeiten verrichten können, die weit über das hinausgehen können, was sie sonst selbst bei bestem Willen kaum zu leisten vermögen, kann als bekannte Tatsache hingenommen werden. Da sich im Tierexperimente zeigen läßt, daß psychische Reize vielleicht mit einer größeren Adrenalinabsonderung in die Nebennierenvene einhergehen, so wird man dies auch mit einer erhöhten Leistungsfähigkeit in Zusammenhang bringen können; irgendwelche bindenden Beweise liegen aber nicht vor, daß sich dies tatsächlich so verhalten muß (STEWART[2]).

Durch Öffnen großer Gefäßpartien, wie dies bei der Tätigkeit zahlreicher Muskeln ganz sicher angenommen werden muß, sollte man erwarten, daß jetzt der allgemeine *Blutdruck* sinkt. Das Gegenteil tritt aber ein, indem schon sehr bald nach Einsetzen einer forcierten Muskeltätigkeit der Blutdruck ansteigt. Mit fortschreitendem Training wird diese Steigerung geringer; beim älteren Menschen kann es im Anschluß an stärkere Arbeitsleistungen sogar zu ganz beträchtlichen Blutdrucksteigerungen kommen. In dieser Blutdrucksteigerung kann man vielleicht auch eine Abwehrerscheinung unseres Körpers sehen; denn würde es gelegentlich nicht zu solchen Erhebungen des Blutdruckes kommen, so bestünde die große Gefahr, daß die bei der Arbeit in die tätigen Muskeln erfolgte Abwanderung großer Blutquantitäten zu wenig Blut in jene Organe gelangen läßt, die von größter Lebenswichtigkeit sind. Am meisten würden bei einer solchen Gelegenheit Gehirn, Niere und vor allem das Herz selbst zu leiden haben. Wahrscheinlich spielt im Beginne der Arbeit der Splanchnicus eine große Rolle, dem große Blutmengen unterstellt sind und die er im entscheidenden Momente vermutlich in die Bresche werfen kann, um so die notwendige Blutdruckhöhe resp. notwendige Durchblutung der Organe aufrechtzuhalten. Ob die Kontrolle der Blutregulierung, und ob vor allem das Abwandern von Blut aus dem Splanchnicusgebiete heraus *nur* eine Funktion des Vaso-

---

[1] GRUBER: Amer. J. Physiol. **33**, 335 (1914).
[2] STEWART: J. of exper. Med. **24**, 709 (1916); **26**, 637 (1916).

motorenapparates ist oder ob dabei auch das Adrenalin eine vermittelnde Rolle spielt, läßt sich zunächst schwer entscheiden; immerhin lassen sich Beweise anführen, die dafür zu sprechen scheinen, daß während der Arbeit aus den Nebennieren Adrenalin in vermehrter Menge abgegeben wird. Wahrscheinlich kommen beide Faktoren in Frage, denn wenn im Beginne der Arbeit tatsächlich solch große Blutverschiebungen in Frage kommen, so müssen gut funktionierende Apparate in Tätigkeit treten, um die Gefahren einer Störung in diesem lebenswichtigen Mechanismus zu vermeiden. Vielleicht schießt dieser Mechanismus im menschlichen Organismus gelegentlich über das Ziel, denn gerade bei manchen Gefäßprozessen und bei wenig trainierten Menschen sind oft schon nach geringen Anstrengungen beträchtliche Blutdrucksteigerungen zu beobachten. Daß bei dieser Regulation nicht nur die Arteriomotoren, sondern auch die Venomotoren in Betracht kommen, ist zwar bis jetzt noch nicht diskutiert worden, kann aber als sehr wahrscheinlich angenommen werden.

Im Zusammenhange damit erscheint es notwendig, auch die Frage nach der Existenz der *Blutdepots* zur Sprache zu bringen. Wie kam man darauf, die Möglichkeit zu diskutieren, daß es neben einer zirkulierenden Blutmenge auch Blut gibt, das vorübergehend in Depots verstaut ist, also der Zirkulation entzogen wurde? Neben den obenerwähnten Überlegungen, die sich bei der Analyse der Arbeit ergeben haben, waren es vor allem die bekannten Beobachtungen von BARCROFT[1], die uns in dieser Richtung gleichsam die Augen öffnen. BARCROFT interessierte sich ursprünglich nur für die Frage, warum Menschen, die in großen Höhen wohnen, z. B. auf den Anden (5500 m Höhe), eine cyanotische Farbe zeigen. Um dieses Problem zu studieren, wurde eine Expedition ausgerüstet, die neben anderen Methoden, zwecks Analyse eventueller Kreislaufstörungen, auch die Blutmenge nach dem Kohlenoxydverfahren verfolgte. Aber bereits auf dem Wege nach Peru, als man in heiße Zonen kam, zeigten sich schon merkwürdige Schwankungen in der Blutmenge; so wurden im Bereiche des Äquators die höchsten Werte gefunden, während man vor Peru, wo es wieder kühler war, geringere Blutmengen ermitteln konnte. Die Blutmenge, die z. B. in Cambridge 4,6 l betrug, stieg in der Nähe des Äquators auf 6,5 l, um vor Peru wieder auf 5,3 l zu fallen. Das einzige Moment, das für diese Schwankungen in Betracht gezogen werden konnte, war nur die Änderung der Temperatur. Um die Richtigkeit dieser Annahme zu überprüfen, wurden in Cambridge in einer Glaskammer, deren Innentemperatur beliebig variiert werden konnte, analoge Versuche durchgeführt. Dabei konnte der einwandfreie Beweis geliefert werden, daß unter den verschiedenen Faktoren, die die Blutmenge beeinflussen können, die *Außentemperatur* von entscheidender Bedeutung sein muß. Da die in der Glaskammer vorgenommenen Versuche schon innerhalb sehr kurzer Zeit Schwankungen erkennen ließen, so dürften diese Änderungen in der Blutmenge keineswegs auf rasch einsetzende Regenerationen von roten Blutkörperchen bezogen werden. BARCROFT zog daher den einzig möglichen Schluß, nämlich den, daß es in unserem Organismus Blutmengen geben müsse, die mit der allgemeinen Zirkulation nicht in Verbindung stehen, wohl aber unter bestimmten Umständen ins Rollen gelangen können. Ebenso wie es in unserem Körper Fett- oder Glykogendepots gibt, sollen auch Blutreserven vorkommen, die manchmal in Anspruch genommen werden, bei anderer Gelegenheit wieder außerhalb der Zirkulation zu stehen kommen; in dem Sinne spricht man von *deponierten und zirkulierenden Blutmengen.*

---

[1] BARCROFT, BINGER, BOCK, DOGGART-FORBES, MENKINS u. REDFIELD: Phil. Trans. roy. Soc. Lond. B **209**, 351 (1921) — Appendix **1**, 455 (1921) — Erg. Physiol. **25**, 818 (1926).

Als Ort einer solchen Blutablagerung konnte Barcroft die Milz nachweisen. Dies ließ sich in folgender Weise demonstrieren: Tiere wurden in einem
Gefäße gehalten, dessen Innenluft ca. 0,1% Kohlenoxyd enthielt. Wegen der
bekannten Affinität zwischen Hämoglobin und Kohlenoxyd zeigte das arterielle
Blut bereits innerhalb kürzester Zeit eine Sättigung von 25%. Wurden die
Tiere in diesem Stadium rasch getötet und nunmehr im Milzvenenblute eine
Analyse vorgenommen, so erwies sich dieses Blut frei von Kohlenoxyd. Voraussetzung eines solchen Ergebnisses war allerdings vollkommene Ruhe des Tieres;
jede stärkere Bewegung kann das Ergebnis zu einem negativen gestalten, denn
wenn sich das Tier bewegt, ist ein wesentlicher Unterschied zwischen peripherem
und Milzvenenblut nicht mehr zu bemerken.

Es ist uns von Barcroft[1] noch ein anderer Weg gezeigt worden, um die
Bedeutung der Milz als Blutdepot, speziell während der Arbeit, vor Augen zu
führen. Wird die Milz eines Hundes operativ vor die Laparotomiewunde gelagert
und an die Haut durch Nähte fixiert, so daß sie nach wie vor noch durch ihre
Gefäße mit dem Gesamtorganismus in Verbindung steht, so lassen sich nunmehr Schwankungen in der Milzgröße schon durch bloße Besichtigung verfolgen.
Wird jetzt ein solches Tier zu intensiver Muskeltätigkeit veranlaßt, so verkleinert sich die Milz vor unseren Augen. Die Milz muß daher sowohl auf Grund
der Kohlenoxydversuche als auch auf Grund der Beobachtungen an dem freigelegten Organe als ein Gebilde angesehen werden, das während der Ruhe kaum
mit der allgemeinen Zirkulation in Verbindung stehen dürfte, sonst müßte
doch Kohlenoxyd hineingelangen. Während einer Arbeitsleistung öffnen sich
aber die Türen, die vorher geschlossen waren, so daß das Blut einerseits aus der
Milz heraus-, aber auch wieder hineinströmen kann, denn nur so läßt es sich
erklären, warum sich die Milz während der Arbeit verkleinert und jetzt erst
für Kohlenoxyd zugänglich wird.

Ähnlich muß auch die Wärme wirken; Wärme bringt die Depots zur Kontraktion, während Kälte den gegenteiligen Erfolg hat. Diesem Umstande ist
es daher wohl zuzuschreiben, daß sich bei höherer Temperatur die zirkulierende Blutmenge als größer erweist.

Nachdem wir in unserem Organismus mit zweierlei Blutmengen zu rechnen
haben — es gibt eine zirkulierende und eine deponierte —, so sind das Ergebnisse,
mit denen auch die Pathologie zu rechnen hat. Klinisch läßt sich das zirkulierende
Blutquantum leicht fassen, denn es tritt mit dem aspirierten Kohlenoxyd in
Verbindung und ist so bestimmbar. Über die Größe des deponierten Blutes
aber können wir uns nur in indirekter Weise orientieren; wir lassen das betreffende
Individuum entweder arbeiten oder setzen es einer höheren Temperatur aus
oder verabfolgen Adrenalin und bestimmen jetzt neuerdings die Blutmenge.
Aus der Differenz zwischen dem Ruhewert und diesen Zahlen können wir erfahren, wieviel durch die einzelnen Eingriffe aus den Depots herausgelockt
wurde. Selbstverständlich läßt sich durch diese Methoden nur ermitteln, ob
viel oder wenig Blut mobilisiert werden kann; dementsprechend geben uns
diese Zahlen auch nur ungefähre Vorstellungen.

Eigene Untersuchungen (Eppinger und Schürmeyer[2]) an milzlosen Tieren
und splenektomierten Menschen haben uns davon überzeugt, daß die Milz kaum
als einziges Organ angesprochen werden kann, in dem Blut stagniert; denn auch
in einem milzlosen Tiere oder Menschen läßt sich die zirkulierende Blutmenge
durch Hitze oder Arbeit noch immer erhöhen. Als weiterer Ort, wohin sich

[1] Barcroft: J. of Physiol. **60.** 79, 443 (1925); **64**, 1, 23 (1927).
[2] Eppinger u. Schürmeyer: Klin. Wschr. **1928**, 777.

Blut sicher auch noch verirren kann und so der Zirkulation entrückt wird, sind Anteile des Splanchnicusgebietes (JARISCH[1]). wahrscheinlich der Lunge und auch der Haut (WOLLHEIM[2]) anzusprechen. Für die Leber ist in jüngster Zeit von JANSSEN und REIN[3] experimentell sichergestellt worden, daß auch dieses Organ gelegentlich große Blutmengen als Depot aufnehmen kann.

Berücksichtigt man die histologischen Verhältnisse der Milz, so scheinen ihre Blutdepots wie Blindsäcke der allgemeinen Zirkulation angelagert zu sein. Es ist nicht anzunehmen, daß alle Blutdepots, die sich durch Kohlenoxyd nicht erfassen lassen, an die Gesamtanlage des Kreislaufes so angegliedert sind, wie uns dies von der Milz her bekannt ist. Wahrscheinlich bilden viele capilläre Gebiete solche Depots. Dadurch, daß Blut in manchen Partien stehenbleibt, kann der betreffende Anteil des Kreislaufes auch schon ausgeschaltet werden; insofern besteht die Möglichkeit, daß die Gesamtanlage der Capillaren, also das gesamte Gebiet der Capillaren, unter gewissen Voraussetzungen *auch* als Blutdepot angesehen werden muß. Wenn man diesen Standpunkt vertritt — und eine Menge Tatsachen scheinen dafür zu sprechen —, dann obliegt den Capillaren, genau so wie der Milz, die Funktion, eine zweckdienliche Verschiebung der beiden Größen, nämlich der zirkulierenden und der deponierten Blutmenge, in der Hand zu behalten. Wir müssen daher in der entsprechenden Regulierung der zirkulierenden Blutmenge eine der wichtigsten Funktionen der Capillaren, also der Peripherie, erblicken. Wer diese Regulierung einer gegenseitigen Verschiebung der Blutdepots in der Hand hat, ob also

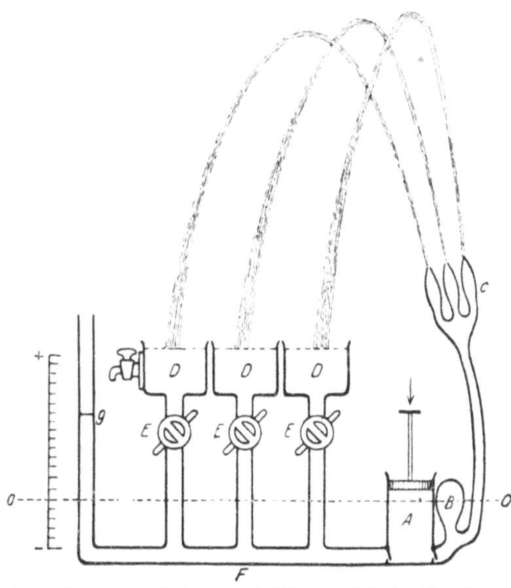

Abb. 265. Kreislaufschema nach HENDERSON: A = Herzpumpe, B = elastische Kammer (Aorta), C = feine Öffnungen (Arteriolen), die sich unter dem Einflusse des Vasomotorensystems bald erweitern, bald verringern. Das Blut, das hier herausspritzt, fängt sich in den Reservoiren D, die das Capillarsystem der Gewebe und Organe repräsentieren. Unter den Reservoiren sind Hähne (E), welche, bald mehr, bald weniger geöffnet, den Druck im venösen System (F) erhöhen resp. den Zulaß zum Herzen steigern. Sind die Hähne (E) ganz offen, so ist der Druck im venösen System am höchsten; G steigt fast bis zum Niveau in den Reservoiren D. Sind die Hähne dagegen zum Teil geschlossen, so sinkt G, während sich die Behälter (D) füllen. Die Linie 0—0 soll zum Ausdruck bringen, daß sich die Herzpumpe, eingeschlossen im Thorax, unter einem negativen Druck befindet.

die Kontrolle derselben vom Nervensystem besorgt wird, oder ob kurze Reflexe dabei eine Rolle spielen oder ob auch Hormone (im weitesten Sinne des Wortes) dabei beteiligt sind, ist vorläufig schwer zu entscheiden. Da die meisten Tatsachen doch zugunsten einer Überwachung durch das Vasomotorensystem zu sprechen scheinen, müssen wir dieses Moment therapeutisch besonders im Auge behalten. Die Stellung der Depotfunktion im Rahmen des gesamten Kreislaufes scheint uns am besten durch das Schema von HENDERSON charakterisiert. Wir fügen die entsprechende Abbildung bei, weil wir bei der Besprechung pathologischer Fragen darauf noch zurückkommen (Abb. 265).

[1] JARISCH: Arch. f. exper. Path. **124**, 102 (1927).
[2] WOLLHEIM: Klin. Wschr. **1927**, 2134.
[3] JANSSEN u. REIN: Z. Biol. **89**, 324 (1929).

Überblickt man die Gesamtanlage der Peripherie, wie wir sie jetzt zur Darstellung gebracht haben, und frägt man sich, durch welche Methode (die auch am Krankenbette in Anwendung gebracht werden könnte), eine Analyse des Capillarsystems zu bewerkstelligen ist, so glauben wir auf zwei Momente hinweisen zu können: 1. auf die Ausnützung des Sauerstoffes, die am besten durch die Bestimmung des Minutenvolumens erfaßt werden kann und 2. auf die Depotfunktion, die sich in indirekter Weise durch Ermittelung der zirkulierenden Blutmenge charakterisieren läßt. Im Rahmen des Ganzen sollte sicherlich auch die Rolle der Arteriolen berücksichtigt werden; da wir aber darüber funktionell nur sehr wenig aussagen können, so kann ihre Bedeutung nur erwähnt, kaum aber im Detail besprochen werden.

Wir möchten zuerst den ersten Punkt besprechen:

1. Die Ausnützung des Sauerstoffes (Utilisation) als Maß der Peripherie.

Vergegenwärtigt man sich das gegenseitige Verhältnis zwischen Herz und Peripherie und forscht man nach den Ursachen, durch die die Geschwindigkeit bestimmt wird, mit welcher das Blut wieder in das Herz zurückgelangt, so muß man der Weite des Capillarquerschnittes die entscheidende Rolle zusprechen. Sind die Schleusen an der Grenze zwischen arteriellem Systeme und Venengebiet weit, so kann sich das in den Arterien unter hohem Drucke vorhandene Blut rasch auf die venöse Seite ergießen und dementsprechend auch in viel größerer Menge zum Herzen zurückgelangen, als wenn die capillären Widerstände sehr groß sind. Da das Herz nur das verarbeiten kann, was ihm angeboten wird, also was das Capillargebiet durchgelassen hat, so haben wir das Recht, im Minutenvolumen auch das Kriterium der Peripherie zu sehen.

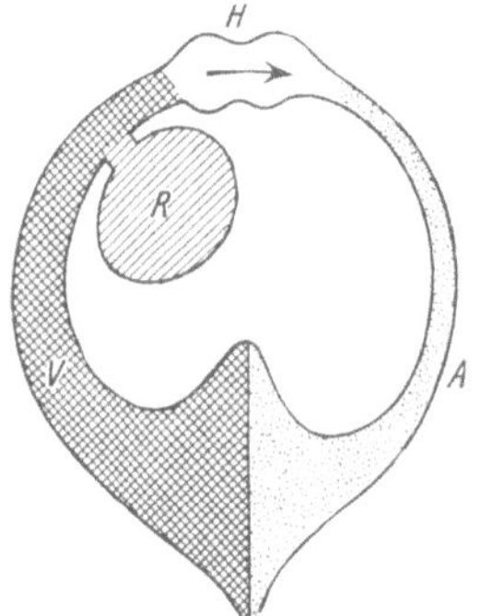

Abb. 266. Schematische Darstellung des gegenseitigen Verhältnisses von arteriellem (A) und venösen (V) System.

Beim gesunden Menschen wird während der Systole ca. 60—70 ccm Blut in die Aorta getrieben, in der bereits ein Blutdruck von ca. 150 mm Hg herrscht. Da im venösen Systeme im Verhältnisse zum arteriellen Systeme ein sehr niedriger Druck herrscht, trotzdem aber die gleiche Blutquantität wieder an das Herz zurückgegeben wird, so erscheint es unbedingt notwendig, daß einerseits die venösen Ostien möglichst weit sind und daß andererseits relativ große Blutmengen diesen Ostien vorgelagert sind. Diesem Umstande ist es auch zuzuschreiben, warum bereits unter physiologischen Bedingungen die Kapazität des venösen Gebietes viel größer sein muß als die arterielle. Da das Herz zwei venöse Ostien hat, so müssen zwei Organkomplexe existieren, von denen je eines dem betreffenden Ostium vorgelagert sein muß und so beschaffen ist, daß sich hierselbst große Blutmengen vorübergehend aufhalten können — es ist dies auf der einen Seite die Lunge und auf der anderen das große Venengebiet der beiden Cavasysteme und der Pfortader; speziell ist es die Leber und das Splanchnicusgebiet, in dem große Blutmengen Aufnahme finden können. Wir möchten daher das Schema von W. R. HESS, das auf das gegenseitige Verhältnis zwischen arteriellem und venösem Systeme Rücksicht nimmt, etwas erweitern und ein Reservoir als Anhang dem venösen Systeme anfügen. In diesem Reservoir (vgl. Abb. 266) kann sich vielleicht jenes Blut fangen, das bei einer evtl. Herzschädigung momentan nicht weitergegeben werden kann. Existiert eine solche Vorrichtung, so erfährt die nachdrängende Blutmenge nicht jene unbedingte Hemmung, die sicher in Erscheinung treten müßte, wenn solche Stauweiher nicht bestünden.

Für die Möglichkeit einer solchen Kombination lassen sich Beispiele anführen: wir alle kennen die Wildbäche der Alpen, die mit großer Macht herunterstürzen und trotzdem bleiben in seitlichen Buchten Holz und andere Gegenstände liegen; obwohl diese Räume in breiter Kommunikation mit dem reißenden Bache stehen, ist hier kaum eine Bewegung des Wassers zu bemerken; in Analogie dazu kann ich mir vorstellen, daß in Sinusoiden der Leber — ich habe diesen Ausdruck zuerst bei BIELING, Handbuch der pathogenen Mikroorganismen, gelesen — Blut liegen bleiben kann, ohne daß deswegen der Blutstrom durch die Leber eine wesentliche Hemmung erfahren muß.

Kommt es bei einer Herzschädigung zu einer Herabsetzung des Minutenvolumens, so kann — wie schon früher hervorgehoben wurde — die Abnahme sich zunächst nur innerhalb geringer Grenzen bewegen, denn wenn z. B. in einer Minute nur 1 ccm weniger Blut geschöpft wird, so bedeutet dies bereits eine Inaktivierung von fast 1500 ccm Blut, die sich wohl kaum bloß innerhalb der großen Blutbahnen festlegen dürften, da sonst auf diese Weise jede weitere Blutzufuhr zum Herzen gehemmt wäre; trotzalledem wird sich die Stauung allmählich auf die Capillaren fortleiten, was zu einer Verlangsamung des Blutes führen muß und in weiterer Folge auch eine bessere Ausnützung des Hämoglobins bedingt. Dementsprechend ist das venöse Blut reduzierter und kohlensäurereicher als unter normalen Bedingungen; wäre die Peripherie nicht in der Lage, sich durch bessere Ausnützung des Blutes der Insuffizienz des Herzens anzupassen, so müßte der Gesamtstoffwechsel des betreffenden Individuums darunter schwer zu leiden haben.

Die *bessere Utilisation* ist sicherlich auch ein Moment, das sich günstig für das geschädigte Herz auswirken muß, denn auf diese Weise wird gleichsam spontan das Minutenvolumen heruntergedrückt und so dem Herzen geholfen, das jetzt in der Zeiteinheit weniger aufzunehmen hat. Vielleicht ist die Verlangsamung des Blutstromes — also die bessere Utilisation — unter diesen Umständen nicht nur eine Folge der Stauung, sondern möglicherweise sogar der Ausdruck eines reflektorischen Vorganges.

Wie verhält sich bei den verschiedenen Kreislaufstörungen die Sauerstoffausnützung und das damit in innigem Zusammenhang stehende Stromäquivalent? Auch hier wollen wir uns nur auf solche Werte verlassen, die auf Grund einwandsfreier Methoden gewonnen wurden; ich stütze mich deshalb hauptsächlich nur auf das Material von EWIG und HINSBERG: bei *ausgesprochenen Hypertonien* gestaltet sich die Sauerstoffausnützung außerordentlich ergiebig; fast die Hälfte des arteriellen Sauerstoffes wird beim Durchgange durch das Capillargebiet verwertet; es ergeben sich somit Werte, die man beim gesunden Menschen nur während angestrengter Arbeit kennt; dementsprechend ist das Stromäquivalent außerordentlich niedrig; Verringerungen um 30—40% unter die Norm gehören zu den typischen Erscheinungen; über entsprechende Werte bei der Arbeit habe ich keine Zahlen finden können, doch kann man wohl annehmen, daß sich dabei die Utilisation ebenfalls ausgezeichnet gestaltet. Wir müssen also sagen, daß bei Hypertonien über 200 mm Hg die Peripherie optimal arbeitet; ob das allein mit dem Widerstande zusammenhängt, den man in erster Linie auf eine Verengerung der Arteriolen beziehen muß, wage ich nicht zu entscheiden; zweifelsohne werden wir die Hypertoniker, auch wenn sie sonst keinerlei Insuffizienzerscheinungen darbieten, als Patienten ansehen müssen, die in ihren peripheren Anteilen hohe Anforderunen an das Capillarsystem stellen; wunderbar ist nur die Tatsache, warum trotz der starken Reduktion keine erkennbare Dekompensation besteht; offenbar muß noch etwas Neues hinzutreten, damit eine manifeste Dekompensation erfolgt.

Bei *echten Schrumpfnierenkranken* waren die Stromäquivalente etwas größer als bei entsprechenden einfachen Hypertonien, dagegen war im Gegensatz dazu die periphere Ausnützung viel größer, als man aus dem Stromäquivalent erschließen konnte, was vermutlich mit der Anämie zusammenhängt, die bei solchen Kranken fast nie zu vermissen ist; es wird daher von dem wesentlich verminderten Sauerstoffgehalte des arteriellen Blutes trotz relativ großer Zirkulationsgeschwindigkeit viel mehr durch die Capillaren abgegeben. Bei *inkompensierten Hypertonien*, also bei Hypertonien, wo man Erscheinungen von Dekompensation sehen kann, die man zumeist auf ein Nachlassen der Herztätigkeit bezieht, sollte man erwarten, daß entsprechend der Stauung sich die Ausnützung noch ergiebiger gestaltet und ebenso auch das Stromäquivalent noch kleiner wird; das ist aber durchaus nicht immer zu sehen, denn der Sauerstoffverlust des arteriellen Blutes braucht auch nur 50% zu betragen; daß wir in solchen Fällen auch kaum eine Verminderung des Minutenvolumens gesehen haben, ist oben bereits erwähnt worden.

Bezüglich der *Klappenfehler* können wir folgendes sagen: bei kompensierten Mitralinsuffizienzen ist kaum eine Änderung gegenüber der Norm zu bemerken; bei kompensierten Mitralstenosen ist allerdings die Ausnützung sehr stark; das entspricht insofern den klinischen Erfahrungen, als einfache Mitralinsuffizienzen noch zu viel größeren Arbeitsleistungen befähigt sind, während Mitralstenosen, selbst unter den besten Bedingungen fast immer an der Grenze der Kompensation sich befinden. Bei kompensierten Aorteninsuffizienzen haben Ewig und Hinsberg große Stromäquivalente gesehen; sie sind höher als unter normalen Bedingungen; dementsprechend ist auch die Utilisation klein; ob dieses Verhalten nicht auch mit der Tatsache zusammenhängt, daß die Träger einer Aorteninsuffizienz oft zu sehr hohen Leistungen befähigt sind, erscheint doch sehr der Überlegung wert.

Bei den *inkompensierten Klappenfehlern*, und zwar bei den hochgradigen Dekompensationen, gestalten sich, wie zu erwarten die arteriellen Ausnützungen außerordentlich hoch; aber ein unbedingter Zusammenhang zwischen Intensität der Schwere des Krankheitsbildes und der Vergrößerung der Ausnützung läßt sich nicht nachweisen.

Wir haben anderseits auch leichte Inkompensationen gesehen, wo es zu keiner hochgradigen Utilisation gekommen ist, ja im Gegenteil, wir kennen beginnende Kreislaufstörungen, bei denen sich die Sauerstoffausnützung an der Peripherie sehr schlecht gibt; daß es unter diesen Umständen zu einer Vergrößerung des Minutenvolumens kommen muß, erscheint verständlich.

Erweist sich die Peripherie bei den meisten (mit Ausnahme der letzterwähnten) Kreislaufstörungen als außerordentlich günstig arbeitend, und zwar in einer Weise, daß man von einer Unterstützung des Herzens sprechen könnte, so ergeben sich ganz andere Verhältnisse bei den *Thyreotoxikosen*; hier ist die Sauerstoffausnützung wesentlich schlechter als unter normalen Bedingungen, was sich um so ungünstiger auswirkt, weil eben der Gesamtsauerstoffverbrauch des thyreotoxischen Organismus wesentlich gesteigert ist; das Gewebe eines solchen Patienten bedient sich also in selten unökonomischer Weise nicht des für den Kreislauf schonendsten Verfahrens zur Deckung des Sauerstoffbedarfes; im Gegenteil die Utilisation ist außerordentlich gering, so daß die Kreislaufbelastung ungewöhnlich groß ist. Selbst im dekompensierten Zustande kann die Peripherie den Sauerstoff schlechter ausnützen als unter normalen Verhältnissen. Daß unter diesen Bedingungen das Stromäquivalent sich außerordentlich klein gestalten muß, ergibt sich von selbst; auf Grund solcher Beobachtungen, die von Zondek und Bansi ebenfalls diskutiert wurden, muß man wohl sagen, daß die Peripherie unter dem Einflusse einer Schilddrüsenvergiftung manches an ihrer Fähigkeit verloren haben muß, um das arterielle Blut in ergiebiger Form dem Organismus nutzbar zu machen; ob es sich hier um eine Änderung der Membranen handelt, oder ob vielleicht das Blut nicht an die Stellen entsprechend hingeleitet wird, wo der große Sauerstoffverbrauch notwendig (Muskeln) ist, ist vielfach noch hypothetisch. Jedenfalls ist das Schilddrüsenhormon vermutlich das Hormon, daß auf die Capillartätigkeit den größten Einfluß ausübt.

Daß dabei psychische Momente ebenso eine Rolle spielen wie toxische (Hyperthyreoidismus), wird uns später noch zu beschäftigen haben. Jedenfalls gibt es im Bereiche der Peripherie individuelle Anomalien, die eine kardiale Stauung nicht unbedingt mit der logischen besseren Ausnützung beantworten, sondern gelegentlich zum Nachteile des Herzens das Blut durch die Gewebe rascher durchfließen lassen, wie dies für die Norm angenommen werden muß. Speziell im Anfange der „kardialen Insuffizienz" kann es zu solchen passageren Störungen kommen, die sich natürlich im weiteren Verlaufe der Inkompensation wieder völlig ändern.

Mit einer solchen Störung der Peripherie, die noch nicht als unbedingt pathologisch angesehen werden muß, hat man vermutlich auch während der Arbeit eines untrainierten Menschen zu rechnen; der normale Mensch schult seine Peripherie erst im Laufe der Übung. Nur so ist es zu verstehen, warum z. B. ein Athlet eine viel bessere Utilisation seines Blutes zeigt. Wir möchten zur Illustration des Gesagten ein Beispiel anführen; es ist der bekannten Arbeit von LINDHARD entnommen:

	Geleistete Arbeit kg/m	O$_2$-Verbrauch ccm p. Min.	Minutenvolumen in Liter	Ausnützungskoeffizient
Trainiert	458	1350	9,8	0,73
Untrainiert	446	1320	16,0	0,47

Wir haben auf die merkwürdige Tatsache aufmerksam gemacht, daß bei manchen — vor allem beginnenden — Inkompensationen das Minutenvolumen trotz der Inkompensation nicht nur nicht abnimmt, sondern gelegentlich sogar zunehmen kann; in weiterer Verfolgung dieser Fälle haben wir auch den Einfluß einer Arbeitsleistung auf solch einen geschädigten Kreislauf studiert und uns auch hier von einer merkwürdigen Unökonomie überzeugt; ein solches Individuum bewältigt die ihm zugemutete Arbeit mit einem viel größeren Minutenvolumen als ein entsprechend normales; wenn also unter beiderlei Bedingungen der gleiche Sauerstoffverbrauch besteht, so ist ein solcher leicht dekompensierter Fall in bezug auf seine Sauerstoffverwertung an der Peripherie viel schlechter daran; auch diese Beobachtungen waren der Anlaß, warum wir bei unseren Herzkranken eine besondere Schädigung der Peripherie voraussetzen mußten.

Gegen die Richtigkeit unserer Befunde erhoben sich Einwände; die von uns in Anwendung gebrachte Methode solle Schuld an diesen unverständlichen Zahlen sein; der Sauerstoff wird von einer Stauungslunge nicht so rasch mit dem Lungenblute ins Gleichgewicht gebracht, so daß auf diesem Wege Fehler unterlaufen können. In jüngster Zeit ist dieselbe Frage von BANSI und GROSCHURTH[1] mit der Acetylenmethode überprüft worden, wobei diese beiden Autoren zu mehr oder weniger demselben Resultate kamen wie wir; die Arbeit, die sie ihren Patienten zumuteten, bestand in Treppensteigen; dabei wurde nicht nur der Sauerstoffverbrauch, sondern auch das Minutenvolumen ermittelt; die Acetylenmethode gestattet nicht nur die Bestimmung des Minutenvolumens auf der Höhe der Arbeit, sondern auch in der Periode nachher; die Resultate, die sie dabei ermittelten, sind in der Abb. 267 zusammengefaßt; der normale

---

[1] BANSI u. GROSCHUTH: Klin. Wschr. **1930**, 1902.

Mensch erhöht bei der Arbeit sein Minutenvolumen; unterbricht er jetzt seine Arbeit, so geht innerhalb 2 Minuten das Minutenvolumen wieder auf sein Anfangsvolumen zurück; läßt man dieselbe Arbeit von einem kompensierten Mitralfehler leisten, so geht, wie die Kurve zeigt, das Minutenvolumen beträchtlich in die Höhe; das, was aber diesen Fall gegenüber dem normalen besonders auszeichnet, ist das lange Anhalten des hohen Minutenvolumens; in den Rahmen ihrer Untersuchungen nehmen sie auch einen Herzfehler auf, der die Zeichen einer akuten Herzdilatation darbot; er ist akut unter den Erscheinungen eines Asthma cardiale erkrankt; hier kam es während der Arbeit zu einer ganz besonders intensiven Zunahme des Minutenvolumens, die merkwürdigerweise nach Beendigung der Arbeit sogar noch zunahm und die sehr langsam abklang.

Ganz anders gestaltet sich der Kreislauf bei schwer dekompensierten Herzfehlern; die Zirkulationsgeschwindigkeit kann bei der Arbeit nicht entsprechend der Erhöhung des Sauerstoffverbrauches in die Höhe gehen, was sich am leichtesten an der Utilisation ablesen läßt, die z. B. in dem einem Falle den abnorm hohen Wert von 143 ccm pro Liter Blut erreicht hatte.

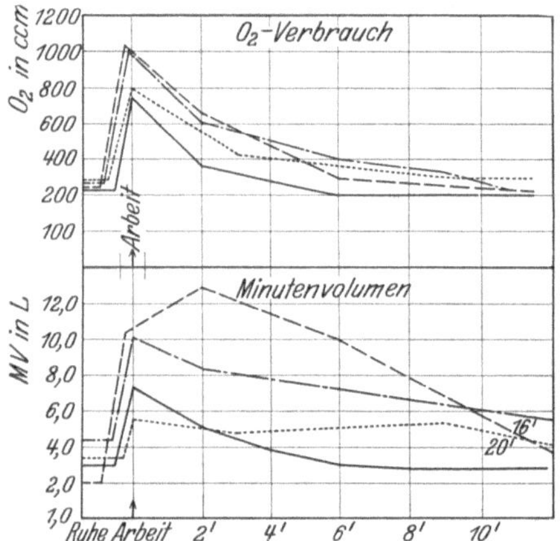

Abb. 267.
(Nach BANSI u. GROSCHURT: Klin. Wschr. **1930**, 1902.)
Obere Kurven O₂-Verbrauch ⎫ nach 1 m Treppen-
Untere „ Minutenvolumen ⎬ steigen.
——— Normal- ⎫
·········· Dekompensations- ⎬ Vitium.
—·—·— Kompensations- ⎭
— — — Akute Dekompensation ohne pathologischen Herzbefund.

Unsere Beobachtungen, daß bei beginnender Herzinsuffizienz gelegentlich das Minutenvolumen sogar höher sein kann als unter normalen Bedingungen und daß sich diese Unökonomie bei geringen Arbeitsleistungen noch viel stärker bemerkbar macht, hat in letzter Zeit auch durch Untersuchungen am Beriberi-Kranken (INAWASHIRO und HAYASAKA) eine Bestätigung erfahren. Bei solchen Kranken zeigt sich eine Erhöhung des Minutenvolumens nicht nur in der Ruhe, sondern auch bei Arbeitsleistungen. Da sich auch in anderer Beziehung weitgehende Übereinstimmungen zwischen dem Verhalten bei gewöhnlichen Kreislaufstörungen und den Veränderungen bei Beriberi ergaben (HAYASAKA[1]), so werden wir kaum umhin können, als in diesen Ergebnissen, obwohl sie paradox erscheinen, etwas Charakteristisches mancher Kreislaufstörungen zu sehen.

Man gewinnt also den Eindruck, daß gerade in einem Momente, wo man zugunsten des erlahmenden Herzens eine ganz besonders ergiebige Utilisation der Peripherie erwarten sollte, dieses Hilfsmoment das Herz im Stiche lassen kann. Das Ergebnis ist unter diesen Umständen eine gewaltige Steigerung des Minutenvolumens, so daß das Herz infolge des erhöhten Angebotes in ungünstigster Form benachteiligt werden muß. Aus dieser Störung der Korrelation zwischen Peripherie und Herztätigkeit erwächst dem Herzen eine schwierige Situation. Man muß diese Möglichkeit berücksichtigen, weil man die Überzeugung gewinnt, daß ein solches Herz wahrscheinlich nicht so sehr geschädigt wäre, wenn die Utilisation entweder normal oder sogar erhöht wäre; ob es sich nicht bei manchen von diesen Fällen um Thyreotoxikosen gehandelt hatte, die vielleicht infolge

---

[1] HAYASAKA: Tohoku J. exper. Med. **14**, 487 (1930).

einer nicht richtig eingeleiteten Jodtherapie eine Schädigung der Capillarfunktion erlitten haben, wollen wir dahingestellt sein lassen. Über das morphologische Geschehen, das dabei vermutlich in Erscheinung tritt, wollen wir uns in einem späteren Kapitel äußern.

Die Frage einer mangelhaften Utilisation, also die Möglichkeit einer peripheren funktionellen Schädigung, hat uns bei der Beurteilung des Asthma cardiale weitgehend interessiert. Bekanntlich handelt es sich dabei um einen Zustand anfallsweiser höchster Kurzatmigkeit, der vor allem den Kranken in der Nacht erfaßt und ihn durch viele Monate hindurch belästigt. Meist sind es Hypertoniker oder Menschen mit Aorteninsuffizienz, die zwar bei Tage noch geringen Arbeitsleistungen gewachsen sind, aber bald nach dem Einschlafen wieder erwachen und dann durch viele Stunden mit einem Zustande eines bald stärkeren, bald schwächeren Oedema pulmonum zu kämpfen haben. Die ersten Anfälle können gelegentlich äußerst gefährlich werden, indem sie innerhalb kürzester Zeit zum Tode führen. Wir haben uns bei solchen Patienten für die Größe des Minutenvolumens interessiert und dabei, speziell in den Abendstunden, also vor Ausbruch des eigentlichen Asthmas, sehr hohe Werte feststellen können; selbstverständlich war es während des Anfalles selbst unmöglich, solche Untersuchungen vorzunehmen. Wir haben auf Grund solcher Beobachtungen der Vermutung Raum gegeben, daß das Wesen mancher Formen von Asthma cardiale nicht so sehr in einer primären akuten Insuffizienz des linken Ventrikels zu suchen ist, als vielmehr in dem zu großen Minutenvolumen. Um das dabei sich abspielende Geschehen in möglichst einfacher Form zur Darstellung zu bringen, haben wir folgenden Vergleich gewählt: Das Ausgußbecken einer Wasserleitung kann in doppelter Weise verstopft werden, so daß es zu einem Überfließen der Flüssigkeit kommt, also zur Stauung; entweder ergibt sich die Stauung, weil der normale Zufluß keinen Abfluß findet, das Wasserbecken ist also verstopft, oder das Wasserbecken geht über, weil die Wasserzufuhr zu stürmisch erfolgt. Da wir bei manchen Formen, speziell im Beginne des Anfalls, auffallend wenig reduziertes Blut in Venen finden konnten und außerdem unmittelbar vor Ausbruch der schweren Kurzatmigkeit das Minutenvolumen hoch war, vertraten wir die Anschauung, daß vielleicht das Primäre mancher solcher Anfälle darin gesucht werden könnte, daß der Zufluß zum linken Herzen größer ist, als es die Leistungsfähigkeit dieses Abschnittes erlaubt. Die Folge ist Überlastung der Lunge mit Blut, evtl. Transsudation, die bis zum Lungenödem führen kann. Selbstverständlich wird sich im weiteren Verlaufe ein Ausgleich entwickeln müssen, der zur Folge hat, daß wegen der geringen Leistungsfähigkeit des linken Ventrikels das Minutenvolumen zurückgeht und dementsprechend die Zufuhr zum linken Ventrikel ebenfalls absinkt. Dem Einwande, wieso das Minutenvolumen bei bestehender Lungenstauung noch immer hoch sein kann, wollen wir in ähnlicher Weise begegnen, wie wir es bei der Leber getan haben; auch in der Lunge finden wir genug Capillaren, in denen sich Blut gleichsam auf Nebenwege bewegen kann, ohne dadurch die Hauptstraßen zu verlegen; die schönen Untersuchungen von CORYLLOS[1] zeigen die Ungleichmäßigkeit in der capillaren Lungendurchblutung; Atelektasen, ebenso entzündliche Lungenpartien erfahren eine viel schlechtere Durchblutung als die gesunden. Daß durch Beteiligung des im Splanchnicusgebiete verstauten Blutes, also durch Eindrängen großer Blutmengen in die allgemeine Zirkulation, das Minutenvolumen unter diesen Bedingungen ebenfalls in die Höhe getrieben wird und dadurch die Blutfüllung der Lungen noch stärker werden kann, erscheint uns sehr wahrschein-

---

[1] CORYLLOS: Arch. Surg. **19**, 1346 (1929).

lich. Sicherlich spielen psychische Erregungen dabei auch eine große Rolle; insofern erscheint es uns wichtig, daran zu erinnern, daß die psychische Erregung beim gesunden Menschen als solche bereits genügen kann, um das Minutenvolumen ebenfalls mächtig in die Höhe zu treiben.

In letzter Zeit hatte HARTL — wie schon erwähnt — Gelegenheit, an Hand der BRÖMSERschen Methode einen Fall von typischem Asthma cardiale zu beobachten. In den Morgenstunden, wo der Patient nicht die geringsten Beschwerden äußerte, zeigten sich fast normale Werte; im Laufe des Nachmittags stellte sich Kurzatmigkeit ein, die in den Abendstunden ihren Höhepunkt erreichte. Zur Zeit, als der Anfall einsetzte, war das Minutenvolumen auf das Doppelte emporgestiegen. Wurden jetzt die Beine gebunden oder dem Patient Morphium gereicht, so ging gleichzeitig der Anfall und das Minutenvolumen zurück.

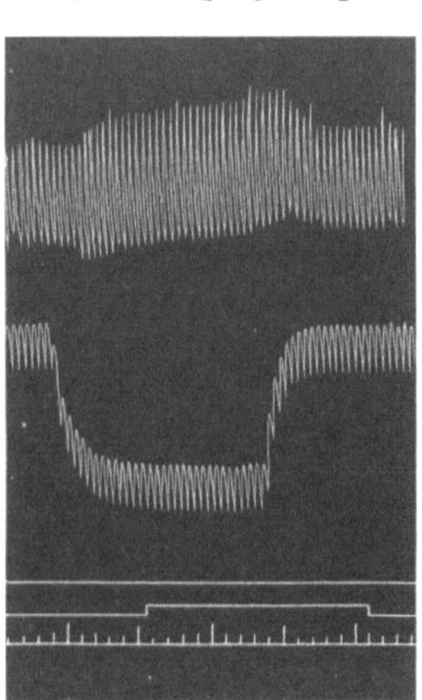

Abb. 268. Verhalten des Blutdruckes und Schlagvolumens nach Verbindung der Aorta mit der V. cava inf.

In diesem Zusammenhange soll auch die Frage diskutiert werden, ob ein rascher Übertritt von arteriellem Blute auf die venöse Seite das Minutenvolumen tatsächlich erhöhen kann; zu diesem Zwecke wurden von uns sog. „Kurzschluß"-Versuche durchgeführt. Der eigentliche Anlaß, sich für solche Fragen zu interessieren, war ein Fall von Aneurysma arteriovenosum im Gebiete der rechten Carotis und Jugularis. Bald nach der traumatischen Entstehung (Schußverletzung) entwickelte sich eine beträchtliche Herzdilatation, die nach operativer Behandlung der arteriovenösen Verbindung wieder rasch zurückging. Bestimmungen des Minutenvolumens konnten damals nicht durchgeführt werden. Ähnliche Beobachtungen machten auch ISRAEL[1] und RIEDER[2].

Mittels der von ROTHBERGER angegebenen Methode der „Herzplethysmographie", welche eine genaue Ermittelung des Minutenvolumens beim Tiere ermöglicht, haben wir den Einfluß eines experimentellen Kurzschlusses auf die Zirkulationsgröße studiert[3]. Der Kurzschluß wurde in der Weise erzielt, daß wir eine Verbindung der Aorta mit der Vena cava inferior setzten; durch Kompression ließ sich die Kommunikation wieder schließen. Das Resultat eines solchen Versuches gibt die Abb. 268. Wird der Kurzschluß zwischen Aorta und Vena cava durchgeführt, so kommt es zu einer Blutdrucksenkung (in obiger Kurve um 40 mm Hg), Zunahme der Pulsfrequenz und Vergrößerung des Herzschlagvolumens; sobald die kurzschließende Verbindung zwischen Bauchaorta und Vena cava unterbrochen wird, also das Blut wieder seinen normalen Weg nehmen kann, kehren die Werte für Blutdruck, Herzfrequenz und Herzschlagvolumen nahe zum ursprünglichen Niveau zurück. Jedenfalls kann das Ergebnis obigen Versuches dahin zusammengefaßt werden, daß das Herzminutenvolumen eine Vergrößerung um 137 ccm erfuhr, was eine vergrößerte Blutzufuhr zum rechten Herzen und zwangsläufig auch zum linken zur Folge hatte. Diese Beobachtungen zeigen klar, daß trotz Widerstandserniedrigung in der Kreislaufperipherie während der Kurzschlußdauer wegen des bedeutend

---

[1] ISRAEL: Grenzgebiete 37, 551 (1924).
[2] RIEDER: Arch. klin. Chir. 139, 597 (1926).
[3] EPPINGER, KISCH u. SCHWARZ: Klin. Wschr. 1926, Nr 18.

vermehrten Blutangebotes das Herz jetzt eine wesentlich größere Arbeit zu bewältigen hat, als wenn das ganze Stromgebiet mit seinen erheblichen Widerständen durchflossen wird. Besteht ein solcher Kurzschluß für längere Zeit, so muß unbedingt mit der Möglichkeit gerechnet werden, daß das vermehrte Blutangebot zu einer Dilatation des Herzens führen kann; es wird von der Beschaffenheit der Herzmuskulatur abhängig sein, *wie* diese erhöhte Arbeit beantwortet wird. Durch solche Versuche gewinnt unsere Anschauung betreffs der Einflußnahme bestimmter peripherer Kreislaufmomente auf die Herzbeanspruchung vieles an Beweiskraft.

Die Herzdilatation, die man bei arterio-venösen Aneurysmen sieht, möchten wir in ähnlicher Weise gedeutet wissen; durch die Kommunikation wird das Minutenvolumen erhöht und dadurch das Angeboten an das Herz dauernd gesteigert; es hängt von der Qualität der Herzmuskulatur ab, ob diese dauernde Überanstrengung nicht doch zu einer Dilatation führt.

Wenn man sich das gegenseitige Verhältnis zwischen Blutcapillaren und Muskelfibrillen vergegenwärtigt, so kann die Frage auftauchen, welches die histologischen Geschehnisse sein mögen, falls ein Muskel eine schlechte Ausnützung erkennen läßt. Wenn man einem tief narkotisierten und daher sich nichtbewegenden Tiere Tusche in den linken Vorhof injiziert, so kommt es keinesfalls zu einer gleichmäßigen Tinktion der gesamten Gewebe, sondern die Tusche gelangt nur in manche Organe und bedingt keine allgemeine Schwarzfärbung. Während das Herz, die Niere, meistens der Darm deutlich injiziert erscheinen, zeigen sich die Muskeln fast farblos. Es ist nicht wahrscheinlich, daß damit der Beweis erbracht ist, als wären die nicht mit Tusche verfärbten Organe frei von jeder Durchblutung. Vielmehr scheint die Sache so zu liegen, daß in manchen Organen die Capillaren so *weit* sind, daß Tuschepartikel leicht hineingelangen können, während an anderen Stellen die Capillaren nur für ganz kleine Moleküle permeabel werden. Jedenfalls kommt es innerhalb der Muskulatur nur dann zu einer Schwarzfärbung, wenn sie sich in Tätigkeit befinden oder wenn sie geknetet, also massiert werden; gleiches ist auch nach Diathermie zu sehen (vgl. Kap. 6). Während der Kontraktion eines Muskels strömt mehr Blut herein, was zu einer Erweiterung der Capillaren führen muß, so daß es erst jetzt zu einem Eindringen der Tuschekörnchen kommt. Der Einwand, daß bei ruhender Muskulatur deswegen keine Tusche in die betreffende Extremität gelangen kann, weil überhaupt kein Farbstoff dorthin abströmt, ist nicht gerechtfertigt, denn in den großen, aus diesem Fuße abfließenden Venen findet sich reichlich schwarzer Farbstoff. Es muß also z. B. in den Beinen eine Passage des Blutes resp. der Tusche von der arteriellen auf die venöse Seite unter Umgehung der Muskeln möglich sein. Vielleicht werden solche kurze Verbindungen auch benützt, wenn das Blut fast arteriell gefärbt, leicht pulsierend, mit großer Geschwindigkeit aus den Venen abfließt. Ein *Durchschlagen* des arteriellen Pulses schien uns unter diesen Bedingungen sehr wahrscheinlich, nachdem sich in solchen Fällen der penetrierende Puls sogar graphisch darstellen ließ: schließlich kann erwähnt werden, daß ein solches Pulsieren der Venen auch beim Menschen gelegentlich gesehen werden kann, wenn er sehr heißen Temperaturen ausgesetzt wird. Auf ein solches Verhalten wird man auch aufmerksam, wenn man eine Vene in den Tropen punktiert; so mancher unerfahrene Kollege denkt, wenn er sieht, wie aus der punktierten Vene hellrotes Blut, noch dazu unter hohem Druck, abströmt, er müsse eine Arterie verletzt haben.

Ursprünglich haben wir zur Erklärung dieser Erscheinungen mit dem Vorkommen von derivatorischen Gefäßverbindungen gerechnet; daß solche kurze Verbindungen zwischen kleinsten Arterien und Venen vorkommen, ist anatomisch bewiesen. URBANECK[1] konnte sich von der Existenz solcher Gebilde auch am lebenden Menschen überzeugen. Betrachtet man nämlich unter besonders günstigen Beleuchtungsbedingungen die Scleralgefäße, so kann man sehen, wie entlang kurzer, allerdings capillärer Verbindungen arterielles Blut rasch in eine kleinste Vene hineinschießt, um sich später evtl. wieder zu schließen oder sogar umgekehrt zu fließen. An der Existenz solcher derivatorischer Kurzschlüsse ist auf Grund anatomischer Untersuchungen (HOYER[2], GROSSER[3]) nicht zu zweifeln, die Frage ist nur die, ob ihre Häufigkeit tatsächlich eine so große Rolle spielt, daß es gerechtfertigt erscheint, mit ihrer funktionellen Bedeutung bei solcher Gelegenheit zu rechnen, wie wir sie eben erwähnt haben. KROGH, der an die Existenz solcher Gebilde glaubt, ja sie sogar voraussetzt, konnte sie bei seinen ausgedehnten Untersuchungen an den Frosch-Capillaren nie sehen, aber wahrscheinlich ist es gar nicht notwendig, auf solche spezifisch-anatomische Gebilde zurückzugreifen. Vermutungsweise kann in jedem Gewebe die eine oder die andere Capillare ganz besonders weit werden und evtl. zum Nachteile benachbarter Partien hier das ganze eben verfügbare Blut auf die venöse Seite leiten. Daß unter diesen Bedingungen, wenn sich ein solcher Prozeß in krankhafter Weise an verschiedenen Stellen abspielt, das Minutenvolumen groß wird und andererseits die Ausnützung des arteriellen Blutes zurückbleibt, weil es an zu wenig funktionstüchtigem Gewebe vorübergeleitet wird, scheint uns außerordentlich leicht möglich. Vielleicht spielt dieses Moment gerade bei der Unökonomie im thyreotoxischen Organismus auch eine Rolle.

Diese Annahme in histologischer Weise oder durch Experimente zu stützen, erscheint wenig aussichtsvoll, so daß dies zunächst eine unbewiesene Theorie bleiben muß. Jedenfalls lassen sich aber auf Grund dieser Annahme eine Menge Beobachtungen einer Erklärung zuführen, insbesondere auch die neueste von HARRISON[4]. Er unternahm folgenden Versuch: er injizierte einem Tiere in das eine Bein eine größere Quantität physiologischer Kochsalzlösung und bestimmte vorher und auf der Höhe des Ödems den Sauerstoffgehalt des venösen Blutes sowie dessen Geschwindigkeit. Merkwürdigerweise war jetzt trotz des Ödems das venöse Blut fast arteriell und floß außerdem mit viel größerer Geschwindigkeit aus der Vene heraus. Auch hier muß man annehmen, daß das Ödem — vielleicht kommt es sogar zu einem Ödem der Capillarwandung — den Zu- und Abfluß des Blutes in die eigentlichen Gewebe hemmt und dementsprechend das Blut ohne Passage durch die Muskeln direkt in die Venen abfließen läßt.

Wenn man bestrebt ist, das Problem der Utilisation gleichsam einer histologischen Erklärung zuzuführen, so bleibt eigentlich — soweit ich die Dinge überblicke — nur eine solche Erklärung übrig, wie ich sie oben entwickelt habe. Je mehr Capillaren eines Gewebes von Blut durchströmt werden, desto ergiebiger gestaltet sich die Ernährung des Gewebes und ebenso die Ausnützung des Blutes bei gleichzeitiger Verlangsamung des Stromes; und umgekehrt, je rascher das Blut abströmt, besonders wenn es nur einzelne Capillaren berücksichtigt und andere vernachlässigt, desto schlechter die Ausnützung, dementsprechend auch die Ernährung, dafür aber um so größer die Geschwindigkeit des gesamten Blutstromes im Sinne des obigen Kurzschlußversuches. Für die Funktion eines solchen Organes dürfte eine solche Veränderung des Capillarkreislaufes von entscheidender Bedeutung sein.

---

[1] URBANEK: Wien. klin. Wschr. **1927**, Nr 49.
[2] HOYER: Arch. mikrosk. Anat. **13**, 603 (1877).
[3] GROSSER: Arch. mikrosk. Anat. **60**, 191 (1902).
[4] HARRISON: Amer. J. Physiol. **79**, 589 (1929).

Es ist der Einfluß der verschiedenen Pharmaca auf die Blutausnützung und insofern auch auf das Minutenvolumen studiert worden. Wir kennen solche, die die Utilisation verbessern und solche, die sie herabsetzen. Schon bei den verschiedenen Narkotica haben sich Unterschiede ergeben: Äther (wenigstens bei nicht zu großen Dosen), Chloralose und Narcilen erhöhen das Minutenvolumen, während Morphium und vor allem das Chloroform den gegenteiligen Erfolg haben. Ob die verlangsamende Wirkung, speziell der beiden letzteren Pharmaca, nicht auch mit einer Herzschädigung verbunden ist, müßte noch sichergestellt werden. Histamin in kleinen Dosen bedingt eine Öffnung der Capillaren, während große Dosen den gegenteiligen Erfolg haben. Daß es bei gewissen Giften, wie dies vor allem von den großen Histamindosen gilt, auch fließende Übergänge zwischen maximaler Ausnützung des Blutes und jenem Zustande gibt, den wir unter dem Begriffe des Kollapses beschreiben werden, soll hier bereits angedeutet werden. Säuren, besonders Kohlensäure, erhöhen das Minutenvolumen, während wieder zu große Säuredosen das Minutenvolumen beträchtlich herabsetzen können. Pituitrin führt zu einer starken Ausnützung des Blutes. KROGH sieht sowohl im Pituitrin als auch im Histamin die physiologischen Regulatoren der Capillartätigkeit; über die Wirkung des Thyreoids ist experimentell nichts bekannt; eine Übertragung dieser Untersuchungen auf möglichst viele Pharmaca wäre sehr erwünscht.

2. Die deponierte und zirkulierende Blutmenge als Maß der Peripherie.

Um die Depotfunktion des Capillarsystems in ihrer Bedeutung für die Pathologie, aber auch für die Physiologie entsprechend würdigen zu können, erscheint es geboten, bereits einleitend das Problem des Kollapses als klinisches Krankheitsbild zu berühren.

Man spricht als Arzt von einem Kollaps, wenn es im Verlaufe einer fieberhaften Erkrankung, z. B. während eines Typhus oder einer Pneumonie, zu einer akuten Verschlechterung des Gesamtzustandes kommt; scheinbar unvermittelt setzt Tachykardie ein, der Puls wird klein, die Herztöne leise, der Patient sieht blaß aus, später kommt ein deutliches cyanotisches Kolorit hinzu. In dem Maße, als der Blutdruck absinkt, befällt den Kranken Unruhe, es setzt kalter Schweiß ein; die Atmung wird frequent und oberflächlich, das Sensorium erscheint getrübt; hält der Zustand länger an, so kommt Durstgefühl hinzu; versucht der Kranke zu trinken, so erfolgt unmittelbar darauf Erbrechen; oft schwillt das Abdomen an, ohne irgendwo eine besondere Schmerzhaftigkeit zu zeigen. Bei Kindern ist gelegentlich eine deutliche Vergrößerung der Leber zu erkennen. Tritt nicht bald eine Besserung ein, so wird unter allmählichem Schwinden des Pulses die Atmung noch oberflächlicher; obwohl kaum ein Puls zu fühlen, so phantasiert der Patient noch vor sich hin und stirbt dann ziemlich akut. Wichtig ist, daß es beim typischen Kollaps nie zu einer Erweiterung der Venen kommt, im Gegenteil, sie erscheinen auffallend leer, so daß z. B. intravenöse Injektionen mit großen tecchnischen Schwierigkeiten verbunden sein können.

Der schwere Kollaps führt fast immer zum Tode. Es gibt aber auch mildere Formen, von denen sich der Patient relativ rasch erholen kann. Schließlich gibt es auch Dauerformen von sogenanntem „Collaps", wo es allerdings nie zu ganz schweren Erscheinungen der Kreislaufschwäche kommt, wo aber die Menschen dauernd blaß aussehen, ohne daß der objektive Blutbefund eine schwere Anämie erkennen läßt. Die *Oligämie* steht stärker im Vordergrund als die prozentuelle Verminderung des Blutes an Erythrocyten resp. des Hämoglobins. Auf das klinische Krankheitsbild der Oligämie ist bisher nur wenig geachtet worden.

Die Pseudokrisen, wie wir sie vom Typhus und der Pneumonie her kennen, sind in diesem Zusammenhange zu nennen. Aber auch unabhängig von einer schweren Infektionskrankheit kann es zum Krankheitsbilde des Kollapses kommen. Im allgemeinen sind ältere Leute dazu eher disponiert als junge. Der erfahrene Arzt sieht manchmal die drohende Gefahr voraus, wenn er sich beim

Versuche, die Patienten im Bette aufzusetzen, davon überzeugen muß, daß
bereits eine so geringe Anstrengung genügen kann, um leichte Ohnmachts-
anwandlungen zu bedingen. Hypertoniker und korpulente Menschen sind von
diesem Gesichtspunkte aus stets ernster zu beurteilen. In die Gruppe des
Kollapses ist auch die *Ohnmacht* einzureihen. Daß dazu selbst ganz gesunde
Menschen disponieren können, ist als bekannte Tatsache hervorzuheben. Immerhin ist die Ohnmacht etwas ganz Ähnliches wie der Kollaps; offenbar nur ein
vorübergehender, funktioneller Zustand, der meistens als ein ganz ungefähr-
licher angesehen werden kann. Psychische Momente können den Ohnmachts-
anfall auslösen. Solche Beobachtungen weisen mit Nachdruck auf Beziehungen
zwischen cerebralen Störungen und der Depotwirkung an der Gefäßperipherie.

Das Wesentliche vieler Erscheinungen, die den Kollaps begleiten, muß auf
eine mangelhafte Durchblutung des Gehirns bezogen werden. Ebenso wie in
der Radialis solcher Patienten kaum ein Puls zu fühlen ist, so dürfte auch das
Gehirn nur wenig Blut empfangen. Wird daher ein bettlägeriger Patient, der
zu Kollaps disponiert, aufgesetzt, so muß sich der Zustand verschlimmern.
Unklarheit besteht nur über die Ursache der mangelhaften peripheren Durchblutung. Warum wirft das Herz nur wenig Blut aus? Die längste Zeit meinte
man — und zum Teil wird diese Auffassung auch heute noch von vielen Ärzten
vertreten — das Herz selbst dafür verantwortlich zu machen. Gelegentliche
anatomische Beobachtungen, wie z. B. eine besondere Zerreißlichkeit oder Braun-
färbung des Herzens, wurden oft im Sinne einer akuten Herzerlahmung gedeutet.
Die ersten, die gegen die rein kardiale Natur des Kollapses Stellung nahmen,
waren Naunyn[1] und Quincke[2]. In ausgedehnten Untersuchungen konnte dann
Romberg[3] an Hand von Tierexperimenten zeigen, daß die Schwäche des Kreislaufes, wie sie auch bei tierischen Infekten zu sehen ist, nichts mit einer akuten
Insuffizienz des Herzens zu tun haben muß, sondern viel eher auf ein akutes
Versagen des Vasomotorenapparates zu beziehen ist. Ähnlich wie es nach hoher
Durchschneidung des Rückenmarkes zu einer Drucksenkung kommt, weil jetzt
im Bereiche des Splanchnicusgebietes ein Großteil des Blutes liegenbleibt, so
soll es in gleicher Weise auch bei tierischen und menschlichen Infekten zu
einer Drucksenkung kommen. Auch so erscheint der Gesamtkreislauf schwer gefährdet, um so mehr, als auf diese Weise das Herz ebenfalls unter der schlechten
Blutzufuhr zu leiden hat; denn dauert der Zustand des Kollapses länger an, so
kommt es sekundär infolge primärer Vasomotorenlähmung zu einer mangelhaften
Durchblutung der Coronargefäße und insofern zu Insuffizienz des Herzmuskels.

Die unterschiedlichen Kreislaufmittel sind von einem ähnlichen Gesichtspunkte aus durch Pässler[4] studiert worden. So trennt er scharf die Wirksamkeit
des Digitalis von der des Coffeins, das nur am Vasomotorenzentrum angreift;
rein peripher wirksame Mittel sind ihm noch unbekannt. Unter dem Einflusse
von Romberg ist auch die Arbeit von Heinecke[5] entstanden. Die Kreislaufinsuffizienz, die auf der Höhe einer Perforationsperitonitis zu beobachten ist, hat
gleichfalls nichts mit dem Herzen direkt zu tun, sondern hier handelt es sich
wahrscheinlich ebenfalls um eine Vasomotorenschwäche. Schon damals fiel der
Vergleich mit den Erscheinungen, wie sie nach schweren Blutverlusten zu sehen
sind. Der üble Ausgang, der sich nach einer schweren Blutung einstellen kann, ist
weniger auf den akuten Verlust an Hämoglobin zu beziehen, als vielmehr auf

---

[1] Naunyn: Arch. f. exper. Path. **1**, 181 (1873).
[2] Quincke: Ziemsens Handb. d. spez. Path. u. Ther. **6**, 341 (1876).
[3] Romberg: Arch. klin. Med. **64**, 652 (1899).
[4] Pässler: Arch. klin. Med. **77**, 96 (1903).
[5] Heinecke: Arch. klin. Med. **69**, 2129 (1901).

den Mangel an Flüssigkeit innerhalb der Blutbahnen. Infusionen von Kochsalzlösungen können in solchen Fällen lebensrettend wirken, manchmal allerdings
nur für kurze Zeit; noch viel besser wirken Gummi arabicum-Lösungen, wie dies
BAYLISS[1] empfohlen hatte. Die Injektion einer kolloidalen Lösung hat den großen
Vorteil gegenüber den Kochsalzlösungen, daß unter diesen Bedingungen ein
osmotischer Ausgleich viel schwerer erfolgen kann. Soweit man sich nicht vor
einer Eiweißvergiftung fürchtet, erscheint natürlich für diese Fälle die Injektion
von Blut (Transfusion) als die ideale Therapie, jedenfalls wird diese Methode
von vielen Chirurgen außerordentlich gelobt.

Während bei schweren Blutverlusten Infusionen von lebensrettender Wirkung sind, haben sich Transfusionen oder Infusion von Gummilösung im allgemeinen beim Kollapse nicht bewährt. Insofern ergibt sich zwischen den Erscheinungen, je nachdem ob es sich um einen Kollaps handelt oder um einen
schweren Blutverlust, ein prinzipieller Unterschied. Das Gemeinsame für beiderlei
Prozesse ist nur die mangelhafte Füllung des Herzens mit Blut, während die
Ursache eine verschiedene ist. In dem einen Falle fehlt Blut überhaupt, in dem
anderen aber — also beim Kollapse — hat sich ein Zustand entwickelt, der
es bedingt, daß Blut irgendwo im Organismus festgehalten wird und deswegen
nicht an das Herz herangelangen kann. Es muß beim Kollapse das Blut vermutlich irgendwo liegenbleiben oder es müssen sich im Blutlaufe irgendwelche
Hemmnisse entgegenstellen, so daß das Blut nicht zum Herzen gelangen kann.

Über die eigentlichen Ursachen des Kollapses, warum also das Herz mit nur
so wenig Blut gespeist wird, gehen die Meinungen auseinander. CRILE[2] gab der
Vermutung Ausdruck, als würde es sich hier um eine primäre Läsion im Gehirn,
vielleicht in der Gegend des Vasomotorenzentrums handeln. Die bekannte Tatsache, daß es nach experimenteller Ausschaltung des obersten Rückenmarksabschnittes zu einer tiefgehenden Blutdrucksenkung kommt, war das vermittelnde Glied für eine solche Vorstellung. Auch die Möglichkeit einer durch Emboli
(Fettemboli?) des Vasomotorenzentrums herbeigeführten Ausschaltung der für den
Blutdruck verantwortlichen Stellen wurde in Erwägung gezogen. Für manche
Formen mag dies Geltung haben, aber eine Verallgemeinerung einer solchen Vorstellung für alle Arten von Kollaps kommt sicher nicht in Betracht.

Beachtenswert ist die Vorstellung von BAINBRIDGE, wenn er an ein akutes
Versagen des Nebennierenapparates denkt. Sicherlich kann man durch Adrenalininjektionen das Symptomenbild des Kollapses vorübergehend bessern, doch müßte
sich noch der Beweis erbringen lassen, daß es durch Dauerinfusionen von
Adrenalin tatsächlich gelingt, das schwere Krankheitsbild zu heilen. Über solche
Beobachtungen ist aber vorläufig noch nicht berichtet worden; außerdem ist mir
nicht bekannt, daß es nach Nebennierenexstirpation akut zu Kollaps kommt.

Großes Aufsehen erregte die Accapnietheorie von HENDERSON[3]. Der Ausgangspunkt seiner Überlegungen war die Beobachtung, daß vielen Kollapszuständen eine
Periode vermehrter Atmung vorausgeht. Nachdem Hyperventilation mit einer
Abwanderung von Kohlensäure einhergeht und Mangel an Blutkohlensäure zu
einem akuten Absinken des Blutdruckes führt, und zwar sowohl im arteriellen
wie auch im venösen System, und gleichzeitig sich auch die Körpertemperatur
erniedrigt, so meinte HENDERSON, die Accapnie bei der Entstehung *jedes* Kollapses
in den Vordergrund rücken zu müssen. Die Kohlensäure soll auf den Veno-
pressormechanismus wirken. Ist dieser Mechanismus, der dauernd unter der

---

[1] BAYLISS: Intravenous Injections in Wound Shock. London 1918.
[2] PORTER: Harvey Lecture **1917**, 13, 21.
[3] HENDERSON: Amer. J. Physiol. **21**, 126 (1908).

Kontrolle der Kohlensäure steht, infolge Accapnie ausgeschaltet, so soll das
Blut in der Peripherie liegenbleiben und so ein ähnlicher Zustand geschaffen
werden, als wenn sich ein Individuum akut verblutet hätte. Den Kollaps, wie
er gelegentlich nach schweren Bauchoperationen zur Beobachtung kommt, will
HENDERSON in gleicher Weise gedeutet wissen. Durch das Manipulieren an
den bloßgelegten Därmen entweicht Kohlensäure aus den Mesenterialgefäßen.
Die Accapnie kann sich daher während einer Bauchoperation in doppelter Weise
entwickeln: einerseits durch Hyperventilation, andererseits durch Eröffnen und
Manipulieren in der Bauchhöhle. Für viele Formen von postoperativem Kollaps
mag eine solche Erklärung Gültigkeit haben, aber immerhin muß man bedenken,
daß selbst das akute Experiment mit der maximalen Hyperventilation nicht
immer zu dem von HENDERSON gefordertem Ziele führen muß. Und weiter ist
zu bedenken, daß bei vielen postoperativen Kollapszuständen das wichtigste
Symptom der Accapnie, nämlich die Verminderung der Blutkohlensäure, nicht
unbedingt im Vordergrunde stehen muß. Auch die auf dieser Theorie auf-

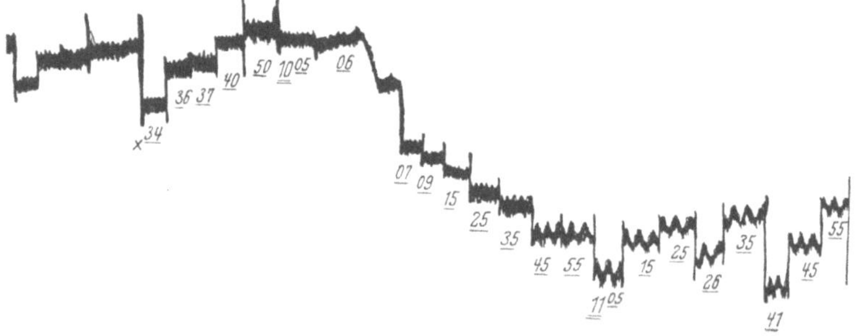

Abb. 269. Abfall des Blutdruckes nach experimenteller Muskelzerquetschung; die zu dieser Extremität hin-
ziehenden Gefäße können geschlossen und wieder geöffnet werden; sobald die abfließenden Venen das Blut
der zerquetschten Extremität in den allgemeinen Kreislauf gelangen lassen, sinkt der Blutdruck, um bei Verschluß wieder in die Höhe zu steigen. (Nach CANNON: Traumatic shock.)

gebaute Therapie des postoperativen Shockes, nämlich Atmung von Kohlensäure, führt durchaus nicht immer zum erwünschten Ziele, wobei allerdings
nicht verschwiegen werden soll, daß die Kohlensäureatmung nach schweren
Operationen immerhin sehr ratsam erscheint. Sicherlich ist die Kohlensäure
imstande, den Kreislauf zu heben, aber das Wesentliche scheint doch die bessere
Atmung und die damit einhergehende raschere Ausscheidung des Narkoticums
zu sein. Aus letzter Zeit stammt eine Arbeit von GROLLMANN[1], der nach Atmung von 10% Kohlensäure eine Zunahme des Minutenvolumens auch beim
Menschen beobachten konnte. Sicherlich spielt die Accapnie eine Rolle, aber
kaum die entscheidende.

Große Beachtung schenkt man in jüngster Zeit der toxischen Theorie des
Kollapses. Man geht von den schweren Shockzuständen aus, die sich z. B. im
Anschluß an eine schwere Weichteilverletzung (Muskelzerquetschung) einstellen
können. Da Muskel- und Weichteilverletzungen auch bei jeder größeren Operation
in Frage kommen, so kann diese Theorie auch auf die postoperativen Kreislaufstörungen Bezug haben. Daß tatsächlich nach Muskelzertrümmerungen schwere
Gifte frei werden, die zu Blutdrucksenkungen Anlaß geben, kann nach CANNON[2]
in folgender Weise demonstriert werden: Wird bei einem Tiere das abführende
Gefäß einer Extremität vorübergehend verlegt, nunmehr eine schwere Zertrümme-

---

[1] GROLLMANN: Amer. J. Physiol. **93**, Nr 3 (1930).
[2] CANNON: Traumatic shock. New York u. London 1923.

rung großer Muskelpartien vorgenommen, so kommt es, obwohl die Nerven intakt bleiben, zu keiner Blutdrucksenkung. Dieselbe ist aber sofort zu beobachten, wenn jetzt das Hindernis an der Vene entfernt ist (vgl. Abb. 269). Wahrscheinlich wird bei der Zertrümmerung des Gewebes Histamin oder ein histaminähnlich wirkender Körper frei. Eine gleiche Gedankenrichtung vertritt in jüngster Zeit auch THOMAS LEWIS[1], der außerdem noch, und zwar mit vollem Rechte, auf die Tatsache Rücksicht nimmt, daß sich in zahlreichen Organen unseres Körpers Histamin chemisch nachweisen läßt, allerdings in einer Form, die irgendwie chemisch gebunden erscheint. In vivo und vor allem im intakten Körper dürfte diese Substanz inaktiv abgelagert sein, so daß sie sich in dieser Form nicht Geltung verschaffen kann; wird aber das Gewebe von einem Reiz (?) getroffen oder kommt es gar zu einer ernsteren Verletzung, so soll jetzt Histamin frei werden, worauf es seine Wirksamkeit entfalten kann. So gut sich diese Beobachtungen im Rahmen einer toxischen Kollapstheorie einfügen lassen, so muß man sich doch stets vor Augen halten, daß solche Blutdrucksenkungen nur nach verhältnismäßig großen Histamindosen in Erscheinung treten, während kleinere Dosen sogar den gegenteiligen Effekt zeitigen können. Außerdem erfuhren wir von JANSSEN (persönliche Mitteilung), daß er beim Menschen im Venenblute einer Extremität, die eine schwere Zertrümmerung erfahren hatte, keine Vermehrung von Histamin nachweisen konnte; wohl aber fand sich eine Substanz vermehrt, die zwar keine Blutdrucksenkung, dagegen eine Darmwirkung entfaltete. Als interessant mag immerhin die Beobachtung notiert werden, daß bei narkotisierten Tieren nur 10 mal so kleine Histamindosen notwendig sind, um evtl. denselben Effekt nach sich zu ziehen, den sonst die entsprechend großen Mengen bedingen.

In neuerer Zeit haben sich für den Zusammenhang zwischen Histaminwirkung und Blutdrucksenkung besonders PICK und MAUTNER[2] interessiert. Nach ihrer Anschauung sollen in den einzelnen Venen, vor allem aber in der Leber, Klappenmechanismen vorkommen, die sich unter dem Einflusse von größeren Histamindosen schließen können und es so bedingen, daß das Blut unter dem Einflusse einer solchen Vergiftung nicht mehr in normaler Menge zum Herzen strömen kann. An dem Vorkommen solcher Klappen innerhalb der Leber ist nicht zu zweifeln.

Im Zusammenhange mit der toxischen Theorie sollen auch die Beobachtungen von BIEDL und KRAUS[3] Erwähnung finden: Injiziert man Hunden entsprechende Dosen von Wittepepton, so kommt es zu einem Krankheitsbilde, das mit dem beim Menschen beobachteten Krankheitsbilde des Kollapses die größte Ähnlichkeit besitzt. BIEDL und KRAUS diskutieren die Möglichkeit, ob es sich vielleicht nicht auch beim menschlichen Kollapse um eine Vergiftung handeln könnte, bei der peptonartige Substanzen in Frage kommen.

Die Vielheit dieser Ansichten, die sich leicht durch ähnliche Vorstellungen noch vermehren ließe, spricht entschieden dafür, daß der Kollaps als Symptom kaum einheitlich erklärt werden kann. Es ist wohl am wahrscheinlichsten, daß die verschiedensten Ursachen (nervöse und toxische) hierbei in Frage kommen. Das Wesentlichste, was sich aus all diesen zumeist experimentellen Beobachtungen ergibt, ist jedenfalls die Tatsache, daß beim Kollapse zu wenig Blut ins Herz gelangt und deswegen auch das arterielle System zu wenig gespeist wird. Herzschwäche ist jedenfalls im Beginne des Kollapses nicht im Vordergrunde stehend, was sich auch klinisch daraus ableiten läßt, daß während des Kollapses die

---

[1] LEWIS, THOMAS: Blutgefäße der menschlichen Haut. Berlin 1928.
[2] PICK u. MAUTNER: Münch. med. Wschr. **1915**, Nr 34 — Arch. f. exper. Path. **97**, 350 (1923).
[3] BIEDL u. KRAUS: Wien. klin. Wschr. **1909**, Nr 1.

Venen leer erscheinen. Digitalisähnlich wirksame Pharmaca sind daher therapeutisch beim Kollaps nicht in Anwendung zu ziehen.

Die von BARCROFT begonnenen Untersuchungen über das gegenseitige wechselseitige Verhältnis zwischen zirkulierender und deponierter Blutmenge gaben Anlaß, auch die Kollapsfrage von diesem Gesichtspunkte aus zu betrachten. Zunächst wurde die Frage im experimentellen Kollapse überprüft (EPPINGER und SCHÜRMEYER[1], wobei sich herausstellte, daß tatsächlich ein Parallelismus zwischen der Schwere der Blutdrucksenkung und der Abnahme der zirkulierenden Blutmenge besteht. Sowohl während eines Peptonkollapses, als auch nach Darreichung allerdings großer Histamindosen kommt es zu einer starken Herabsetzung nicht nur des Minutenvolumens und Blutdrucksenkung sowie Verkleinerung der Herzgröße, sondern vor allem auch zu einer starken Verminderung

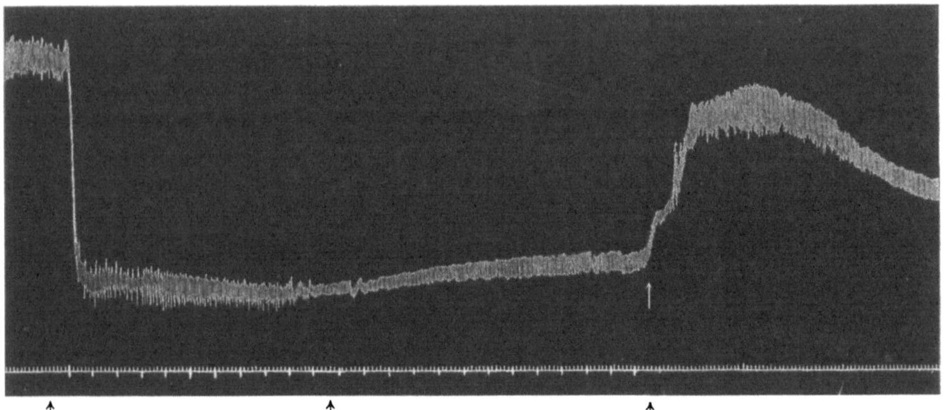

Abb. 270. Einfluß einer Peptoninjektion auf den Blutdruck, nachträglich Pituitrin (PARKE DAVIS), Abfall des Blutdruckes von 175 mm Hg auf 50 mm Hg. Zirkulierende Blutmenge bei Probe I 1000 ccm, bei Probe II 459 ccm, bei Probe III 820 ccm.

der durch Kohlenoxyd erfaßbaren Blutmenge (vgl. Abb. 270). Wir geben entsprechende Versuchsergebnisse in der folgenden Tabelle wieder:

Peptonshock		Arterieller Blutdruck mm Hg	Venöser Blutdruck cm H₂O	Minutenvolumen ccm	Zirkulierende Blutmenge ccm
Versuch I	Vor dem Shock	175	12	1070	725
	Während dem Shock	70	3	380	318
Versuch II	Vor dem Shock	185	11	1806	971
	Während dem Shock	90	2	460	270

Die Ursache dieser Senkung erscheint, wenn man die Abnahme der zirkulierenden Blutmenge berücksichtigt, vollkommen geklärt. Der größte Teil des im Körper befindlichen Blutes kann sich offenbar weder aus den Depots, noch aus den Capillaren entwickeln. Der auf diese Weise vergiftete Organismus beschickt sein Herz mit nur sehr geringen Blutmengen, so daß der Vergleich mit dem Zustande, der nach einem schweren Blutverluste einsetzt, vollkommen

---

[1] EPPINGER u. SCHÜRMEYER: Klin. Wschr. 1928, 777.

gerechtfertigt erscheint. Zur Illustration, daß während eines Kollapses das Herz mit zu wenig Blut beschickt wird, möge die Abb. 271 dienen; wir sehen auf der linken Seite der Abbildung das Orthodiagramm des Herzens *vor* dem

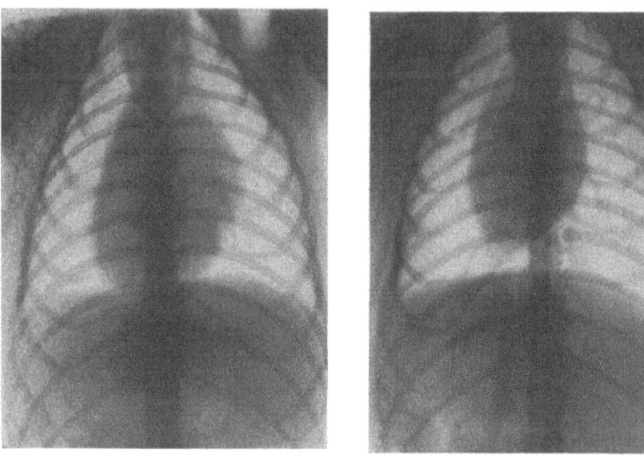

a   b

Abb. 271 a und b. Fernaufnahme des Herzens vor und während eines Peptonkollapses.

Kollaps und rechts während der Blutdrucksenkung; wäre eine Herzschwäche vorhanden, so müßte das Herz weiter werden, was aber nicht der Fall ist (EPPINGER[1]). Das Blut, das sich während eines Kollapses der allgemeinen Zirkulation entzieht, wird vermutlich auch während der Muskelbetätigung

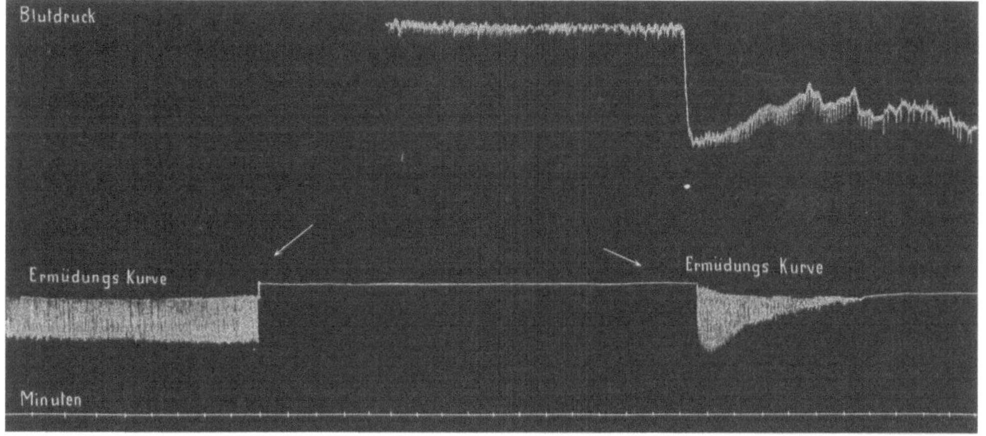

Abb. 272. Histaminshock: Einfluß der Arbeit auf das Minutenvolumen vor und während des Kollapses. Minutenvolumen vor Arbeit 1,82 l. *A* Ermüdungskurve anet., Minutenvolumen während Arbeit 3,10 l. *B* Ermüdungskurve im Shock, Minutenvolumen während Arbeit und Shock 0,497 l. (Nach EPPINGER, Klin. Wschr. **1928**, 2231.)

kaum in Bewegung gesetzt, denn wenn man das Minutenvolumen bei der Arbeit, die durch faradische Reizung einzelner Muskeln ausgelöst wird, vor und nach einem Shock miteinander vergleicht, so ergeben sich die ungünstigsten Bedingungen für die Ernährung des arbeitenden Muskels. In Abb. 272, die

---

[1] EPPINGER: Wien. klin. Wschr. **1930**.

die Kurve eines solchen Versuches wiedergibt, zeigt sich im ersten Teile nur die Zuckungskurve, die vor dem Shock geschrieben wurde. Das Minutenvolumen, das nach dem Fickschen Prinzip ermittelt wurde, betrug vor der Arbeit 1,82 l, am Ende der Arbeit stieg der Wert auf 3,1 l. Im zweiten Teil der Kurve zeigte sich dasselbe während eines Histaminshockes. Unmittelbar nach Einsetzen der Blutdrucksenkung beginnt die Arbeit, die sich aber bald erschöpft, so daß die Zuckungskurve innerhalb kurzer Zeit auf Null herabsinkt. Jetzt wird neuerdings das Minutenvolumen bestimmt, das nunmehr den außerordentlich niederen Wert von 0,497 l aufweist. Der Muskel ist bereits während des Shockes allein kaum imstande, seine Capillaren mit Blut zu versorgen, geschweige denn während der Kontraktion. Daß unter diesen Umständen, um noch einmal auf das Schema von Krogh zurückzukommen (vgl. Abb. 259—262), kaum neue Capillaren gefüllt mit Blut aufschießen können, wo in den schon vorher geöffneten Capillaren das Blut kaum vorwärts kommt, scheint vollkommen verständlich.

Wir waren auch bestrebt, in einer Reihe von menschlichen Kollapsen die zirkulierende Blutmenge zu bestimmen und kamen dabei zu ganz denselben Resultaten wie während der experimentellen Histamin- oder Peptonvergiftung. Man kann daher mit ziemlicher Sicherheit behaupten, daß es auch während des menschlichen Kollapses zu einer wesentlichen Verminderung der zirkulierenden Blutmenge kommen muß, und daß dies der Grund sein dürfte, warum das Herz so schlecht gefüllt wird und warum in die Gewebe, vor allem in das Gehirn, so wenig Blut gelangt. Über die eigentliche Ursache, warum sich das Blut nicht aus den Capillaren entwickeln kann und dementsprechend auch als deponiertes Blut in der Peripherie liegenbleibt, ist schwer etwas Sicheres auszusagen. Biedl und Kraus, die selbst bestrebt waren, der eigentlichen Ursache der nach Pepton einsetzenden Blutdrucksenkung näherzukommen, verlegten die Läsion ausschließlich in die Peripherie. Das vollkommene Versagen jeder Wirksamkeit von am Vasomotorenzentrum angreifenden Pharmaca diente ihnen als Stütze ihrer Annahme. Das einzige Mittel, das auf der Höhe des Peptonkollapses doch noch den Blutdruck zu steigern vermag, ist das rein peripher angreifende Bariumchlorid. Ob es während des menschlichen Kollapses auch zu einer ausschließlich peripheren Läsion kommt oder hier graduelle Unterschiede vorkommen, so zwar, daß es sich einmal vorwiegend um eine Läsion des Zentrums handelt, ein andermal mehr die Peripherie betroffen erscheint, läßt sich vorläufig kaum diskutieren. Jedenfalls kann es nach operativer Ausschaltung des Vasomotorenzentrums, z. B. nach Durchschneidung des obersten Rückenmarksabschnittes oder Cocainisierung dieser Gegend, auch zu einer wesentlichen Verminderung der zirkulierenden Blutmenge kommen.

Die zunächst auf rein experimentellem Wege gewonnenen Erfahrungen über das Verhalten der zirkulierenden und deponierten Blutmenge verlangten eine Übertragung auf die menschliche Pathologie; schon die Tatsache allein, daß man zwischen zirkulierender und deponierter Blutmenge zu unterscheiden habe, eröffnete eine Menge neuer Möglichkeiten. Selbstverständlich war es zunächst notwendig, sich über die physiologischen Voraussetzungen zu orientieren.

Um überhaupt über die Blutmenge etwas aussagen zu können, stehen uns zwei Methoden zur Verfügung: das Kohlenoxydverfahren und die Farbstoffmethoden. Da die ganze Lehre von der deponierten und zirkulierenden Blutmenge auf dem Kohlenoxydverfahren aufgebaut, war es notwendig, sich ausschließlich dieser Methode zu bedienen; Ewig hat an verschiedenen Menschen vergleichende Untersuchungen vorgenommen; er bestimmte am selben Menschen die Blutmenge zunächst mit der einen Methode und hat dann das zweite Verfahren angeschlossen; das Ergebnis dieser Untersuchungen läßt sich kurz dahin zusammenfassen, daß die Werte, die nach der Farbstoffmethode gewonnen wurden, beim normalen Menschen stets höher waren, während unter krankhaften Bedingungen, vor allem bei Herzfehlern, gerade das Gegenteil gefunden wurde; sicherlich sind damit neue Probleme angeschnitten, aber vorläufig, wo es sich zunächst nur um die Frage handelt, im Anschluß an die Beobachtungen von BARCROFT das Problem der zirkulierenden Blutmenge beim gesunden und kranken Menschen zu diskutieren, wollen wir von allen Resultaten, die mit der Farbstoffmethode gewonnen wurden, absehen und ausschließlich solche Werte berücksichtigen, die sich auf das Kohlenoxydverfahren stützen.

Die zirkulierende Blutmenge des gesunden Menschen schwankt zwischen 3,6 und 6,25 l; als Mittelwert; auf Grund einer größeren Zahlenreihe finden EWIG und HINSBERG als Mittelwert 4,70 l; pro kg Körpergewicht fanden sie 73 ccm, wobei die Schwankungen wesentlich geringer wurden, als sie sich in absoluten Zahlen ausdrücken; der niedrigste Wert lag bei 65 ccm, der höchste bei 81 ccm. Wir persönlich haben etwas niedere Werte gefunden; dies mag wohl damit zusammenhängen, daß wir (EPPINGER und SCHÜRMEYER) zunächst nur bei Frauen arbeiteten und außerdem auf die absolute Reinheit des zu inhalierenden Kohlenoxydes nicht so großen Wert legten. Nachdem HITZENBERGER, der mit derselben Methode wie EWIG und HINSBERG arbeitete und fast den gleichen Normalwert fand — nämlich 73,5 — so wird dies wohl als der richtige Wert anzusehen sein. Die Größe der zirkulierenden Blutmenge bei den verschiedenen Formen von Hypertonie scheint nicht einheitlich zu sein; in den Versuchen, die ich mit SCHÜRMEYER unternahm, fanden wir hohe Werte; EWIG und HINSBERG untersuchten 14 Fälle von Hypertonie und kamen zu dem Resultate, daß die zirkulierende Blutmenge vermindert, normal groß und vermehrt sein kann; in der Hälfte der Fälle war sie zu groß; Werte, die zwischen 82 und 96 ccm schwanken, sind entschieden zu hoch; vom klinischen Standpunkte aus haben EWIG und HINSBERG versucht, die rote und die blasse Hypertonie voneinander zu unterscheiden; ein unbedingter Parallelismus zwischen roter Hypertonie und großer zirkulierender Blutmenge besteht nicht, aber trotzdem findet man die hohen Werte bei der roten Hypertonie häufiger als bei den blassen. Merkwürdigerweise hat HITZENBERGER bei seinen Hypertonien keine Erhöhung feststellen können.

Bei dekompensierten Hypertonien haben EWIG und HINSBERG stets eine deutliche Erhöhung der zirkulierenden Blutmenge gefunden; vielleicht ist der Unterschied zwischen den Beobachtungen von HITZENBERGER und den Ergebnissen meiner Klinik darin zu suchen, daß wir vorwiegend bei leicht dekompensierten Fällen gearbeitet haben; gerade bei den Hypertonien ist es nicht immer leicht, die ersten Stadien einer Inkompensation zu erkennen. EWIG und HINSBERG fanden bei deutlich inkompensierten Hypertonien die höchsten Werte an zirkulierender Blutmenge, die sie überhaupt im Verlaufe ihrer Studien gesehen haben; Blutmengen von 112 oder gar 125 ccm pro kg Körpergewicht, also Werte, die über 50% größer sein können als beim Normalen, stellen keine Seltenheit vor.

Kompensierte Klappenfehler können auch bereits hochnormale oder sogar deutlich erhöhte Blutmengen erkennen lassen, ganz besonders gilt dies von der Mitralstenose; vielleicht hängt dies auch mit der bekannten Tatsache zusammen, daß eben Mitralstenosen auch in ihren besten Zeiten nie völlig kompensiert sind. Haben wir es mit Inkompensationen zu tun, so geht die zirkulierende Blutmenge beträchtlich in die Höhe; normale oder gar verminderte Werte wurden bei dekompensierten Klappenfehlern nie gefunden; dort, wo bei einem Klappenfehler eine Abnahme zu erkennen war, da stand die Erscheinung eines Kollapses im Vordergrunde.

Bei Hyperthyreosen erwies sich die Blutmenge stets vergrößert, das hat auch ZONDEK gefunden; im Gegensatz dazu war die zirkulierende Blutmenge beim Myxödem klein. Gibt man dekompensierten Klappenfehlern Digitalis und gelingt es auf diese Weise wieder normale zirkulatorische Verhältnisse anzubahnen, so geht die zirkulierende Blutmenge meistens deutlich zurück; unwillkürlich wird man vor die Frage gestellt, ob es nicht doch gelegentlich gerechtfertigt erscheint, die Digitaliskur mit einem energischen Aderlasse zu beginnen; die alten Ärzte haben davon oft Gebrauch gemacht und darüber nur Günstiges berichtet.

Sieht man in der Depotfunktion einen Mechanismus, der von der Peripherie kontrolliert wird, so muß man sich zugestehen, daß bei allen Dekompensationen und ebenso bei den Thyreotoxikosen hierselbst eine Schädigung vorliegen muß.

Bevor wir auf Änderungen im gegenseitigen Verhältnisse zwischen zirkulierender und deponierter Blutmenge unter pathologischen Bedingungen eingehen, sei zunächst erwähnt, wie man sich auch beim Menschen über *die Größe der deponierten Blutmenge* orientieren kann. Genaue Bestimmungen sind natürlich nicht möglich, immerhin kann man sich in grober Weise darüber ein Urteil bilden. Bekanntlich mobilisiert Hitze, Arbeit und Adrenalin Blut aus den Depots, es schöpft die Depots aus. Bestimmt man bei einem Menschen die Blutmenge *vor* einem Glühlichtbad oder *vor* einer Adrenalininjektion und dann noch ein zweites Mal auf der Höhe der Wirkung, so gewinnt man jetzt höhere Werte, die um so größer erscheinen, je mehr Blut aus den Depots herausgelockt wurde. Die Zahlen, die in den beiden folgenden Tabellen zusammengefaßt wurden, stammen von Frauen, deren Blutmenge vor und nach Arbeit resp. Hitzeeinwirkung ermittelt wurde.

Änderung der Blutmenge unter dem Einfluß eines Glühlichtbades.

Nr.	Alter	Gewicht kg	Ruhe			Wärme			Differenz der Mengen	Anmerkung
			Hgb.	Menge Liter	%	Hgb.	Menge Liter	%		
1	19	55	75	3,18	5,7	80	4,30	7,7	1,12	Normal
2	26	63	72	3,26	5,17	80	4,35	6,9	1,09	Achylie
3	25	54	76	2,80	5,19	78	4,19	7,7	1,39	Hysterie
4	20	53	82	2,40	4,7	83	4,64	8,7	2,23	Gastroenteritis
5	40	49	75	3,18	6,3	75	4,23	8,2	1,05	Achylie
6	21	53	83	2,81	5,4	86	3,98	7,5	1,17	Magenfall
7	69	60	68	3,68	6,1	71	4,31	7,1	0,63	Magenfall
Durchschnitt:				**3,04**	**5,51**		**4,26**	**7,7**	**1,22**	

Änderung der Blutmenge unter dem Einfluß einer Arbeit am Energometer.

Nr.	Alter	Gewicht kg	Ruhe			Arbeit			Differenz der Mengen	Anmerkung
			Hgb.	Menge Liter	%	Hgb.	Menge Liter	%		
1	52	58	104	3,72	6,41	105	4,28	7,2	0,56	Magenfall
2	28	60	85	3,18	5,3	86	3,72	6,2	0,54	Cystitis
3	27	60	96	3,21	5,35	98	3,75	6,25	0,54	—

Zunächst stellen diese Zahlen eine Bestätigung der BARCROFTschen Befunde vor. Auch wir können sagen, daß schon eine relativ kurze Erwärmung des Körpers genügen dürfte, um eine ganz beträchtliche Vermehrung der zirkulierenden Blutmenge hervorzurufen. Wenn unsere Zahlen geringere Differenzen aufweisen, als dies von BARCROFT hervorgehoben wurde, so liegt das offenbar in der Kürze der Hitzewirkung. Auch die Arbeit, die wir unseren Patienten zumuteten, konnte selbstverständlich keine sehr große sein; das dürfte auch einer der

Gründe sein, warum unsere Werte kaum an die von BARCROFT heranreichen. In jüngster Zeit hat HITZENBERGER[1] den Einfluß von Adrenalin auf die Blutmenge studiert. Schon beim normalen Menschen kommt es unter dem Einflusse von 1 ccm der gebräuchlichen Adrenalinlösung zu einer beträchtlichen Zunahme. Noch viel größer gestalten sich aber die Unterschiede, wenn eine große Milz vorliegt (Leukämie, Polycythämie). Daß Adrenalin eine große Milz verkleinern kann, was sich sogar palpatorisch verfolgen läßt, ist eine schon längst bekannte Tatsache, die gelegentlich sogar diagnostisch verwertet werden kann, wenn es sich um die Frage handelt, ob eine Resistenz einem Tumor oder der Milz entspricht. Merkwürdigerweise läßt sich bei splenomegalen Cirrhosen durch Adrenalin, was ebenfalls HITZENBERGER zeigen konnte, keine Steigerung erzielen.

Wir haben bei Hypertonikern auch den Einfluß von Wärme studiert. Eine wesentliche Vermehrung haben wir auf diese Weise nicht finden können. Nach-

Nr.	Alter	Ge-wicht kg	Ruhe			Wärme			Differenz der Mengen	Anmerkung
			Hbg.	Menge Liter	%	Hbg.	Menge Liter	%		
1	17	49,5	86	3,71	7,0	90	4,42	8,8	0,71	juvenile Hypertonie 188 mm Hg
2	35	53,0	72	3,89	7,3	76	4,01	7,6	0,12	Hypertonie 190 mm Hg
3	46	96,0	86	4,36	4,5	88	4,38	4,5	0,0	Hypertonie, Adipositas 200 mm Hg
4	55	75,5	94	4,95	6,6	97	4,97	6,6	0,0	Hypertonie 200 mm Hg
5	58	98	88	4,68	4,7	88	5,11	5,2	0,43	Hypertonie 260 mm Hg
6	60	66	68	4,82	7,3	68	4,96	7,5	0,12	Hypertonie 185 mm Hg
7	52	58	76	4,08	7,0	80	4,18	7,2	0,10	Hypertonie 220 mm Hg
Durchschnitt:				4,35	6,3		4,57	6,77	0,22	

dem bereits in der Ruhe resp. bei gewöhnlicher Temperatur die zirkulierende Blutmenge relativ vermehrt erscheint, so könnte man mit der Möglichkeit rechnen, daß die deponierte Blutmenge bei der Hypertonie schon unter gewöhnlichen Bedingungen kaum eine große Rolle spielen dürfte. Die Möglichkeit, bei einem Tiere durch Vermehrung der Blutmenge (z. B. durch intravenöse Injektion von Blut) eine länger anhaltende Blutdrucksteigerung zu erzeugen, kann als bekannt vorausgesetzt werden. Wenn man bedenkt, daß bei ausgeschaltetem Vasomotorensystem eine Vermehrung der in den Depots lagernden Blutmenge zu beobachten ist und sich bei der Hypertonie das Gegenteil findet, so drängt sich die Vorstellung einer wichtigen Mitbeteiligung des Vasomotorenzentrums im Sinne einer Reizung bei manchen Formen von Hypertonie um so mehr auf.

Das Problem des Antagonismus zwischen deponierter und zirkulierender Blutmenge sowie der Zusammenhang dieser Frage mit verschiedenen Krankheiten erfordert ein weiteres Studium. Bevor wir aber nicht über ein ausgedehntes Material verfügen, erscheint ein abschließendes Urteil verfrüht. Immerhin kann man den Befund, daß beim Kollaps die zirkulierende Blutmenge abnimmt, als gesicherte Tatsache hinnehmen. Ob es

---

[1] HITZENBERGER: Klin. Wschr. **1929**, 1208—1210.

gerechtfertigt ist, für alle Zustände, die mit einer Verkleinerung der zirkulierenden Blutmenge einhergehen, den Namen eines Kollapses zu reservieren, möchten wir dahingestellt sein lassen; das Wesentliche ist die Tatsache, daß wir mit dem Symptom der Oligämie pathogenetisch und auch diagnostisch zu rechnen haben. BERGMANN[1] und seine Schule sprechen von einer *Minusdekompensation*. Wenn sie darunter das Krankheitsbild des Kollapses verstehen wollen, so hätte ich gegen diese Bezeichnung nichts einzuwenden; aber in der Minusdekompensation einen Zustand sehen zu wollen, der unmittelbar mit einer primären Herzschädigung in Zusammenhang steht, halte ich nicht für angängig.

Im Rahmen des hier Vorgebrachten ist auch der Zustand der schweren *Narkosevergiftung* zu betrachten. Beim postoperativen Zustand handelt es sich ganz bestimmt nicht, wie vielfach auch heute noch fälschlich angenommen wird, um eine primäre Herzschädigung, sondern um einen kollapsähnlichen Symptomenkomplex; an der dabei in Frage kommenden starken Verringerung der zirkulierenden Blutmenge kann man nicht vorübergehen.

Wir geben im folgenden einige Beispiele (EPPINGER[2]), die das illustrieren können:

Art der Operation	Alter	Dauer der Operation Minuten	Blutdruck		Venendruck		Blutmenge	
			vor	nach	vor	nach	vor	nach
Gallenblase	58	80	145	105	18	10	3,84	2,73
Appendix	32	25	125	115	20	16	3,67	3,28
Magenkrebs	48	85	135	80	18	8	3,40	1,89
Gelenkplastik	34	55	140	125	13	7	3,74	3,06
Ulcerusexstirpation . .	41	65	120	70	15	4	3,27	1,76
Mammaamputation . .	45	70	145	105	13	7	3,50	2,56

Es ergeben sich somit im Narkoseshock ganz ähnliche Verhältnisse wie beim Kollaps, so daß man wohl nicht anstehen kann, hier analoge Zustände anzunehmen; daß bei dem Entstehen des postoperativen Shockes die Narkose von großer Bedeutung sein muß, lehren Beobachtungen von FRANKEN und SCHÜRMEYER[3] (aus der Klinik Pankow), die den ausschließlichen Einfluß der Narkose studierten; die Narkose wurde nur zum Zwecke der eingehenden Untersuchung eingeleitet und in der Narkose keine Eingriffe vorgenommen: die Normalwerte wurden in 3 Tagen Abstand vom Narkosetag gewonnen (siehe gegenüberstehende Tabellen).

Wir sehen somit, daß die Narkose allein schon die zirkulierende Blutmenge beträchtlich restringiert, wenigstens gilt dies von der Äther- und Avertinnarkose; sehr eigentümlich ist das Verhalten des Narcylens; es vermindert nicht nur nicht die Blutmenge, sondern scheint dieselbe sogar, wie überhaupt den Kreislauf wesentlich zu bessern, denn wie könnte man es sich sonst erklären, daß nach $1^1/_2$ stündiger Äthernarkose die Blutmenge um Beträchtliches in die Höhe geht. In diesem Zusammenhange möchte ich noch erwähnen, daß wir mehrmals Gelegenheit hatten, das Herz vor und nach einem schweren operativen Eingriffe orthodiagraphisch zu messen; mehrmals sahen wir deutliche Verkleinerungen, niemals aber eine Vergrößerung; interessante Beobachtungen, die ganz gleich lauten, stammen von BLALOCK[4].

---

[1] BERGMANN: Dtsch. med. Wschr. **1930**, 553.
[2] EPPINGER: Wien. klin. Wschr. **1930**.
[3] FRANKEN u. SCHÜRMEYER: Narkose u. Anästhesie, Heft 9. 1928.
[4] BLALOCK: Arch. Surg. **14**, 732, 921, 978 (1927).

Im Coma diabeticorum sowie während der Verbrennungsintoxikation erscheint die zirkulierende Blutmenge ebenfalls wesentlich herabgesetzt, während im Insulinshock wieder das Gegenteil zu beobachten ist. Wenn man bedenkt, daß der normale Mensch während der Ruhe nie seine volle Blutquantität beschäftigt, sondern Blutmengen in der Reserve hält, um sich ihrer gegebenenfalls wie z. B. während einer Arbeitsleistung zu bedienen, und daß dieses Funktionieren vom Capillarmechanismus reguliert wird, so ergeben sich daraus Konsequenzen, die uns so recht geeignet erscheinen, die Bedeutung der Capillaren in das rechte Licht zu stellen. Gleichgültig ob viel oder wenig Blut in der Peripherie zurückbehalten wird, beides kann Krankhaftes bedeuten, was sich in letzter Linie doch wieder in der Zirkulation auswirken muß.

Äthernarkose			
normal		nach $1^1/_2$ stündiger Narkose	
Blutmenge cm³	Blutdruck	Blutmenge cm³	Blutdruck
I. 3680	122/80	3060	96/68
II. 3450	119/73	2970	92/65
III. 3710	121/92	3110	95/72

Avertinnarkose			
normal		in Avertinnarkose	
Blutmenge cm³	Blutdruck	Blutmenge cm³	Blutdruck
I. 4030	115/78	3070	90/50
II. 5580	120/85	4520	75/55
III. 4580	115/75	3400	85/45
IV. 4580	125/90	3540	95/55

Narcylennarkose			
normal		nach $1^1/_2$ stündiger Äthernarkose mit Narcylen (10 Min.) fortgesetzt	
Blutmenge cm³	Blutdruck	Blutmenge cm³	Blutdruck
I. 3420	115/70	3750	140/90
II. 3560	123/85	3750	139/84
III. 3650	110/75	3810	135/80

Sicherlich ist die auf zu großer Mobilisierung der Depots beruhende Plethora nicht die einzige Ursache der Hypertonie, aber im Rahmen der anderen Faktoren wohl von nicht hinwegzuleugnender Bedeutung. Während die Plethora weder für das Funktionieren des Herzens noch der übrigen Organe eine unbedingte Gefahr bedeuten muß, ist die *Oligämie*, selbst wenn sie nur funktionell in Erscheinung tritt, also wenn eine zu große Retention des Blutes in den Depots stattfindet, für den Gesamtkörper von nachteiligsten Folgen. Der Vergleich mit dem gefährlichen Zustande, der sich bei einer akuten Verblutung ergibt, erscheint vollkommen berechtigt.

Ärztlicherseits muß man sich für die Frage interessieren, welche Medikamente einen fördernden Einfluß auf die Größe der zirkulierenden Blutmenge nehmen; die Frage ist schwer durch Beobachtungen am kranken Menschen zu lösen; wir haben daher versucht, im experimentellen Shock die einzelnen Pharmaca zu überprüfen.

Der Peptonkollaps eignet sich dazu fast gar nicht, weil schon BIEDL und KRAUS bekannt war, daß außer Bariumchlorid kein Medikament imstande ist, auf den gesunkenen Blutdruck Einfluß zu nehmen. Sehr geeignet erweist sich aber für solche Versuche der Histaminkollaps; allerdings muß man zu großen Dosen der unterschiedlichen Pharmaca greifen; da es aber zunächst nur darauf ankam, zu erfahren, welche Medikamente überhaupt die zirkulierende Blutmenge beeinflussen, so erscheinen solche Versuche doch geeignet, von der Klinik berücksichtigt zu werden; vielleicht zeigte sich ein Parallelismus zwischen Blutdrucksteigerung und zirkulierender Blutmenge; jedenfalls kann man umgekehrt schließen, daß, sobald die zirkulierende Blutmenge zu steigen beginnt, auch der Blutdruck in die Höhe geht; auf die Details der dabei erhobenen Resultate wollen wir nicht eingehen, sondern unsere Erfahrungen nur in Tabellenform zusammenfassen:

	Blutdruck in mm Hg			Blutmenge		
	vor dem Shock	während dem Shock	unter dem Einfluß der Medikamente	vor dem Shock	während dem Shock	unter dem Einfluß der Medikamente
Adrenalin	146	48	180	1040	505	980
Hexeton	170	42	135	1380	785	1030
Bariumchlorid . . .	152	58	180	725	318	868
Strychnin	170	48	190	983	270	879
Pituitrin	180	36	120	1000	459	868
Wärme	180	70	85	860	410	510
Kohlensäure . . .	170	35	69	1000	608	876
Ephetonin	135	42	100	940	390	790

Berücksichtigt man die hier angeführten Versuche, so muß man annehmen, daß viele Medikamente, die erfahrungsgemäß einen außerordentlich günstigen Einfluß zur Verhütung und auf die Behandlung des menschlichen Kollapses haben, auch den experimentellen Histaminkollaps bessern können und gleichzeitig damit auch eine Zunahme des zirkulierenden Blutes bedingen; wenn wir uns von dem Gedanken leiten lassen, daß es während des Kollapses zu einer Verminderung der zirkulierenden Blutmenge kommt, so erscheint es völlig gerechtfertigt, zur Bekämpfung dieses Zustandes Medikamente heranzuziehen, die pharmakologisch geprüft die Eigenschaft haben, aus den Blutdepots Blutmengen zu mobilisieren; die ärztliche Erfahrung und die experimentelle Beobachtung stimmen in dieser Beziehung völlig überein; denn alle die Mittel, die ärztlicherseits zur Bekämpfung eines Kollapses wirksam in Anwendung gezogen werden, zeigen fördernde Wirkungen auf die zirkulierende Blutmenge.

Wenn wir gelegentlich bei der Behandlung eines schweren Kollapses mit unseren Medikamenten nichts erreichen, dann können wir uns vielleicht daran erinnern, daß z. B. der Peptonkollaps auch vielen Pharmaca gegenüber refraktär ist, nicht aber der Histaminshock; es kommen sicherlich auch in der menschlichen Pathologie Kollapse verschiedener Intensität vor, so daß wir uns nicht wundern dürfen, wenn gelegentlich die eingeschlagene Therapie versagt.

In diesem Kapitel waren wir bemüht, die Bedeutung der Peripherie für die Hämodynamik zu charakterisieren. Damit die Organe normal funktionieren, brauchen sie viel Blut, und Blut, *das in richtiger Verteilung* den Geweben angeboten wird. Da ein Gewebe in der Ruhe nur einen geringen Bedarf hat, während der Arbeit aber die Ansprüche an Sauerstoff sehr groß sind, so würde es eine Vergeudung an Energie bedeuten, wenn in der Ruhe vor allem die Muskeln mit allzu großen Blutmengen versorgt würden. Es ist daher in unserem Körper sehr zweckmäßig eingerichtet, daß die einzelnen Gewebsprovinzen nur dann viel Blut erhalten, wenn sie sich in Tätigkeit befinden. Die Regulierung dieses zweckmäßigen Mechanismus hat mit dem Herzen zunächst nichts zu tun, sondern untersteht den verschiedenen Vorrichtungen, die wir unter dem Begriffe der Peripherie zusammenfassen und die vermutlich alle unter der Herrschaft des Vasomotorensystems stehen, ob damit *nominell* alles erfaßt ist, läßt sich schwer sagen; inwieweit nicht doch „Homone" auch noch in Betracht kommen, läßt sich vorläufig noch kaum sagen. Damit die Zirkulation ihrer Hauptaufgabe, nämlich der idealen Ernährung aller Gewebe, in richtigster Weise nachkommen kann, haben wir neben den vielen Mechanismen, die wir zunächst kaum fassen können, zwei wichtige Funktionen der Peripherie zu berücksichtigen, das ist einerseits die Fähigkeit, *das Blut während der Passage durch die Gewebe möglichst ökonomisch auszunutzen*, und andererseits, *im entscheidenden Momente Blut in Reserve zu halten, um es bei entsprechendem Bedarfe in ergiebigster Menge wieder zur Verfügung stellen zu können.* Diese beiden Funktionen lassen sich auch am kranken Menschen beurteilen: Der Maßstab der einen ist das *Minutenvolumen*, der Maßstab der anderen die Größe der *zirkulierenden Blutmenge.* So gut durch diese beiden Funktionen manche Schädigung des Organismus durch vikariierende stärkere Betätigung der Peripherie paralysiert werden kann, so kann natürlich durch eine nicht zweckmäßige Eigenmächtigkeit des peripheren Anteils auch Krankhaftes hervorgerufen werden. Erfolgt eine mangelhafte Ausnutzung des Blutes, so wird das so bedingte große Minutenvolumen eine viel stärkere Inanspruchnahme des Herzens und der Gefäße die Folge sein, als wenn das Blut mit geringerer Geschwindigkeit die Gewebe passieren würde. Ob nicht die zu große Ausnutzung des Blutes mit ihrem allerdings viel kleineren Minutenvolumen auch mit Gefahren für den Organismus verbunden ist, wäre noch zu untersuchen.

Daß z. B. der BASEDOWsche Symptomenkomplex (EPPINGER, KISCH und SCHWARZ[1]) mit seiner mangelhaften peripheren Ausnutzung Herz und Gefäße sehr in Anspruch nehmen kann, ist sicher. Wir müssen diese Unökonomie ärztlich kennen, denn durch diese Erkenntnis ist es vielleicht zu verstehen, warum die durch unvorsichtige Jodmedikation ausgelöste *Thyreotoxikose* für manches Herz, das sich in der Ruhe und bei geringer Anstrengung eben noch gewachsen zeigt, von deletärsten Folgen sein kann. Wenn man weiter verfolgen kann, wie auch *psychische Erregungen* das Minutenvolumen erhöhen können, dann darf es uns nicht wundern, wenn viele Herzfehler bei solchen Gelegenheiten vermutlich wegen der großen Geschwindigkeit des Blutes schwer zu leiden haben. Psychische Beruhigung spielt bei der Therapie vieler Herzkranken eine große Rolle. Daß speziell während des Krankheitsbildes des Asthma cardiale, bei dem ein psychischer Faktor sicher auch in Frage kommt, der Herzkranke wegen des erhöhten Minutenvolumen schwer betroffen sein kann, ist von uns bereits diskutiert worden.

Wegen der Unfähigkeit der Peripherie, im entscheidenden Momente das Blut besser auszuwerten, scheinen manche Herzfehlerpatienten während der Arbeit — soweit unsere Beobachtungen lehren — gelegentlich schwer zu kranken. Wenn auch eine solche Unökonomie, in einem Organismus mit völlig intaktem Herzen, nicht so handgreifliche Folgen nach sich ziehen muß, so kann dies bei einem Menschen, dessen Herzen nur auf viel geringere Leistungen eingestellt ist, von übelster Bedeutung sein. Die Herzschädigung im Verlaufe des Aneurysma arterio-venosum ist ein drastisches Beispiel für ein solches Geschehen; die Besserung des Kreislaufes und vor allem auch des Herzens nach Schließung der aneurysmatischen Kommunikation sind gleichsam ein experimenteller Beweis für den schädlichen Einfluß eines zu großen Minutenvolums. Jedenfalls werden wir auf diesem Gebiete noch vieles bei der Erforschung pathologischen Geschehens zu erwarten haben.

Störungen in der Depotfunktion der Peripherie können ebenfalls Anlaß zu mancherlei pathologischen Vorgängen führen. Ganz abgesehen von dem Krankheitskomplex des Kollapses, bei dem große Blutmengen in den Organen verstaut liegenbleiben, müssen in der Klinik Zustände wie Oligämie oder Plethora mehr berücksichtigt werden, als dies bis jetzt geschehen ist. Im Verlaufe der verschiedensten Krankheiten muß es nicht nur zu generalisierten Kollapsen, kommen, sondern wahrscheinlich gibt es auch lokalisierte Zustände dieser Art. Ebenso wie auf der Höhe eines schweren Kollapses die Gesamtblutmenge ver-

---

[1] EPPINGER, KISCH u. SCHWARZ: Versagen d. Kreislaufes, S. 31.

ringert sein kann, so gibt es ganz sicher ähnliche Vorgänge, die nur auf einzelne
Organe oder Organgruppen beschränkt bleiben. Dadurch, daß z. B. in einem
Organe die Capillaren sich mächtig erweitern, kann das Blut hier liegenbleiben
und so die Fühlung mit der allgemeinen Zirkulation verlieren. Der Endeffekt,
da das Hämoglobin allmählich völlig reduziert wird, kann schließlich ein gleicher
sein, als wenn überhaupt kein Blut in diesen Abschnitt gelangt wäre. Die Betrachtung der RAYNAUDschen Krankheit mahnt uns, solche Überlegungen anzustellen.
Selbstverständlich werden auch nervöse Einflüsse den einen oder den anderen
schädigenden Einfluß der Peripherie bedingen können, aber solange wir keine
klaren Vorstellungen über das normale Geschehen haben, erscheint ein Versuch,
sich an pathologische Fragen heranzuwagen, verfrüht.

In der richtigen Einstellung unseres Organismus, die Peripherie, also die
Depotfunktion und Utilisation, sowie die Capillarisierung im entscheidenden
Momente heranzuziehen, wird sich auch der Wechselvorgang zwischen Muskulatur, Nervensystem und Gefäßsystem bewegen, den wir unter dem Begriffe des *Trainings* kennen. So wie mangelhaftes Training eine Ähnlichkeit
hat mit einem Zustand, der bereits als krankhaft erscheint, so kann sicherlich
auch gutes Training manches Pathologische im Rahmen des Kreislaufes im
günstigen Sinne bemänteln. Ich habe immer den Eindruck gewonnen, daß
kreislaufkranke Menschen mit mangelhafter körperlicher Betätigung bei relativ
geringer Herzschädigung viel schwerer zu leiden haben als Leute, die bis zu
dem Momente, wo sie ans Krankenlager gefesselt wurden, ihrer oft nicht leichten
Arbeit nachgekommen sind. Jedenfalls scheinen mir dies Hinweise zu sein, die
Berücksichtigung der Peripherie bei der Behandlung mancher Herzkrankheiten
stets im Auge zu behalten. Von diesem Gesichtspunkte habe ich mich auch
leiten lassen, als ich die Massage als Therapeuticum vieler Kreislaufpatienten
empfohlen habe.

III. Störungen des Capillarkreislaufes bei Insuffizienz des Herzens.

Bei den verschiedensten Kreislaufstörungen kann es zu einer atypischen
Ansammlung von Blut innerhalb der Gewebe kommen. Eine große blutreiche
Leber ist nicht nur die Begleiterscheinung einer Herzinsuffizienz, denn man kann
Ähnliches auch beim Kollaps, also bei einer rein peripheren Störung sehen.
In dem einen Falle handelt es sich um eine Stauung, im anderen aber um die
Unfähigkeit gewisser Gewebsanteile, das Blut aus den Capillaren herauszubringen.
Es wäre wünschenswert, wenn von pathologisch-anatomischer Seite der Versuch
gemacht würde, hier auch histologisch eine Trennung anzubahnen. Unter beiderlei
Bedingungen kann es zu einem Übertritte von Blutflüssigkeit in die Gewebs-
spalten kommen. Wenn sich dies bei der rein kardialen Störung in Form von
ausgedehnten Ödemen mehr Geltung verschaffen kann, so liegt dies hauptsächlich in der *Dauer* der Erscheinungen bedingt. Kollaps ist nur ein vorübergehender
Prozeß, der entweder rasch zum Tode führt oder wieder gut wird. Die kardiale
Insuffizienz dagegen kann monatelang anhalten, was sicherlich die Hauptursache
sein dürfte, warum sich gerade hier die schwersten Komplikationen von seiten
der Capillartätigkeit entwickeln.

Ob nicht manche Ödeme, wie wir sie in der menschlichen Pathologie
sehen, gelegentlich doch auf lokale Kollapse mancher Capillargebiete zu beziehen
sind, möchten wir wegen mangelnder Beweiskraft nicht weiter diskutieren.
Immerhin wird man an solche Möglichkeiten erinnert, besonders wenn man sich
das QUINCKES Ödem vergegenwärtigt.

Die Capillaren sind der Bereich, in dem der Stoffwechsel stattfindet, also der Austausch der Nahrungs- und Abbauprodukte erfolgt. Die capilläre Strecke, wo dies geschieht, ist relativ kurz, immerhin muß man mit großen Unterschieden rechnen, soweit man die einzelnen Abbildungen resp. Präparate beurteilen kann. Das Wundersame der in diesem Bereiche stattfindenden Tätigkeit ist die Tatsache, daß es auf der einen Seite zu einem Übertritte in die Gewebe kommen kann und andererseits sich doch wieder Substanzen aus den Geweben herausfinden. Fast könnte man verleitet sein, hier an vitale Kräfte zu denken. Immerhin stößt es nicht auf Schwierigkeiten, hier mit physikalischen resp. chemischen Kräften sein Auskommen zu finden und daher in der Capillarwandung nur eine inaktive permeable Membran zu sehen. Weder die *Filtrationstheorie* allein ist hier imstande, uns eine eindeutige Erklärung zu geben, noch die reine *Diffusions-*

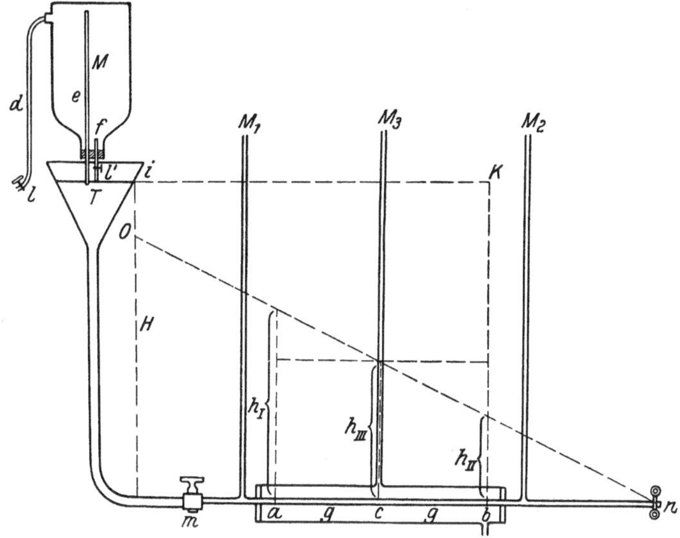

Abb. 273. (Erklärung im Text.)

theorie. Es erscheint daher angebracht, beide miteinander tunlichst zu vereinen. Obwohl wir sicher sind, daß nicht alle Capillaren so gebaut sind, wie uns dies z. B. von den Capillaren am Nagelfalz her bekannt ist, so erscheint es doch zweckmäßig, von diesem Schema auszugehen. Wir haben also einen arteriellen und einen venösen Schenkel zu unterscheiden. Eine solche Trennung erscheint nicht nur aus histologischen Gründen berechtigt, sondern auch aus biologischen. Im arteriellen Schenkel erfolgt die Ionenwanderung in der Richtung zum Gewebe, im venösen Anteil im umgekehrten Sinne, also zurück zum Blute. Der arterielle ist im normalen Zustande enger als der venöse, dementsprechend ist der Blutdruck im arteriellen höher anzunehmen als im venösen. Schon aus dieser Annahme heraus ist von Körner und Klemensiewicz[1] die Theorie entwickelt worden, die es uns wahrscheinlich machen soll, warum im arteriellen Schenkel eine Filtration in der Richtung zu den Geweben stattfindet und der umgekehrte Vorgang auf der venösen Seite erfolgt.

Ein Strömungsrohr mn (s. Abb. 273), welches an zwei Stellen mit Steigröhren M_1 und M_2 versehen ist, durchläuft einen weiten, etwa 200 ccm Flüssigkeit fassenden Glaszylinder g. Jener Teil des Strömungsrohres, welcher im Innern des Glaszylinders liegt, ab, ist aus einem

---

[1] Körner u. Klemensiewicz: Transfusion im Gebiete der Capillaren. Leipzig 1913.

Stück eines in Alkohol konservierten Dünndarmes von einem neugeborenen Kinde angefertigt. Durch passende Pfropfen ist der Glaszylinder an seinen beiden Enden wasserdicht geschlossen. Um den Druck der im Zylinder angesammelten Flüssigkeit zu messen, ist das Steigrohr M_3 angebracht; bei m steht das Strömungsrohr mit dem Niveaugefäß (MT) in Verbindung; die Strecke ab stellt das Capillargebiet dar, ma versinnbildlicht die arterielle Zufuhr, bn die venöse Ableitung; der Zylinder g repräsentiert das Gewebe. In den Steigröhren ist der jeweilige Druck leicht zu bestimmen; befindet sich der Apparat in Tätigkeit und fließt bei n die Flüssigkeit langsam ab, so zeigen die Steigröhren einen Druckabfall, der durch die Linie on gekennzeichnet ist. Würde man im Bereiche der Gewebsröhre g noch zwei Steigröhren einbauen — eine bei a, die andere bei b —, so würde der Druck hier überall h_3 sein; da aber in die Röhre ab tatsächlich der Druck an der Stelle a h_1 ist und bei b h_3, so ergibt sich, daß in der Strecke ac die Filtration in der Richtung gegen das Gewebe erfolgen muß, während zwischen cb eine Rückfiltration stattfindet.

Neben der Filtration, die sich auf physikalische Kräfte zurückführen läßt, spielt die Diffusion als chemische Kraft vermutlich die größere Rolle. Voraussetzung ist allerdings die Undurchlässigkeit der Capillarwand für Kolloide. Befindet sich im Bereiche der Gewebe eine fast eiweißfreie Flüssigkeit, ist aber dagegen die Flüssigkeit, die durch das Rohrsystem strömt, eiweißreich, so hat natürlich die letztere die Tendenz, Wasser und Salze an sich zu ziehen. Auf diese Energiequelle des Eiweißes als flüssigkeitsanziehendes Element hat zuerst STARLING[1] hingewiesen. Diese „back infiltration", wie sie von STARLING genannt wurde, ist in letzter Zeit Gegenstand genauer Untersuchungen von SCHADE[2] geworden. Seine Modellversuche haben die weitere Tatsache ergeben, daß der onkotische Druck — wie die Eigenschaft des Eiweißes genannt wird, Flüssigkeit anzuziehen — im Anfange einer Capillare geringer ist als z. B. im venösen Anteile. Wieweit bei diesen Modellversuchen *doch* mechanische Kräfte in Betracht kommen (vgl. die Beobachtungen von KÖRNER und KLEMENSIEWICZ), läßt sich schwer entscheiden; jedenfalls ließ sich „an allen kolloidhaltig durchströmten Röhren beim Sichauslaufenlassen des Strömungsdruckes in der Nähe des Rohrendes eine Richtungsumkehr der dialytischen Wanddurchströmung" erkennen. Vielleicht wäre auch zu berücksichtigen, daß das Blut im venösen Anteil reicher an Kohlensäure ist, dagegen an Sauerstoff ärmer. Daß dies auf den onkotischen Druck ebenfalls Einfluß nehmen muß, erscheint uns sehr wahrscheinlich, nachdem jede Zunahme der Acidität den Quellungsdruck steigert.

Schließlich muß man mit *Änderungen der Membran* auch rechnen. Daß z. B. eine Membran durch irgendwelche Beeinflussungen ihres kolloiden Zustandes für den Gasaustausch anders werden kann, erscheint mir doch sehr wahrscheinlich. Gilt dies bereits für die Diffusion von Gasen, so hat dasselbe für die fixen Ionen wohl auch Gültigkeit.

Warum der Herzkranke besonders an den unteren Extremitäten starke Ödeme zeigen kann, während die Arme davon frei sind, ist wohl auf den *hydrostatischen Druck* zu beziehen resp. auf die langsamere Zirkulation in den herunterhängenden Extremitäten. Prüft man z. B. bei einem Hunde mittels der REINschen Methodik die Blutgeschwindigkeit sowohl in der Cava superior als auch inferior, zunächst bei horizontaler Lage, so zeigen sich zwischen oben und unten keine wesentlichen Unterschiede. Bringt man dagegen das Tier in eine Stellung, so daß jetzt die Beine tiefer liegen als die vorderen Extremitäten, so fließt sofort das Blut im Bereiche der hinteren Extremitäten langsamer. Solche nebst vielen anderen älteren Beobachtungen scheinen wohl eindeutig zu beweisen, daß beim stehenden und herumgehenden Menschen der Venendruck in den

---

[1] STARLING: J. of Physiol. **19**, 312 (1896); **16**, 224 (1894).
[2] SCHADE: Z. klin. Med. **100**, 363 (1924).

Beinen höher ist und die Blutgeschwindigkeit langsamer. Damit steht auch in Zusammenhang der Befund von FLORKIN, EDWARDS und DILL[1]; sie analysierten beim Menschen in der V. femoralis den O_2-Gehalt, sowohl in stehender als auch liegender Stellung; beim Stehen wird das Blut besser utilisiert, denn es enthält im Durchschnitt um 32% weniger Sauerstoff als im Liegen.

Sobald das Herz nicht mehr imstande ist, die venösen Angebote restlos weiterzugeben, kommt es zu einer Drucksteigerung innerhalb des venösen Systems. Die Stauung überträgt sich auch auf die Capillaren. Im akuten Experimente ist der Einfluß der Stauung am besten zu verfolgen, wenn man während der Betrachtung der Capillaren am Nagelfalze eine Drosselung der abführenden Venen vornimmt. Sofort nach Beginn der Stauung verlangsamt sich die Strömung. Die Blutkörperchen werden sichtbar, da sie jetzt langsamer durch die Capillaren gleiten. Allmählich kommt es zu den bekannten Erscheinungen des Pendelns. Schließlich tritt Stase ein. Die einzelnen Schenkel der Capillaren werden weit, besonders gilt dies vom venösen Anteil und dem Schaltstück, aber auch der arterielle Schenkel wird wesentlich breiter. Wird die nicht lange während Stauung gelöst, so werden zuerst die Schlingen schmäler, sie entleeren sich langsam; erst nach geraumer Zeit setzt die Strömung ein, anfangs träge, später schneller. Die ursprüngliche Schnelligkeit des Blutstroms wird erst nach geraumer Zeit wieder erreicht. So hochgradige Veränderungen kommen, soweit man sich auf die Untersuchungen am Nagelbett verlassen kann, wohl selbst bei den schwerst inkompensierten Herzfehlern kaum zur Beobachtung. Jedenfalls kann es im akuten Experimente im venösen Schenkel, gelegentlich sogar auch im arteriellen, zu einer Drucksteigerung, also zu einer Zunahme des Filtrationsdruckes kommen. Es ist kaum wunderlich, wenn bei einer Gegenüberstellung einerseits der durchdrängenden und andererseits der zurückfließenden Kräfte die Backinfiltration benachteiligt wird.

Der vermehrte hydrostatische Druck innerhalb der Capillaren hat bei kardialer Stauung ein um so leichteres Spiel, als meist gleichzeitig damit auch eine Reduktion des kolloidosmotischen Druckes einsetzt. Eine Zunahme der Globulinfraktion im Blute ist auch bei inkompensierten Herzfehlern außerordentlich häufig zu sehen, so daß hier Beziehungen zu den Nephrosen gegeben sind, bei denen wahrscheinlich dieses Moment für die Entstehung der Ödeme von entscheidender Bedeutung sein dürfte. Was das Auslösende in der Änderung des Bluteiweißbildes sein dürfte, darüber können wir nichts Sicheres aussagen.

Ebenso wie es bekannt ist, daß der hydrostatische Druck größer sein muß als der onkotische, damit es zur Ausbildung von Ödemen kommen kann, so ist es auch umgekehrt verständlich, daß bei Abnahme der Ödeme entweder der onkotische Druck zunehmen oder der hydrostatische abnehmen muß. Bessert sich die Herztätigkeit, so daß aus den Venen die Rückstände allmählich wieder verschwinden, so sinkt auch der hydrostatische Druck in den Capillaren und vermutlich auch der onkotische. Vielleicht spielt das gestörte normale Verhältnis zwischen hydrostatischem und kolloidosmotischem Druck nicht nur bei der Bildung der Hautödeme eine entscheidende Rolle, sondern auch bei der Entstehung des Ascites und Hydrothorax. Vermutlich kommt es infolge des vermehrten venösen Druckes auch zu einer Änderung der trennenden Membranen, denn sonst wäre es kaum zu verstehen, warum es einerseits zu Albuminurie kommen kann und andererseits die anscheinend eiweißfreie Gewebsflüssigkeit jetzt Kolloide enthält. Für die Durchlässigkeit des Eiweißes während der Stauung spricht auch das Verhalten des Sputums bei Lungenödem.

---

[1] FLORKIN, EDWARDS u. DILL: Amer. J. Physiol. **94**, 459 (1930).

Änderungen in der Membran können der Anlaß sein, warum die Ionenwanderung aus den Geweben zurück in das Blut auf Schwierigkeiten stoßen kann. Daß dieses Moment *mit* zur Ursache einer Ödembildung werden kann, scheint uns sehr wahrscheinlich. Änderungen in der Acidität sind für die Diffusion durch die Membran von nicht zu unterschätzender Bedeutung (Fischer, M.[1]). Vielleicht hängt mit solchen Aciditätsunterschieden auch der eigentümliche Venenbefund zusammen, den man bei vielen inkompensierten Herzfehlern sehen kann. Selbst die Armvenen zeigen eine verdickte und weißlich getrübte Intima. An eine Mitbeteiligung durch Druck wird auch zu denken sein. Bei chronischer venöser Stauung kommt es zu einer histologisch, ja sogar gelegentlich makroskopisch nachweisbaren Veränderung der Gewebe. So gibt es eine chronische Muskatnußleber, die schließlich sogar zur cyanotischen Atrophie, z. B. der Leber, führen kann. Ähnliches ist mehr oder weniger an allen Organen zu sehen, wenn es sich um lang währende Inkompensationen handelt. Da es bei chronischer Stauung auch zu schweren Veränderungen innerhalb der Capillaren kommen dürfte, kann es nicht wundernehmen, wenn sich dies auch in Störungen des Stoffwechsels äußert. Zu konkreten Vorstellungen ist man erst in letzter Zeit gekommen.

Im Gegensatz zum normalen Menschen, der während der Ruhe entsprechend seiner Größe, seinem Gewichte und seinem Alter ein bestimmtes Sauerstoffquantum für sich in Anspruch nimmt, gelten diese Regeln nicht für alle Herzfehlerpatienten, denn viele unter ihnen besitzen einen viel höheren Grundumsatz. Speziell im inkompensierten Zustande verbrauchen sie viel mehr Sauerstoff als die entsprechenden Kontrollpersonen. Die Annahme, daß dies vielleicht mit der Unruhe und der Dyspnoe der Patienten zusammenhängen könnte, besteht nicht zu Recht, denn einerseits zeigen z. B. Patienten mit Asthma bronchiale, also einer Krankheit, die ebenfalls mit hochgradiger Dyspnoe und starker Inanspruchnahme der Atemmuskulatur einhergeht, keine wesentliche Steigerung des Sauerstoffverbrauches, und andererseits können wir eine beträchtliche Erhöhung des Grundumsatzes auch bei Herzfehlern nachweisen, die völlig ruhig sind und kaum dyspnoisch erscheinen. Auch Patienten, die nicht mit einem Klappenfehler behaftet sind, wohl aber eine Hypertrophie z. B. auf der Basis einer Hypertonie haben, können gelegentlich enorm hohe Sauerstoffwerte zeigen; vielleicht sind dahinter die ersten Erscheinungen einer bereits begonnenen Inkompensation zu sehen. Wie sehr die Grundumsatzsteigerung manchmal in den Vordergrund treten kann, beweisen die Schlüsse, die z. B. von Mannaberg[2] gezogen wurden. Eben wegen des hohen Grundumsatzes war er sogar geneigt, an einen ursächlichen Zusammenhang zwischen Hyperthyreoidismus und Hypertonie zu denken. Die Unökonomie im Stoffwechsel tritt noch viel stärker in den Vordergrund, wenn man solche Herzkranke mit erhöhtem Sauerstoffverbrauch arbeiten läßt. Da zwischen Arbeitsleistung und Energieverbrauch, soweit es sich um normale Menschen handelt, feststehende Beziehungen existieren, so kann man diese Zahlen als Grundlage wählen und die so gewonnenen Resultate mit jenen bei Herzkranken vergleichen. In der Abb. 274 charakterisiert die dick ausgezogene Linie die normalen Verhältnisse; in ihrer ursprünglichen Form stammt die Kurve von Lindhard bzw. von Bainbridge. Wir haben uns durch geeignete Versuche an gesunden Menschen von der Richtigkeit dieser Tabelle überzeugen können. Interpoliert man nunmehr in dieses Schema die Werte, die wir bei Herzkranken erhalten haben, so kann man sich am besten davon überzeugen, wie unökonomisch

---

[1] Fischer: Kolloidchemie u. Wasserbindung. 1927.
[2] Mannaberg: Wien. klin. Wschr. **1922**, Nr 7 — Wien. Arch. inn. Med. **36** (1923).

die Muskelmaschine bei Inkompensation des Kreislaufes arbeitet. Die meisten
Herzfehler (in der Abb. 274 die Fälle Pekarek, Schmittner, Trieb, Warak, Trenka
Künzel) benötigen, wie aus der Kurve zu entnehmen ist, zur Bewältigung derselben Arbeit ein viel größeres Sauerstoffquantum als die entsprechenden Kontrollpersonen. Bis jetzt ist uns nur noch eine Krankheit bekannt geworden, die
sich ähnlich verhält, es ist dies die Hyperthyreose.

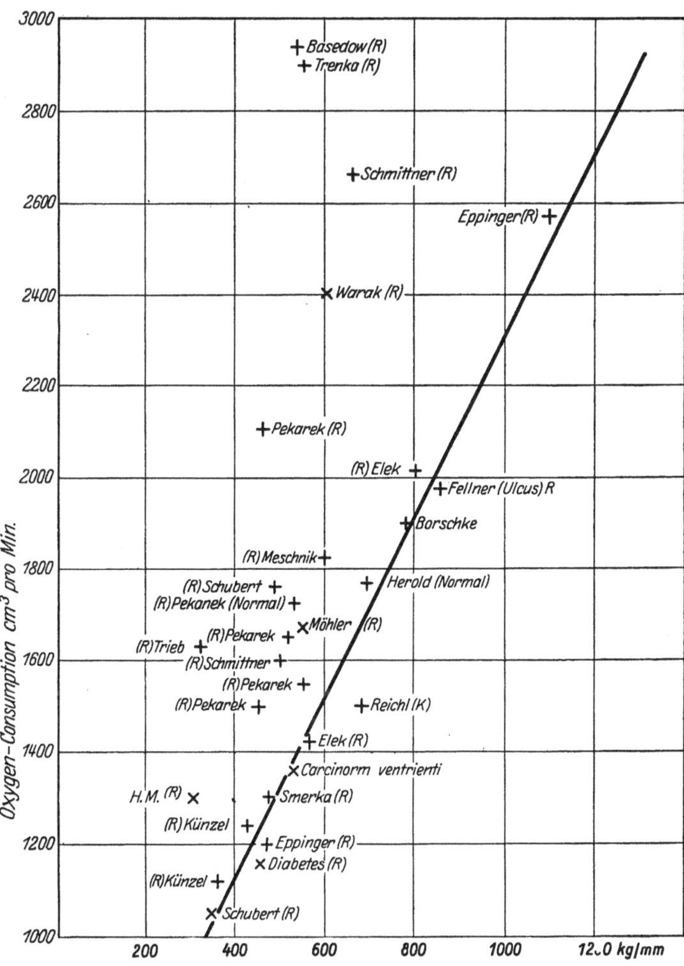

Abb. 274. Trenka: komb. Vitium; Schmittner: Aortenvitium; Wanek: Hypertonie; Pekarek; luet. Aorten-
fehler, inkomp. Myokarditis; Borschke: komb. Vitium, inkomp.; Meschnik: Mitralvitium; Schubert: Hyer-
tonie, inkomp.; Möhler: Mitralvitium, inkomp.; Trieb: Pulm.-Stenose (Cyanose); Smerta; Mitralstenose;
Künzel: Perikarditis; H. M.; Mitralvitium, inkomp.; Eppinger und elek. Normalpersonen.
(Aus Eppinger, Kisch und Schwarz: Das Versagen des Kreislaufes.)

Ganz im Gegensatze zum Verhalten der Herzfehler und der Basedowschen
Krankheit zeigen andere krankhafte Zustände, die ebenfalls mit starker Ermüdung einhergehen, wie z. B. die Krebskachexie oder der fast komatöse Diabetiker oder schwer ikterische Patienten kaum eine Änderung gegenüber der
Norm. Die Herzkranken scheinen somit zur Bewältigung einer gegebenen Arbeitsleistung nicht mit jener Sauerstoffquantität ihr Auskommen zu finden, die
sonst dem gesunden Menschen entspricht. Sie arbeiten vielmehr wie eine

unökonomische Maschine, die mehr Kohle verbraucht, als ihrer Leistung entspricht. Diese Beobachtungen sind jetzt von verschiedenster Seite (z. B. von Meakins[1], Herbst[2]) bestätigt worden, so daß an ihrer Richtigkeit nicht gezweifelt werden kann. Ursprünglich glaubten wir, einen weitgehenden Parallelismus zwischen der Schwere der Dekompensation und der Höhe der Unökonomie annehmen zu müssen. An der Tatsache ist aber nicht vorüberzugehen, daß gelegentlich Personen, die mit einem Herzfehler behaftet sind und sich noch im Stadium vollkommener Kompensation befinden, auch schon dieselben Veränderungen darbieten können. Die Störung im Gasstoffwechsel ist somit nicht *nur* die Begleiterscheinung der Dekompensation allein, sondern auch ein Symptom, das gelegentlich auch bei einem Herzfehler zu sehen ist, der sich sonst kaum von der Norm unterscheidet. Selbstverständlich schließt dies nicht aus, daß es sich dabei doch um irgendeine Form der Inkompensation handelt. Bei Herzstörungen, die auf nervöse Momente bezogen werden könnten, läßt sich weder eine Steigerung des Grundumsatzes noch des Sauerstoffbedarfes während einer Arbeitsleistung ermitteln (Herbst). Diese Beobachtung erscheint uns doch sehr beachtenswert.

Ein ganz wesentlicher Unterschied im Verhalten des Gasstoffwechsels zwischen gesunden und herzkranken Menschen ergibt sich auch, wenn man den Sauerstoffverbrauch *nach* Beendigung der Arbeit berücksichtigt. Das vermehrte „Nachatmen" des Sauerstoffes stellt etwas ziemlich Charakteristisches des Herzfehlerpatienten dar. Bei normalen Menschen klingt die durch die Arbeit bedingte Steigerung des Stoffwechsels innerhalb kürzester Zeit ab, so daß meist nach 5—10 Minuten die ursprünglichen Verhältnisse wieder erreicht sind. Im Gegensatz dazu ist bei dekompensierten Herzfehlern die Sauerstoffaufnahme selbst nach 10 Minuten nach Beendigung der Arbeit noch lange nicht auf ihrem ursprünglichen Ruhewert angelangt, ja es gibt Fälle, wo selbst noch nach 30 Minuten der Sauerstoffverbrauch hoch über das Niveau des Ruheumsatzes zu liegen kommt. Es sind also drei Störungen im Stoffwechsel des Herzkranken zu sehen: *Erhöhung des Grundumsatzes, wesentliche Erhöhung des Sauerstoffbedarfes während einer Arbeitsleistung und Verzögerung im zeitlichen Ablaufe der Sauerstoffaufnahme.* In Fortsetzung dieser Beobachtungen hat Herbst ähnliche unökonomische Verhältnisse im Stoffwechsel auch bei Patienten beobachten können, die unmittelbar vorher an einem akuten Gelenkrheumatismus erkrankt waren.

Da die Läsion des Herzens bei jeder Inkompensation im Vordergrunde des klinischen Interesses steht, lag es natürlich nahe, das Plus des während der Arbeit verbrauchten Sauerstoffes zunächst mit der Schädigung des Herzfleisches in Zusammenhang zu bringen. Der Sauerstoffverbrauch eines gesunden Herzens kann auf durchschnittlich 5—10% des Gesamtumsatzes geschätzt werden, also für den gesunden Menschen auf ca. 15—25 ccm Sauerstoff emporsteigen. Da das Plus bei einem inkompensierten Herzfehler selbst bei einer geringen Arbeitsleistung mehrere Liter betragen kann, andererseits aber kaum angenommen werden muß, daß jetzt der Mehrverbrauch des kranken Herzens mehr als das Doppelte ausmacht, so erscheint es schon deswegen ausgeschlossen, einen ursächlichen Zusammenhang zwischen selbst schwerst geschädigter Herztätigkeit und diesen Änderungen im Stoffwechsel konstruieren zu wollen.

Gerade die Tatsache, daß die stärksten Veränderungen *während* der Arbeit zu sehen sind, weisen vielmehr mit noch größerem Nachdruck auf *Störungen*

[1] Meakins: J. clin. Invest. **4**, 273 (1927).
[2] Herbst: Arch. klin. Med. **162**, 33, 129, 258 (1928).

im Muskelmechanismus; vielleicht ist daher die Ursache der erwähnten Unökonomie in den peripheren Anteilen, also in den Muskeln, zu suchen! Je mehr man als Arzt auf die Möglichkeit einer Mitbeteiligung der peripheren Muskeln seine Aufmerksamkeit richtet, desto häufiger hat man im Gespräche mit Herzkranken Gelegenheit, zu hören, wie sehr solche Patienten gelegentlich unter unangenehmen Gefühlen schwerster Ermüdbarkeit *innerhalb* der Muskeln zu leiden haben. Man kann dies von ihnen erfahren, selbst wenn sie sich anschicken, nur geringe Arbeitsleistungen durchzuführen. Nur zu oft hört man solche Patienten sagen: „Es ist nicht der Druck in der Herzgegend oder die Kurzatmigkeit, die mich veranlaßt, bei einer stärkeren Bewegung stillzustehn, als vielmehr das Gefühl in den Beinen, die gleichsam ihren Dienst versagen, so daß ich deswegen stehenbleiben muß."

Die Bedeutung einer Störung im Muskelstoffwechsel wird noch viel handgreiflicher, wenn man das *Schicksal der Milchsäure* verfolgt, also jener Substanz, die im Muskelstoffwechsel sicherlich eine große Rolle spielt. Im Harn der unterschiedlichen Herzkranken ist schon öfter Milchsäure gefunden worden (JERVELL[1]). Besonders große Mengen an Milchsäure haben sich nachweisen lassen, wenn man die betreffenden Individuen unter Sauerstoffmangel brachte. So kommt es z. B. beim Hunde auf Grund der Untersuchungen von ARACKI[2] zu einer beträchtlichen Milchsäureausscheidung, wenn man die Tiere mit Kohlenoxyd vergiftet oder ihnen nur so viel Sauerstoff zu atmen gibt, daß die Tiere eben nicht ersticken. Nach schweren Kraftleistungen kann es gleichfalls zu einer Ausscheidung von Milchsäure durch den Harn kommen. Die jüngsten Beobachtungen von SNAPPER[3], der bei Ringkämpfern sogar im Schweiße Milchsäure nachweisen konnte, gehören ebenfalls hierher. Viel augenfälliger wird uns die Bedeutung der Milchsäure im normalen und pathologischen Muskelstoffwechsel, wenn man die analogen Veränderungen im Blute studiert. Die Milchsäurewerte im normalen Blute bewegen sich innerhalb sehr enger Grenzen. Läßt man gesunde Menschen nur eine geringe Arbeit leisten (z. B. man läßt die betreffende Person eine 4 Stockwerke hohe Treppe mäßig rasch emporsteigen), so kommt es meist kaum zu einer wesentlichen Änderung. Läßt man dagegen die betreffende Versuchsperson schwerste Arbeit verrichten, so steigt die Milchsäure im Blut beträchtlich an. Um dies zahlenmäßig zur Darstellung zu bringen, verweisen wir auf die beiliegende Tabelle, die einer Publikation von HILL[4] entnommen ist. Nachdem auch im Blute eine starke Zunahme der Milchsäure bei schwerster Arbeit zu sehen ist, so darf uns die Zunahme im Schweiße bei Ringkämpfern nicht wundernehmen.

			Milchsäure im Blute mg%
Normal I	Standing running 156 steps per minute for 55 minutes	Ruhe . . . . 18 Minuten nach der Arbeit 37 Minuten nach der Arbeit	20 58,1 52,5
Normal II	Running at 9 miles per hour	Ruhe . . . . 1 Minute nach der Arbeit	23,2 54,6
Normal III	Standing-running 237 steps per minute for 10 minutes	Ruhe . . . . 1 Minute nach der Arbeit 48 Minuten nach der Arbeit	21,0 95,0 41,0

[1] JERVELL: Investigation of the concentration of lactic axid in blood and Urine. Oslo 1928.
[2] ARACKI: Hoppe-Seylers Z. **15**, 335 (1891).
[3] SNAPPER: Nederl. Tijdschr. Geneesk. **1929**, H. 44 — Biol. Z. **208**, 212 (1929).
[4] HILL: Proc. roy. Soc. B **96**, 459 (1924).

In der folgenden Tabelle sind die Werte zusammengestellt, die von uns einerseits bei Gesunden, andererseits bei Herzkranken erhoben wurden, wobei ausdrücklich betont sei, daß die Arbeit sehr gering war. Es unterliegt wohl keinem Zweifel, daß hier Befunde vorliegen, die vermutlich für den Herzfehler etwas Charakteristisches darstellen dürften. Nehmen wir noch die Untersuchungen von MEAKINS[1] und von HERBST[2] hinzu, die unsere Befunde vollkommen

		Vor der Arbeit mg Milchsäure	Arbeitsleistung innerhalb Zeit	Neben den Milchsäurewerten finden wir die Zeitangaben der einzelnen Punktionen
Normal	I	18	469 in $1^1/_2$ Min.	22 (3) 19 (9) 14 (22) 18 (33) 17 (47) 17 (60)
	II	22	572 in $1^1/_2$ Min.	25 (4,5) 21 (11) 21 (22) 19 (36) 21 (45)
Herzfehler	I	24	660 in 5 Min.	50 (4) 33 (27) 28 (37) 24 (50) 27 (62)
	II	25	436 in $1^1/_2$ Min.	60 (7) 45 (22) 39 (33) 33 (45) 31 (60)
	III	14	240 in $2^1/_2$ Min.	28 (2,5) 25 (11) 24 (22) 25 (33) 24 (45)
	IV	19	627 in 4 Min.	45 (5,5) 47 (11) 33 (23) 26 (36) 26 (46) 21 (60)
	V	13	380 in $2^1/_2$ Min.	23 (2) 23 (7) 27 (15) 21 (25) 23 (35) 23 (45)

bestätigen, so erscheinen die Befunde vollkommen eindeutig. *Während der gesunde Mensch bei einer 2—3 Minuten lang währenden mäßigen Arbeitsleistung keine Erhöhung des Milchsäuregehaltes im Blute erkennen lassen, führt dieselbe Arbeit bei inkompensierten Herzkranken zu einer beträchtlichen Vermehrung der Blutmilchsäure.*

Auch im Ruhezustande des kreislaufkranken Menschen sind bereits hohe Milchsäurewerte zu sehen. Wie sehr der Milchsäuregehalt von der jeweiligen Beschaffenheit des Herzens abhängig sein kann, lehrt eine Beobachtung von MEAKINS und LONG[3], die mir so eindrucksvoll erscheint, daß ich sie wiedergeben möchte:

Lactic acid in the blood in a case of progressive circulatory failure with exacerbations and remissions in a case of chronic rheumatic mitral endocarditis with stenosis and insufficiency

Date	Lactic acid in blood mgm per 100 c	Condition
January 7, 1926 .	35,8	Symptoms of decompensation moderate
January 11, 1926 .	51,8	Symptioms more severe
January 15, 1926 .	29,8	General condition much improved
January 27, 1926 .	30,5	Pronounced dyspnea and orthopnea
January 28, 1926 .	110,0	Condition much worse almost moribund
January 29, 1926 .	38,7	Great improvement in condition
February 17, 1926 .	35,3	Condition has remained unchanged
February 24, 1926 .	30,3	Condition unchanged
March 13, 1926 . .	27,7	Condition weaker more dyspnea and edema
March 18, 1926 . .	105,1	Condition gradually became worse, now in extremis
March 25, 1926 . .	49,8	Condition somewhat improved but very weak
March 26, 1926 . .	40,3	Condition unchanged
March 27, 1926 . .	108,5	Condition very bad, unconscious, died 12 hours later

Wir haben bei Herzkranken auch den Einfluß der Arbeit auf die Milchsäureausscheidung durch den Harn studiert. Während bei gesunden Menschen keine Änderungen zu sehen sind, kann es bei Herzkranken im Stadium der Inkompensation zu beträchtlichen Zunahmen zu kommen, doch möchten wir auf gelegentliche

[1] MEAKINS: J. clin. Invest. **4**, 285 (1927).
[2] HERBST: Arch. klin. Med. **162**, 258 (1928).
[3] MEAKINS u. LONG: J. clin. Invest. **4**, 290 (1927).

Steigerungen im Harne kaum so großes Gewicht legen, da es meistens bei inkompensierten Herzkranken nach einer stärkeren Muskelleistung auch zu Ödemen kommt, die die wahre Milchsäureelimination in ein anderes Licht stellen können. In diesem Zusammenhange darf es uns auch nicht wundern, wenn es bei einem Herzfehlerpatienten auf der Höhe einer Diurese zu einer mächtigen Milchsäureausscheidung durch den Harn kommt. Vermutlich werden bei inkompensierten Herzkranken in den Geweben größere Milchsäurequantitäten retiniert, die erst nach außen gelangen, wenn sich auch die Ödeme entleeren. Beobachtungen an Herzkranken, deren Ödeme punktiert wurden, und wo man in der Ödemflüssigkeit dann Milchsäure finden konnte, sprechen im gleichen Sinne. Speziell die Beobachtungen, wo sich unmittelbar nach einer körperlichen Anstrengung in der Ödemflüssigkeit viel mehr Milchsäure fand, als z. B. 24 Stunden später, sobald sich die Patienten von der vorangegangenen Anstrengung wieder erholt hatten, können kaum anders gedeutet werden. Auf die einschlägigen Untersuchungen von HILL, der annimmt, daß die in den Muskeln gebildete Milchsäure nicht nur in das

		Milchsäure im Blut mg	Milchsäure in der Ödemflüssigkeit mg
I. Patient: Mitralstenose, hochgradig ödematös und cyanotisch; ist etwa 3 Stunden vor der Aufnahme in die Klinik zu Fuß gegangen; starke Dyspnoe	Unmittelbar nach der Spitalsaufnahme	55	33
	24 stündige Bettruhe	21	12
I. Patient: Inkompensierte Hypertonie, starke Ödeme der Beine und des Rumpfes; mußte ebenfalls zu Fuß in die Klinik kommen	Unmittelbar nach der Spitalsaufnahme	48	28
	24 stündige Bettruhe	17	11

Blut diffundiert, sondern sogar in die Gewebsflüssigkeit eindringen kann, werden wir später noch zu sprechen kommen. Als Beweis, daß tatsächlich das Plus an Milchsäure im Blute aus den Muskeln stammt, können Versuche von DRESEL[1] dienen, der im Armvenenblute vor und nach dosierter Arbeit Milchsäurebestimmungen vornahm; der normale Mensch zeigt keine Erhöhung, wohl aber der Herzkranke.

Schließlich soll nicht unerwähnt bleiben, daß Milchsäure, die man einem inkompensierten Herzkranken intravenös verabfolgt, viel länger im Blute erhalten bleibt, als wenn man dieselbe Quantität einem gesunden oder inkompensierten Menschen verabfolgt (PERGER[2]). Uns hat das Schicksal dieser Milchsäure deswegen interessiert, weil wir uns die Frage vorgelegt haben, ob die schon nach geringer Arbeit bei einem Herzkranken im Blute auftretende Milchsäure auf eine erhöhte Produktion derselben zu beziehen ist oder auf einer Unfähigkeit des Organismus beruht, die einmal in das Blut übergetretene Milchsäure zu verbrennen. Wenn wir Ähnliches auch bei einer primären Leberschädigung (BECKMANN[3]) sehen können, so ändert dies nichts an der Tatsache, daß beim Herzkranken entweder die Oxydationsfähigkeit gegenüber Milchsäure herabgesetzt ist oder die Aufnahmefähigkeit in das Gewebe auf Schwierigkeiten stößt, weil hierselbst vielleicht schon größere Mengen von Milchsäure deponiert sind. Jedenfalls weisen beiderlei Beobachtungen, der erhöhte Sauerstoffverbrauch während der Muskeltätigkeit und das reichliche Auftreten von Milchsäure auf eine *Schädigung im*

---

[1] DRESEL u. HIMMELWEIT: Klin. Wschr. **1929**, 294.
[2] PERGER: Klin. Wschr. **1927**, 1324.
[3] BECKMANN: Arch. klin. Med. **159**, 129 (1928).

Muskelstoffwechsel hin. Sollte sich dies auch anderweitig bestätigen lassen, so wäre daraus der Schluß abzuleiten, daß der erhöhte Grundumsatz der inkompensierten Herzkranken auf Änderungen im Muskelmechanismus bezogen werden muß.

Zunächst schien es wünschenswert, die beiden beim Herzfehler erhobenen Beobachtungen, nämlich erhöhter Milchsäuregehalt im Blute und die Unökonomie während der Muskeltätigkeit, in ursächlichen Zusammenhang zu bringen. Ein solcher Versuch erschien um so verlockender, als die moderne Muskelphysiologie in dieser Richtung viel Neues aufgedeckt hat, was wert war, auch von der Pathologie übernommen zu werden. Es erscheint daher angebracht, einiges aus der modernen Muskelphysiologie hier zu berücksichtigen, selbstverständlich nur so weit, als es auf unsere Untersuchungen Bezug hat: Die während der Muskelkontraktion frei gewordene Milchsäure ist auf einen anoxybiotischen Vorgang zu beziehen. Sauerstoff ist für den Muskel nur zwecks Erholung notwendig, um die Milchsäure sowie evtl. andere Produkte, die während der Muskelkontraktion entstehen, wieder zum Verschwinden zu bringen. Da sich, wie genaue Untersuchungen ergeben haben, ein krasses Mißverhältnis zwischen tatsächlich gebildeter Milchsäure und dem ebenfalls nachweisbaren Sauerstoffverbrauch festlegen läßt, so kam HILL zusammen mit MEYERHOF[1] zu der Ansicht, daß nur

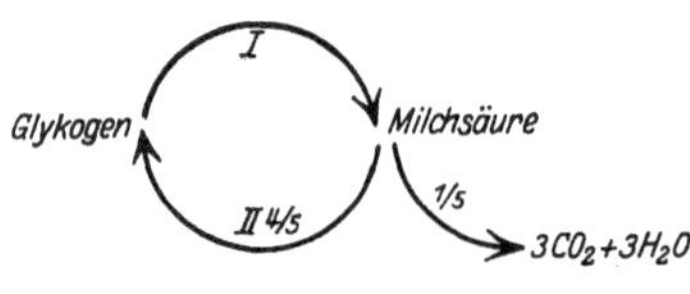

Abb. 275. (Erklärung im Text.)

ein Teil der Milchsäure zu CO_2 und H_2O verbrennt, während die Hauptmenge wieder zu Glykogen resynthetisiert werden muß. Wäre die Rückverwandlung zu Glykogen und als den anderen Ausgangsprodukten eine vollständige, so würde dieser Vorgang fast der Tätigkeit eines Perpetuum mobile gleichen. Auf jeden Fall muß dieser Muskelchemismus als ein sehr ökonomischer hingestellt werden, denn von dem Ausgangsmaterial wird nur $^1/_5$—$^1/_6$ geopfert, während die weitaus größere Menge der Oxydation entgeht und sich neuerdings zu jener Substanz umzuwandeln scheint, die im Beginne der Muskelkontraktion von Bedeutung ist. Die beiliegende Abbildung (Abb. 275) versinnbildlicht uns den Vorgang, wie er auch jetzt noch, trotz mehrfacher Einwände, von HILL und MEYERHOF verteidigt wird. I. stellt den anoxybiotischen Vorgang während der Muskelkontraktion vor, also die Umwandlung des Glykogens zu Milchsäure. II. dagegen die Periode der Erholung, wobei aber nur $^4/_5$ zurückverwandelt werden, während $^1/_5$ der Oxydation verfällt. Die Umwandlung von Glykogen zu Milchsäure und wahrscheinlich auch der umgekehrte Vorgang scheint über den Umweg einer Hexosephosphorsäure zu erfolgen, doch können wir auf die Details dieses Problems nicht weiter eingehen. Für die ganze Frage eines möglichen Zusammenhanges von muskulärer Tüchtigkeit und Stoffwechsel sowie für die Übertragung solcher Vorstellungen auf die Pathologie scheint uns die Angabe wichtig, daß der Resynthesekoeffizient von $^4/_5$ resp. $^5/_6$ auf $^3/_5$ bis auf $^1/_2$ hinaufgehen kann, sobald sich im Experimente teils Ermüdungserscheinungen oder gar Schädigungen des Muskels feststellen lassen. Auf Grund dieser Beobachtung ist es somit gestattet, aus der Größe des Koeffizienten den Nutzeffekt im Erholungsvorgang abzuleiten.

Der Resyntheseprozeß ist zunächst am herausgeschnittenen Froschmuskel studiert worden. HILL[2] hat uns gezeigt, daß wir auch am lebenden Menschen in das Getriebe des Muskelchemismus Einblick nehmen können; ja es ist sogar möglich, unter bestimmten Bedingungen auch ein Urteil selbst über die Größe

---

[1] Literatur bei O. MEYERHOF: Die chemischen Vorgänge im Muskel. Berlin: Julius Springer 1930.
[2] HILL: Proc. roy. Soc. **97**, 84 (1924).

des Ausnützungskoeffizienten zu gewinnen. Wenn ein Mensch schwer arbeitet, dann plötzlich aufhört, und wenn während der ganzen Versuchsdauer durch kurzfristige Einzelbestimmungen der Sauerstoffverbrauch ermittelt wird, so zeigt sich, daß die während der Arbeit erhöhten Sauerstoffwerte nicht sofort auf den Ruhewert absinken. Die Steigerung hält nach Arbeitsschluß noch eine Zeitlang an. Der Verbrauch ist beim gesunden Menschen in der ersten halben Minute nach Beendigung der Arbeit noch sehr groß, allmählich sinkt er ab und ist erst — bei allerdings nicht sehr schwerer Arbeit — nach 4—6 Minuten auf seinen ursprünglichen Ruhewert herabgesunken. Je nach der Größe und Dauer der geleisteten Arbeit ist auch das Ausmaß der Steigerung des Sauerstoffverbrauches bei und nach Beendigung der Arbeit verschieden; bei sehr schwerer Arbeit kann diese Periode der Sauerstoffatmung bis auf 2 Stunden ausgedehnt sein (vgl. Abb. 276). Hill nennt das ganze Plus an Sauerstoffverbrauch über den

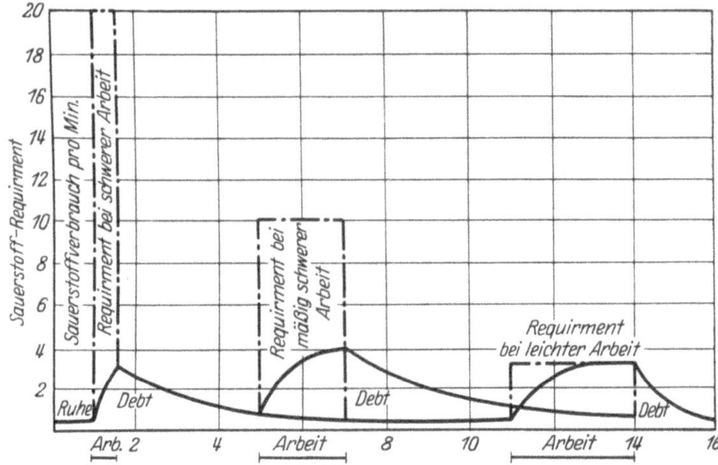

Abb. 276. Schematische Darstellung des gegenseitigen Verhältnisses zwischen Arbeitsgröße und Debt beim normalen Menschen. (Nach Hill.)

ursprünglichen Ruhewert, das während einer gewählten Arbeit in Anspruch genommen wurde, *Requirement*, während das Quantum Sauerstoff, das vom Organismus erst *nach* Beendigung der Arbeit in Anspruch genommen wurde, als *Debt* bezeichnet wird; beide Worte sind kaum durch kurze deutsche zu ersetzen, so daß ich sie beibehalten habe. Diese Beobachtungen veranlaßten Hill, den kühnen, aber scheinbar sehr richtigen Schluß zu ziehen, daß die der Arbeitsbeendigung unmittelbar folgende Phase des Sauerstoffverbrauches — also das Debt — als Maß für die Verbrennung jener Milchsäuremenge verwendet werden kann, welche nicht zu Glykogen resynthetisiert, sondern tatsächlich verbrennt und somit zu Kohlensäure und Wasser oxydiert wird.

Macht man sich die Anschauungen von Hill zu eigen, so wird man das oben erwähnte eigentümliche Verhalten mancher dekompensierter Herzkranker ganz anders zu deuten wissen, zumal uns hier auch ein Weg gezeigt ist, inwieweit man beide Abweichungen — die Unökonomie im Sauerstoffverbrauch und die abnorme Steigerung der Blutmilchsäure — von einem gemeinsamen Gesichtspunkte aus zu betrachten hat.

In Anlehnung an die Versuchsanordnung von Hill haben wir auch unsere dekompensierten Herzpatienten nach seiner Methodik untersucht. Da man den meisten Herzkranken nur relativ kleine Arbeit zumuten darf, so war es zunächst notwendig, den Einfluß der gleichen, also geringen Arbeitsdosis auf den normalen

Menschen zu überprüfen. Abb. 277 und 278 geben in schematischer Form die Resultate wieder, die einerseits bei einem dekompensierten Herzfehler gefunden wurden und andererseits die, die sich bei einem gesunden Menschen feststellen

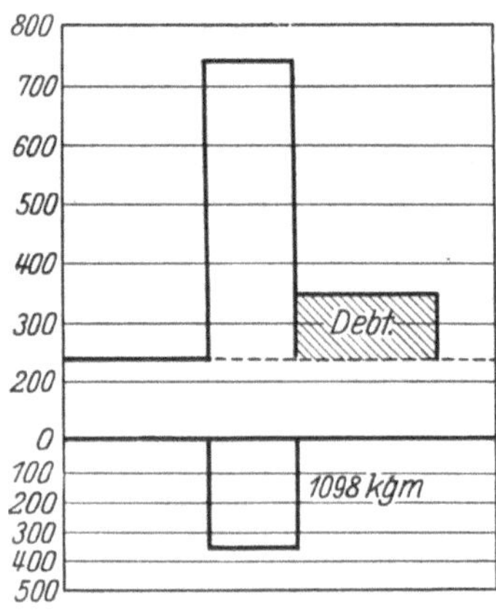

Abb. 277. 1. Normal: Requierement 2028 ccm O_2, Debt 565 ccm $O_2 = 27,8\%$

ließen, der dieselbe Arbeit zu leisten hatte, wie der Herzfehlerpatient. Wie schon auf Grund unserer obigen Beobachtungen zu erwarten war, erweist sich beim Herzkranken das Debt bedeutend größer (ca. 8mal so groß) als bei der entsprechenden Kontrollperson. Die Differenz würde sich sicher noch eindrucksvoller gestalten, wenn es aus methodischen Gründen möglich gewesen wäre, so lange zu warten, bis der Herzkranke — wie es eigentlich Vorschrift ist —, seinen ursprünglichen Ruhewert wieder erreicht hätte; denn tatsächlich zeigte unser Herzkranker nach 20 Minuten noch immer eine beträchtliche Steigerung seines Sauerstoffverbrauches, während beim gesunden Menschen das Debt bei gleicher Arbeit bereits nach 4 Minuten wieder verschwunden war. Dadurch, daß HILL den Standpunkt vertritt, daß das Debt als Maß der Oxydation jener Milchsäuremenge angesehen werden kann, die am Ende einer Arbeit sich noch im Körper befindet und sich so der Resynthese entzogen hat und sich deswegen noch unverbrannt innerhalb der Muskulatur und nach Diffusion auch in den übrigen Geweben befindet, erweist sich diese Versuchsanordnung als außerordentlich wertvoll, um selbst den feinsten Muskelmechanismus — also das Resyntheseproblem — studieren zu können. Billigt man diesen Standpunkt, so kann man sagen: *Je größer der Debtwert ist, desto mehr Milchsäure hat sich der Resynthese zu Glykogen entzogen und desto unökonomischer gestaltet sich die Arbeitsleistung.*

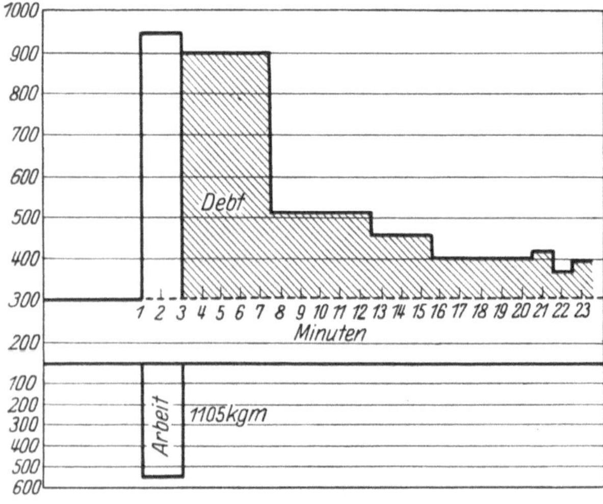

Abb. 278. 2. Herzkranker: Requirement 6110 ccm O_2, Debt 4830 ccm $O_2 = 79\%$.

Übertragen wir diese Annahme auf die Befunde bei unseren Herzkranken — denn das obige Beispiel stellt nur *eine* Beobachtung aus einer großen Reihe analoger Befunde bei zahlreichen Herzkranken vor —, so läßt sich sagen: Wenn tatsächlich die Argumente von HILL zu Recht bestehen und das Debt als Maß für den Erholungsprozeß der Muskulatur angesehen werden kann, so weisen diese Beobachtungen auf eine unverhältnismäßig hohe Ermüdung der Muskeln bei Herzkranken hin. *Die Muskeln eines dekompensierten Herzkranken erholen sich nach einer kleinen Arbeit viel langsamer als die eines gesunden Menschen, der außerdem noch eine viel größere Arbeit geleistet hat.* Als Ausdruck der Schädigung der peripheren Muskulaturen können auch Verschiedenheiten in der Muskelzuckungskurve dienen, die wir bei vielen von unseren Herzkranken nachweisen konnten (KELLER, LASZLO und SCHÜRMEYER[1]); ähnliches fand auch BÜTTNER[2].

Als Begleiterscheinung der schlechten Erholung muß eine beträchtliche Ansammlung von Milchsäure innerhalb der tätigen Muskeln angesehen werden. Die Milchsäure, die der Resynthese entgangen ist und am Ende der Arbeit sich noch im Körper befindet, muß verbrannt werden, was eben Anlaß zu dem hohen Sauerstoffverbrauche ist, der bei mehr oder weniger allen dekompensierten Herzfehlern in Erscheinung tritt.

Da die Debtwerte als Maß der nichtresynthetisierten Milchsäure angesehen werden können, so erscheint es auch nicht gezwungen, wenn wir die gefundenen Sauerstoffmengen in Milchsäure ausdrücken. Aus der folgenden Tabelle, die,

	kg	Ge-leistete Arbeit	Arbeits-zeit Min.	Requiere-ment	Debt	Milch-säure absolut	Milch-säure pro kg	Milch-säure pro kg Muskel	Grund-umsatz
Normal I	80	1440	3	3611	546	3,8	0,05	0,016	218
Normal II	56	958	3	2028	565	3,95	0,06	0,015	200
Trenka I	84	1092	1,47	6664	5529	38,7	0,46	0,15	385
Trenka II.	84	1105	2	5689	4510	31,6	0,38	0,126	305
Borschke	60	786	2	3894	3297	23,08	0,38	0,09	297
Trieb	40	540	1,45	2931	2516	17,61	0,44	0,07	239
Schmittner I	67	910	2,15	3187	2347	16,43	0,24	0,066	312
Schmittner II	67	1260	2,30	3320	1800	12,6	0,18	0,05	299
Schmittner III . . .	67	1215	2,0	4126	2639	18,47	0,28	0,074	306
Schmittner IV . . .	67	1206	1,50	4980	3812	26,68	0,39	0,107	283
Möhler	68	1224	2,10	3616	2988	20,9	0,31	0,083	270
Schubert	63	704	2	2157	1645	11,5	0,18	0,045	313
Pekarck.	66	1260	2,45	4091	2663	18,6	0,28	0,076	277
Meznik	68	910	2	3468	2084	14,6	0,21	0,058	278
Künzel	49	918	2,30	2777	1545	10,8	0,21	0,044	266
Smerta	63	1134	2,20	2981	1670	11,7	0,18	0,046	244

abgesehen von dem bereits erwähnten Falle, noch die Ergebnisse bei einer großen Anzahl anderer Herzfehler wiedergibt, ist zu entnehmen, wie hoch hier gelegentlich die Ansammlung an Milchsäure sein kann. Die beiden Normalfälle hatten am Ende ihrer Arbeit 4,5 bzw. 3,95 g Milchsäure in ihren gesamten Muskeln noch aufgestapelt, während die beiden Herzfehler (um nur die beiden ersten Beispiele herauszugreifen) 38,7 resp. 23,08 g Milchsäure zurückgehalten haben; in 1 kg Muskulatur wäre bei der gesunden Kontrollperson unmittelbar nach Arbeitsschluß 0,0157 bzw. 0,016 Milchsäure vorhanden, bei den Herzkranken aber 0,134 bzw. 0,092 (1 l Sauerstoff entspricht 7 g Milchsäure).

HILL nennt die Sauerstoffmenge, die notwendig ist, um die im Muskel am Ende einer Arbeitsleistung noch vorhandene Milchsäure zu verbrennen, *Debt*, d. h. Schulden. Dem Organismus steht während der Arbeit vermutlich nicht immer so viel Sauerstoff zur Verfügung, daß die Milchsäure, die während der Kontraktion frei wird, sofort wieder im Sinne einer Resynthese verarbeitet werden könnte; er muß sich daher Sauerstoff ausborgen, also auf diese Weise gleichsam in Schulden stürzen, die erst allmählich abgezahlt werden können. Besteht diese Ansicht zu Recht, so würde das bedeuten, daß in den peripheren Muskeln vieler

---

[1] KELLER, LASZLO u. SCHÜRMEYER: Klin. Wschr. **1928**, 2339.
[2] BÜTTNER: Z. exper. Med. **67**, 371 (1929).

inkompensierter Herzfehlerkranken nicht so viel Sauerstoff zur Verfügung steht, um
den geringen Anforderungen einer leichten Arbeit nachkommen zu können, geschweige denn größeren Anforderungen; solche Muskeln arbeiten daher mit weit
größeren Schulden als die Muskeln des gesunden Menschen. Bei einem Versuche,
diese objektiv faßbaren Beobachtungen einer einheitlichen Erklärung zuzuführen,
wird man auf die obenerwähnten Resyntheseversuche von HILL und MEYER-
HOF hingelenkt; normalerweise werden $^4/_5$ bis $^5/_6$ der bei der Kontraktion frei
gewordenen Milchsäure wieder resynthetisiert, während nur $^1/_5$ bis $^1/_6$ der Oxydation verfallen. Nachdem wir nun bei unseren Patienten einerseits eine
stärkere Milchsäurebildung, andererseits einen vermehrten Sauerstoffverbrauch im
Sinne einer gesteigerten Nachatmung feststellen konnten, so liegt es daher am
nächsten, sich auf den Standpunkt zu stellen, daß beim inkompensierten Herzfehler das Wesen des ökonomischen Muskelmechanismus eine wesentliche Störung
erfahren haben muß. Vermutlich erfolgt die Umwandlung zu Glykogen viel
unzweckmäßiger, es wird nicht, wie es für den normalen Körper gilt, nur $^1/_5$
bis $^1/_6$ der tatsächlich entstandenen Milchsäure verbrannt, sondern weit mehr.
Bereits bei der physiologischen Ermüdung des Menschen ist man geneigt, das
Schwächegefühl in den Muskeln auf eine Ansammlung von Stoffwechselprodukten, darunter auch von Milchsäure, zu beziehen, die sich wahrscheinlich infolge
einer gestörten Resynthese im Muskelparenchym angesammelt haben. Während
dies beim gesunden Menschen erst relativ spät als die Folge einer allzu großen
Anstrengung zur Beobachtung kommt, scheint beim inkompensierten Herzfehler
die Ermüdung schon sehr bald nach Einsetzen der Arbeit einzusetzen.

Mit dem von uns hier diskutierten Cyclus — nämlich Abbau des Glykogens
zu Milchsäure und nachfolgender Resynthese zu Glykogen — ist der Muskelchemismus in unserem Körper noch lange nicht erschöpft; denn es besteht noch
ein zweiter analoger Vorgang, bei dem als Anfangsglied das Phosphagen (Kreatinphosphorsäure) in Frage kommt, das sich in Ortophosphorsäure und Kreatin
umwandelt, um schließlich wieder zu einem Kreatinphosphorsäurekomplex zu
werden; als Opfer einer gestörten Resynthese dieses Cyclus könnte vielleicht die
Ortophosphorsäure und ebenso ein Teil des Kreatins in Frage kommen, das sich
im weiteren Verlaufe in Kreatinin umwandelt. Vermutlich erfolgt der zweite
Cyclus nur in Gegenwart von Milchsäure; beide Cyclen sind somit aufeinander
angewiesen; wer dabei die Hauptrolle spielt, ist schwer zu sagen; immerhin
muß aber betont werden, daß es eine Art von Muskeltätigkeit — allerdings
nur vorübergehender Natur — gibt, wo scheinbar Milchsäurebildung völlig
ausgeschaltet ist. Darin dürfte auch die Ursache zu suchen sein, warum z. B.
der Sauerstoffverbrauch mit dem Umfange des im Blute nachweisbaren Milch-
säureschwundes nicht unbedingt parallel gehen muß (GOLLWITZER-MEYER und
SIMONSON[1]).

Wenn man sich unter Berücksichtigung dieser neuen Befunde frägt, ob eben
durch diese neue Erkenntnis unsere Untersuchungen am Kreislauf kranken
Menschen eine Einbuße erfahren haben, da ja die von uns vertretene Lehre
eigentlich nur den Milchsäurecyclus kennt, so kann man sagen, es geht vielleicht
nicht an, den gesamten Debtsauerstoff allein dem Milchsäurecyclus zuzuschreiben,
aber nachdem der Sauerstoffkonsum im Phosphagencyclus kaum eine große Rolle
spielen dürfte, so kann man nach wie vor den Standpunkt vertreten, daß die hohen
Debtwerte als Zeichen einer mangelhaften Milchsäuresynthese zu verwerten sind;
immerhin werden wir an Hand der neuen Beobachtungen aufgefordert, auch nach
Störungen im Phosphagenstoffwechsel bei Herzkranken Umschau zu halten.

---

[1] GOLLWITZER-MEYER u. SIMONSON: Klin. Wschr. **1929**, 1445.

Die unökonomische Arbeitsleistung, also die Unfähigkeit des Herzfehlerorganismus, während der Arbeit mit einem Sauerstoffminimum sein Auskommen zu finden, wirft auch ein Licht auf den Befund, warum der Sauerstoffverbrauch bei vielen Herzfehlern schon in der Ruhe erhöht sein kann. Wahrscheinlich dient der Sauerstoff, der vom ruhenden Muskel in Anspruch genommen wird, ebenfalls zur Fortschaffung einer spontan auftretenden Milchsäure. In dem Sinne wäre also der erhöhte Grundumsatz des inkompensierten Herzfehlers gleichfalls auf eine fehlerhafte Resynthese der Milchsäure zu beziehen, d. h. *daß der Muskel beim ·Herzfehlerkranken schon in der Ruhe nicht gehörig mit Sauerstoff versorgt ist.*

Die Annahme, daß die Ökonomie einer Arbeitsleistung sich um so ergiebiger gestaltet, je reichlicher die Sauerstoffversorgung ist, wurde von BARCROFT in eindeutiger Weise bewiesen: Fließt durch einen Muskel ein Blut, das mit Sauerstoff gesättigt ist (vgl. Abb. 279) und wird gleichzeitig der Muskel tetanisch zur Arbeitsleistung gezwungen, so wird eine bestimmte Quantität Sauerstoff verbraucht; auch noch am Ende der Arbeit weist der Sauerstoffverbrauch für längere Zeit einen höheren Wert als vor der Arbeit (Debt) auf. Wird dagegen der Muskel mit einem Blute durchströmt, das arm an Sauerstoff ist (vgl. Abb. 280), so erweist sich jetzt die Sauerstoffschuld (Debt) im Vergleiche zu dem vorangehenden Versuche außerordentlich gesteigert; es ist nicht nur die Dauer der Schuld verlängert, sondern vor allem auch die absolute Menge. Jedenfalls erinnert uns dieses Verhalten außerordentlich an das unökonomische Geschehen im Organismus des inkompensierten Herzkranken.

Könnte man die experimentellen Ergebnisse von BARCROFT mit den Beobachtungen am herzkranken Menschen in Parallele bringen, so würde dies beinhalten, daß *wir bei unseren Herzkranken deswegen so hohe Debtzahlen erhalten, weil ihre Muskeln nicht so reichlich mit sauerstoffhaltigem Blute versorgt werden, als* dies für den gesunden Menschen angenommen werden kann. Am naheliegendsten

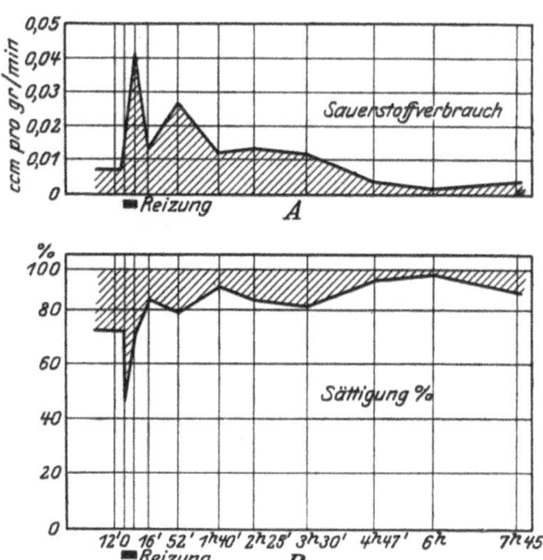

Abb. 279. *A* Sauerstoffverbrauch eines reichlich mit Blut durchströmten Muskels. *B* prozentuale Sättigung des Blutes mit Sauerstoff; der obere Rand des gestrichelten Bezirkes stellt die prozentuale Sättigung des arteriellen Blutes, der untere die des venösen Blutes dar.

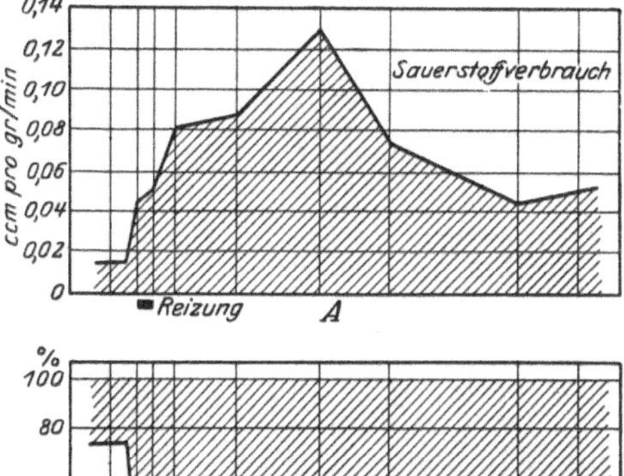

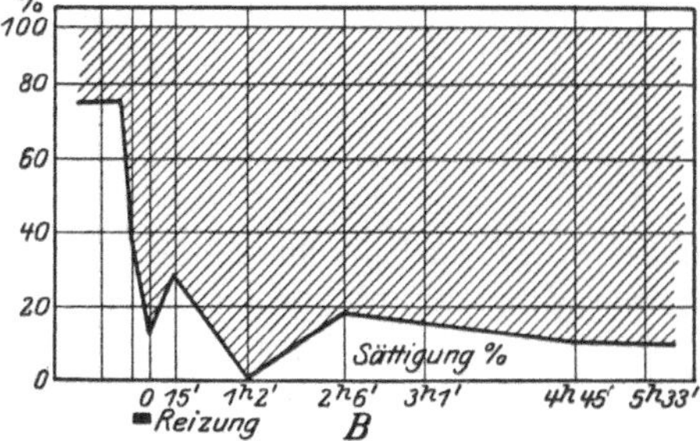

Abb. 280. *A* Sauerstoffverbrauch eines schlecht mit Blut versorgten Muskels. *B* Sättigung des arteriellen und venösen Blutes. Abszissen: Zeit nach Aufhören der Reizung. Signal: Dauer der Reizung.

war es zunächst, als Ursache des Sauerstoffmangels *Anoxyämie im arteriellen Blute* zu beschuldigen; die häufig zu beobachtende Cyanose solcher Kranken könnte einer solchen Vermutung vielleicht recht geben. Hat man aber je Gelegenheit gehabt, bei Herzkranken, selbst wenn sie deutlich inkompensiert erscheinen, Arterienpunktionen vorzunehmen, so kommt man sehr bald zu der Überzeugung, daß die mangelhafte Sauerstoffversorgung der Muskulatur wohl kaum auf eine ausschließliche Veränderung im arteriellen Blute bezogen werden kann. Die beiliegende Tabelle gibt die Sauerstoffzahlen im arteriellen Blute wieder, die wir bei zahlreichen, allerdings nicht schwer inkompensierten Herzfehlern beobachten konnten. Bei diesen Fällen bot sich auch Gelegenheit, im

	In der Ruhe	Während der Arbeit	3 Minuten nach der Arbeit
Normalfall	98	98	96
Kompensierter Mitralfehler . . . . }	97	97	97
Derselbe Fall im Stadium der Inkompensation . . }	97	97	96
Inkompensierter Mitralfehler	97	96	97
Kompensierter Mitralfehler	94	98	97
Inkompensierter Mitralfehler	97	98	95
Inkompensierter Mitralfehler	94	97	97
Aortitis luetica	96	96	96
Aortitis luetica	97	99	99
Aortitis luetica	99	99	99
Inkompensierte Hypertonie	95	99	98
Aorteninsuffizienz	96	99	98
Inkompensierte Hypertonie	95	97	96

arteriellen Blute Sauerstoffanalysen während und 3 Minuten nach Beendigung der Arbeit vorzunehmen. Selbstverständlich handelte es sich nicht um schwere Inkompensationen, denn sonst hätte man ihnen kaum eine so große Arbeit, wie z. B. das Emporsteigen einer Treppe, zumuten können. Immerhin ergibt sich aus diesen Zahlen, daß es bei leichteren Inkompensationen weder in der Ruhe noch bei mäßiger Arbeit zu einer Anoxyämie im arteriellen Blute kommen muß. Selbstverständlich gilt dies nicht von Herzfehlern mit schwerer Inkompensation und von solchen, die gleichzeitig auch eine Lungenkomplikation, z. B. Pneumonosen oder Emphysem, hatten; dasselbe mag von der Bronchitis oder zu starker Stauung der Lunge gelten. Hier findet sich fast stets, und zwar schon in der Ruhe, eine bald stärkere, bald weniger ausgeprägte Anoxyämie, die selbstverständlich noch wesentlich höhere Grade erreichen muß, falls sich ein solches Individuum anschickt, Arbeit zu leisten.

Wie ungünstig eine *mangelhafte Sauerstoffaufnahme* auch beim gesunden Menschen die Arbeitsökonomie gestalten kann, davon konnten wir uns bei unseren Studien anläßlich unserer letzten Expedition auf das Jungfraujoch überzeugen. HINSBERG und EWIG[1] studierten zunächst in Freiburg bei gesunden jungen Personen den Sauerstoffverbrauch während einer bestimmten Arbeitsleistung. Wurde nun dieselbe Arbeit in einer Höhe von 3500 m in bezug auf Requirement und Debt verfolgt, so brauchten jetzt dieselben jungen Leute 3—4mal soviel Sauerstoff als in Freiburg. Gleichzeitige Analysen im arteriellen Blute ergaben folgende Werte: In Freiburg war die Sauerstoffsättigung durchschnittlich 95—96%, auf dem Jungfraujoch schwankte sie um 80%. Als besten Beweis für die Annahme, daß hier nur die niedrige Sauerstoffspannung beschuldigt werden kann, lassen sich Versuche anführen, bei denen die Versuchs-

---

[1] EWIG u. HINSBERG: Z. klin. Med. (Erscheint Anfang 1931.)

objekte jetzt 30% Sauerstoff atmeten; sofort ging nicht nur der Sauerstoffgehalt im arteriellen Blute in die Höhe, sondern gleichzeitig auch die Arbeitsökonomie. Der Sauerstoffverbrauch während der gewählten Arbeit war nicht wesentlich höher, als er ursprünglich für Freiburg festgelegt wurde.

Die Ursache, warum nicht in jedem Falle von Stauungslunge das Blut ungenügend mit Sauerstoff versorgt wird, mag wohl darin zu suchen sein, daß die Verdickung der Membran, die vielleicht die Blutbahnen von der Alveolarluft trennt, durch die langsamere Bewegung des Blutes wettgemacht wird; denn je langsamer das Blut durch die Lungengefäße fließt, desto günstiger gestalten sich die Verhältnisse, um selbst sehr stark reduziertes Blut wieder vollkommen mit Sauerstoff zu sättigen. Man muß darauf zurückgreifen, denn gar so günstig sind die Diffusionsverhältnisse für Sauerstoff nicht, da doch bekanntlich Sauerstoff etwa 30 mal so langsam diffundiert als Kohlensäure. Außerdem sind die Lungencapillaren erweitert, was ebenfalls der Diffusion für Gase nicht förderlich ist, denn bekanntlich erfolgt der Gasaustausch innerhalb enger Capillaren viel schneller als durch weite. Damit steht auch die Beobachtung von UHLENBRUCK[1] im Zusammenhang, der bei Atmung von reinem Sauerstoff einen viel höheren Umsatz zu finden glaubte, als wenn er nur atmosphärische Luft von Herzkranken atmen ließ; dementsprechend muß in allen Fällen von Pneumonose Sauerstoffatmung als therapeutischer Faktor in Erwägung gezogen werden.

Nachdem die Ursache im Sinne eines Sauerstoffmangels für die meisten Formen von Klappenfehlern kaum auf eine Störung des arteriellen Blutes bezogen werden darf, so drängt sich natürlich die Frage auf, ob nicht das eigentümliche Verhalten im Muskelstoffwechsel mit der *venösen Stauung* in Zusammenhang gebracht werden könnte. OTFRIED MÜLLER hat an der mechanisch gestauten oberen Extremität die Capillaren genau beobachtet und war dabei nicht in der Lage, eine völlige Stase innerhalb der feinsten Gefäße zu sehen. Allerdings hat man zu berücksichtigen, daß solche Studien nur im Bereiche der oberen Extremität vorgenommen wurden, also an Partien, wo es selten zu ganz schweren Stauungserscheinungen kommt; außerdem hat man sich stets vor Augen zu halten, daß hohe Debtwerte auch bei Herzkranken gelegentlich gesehen werden können, die kaum die manifesten Zeichen einer kardialen Stauung zur Schau tragen müssen. *Wir möchten somit einen unmittelbaren Zusammenhang zwischen Störung im Muskelchemismus und Stauung nicht unbedingt ablehnen, aber ebenso dagegen Stellung nehmen, wenn von mancher Seite angenommen wird, daß alle Stoffwechselstörungen, die wir bei inkompensierten Herzfehlern sehen, nur als die Folge einer mechanischen Stauung anzusehen sind.* In diesem Zusammenhange erscheint es vielleicht sehr beachtenswert, daß wir bei 2 Fällen von Cavakompression weder eine Erhöhung des Grundumsatzes noch eine Erhöhung des Debtwertes bei Arbeitsleistung feststellen konnten. Auch haben wir an uns selbst versucht, durch Drosselung der Venen im Bereiche der beiden Oberschenkel eine Stauung auszulösen, um zu sehen, ob jetzt der Sauerstoffverbrauch während der Arbeit ein anderer ist als ohne Kompression. Auch unter diesen Bedingungen ist es uns nicht gelungen, eine wesentliche Erhöhung des Debtes zu erzielen.

Ein weiteres Moment, das im Zusammenhang mit dem Sauerstoffverbrauch resp. mit der Sauerstoffversorgung des Organismus berücksichtigt werden muß, ist der *Einfluß der zirkulierenden Blutmenge.* Es ist wohl als ganz sicher anzunehmen, daß bei einer Verminderung der Blutmenge große Anteile der Gewebe schlechter mit Blut versorgt werden. *Eine Herabsetzung des Haemoglobins* kann

---

[1] UHLENBRUCK: Z. klin. Med. **114**, 259 (1930). — Z. exper. Med. **74**, 1 (1930).

paralysiert werden, indem jetzt das Blut rascher durch die Gefäße rollt; da wir bei den unterschiedlichen Kreislaufschäden, die auf eine Herzinsuffizienz zu beziehen sind, eher mit großen Blutmengen zu rechnen haben, kann dieser Faktor, als Teilmoment einer schlechten Sauerstoffversorgung der Muskeln kaum in Frage kommen. Etwas anderes ist es, ob die großen Blutmengen, die wir bei unseren Herzpatienten nachweisen können, bei der Arbeit auch tatsächlich in die Capillaren der beteiligten Muskeln, z. B. der unteren Extremitäten, gelangen können; man muß diese Möglichkeit auch berücksichtigen, denn wir sahen eine Erhöhung des Grundumsatzes sowie Unökonomie während der Arbeit auch bei jenen Formen von beginnender Herzinsuffizienz, die trotz ihrer kardialen Schädigung ein erhöhtes Minutenvolumen erkennen ließen.

Im 2. Abschnitte waren wir bemüht, auf die KROGHschen Vorstellungen weitgehend einzugehen, wobei wir uns vor allem das zu eigen machten, was er quantitative Anatomie nennt. Das Wesentliche bei der Durchblutung eines Organs, das normal arbeiten soll und sich dabei möglichst ökonomisch verhält, ist unserer Ansicht nach nicht nur die Größe des Blutquantums, das durch die Arterien an das Organ herangebracht wird, sondern vor allem die *capilläre Verteilung;* sie ist am besten charakterisiert, wenn man im Muskel das gegenseitige Verhältnis zwischen Capillarquerschnitt zur tätigen Muskelfibrille berücksichtigt. *Unter dem Begriffe der Capillarisierung legen wir aber nicht nur das Schwergewicht auf die anatomischen Verhältnisse, sondern auch auf Störungen in der Capillarwandung, die auf Grund rein funktioneller Störungen den Gasaustausch gefährden.* Solche Änderungen, im weitesten Sinne des Wortes, werden wir noch bei der Analyse des Pepton- und Hystaminshockes zu berücksichtigen haben; es ist nicht einzusehen, warum nicht ähnliche Störungen in der Capillarisierung, auch bei rein kardialer Stauung, in Frage kommen können.

Wie sehr solche Momente im Organismus eines dekompensierten Herzfehlers in Frage kommen, das zeigen besonders schön die neuesten Beobachtungen von HARRISON[1]; er punktierte bei ödematösen Kreislaufkranken die Vena femoralis, die merkwürdigerweise viel weniger reduziertes Blut enthielt als die Vena cubitalis; wurde durch Digitalis eine Besserung erzielt, so war jetzt im kompensierten Zustand das Blut der V. fem. ärmer an Sauerstoff als vorher. Offenbar kommt das arterielle Blut in einer solchen Extremität mit dem Gewebe viel weniger in Kontakt als beim gesunden Menschen. Wieweit hier ein mangelhaftes Aufschießen der Muskelcapillaren in Frage kommt, oder ob hier die Wandungen der Capillaren Schaden gelitten haben, möchte ich nicht entscheiden.

Wir werden später noch kennen lernen, daß sich eine Öffnung der Muskelcapillaren nicht nur durch Arbeit, sondern auch durch Massage durchführen läßt. Da wir für den inkompensierten Herzfehler eine geschädigte Capillarisierung der Muskeln für sehr wahrscheinlich halten müssen, so scheint uns die Erfahrung vieler praktischer Ärzte sehr beachtenswert, die durch bloße Massage bei vielen Herzkranken eine wesentliche Besserung erzielen konnten. Auch wir konnten uns davon oft überzeugen, obwohl wir solchen Erfolgen zunächst größte Skepsis entgegenbrachten; seitdem wir uns aber an Debtversuchen, also durch objektive Prüfungen, von dem wirklichen Erfolge solcher Massagekuren überzeugen konnten, stehen wir ebenfalls auf dem Standpunkte, daß sich bei Herzfehlern durch zweckdienliche Massage die Ökonomie im Arbeitsmechanismus im günstigen Sinne beeinflussen läßt. Die beigefügte Tabelle soll als Beispiel eines solchen Massageversuches dienen[2]. Diese Beobachtungen, die sich durch zahlreiche Beispiele

---

[1] HARRISON: J. clin. Invest. **8**, 259 (1930).
[2] EPPINGER u. HINSBERG: Klin. Wschr. **1928**, 2284.

erweitern ließen, zwingen zu der therapeutischen Konsequenz bei kardialen Inkompensationen auch der Massage als logische Behandlungsmethode mehr Aufmerksamkeit zu schenken, als dies bis jetzt vielfach Gepflogenheit war.

Datum	Absolut				Relativ			Bemerkungen
	Arbeit m/kg innerhalb 2 Minuten	Require-ment	Debt	$\frac{Debt}{Requir.}$	Arbeit m/kg	Require-ment	Debt	
22. V.	1315	5980	4900	82,2	1250	5690	4710	Anfangs
3. VI.	1300	5395	4230	78,3	1250	5190	4070	8 Tage Massage
9. VI.	1206	4204	3090	73,6	1250	4365	3208	14 Tage Massage

Diese therapeutischen Erfolge scheinen mir ein weiterer Beweis dafür zu sein, daß wir uns in der Betrachtungsweise der Capillarisierung, als Teilgebiet der pathologischen Physiologie, auf dem richtigen Wege befinden[1].

Wenn wir allerdings vor die Aufgabe gestellt werden, die Theorie der Capillarisierung irgendwie beweisen zu müssen, kommen wir natürlich in die größte Verlegenheit, denn wir müssen uns eingestehen, daß es sich hier tatsächlich *nur* um eine Theorie handelt, die allerdings meines Erachtens weitgehend geeignet ist, so manche Tatsache einer einheitlichen Erklärung zuzuführen.

Wir werden am Ende des nächsten Kapitels die gegenseitigen Beziehungen zwischen Capillaren und tätigen Zellen von einem anderen Gesichtspunkte aus betrachten können, so daß uns dann noch einmal Gelegenheit gegeben ist, auf die hier aufgerollte Frage zurückzukommen.

IV. Störungen im Capillarkreislaufe bei peripherer Insuffizienz.

Die Annahme, daß der bei inkompensierten Herzfehlern vorkommende hohe Grundumsatz sowie die Unökonomie während der Arbeit auf eine Störung in der Sauerstoffzufuhr zu den Muskeln zu beziehen sei, liegt auf der Hand. Wir haben zwei Möglichkeiten diskutiert: die Anoxyämie des arteriellen Blutes und die Stauung ganz im allgemeinen, die vielleicht die Capillarisierung gefährdet. Ein mangelhafter Sauerstoffgehalt im arteriellen Blute ist wohl für viele Herzfehler auszuschließen, für schwer inkompensierte Herzfehler aber immerhin zu berücksichtigen. Am einfachsten wäre es natürlich, die bei jeder kardialen Insuffizienz vorkommende Stauung im Capillargebiete dafür verantwortlich zu machen, doch haben wir Gründe anführen können, die die Sache lange nicht so einfach gestalten läßt, als man zunächst annehmen möchte. Wenn wir auch bei der rein kardialen Stauung Störungen im Sinne einer gestörten Capillarisierung in den Vordergrund gedrängt haben, so sind wir dazu hauptsächlich durch unsere Untersuchungen bei künstlichem Kollaps veranlaßt worden.

Im Kollaps handelt es sich um eine Störung in der gegenseitigen Verteilung zwischen deponierter und zirkulierender Blutmenge (EPPINGER-SCHÜRMEYER[2]). Da im Kollaps, und zwar sowohl beim experimentellen als auch bei dem, der uns vom Menschen her bekannt ist, die zirkulierende Blutmenge oft um die Hälfte abnehmen kann und gleichzeitig damit auch das Minutenvolumen abnimmt, so muß das Blut während des Kollapses an manchen Stellen unseres Organismus festgehalten werden, denn sonst wäre es nicht zu verstehen, warum nur so wenig Blut in das arterielle System gelangt. Der Nachteil, der sich

[1] EPPINGER: Verh. d. Kongr. inn. Med. **1929**, 337.
[2] EPPINGER-SCHÜRMEYER: Klin. Wschr. **1928**, 777.

während eines solchen Zustandes für die Gewebe ergibt, kann daher ein doppelter sein: das Blut, das in den Muskeln zurückgehalten wird, kann hier infolge des langen Liegens in bezug auf seinen Sauerstoffgehalt so stark ausgebeutet werden, daß schließlich in den Capillaren fast nurmehr reduziertes Hämoglobin vorhanden ist, oder die Bedingungen einer geregelten Durchblutung, vor allem der Muskeln, sind infolge der sich daraus ergebenden Verringerung der Blutgeschwindigkeit so schlecht, daß sich das Endergebnis einer solchen mangelhaften Muskeldurchspülung ebenso ungünstig gestaltet, als käme überhaupt kein Sauerstoff an die Muskeln heran. Jedenfalls mußte zunächst, bevor man sich mit der Frage beschäftigen konnte, ob eine solche Erklärung überhaupt zu Recht besteht, der Beweis geliefert werden, daß es im Kollaps tatsächlich zu einer Funktionsstörung innerhalb der Muskulatur kommt; ist dies der

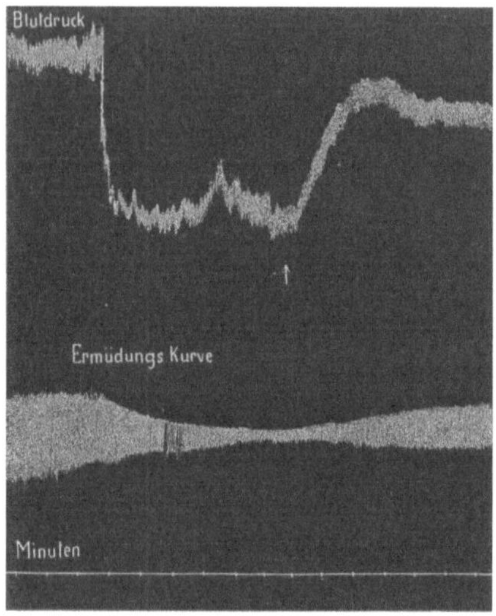

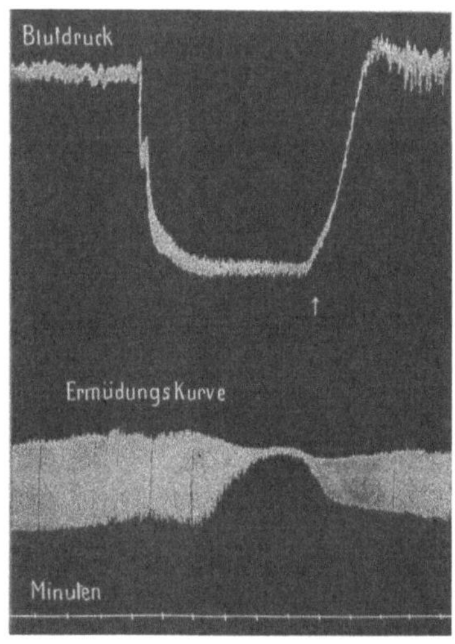

Abb. 281. Einfluß von Histamin auf Blutdruck (Abfall von 160 mm Hg auf 35 mm Hg) und Ermüdungskurve; Pituitrin bessert rasch den Blutdruck und die Ermüdungserscheinungen.

Abb. 282. Einfluß von Pepton auf Blutdruck (Abfall von 165 mm Hg auf 40 mm Hg) und Ermüdungskurve; BaCl₂ stellt den Blutdruck akut wieder her und bessert die Ermüdungserscheinungen.

(Nach Eppinger, Laszlo und Schürmeyer: Klin. Wschr. 1928, 2231.)

Fall, dann drängt sich die weitere Frage auf, ob dieselbe nicht in genau derselben Weise mit einer Stoffwechselstörung verbunden ist, wie wir dies oben angenommen haben. Die von uns (Eppinger, Laszlo u. Schürmeyer[1]) gewählte Versuchsanordnung, um die Wahrscheinlichkeit unserer Annahme in der einen oder anderen Weise zu klären, war folgende: Reizt man den Gastrocnemius eines narkotisierten Hundes, so erweist er sich praktisch als fast unermüdbar, denn man kann einen solchen Versuch stundenlang fortsetzen, ohne daß die Zuckungskurve eine Änderung im Sinne einer Ermüdung erkennen läßt. Wird gleichzeitig mit der Registrierung der Muskelzuckungen auch der Blutdruck geschrieben und nun durch Injektion von größeren Histamindosen ein Kollaps hervorgerufen, so tritt bald nach Einsetzen der Blutdrucksenkung eine starke Ermüdung des Muskels in Erscheinung (vgl. Abb. 281). Je länger der Kollaps bzw. die tiefste Blutdrucksenkung anhält, desto kleiner werden die einzelnen Muskelzuckungen. Sobald sich der Blutdruck wieder zu erholen be-

---

[1] Eppinger, Laszlo u. Schürmeyer: Klin. Wschr. 1928, 2231.

ginnt, ist die kleinste Muskelzuckung bereits erreicht, denn schon setzt allmähliche Erholung ein. Relativ rasch nähern sich jetzt die einzelnen Zuckungen der Norm, ohne aber den ursprünglichen Wert wieder voll zu erreichen; je
tiefer und je intensiver die Blutdrucksenkung ist, desto eher kommt es auch
zu einer vollständigen Unerregbarkeit des Muskels. Diesem Umstande ist es
auch zuzuschreiben, warum man durch Peptoninjektionen, die den viel stärkeren
Kollaps bedingen, eindeutigere Wirkungen erzielen kann. Gibt man auf der
Höhe einer länger wirkenden Drucksenkung ein akut blutdrucksteigerndes
Mittel (bei Histamin gelingt dies z. B. schon durch Darreichung von Adrenalin,
im Peptonkollaps aber nur durch Bariumchlorid), so erholt sich der Muskel ziemlich rasch, aber immer parallel zum Blutdrucke. Auch auf Grund solcher Versuche läßt sich die weitgehende Abhängigkeit zwischen der Güte des Kreislaufes und Tüchtigkeit der Muskelfunktion absolut sicherstellen. Das Wesentliche dieser Form der Muskelermüdung scheint uns somit ebenfalls eine Störung
in der capillären Blutversorgung zu sein.

Von mancher Seite (WASTL[1]) wurde der Vermutung Ausdruck verliehen, daß
es auch nach einer Blutdrucksteigerung, hervorgerufen durch Adrenalin, zu einer
ganz analogen Ermüdung
kommen soll. Wir haben allerdings an Hunden gearbeitet,
waren aber fast nie imstande,
ähnliche Veränderungen in der
Muskelzuckung zu sehen, wie
wir dies mit absoluter Sicherheit nach Histamin oder gar
Pepton erzielen konnten. Wir
haben dann die Adrenalinwirkung auch in verschiedenster Kombination studiert;
so hofften wir z. B. durch

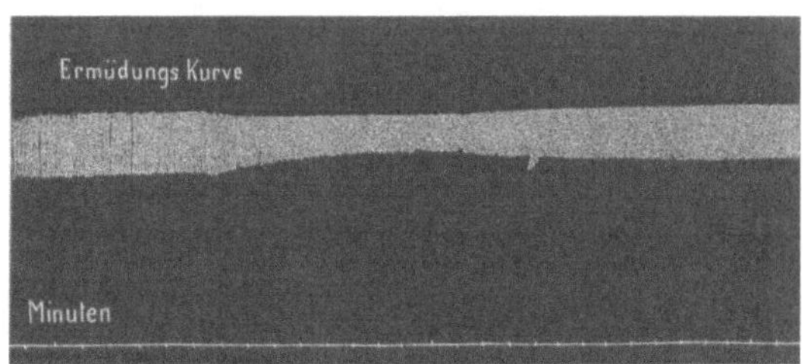

Abb. 283. Einfluß einer 10 Minuten lang währenden Abbindung
der Art. femoralis auf die Ermüdungskurve.
(Nach EPPINGER: Klin. Wschr. 1928, 2231.)

Ausschaltung des ganzen Splanchnicusgebietes die Blutreserven ausschalten
zu können, die vielleicht unter dem Einflusse des Adrenalins zur Verfügung gestellt werden. Aber auch unter diesen scheinbar für den Kreislauf ungünstigsten
Bedingungen ließ sich selbst durch andauernde Adrenalinapplikation keinerlei
Zeichen von Ermüdung demonstrieren; vielleicht läßt sich das damit erklären,
daß Adrenalin die Muskelgefäße nicht verengert, sondern eher erweitert[2]. Ob
dieses Moment allein von entscheidender Bedeutung ist oder ob nicht auch sonst
noch dem Adrenalin eine der Ermüdung entgegenwirkende Komponente zugeschrieben werden muß, läßt sich schwer entscheiden. Vielleicht ist es in diesem
Zusammenhange wichtig zu wissen, daß das Minutenvolumen während einer
Adrenalinwirkung nicht oder nur ganz vorübergehend herabgesetzt ist; jedenfalls scheinen auch diese Versuche zu beweisen, daß ein weitgehender Parallelismus zwischen Kreislauffunktion und Muskeltätigkeit besteht.

Da uns diese Versuchsanordnung der kombinierten Analyse von Blutdruckwirkung und Muskelfunktion geeignet erscheint, um die Blutversorgung eines
Muskels studieren zu können, so schien es auch wünschenswert, von einem gleichen
Gesichtspunkte aus die früher angeschnittene Frage zu verfolgen, ob nicht
auch Stauung oder Ischämie imstande sind, die Blutversorgung und insofern die Funktion eines Muskels zu gefährden. Abb. 283 zeigt uns den Einfluß

[1] WASTL: Pflügers Arch. **219**, 337 (1928).
[2] TRENDELENBURG: Hormone **1**, 291 (1929).

einer mechanisch bedingten Kreislaufschädigung durch Drosselung der Art. femoralis. Wenn man bedenkt, daß es bei einer solchen Versuchsanordnung sicherlich zu einer wesentlichen Anämisierung der beteiligten Muskeln kommt, so muß man sich eigentlich wundern, warum ein so schwerer Eingriff nicht von einer viel stärkeren Ermüdung begleitet ist, als es sich hier tatsächlich zeigen läßt. Die Ligatur unterbrach durch 10 Minuten die Blutzufuhr, nachher wurde die Ligatur durchtrennt und während dieser ganzen Zeit die Muskelzuckung verfolgt. Es kommt zu einer deutlichen Verkürzung der Hubhöhe, die sich aber sofort bessert, sobald wieder arterielles Blut in die betreffende Extremität einfließen kann. Jedenfalls erreicht die Ermüdung keinesfalls jene Intensität, die uns vom Kollaps her bekannt ist. Wieweit hier Kollateralen doch eine Rolle spielen, haben wir nicht weiter verfolgt.

Ein ähnliches, mehr oder weniger ebenfalls recht geringes Resultat erzielten wir, als durch Ligatur der Vena femoralis eine akute Stauung geschaffen wurde; auch hier kam es zu einer leichten Abschwächung der Muskeltätigkeit, doch lassen sich auch diese Ergebnisse keineswegs mit jenen während eines Kollapses vergleichen (vgl. Abb. 284).

Eindeutiger waren die Ergebnisse, als wir die Aorta abdominalis vorübergehend unterbanden; hier kam es innerhalb 4—5 Minuten zu einer völligen Unterbrechung der Muskeltätigkeit. Wird nach geraumer Zeit die Ligatur wieder gelöst, so vergehen immerhin einige Minuten, bis sich der Muskel wieder erholt und auf elektrische Reize neuerdings anspricht. In Analogie dazu haben wir auch den Einfluß der Abbindung der Vena cava inf. verfolgt; merkwürdigerweise läßt sich selbst unter diesen Bedingungen kaum eine

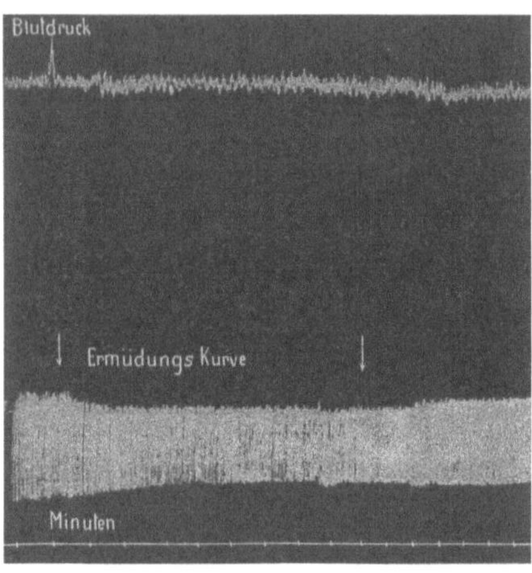

Abb. 284. Einfluß der Abbindung und dann wieder Öffnung der Vena femoralis auf Blutdruck und Ermüdungskurve. (Nach EPPINGER: Klin.Wschr. 1928, 2231.)

wesentliche Änderung in bezug auf die Höhe der Muskelzuckung erzielen. Gerade dieses negative Ergebnis war mit schuld, warum wir uns im vorigen Kapitel über den möglichen Einfluß der Stauung als Ursache einer Resynthesestörung so skeptisch ausgesprochen haben.

Wir kennen noch zwei Möglichkeiten, durch die es gelingt, eine Ermüdung der Muskulatur hervorzurufen. Läßt man das Tier eine Luft atmen, deren Sauerstoffgehalt geringer als 10% ausmacht, so bedingt dies ebenfalls sofort eine Herabsetzung der Muskelfunktion; die andere Möglichkeit ist die, daß man dem Tier eine größere Blutmenge wegnimmt. Wird das defibrinierte Blut wieder injiziert und jetzt neuerdings der Erfolg einer Muskelzuckung studiert, so ist nunmehr von Muskelermüdung nichts mehr zu bemerken.

Auf Grund der Untersuchungen von HOPKINS und FLETSCHER[1] ist an einem ursächlichen Zusammenhang zwischen Muskelermüdung und Milchsäurebildung nicht zu zweifeln. Wenn es sich hier auch nur um Versuche an Froschmuskeln handelt, so waren diese Beobachtungen doch geeignet, unsere Anschauungen über die Bedeutung des Muskelchemismus bei der Ermüdung weitgehend zu

---

[1] HOPKINS u. FLETSCHER: J. of Physiol. **35**, 247 (1907).

fördern. Jedenfalls kommt es auf der Höhe der Ermüdung zu einer starken Anhäufung von Milchsäure innerhalb der Muskulatur. Nachdem es gelungen war, durch die verschiedensten Kollapsformen Muskelermüdung auszulösen, mußte sich der Beweis erbringen lassen, daß es bei dieser Versuchsanordnung ebenfalls zu einer Milchsäureanhäufung kommt. In dieser Richtung durchgeführte Untersuchungen bestätigen diese Annahme, denn es ließ sich nachweisen, daß es während des Histamin- oder Peptonkollapses fast in allen Muskeln zu einer wesentlichen Anhäufung von Milchsäure kommt (vgl. Abb. 285). Die Milchsäurezunahme gestaltet sich noch viel ergiebiger, wenn gleichzeitig auf der Höhe des Kollapses den Muskeln auch noch Arbeit zugemutet wird. Bezüglich der dabei erhobenen Werte verweisen wir auf die folgende Tabelle:

	Muskel-milchsäure mg-%
Ante	0,180
Shock (Histamin)	0,240
10 Minuten post	0,220
30 Minuten post	0,190
Shock + 10 Minuten Arbeit . . .	0,340
10 Minuten post	0,300
30 Minuten post	0,280

Wesentliche Unterschiede im Milchsäuregehalte des Blutes haben sich während dieser Versuche nicht feststellen lassen; zu einer Milchsäureanhäufung innerhalb der Muskulatur kommt es auch, wenn man die Aorta vorübergehend ligiert. Stauung und ebenso Abbinden der Cava inferior bedingen aber keinerlei Änderung.

Überblickt man die Ermüdungsversuche und daneben die Versuche, die es sich zur Aufgabe machten, den Verlauf der Milchsäureanhäufung zu verfolgen, so zeigt sich auch unter pathologischen Bedingungen ein weitgehender Parallelismus zwischen Ermüdung und Milchsäureanhäufung, der übrigens auf Grund der Beobachtungen von HOPKINS gar nicht anders zu erwarten war. Da wir vielfach das Recht haben, in der Vermehrung der Muskelmilchsäure ein Kriterium zu sehen, das auf eine mangelhafte Resynthese hinweist, so scheinen auch diese unsere Versuche zu beweisen, *daß peripher angreifende Kreislaufstörungen die Resynthese, die als Kriterium des Muskel-*

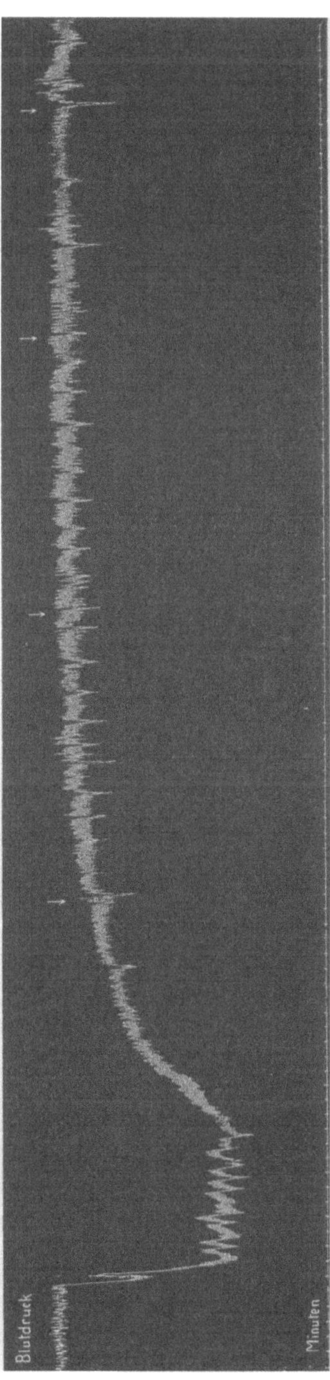

Abb. 285. Histaminshock (etwa 10 Min. lang anhaltend). Blutdruck sinkt von 170 auf 35 mm Hg; in Perioden, die durch Pfeile abgegrenzt sind, wird der Milchsäuregehalt in den Muskeln bestimmt. (Nach EPPINGER: Klin. Wschr. **1928** 2231.)

chemismus anzusehen ist, viel ungünstiger beeinflussen können, als z. B. Stauungen, mit denen wir bei rein kardialen Störungen vor allem zu rechnen haben. Da Sauerstoff für die Umwandlung der Milchsäure die unbedingte Voraussetzung ist, so kann daraus der weitere Schluß abgeleitet werden, *daß während eines Kollapses die Sauerstoffversorgung der Muskelelemente viel stärker leiden, als z. B. bei bloßer Stauung.*

Nachdem durch die Shockversuche und ebenso nach Ligatur der Aorta parallel der Ermüdung innerhalb der Muskulatur eine Vermehrung der Milchsäure festgestellt wurde, die verschwindet, sobald die Zirkulation wieder zur Norm zurückkehrt, so war es eigentlich selbstverständlich anzunehmen, daß es in Analogie zu den Beobachtungen am inkompensierten Herzfehlerorganismus auch im Anschlusse an einen experimentellen Kollaps und ebenso nach Beseitigung der Aortenligatur zu einer Steigerung des Sauerstoffverbrauches kommen müsse. Um die Richtigkeit dieser Annahme zu überprüfen, wurde folgende Versuchsanordnung gewählt. Bei einem durch Numal narkotisierten und daher völlig ruhig gestelltem Hunde wurde in Abständen von 10—20 Minuten der Sauerstoffverbrauch ermittelt. Um möglichst einfache Versuchsbedingungen zu schaffen, wurde das Tier tracheotomiert und die durch entsprechende Ventile getrennten Luftmischungen in großen Douglas-Säcken aufgefangen; gleichzeitig wurde auch der Blutdruck registriert. Gleichgültig ob Histamin oder Pepton gereicht wurde, jedesmal erfolgt unmittelbar auf der Höhe der Blutdrucksenkung eine starke Abnahme des Sauerstoffverbrauches, um dann allmählich wieder in die Höhe zu steigen. Fast immer kommt es parallel zur Besserung des Kreislaufes wieder ·zu einer wesentlichen Erhebung des Sauerstoffverbrauches, die aber nicht allein auf das Defizit bezogen werden, das sich vielleicht auf Grund des Shocks ergeben hat, denn die Steigerung hält durch lange Zeit an, und sie erreicht meist auch noch nach einer Stunde kaum den Anfangswert (vgl. Abb. 286). Wir berücksichtigen zunächst die Resultate, die wir im Anschluß an einen Histaminkollaps gewonnen haben. In der Rubrik „Bilanz" findet sich das Plus und Minus über den Anfangswert zusammengestellt, so daß sich daraus die allgemeine Erhebung des Sauerstoffverbrauches errechnen läßt. Je nach der Größe des Tieres und anscheinend auch je nach der Intensität des Shocks ergeben sich große Differenzen; im Prinzip kommt es aber immer zu einer beträchtlichen Erhebung im Sauerstoffverbrauch. Würde man in Analogie zu unseren Berechnungen, wie wir es bei den Herzkranken geübt haben, auch die hier gefundenen Debtwerte in Milchsäure ausdrücken (1 l Sauerstoff entspricht 7 g Milchsäure), so würde sich

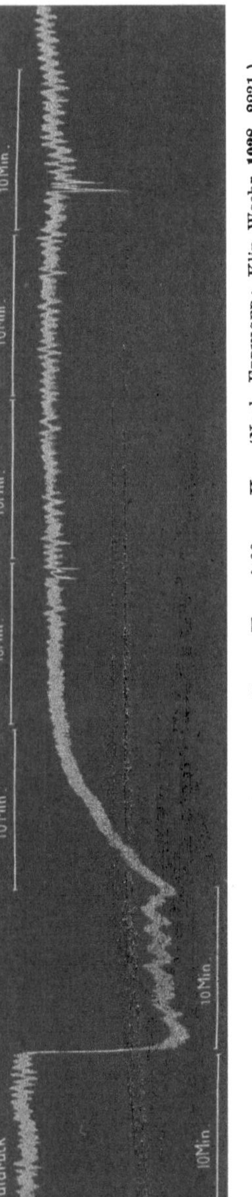

Abb. 286. Histaminshock. Blutdrucksenkung von 180 mm Hg auf 60 mm Hg. (Nach EPPINGER: Klin. Wschr. 1928, 2231.)

bei dem obigen Versuche eine Retention von 36 g Milchsäure bei einem 24 kg schweren Hunde ergeben.

Canis 24 kg. Somnifennarkose. Einfluß eines Histaminshocks auf den Sauerstoffverbrauch.

	Versuchs-dauer Min.	Atem-volumen p. Min. 1	CO$_2$	O$_2$	Bilanz	
			ccm pro Min.			
Ante	10	4,70	184	206		
Histaminshock	10	5,04	116	137	− 690	
I. Nachperiode	15	6,03	166	191	− 225	} −915
II. Nachperiode	19	7,47	254	272	+ 990	
III. Nachperiode	17	8,12	258	294	+1672	
IV. Nachperiode	18	7,56	239	273	+1206	+5163
V. Nachperiode	21	6,20	191	231	+ 525	\overline{+4248} = 36,1 g
VI. Nachperiode	20	6,51	213	227	+ 410	Milchsäure
VII. Nachperiode	20	6,06	190	224	+ 360	

Noch viel ausgesprochener zeigt sich eine Abhängigkeit zwischen gestörtem Kreislaufe und erhöhtem Sauerstoffverbrauche, wenn man während des Kollapses auch Arbeit leisten läßt. Auf die Einzelheiten wollen wir nicht eingehen, da sich das Wesentliche viel besser aus der Tabelle herauslesen läßt. Jedenfalls

Canis 28 kg. Somnifennarkose. Einfluß der Arbeit vor und während des Histaminshocks auf den Sauerstoffverbrauch.

	Versuchs-dauer Min.	Atem-volumen p. Min. 1	CO$_2$	O$_2$	Bilanz	
			ccm pro Min.			
Ante	10	3,95	210	248		
Arbeit	10	5,99	369	407	+1590	
I. Nachperiode	17	4,30	241	268	+ 340	} +1930 ccm O$_2$
II. Nachperiode	20	4,10	220	248		
Ante	10	4,10	209	248		
Histaminshock	10	3,70	203	210	− 370	
I. Nachperiode	18	5,10	210	234	− 252	
II. Nachperiode	19	6,10	220	247	∅	} +638 ccm O$_2$
III. Nachperiode	60	7,01	240	269	+1260	
IV. Nachperiode	17	6,56	220	247		
Ante	10	6,50	220	247		
Shock + Arbeit	10	7,90	430	457	+2100	
I. Nachperiode	6	8,60	370	398	+ 906	
II. Nachperiode	89	8,90	280	303	+4984	} 8760 ccm O$_2$
III. Nachperiode	35	7,68	245	269	+ 770	

können wir aus diesen Versuchen herauslesen, daß dieselbe Arbeit, die vor dem Kollaps etwa 2 l Sauerstoff für sich in Anspruch nahm, während der Drucksenkung, obwohl sie sich viel weniger ergiebig gestaltete, mindestens viermal soviel Energie benötigte, als in der Vorperiode.

Um dem eventuellen Einwande zu begegnen, der vielleicht gemacht werden könnte, daß sowohl das Histamin als auch das Pepton eine spezifische Wirkung auf den Stoffwechsel entfalten könnte und daß es daher nicht nur die Schädigung im Kreislaufe ist, die diese gewaltige Änderung im Stoffwechsel nach sich zieht, sondern vielmehr irgendeine von diesen Giften ausgehende celluläre Reizung, erscheint es prinzipiell wichtig, darauf hinzuweisen, daß derselbe Effekt auch bei der Arbeit nach Ligatur der Aorta erzielt werden kann. Auch hier wollen wir auf Details verzichten und nur auf die Tabelle verweisen:

Canis 21 kg. Somnifennarkose. Einfluß derselben Arbeit vor und nach Ligatur der Aorta abdominalis auf den Sauerstoffverbrauch.

	Versuchs-dauer Min.	Atem-volumen p. Min. 1	CO_2	O_2	Bilanz
			ccm pro Min.		
Ante	10	4,6	141	166	
Arbeit	10	6,77	211	245	
I. Nachperiode	20	5,17	173	191	+ 1290
II. Nachperiode	10	3,50	110	164	
Ante	10	3,66	112	154	
Ligatur der Aorta	10	3,18	107	136	
I. Nachperiode	20	3,61	108	138	Ø
II. Nachperiode	20	2,93	102	149	
III. Nachperiode	20	2,58	108	146	
Ante	10	3,35	103	132	
Ligatur der Aorta und Arbeit .	10	4,33	133	161	
I. Nachperiode	10	4,28	190	200	
II. Nachperiode	20	3,80	190	210	+ 3350
III. Nachperiode	20	4,20	150	160	
IV. Nachperiode	20	3,80	130	145	

Wenn man dagegen analoge Versuche entweder nach Ligatur der Vena femoralis oder auch nach Drosselung der Vena cava inferior vornimmt, so haben wir keinerlei Änderungen im Sauerstoffverbrauch nachweisen können. Also auch in dieser Beziehung erweist sich die akute Stauung nicht so wirksam, wie der Kollaps.

Faßt man nunmehr die Ergebnisse dieser Versuche zusammen, so ergibt sich ein weitgehender Parallelismus zwischen den Beobachtungen am kreislaufkranken Menschen und den von uns gewählten Experimenten. Wo es infolge einer Zirkulationsstörung zu einem Versagen der Muskeltätigkeit kommt und wo sich eine Zunahme des Milchsäuregehaltes in der Muskulatur feststellen läßt, dort zeigen sich auch Änderungen im Stoffwechsel. Sowohl nach dem Pepton- als auch nach dem Histaminkollaps geht nach einer vorübergehenden Senkung im Sauerstoffverbrauch der Energieverbrauch mächtig in die Höhe und hält sich die längste Zeit auf einem erhöhten Niveau; erst viel später, nachdem sich der Kreislauf wieder gebessert hat, zeigt der Stoffwechsel wieder die Tendenz, auf seine ursprüngliche Höhe zurückzukehren. Schaltet man während eines Histamin- oder Peptonshockes eine Arbeitsperiode ein, so erweist sich jetzt die Muskeltätigkeit als außerordentlich unökonomisch, was um so auffallender in Erscheinung tritt, wenn in der Vorperiode der Energieverbrauch während der Arbeit allein bestimmt wurde.

Mehr noch als durch die Ergebnisse der vorangehenden Abschnitte läßt sich auf Grund dieser Debtversuche der Schluß ableiten, *daß der höchstökonomische Ryntheseprozeß, der sonst das Charakteristicum des ideal arbeitenden, also normalen Muskels darstellt, durch verschiedene Kreislaufstörungen eine Hemmung erfahren kann und daß dadurch der Ruhesauerstoffverbrauch und in noch viel stärkerem Maße der Energieverbrauch während der Arbeit zum Nachteile des Gesamtorganismus mächtig in die Höhe getrieben wird.*

Wir haben bereits auf die gegenseitigen Beziehungen zwischen Muskelfibrillen und die sie umgebenden Capillaren hingewiesen. Wir sind dabei den Beobachtungen von KROGH gefolgt, der um jede periphere Muskelfibrille einen Kranz von Capillarquerschnitten zeichnete (vgl. Abb. 259—262). Noch viel besser sind die Herzmuskelfibrillen von Blutcapillaren umsponnen, was sich besonders schön verfolgen läßt, wenn man Präparate von Herzen betrachtet, die nach der Methodik von WEARN[1] (vgl. Abb. 261) hergestellt wurden. Bekanntlich hat KROGH auf Grund theoretischer Betrachtungen das Neuaufschießen von Capillaren im tätigen Muskel vorausgesetzt, während im ruhenden Gewebe die Zahl derselben eine sehr spärliche ist. Solange sich der Muskel in Ruhe befindet, mag er vielleicht mit einer geringeren Zahl an Capillaren sein Auskommen finden, nicht aber bei der Arbeit, da der Resyntheseprozeß des gesunden Muskels nur bei reichlicher Anwesenheit von Sauerstoff durchgeführt werden kann. Den Mechanismus der zweckdienlichen Anpassung des Gefäßsystems an die Erfordernisse eines Muskels haben wir *Capillarisierung* genannt. Die *Vermehrung* der Capillarquerschnitte hat natürlich nur dann einen Zweck, wenn die neu aufschießenden Capillaren auch von einem mit Sauerstoff gesättigten Blute *rasch* durchströmt werden. Ebenso gehört zur normalen Capillarisierung die Möglichkeit einer günstigen *Permeabilität der Membranen*, die das Blut von den tätigen Zellen, also in unserem Falle von den Muskelfibrillen, trennt. Nicht zuletzt ist es die Beschaffenheit des Blutes ganz im allgemeinen, die uns eine normale Muskeltätigkeit garantiert. Vielleicht erscheint auch der umgekehrte Schluß gestattet, daß dort, *wo die Resynthese gehemmt ist und sich daher funktionell Ermüdung zeigt, eine zweckdienliche Capillarisierung nicht stattfindet oder die Capillaren von einem Blute durchströmt werden, das teils zu langsam fließt, teils sich in einem pathologischen Zustande befindet, oder die trennenden Membranen so geschädigt sind, daß sie den Gasaustausch gefährden.*

Wenn man sich mit solchen Problemen beschäftigt, so scheint es wünschenswert, sich auch darüber ein Urteil zu bilden, *wie* sich der Prozeß der Capillarisierung, vor allem unter pathologischen Bedingungen, abspielt und ob es nicht auch möglich wäre, ihn morphologisch zu verfolgen. Die zweite Frage lautet also: „Was spielt sich während eines Kollapses innerhalb der Capillaren, speziell des Muskels, ab?" Vorläufig ist nur betont worden, daß es während eines Histamin- oder Peptonkollapses zu einer Verminderung des Minutenvolumens und der zirkulierenden Blutmenge kommt, wie aber dabei die Capillaren, die z. B. die Muskeln versorgen, mitreagieren, ob sie also im Muskel während eines Histaminshockes zu weit werden oder sogar leer laufen, war wünschenswert zu erfahren. Histologische Untersuchungen der exstirpierten und nachträglich fixierten Muskeln können kaum Aufklärung bringen, denn durch die wenn auch noch so vorsichtige Herausnahme eines Gewebsabschnittes dürften bereits so schwerwiegende Änderungen in der Blutverteilung gesetzt werden, daß daraus nicht die geringsten Schlüsse abgeleitet werden können. Es war daher unsere Aufgabe, die Capillaren der Muskeln im intakten Organismus auch während eines Kollapses verfolgen zu können. Entsprechende Studien am Kaltblüter, dem typischen Objekt zum Studium der Capillaren, waren von vornherein auszuschließen, da man bei solchen Tieren keinen Kollaps durchführen kann. Um die Capillaren des Warmblüters speziell innerhalb der Muskulatur beobachten zu können, bedienten wir uns folgender Versuchsanordnung:

Wir arbeiteten an narkotisierten jungen Tieren (meist Katzen oder Hunde — denn nur diese Tiere eignen sich zum Studium des Kollapses) und legten die untere Partie des M. tibialis anticus frei, bildeten dann unter derselben eine Gewebstasche, in die wir einen mit einem Silberspiegel umhüllten gebogenen Glasstab versenkten (für solche Untersuchungen eignet sich ganz besonders gut die bei Carl Zeiss, Jena, erhältliche Sklerallampe), der eine Form zeigt, die am besten aus der Abb. 287 zu entnehmen ist; an beiden Enden (× ×) ist der Glasstab glattgeschliffen und poliert; bei geeigneter Beleuchtung und entsprechender Präparation des Muskels fällt es nicht schwer, die die Muskelfibrillen begleitenden Capillaren außerordentlich deutlich zur Darstellung zu bringen. Bei vorsichtiger mikroskopischer Ein-

---

[1] WEARN: J. of exper. Med. **47**, 273 (1928).

stellung ist es auch nicht schwierig, die zu- und abführenden größeren Gefäße, also die Arteriolen und Venen, zu beobachten.

Meist imponiert das Strömen des Blutes innerhalb der Capillaren wie „Regen", der vor unseren Augen dicht zu Boden fällt; das Laufen der Erythrocyten erfolgt unter normalen Bedingungen so schnell, daß das einzelne rote Blutkörperchen nicht zu sehen ist. Injiziert man nunmehr eine Histaminmenge, die sicher zu Kollaps führt, so stoppt meist der Capillarfluß (als hätte der „Regen" momentan aufgehört oder der „Regen" ist zum mindesten geringer geworden). Allmählich überträgt sich die Störung auch auf die größeren Gefäße: das hier befindliche Blut fließt langsamer, jetzt sind auch im Lumen der Gefäße die Erythrocyten als einzelne Gebilde zu erkennen; etwas später ballen sich die einzelnen Blutkörperchen zusammen, und schließlich steht die Zirkulation still. Bessert sich wieder der Blutdruck und ist auch das Strömen in den größeren Gefäßen lebhafter, so beginnt sich auch die Zirkulation innerhalb der Capillaren zu regen. Später ist wieder deutliches Fließen zu sehen, und jetzt beginnt wieder in den einzelnen Capillaren langsam die Tätigkeit, und erst bis ganz normale Verhältnisse vorzuliegen scheinen, wozu es oft geraumer Zeit bedarf, sieht man wieder den von uns als „Regen" beschriebenen Zustand. Wenn man sieht, wie während eines solchen Kollapses der Capillarfluß stoppt, dann wird man es auch verstehen, daß eine weitere Beanspruchung der Capillartätigkeit, wie dies bei der Arbeit als Voraussetzung gelten kann, zur Unmöglichkeit werden muß.

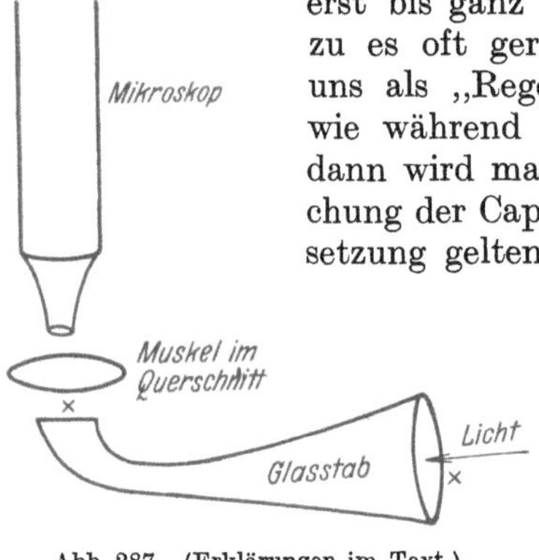

Abb. 287. (Erklärungen im Text.)

Hält man sich diese histologisch nachweisbaren Veränderungen vor Augen, dann ist es zu verstehen, warum es einerseits zu einer Erstickung innerhalb der Muskulatur kommen muß und warum andererseits eine Resynthese, die nur in Gegenwart von reichlich Sauerstoff in die Wege geleitet werden kann, auf diese Weise zur Unmöglichkeit wird. Welches die eigentliche Ursache des Versagens jeglicher Capillarbewegung innerhalb der Muskulatur ist, kann vorläufig nicht entschieden werden; jedenfalls müssen wir mit Tatsache einer fehlenden Capillardurchblutung während des Kollapses rechnen.

Das von uns eben beschriebene Leerlaufen der Capillaren scheint sich mit früheren Befunden gleichsam in Widerspruch zu befinden, da wir oben auseinandergesetzt haben, daß unter dem Einflusse einer größeren Histamingabe die zirkulierende Blutmenge deswegen abnimmt, weil sich jetzt die unterschiedlichen Blutdepots auffüllen. Dieser Einwand hat aber nur dann seine Richtigkeit, wenn man die Blutdepots mit den Capillaren identifiziert. Wenn diese Annahme allerdings richtig wäre, so müßte man während eines Kollapses die Capillaren weit werden sehen, wozu man sich um so mehr veranlaßt sehen könnte, als bekanntlich von DALE[1] während einer Histaminvergiftung eine Zunahme des Fußvolumens konstatiert wurde. Vielleicht ist dieser Widerspruch in der Tatsache begründet, daß nicht *alle* Capillarbereiche zum Unterschlupf für das deponierte Blut werden, vielmehr eine Trennung angenommen werden muß; als eine Prädilektionsstelle, wo Blut während des Kollapses ganz besonders zur Ablagerung kommen kann, muß sicher auch die Haut angenommen werden. Jedenfalls erscheint auf Grund unserer histologischen Untersuchungen eine weitgehende Deponierung innerhalb der Muskulatur nicht sehr wahrscheinlich.

---

[1] DALE: J. of Physiol. **52**, 355 (1919); **52**, 110 (1919).

Wenn wir hier die Milz als Blutdepot nicht berücksichtigen, so geschieht dies mit Absicht, denn während eines Histaminkollapses wird die Milz nicht nur nicht größer, sondern kleiner. Mehr oder weniger alle Autoren, die sich mit dem Problem des Histaminkollapses beschäftigt haben, haben sich auch die Frage vorgelegt, wo evtl. das Blut deponiert bleibt; sie alle aber kommen schließlich doch zu dem Resultate, daß man darüber vorläufig nichts Sicheres aussagen könne.

Dadurch, daß das Blut in den Muskelcapillaren nicht vorwärts kommt, ja fast stille steht, erscheint natürlich der Stoffwechsel innerhalb der Muskelfibrille schwer gefährdet. Dasselbe gilt, wenn die Blutzufuhr heruntergeht, ein Ereignis, das natürlich erfolgen muß, wenn einerseits die zirkulierende Blutmenge abnimmt und andererseits auch das Minutenvolumen so tief heruntersinkt. Daß gerade die Abnahme der zur Verfügung stehenden Blutmenge von entscheidender Bedeutung sein kann, lehrten uns Ermüdungsversuche vor und nach Durchführung eines größeren Aderlasses. Im intakten Tier kann die Muskulatur stundenlang gereizt werden, ohne daß die Kraft des Muskels eine wesentliche Benachteiligung erfährt. Läßt man aber das Tier zu Ader und entzieht ihm vielleicht nur ein Viertel seines Blutbestandes, so setzt nunmehr rasch Ermüdung ein, die um so rascher in Erscheinung tritt, je größer der Blutverlust war. Wenn zu wenig Blut dem Herzen zur Verfügung gestellt wird, dann können unmöglich alle Organe ideal viel Blut erhalten; zuerst müssen die lebenswichtigen Organe damit gespeist werden. Während der Ruhe braucht sich dieses Minus für die Vitalität der Muskelfibrillen nicht wesentlich bemerkbar zu machen, anders dagegen während der Arbeit, die nur dann möglich ist, wenn die Sauerstoffzufuhr in idealster Weise in die Wege geleitet wird; daß dabei die tatsächlich vorhandene Hämoglobinmenge nicht *unter* ein bestimmtes Maß heruntergehen darf, erscheint außerordentlich wahrscheinlich.

Unter den verschiedenen Möglichkeiten, die berücksichtigt werden müssen, um sich über die Ursache der frühzeitigen Ermüdbarkeit der Muskeln während eines Histaminkollapses ein Urteil bilden zu können, muß auch folgendes Moment berücksichtigt werden. DALE konnte zeigen, daß es während eines schweren Histaminshocks auch zu einer Eindickung des Blutes kommt; schon innerhalb kurzer Zeit kann der Hämoglobingehalt sowie die Zahl der Erythrocyten innerhalb der zu berücksichtigenden Bluteinheit um 30% zunehmen. Da gleichzeitig damit auch der Eiweißgehalt des Serums in die Höhe geht, so muß es sich um einen Austritt von Flüssigkeit aus den Blutgefäßen handeln. Das Wesentliche ist somit eine Bluteindickung auf Kosten eines Flüssigkeitsverlustes, der wieder auf einen Übertritt von Wasser in die Gewebe zurückgeführt werden muß. Am unangenehmsten kann sich dieser Flüssigkeitsaustritt im Bereiche der Lunge äußern, denn während eines solchen Versuches hat man stets mit der Möglichkeit eines Lungenödems zu rechnen. Diesem Umstande ist es vielleicht auch zuzuschreiben, warum das arterielle Blut auf der Höhe eines Histaminkollapses trotz künstlicher Respiration stark reduziert erscheint. RÜHL[1], der sich mit der Analyse dieser Beobachtung intensiv beschäftigte, sah bereits einen mangelhaften Gasaustausch, ohne daß sich dann nachträglich ein Ödem der Lunge nachweisen ließ; offenbar geht hier ein Geschehen vor sich, das zu einer Änderung der trennenden Membranen führt. Es existiert also tatsächlich ein Zustand, den man im Sinne von BRAUER[2] als Pneumonose bezeichnen könnte. Als bester Beweis für die Richtigkeit dieser Annahme läßt sich auch die Tatsache anführen, daß wenn man während

---

[1] RÜHL: Arch. f. exper. Path. **148**, 24 (1930).
[2] BRAUER vgl. SCHJERNING: Beitr. Klin. Tbk. **50**, 96 (1921).

eines Histaminkollapses nicht gewöhnliche Luft, sondern reinen Sauerstoff atmen läßt, die Pneumonose überwunden werden kann und jetzt wieder sauerstoffgesättigtes Blut in den Arterien rollt. Wird jetzt die reine Sauerstoffatmung unterbrochen und wieder gewöhnliche Luft gereicht, so kommt es neuerdings zu starker Reduktion des arteriellen Blutes. Diese Versuche scheinen uns folgendes zu beweisen: Wenn sich unter dem Einflusse von Histamin eine Verdichtung der Capillarwandungen innerhalb der Lungen anbahnen läßt, so ist es nicht einzusehen, warum nicht auch an anderen Stellen des Organismus so eine Änderung der Capillarfunktion einsetzt. In Kenntnis dieser Beobachtungen wird man sich daher auch mit der Frage zu beschäftigen haben, ob nicht unter dem Einflusse des Histamins die Permeabilität für Sauerstoff auch im Bereiche der Muskulatur Schaden gelitten hat. Vielleicht hängt die von DALE verfolgte Eindickung des Blutes resp. der Austritt des Serumwassers damit zusammen, vielleicht sind es also nicht nur die oben erwähnten Momente, wie träger Fluß des Blutes durch die Capillaren, sondern auch *Änderungen der Membranbeschaffenheit* selbst, die als Ursache beschuldigt werden müssen, warum der Zutritt des Sauerstoffs zu den Muskelfibrillen ein schlechter geworden ist.

Überblicken wir das bis jetzt Gesagte zusammen mit dem, was wir in den vorigen Kapiteln zur Sprache gebracht haben, so ergeben sich Schwierigkeiten resp. Differenzen, die hervorgehoben werden sollen: Im Herzfehlerorganismus zeigen sich im Stadium der Inkompensation Stoffwechselstörungen, die vermutlich auf Änderungen in der normalen Resynthese zu beziehen sind. Wahrscheinlich ist die Sauerstoffzufuhr zu den Muskelzellen des inkompensierten Herzkranken nicht so groß, wie es dem gesunden Organismus entspricht, sondern ungünstiger.

Im Tierexperimente, das sich zur Aufgabe macht, die Störungen in der menschlichen Pathologie nachzuahmen, haben wir durch rein mechanische Stauung, die doch bekanntlich im Körper des inkompensierten Herzfehlers die Hauptrolle spielen soll, keine Veränderungen im Muskelstoffwechsel nachweisen können, wohl aber bei rein peripheren Läsionen, wie z. B. im Kollapse. Würde man sich *nur* auf die experimentellen Befunde verlassen, so könnte man schließen, daß in allen Fällen von Kreislaufstörungen, bei denen Unökonomie nachweisbar ist, die periphere Schädigung im Vordergrund stehen sollte und weniger die rein mechanische Stauung. Wir sind weit entfernt davon, eine solche Meinung generell vertreten zu wollen, nachdem wir nach wie vor die rein mechanische Stauung bei den unterschiedlichen Inkompensationen ebenso berücksichtigt wissen wollen, wie wir den peripheren Faktor nicht unterschätzen möchten. Es wäre sicherlich richtig, sich in weiteren Versuchen mit der Frage zu beschäftigen, warum während der experimentellen Stauung die Unökonomie der Arbeit nicht so in den Vordergrund tritt, als man es auf Grund der klinischen Beobachtungen eigentlich erwarten sollte. Zunächst muß betont werden, daß wir im Experimente nur die *akute* Stauung untersucht haben, nicht aber die chronische. Daß aber eine *länger* bestehende mechanische Drosselung des venösen Kreislaufes ebenfalls zu einem Flüssigkeitsaustritte Anlaß geben kann, ist als bekannt vorauszusetzen. Da wir nun im Histaminshock mit dem Flüssigkeitsaustritte gerechnet haben und in diesem Mechanismus *auch* einen Faktor zu erblicken glauben, der den Sauerstoffübertritt ungünstig beeinflussen kann, so ist eigentlich nicht einzusehen, warum nicht auch die mechanisch bedingten Stauungsödeme, besonders wenn sie bereits länger gedauert haben, in gleicher Weise die Sauerstoffzufuhr zu den Muskelzellen ungünstiger gestalten und daher auch infolge gestörter Resynthese zu erhöhtem Sauerstoffverbrauche Anlaß geben.

Sicherlich ist eine einmal schon bestehende Ödemansammlung an sich schon geeignet, den Kreislauf in der peripheren Muskulatur, z. B. der Beine, auch rein mechanisch schwer zu beeinträchtigen. Wir erinnern in diesem Zusammenhange an die schönen Beobachtungen von HARRISON[1], der es im Tierexperimente durch künstliche Ödeme sehr wahrscheinlich machen konnte, daß unter diesen Bedingungen das Blut gar nicht in die Muskeln gelangt, sondern unter Umgehung der sauerstoffabsorbierenden Gewebe nur wenig reduziert zum Herzen zurückgelangt.

HARRISON hat diese Beobachtungen, wie oben erwähnt, auch auf den Menschen übertragen und Bestimmungen in der Femoralvene bei den unterschiedlichen Herzfehlern vorgenommen. Auch hier zeigte sich, daß kardial bedingte Beinödeme den Sauerstofftransport an die Gewebe ungünstig beeinflussen können, denn bei ödematösen Herzfehlern zeigt sich das Venenblut weniger reduziert, als wenn derselbe Fall zu einer Zeit untersucht wird, wo die Ödeme wieder verschwunden sind. Der Sauerstoffverbrauch erweist sich somit in der ödematösen Extremität geringer als in der nicht ödematösen, was wieder weiter besagt, daß die Blutgeschwindigkeit innerhalb der Venen der ödematösen Extremitäten scheinbar größer sein kann als in der bloß gestauten. Jedenfalls weist dies mit Nachdruck darauf, daß speziell bei ödematösen Extremitäten die Durchblutung und insofern auch die Sauerstoffversorgung der Muskeln (und vermutlich auch der Haut) eine ganz andere sein dürfte, als sich dies auf Grund der Beschaffenheit des Femoralvenenblutes erschließen läßt. Wenn also eine Extremität intensiv cyanotisch aussieht, so darf man daraufhin noch nicht den Schluß ableiten, daß der Kreislauf auch in den großen Venen ein sehr träger sein muß.

Ein weiteres Moment, das bei schwer dekompensierten Herzfehlern zu berücksichtigen wäre und daß auch dafür spricht, wie ungünstig die Sauerstoffversorgung der Muskeln sein kann, ist die *Abnahme des Minutenvolumens.* Bestehen bei einem inkompensierten Herzfehler Ödeme *und* eine Verminderung des Minutenvolumens, so können sich diese beiden Momente addieren und die vielleicht schon durch andere Faktoren bedingte Schädigung der Muskeldurchblutung noch stärker in den Vordergrund drängen. Ob das Wesentliche damit für alle Formen getroffen wurde, ist kaum zu behaupten, nachdem Unökonomie in der Muskeltätigkeit auch dann zu sehen ist, allerdings in nicht so hohem Maße, wenn es sich um eine beginnende Dekompensation handelt. So berichtet HERBST[2] sogar über Fälle, wo sich Unökonomie der Arbeit auch bei Zuständen findet, die ätiologisch für die Entstehung von Herzkrankheiten in Frage kommen, nämlich beim Gelenkrheumatismus, Endokarditis und Arteriosklerose. Fälle dagegen, bei denen *nur* nervöse Herzerkrankungen vorlagen, zeigten während der Arbeit weder eine Steigerung des Grundumsatzes, noch des Sauerstoffverbrauches. Jedenfalls erscheint es vollkommen berechtigt, wenn wir hier nur ganz im allgemeinen von einer Stoffwechselstörung innerhalb der Muskulatur gesprochen haben und uns über die Ätiologie und Pathogenese der Unökonomie im Herzfehlerorganismus sehr vorsichtig aussprachen. Mit Äußerungen, die von mancher Seite gefallen sind (z. B. von WEISS[3]), daß die Unökonomie nur die Folge einer rein kardialen Schädigung sein soll, ist dem Problem, das sich auf Tatsachen stützen soll, nichts genützt; sie sind vielmehr ein Beweis von wenig Kritik und Verkennung nicht hinwegzuleugnender vielfach bestätigter Befunde.

---

[1] HARRISON: Amer. J. Physiol. **79**, 589 (1929).
[2] HERBST: Arch. klin. Med. **162**, 257 (1928).
[3] WEISS: Med. Klin. **1929**, Nr 32; **1928**, Nr 40 — Z. exper. Med. **67**, 451 (1929).

V. Dekompensationserscheinungen als Folge gestörter Resynthese.

Den Ausgangspunkt unserer Untersuchungen bildeten die bekannten Versuche von HILL[1]; er ließ Sportsleute intensiv arbeiten und fand gelegentlich ein Ansteigen der Milchsäure auf weit über 100 mg%. Unsere Herzkranken haben schon während der Ruhe hohe Milchsäurewerte. Verrichten nun solche Patienten relativ geringe Arbeitsleistungen, so kommt es zu Milchsäurewerten im Blute, die nicht wesentlich von jenen abweichen, die bei Athleten erst nach sehr starker Muskelbetätigung zu sehen sind. Der Herzkranke verhält sich somit gelegentlich ähnlich wie der Schwerarbeiter; in der Muskulatur beider kann gleichviel Milchsäure aufgestapelt sein, nur mit dem Unterschiede, daß der Herzkranke bereits solche Veränderungen darbieten kann, wenn er nur ein Paar Treppen emporsteigt, während der Athlet erst solche Werte erkennen läßt, wenn er am Ende einer ganz großen Kraftleistung angelangt ist. Hat man Gelegenheit, beide am Ende ihrer Betätigungen zu sehen, so ähneln sie sich in vieler Beziehung: beide zeigen vertiefte und große Atmung, beide frequenten Puls, beide deutliche Cyanose. Der Athlet *trainiert* sich auf diese Weise, während man von dem Herzkranken den Eindruck gewinnt, daß jede neuerliche Anstrengung seinen Zustand *verschlechtert*. Um die komplizierten Verhältnisse entsprechend würdigen zu können, erscheint es notwendig, etwas weiter auszuholen.

HILL bestimmte zunächst bei einem gut trainierten Manne den Einfluß einer mäßigen Arbeit auf den Respirationsstoffwechsel (allerdings bedeutet diese Arbeit für einen nichttrainierten Menschen eine beträchtliche Anstrengung). Die Arbeit, die in diesem Falle 18 Minuten lang währte, entsprach einem durchschnittlichen Sauerstoffverbrauch von 2360 ccm pro Minute; dabei ging der Milchsäuregehalt im Blute von 20 auf 58 mg% in die Höhe; eine wesentliche Änderung des respiratorischen Quotienten läßt sich dabei nicht feststellen. Zeichen einer wesentlichen Ermüdung traten dabei nicht in Erscheinung. Nach HILL genügt der aufgenommene Sauerstoff, um die in den Muskeln sich entwickelnde Milchsäure wieder abzubauen, so daß es zu keiner wirklichen Säuerung kommt; nur wenn das der Fall ist, müßte der respiratorische Quotient in die Höhe gehen. Diesen Zustand, in dem sich wegen genügender Sauerstoffversorgung Milchsäurebildung und Milchsäurezerstörung gleichsam das Gleichgewicht halten, nennt HILL „Steady state".

Wird dagegen von einer solchen gesunden Person noch schwerere Arbeit gefordert, dann muß die Milchsäure, weil sie wegen Sauerstoffmangel nicht mehr vollständig resynthetisiert werden kann, im Gewebe liegen bleiben, später in das Blut diffundieren und von hier aus in andere Partien des Körpers (z. B. in die Leber) gelangen. Die eigentliche Ursache ist in der Unfähigkeit des Organismus zu erblicken, den Sauerstofftransport zu den Muskeln noch mehr zu steigern. Wenn auch die Atmungsmuskulatur maximalst arbeitet, so kann einerseits durch das Leistungsvermögen des Herzens und andererseits durch die Unmöglichkeit, das Blut noch reicher an Sauerstoff zu gestalten, nicht mehr Sauerstoff an die Muskeln herangebracht werden. Die Folge davon ist, daß sich der Organismus deswegen in Sauerstoffschulden (Debt) stürzen muß. Der Milchsäuregehalt in den Muskeln ist gleichsam bestrebt, die Intensität der Atmung und Zirkulation zu regeln, weswegen HILL die hier aufgestapelte Milchsäure als „governor of oxydation" nennt. Sobald der Organismus in bezug

---

[1] HILL: Muscular Activity. London 1925.

auf die Sauerstoffzufuhr in Schulden geraten muß, steigt der Milchsäuregehalt in den Muskeln beträchtlich an, selbst wenn auch ein großer Teil durch Diffusion gegen das Blut abgeleitet wird. Die Milchsäure, welche in das Blut diffundiert, verschwindet aus demselben entweder durch Aufnahme von seiten der Leber oder durch Nachoxydation in der Muskulatur selbst. In der Erholungspause hört die weitere Ansammlung von Milchsäure innerhalb der Muskulatur auf, da vermutlich der Überschuß der Oxydation verfällt. Daß es bei schwerster Arbeit eines völlig gesunden Menschen zu Steigerungen im Milchsäuregehalte des Blutes bis auf 100 mg% kommen kann, ist bereits erwähnt worden.

Solche Überlegungen waren auch der Anlaß, sich mit der Frage zu beschäftigen, ob ein prinzipieller Unterschied im *anatomischen* Aufbau des Muskels besteht, je nachdem, ob er Arbeit mit oder ohne Schulden verrichtet. Wenn man die verschiedenen Sportsleute betrachtet, so kann man 2 Gruppen unterscheiden: die Schwerathletiker (auch Kraftarbeiter genannt) mit den mächtig hypertrophischen Muskeln, und die Leichtathletiker (Dauerarbeiter) mit festen, aber immerhin noch grazilen Extremitäten. Der Schwerathletiker verrichtet seine Arbeit innerhalb kurzer Zeit, während der Leichtathletiker durch Stunden hindurch seine Muskeln mächtig in Anspruch nimmt. Ich möchte mich P. SCHENK[1] anschließen, wenn

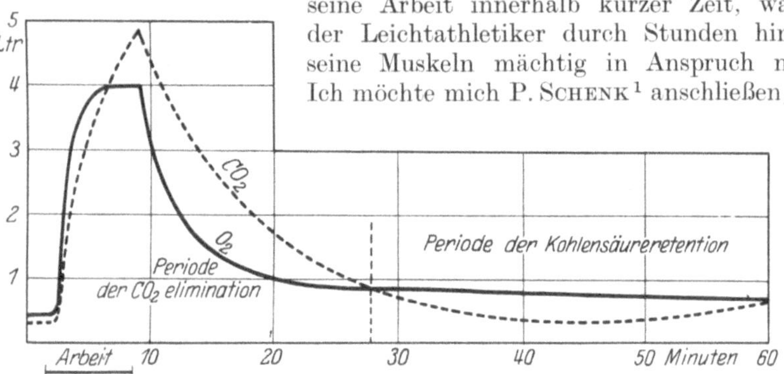

Abb. 288. Gegenseitiges Verhältnis zwischen Sauerstoffverbrauch und Kohlensäureausscheidung im Anschluß an schwere Arbeit. (Nach HILL.)

er den Standpunkt vertritt, daß der Leichtathletiker nur so viel Arbeit leistet, als seinem Steade state entspricht, er also unter Bedingungen arbeitet, wo sich Sauerstoffbedürfnis und Sauerstoffaufnahme das Gleichgewicht halten, während der Kraftarbeiter seine Muskeln gelegentlich so überanstrengt, daß der Muskelstoffwechsel unbedingt mit einem Debt arbeiten muß. Wenn diese Annahme zu Recht besteht, dann ist eigentlich der stark hypertrophische Muskel, den wir gelegentlich am Athleten bewundern, bereits etwas Pathologisches; für den Herzmuskel gilt dies wohl als gesicherte Tatsache.

Die sich bei schwerer Arbeit innerhalb der Gewebe einstellende Milchsäurezunahme führt zu einer stärkeren Bindung des Alkaliproteinates und insofern auch zu einer Säuerung des Blutes, zu deren Kompensation der Körper Kohlensäure abraucht, was eine beträchtliche Steigerung des respiratorischen Quotienten bedingt. So kann es nach HILL bei schwerster sportlicher Überanstrengung selbst zu einer Steigerung bis auf 2,0 kommen! Der respiratorische Quotient steigt parallel zur Milchsäurezunahme, die durch Diffusion aus den Muskeln ins Blut übertritt, und erreicht sein Maximum zumeist erst 5—6 Minuten nach Beendigung der Arbeit. Kehrt jetzt allmählich der Wert wieder zur Norm zurück, so ist sodann eine Periode zu beobachten, in der die Werte *unter* die Ausgangswerte herabgehen (vgl. Abb. 288).

---

[1] SCHENK: Sportärztetagung, S. 79. 1925 — Ermüdung gesunder u. kranker Menschen. Jena 1930.

Die Ursache des Absinkens des respiratorischen Quotienten ist wohl darin zu erblicken, daß mit dem Verschwinden der während der Arbeit gebildeten Milchsäure in den Geweben gleichsam ein „Vakuum" geschaffen wurde; würde jetzt nicht Kohlensäure retiniert werden, so müßte das Blut alkalisch werden, was sonst beim Menschen nur zu sehen ist, wenn er hyperventiliert. Sowohl die vermehrt ausgeschiedene Kohlensäure als auch die Periode der Kohlensäureretention kann als Maßstab für die Milchsäure angesehen werden, die nicht sofort oxydiert werden konnte und daher imstande war, die Acidität des Organismus zu stören.

Dieses Beispiel soll nur illustrieren, daß es in unserem Organismus zu Verschiebungen der Reaktion kommt, und zwar nicht nur während der Arbeit, wie hier gezeigt wurde, sondern bei den verschiedensten Gelegenheiten. Den Schauplatz eines solchen Ausgleiches zwischen Kationen und Anionen bildet nur zum geringsten Teil das Blut. Die großen Änderungen spielen sich sicher innerhalb der Muskulatur ab, denn hierselbst erfolgen die großen Geschehnisse, die das Charakteristicum der Arbeit darstellen; damit es im Blute während der Arbeit nie zu einer bleibenden Säuerung kommt, und ebensowenig während der Erholung zu einer Alkalescenz, sind Einrichtungen im Körper geschaffen, die sich, ganz allgemein gesprochen, unter dem Namen der „Puffer" zusammenfassen lassen. Wie es mit den Puffern innerhalb der Muskeln bestellt ist, darüber existieren natürlich nur Vermutungen; wahrscheinlich müssen wir hier vor allem die Bicarbonate, die Phosphate und die Alkaliproteinate berücksichtigen. Die Bicarbonate bilden gleichsam die erste Reserve beim Neutralisationsprozeß, und ihrer Pufferwirkung ist es vor allem zuzuschreiben, daß größere Verschiebungen in der Reaktion des Blutes verhindert werden; kommt es im Organismus infolge einer Störung im Säure-Basen-Gleichgewicht, also innerhalb der Gewebe, doch zu einem Kohlensäureüberschuß, so kann dieses Plus teils durch die Lunge, teils durch die Niere beseitigt werden. Wohl ist es möglich, daß es bei größeren Kraftleistungen innerhalb der Muskulatur zu einer wirklichen Säuerung kommt, doch darüber existieren nur Vermutungen, jedenfalls bleibt das Blut, soweit es sich um Änderungen im p_H-Gehalte handelt, fast vollkommen unberührt, wobei allerdings zu berücksichtigen ist, daß dem Blute selbst wieder die kräftigsten Puffer zur Verfügung stehen, und zwar in Form des Hämoglobins. Nach ihm sehen wir in den Serumeiweißkörpern die wichtigsten Regulatoren des Blutes. Den Phosphaten wird in erster Linie eine Pufferwirkung innerhalb der Gewebe zugeschrieben; sie bilden gleichsam die zweite Reserve, die erst dann in Anspruch genommen wird, wenn die Carbonate zu versagen drohen. Unter den Eiweißkörpern besitzt das Fibrinogen und das Albumin auch ein Puffervermögen, während sich das Globulin als wesentlich schwächer erweist (EPPINGER, KISCH und SCHWARZ[1]).

Vermutlich arbeiten die Puffer in unserem Organismus, solange er gesund ist, in wirkvollster Form; denn wie wäre es sonst zu verstehen, daß im Blute eines Kraftathleten so enorme Milchsäuremengen anstandslos bewältigt werden, ohne einen bleibenden Schaden zu setzen. Zur Illustration des Gesagten wollen wir folgendes von HILL herangezogene Beispiel anführen: Bei exzessiver Arbeit eines Athleten (Kurzstreckenlauf) kann das Debt nach der Arbeit bis auf 19 l Sauerstoff hinaufgehen. Drückt man diese Menge in Milchsäure aus, so kommt man zu der ungeheuer großen Zahl von 130 g Milchsäure! Bezieht man die so erhaltene Menge auf die gesamte Muskelmasse des arbeitenden Individuums, dann wäre der Milchsäuregehalt in der Muskulatur mit 0,35% anzusetzen. Die

---

[1] EPPINGER, KISCH u. SCHWARZ: Versagen d. Kreislaufs, S. 138.

Höhe dieses Wertes läßt sich am besten einschätzen, wenn man bedenkt, daß bei der Totenstarre, wo sich die gesamten Glykogenbestände in Milchsäure umwandeln, auch nur ein Wert von 0,4% erreicht wird. Schließlich soll nicht unerwähnt bleiben, daß HILL[1] bemüht war, während eines Tetanus die Muskelacidität direkt zu bestimmen. Wenn es selbst unter diesen Umständen nicht gelang, eine Änderung des p_H-Wertes nachzuweisen, so ist darin wohl der beste Beweis zu erblicken, wie rasch und wirksam Puffer wirken können. Die große Mehrausscheidung von Kohlensäure, die gegen Ende jeder Arbeit im Respirationsversuche zu erkennen ist, kann uns als Kriterium dienen, daß die Carbonatpuffer in Tätigkeit getreten sind. Nur dadurch, daß dieser Mechanismus scheinbar reibungslos vonstatten geht, läuft der normale Organismus keine Gefahr, während der Arbeit, auch wenn sie noch so anstrengend ist, weder Kationen noch Phosphate zu verlieren.

Mit der Milchsäurebildung resp. Resynthese und der mehr oder weniger guten Pufferung, vor allem durch die in der Muskulatur vorhandenen Alkaliproteinate hängen, wie dies in jüngster Zeit besonders von DURIG[2] zur Darstellung gebracht wurde, auch das Problem der physiologischen Ermüdung zusammen. Ein physiologisches Gleichgewicht zwischen der bei der Arbeit gebildeten Säure und der Abpufferung und Oxydationsfähigkeit des Muskelgewebes bedingt die Aktionsfähigkeit der arbeitenden Muskulatur. Störungen dieses Gleichgewichtszustandes, z. B. durch Versagen der Puffervorrichtungen, müssen zu Zustandsänderungen in der Muskulatur führen, die sich gelegentlich sogar morphologisch nachweisen lassen. Eine Verminderung der Organleistung, also frühzeitige Ermüdung, ist auch eine Erscheinung des Alters. Ohne daß sich merkliche Veränderungen bemerkbar machen müssen, können sich Symptome entwickeln, die auch als Früherscheinungen mancher kardialer Störungen bekannt sind. Als Ursache dieser „inneren" Leistungsabnahme werden chemische Altersveränderungen innerhalb der Kolloide angenommen. Eine definitive Präzisierung dieser Annahme läßt sich schwer durchführen, doch wird man auch hier teils an Störungen der Resynthese, teils der Pufferfähigkeit, nicht zuletzt an eine gestörte Capillarisierung zu denken haben. Würde sich diese Anschauung Geltung verschaffen, dann wäre vielleicht das Primäre der gestörten Funktion und der beeinträchtigten Pufferung die geschädigte Capillarisierung.

Das Wesentliche, was sich aus der Gegenüberstellung von physiologischem und pathologischem Geschehen ergibt, scheint mir die Tatsache zu sein, daß es beim normalen Menschen gelegentlich zu noch viel größeren Milchsäureansammlungen in der Muskulatur kommen kann, als wir dies bei unseren Herzkranken angenommen haben. Der einzige Unterschied besteht aber scheinbar nur darin, daß beim Herzkranken bereits eine geringe Arbeit genügt, während sich der Athlet gründlich anstrengen muß, um vielleicht dieselbe Milchsäurekonzentration im Muskel zu erreichen. Sicherlich ist der Herzkranke, vermutlich wegen der fehlenden Resynthese, ungünstiger daran als der Gesunde, aber das Wesentliche scheint bei einem Erklärungsversuche der Dekompensation damit noch nicht getroffen.

Einen tieferen Einblick in den Unterschied, den wir hier zur Diskussion gestellt haben, gewinnt man, wenn man die Acidität des arteriellen Blutes sowohl beim Gesunden als auch beim Herzkranken miteinander vergleicht. Fordert man einen Herzkranken auf, eine 3—4 Stockwerke hohe Treppe emporzusteigen und bestimmt man im arteriellen Blute vorher und unmittelbar nach Erreichen

---

[1] HILL: Muscular Activity, S. 27.
[2] DURIG: Körper u. Arbeit. Handb. von ATZLER, S. 196. 1927.

des Zieles die p_H-Werte, so läßt sich bei vielen Herzpatienten eine *echte Säuerung* nachweisen; übt man aber denselben Versuch bei einem gesunden Menschen, so zeigen sich bei derselben Arbeit nicht die geringsten Änderungen. Die p_H-Werte, auf die wir uns hier stützen, wurden nicht elektrometrisch bestimmt, sondern über die Hillsche Formel errechnet. Überblicken wir die in der Tabelle zusammengefaßten Zahlen[1] (Eppinger, Kisch u. Schwarz), so läßt sich sagen: Leisten gesunde Menschen eine mäßig schwere Arbeit, die aber immerhin zu einer Steigerung des Atemvolumens führt, so tritt keine Änderung der Acidität im arteriellen Blute auf; dagegen kommt es bei Kreislaufkranken in der überwiegenden Zahl der Fälle zu einer Verschiebung der aktuellen Reaktion des

	Vor der Arbeit			2—3 Min. nach der Arbeit		
	Kohlen-säure-gehalt %	Kohlen-säure-spannung mm Hg	p_H	Kohlen-säure-gehalt %	Kohlen-säure-spannung mm Hg	p_H
Normal I	43,71	31,69	7,36	40,89	29,64	7,358
Normal II	45,70	32,36	7,34	44,76	32,67	7,35
Herzinsuffizienz	45,75	30,5	7,37	39,82	28,5	7,35
Inkompensierte Hypertonie	46,77	26,9	7,45	33,28	27,5	7,30
Herzinsuffizienz bei Emphys. pulm. . .	40,00	29,5	7,34	37,02	32,5	7,28
Herzinsuffizienz bei Hypertonie	44,83	33,5	7,34	46,92	43,0	7,26
Inkompensierter Mitralfehler	43,73	31,1	7,34	30,24	19,0	7,40
Kombin. Aorten- + Mitralvitium . . .	45,55	35,2	7,32	38,48	23,2	7,42
Inkompensierte Mitralstenose	47,95	40,0	7,29	36,53	26,9	7,33
Herzinsuffizienz	52,28	31,0	7,42	48,56	34,5	7,34
Mitralvitium	43,80	29,1	7,37	41,36	30,0	7,34
Mitralstenose + Concretio cordis . . .	43,57	29,3	7,36	44,28	44,5	7,20
Kombinierte Vitium cordis	58,04	37,0	7,38	53,78	37,9	7,35
Aortenvitium (Aort. luet.)	59,19	40,8	7,37	54,36	43,9	7,30
Rekonvaleszent nach Pneumonie . . .	55,37	37,0	7,37	52,85	36,6	7,35
Herzinsuffizienz	44,63	27,5	7,42	34,04	16,5	7,51
Herzinsuffizienz mit starker Dyspnoe .	42,98	31,0	7,34	37,78	22,0	7,42

arteriellen Blutes gegen die saure Seite hin. Ein Zusammenhang zwischen Schwere der Dekompensation und Intensität der Pufferstörung läßt sich vielfach feststellen.

Setzt man zu normalem Blutserum etwas Säure zu, so braucht sich die Acidität nicht zu ändern, solange sich die unterschiedlichen Puffer wirksam zeigen; ebenso muß es sich im strömenden Blute verhalten, wie sich dies durch entsprechende Beobachtungen auch tatsächlich bestätigen läßt. Wenn man daher im Blute eine Änderung im p_H-Werte bei der Arbeit nachweisen kann, so muß die Ursache entweder in einer *Vermehrung der Säure* gesucht werden oder in einer *Unwirksamkeit der Puffer*. Da nun bei unseren Kreislaufkranken zwar eine Vermehrung an Milchsäure nachweisbar ist, aber solche Mengen erfahrungsgemäß im normalen Blut keine Änderung bedingen, so kann nur eine Abnahme der Pufferwertigkeit in Frage kommen.

Dort, wo neben einer Zunahme der Acidität auch eine Vermehrung in der Kohlensäurekapazität nachweisbar wird, hat der Organismus die Fähigkeit verloren, die Kohlensäure normal rasch abzurauchen; als eigentliche Ursache müssen dafür Störungen der Lungenfunktion angenommen werden. Wo anatomische Veränderungen (z. B. Emphysem) nicht nachweisbar sind, können auch funktionelle in Frage kommen (Pneumonose). In einigen Fällen von Kreislaufstörung (vgl. letzter Fall der Tabelle) fand sich nach der Arbeit auch eine

---

[1] Eppinger, Kisch u. Schwarz: Versagen d. Kreislaufes, S. 152.

Verschiebung der aktuellen Reaktion des arteriellen Blutes nach der alkalischen Seite zu. Hier muß an eine im Anschluß an die Arbeit einsetzende Übererregbarkeit des Atemzentrums gedacht werden, durch welche infolge Steigerung der Atemgröße (Hyperventilation) sogar eine vermehrte Kohlensäureabgabe erfolgt sein dürfte. Tatsächlich ließ sich in diesen Fällen auch eine geringe Kohlensäurespannung im Arterienblute nach der Arbeit nachweisen.

Wenn wir auf Grund solcher Zahlen eindeutig erkennen, daß eine Muskelarbeit, die von einem gesunden Menschen überhaupt kaum als Arbeit empfunden wird, bei unseren Kreislaufpatienten bereits Änderungen im Blute bedingt, so läßt sich dies nur so erklären, daß die in den Muskeln der Herzkranken entstandenen Säuren an Ort und Stelle kaum in entsprechender Weise abgepuffert werden konnten und daß außerdem noch im arteriellen Blute selbst nicht die Bedingungen gegeben sind, um die aus den Muskeln herüberdiffundierenden Säuremengen wirksam unschädlich zu machen. Bestehen diese Überlegungen zu Recht, so würde es sich beim inkompensierten Herzfehler nicht nur um eine vermehrte Säurebildung handeln, sondern offenbar *auch um eine Störung in den Puffervorrichtungen der Gewebe, wenn nicht sogar des Blutes selbst.*

Es lag natürlich nahe, nach Methoden Umschau zu halten, durch die man auch beim Menschen einen möglichst präzisen Einblick in das Verhalten der Neutralisationsvorgänge gewinnen könnte; da sich die wichtigsten Änderungen nicht so sehr im Blute als vielmehr innerhalb der Gewebe abspielen dürften, so müßte man daraufhin seine Hauptaufmerksamkeit richten. Leider sind wir aber vorläufig nicht imstande, direkte Messungen innerhalb der Gewebe selbst vorzunehmen. Wenn sich hier Änderungen im Puffervermögen geltend machen und die Pufferbestände versagen, dann überträgt sich die Störung erst auf die die Gewebe umspülenden Flüssigkeiten also vor allem auf das Blut. Jedenfalls kann man sagen, daß, *wenn sich im Blute Änderungen geben, dann müssen analoge Störungen, und zwar in noch viel erhöhterem Maße im Gewebe bestanden haben.*

Die einfachste Methode, um sich über die Pufferfähigkeit einer Flüssigkeit zu orientieren, stellt die Titration vor; sowohl durch die elektrometrische Titration als auch durch Verwendung von Indicatoren kann man diejenige Quantität Säure ermitteln, bei welcher es zu einer meßbaren Änderung der zu untersuchenden Lösung kommt. Je mehr man Säure zusetzen muß, um einen Acididätsunterschied hervorzurufen, desto stärker ist die Pufferfähigkeit dieser Lösung. Bringt man die Wasserstoffzahlen einer Pufferlösung und die Quantitäten der zugesetzten Säuren in einem Ordinatensysteme zur Darstellung, so erhält man eine Säuretitrationskurve, welche uns den besten Einblick in den Puffermechanismus gibt. Bei der Untersuchung des Blutes ist die Anwendung einer Säuretitration mit Schwierigkeiten verbunden, weil dabei die leicht dissoziierbare Kohlensäure entweicht, woraus sich neue Komplikationen ergeben. Viel besser eignet sich daher zur Untersuchung der Größe der Pufferfähigkeit die Bestimmung der Kohlensäurebindung selbst, besonders wenn man die Ergebnisse kurvenmäßig zur Darstellung bringt. Ein Vorteil dieser verhältnismäßig einfachen Methode ist auch der, daß man sich dabei einer biologisch wichtigen Säure bedient; außerdem ist die Kohlensäure schwach dissoziiert und daher gegenüber einer Titration außerordentlich empfindlich. BARCROFT[1] und HENDERSON[2], sowie deren Mitarbeiter haben an Hand dieser Methode die verschiedensten physiologischen Fragen studiert. Zur Analyse krankhafter Zustände ist diese Methode ebenfalls verwendet worden; wir erinnern vor allem an die bekannten Untersuchungen von STRAUB und MEYER-GOLLWITZER[3].

---

[1] BARCROFT: Respirat. function of the blood. London 1927.
[2] HENDERSON: Erg. Physiol. **8**, 254 (1909).
[3] STRAUB-MEYER-GOLLWITZER: Vgl. Erg. inn. Med. **25**, 1 (1924).

Einen gleich guten Einblick gewinnt man — ja man kann sogar noch mehr als durch die Kohlensäurespannung über das Verhalten des Säure-Basengleich-gewichtes so aussagen — wenn man in einem Blute bei gleicher Kohlensäurespannung die entsprechende Sauerstoffspannungskurve zur Darstellung bringt. Beim gesunden Menschen zeigt die Sauerstoffbindungskurve keinerlei Änderung, selbst wenn beträchtliche Arbeit geleistet wird. Konstruiert man aber die entsprechenden Kurven bei Herzkranken, nachdem man ihnen vorher eine geringe Arbeit zugemutet hatte, so ergeben sich bereits beträchtliche Unterschiede (vgl. Abb. 289). Der Verlauf der Sauerstoffdissoziationskurve des Oxyhämoglobins ist vor allem von der Acidität des Blutes beeinflußt; ein Absinken der Sauerstoffbindungslinie weist auf Grund der vorliegenden Untersuchungen auf eine Änderung der Wasserstoffionenkonzentration im Sinne einer stärkeren Säuerung hin. Ein Hinweis auf die bekannten Änderungen der Sauerstoffdissoziation nach Zusatz von verschieden großen Milchsäuremengen gibt die entsprechenden Verhältnisse am besten wieder (vgl. Abb. 290). Die Abb. 291 ist beigefügt, um, im Gegensatze zum Herzfehlerpatienten, den relativ geringen Ausschlag zu zeigen, den z. B. das rasche Besteigen eines 1000 Fuß hohen Berges auf einen gesunden Mensch ausübt.

Eine gute Vorstellung über das Puffervermögen des Blutes gewinnt man auch in folgender Weise[1] (Eppinger, Kisch und Schwarz): Es werden Blutproben vor und nach einer Arbeitsleistung (Emporsteigen einer ca. 18 m hohen Treppe) genommen. Von beiden Proben werden entsprechende Quantitäten

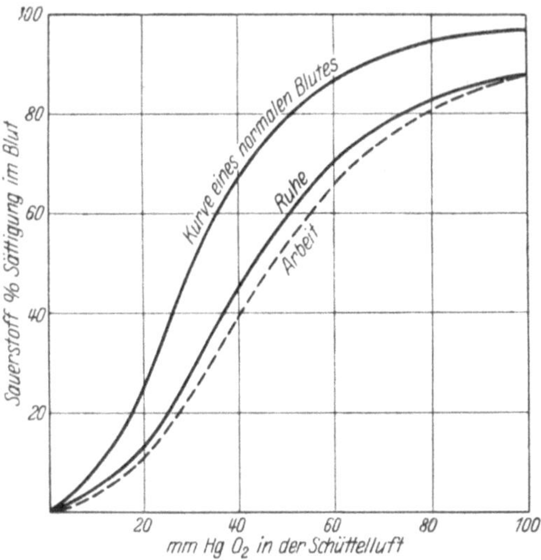

Abb. 289. Inkompensierte Mitralstenose; Arbeitsleistung 200 kg/m pro Minute bei 3 Minuten Gesamtdauer. Oben Kurve eines gesunden Menschen mit gleichem Hämoglobingehalt. Alle 3 Kurven bei 40 mm Hg CO_2 konstruiert. (Nach Eppinger, Kisch und Schwarz.)

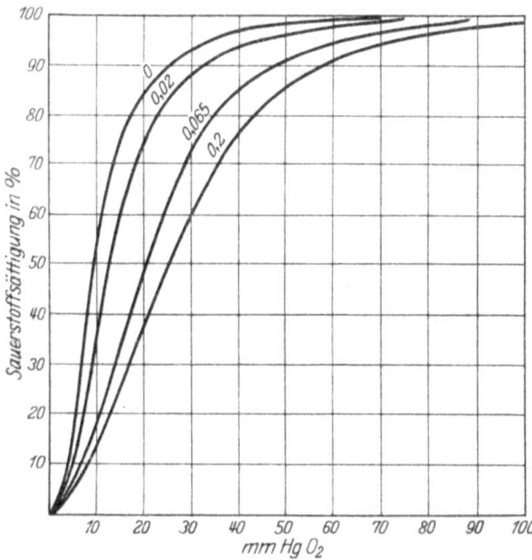

Abb. 290. Sauerstoffdissoziationskurve nach Zusatz von 0,0, 0,02, 0,065 und 0,2% Milchsäure. (Nach Barcroft.)

mit Kohlensäure von bekannter Konzentration geschüttelt, hierauf der Kohlensäuregehalt in der Schüttelluft sowie im Blute bestimmt; außerdem wurde das Kohlensäurebindungsvermögen des betreffenden Blutes nach Zusatz von

[1] Eppinger, Kisch u. Schwarz: Versagen d. Kreislaufes, S. 132.

$n/_{10}$ und $n/_4$ Milchsäure ermittelt. Bei kreislaufgesunden Menschen konnte bei einer gewählten Arbeit keine oder nur sehr geringfügige Unterschiede in der Kohlensäurekapazität des Blutes vor und nach der Arbeit festgestellt werden, während bei kreislaufkranken Menschen im Anschluß an verhältnismäßig geringgradige Arbeit schon eine beträchtliche Verschiebung der Blutreaktion nach der sauren Seite zu beobachten war. Bei manchen der untersuchten Patienten können hierbei so gewaltige Änderungen in Erscheinung treten, wie sie bei gesunden Menschen selbst nach den schwersten Überanstrengungen kaum zu beobachten sind. Anscheinend wird beim gesunden Menschen die bei der Muskelarbeit gebildete Milchsäure am Orte ihrer Entstehung, d. h. in der Muskulatur selbst, neutralisiert, so daß nur geringfügige Änderungen im Sinne einer Säuerung des Blutes sich entwickeln müssen, weil offenbar die Puffer optimale Arbeit leisten. Berücksichtigen wir, daß bei den meisten der oben angeführten Herzpatienten bei vollkommener Ruhe fast normale Kohlensäurewerte im Blute gefunden wurden, so muß die Erniedrigung des Blutkohlensäurebindungsvermögens nach

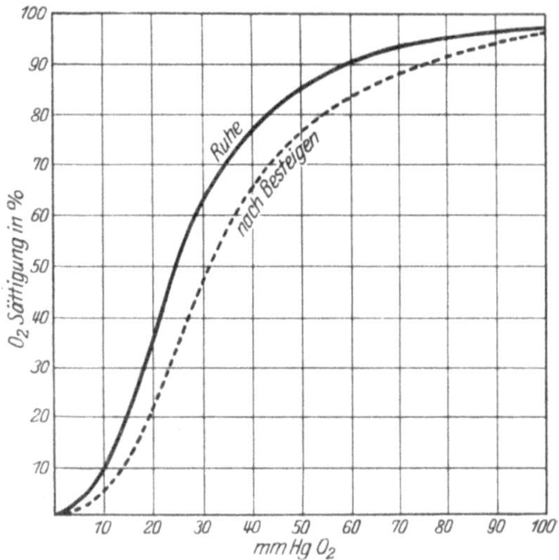

Abb. 291. Sauerstoffdissoziationskurve im Blute vor und nach Besteigen eines 1000 Fuß hohen Berges innerhalb 20 Minuten. (Nach BARCROFT.)

muskulärer Arbeitsleistung in diesen Fällen vor allem auf eine erhöhte Ausschwemmung der Milchsäure aus den schlecht gepufferten Geweben in das umspülende Blut hervorgerufen werden. Allerdings müssen wir gleichzeitig auch berücksichtigen, daß Störungen des normalen Resynthesevorganges an der Steigerung des Milchsäurespiegels im Blute ebenfalls ursächlichen Anteil haben können.

| | Geleistete Arbeit in kg/m | Vor der Arbeit | | | Nach der Arbeit | | |
| | | Kohlensäure in Vol.-% | Nach Milchsäurezusatz | | Kohlensäure in Vol.-% | Nach Milchsäurezusatz | |
			$n/_{10}$ Kohlensäure in Vol.-%	$n/_4$ Kohlensäure in Vol.-%		$n/_{10}$ Kohlensäure in Vol.-%	$n/_4$ Kohlensäure in Vol.-%
Normal I	1033	54,36	42,77	—	54,16	42,60	—
Normal II	1216	42,03	36,60	26,43	42,15	36,59	26,90
Normal III	1142	50,51	40,46	32,80	49,68	41,70	32,95
Mitralvitium	1768	54,33	46,92	34,58	49,60	40,18	29,32
Mitralvitium (stark dekomp.)	232	45,08	29,28	—	40,68	27,32	—
Mitralvitium (dekomp.) . . .	1175	48,01	36,85	—	44,40	32,00	—
Myocarditis	1234	56,92	45,78	29,39	46,41	37,92	23,66
Aorteninsuffizienz (dekomp.) .	1089	66,19	55,21	39,18	54,82	42,27	30,53
Hypertonie (dekomp.)	1260	69,19	52,02	—	62,04	46,42	—

Eine Analyse der Gewebe bezüglich ihres Puffervermögens ist gegenwärtig kaum durchzuführen, so daß man sich bei solchen Studien fast ausschließlich auf die Beschaffenheit des Blutes verlassen muß. Das Blut stellt ein Gemenge der verschiedensten Puffervorrichtungen vor; im Plasma kommen vor allem die Eiweißkörper neben den Carbonaten und Phosphaten bei der Abschwächung einwirkender Säuren in Betracht. Auch den Erythrocyten[1] (EPPINGER, KISCH und SCHWARZ) als Einzelgebilden scheint eine besondere Rolle beim Unwirksammachen von Säuren zuzukommen; versetzt man gewaschene Erythrocyten mit Salzsäurelösungen bekannter Acidität, zentrifugiert nach längerem Schütteln ab und bringt die in der überstehenden Flüssigkeit ermittelten p_H-Zahlen in Beziehung zu den tatsächlich zugesetzten Säurelösungen, so ergeben sich nachstehende Resultate:

	$\dfrac{\text{HCl}}{n}$	p_H 15°	$C_{(H)}$ frei	$C_{(H)}$ gebunden (zugesetzte H − freie H) $\cdot 10^{-7}$
	0,005	2,32	$4,79 \cdot 10^{-3}$	
	0,01	1,97	$1,07 \cdot 10^{-2}$	
	0,02	1,72	$1,91 \cdot 10^{-2}$	
Blut I	0,005	6,99	$1,02 \cdot 10^{-7}$	$(47\,000 - 1,02) \cdot 10^{-7}$
	0,01	6,91	$1,23 \cdot 10^{-7}$	$(107\,000 - 1,23) \cdot 10^{-7}$
	0,02	6,24	$5,75 \cdot 10^{-7}$	$(191\,000 - 5,75) \cdot 10^{-7}$
Blut II	0,005	7,15	$7,08 \cdot 10^{-8}$	$(47\,000 - 0,71) \cdot 10^{-7}$
	0,01	6,89	$1,29 \cdot 10^{-7}$	$(107\,000 - 1,29) \cdot 10^{-7}$
	0,02	6,13	$7,41 \cdot 10^{-7}$	$(191\,000 - 7,41) \cdot 10^{-7}$

Die Pufferwirkung der roten Blutkörperchen scheint die aller anderen Eiweißlösungen wesentlich zu übertreffen; daß den roten Blutkörperchen eine Sonderstellung für den Gleichgewichtszustand bei Säurezusatz zukommt, ist bereits auf eine Beobachtung von ZUNTZ (1867)[2] zurückzuführen. Leitet man in eine Blutlösung Kohlensäure ein, so nimmt das titrierbare Alkali des Plasma zu, während der Chlorgehalt im Serum heruntergeht; alle diese Erscheinungen sind reversibel, d. h. die Chlor- und Alkaliwerte stellen sich nach Luftdurchleitung wieder auf das ursprüngliche Niveau ein. Entsprechende Verschiebungen in den Ionenverhältnissen des Blutes sind auch zu sehen, wenn Schwefelsäure oder Salzsäure zugesetzt werden (SNAPPER[3]). Die sich im Blute aus dem Konzentrationsgefälle ergebende Anionenverschiebung kann nur durch eine Wanderung der Chlorionen in die roten Blutkörperchen oder, ganz allgemein gesprochen, an das Hämoglobin (ROHONYI[4]) zustande kommen. Die Wichtigkeit solcher Beobachtungen liegt auf der Hand; schon unter physiologischen Bedingungen müssen wir mit Aciditätsänderungen innerhalb des Blutes rechnen. So wurde schon von HAMBURGER[5]) darauf hingewiesen, daß bereits zwischen arteriellem und venösem Blute Unterschiede bestehen derart, daß das Venenblut alkalireicher und ärmer an Chlor und Phosphorsäure sei. In der Lunge erfolgt die physiologische Reversion, indem Kohlensäure abgegeben und die Rückkehr des Blutes zu den ursprünglichen Ionenverhältnissen wieder in die Wege geleitet wird. Diese physiologischen Schwankungen in den physikalischen Verhältnissen des Blutes bei der Durchströmung der Gewebe scheinen auch für die Resorption von Bedeutung zu sein. Der Grund, warum wir diesen Änderungen große Aufmerksamkeit schenken, erscheint uns in der Tatsache begründet, daß KORANIY[6] bei (vor allem

[1] EPPINGER, KISCH u. SCHWARZ: Versagen d. Kreislaufes, S. 133.
[2] ZUNTZ: Beiträge zur Physiologie des Blutes. Dissert. Bonn 1868.
[3] SNAPPER: Biochem. Z. **51**, 62 (1913).
[4] ROHONYI: Kolloidchem. Beih. **8**, 337 (1916).
[5] HAMBURGER: Arch. f. Physiol. **1898**, 1.
[6] KORANIY: Z. klin. Med. **33**, 1 (1897); **34**, 1 (1898).

dekompensierten) Herzfehlern eine Erhöhung des osmotischen Druckes im Blute feststellen konnte, ohne daß dabei der Kochsalzgehalt eine Zunahme erfahren hätte. Speziell bei stark cyanotischen Patienten waren solche Feststellungen besonders augenfällig, was um so bemerkenswerter ist, als Atmen von Sauerstoff bereits genügt, um in solchen Fällen neben dem Schwinden der Cyanose auch eine Zunahme des Blutchlorgehaltes zu bedingen, wobei sich der osmotische Druck gleichzeitig auf das normale Niveau einstellt. Auch diese Versuche weisen somit auf die Anwesenheit von irgendwelchen Säuren hin, die sich im Blute des dekompensierten Herzkranken befinden müssen.

Der Organismus scheint demnach mit Hilfe der roten Blutkörperchen die Neutralität des Blutes in hohem Grade zu gewährleisten. Damit ist aber die Bedeutung der Pufferwirkung des Hämoglobins noch nicht erschöpft: CHRISTIANSEN, DOUGLAS und HALDANE[1] konnten zuerst zeigen, daß dem Oxyhämoglobin ein wesentlich höherer Säurecharakter zuzukommen scheint als dem reduzierten. Auf Grund dieser Befunde muß man wohl annehmen, daß das Blut, das während der Passage durch die Gewebe an Sauerstoff eingebüßt hat, jetzt viel besser puffert als man es vom arteriellen annehmen kann und daher die Säuren, die in den Geweben entstehen und von hier an das Blut gelangen, energischer unwirksam gemacht werden. Nach BROWN und HILL[2] stellt das sauerstofffreie Hämoglobin eine außerordentlich schwache Säure vor, ihr Dissoziationsgrad beträgt $7{,}5 \cdot 10^9$, dagegen der des Oxyhämoglobins $5 \cdot 10^7$, er ist also 67 mal so groß. Es erscheint uns nicht unwesentlich hier hervorzuheben, daß sich der Dissoziationsgrad des Sauerstoffhämoglobins sich nur unwesentlich von dem der Kohlensäure unterscheidet; er ist nur zirka um ein Sechstel geringer als der Kohlensäuredissoziationsgrad selbst.

Die große Wichtigkeit der Sauerstoffbindung des Blutfarbstoffes im Dienste der Erhaltung der Wasserstoffionenkonstanz liegt nach diesen Untersuchungen klar vor; bei Herzfehlern, die infolge des in der Lunge gestörten Gasaustausches an Sauerstoffmangel leiden und außerdem mit Kohlensäure überladen sind, stellt die Verringerung im Sauerstoffgehalte des Blutes eine wichtige Puffervorrichtung entgegen der Kohlensäureüberhäufung vor. Vermutlich spielt dieser Mechanismus auf dem Wege von den Capillaren zur Lunge die größere Rolle als im arteriellen Systeme selbst.

Neben den beschriebenen Neutralisationsvorrichtungen scheint nach den verschiedenen Feststellungen auch den *Eiweißkörper des Serums* eine beachtenswerte Pufferung zuzukommen. Da es bekannt ist, daß es im Stadium der Inkompensation zu Änderungen des Eiweißblutbildes kommen kann, so schien eine Berücksichtigung der einzelnen Eiweißkörper nach ihrem Puffervermögen wichtig. Bei kompensierten Herzfehlern bestehen nur geringgradige Unterschiede gegenüber der Norm, während bei ausgesprochenen Insuffizienzerscheinungen die Globuline auf Kosten der Albumine beträchtlich erhöht sind. Wenn man weiß, daß das Globulin ein wesentlich geringeres Puffervermögen besitzt als das Albumin, so wird man auf diese Änderung in der Eiweißzusammensetzung des Serums während der Dekompensation ebenfalls Gewicht legen müssen. Da eine ähnliche Verschiebung nach Infekten zu sehen ist, so kann darin vielleicht auch einer der vielen Gründe gesucht werden, warum sich im Anschluß an oft ganz harmlose Infektionskrankheiten der Zustand eines bis dahin völlig kompensierten Herzfehlers plötzlich verschlimmern kann. Jedenfalls leidet das Neutralisationsvermögen des Serums Schaden, wenn es einerseits

---

[1] CHRISTIANSEN, DOUGLAS u. HALDANE: Amer. J. Physiol. **48**, 244 (1922).
[2] BROWN u. HILL: Proc. roy. Soc. Lond. B **94**, 307 (1923).

zu einer Verminderung des Albumins und gleichzeitig damit auch zu einer Erhöhung des Globulins kommt.

Aus den aufgezählten Tatsachen ist daher zu entnehmen, daß dem Organismus eine Reihe von Möglichkeiten zur Verfügung steht, um sich vor Übersäuerung zu schützen. In der ersten Phase einer Säuerung wird der Ausgleich vermutlich durch ein vermehrtes *Abrauchen von Kohlensäure* besorgt; erst später werden die eigentlichen *Alkalibestände* in Anspruch genommen (GROAG und SCHWARZ[1]); schließlich muß vielleicht sogar *Ammoniak* als Alkali bereitgestellt werden, um nicht eine Übersäuerung in Erscheinung treten zu lassen (PERGER[2]). Da dem Kohlensäuremechanismus sicher die wichtigste Rolle zugesprochen werden muß, so dürften sich Änderungen in der Acidität in erster Linie in einer Änderung der Kohlensäurepufferung bemerkbar machen. Der beträchtliche Anstieg des respiratorischen Quotienten, wie er bei fast jeder Arbeitsleistung zu sehen ist, steht sicher mit der Milchsäurebildung und insofern mit der Pufferung derselben in innigster Beziehung. Im Verlaufe einer Erholung sinkt der respiratorische Quotient unter den ursprünglichen Wert, es kommt zu einer Kohlensäureretention, und das ursprünglich an Milchsäure gebundene Alkali wird neuerlich in Carbonat umgewandelt.

Läßt man nicht stark dekompensierte Herzkranke Arbeit leisten und berücksichtigt man dabei nicht nur den respiratorischen Quotienten, sondern auch die Gesamtkohlensäureausscheidung — vor allem auch in Relation zu der tatsächlich gebildeten Milchsäure —, so gewinnt man vielfach den Eindruck, daß manche Patienten lange nicht so viel Kohlensäure eliminieren als entsprechende normale Kontrollpersonen, die vielleicht bei noch schwererer Arbeit dieselbe Milchsäure gebildet haben. Auch aus diesen Beobachtungen heraus glauben wir Anhaltspunkte ableiten zu können, die ebenfalls dafür sprechen, daß es im Organismus des dekompensierten Herzkranken mit der physiologischen Pufferung der Gewebe durch Abrauchen von Kohlensäure nicht mehr so gut bestellt ist, wie wir es vom gesunden Menschen voraussetzen können.

Zu ähnlichen Vorstellungen wird man gedrängt, wenn man auf die Kohlensäurespannung im venösen Blute Rücksicht nimmt. Im venösen Blute eines normalen Menschen kommt es unmittelbar nach einer nicht sehr anstrengenden Arbeit zu einer ganz beträchtlichen Vermehrung der Kohlensäurespannung; so betrug z. B. die prozentuelle Zunahme der Kohlensäurespannung in 2 Normalfällen 30—40%; analoge Versuche bei Patienten mit dekompensierten Herzfehlern ließen viel geringere Zunahmen erkennen. Offenbar treibt die im Organismus eines Herzfehlers gebildete Milchsäure aus den Carbonatbeständen viel weniger Kohlensäure heraus als dies für den gesunden Menschen gilt. Es besteht somit nach diesen Befunden beim dekompensierten Herzkranken anscheinend eine Verminderung des Carbonatbestandes, also ebenfalls ein Zeichen, daß die Puffervorrichtungen Schaden gelitten haben.

Eine Stütze findet diese Annahme auch in den Analysen der *Liquorflüssigkeit* (EPPINGER, KISCH und SCHWARZ[3]). Sicherlich ist in dem Carbonatgehalte der Cerebrospinalflüssigkeit kein unbedingt bindender Maßstab für den Carbonatgehalt innerhalb der Gewebe zu erblicken, aber immerhin erscheint es sehr beachtenswert, wenn man hier bei schweren Herzfehlern Abnahmen um selbst über 30% feststellen konnte:

---

[1] GROAG u. SCHWARZ: Arch. f. exper. Path. **121**, 23 (1927).
[2] PERGER: Klin. Wschr. **1929**, 63.
[3] EPPINGER, KISCH u. SCHWARZ: Versagen d. Kreislaufes, S. 144.

Nr.	Klinischer Befund	Liquor CO_2 %	Blutkohlensäure %
I.		58,7	—
II.		57,14	—
III.	Normalfälle	54,64	54,44
IV.		57,13	51,32
V.		57,30	54,82
VI.		58,34	—
I.	Hypertonie, gering dekompensiert . . .	51,40	—
II.	Vitium cordis, stark dekompensiert . .	39,86	43,06
III.	Dekompensierte Hypertonie	41,14	—
IV.	Dekompensiertes Vitium	42,50	38,90
V.	Dekompensierte Hypertonie	42,46	—
VI.	Urämie + Lungenstauung	59,66	55,81
VII.	Dekompensierte Endocarditis	35,35	34,80
VIII.	Mesaortitis luet. dekomp.	40,52	39,22
IX.	Mitralvitium dekomp.	43,09	44,43
X.	Dekompensiertes Mitralvitium	45,18	42,13

Diese Erscheinung, die zu einer Art von Hypokapnie gezählt werden muß, kann ein frühzeitiges Versagen der Neutralisationsvorrichtungen bedingen; vermutlich muß dies bei der Bewertung der Leistungsfähigkeit mancher Herzkranker auch berücksichtigt werden. Es wäre sicherlich sehr interessant, ähnliche Beobachtungen auch während der Arbeit durchzuführen, doch stößt dies auf so große Schwierigkeiten (multiple Lumbalpunktion), daß man ihre Durchführung ärztlich kaum verantworten kann. Jedenfalls stellt die Muskelarbeit eine wichtige Funktionsprüfung unserer Pufferbestände vor, denn unter ihrer Berücksichtigung haben wir weitgehenden Einblick in das Geschehen beim Herzkranken gewonnen.

Wie sehr der Puffermechanismus bei dekompensierten Herzfehlern Schaden leiden kann, wurde uns so recht klar, als wir bei solchen Patienten den p_H-Wert im arteriellen Blute direkt bestimmten; dadurch, daß wir an der freipräparierten Art. radialis Blut entnahmen, waren wir in der Lage, arterielles Blut vor und nach der Arbeit zu analysieren. Die Arbeit, die wir unseren Patienten zumuteten, bestand in einem Emporsteigen einer ca. 18 m hohen Treppe; während sich bei normalen Kontrollpersonen nicht die geringste Aciditätsänderung nach dieser Arbeitsleistung feststellen läßt, kann es bei inkompensierten Herzfehlern selbst im arteriellen Blute zu einer beträchtlichen Säuerung kommen. Dort, wo es zu einer Alkalisierung kam, bestand Hyperventilation und vermehrte Abgabe von Kohlensäure.

	p_H vor der Arbeit	p_H 2 Minuten nach Beendigung der Arbeit
Normal I	7,36	7,35
Normal II	7,34	7,35
Herzinsuffizienz	7,37	7,35
Insuffizienz bei Hypertonie . . .	7,45	7,30
Herzinsuffizienz	7,34	7,28
Herzinsuffizienz	7,34	7,26
Mitralstenose, inkompensiert . .	7,34	7,40
Kombiniertes Vitium	7,32	7,42
Inkompensierte Mitralstenose . .	7,29	7,33
Herzinsuffizienz	7,42	7,34
Mitralvitium	7,37	7,34
Mitralstenose	7,36	7,20

Wenn man sich nach den *Ursachen der Aciditätssteigerung* erkundigt, so liegt es am nächsten, zunächst an eine Zunahme der Milchsäure zu denken. Wie aber entsprechende Untersuchungen lehren, kommt es im Blute erst in einem viel späteren Momente (ca. 6—7 Minuten nach Beendigung der Arbeit) dazu.

Wahrscheinlich ist daher diese initiale Säuerung auf Kohlensäure zu beziehen, die von der Milchsäure innerhalb der Muskeln freigemacht wurde, sich aber vermutlich infolge gestörter Durchlässigkeit der Lungenmembranen (Stauungsbronchitis oder chronisches Lungenödem, Pneumonose) nicht entsprechend rasch aus dem Körper entfernen kann (EPPINGER, KISCH u. SCHWARZ[1]). Die dann später durch Milchsäure noch stärker in den Vordergrund gedrängte Säuerung kann, weil sich vielleicht die Carbonatbestände nicht ergiebig genug erweisen, wichtige Kationen an sich reißen und evtl. so dem Organismus entziehen; entsprechende Harn- und Stuhlanalysen haben die Richtigkeit einer solchen Annahme bestätigt (MAINZER[2], WEBER[3]). Wenn es also im Blute von inkompensierten Herzkranken während der Arbeit doch zu einer echten Säuerung kommt, und zwar sogar im arteriellen Blute, so kann die Ursache eine verschiedene sein: entweder ist die Kohlensäure, die aus den Muskeln durch die Milchsäure verdrängt wurde, in so großer Menge im Blute vorhanden, oder die zweckdienliche Kohlensäureabgabe durch die Lunge hat schweren Schaden gelitten. Trotzdem sollte dies den Blutpuffern ein leichtes sein, durch ihre Gegenwart die Neutralität aufrechtzuerhalten; nachdem sie es aber scheinbar nicht können, müssen bei inkompensierten Herzfehlern auch die Puffer des Blutes viel an Leistungsfähigkeit eingebüßt haben.

Wenn wir bei inkompensierten Herzfehlern anläßlich einer Muskelarbeit, die vom gesunden Menschen kaum als Arbeit empfunden wird, bereits Änderungen im Blute nachweisen können, so läßt sich das nur so erklären, daß die im Muskel des Herzkranken entstandenen Säuren an Ort und Stelle noch viel weniger abgepuffert werden, als dies schon für das arterielle Blut bewiesen ist. Bestehen diese Überlegungen zu Recht, so würde es sich beim schwer dekompensierten Herzkranken nicht nur um eine Läsion im Puffermechanismus des arteriellen Blutes, sondern vor allem auch der Gewebe selbst handeln. Leider sind wir vorläufig nicht imstande, in vivo direkte Messungen innerhalb der Gewebe selbst durchzuführen, sonst müßte man bei Herzkranken ganz sicher schwere Veränderungen nachweisen können.

Als Beweis, daß tatsächlich der Muskel des Herzkranken an Pufferwertigkeit eingebüßt hat, sind von HARRISON und PILCHER[4] Kaliumanalysen im peripheren und Herzmuskel von an inkompensierten Herzfehlern verstorbenen Patienten vorgenommen worden, wobei sich eine auffallende Armut an Kationen zeigte; um dem Einwande zu begegnen, daß es sich hier vielleicht um eine postmortale Erscheinung handeln könnte, haben diese Autoren[5] bei lebenden Herzkranken Muskelstücke aus dem M. gastrocnemius exstirpiert und ebenfalls analysiert; sie haben dabei dasselbe gefunden, so daß man diese Befunde als gesicherte Tatsachen hinnehmen kann.

Als Puffersubstanzen innerhalb der Gewebe spielen sicher auch die Phosphate eine wichtige Rolle; in mehrwöchigen Stoffwechselversuchen, die selbstverständlich Nahrungszufuhr und Ausscheidung durch Harn und Stuhl berücksichtigten, ließen sich bei verschieden kompensierten Herzfehlern ganz beträcht-

[1] EPPINGER, KISCH u. SCHWARZ: Versagen d. Kreislaufes, S. 43.
[2] MAINZER: Klin. Wschr. **1929**, 109, 1794.
[3] WEBER: Biochem. Z. **173**, 69 (1926).
[4] HARRISON u. PILCHER: J. clin. Invest. **8**, 325 (1930).
[5] PILCHER u. HARRISON: J. clin. Invest. **9**, 191 (1930).

liche Verluste an Phosphorsäure nachweisen. Wir haben auch Phosphorsäurebestimmungen in der Muskulatur der Herzfehlerleichen durchführen lassen (Laszlo[1]) und gleichfalls beträchtliche Einbußen nachweisen können; innerhalb der peripheren Muskulatur waren die Verluste gelegentlich größer als im Herzen. Wenn es auch nicht gestattet ist, aus so sichergestellten Phosphorsäureverlusten weitgehende Schlüsse auf die Verminderung der Pufferbestände abzuleiten, so erscheint es doch immerhin auffällig, wenn Substanzen aus dem Körper verlorengehen, die der Organismus während der Muskeltätigkeit benötigt. Damit steht auch die Beobachtung von Embden[2] in Einklang, der durch Phosphorsäurezufuhr eine wesentliche Zunahme der Arbeitsfähigkeit feststellen konnte; so ließ sich auf diese Weise in einer Zeche die Kohlenförderung um 9% steigern. Wir haben, um die elektive Wirkung des Phosphats auf die kranke Muskeltätigkeit sicherzustellen, den Einfluß auf das Requirement und die Debtgröße studiert. In eindeutigen Versuchen ließ sich tatsächlich eine wesentliche Besserung der Leistungsfähigkeit nachweisen, was vermutlich für eine günstige Beeinflussung der Resynthese durch Phosphat zu sprechen scheint. Diese Beobachtungen gaben uns auch Anlaß, die therapeutischen Versuche von Staub[3] wieder aufzunehmen, der durch Phosphatfütterung bei Herzkranken eine wesentliche Besserung vieler Beschwerden feststellen konnte; wir haben uns von der Richtigkeit dieser Angabe bei vielen Herzfehlerpatienten überzeugen können (Hinsberg[4]).

Als Kriterium einer gestörten Resynthese ist von uns der Sauerstoffverbrauch sowie das Verhalten der Milchsäure studiert worden; es lag nahe, sich auch noch nach anderen Möglichkeiten umzuschauen, die als Hinweise einer gestörten Resynthese verwertet werden könnten. Nach neueren Untersuchungen kommen im Muskel nicht nur Hexosephosphorsäure, sondern auch andere Phosphorsäureverbindungen vor; wahrscheinlich werden auch sie während der Muskeltätigkeit abgebaut, um während der Erholung neuerdings eine Synthese zu erfahren, es sind dies die Adenosin-, Kreatin- und Argininphosphorsäure. Ob während der Kontraktion des normalen Muskels sowie in der nachfolgenden Erholungsphase die Regeneration dieser Substanzen ebenso ökonomisch stattfindet, wie dies von der Milchsäure in ihrer Verbindung mit Phosphorsäure angenommen werden muß, ist nicht bekannt, immerhin ist aber ein solcher Vorgang sehr wahrscheinlich. In dem Maße aber, als man diese Möglichkeit in Diskussion stellt, drängt sich die Frage auf, ob nicht Kreatin resp. Kreatinin und ebenso Fraktionen der Harnsäure als Substanzen anzusehen sind, die einer Resynthese vielleicht entgangen sind. Da nun bei inkompensierten Herzfehlern im Harne teils Harnsäure, teils Kreatinin in vermehrter Menge zur Ausscheidung gelangen, so könnte man diese hohen Werte in gleicher Weise deuten, wie wir dies für die gesteigerte Phosphorsäureausscheidung diskutiert haben (Laszlo[1]).

Die aus dem Mißverhältnis zwischen vermehrter Säurebildung und verminderter Pufferfähigkeit sich ergebende Säuerung des Organismus scheint ein Charakteristikum des dekompensierten Herzfehlers zu sein. Die Acidose äußert sich nicht nur während der Arbeit, sondern es handelt sich hier meist um einen latenten Zustand. In diesem Zusammenhange sei auf die ständig hier vorhandene stark saure Beschaffenheit des Harnes hingewiesen sowie auf die bei inkompensierten Herzfehlerkranken feststellbaren niedrigen p_H-Werte des Harnes (Veil[5]), wie sie bei gesunden Menschen nur nach sehr anstrengender Arbeit zu finden sind. Schließlich sei auch noch mit einiger Reserve der in solchen Fällen bestehenden niedrigen Kohlensäurespannung der Alveolarluft Erwähnung getan (Porges

---

[1] Laszlo: Klin. Wschr. **1928**, 1411.   [2] Embden: Hoppe-Seylers Z. **113**, 67 (1921).
[3] Staub: Biochem. Z. **127**, 255 (1922).
[4] Hinsberg: Z. exper. Med. **59**, 262 (1928).   [5] Veil: Klin. Wschr. **1922**, 2176.

und LEIMDÖRFER[1]). Wohl als bester Indicator einer Änderung im Säure-Basengleichgewichte kann uns die Kohlensäurebindungskurve dienen, die fast bei allen inkompensierten Herzfehlern nach der sauren Seite hin verschoben erscheint.

Dem Umstande, daß eine sich entwickelnde Säure im Organismus Kohlensäure frei macht, ist es zuzuschreiben, daß die Kohlensäureausscheidung durch die Lunge unmittelbar im Anschluß an eine physische Arbeit erheblich ansteigt, was sich einerseits in einer Vergrößerung des respiratorischen Quotienten äußert, andererseits auch zu einer Zunahme des Atemvolumens führt. Die Kohlensäuremenge, die als Plus nach einer Arbeit zur Ausscheidung gelangt, kann als Maß der gebildeten Milchsäure angesehen werden; die Menge der während einer Arbeitsleistung gebildeten Milchsäure läßt sich aber auch aus dem Sauerstoffverbrauch (Debt) errechnen. Mit Hilfe dieser beiden Größen kann dann festgestellt werden, welche Menge Kohlensäure durch die tatsächlich gebildete Milchsäure (aus dem Sauerstoffverbrauch errechnet) aus den Carbonatbeständen resp. den Puffern freigemacht wird. Je mehr Kohlensäure zur Ausscheidung gelangt, desto günstiger gibt sich der Organismus auf Grund seiner Pufferbestände. Wenn man unter diesem Gesichtspunkte die unterschiedlichen Patienten, vor allem Herzfehler untersucht, so kann man auch auf diese Weise feststellen, daß viele inkompensierte Herzfehler bezüglich ihrer Pufferfähigkeit der Gewebe schlechter daran sind als entsprechende normale Kontrollpersonen.

Die vermehrte und beschleunigte Atmung, die vielen Herzfehlern, vor allem den inkompensierten, eigen ist, ergibt sich somit als eine Notwendigkeit, um die Gefahr einer Säuerung abzuwenden. Gelegentlich scheint der „dyspnoische" Organismus mit seiner Hyperventilation sogar über das Notwendige hinauszugehen, denn sonst würde man es kaum verstehen, warum das Blut bei manchen Herzfehlern, speziell wenn man ihnen Arbeit zugemutet hatte, sogar alkalisch wird.

Neuere Untersuchungen, die sich mit der Wärmeabgabe des menschlichen Organismus beschäftigten, haben uns noch auf eine andere Möglichkeit aufmerksam gemacht, die im Rahmen der „Dyspnoe" der Herzkranken zu berücksichtigen ist. Der Kreislaufpatient verbraucht mehr Sauerstoff, weil er in seinem Organismus mehr oxydieren muß; die dabei freiwerdende Wärme kann teils durch die Haut, teils durch die Lunge nach außen befördert werden. Wie LASZLO und SCHÜRMEYER[2] zeigen konnten, ist bei inkompensierten Herzkranken die Wärmeabgabe durch die Lunge viel größer als beim gesunden Menschen. Wenn man bedenkt, daß die Wärmeabgabe durch die Haut zum Teil parallel gehen kann mit der Durchblutung der Extremitäten, so wird man es verstehen, wenn man sich die Frage vorlegt, ob nicht ein Teil der „Dyspnoe" mit der erhöhten Wärmeabgabe in Zusammenhang steht. Bekanntlich muß der Hund so rasch und vermehrt atmen, weil er die Wärme nur durch die Lunge resp. durch die Zunge abgeben kann, nicht aber durch Schweiß. Der ödematöse Herzpatient, dessen Blutgefäße von wenig Blut versorgt werden, ähnelt daher in mancher Beziehung dem Hunde, da auch er die Fähigkeit eingebüßt hat, durch die Haut Wärme in Form von Schweiß abzugeben.

Forcierte Atmung führt zu einer erhöhten Kohlensäureabgabe, die aber nichts mit einer Säuerung zu tun hat, sondern sich nur aus dem Mißverhältnis zwischen stets sich erneuernder Alveolarluft und den durch die Lungen fließenden Blutmengen ergibt. HENDERSON[3] hat auf Grund solcher Betrachtungen das experi-

---

[1] PORGES u. LEIMDÖRFER: Z. klin. Med. 73, 389 (1911); 77, 447 (1913).
[2] LASZLO u. SCHÜRMEYER: Z. klin. Med. 115 (Erscheint Anfang 1931).
[3] HENDERSON: Amer. J. Physiol. 21, 126 (1908); 23, 345 (1909); 25, 310, 385 (1910); 46, 533 (1918).

mentelle Krankheitsbild der Akapnie geschaffen. Treibt man bei Tieren die Atemgröße durch Hyperventilation (natürlich bei künstlicher Atmung) übermäßig in die Höhe, so kann der Kohlensäuregehalt des Blutes tief abfallen. Die Kohlensäure, die dabei durch die Lüftung abgegeben wird, stammt sicher nicht nur aus dem Blute, sondern voraussichtlich auch aus den Carbonatbeständen; dies wird sofort klar, wenn man die Kurve (Abb. 292) berücksichtigt. Das Tier, das bei normaler Atmung 132 ccm Kohlensäure pro Minute ausscheidet, gibt mit Beginn der forcierten Atmung in der ersten Minute 430 ccm ab. Wie aus der fortlaufenden Untersuchung zu ersehen ist, sinkt dieser Wert allmählich, erreicht aber nach 5 Stunden noch immer nicht den Ausgangspunkt. Rechnet man das Plus an Kohlensäure zusammen, welches über den ursprünglichen Ruhewert innerhalb 5 Stunden zur Ausscheidung gelangt, so kommt man zu dem Werte von 13,7 l! Daß diese Quantität unmöglich aus dem Blute allein, sondern ganz bestimmt auch aus dem Gewebe entnommen werden mußte, bedarf wohl kaum einer weiteren Diskussion. Ähnliche Versuche stammen auch von SHAW[1]; in jüngster Zeit haben sich mit dieser Frage auch IRWING, FERGUSON und PLEWES[2] beschäftigt. Sie finden z. B. für die Katze, daß sich durch Überventilation 375 ccm CO_2 pro Kilo Tier herausatmen läßt; von diesen 375 ccm stammen nur 8 ccm aus dem Blut und 31 ccm aus dem Muskel. KROETZ[3] war bemüht, solche Versuche auch auf den Menschen zu übertragen; da er mit viel zu geringen CO_2-Konzentrationen arbeitete,

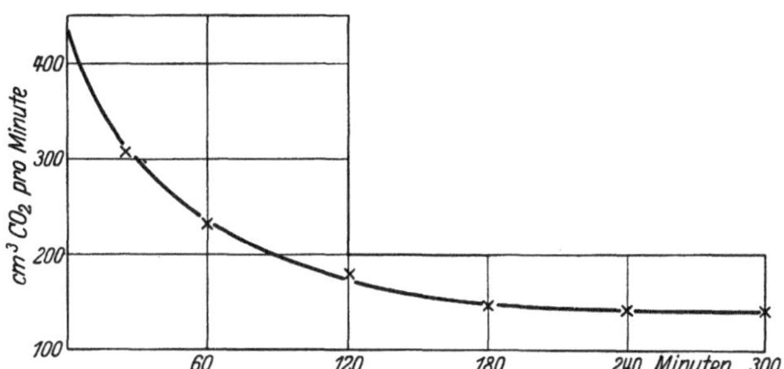

Abb. 292. Graphische Darstellung der innerhalb 5 Stunden durch Hyperventilation abgegebenen Kohlensäure (Hund, 24 kg). *Ruhewert*: 132 ccm CO_2 pro Minute; Atemvolumen 4,02 l pro Minute = 39,6 l CO_2 in 5 Stunden. *Tatsächliche Abgabe* während der Hyperventilation: 49—50 l Atemvolumen; innerhalb 5 Stunden 53,3 l CO_2. Plus an Abgabe gegenüber der Norm: *13,7 l CO_2*. CO_2-Gehalt im Kammerwasser: Ante 52,16% CO_2, nach 5 Stunden 20,34% CO_2. CO_2-Gehalt im Blute: Ante 38,7% CO_2, nach 5 Stunden 12,71% CO_2. p_H-Wert im Blute: Ante 7,28, nach 5 Stunden 7,84.

kam er zu ganz anderen Resultaten. Als ein sehr großes CO_2-Depot im Körper müssen die Knochen angesehen werden. Die durch Hyperventilation bedingte Abnahme der Kohlensäure im Kammerwasser ist als Hinweis dafür anzusehen; bei Hyperventilation wird zunächst die Kohlensäure im Blute geopfert, allmählich sickert aus den großen Carbonatbeständen Kohlensäure nach. Sind die Bestände innerhalb der Gewebe auch erschöpft oder zum mindesten auf ein Minimum reduziert, so gibt sich ein schweres Krankheitsbild, das von HENDERSON als *Akapnie* beschrieben wird: der Blutdruck sinkt, das Minutenvolumen verkleinert sich, das Herzvolumen nimmt ab und ebenso der Druck im venösen Systeme. Wird der Versuch entsprechend lange fortgesetzt, so entwickelt sich eine beträchtliche Cyanose der Organe; das Blut scheint, wie im Kollapse, in Depots liegen zu bleiben, was sich plethysmographisch leicht feststellen läßt. Das Blut, das aus den Venen entnommen wird, ist völlig an Sauerstoff verarmt, wohl der sicherste Beweis der trägen Zirkulation im Bereiche der Capillaren. Läßt man solche Tiere nunmehr Kohlensäure atmen, so stellen sich innerhalb kürzester Zeit wieder normale Verhältnisse her, was wohl kaum anders gedeutet

[1] SHAW: Amer. J. Physiol. **79**, 91 (1926).
[2] IRWING, FERGUSON u. PLEWES: J. of Physiol. **69**, 113 (1930); **68**, 265 (1929).
[3] KROETZ: Verh. Kongr. inn. Med. **1928**, 91.

werden kann, als daß es die fehlende Kohlensäure war, die dieses schwere Krankheitsbild ausgelöst hatte.

Im Anschluß an diese Akapnieversuche wäre auch zu erwähnen, daß dem gesunden Organismus auch die Fähigkeit zukommt, große Kohlensäurequantitäten in sich *aufzunehmen*. Unsere Beobachtungen (Eppinger, Kisch und Schwarz[1]) haben durch Irwing, Fergusen und Plewes eine Bestätigung erfahren; sie berichten, daß z. B. eine Katze pro Kilo aus einer kohlensäurereichen Luft ungefähr 370 ccm CO_2 in sich aufnehmen kann; läßt man dann das Tier wieder normal atmen, so scheint die retinierte Quantität tatsächlich im Organismus zu verbleiben. Henderson vertrat im Anschluß an diese Beobachtungen bereits den Standpunkt, daß bei mangelndem Kohlensäurebestande Blut gleichsam der Zirkulation entzogen wird; es bleibt irgendwo in den verschiedenen Organen liegen und findet von hier sich nur schwer heraus. Er hat dann das Kreislaufschema konstruiert, das wir unter Abb. 265 abgebildet haben. Eigentlich war *er* es, der mit dieser Beobachtung bereits vor Barcroft eine Trennung zwischen zirkulierender und deponierter Blutmenge vertreten hatte.

Wir sehen somit, daß durch Kohlensäure- resp. Carbonatmangel ein pathologischer Zustand ausgelöst werden kann, der vielfach mit dem Kollapse wesensgleich zu sein scheint. Deswegen ist es aber nicht gestattet, jeden Kollaps — wie es seinerzeit von Henderson geschehen ist — mit Akapnie zu identifizieren. Aus der Tatsache heraus, daß z. B. im postoperativen Kollaps Kohlensäureatmung von günstigem Erfolge begleitet ist, darf man noch nicht die weitere Konsequenz ziehen und in diesem Zustande unbedingt eine Akapnie sehen zu wollen. Die Entscheidung wäre nur auf Grund von Gasanalysen im Blute zu treffen; diese sprechen aber entschieden dagegen, daß es sich in jedem Fall von Kollaps nur um eine Akapnie handelt.

Die Frage, welche Wirkung die Kohlensäure im Kreislauf ausübt, interessiert uns aus dem Grunde, weil sowohl während der Arbeit als auch nachher der Kohlensäuregehalt im Blute beträchtlich vermehrt ist. Nächstdem haben wir uns auch mit dem Probleme zu beschäftigen, welchen Einfluß jede Änderung der Gewebsacidität nach sich zieht. Diese Wirkungen haben für uns um so größeres Interesse, als es sich bekanntlich im Herzfehlerorganismus schon in der Ruhe um eine latente Acidose handelt, die gelegentlich einer Arbeitsleistung noch stärker in den Vordergrund tritt.

Unter dem Einflusse von länger anhaltender Kohlensäureatmung und ebenso nach intravenöser Darreichung von Kohlensäuregas nimmt die Blutgeschwindigkeit beträchtlich zu. Vermutlich kommt es dabei zu einer Öffnung der Capillaren, so daß das arterielle Blut viel rascher auf die venöse Seite herüberströmen kann und so auch die raschere Expedition des Blutes an Stellen größeren Bedarfes in die Wege leitet. Daß es *nicht nur* die Acidität ist, die dabei in Frage kommt, sondern vielleicht das Kohlensäure-Ion als solches, wird uns wahrscheinlich, wenn man sich von der analogen Wirkung des Natriumcarbonates überzeugen kann; andererseits darf man auch nicht die bekannte Tatsache außer acht lassen, daß sich auch durch intravenöse Verabfolgung von Säuren das Minutenvolumen in die Höhe treiben läßt. Vor allem interessiert uns in diesem Zusammenhange die Milchsäure, die doch bekanntlich mit verantwortlich gemacht wird, daß im Anschluß an eine Arbeitsleistung einerseits die einzelnen Organe, vor allem die Muskeln, besser mit Blut versorgt werden, und andererseits dadurch wieder das Minutenvolumen in die Höhe steigt. Aber auch hier hat man darauf Rücksicht zu nehmen, ob es sich um eine geringe oder um eine starke Zunahme des Milch-

---

[1] Eppinger, Kisch u. Schwarz: Versagen d. Kreislaufes, S. 191.

säuregehaltes handelt. Beträchtliche Grade der Acidität scheinen wieder den gegenteiligen Effekt nach sich zu ziehen; wenigstens ist uns bekannt, daß es im Organismus des Pflanzenfressers unter dem Einflusse von Säuren, allerdings unter vollkommenem Verlust der Blutkohlensäure, zu einem Absinken des Minutenvolumens als auch der zirkulierenden Blutmenge kommt. Gerade diese eigentümliche Wirkung beim Pflanzenfresser sowie die Einflußnahme der Kohlensäure resp. der Carbonatlösungen läßt uns an die Möglichkeit einer *kombinierten* Wirkung denken, um so mehr als sich daraufhin einige Beobachtungen aus der menschlichen Pathologie ableiten lassen. Wie wir bereits erwähnt haben und noch später zu berücksichtigen haben werden, sehen wir in bezug auf die Größe des Minutenvolumens bei inkompensierten Herzfehlern 2 Stadien; im Anfangsstadium sehen wir trotz schon bestehender Herz-Inkompensation noch relativ große Geschwindigkeiten, denen im weiteren Verlaufe das Stadium der trägen Zirkulation folgt. Wir halten es für möglich, daß, solange in einem Organismus noch reichliche Carbonatbestände (resp. Puffer) zur Verfügung stehen, unter dem Einflusse einer Säuerung (z. B. Milchsäure) das Minutenvolumen in die Höhe geht, während im Stadium der Carbonaterschöpfung jede Säuerung den gegenteiligen Erfolg bedingen kann. Jedenfalls scheint sich aus diesen vielen Angaben zu ergeben, daß *Säuerung und Pufferungsfähigkeit innerhalb der Gewebe wesentlichen Einfluß auf die Größe des Minutenvolumens nehmen können.*

Wie wir in einem früheren Abschnitt zur Sprache gebracht haben, scheint Milchsäure in bestimmten Gewebsabschnitten besonders dann reichlich aufzutreten, wenn die in Tätigkeit tretenden Organe zu wenig Sauerstoff erhalten. Dadurch, daß uns bekannt geworden ist, daß unter dem Einflusse teils von Milchsäure, teils von Kohlensäure das Minutenvolumen erhöht wird, erweisen sich diese beiden Anionen als hormonartige Substanzen, die gleichsam das Blut anlocken. Damit ist aber wieder zum Ausdruck gebracht, daß das Wesentliche, wenn bei der Arbeit viel Milchsäure gebildet wird, nicht die Erhöhung des Minutenvolumens ist, als vielmehr die zweckmäßige Ablenkung des Blutes an Stellen, wo momentan ein Bedürfnis ist. Sicherlich ist die Erhöhung des Minutenvolumens auch notwendig, aber das viel Wichtigere ist, daß das Blut in reichlicher Menge dorthin gelangt, wo die Gefahr einer zu reichlichen Milchsäureansammlung gegeben ist. Wir wollen damit wieder zum Ausdruck bringen, daß wir das Schwergewicht eines normalen Ablaufes einer Tätigkeit in der idealen Capillarisierung sehen, während wir umgekehrt bei der Beurteilung vieler pathologischer Erscheinungen an Störungen in der zweckmäßigen Blutversorgung der Gewebe denken möchten. *Nicht jede Provinz unseres Körpers erhält aus dem großen Reservoir der Aorta so viel Blut, als entsprechend ihrer Gefäßweite angenommen werden könnte, sondern in die einzelnen Organe fließt unter normalen Bedingungen stets nur so viel Blut, als es ihre Tätigkeit fordert.* Die Regelung geschieht nicht durch den Druck in den Gefäßen allein, sondern vor allem durch die capilläre Beweglichkeit in den einzelnen Organen, die vermutlich wieder indirekt die Acidität und die Pufferfähigkeit des Gewebes beeinflußt. Das Ineinandergreifen der Funktionen geschieht unter normalen Bedingungen in höchst ökonomischer Weise; die Präzision der gegenseitigen Beziehungen macht es verständlich, wenn Störungen vorkommen, die im Rahmen pathologischen Geschehens zu beurteilen sind.

Diesen Standpunkt haben wir bereits am Ende des vorigen Kapitels vertreten; wenn wir neuerdings darauf zurückkommen, so geschieht dies deshalb, weil wir der Vermutung Raum geben möchten, daß der Enderfolg einer schlechten Capillarisierung sich nicht nur funktionell auswirken muß, sondern daß in dieser Schädigung wahrscheinlich auch die Ursache für eine Verminderung der Pufferbestände gesucht werden muß.

VI. Die gegenseitigen Beziehungen zwischen Minutenvolumen und zirkulierender Blutmenge.

Das Minutenvolumen, also die Blutmenge, die innerhalb einer Minute vom Herzen eliminiert wird, kann auf Grund unserer Darstellungen sowohl als Kriterium der Herztätigkeit als auch als Maßstab der Peripherie angesehen werden; je einfacher wir die Verhältnisse präzisieren, desto deutlicher gestaltet sich die Richtigkeit unserer Definition. Deswegen sei es gestattet, noch einmal auf das Starlingsche Herz-Lungenpräparat zurückzukommen: Starling zeigte an Hand seines Präparates, daß dem ideal arbeitenden Herzen beliebig große Blutmengen angeboten werden können, ohne daß es dabei zu einer Retention kommt. Gleichgültig, ob viel oder wenig Blut in das Herz gelangt, stets wird dasselbe Quantum wieder eliminiert, ohne daß es dabei zu einer Dehnung des Herzens kommt, noch der Druck im linken Vorhofe zunimmt, noch das Blut in den Lungen bleibt. Da nun die Blutzufuhr eine gegebene Größe darstellt, die ausschließlich davon abhängig ist, ob viel oder wenig Blut das arteriovenöse Ventil passiert hat und die gesamte, dem Herzen angebotene Blutmenge wieder vom Herzmuskel abgegeben wird, so erscheint es — wenigstens für das normal arbeitende Herz — gerechtfertigt, wenn wir im Minutenvolumen — das jederzeit genau bestimmt werden kann — einerseits den Faktor sehen, der die Güte des Herzens charakterisiert, und andererseits in derselben Größe wieder den Maßstab erkennen läßt, der uns darüber orientiert, wieviel Blut von der arteriellen auf die venöse Seite durchgetrieben wurde. An einem gut funktionierendem Herz-Lungenpräparate arbeiten sich Herz und Peripherie so ideal gegenseitig in die Hände, daß an dem dem Herzen vorgelagerten Reservoir keinerlei Schwankungen zu erkennen sind.

Versuchen wir diese am Starlingschen Herz-Lungenpräparate erhobenen Erfahrungen auf das Geschehen im *intakten* Organismus zu übertragen, so kann dies nur mit gewissen Einschränkungen durchgeführt werden: wieviel Blut das Herz verläßt, kann *ermittelt* werden, wieviel Blut aber tatsächlich von der arteriellen auf die venöse Seite herüberströmt, läßt sich nur *vermuten*. Analog dem Starlingschen Präparate kann wohl mit größter Wahrscheinlichkeit angenommen werden, daß das Blut im gesunden Körper nicht in der Peripherie liegenbleibt, sondern alles wieder restlos weitergegeben wird. Nur wenn diese Voraussetzung zu Recht besteht, kann die obige Annahme vertreten werden, daß nämlich das Minutenvolumen als Maßstab der Herztätigkeit *und* der Peripherie angenommen werden kann.

Rechnerisch ausgedrückt würde also für den gesunden Menschen vielleicht folgende Gleichung gelten: A (Zufuhr) — B (Abfuhr) = Null; da wir die eine Größe — das Minutenvolumen — berechnen können, ist auch die *Zufuhr* bekannt. Ebenso wie schon am erlahmenden Herz-Lungenpräparate Anzeichen zu erkennen sind, die dafür sprechen, daß die gegenseitige Relation zwischen Blutzufuhr und -abgabe durch das Herz eine Änderung erfahren kann, ist auch für den kranken Organismus zu gewärtigen, daß hier Störungen vorliegen dürften. Wir möchten daher A und B a priori nicht ohne weiteres gleichsetzen, was zur Folge hätte, daß jetzt das gegenseitige Verhältnis zwischen Blutzufuhr und Blutabgabe nur mehr durch eine Gleichung mit zwei Unbekannten charakterisiert wäre; denn wenn uns auch B bekannt ist, so haben wir jetzt die Gleichung $A - B = x$ aufzustellen, so daß nun x und A zu berechnen sind. Die Größe A kann, theoretisch betrachtet, bald größer, bald kleiner als B sein. Da bei den Kreislaufstörungen, die auf Läsionen des Herzens zu beziehen sind, kaum eine Abnahme zu gewärtigen ist, so wird praktisch eine Zunahme in Betracht kommen.

Sowohl die klinische als auch die anatomische Betrachtung drängt die Vorstellung auf, daß so manche Herzschädigung nicht mehr in der Lage ist, die ganze von der Peripherie kommende Blutquantität zu bewältigen und daß deswegen sich Blut in Form von Stauung dem Herzen vorlagern muß. In welcher Weise sich diese Stauung anderweitig bemerkbar machen kann, haben wir bereits früher zur Sprache gebracht; aber darüber haben wir uns noch nicht geäußert, ob die dem kranken Herzen vorgelagerten Blutreservoirs auch tatsächlich mit mehr Blut gefüllt erscheinen, wie man es auf Grund solcher Überlegungen erwarten sollte. Bevor an die Beantwortung dieser Frage geschritten werden kann, muß zunächst, um die Verhältnisse im lebenden Organismus zu charakterisieren, betont werden, daß sich mit den uns zur Verfügung stehenden Methoden nur die gesamte zirkulierende Blutmenge erfassen läßt, also die Blutmenge, welches sowohl in den Arterien als auch in den Venen rollt; interessieren würde uns natürlich nur der venöse Anteil, denn das ist eigentlich nur das Quantum, was dem Herzen vorgelagert erscheint. Da sich aber vorläufig die arterielle von der venösen Blutmenge nicht trennen läßt, wohl aber anzunehmen ist, daß selbst unter pathologischen Bedingungen die arterielle Quote ziemlich konstant bleiben dürfte, so wollen wir von diesem allerdings prinzipiellen Fehler absehen und die dem Herzen vorgelagerte Blutquantität der gesamten zirkulierenden Blutmenge gleichsetzen. Bevor an die Ermittelung der Frage geschritten werden konnte, wie sich unter pathologischen Bedingungen Minutenvolumen und Blutmenge zueinander verhalten, war es vor allem notwendig, die Verhältnisse beim normalen Menschen zu kennen. Da wir wissen, daß wir in unserem Körper zweierlei Blutarten zu unterscheiden haben — nämlich eine zirkulierende und eine deponierte —, so bestand zunächst auch die Möglichkeit, daß ein Teil des Blutes, der vielleicht vom Herzen nicht weiter befördert werden kann, sich in deponierter Form der allgemeinen Zirkulation entziehen könnte. Auch aus diesem Grunde schon war es notwendig, die gegenseitigen Beziehungen zwischen Minutenvolumen und zirkulierender Blutmenge zu kennen.

Zur Bestimmung des Minutenvolumens bedienten wir uns der von EWIG und HINSBERG ausgearbeiteten Methode; sie bietet den großen Vorteil, daß sie auch beim herzkranken Menschen ohne wesentliche Schwierigkeit durchgeführt werden kann. Außerdem ist sie vielleicht die einzige Methode, die auch beim Herzkranken eindeutige Werte erkennen läßt. Als Methode zur Bestimmung der Blutmenge wählten wir das Kohlenoxydverfahren.

Nach unseren Erfahrungen schwankt das Minutenvolumen beim normalen Menschen zwischen 3,8 und 4,5 l. Bestimmt man bei einer Reihe von gesunden Menschen gleichzeitig die mit Kohlenoxyd faßbare Blutmenge, so kommt man merkwürdigerweise zu Werten, die sich kaum von der Größe des Minutenvolumens unterscheiden. Fast hat man den Eindruck, als wäre unter normalen Bedingungen die zirkulierende Blutmenge nur so groß, als daß sie in der Zeiteinheit einmal den Organismus durcheilen müßte; der Faktor, der sich aus der Relation zirkulierender Blutmenge und Minutenvolumen ergibt, schwankt daher für den normalen Menschen um durchschnittlich 1,2. Die Erkenntnis dieser Tatsache erscheint mir deswegen so wichtig, weil wir auf diese Weise endlich ein sicheres Vergleichsmaß gefunden haben, an Hand dessen wir uns über die Größe des Minutenvolumens ein Urteil bilden können. Man war früher oft versucht, das Minutenvolumen teils auf die Körpergröße, teils auf die Oberfläche des Menschen zu beziehen; zu klaren Erkenntnissen und ebenso zu eindeutigen Zahlen ist man dabei nicht gekommen, wobei allerdings nicht verschwiegen werden darf, daß man sich auf viele Bestimmungen des Minutenvolumens nicht verlassen kann. Oft werden konstitutionelle Momente (Temperament usw.) betont; ob das noch aufrechterhalten werden kann, müssen erst weitere Untersuchungen lehren, wie wir überhaupt den Eindruck haben, daß die ganze Frage des Minutenvolumens inkl. ihrer Relation zur zirkulierenden Blutmenge zunächst erst auf breiter Basis studiert werden muß, ehe wir weitgehende Schlüsse ableiten dürfen. *Das Verhältnis zwischen Minutenvolumen und zirkulierender Blutmenge scheint im Organismus ein optimales zu sein, an dem festzuhalten der gesunde Körper tunlichst bestrebt ist.*

Es wäre sehr wichtig zu erfahren, wie sich die Relation zwischen Minutenvolumen und zirkulierender Blutmenge bei der Arbeit verhält; beide steigen während der Muskeltätigkeit an, aber selbstverständlich kann die zirkulierende Blutmenge nur bis zu einem gewissen Grad zunehmen. Vermutlich kann sie vielleicht nur um 1—2 l in die Höhe gehen, während das Minutenvolumen auf das Drei- bis Vierfache des Normalen ansteigen kann. Hier wird sich also ein Zustand entwickeln müssen, bei dem der Faktor unter 1,2 herabsinken muß.

Es war natürlich zu gewärtigen, daß die Relation, Minutenvolumen zu zirkulierender Blutmenge, unter krankhaften Bedingungen die verschiedensten Änderungen erfahren kann. Allen erfahrenen Anatomen war schon die Tatsache bekannt, daß sich aus Herzfehlerleichen viel größere Blutmengen schöpfen lassen als aus anderen; sie haben immer schon von einer Plethora bei den unterschiedlichen kardialen Inkompensationen gesprochen. Aschoff, der uns auf diese Tatsachen besonders aufmerksam gemacht hatte, ließ mit ganz groben Methoden die „Blutmenge" schätzen; er ermittelte zunächst nur jene Blutmenge, die sich bei den verschiedenen Sektionen nach Herausnahme des Herzens und der Lunge im Thoraxraume sammelte. Die Unterschiede, die sich dabei ergeben, decken sich vielfach mit unseren Voraussetzungen, so daß wir sie hier wiedergeben möchten:

Krankheitsarten mit ihrem durchschnittlichen Blutgehalt, (unkorrigiertem) Herzgewicht und Milzgewicht. (Nach Aschoff[1].)

	Blutgehalt ccm	Herzgewicht g	Milzgewicht g
Peritonitis	132	289	174
Septische Infektionen	160	281	255
Krebse	160	275	147
Arteriosklerose	172	zu wenig ge-	194
Lebererkrankungen	193	wogene Fälle	347
Pneumonie	197	280	195
Rechtsseitige Herzhypertrophie (bei Emphysem usw.)	320	400	228
Hypertonie	462	556	193
Herzklappenfehler	450	562	233

Zunahme der Blutmengen 1:3,5; der Herzgewichte 1:2,0.

Man sieht, daß die Blutmenge, speziell bei den Zuständen, die uns in erster Linie interessieren, also bei Herzkrankheiten, stärker ansteigt als das Herzgewicht; das Herzgewicht nimmt etwa um das Doppelte zu, während die Blutmenge auf das 3,5fache in die Höhe geht. Damit ist allerdings noch nicht entschieden, daß die Vermehrung der Blutmenge eine allgemeine ist, sie könnte ja auch durch die Zunahme des Herzfassungsvermögens bei der Hypertrophie bedingt sein.

Auf (schon in vivo erkannte) große Blutmengen bei inkompensierten Herzfehlern hat zunächst Plesch hingewiesen; von verschiedenster Seite sind diese Angaben dann in der Zukunft bestätigt worden, so daß wir mit einer *Plethora vera* als Begleiterscheinung vieler Herzfehler im Sinne einer gesicherten Tatsache zu rechnen haben. In Erkenntnis dieser Tatsachen sprechen Bergmann[2] und Woll-

---

[1] Aschoff: Verhandlungen der pathol. Gesellschaft. Berlin 1930.
[2] Bergmann: Dtsch. med. Wschr. **1930**, 553.

HEIM[1] von einer Plusdekompensation, während sie unter Minusdekompensation ebenfalls eine kardiale Störung zu erkennen glauben. Ob mit den an den Kliniken üblichen Methoden zur Bestimmung der Blutmenge tatsächlich die ganze Quantität erfaßt wird, soll damit nicht weiter diskutiert werden. Sicherlich wäre es auch wünschenswert, hier noch nachzusehen, ob sich beim Herzfehler, z. B. durch Erwärmung oder durch Adrenalin, die Blutmenge noch vergrößern läßt, so daß man das als Hinweis verwerten könnte, ob beim Herzfehler nicht nur die zirkulierende, sondern auch die deponierte Blutmenge größer wird. Doch setzen solche Untersuchungen (wie z. B. gerade die Applikation eines Glühlichtbades) Bedingungen, die man nicht jedem Herzfehler zumuten darf. In einigen Fällen haben wir es immerhin durchgeführt, ohne uns aber davon überzeugen zu können, daß in den Depots noch größere Blutmengen verstaut liegen. Nimmt man diese Resultate zur Kenntnis und berücksichtigt man die weitere Tatsache, daß bei inkompensierten Herzfehlern das Minutenvolumen eher abnimmt, so wird man wohl erwarten können, daß im Sinne unserer obigen Darlegungen im Stadium der kardialen Inkompensation die normale Relation zwischen Minutenvolumen und zirkulierender Blutmenge wesentlich geändert sein muß.

Aus dem gegenseitigen Verhältnis zwischen Minutenvolumen und zirkulierender Blutmenge ergibt sich noch ein weiteres Maß, das für das Verständnis vieler Kreislauffragen von größter Bedeutung ist, das ist die Zirkulationsgeschwindigkeit in der Peripherie; dieselbe ist direkt proportional dem Minutenvolumen und indirekt proportional der zirkulierenden Blutmenge.

Dem Studium der peripheren Stromgeschwindigkeit hat man große Aufmerksamkeit geschenkt; speziell von klinischer Seite erhoffte man sich daraus Neues für die Beurteilung mancher Kreislauffragen zu erfahren; die cyanotische Beschaffenheit des Blutes, die so vielen Herzfehlern eigen ist, drängte zu der Vorstellung, daß das Blut bei der Inkompensation außerordentlich langsam fließen müsse; in gleichem Sinne sprachen auch die verschiedenen Beobachtungen, z. B. von SOMA WEISS[2], KOCH[3] oder KLEIN[4]; sie alle meinten bei den verschiedenen Inkompensationen eine Verlangsamung der Blutzirkulation beobachtet zu haben; es ist nicht meine Absicht, hier auf eine Kritik dieser Methoden einzugehen, da es sich hier stets nur um die Berechnung der Stromgeschwindigkeit in bestimmten Bahnen handelt, die sich z. B. im Bereiche der Extremitäten sicher ganz anders verhalten dürfte als im Bereiche der abdominellen Organe.

Jedenfalls standen diese Beobachtungen scheinbar in krassem Widerspruche zu unseren Beobachtungen, die wohl eindeutig dafür sprechen, daß bei vielen inkompensierten Herzfehlern das Minutenvolumen kaum eine Änderung erfahren muß. Das ganze strittige Problem scheint sich aber zu klären, wenn man neben dem Minutenvolumen auch die zirkulierende Blutmenge berücksichtigt; ein Beispiel kann die Verhältnisse am besten erklären: wenn ein Individuum ein Minutenvolumen von 5 l hat und daneben eine Blutmenge von ebenfalls 5 l, dann würde das bedeuten, daß in einer Minute das gesamte Blut durchschnittlich einmal vom Herzen durch den Kreislauf getrieben wird; nimmt man nun ceteris paribus eine Blutmenge von 10 l an, so ist die durchschnittliche periphere Durchströmung viel langsamer; das Blut braucht jetzt statt einer Minute 2 Minuten. Es kann somit bei normalem Minutenvolumen nur infolge erhöhter Blutmenge die Zirkulation stark verlangsamt sein; von diesem Gesichtspunkte aus könnte eine starke Zunahme der Blutmenge das Entstehen einer Kreislaufinsuffizienz begünstigen, indem das Minutenvolumen wesentlich erhöht — in unserem Falle

---

[1] WOLLHEIM: Klin. Wschr. **1928**, 1261.   [2] WEISS, SOMA: J. clin. Invest. **4**, 15 (1927), 399.
[3] KOCH: Dtsch. Arch. klin. Med. **140**, 39 (1922).
[4] KLEIN u. HEINEMANN: Zbl. inn. Med. **1929**, 490.

sogar verdoppelt werden müßte —, um eine optimale Durchblutung der Organe zu besorgen; jedenfalls lehrt dieses Beispiel, daß man über die Verhältnisse in der Peripherie bessere Eindrücke gewinnt, wenn man nicht nur das Minutenvolumen, sondern gleichzeitig auch die zirkulierende Blutmenge berücksichtigt.

Gleichgültig, ob sich das Minutenvolumen des Herzfehlers unverändert oder auch verkleinert findet, auf jeden Fall ergeben sich große Unterschiede, wenn die oben erwähnte Relation berücksichtigt wird. Während beim kreislaufintakten Menschen sich die Größen: Minutenvolumen und zirkulierende Blutmenge fast immer das Gleichgewicht halten, so daß wir als normalen Faktor 1,2 annehmen können, kann dieser Faktor wegen der großen zirkulierenden Blutmenge bei den meisten Herzfehlern auf Werte bis zu 2,0 emporsteigen. Gelegentlich kann somit die zirkulierende Blutmenge doppelt so groß sein als das Minutenvolumen; dementsprechend ist in solchen Fällen die Zirkulation in der Peripherie verlangsamt. Bei Thyrotoxikosen ist die zirkulierende Blutmenge stets auch vermehrt (Bansi u. Zondek); trotzdem ist die periphere Zirkulationsgeschwindigkeit wesentlich beschleunigt, umgekehrt liegen die Verhältnisse beim Myxödem.

Bei erfolgreicher Digitalistherapie kann die zirkulierende Blutmenge wieder beträchtlich abnehmen (Ewig u. Hinsberg, Hitzenberger u. Tuchfeld[1]); dadurch kann eine wesentliche Entlastung des Kreislaufes erfolgen, so daß die periphere Zirkulation sich fast normalen Verhältnissen nähert; fast gewinnt man den Eindruck, daß es gelegentlich bei schwer dekompensierten Herzfehlern zweckmäßig wäre, die Digitalistherapie mit einem energischen Aderlaß zu beginnen.

Wenn es auch nicht gestattet ist, aus den hier vorgebrachten Zahlen weitgehende Schlüsse abzuleiten, so hat man doch den Eindruck — um auf obige Gleichung noch einmal zurückzukommen —, daß dem inkompensierten Herzen von der venösen Seite her große Blutmengen vorgelagert sind, die vermutlich das kranke Herz nicht so bewältigen kann, wie dies von einem normalen Organ angenommen werden muß. Nehmen wir noch die rein klinischen und auch anatomischen Befunde hinzu, die uns an Stauung mahnen, so scheint uns doch die Relation zirkulierende Blutmenge: Minutenvolumen sehr vieles zu sagen. Fast könnte man den Standpunkt vertreten, *in dieser Relation eine Größe zu sehen, die uns ein Hinweis sein kann, ob es sich in einem gegebenen Falle schon um eine Herzinsuffizienz handelt.*

Aus der Tatsache, daß sich beim Herzfehler jene Blutmenge, die mit Kohlenoxyd zu erfassen ist, vermehrt findet, ist auch der Beweis herauszulesen, daß sich diese Blutmenge in *zirkulierendem* Zustande befindet. Da außerdem die Blutdepots, soweit sich das mit der CO-Methode erfassen läßt, kaum gefüllt erscheinen, so ist es auf Grund dieser Erfahrungen um so mehr gestattet, die *kardiale Dekompensation der Dekompensation, bedingt durch Läsion der Peripherie* (Kollaps), scharf gegenüberzustellen.

Bei unseren Untersuchungen hat sich ergeben, daß ein ähnliches Mißverhältnis zwischen Minutenvolumen und zirkulierender Blutmenge auch bei Hypertoniefällen zu sehen ist; auch hier handelt es sich um relativ große Blutmengen, wobei allerdings zu bemerken ist, daß die Entscheidung nicht so sehr von der absoluten Vermehrung getroffen wird, als vielmehr von der Verminderung des Minutenvolumens, das bei den meisten Hypertoniefällen auffallend klein sein kann.

Es ist nicht leicht, sich eine allgemeingültige Vorstellung über die Ursache der generellen Blutvermehrung bei den verschiedenen Herzfehlern zu bilden; fast hat man den Eindruck, daß es sich hier zunächst um Blutmengen handelt, die

---

[1] Hitzenberger u. Tuchfeld: Wien. Arch. inn. Med. 18, 171 (1929).

vom Herzen keine Aufnahme gefunden haben und daher vor dem Herzen
irgendwo liegengeblieben sind, vielleicht versinkt das Blut, das in den erweiterten Herzhöhlen und auch in den großen Venen keinen Platz findet, in irgendwelche Depots; daß wir mit der Existenz von Blutdepots — und zwar ganz im
allgemeinen — rechnen müssen, das wurde uns beim Studium des Kollapses
sehr wahrscheinlich. Der Unterschied zwischen beiderlei Deponierungen wäre
nur der, daß *sich die Depots während des Kollapses der Zirkulation vollkommen
entziehen, während die fraglichen Depots, die sich bei reiner kardialer Stauung mit
Blut füllen sollen, zirkulierendes Blut führen und daher von Kohlenoxyd erreicht
werden können.* Insofern ist es also nicht gestattet, von Depots zu reden, sondern
nur von Erweiterungen im venösen Systeme. Von solchen Vorstellungen ausgehend, waren wir auch bestrebt, das W. R. HESSsche Schema etwas zu erweitern,
indem wir dem eigentlichen venösen System ein schematisches Depot an-
lagerten (vgl. Abb. 266, S. 1322). Damit ist aber die *Ursache*, warum es zu einer
Vermehrung der zirkulierenden Blutmenge kommt, nicht weiter berührt; PLESCH[1],
der sich zuerst mit dieser Frage beschäftigte, meinte, daß der Hauptgrund
dafür in einer veränderten Zirkulationsmechanik zu suchen sei. Er meint, daß
man speziell bei Insuffizienzen zwischen einem nutzbaren und einem Gesamtschlagvolumen des Herzens zu unterscheiden habe; vom Gesamtschlagvolumen
regurgitiert ein Teil, das sog. Pendelvolumen, und nur der restliche Teil wird
in die Zirkulation geworfen, um die Stoffverteilung zu besorgen; es soll so zu
einer frustranen Arbeitsleistung kommen, die proportional dem intrakardialen
Drucke und der Rückflußströmung sein soll. Nach der Meinung von PLESCH kann
dieser Fehler in kompensatorischer Weise teils durch Hyperglobulie, teils durch
Vermehrung der Blutmenge, meistens durch beides kompensiert werden. Einen
ähnlichen Standpunkt vertritt auch B. KISCH[2]. Uns erscheint folgende Annahme
als die wahrscheinlichste: CAMPBELL[3] fand, daß bei Abnahme der Sauerstoffspannung des Blutes die Blutmenge absolut zunimmt, und daß bei Erhöhung des
Sauerstoffgehaltes der Luft der Hämoglobingehalt heruntergeht; Ähnliches zeigt
sich bei Aufenthalt auf hohen Bergen; es ist doch sehr wahrscheinlich, daß die
schlechte Sauerstoffversorgung der Gewebe, wie sie bei vielen Herzfehlern als
ganz sicher angenommen werden muß (schlechte Capillarisierung) mit die Ursache sein dürfte, warum bei vielen Herzkranken die Blutmenge gar so groß
ist. Vielleicht ist das *auch* ein Hinweis, ob es nicht zweckmäßig wäre, Herzkranke während ihrer Behandlung bei einer höheren Sauerstoffspannung zu belassen. Die Zunahme der Blutmenge bewirkt — wie bereits oben erwähnt wurde —
die Herabsetzung der Strömungsgeschwindigkeit und somit auch die Erhöhung der
Umlaufsdauer, wodurch eine intensivere Ausnutzung der im Blute kreisenden
Stoffe innerhalb der Gewebe ermöglicht wird. Andererseits ist aber auch in der Zunahme der Blutmenge und der damit einhergehenden Verminderung der Strömungsgeschwindigkeit eine der Ursachen für die *Entstehung von Ödemen* zu suchen.

VII. Über die mutmaßlichen Ursachen der reinen Herzinsuffizienz.

Zwischen Herzmuskulatur und der Muskulatur der Peripherie bestehen
weitgehende Beziehungen. Der kräftige und arbeitsgewohnte Mensch hat nicht
nur ein Anrecht auf stärkere periphere Muskeln, sondern auch auf ein viel größeres
Herz; so kommt es, daß das normale Herz eines Athleten im Körper eines sich

---

[1] PLESCH: Hämodynamische Studien. Berlin 1909 — KRAUS-BRUGSCH 4 II, 1155 (1925).
[2] KISCH: Festschrift f. Kreislaufforschung. Z. Kreislaufforschg **22**, 634 (1930).
[3] CAMPBELL: J. of Physiol. **62**, 211 (1927).

wenig betätigenden Menschen als „hypertrophisch" angesehen werden könnte; nur die Berücksichtigung der Gesamtheit des Körpers schützt vor Irrtümern. Auch aus der Pathologie sind uns einige Beispiele bekannt, die für eine Relation zwischen peripherer und zentraler Muskulatur zu sprechen scheinen. Ebenso wie gerade die hypertrophische periphere Muskulatur bei Inanitionszuständen besonders Schaden leiden kann, so gilt gleiches vom hypertrophischen Herzmuskel. Inanitionszustände bei Herzhypertrophien führen nur zu leicht zu einer Inkompensation. Teils absichtliche, teils unabsichtliche Hungerkuren haben hier schon großen Schaden angerichtet. Wenn sich auch die Herzmuskulatur histologisch ganz anders gestaltet als die. periphere, so scheinen mir die topographischen Verhältnisse in bezug auf die capilläre Blutversorgung weitgehend dieselben. Ich möchte daher glauben, daß es in Analogie zu der Kroghschen Vorstellung vollkommen gerechtfertigt erscheint, auch im Bereiche der Herzmuskulatur quantitative Anatomie zu treiben; vergegenwärtigt man sich z. B. die Abb. 261, so wird man in dieser Annahme weitgehend bestärkt.

Die histologische Untersuchung hat bei der Beurteilung der Frage, warum z. B. ein Herzabschnitt akut oder allmählich in seiner Funktion nachläßt, vollkommen versagt. Jedenfalls läßt sich selbst unter Zuhilfenahme der besten mikroskopischen Methoden nichts Charakteristisches im Herzen erkennen, das in vivo die schwersten Inkompensationserscheinungen darbot; dadurch, daß der Anatom *selbst* von einer Myodegeneration spricht und damit eine funktionelle Schädigung annimmt, gesteht er seine völlige Unkenntnis ein. Auch bei der Klärung der Frage, warum z. B. der periphere Muskel während einer Histaminvergiftung erlahmt, muß eine histologische Untersuchung des herausgeschnittenen Muskels völlig versagen; das war ja auch der Grund, warum wir bemüht waren, das Ermüdungsproblem im lebenden Muskel zu diskutieren. Wie auf Grund unserer Erfahrungen bezüglich des Blutdruckes und des Minutenvolumens zu erwarten war, mußte es während eines Histaminkollapses innerhalb der Muskulatur zu einem fast völligem Stillstand jeglicher capillärer Durchblutung kommen. Infolge der schlechten Blutversorgung entwickelt sich innerhalb der Muskelzellen eine Art Erstickung, die zunächst mit einer Verminderung der Sauerstoffaufnahme einhergeht; jetzt versagt die Resynthese, Zwischenprodukte im Muskelchemismus sammeln sich reichlich an, die später, wenn Sauerstoff herankommen kann, wieder verbrannt werden, was wegen der Reichhaltigkeit derselben zu einer gesteigerten Verbrennung Anlaß gibt; in der Zeit, wo sich innerhalb der Muskulatur Zwischenprodukte ansammeln, kommt es zu Ermüdung, die dann langsam aufhört, wenn der Muskel wieder Sauerstoff erhält.

Wir sahen in diesem Geschehen im Prinzip etwas Ähnliches, was wir in toto bei unseren Herzkranken während der Arbeit verfolgen konnten. Das Primäre des Ganzen dürfte auch hier eine mangelhafte Blutversorgung sein, die in weiterer Folge zu Sauerstoffmangel führt. Die bei der Muskeltätigkeit sich bildenden Zwischenprodukte erfahren wegen des Sauerstoffmangels keine entsprechende Resynthese, so daß sie an Ort und Stelle liegenbleiben müssen und kraft ihrer chemischen Valenzen jede weitere Möglichkeit einer Tätigkeit so lange verhindern, als die Sauerstoffzufuhr nicht zur Norm zurückkehrt. Die Ursache der Erstickung des Muskelgewebes sehen wir in einer mangelhaften Capillarisierung, wobei wir unter Zugrundelegung der Kroghschen Darstellungen jede Störung in der entsprechenden Sauerstoffversorgung der Muskelfibrillen dafür verantwortlich machen wollen. Es muß die Ursache der geschädigten Capillarisierung nicht nur in einem fehlerhaften Aufschießen oder Nichtöffnen von Capillaren zu suchen sein, auch die trennenden Membranen können Änderungen erfahren haben, so daß der normale Sauerstoffdurchtritt gegen die Muskelfibrillen beeinträchtigt erscheint. Schließlich kann man sich auch vorstellen, daß zu der zunächst nur funktionellen Schädigung auch noch eine Störung im Puffervermögen hinzukommt.

Wegen der weitgehenden Beziehungen zwischen Herz- und peripherer Muskulatur liegt es daher nahe, ähnliche Verhältnisse auch für den Herzmuskel anzunehmen. Beweise für die Richtigkeit einer solchen Annahme werden sich wohl kaum erbringen lassen, aber Hinweise liegen vor, so daß es gerechtfertigt erscheint, auf eine solche Hypothese hinzuweisen.

Die schwerste Herzinsuffizienz, die am Krankenbette zu beobachten ist, tritt in Erscheinung, wenn es zu einem Verschlusse der einen oder anderen Coronararterie gekommen ist; binnen kürzester Zeit entwickelt sich eine mächtige Erweiterung des Herzens mit allen Folgen der vollkommen versagenden Herztätigkeit. In Erkenntnis dieser Tatsachen legt auch der Anatom auf irgendwelche Veränderungen im Bereiche der Coronargefäße das größte Gewicht. Da Gefäßveränderungen beim älteren Menschen sehr häufig zu beobachten sind, so ist man vielfach geneigt, die bekannte Tatsache, daß man bei älteren Menschen häufiger Schwächezustände des Herzens sehen kann, damit in Zusammenhang zu bringen. Es fällt natürlich nicht schwer, genug Beispiele heranzuziehen, wo sich trotz oft schwerster Arteriosklerose nicht die geringsten Veränderungen im Sinne eines Herzschwächezustandes nachweisen lassen. Vollkommen scheint die Theorie eines unbedingten Zusammenhanges zwischen Coronarveränderungen und geschädigter Herztätigkeit zu versagen, wenn man das Ernährungsmoment bei der Analyse der Dekompensation eines Klappenfehlers in den Vordergrund rücken wollte; Ähnliches gilt, wenn man nach der Ätiologie des Versagens des Hypertonieherzens fahndet; manchmal sind Veränderungen an den Verästelungen der Coronargefäße zu sehen, aber etwas Immerwiederkehrendes ist nicht zu konstatieren.

Die Lebensfähigkeit eines Muskels hängt natürlich von der arteriellen Blutzufuhr ab, soweit eine solche Versorgung von den größeren Gefäßen gewährleistet wird; aber das Wesentliche der Leistungsfähigkeit eines Organs hängt hauptsächlich von der Beschaffenheit der *Capillartätigkeit* ab. Insofern habe ich den Eindruck, daß bei der Analyse der Inkompensation neben den großen Gefäßen vor allem der Beschaffenheit der Capillaren die Hauptaufmerksamkeit zuzuwenden ist. Ob sich dies je mittels morphologischer Methoden wird verfolgen lassen, möchte ich dahingestellt sein lassen. *Jedenfalls erscheint es nicht gerechtfertigt zu behaupten, daß, wenn an den großen Gefäßen keinerlei Veränderungen nachweisbar sind, deswegen die Ernährung des Herzens eine gehörige war.*

Hypertrophische Herzabschnitte scheinen ganz besonders zu Inkompensationen zu disponieren; es liegt oft der Keim der kommenden Insuffizienz bereits in der Hypertrophie. Viele Beobachtungen sprechen dafür, daß die Hypertrophie in der Hauptsache durch Verdickung, nicht durch Vermehrung der Muskelfasern zustande kommt. Hält man an diesen Tatsachen fest und versucht man im Rahmen der Lehren KROGHs die gegenseitigen Beziehungen zwischen Capillarquerschnitt zur hypertrophischen Muskelfibrille aufrechtzuerhalten, so muß man zu der Erkenntnis kommen, daß die hypertrophische Muskelfibrille in ihrer Blutversorgung benachteiligt erscheint. Abb. 293 bringt die normalen Beziehungen zwischen Muskelquerschnitt (schwarzer Kreis) und den zugehörigen Capillaren (c); um jede Capillare bildet sich ein Gewebszylinder (roter Kreis), der in entsprechender Weise mit Sauerstoff versorgt wird, soweit er durch Diffusion aus dem Blute an das Muskelgewebe abgegeben werden kann: auf Grund dieses Schemas bildet sich unter normalen Bedingungen nur ein kleines Feld, das des Sauerstoffes nicht teilhaftig wird. Abb. 294 zeigt uns den Querschnitt durch vier hypertrophische Muskelfibrillen. Falls die Zahl der Capillarquerschnitte nicht zunimmt und die Diffusion dieselbe bleibt, so ergeben sich viel

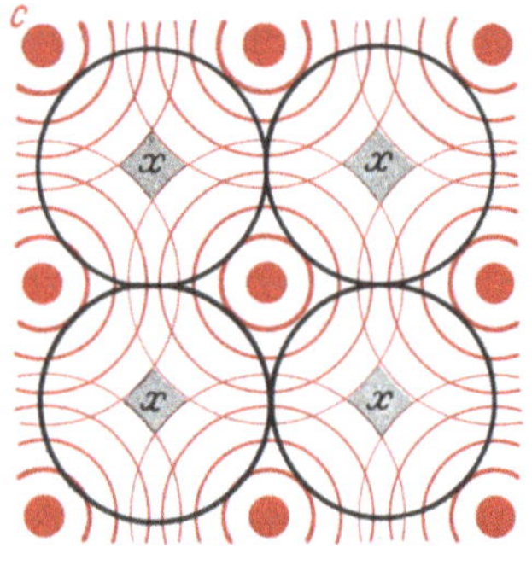

größere Anteile innerhalb des Muskels, die unter Sauerstoffmangel zu leiden haben. Selbst wenn die Zahl der ernährenden Capillaren im Verhältnisse zum Muskelquerschnitte zunimmt und sich die Diffusionsgröße nicht ändert, gestalten sich die Ernährungsbedingungen innerhalb eines hypertrophischen Muskels noch immer nicht besser (vgl. Abb. 295). Wir waren bemüht, an hypertrophischen menschlichen Herzen die Topographie der Capillaren zum Muskelquerschnitte zu studieren, indem wir die Capillaren durch Tusche zur Darstellung zu bringen suchten. Sicherlich ist dies möglich, aber leider hat man nicht die Gewähr, daß durch dieses Verfahren tatsächlich alle Capillaren erfaßt werden. Immerhin habe ich den

Abb. 293. (Erklärung im Text.)

Eindruck gewonnen, daß die Zahl der Capillaren, die sich um hypertrophische Muskelfibrillen lagen, eher vermehrt hat.

Gegen die Vorstellung, daß eine eventuelle Erweiterung der Capillaren für den Sauerstoffaustausch von günstigem Einflusse sein könnte, möchten wir auf

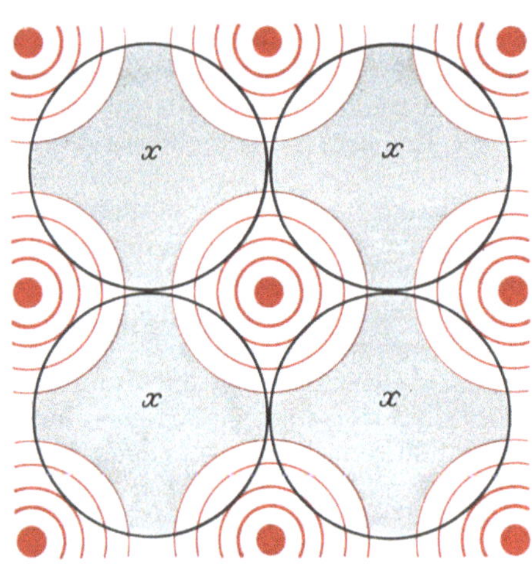

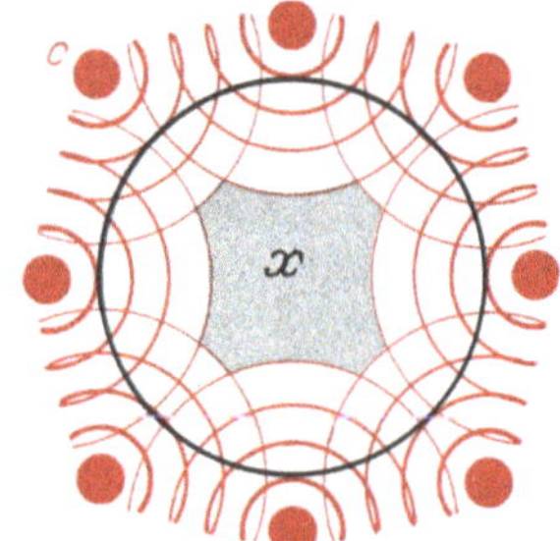

Bemerkungen von W. R. Hess hinweisen, der folgendes sagt: „... daß das durch eine weite Capillare fließende Blut wegen seiner relativ kleineren Oberfläche langsamer ausgenützt

Abb. 294. (Erklärung im Text.)   Abb. 295. (Erklärung im Text.)

wird, als die Blutsäule einer engen Capillare." Jedenfalls erscheint es mir wichtig, auf diese Verhältnisse hinzuweisen, was gleichzeitig die Aufforderung an die Morphologen beinhaltet, diesen quantitativen Problemen auch von pathologischer Seite her mehr Aufmerksamkeit zu schenken.

Wir vermuten, daß es sich hier aber nicht nur um *histologisch nachweisbare* Veränderungen handeln dürfte, sondern um Schäden, die rein *funktioneller* Art sein könnten. In der großen Zusammenstellung von O. Müller, der die Capillaren der Haut und des Nagelfalzes studiert, wird oft darauf hingewiesen, daß sich unter den verschiedensten Bedingungen Störungen im Fluß des Capillarblutes nachweisen lassen. Vor allem sind es Infektionskrankheiten, die die Strömung in den Capillaren schwer beeinträchtigen können; so schreibt er an einer Stelle:

„ . . . bei primärer Gefäßschädigung, wie sie eindrucksvoll in mehreren frischen Grippefällen zu beobachten war, konnten wir die Capillarschlingen nicht mehr differenziert finden; die Capillarschlingen des gesamten Gesichtsfeldes fanden sich gleichmäßig erweitert, mit einer dunkelvioletten homogenen Masse erfüllt; von einer Strömung war bei minutenlanger Beobachtung kaum etwas zu bemerken." Wenn sich solche Veränderungen an der Haut nachweisen lassen, so ist nicht einzusehen, warum bei Infektionskrankheiten oder anderen Schädigungen nicht ganz Analoges in der Herzmuskulatur auch stattfinden soll. Vielleicht erscheint es daher angebracht, in diesem Zusammenhange auf eine jüngste Mitteilung hinzuweisen, die die alte Erfahrung der Ärzte zahlenmäßig bestätigt, daß es gerade die Infektionskrankheiten sind, die so häufig den kompensierten Herzfehler akut im Sinne einer Inkompensation aus dem Gleichgewichte bringen können. KRUMREICH[1] hat in 100 Fällen, die durch Arteriosklerose oder durch einen alten Klappenfehler geschädigt waren, anamnestisch nachgesehen, welches die häufigsten Ursachen sind, die die Insuffizienz veranlaßten:

Von 50 Fällen mit Klappenfehler:	Von 50 Fällen mit Arteriosklerose:
10 mal im Anschluß an körperliche Anstrengung,	1 mal seelische Erregung,
6 mal nach psychischer Erregung,	13 mal nach körperlicher Arbeit,
1 Fall im Anschluß an eine Völlerei,	14 mal nach Infektion,
20 Fälle im Anschluß an eine Infektionskrankheit,	1 mal nach einem Lichtbad,
11 Fälle keine sichere Ursache,	1 mal ein Soolbad,
2 mal Gravidität,	4 mal nach Angina pectoris,
	18 mal unbekannte Ursache.

Bei vielen von den hier angeführten Möglichkeiten bestehen sicher capilläre Beeinträchtigungen, weswegen uns obige Statistik so wertvoll erscheint.

Wenn man eine Extremität durch Anlegen eines festen Verbandes inaktiviert, so stellen sich Atrophien der Muskulatur ein, die ihre Leistungsfähigkeit schwer beeinträchtigen können. Wir haben zwei Möglichkeiten in der Hand, um die durch Inaktivität gefährdete Atrophie der Muskeln aufzuhalten, es ist dies teils die Massage (einschl. der passiven Bewegung), teils die Faradisation, evtl. auch die Diathermie. Ähnlich wie wir auf Grund der KROGHschen Untersuchungen wissen, daß ein gut Teil der Capillaren während der Ruhe eines Muskels keine Durchblutung erfährt, in gleicher Weise ist wohl auch die Ansicht zu vertreten, daß eben durch diese fehlende Capillarisierung, besonders wenn sie längere Zeit währt, eine *Atrophie* bewerkstelligt werden kann. In dieser Annahme, daß sich z. B. durch Massage die Wegsamkeit der Capillaren gleichsam *erzwingen* läßt, werden wir auf Grund eigener Untersuchungen bestärkt. Wir bedienten uns der Methode von WEARN[2], der Tusche vom linken Ventrikel aus injiziert, um eine eventuelle Retention innerhalb der Lunge zu vermeiden. Bringt man auf diese Weise die unterschiedlichen Capillaren zur Darstellung, so kann man sich analog, wie dies zuerst von KROGH gezeigt wurde, leicht davon überzeugen, daß es beim vollkommen ruhigen Tiere auf diese Weise nicht gelingt, innerhalb der Muskelcapillaren Tusche zur Ablagerung zu bringen (vgl. Abb. 296). Wird aber eine Extremität massiert oder diathermiert, so geben sich nunmehr ganz gleiche Bilder, als wenn sich das betreffende Bein aktiv kontrahieren würde (vgl. Abb. 297); mehr oder weniger alle Capillaren erscheinen jetzt gefüllt. Wenn man berücksichtigt, daß sich der Herzmuskel dauernd in Tätigkeit befindet, so wird man es verstehen, daß dadurch dauernd die optimalsten Bedingungen für eine gleich-

---

[1] KRUMREICH: Münch. med. Wschr. **1930**, 884.
[2] WEARN: J. of exper. Med. **47**, 273 (1928).

mäßige capilläre Durchblutung geschaffen sind; außer der Niere kennen wir kaum ein anderes Organ noch, daß in dieser Beziehung, was Blutversorgung anbelangt, so bevorzugt erscheint wie eben das Herz. Jedenfalls scheinen mir gerade diese Beobachtungen ganz eindeutig dafür zu sprechen, daß es für die Natur eigentlich sehr schwer sein muß, dem Herzen in seiner capillären Versorgung etwas anzutun. Mit dieser ausgezeichneten Blutversorgung hängt es wohl auch zusammen, daß die Resynthese innerhalb des Herzens eine so ausgezeichnete zu sein scheint. Wenn es vielleicht auch nicht ganz stimmen dürfte,

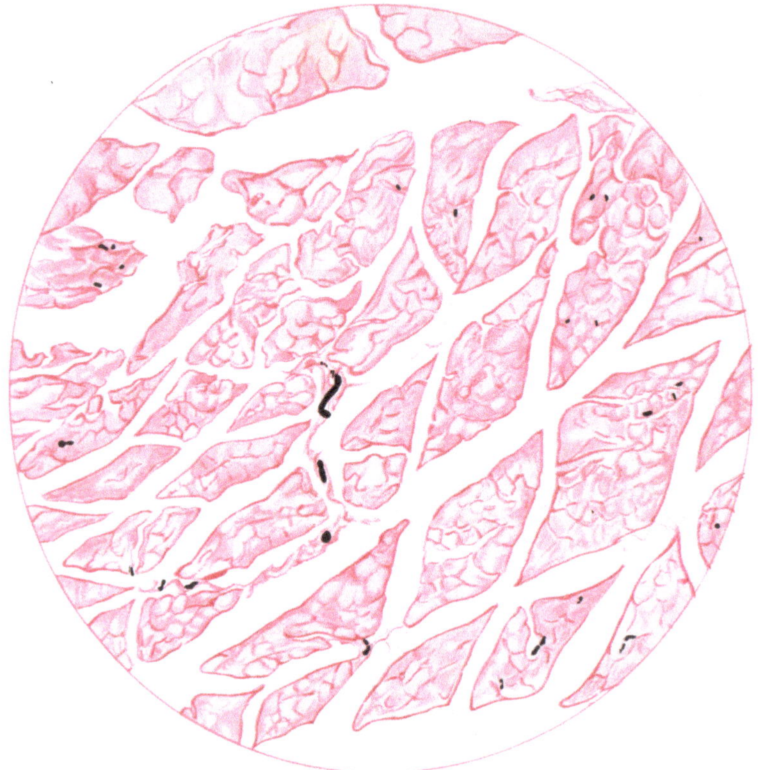

Abb. 290.
Querschnitt durch einen Muskel (Canis), der sich während der Tuscheinjektion in völliger Ruhe befand.

daß Bohnenkamp[1] von einer fast 100 proz. Ausnützung spricht, so läßt sich doch immerhin vieles dafür anführen, daß sich die chemischen Prozesse innerhalb des Herzens fast dem Geschehen eines Perpetuum mobiles nähern.

Gegen die Argumentation, daß die Ursache mancher Formen von reiner Herzinsuffizienz auf eine Schädigung der capillären Versorgung zurückzuführen sei, könnte die Beobachtung von Rühl[2] sprechen, der gerade durch Histamin am Starlingschen Präparate eine typische experimentelle Herzinsuffizienz erzeugen konnte. Das, was sich dagegen anführen ließe, ist der merkwürdige Befund, daß auf der Höhe der Histaminwirkung trotz Besserung der Durchblutung — soweit man das auf Grund der Punktion des Sinus venosus beurteilen kann — die

[1] Bohnenkamp: Dtsch. med. Wschr. **1928**, Nr 9 — Z. Biol. **87**, 498 (1928) — Verh. physik.-med. Ges. Würzburg **52**, 113 (1928).
[2] Rühl: Arch. f. exper. Path. **145**, 255 (1929).

Leistungsfähigkeit des Herzmuskels akut abnimmt. Wenn auch eine einwandfreie Erklärung noch aussteht, so erscheint uns doch folgender Mechanismus als der wahrscheinlichste: Sowohl am STARLINGschen Herz-Lungenpräparate als auch im Tierversuche läßt sich zeigen, daß es nach einem beträchtlichen Histaminkollaps zu einer starken Reduktion des arteriellen Blutes kommt. Diese Versuche von RÜHL[1] haben es wahrscheinlich gemacht, daß als Ursache dieser mangelhaften Arterialisierung nicht so sehr ein Bronchospasmus verantwortlich gemacht werden kann, als vielmehr eine Änderung der Alveolarmembran. Wahrscheinlich entsteht so während der Histaminwirkung innerhalb der Lunge eine Art Pneumonose, wie sie von BRAUER schon längst postuliert wurde. Vermutlich ist als eigentliche Ursache dieser Pneumonose ein Flüssigkeitsübertritt in die trennende Membran anzunehmen, wodurch der Gasaustausch auf Schwierigkeiten stößt; schreitet die Pneumonose weiter, so kommt es zu Lungenödem. Der beste Beweis, daß es sich hier nur um eine Störung der Diffusion handelt, scheint uns der Erfolg mit höher konzentriertem Sauerstoffe zu sein. Läßt man die Lunge auf der Höhe der Pneumonose *nur* atmosphärische Luft atmen, so scheint die normale Sauerstoffspannung nicht zu genügen, wird aber an dessen Stelle 30 % Sauerstoff verwendet, so fließt wieder sauerstoffgesättigtes Blut in den Arterien. Für die Diffusion von Blutwasser in die Gewebe sprechen die wichtigen Befunde von DALE[2], der bald nach Einsetzen des Histaminkollapses eine beträchtliche Zunahme der Erythrocyten sowie des

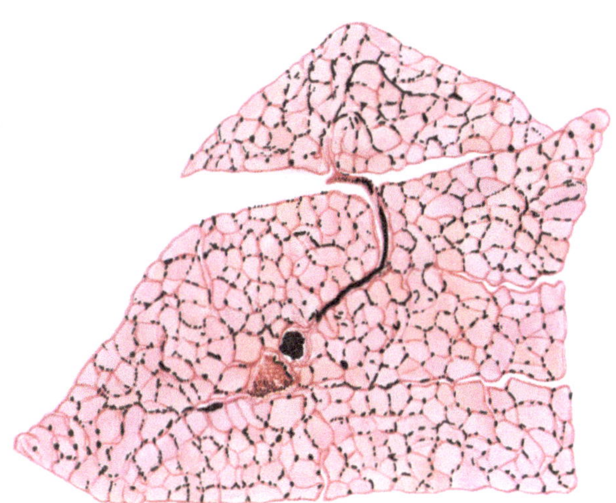

Abb. 297. Querschnitt durch einen Muskel (Canis), der während der Tuscheinjektion massiert wurde.

Bluteiweißes, also eine Entwicklung des Blutes nachweisen konnte. Kehren wir nunmehr zu der Histaminschädigung des Herzens zurück, so kann man wohl annehmen, daß *es im Anschlusse an die Histamininjektion nicht nur zu einer Störung in der Alveolarmembran kommt, sondern vielleicht auch zu einer Diffusionsänderung innerhalb des Herzens.* Genau so wie es zu einer Herzdehnung und Ermüdung kommt, wenn man das Herz mit einem reduzierten Blute speist, so erscheint uns auch dieser Weg als der wahrscheinlichste, weil er zwei Tatsachen gerecht zu werden scheint: *nämlich der erhöhten Durchblutung und der Schädigung der Herztätigkeit.* Der Vergleich mit den oben erwähnten Versuchen von HARRISON[3] liegt auf der Hand. Vielleicht erscheint es auch angebracht, in diesem Zusammenhange zu berichten, daß es bei Durchblutung des Herzens mit stark reduziertem Blute auch zu einer erhöhten Durchströmung der Coronargefäße kommt. Für die Annahme, daß Membranschädigungen in Frage kommen können,

[1] RÜHL: Arch. f. exper. Path. **157** (im Erscheinen) (1930).
[2] DALE: J. of Physiol. **52**, 355 (1919).
[3] HARRISON: J. clin. Invest. **8**, 259 (1930) — Amer. J. Physiol. **79**, 589 (1929).

scheinen mir auch andere eigene Versuche zu sprechen; bringt man Tiere in eine Atmosphäre von 5—6% Kohlensäure, so bekommen die Tiere mächtige Herzerweiterungen; daß Säuerungen jeglicher Art die trennenden Membranen schädigen können, scheint mir doch sehr wahrscheinlich. Auch daß der Wassergehalt eines geschädigten Herzens größer ist als im normalen Herzen, kann zugunsten dieser Theorie verwertet werden (Schott[1]). Sehr beachtenswert scheint mir auch die Theorie von Wenckebach[2], der die Insuffizienz des Beriberiherzens

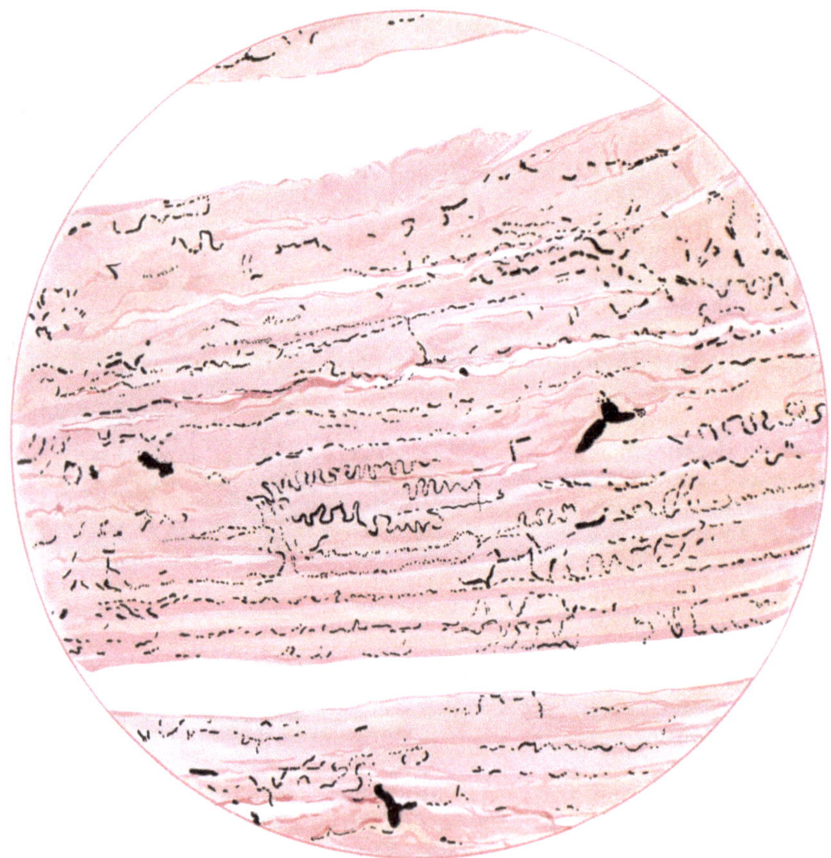

Abb. 298. Längsschnitt durch einen peripheren Muskel (Canis), der während der Injektion diathermiert wurde.

mit einem Ödem des Herzens in Zusammenhang bringen will; offenbar ist auch hier das Wesentliche eine Störung in der Permeabilität der trennenden Membranen.

Jedenfalls erscheint mir die Theorie einer Erklärung der Herzinsuffizienz auf der Basis einer capillären Schädigung außerordentlich wahrscheinlich, weil sich damit die meisten Tatsachen einheitlich erklären lassen. Von einem ähnlichen Gesichtspunkte aus wird man vielleicht auch den Einfluß der unterschiedlichen *Cardiaca* zu beurteilen haben. Der Grund, warum man mit einer solchen Möglichkeit rechnen kann, scheint sich ebenfalls aus der Beobachtung von Rühl zu ergeben, der die Histaminpneu-

---

[1] Schott: Arch. f. exper. Path. **114**, 32 (1926).
[2] Wenckebach u. Aalsmer: Beriberi-Herz. 1929.

monose durch Digitalis beseitigen konnte; vermutlich kann die Digitalis die Gaspermeabilität wieder zur Norm herstellen. Es ist daher auch nicht zu gewärtigen, daß sich in einem Organe, das schon optimal mit Blut versorgt ist, wie dies das normale Herz zu sein scheint, noch eine weitere Besserung durch Digitalis erzielen läßt. Tatsächlich ist ja auch am normalen Herzen durch Digitalis kaum eine Änderung — besser gesagt — Besserung zu erreichen, soweit man nicht mit toxischen Dosen das Herz sogar schädigt. Weiter kann man an der Tatsache nicht vorübergehen, daß z. B. das stärkste Diureticum, das wir besitzen, nämlich das Salyrgan oder das Novasurol, die Leistungsfähigkeit des kranken Herzens ebenfalls ausgezeichnet beeinflussen können. Ähnliches, wenn in nicht so ausgesprochenem Maße, gilt von den unterschiedlichen Coffeinpräparaten. *Stellt man sich auf den Standpunkt, daß die Ursache mancher menschlicher Herzschädigungen auf einer gleichen Grundlage beruhen dürfte, wie wir dies von der Histaminschädigung anangenommen haben, nämlich auf einer Quellung der Capillarmembran, dann könnte man sich vorstellen, daß ein Teil der Cardiaca entweder die Diffusion für Sauerstoff erhöht, oder durch Entzug von Wasser die Diffusionsmembran wieder zur Norm zurückkehren läßt.* Selbstverständlich sind dies alles nur theoretische Erwägungen, die sich aber immerhin aufdrängen, wenn man bestrebt ist, das gesamte Kreislaufproblem vom Gesichtspunkte der Capillarisierung zu beleuchten. Gegen meine Anschauungen über die Ursache der Herzinsuffizienz könnten vielleicht die Versuche von FREUND u. KÖNIG[1] herangezogen werden, die eine völlige Unabhängigkeit des Herzens von der Sauerstoffzufuhr beweisen sollen; der Froschmuskel erweist sich in so vieler Beziehung als völlig abweichend von dem des Warmblüters, daß solche Versuche wohl kaum herangezogen werden können.

Überblickt man unsere Darlegungen, so wird man es vielleicht vermissen, daß wir auf die Funktion der Gefäßnerven gar nicht eingegangen sind, denn tatsächlich haben wir das Vasomotorensystem kaum berührt. Der Grund dafür scheint mir der zu sein, daß, solange man nicht auf gesicherte Tatsachen aus der Physiologie zurückblicken kann, es müßig erscheint, unter diesem Gesichtswinkel aus pathologische Fragen zu diskutieren, die uns hier in erster Linie interessieren.

Überblicken wir nunmehr das Ganze, so müssen wir zunächst an einem prinzipiellen Dualismus im pathologischen Kreislaufgeschehen festhalten: auf der einen Seite haben wir die *Gefäßinsuffizienz* kennengelernt, auf der anderen die *rein kardiale Störung*. Sicherlich gibt es in beiderlei Richtungen milde und schwerwiegende Formen. Man lernt die weniger ausgesprochenen Krankheitsbilder besser verstehen, wenn man die Zeichen und Folgen der vollwertigen Schulbeispiele kennt.

Im *Kollaps*, der typischen Form der Gefäßinsuffizienz, handelt es sich um die Unfähigkeit des Blutes, sich aus den Geweben zu entwickeln; irgendwelche Kräfte bedingen es, daß das Blut, in den Depots festgehalten, in nicht entsprechender Menge dem Herzen angeboten werden kann. Die Gefahr, die sich daraus ergibt, äußert sich in Oligämie und in der sich daraus ergebenden zu geringen Durchblutung lebenswichtiger Organe. Ein Vergleich mit dem Zustande der Verblutung erscheint völlig gerechtfertigt; jedenfalls bedingt dies, daß einerseits zu wenig Nahrung an die Gewebe gelangt und andererseits eine Retention von Stoffwechselschlacken innerhalb der Organe bewerkstelligt wird. Beides muß zu verminderter Leistungsfähigkeit der Organe führen; nicht am wenigsten leidet darunter das Herz selbst, so daß sich jetzt sekundär zu der peripheren Insuffizienz noch die kardiale hinzugesellen kann.

---

[1] FREUND u. KÖNIG: Arch. f. exper. Path. **125**, 193 (1927); **126**, 129 (1927).

Bei der *kardialen Inkompensation* hat das Herz die Fähigkeit verloren, durch relativ große Einzelschlagvolumen dem Blutangebote nachzukommen; parallel zu diesem funktionellen Versagen kommt es auch zu einer Dilatation der Herzhöhlen. Oft kann dieser Zustand noch durch Einsetzen von Tachykardie paralysiert werden. Immerhin kommt es zu einer Drucksteigerung im venösen Systeme und in weiterer Folge zu einer Ansammlung großer Blutmengen vor dem Herzen, was im Laufe der Zeit vermutlich auch zu einer wesentlichen Vergrößerung der Blutmenge führt. Im Gegensatze zum Kollaps, wo das Blut der Zirkulation entzogen ist, kann sich bei der reinen Herzinsuffizienz die Blutmenge, obwohl sie reichlich vermehrt erscheint, dauernd in Zirkulation befinden. Wenn der Zustand der Herzschwäche nicht äußerste Grade angenommen hat, braucht das Minutenvolumen nicht wesentlich abzunehmen. Insofern droht von dieser Seite dem Organismus keine wesentliche Gefahr, um so weniger, als das Blut, das das Herz verläßt, reichlich mit Sauerstoff gesättigt ist. Wegen Drucksteigerung im venösen Systeme und der Ansammlung großer Blutmengen an der Peripherie des Organismus, kommt es innerhalb des Capillargebietes einerseits zu einer Drucksteigerung und andererseits auch zu einer Verlangsamung des Blutstromes.

Beiderlei Zustände, sowohl der Kollaps als auch die Retention großer Blutmengen, wie sie sich als die Folge der kardialen Insuffizienz ergeben, können zu den mannigfachsten Veränderungen innerhalb des Capillarbereiches führen. Während des Kollapses kann die Sauerstoffversorgung der Gewebe wegen der zu geringen Blutzufuhr schwer daniederliegen; es kann zu einer Form der Gewebserstickung kommen, die es bedingt, daß die Resynthese innerhalb der Gewebe versagt. Die Folge ist einerseits erhöhter Sauerstoffverbrauch, andererseits Ansammlung von sauren Produkten. Zu ganz ähnlichen Störungen muß es vermutlich auch bei chronischer Stauung kommen; die eigentlichen Ursachen können die verschiedensten sein. Vielleicht wird infolge einer Membranänderung (Ödem?), die sich als die Folge des zu langsamen Fließens des Blutes und der capillären Drucksteigerung ergeben kann, die Diffusion der Gase zu den Zellen beeinträchtigt, so daß sich jetzt ganz analoge Zustände entwickeln können, als würde — wie wir es für den Kollaps angenommen haben — überhaupt kein Blut an die Gewebe herangelangen. Dieser chronische Zustand der Unterernährung und der Retention von Stoffwechselschlacken innerhalb der Gewebe mag vielleicht auch der Anlaß sein, warum sich die Pufferbestände im kreislaufkranken Organismus erschöpfen und dadurch die Abwehrkraft des Organismus gegenüber den sauren Stoffwechselprodukten abnimmt.

Bestehen beim inkompensierten Herzkranken solche Unstimmigkeiten in der Sauerstoffversorgung der Zellen bereits in der Ruhe, so muß sich der Sauerstoffmangel während der Arbeit noch viel stärker bemerkbar machen; schon im gesunden Körper können bei maximalster Muskelbetätigung Störungen einsetzen, die nur durch bessere Durchblutung der Organe wettgemacht werden können. So kommt es, daß die Arbeit eines kardial inkompensierten Organismus einerseits viel mehr Sauerstoff benötigt, als wenn dieselbe Leistung von einem gesunden Menschen verrichtet wird und andererseits der Hauptsauerstoffverbrauch erst nach Beendigung der Arbeit einsetzt. Dadurch, daß vermutlich Sauerstoff viel zu langsam an die arbeitenden Gewebe herantritt, äußert sich das Plus des Sauerstoffverbrauches nicht so sehr während der Arbeit als vielmehr in der nachfolgenden Erholungsperiode. Das Verhalten des Debts, das sich bei inkompensierten Herzfehlern stets gesteigert findet, läßt sich kaum auf eine andere Weise erklären. Jedenfalls ist die Arbeit geeignet, die Stoffwechselstörungen innerhalb der Muskeln noch hochgradiger zu gestalten, so daß jetzt die Säuerung noch stärker zum Ausdruck kommt als während der Ruhe.

Einen wesentlichen Anteil an der chronischen Erstickung der Muskelzellen, speziell während der Arbeit, scheinen auch die Capillaren selbst zu nehmen; die Leistungsfähigkeit eines Muskels ergibt sich als die Folge einer reichlichen Entwicklung der einzelnen Capillaren. Eine zweckmäßige Capillarisierung ist die unbedingte Voraussetzung für ihre Leistungsfähigkeit. Ob sich die Capillaren in einem Muskel, der sich in Ödemflüssigkeit gleichsam eingebettet erweist, auch so reichlich entwickeln, um so mehr, als die Träger solcher Muskeln teils durch die Dyspnoe, teils durch die Ödeme zur *Untätigkeit* gezwungen sind, scheint mir sehr fraglich. Jedenfalls sind das *Hinweise*, warum es bei chronischen Herzkranken von Wert sein kann, der Inaktivitätsatrophie der Muskeln durch Massage, Faradisation oder Diathermie tunlichst entgegenzuarbeiten.

Aus der Kombination von gestörter Pufferfunktion und vermehrter Säurebildung entwickelt sich im Organismus des inkompensierten Herzkranken eine latente Acidose, die bei jeder Arbeit noch eine weitere Steigerung erfahren muß. Die sauren Produkte, die hier im Muskel entstehen, können in die allgemeine Zirkulation gelangen und auf diese Weise manche Körperfunktionen beeinträchtigen. Da aber anzunehmen ist, daß bei einer Kreislaufschädigung die gestörte Sauerstoffversorgung nicht *nur* in den Muskeln stattfindet, sondern sich mehr oder weniger ähnlich auch in anderen Organkomplexen auswirkt, so können solche Stoffwechselstörungen im ganzen Körper erfolgen. Die zahlreichen funktionellen Schäden, die man im Verlaufe einer Kreislaufdekompensation an anderen Organen (z. B. die Albuminurie an den Nieren) feststellen kann, wären gleichfalls von diesem Gesichtspunkte zu diskutieren. Insofern erscheint es gerechtfertigt, wenn man das ganze Kreislaufproblem nicht nur rein hämodynamisch, sondern auch vom energetischen Standpunkte aus betrachtet; die Tätigkeit jeder Zellart — also die Protoplasmadynamik — ist an eine entsprechende Sauerstoffversorgung gebunden. Da dies ohne entsprechende Hämodynamik nicht zu bewältigen ist, gehören beiderlei Prozesse innig zusammen. Da im Herzfehlerorganismus infolge hämodynamischer Störungen die Sauerstoffversorgung Schaden gelitten, so muß es zu Stoffwechselstörungen kommen, auf die wir hier besonderen Wert gelegt haben.

Das Studium der gegenseitigen Beziehungen zwischen capillärer Tätigkeit und Zellfunktion, wie wir es zuerst im peripheren Muskel geübt haben, erscheint uns deswegen so wichtig, weil uns auf diese Weise die Wege gezeigt werden, wie wir uns die Vorgänge bei der Entstehung der Herzmuskelinsuffizienz vorzustellen haben. Das Studium der Veränderungen innerhalb der großen Gefäße gibt uns nur für manche Formen von Herzinsuffizienz eine entsprechende Erklärung. Eine Berücksichtigung der Capillaren ist noch nicht erfolgt, und doch erscheint uns diese Möglichkeit als die wahrscheinlichste, weil gerade jene Schädigungen, die erfahrungsgemäß die Capillartätigkeit am häufigsten treffen, mit zu den Ursachen gehören, die gar so häufig eine Inkompensation veranlassen.

Neben der Depotfunktion obliegt der Peripherie auch die Aufgabe, die Geschwindigkeit zu bestimmen, mit der das Blut von der arteriellen auf die venöse Seite herübergedrängt wird; je energischer hier die Drosselung ist, desto leichter hat es das Herz, da es so weniger zu pumpen hat, als wenn die peripheren Schleußen weit offen sind. Die Kombination, starke Utilisation an der Peripherie und Schädigung des Herzens wird besser vertragen, als wenn das kranke Herz ein großes Minutenvolumen zu bewältigen hat, das ihm von der Peripherie zugemutet wird. Vielleicht bestehen hier kompensatorische Vorgänge, die automatisch in Tätigkeit treten; gelegentlich sehen wir z. B. bei der Mitralstenose ohne wesentlicher Drucksteigerung im venösen Systeme eine viel bessere Ausnützung des Blutes als bei anderen Vitien.

Unter bestimmten pathologischen Bedingungen kann diese für das Herz außerordentlich nützliche Einrichtung der Peripherie Schaden leiden. Wie sich das abspielt, läßt sich schwer entscheiden, aber daß es Zustände gibt, wo das Blut, ohne wesentlich ausgenutzt zu werden, viel zu rasch die periphere Barriere passiert, muß wohl als ganz sicher angenommen werden. So sehen wir z. B. bei der Basedowschen Krankheit und ebenso bei der Jodintoxikation sehr hohe Minutenvolumina; Ähnliches scheint auch in Erscheinung zu treten, wenn es zum Insulinshock kommt. Wir haben Anhaltspunkte gewinnen können, daß dieses Moment auch im Verlaufe des Asthma cardiale eine Rolle spielen dürfte; hier scheint also tatsächlich die Korrelation zwischen Peripherie und Herz zu versagen.

Eine weitere Merkwürdigkeit, die vielleicht im Rahmen von Korrelationsstörungen zwischen Herz und Peripherie gebucht werden könnte, ist das Vorkommen der großen Blutmengen im Stadium der Herzinkompensation. Eigentlich müßte man theoretisch postulieren, daß es dem kranken Herzen besser gehen müßte, wenn ihm weniger Blut vorgelagert wäre. Die Frage könnte daher auftauchen, ob es nicht zweckmäßig wäre, wenn ein Teil der großen Blutmengen in Depots versinken könnte. Leider sind wir über die Bedeutung resp. die Entstehung dieser Störung noch gar nicht orientiert; immerhin erscheint es am wahrscheinlichsten, wenn wir in der Vermehrung der Hämoglobinmenge den Ausdruck von Sauerstoffmangel der Gewebe erblicken; die Beobachtungen im Höhenklima und ebenso die Erfahrungen mit niederer Sauerstoffspannung drängen zu einer solchen Vorstellung.

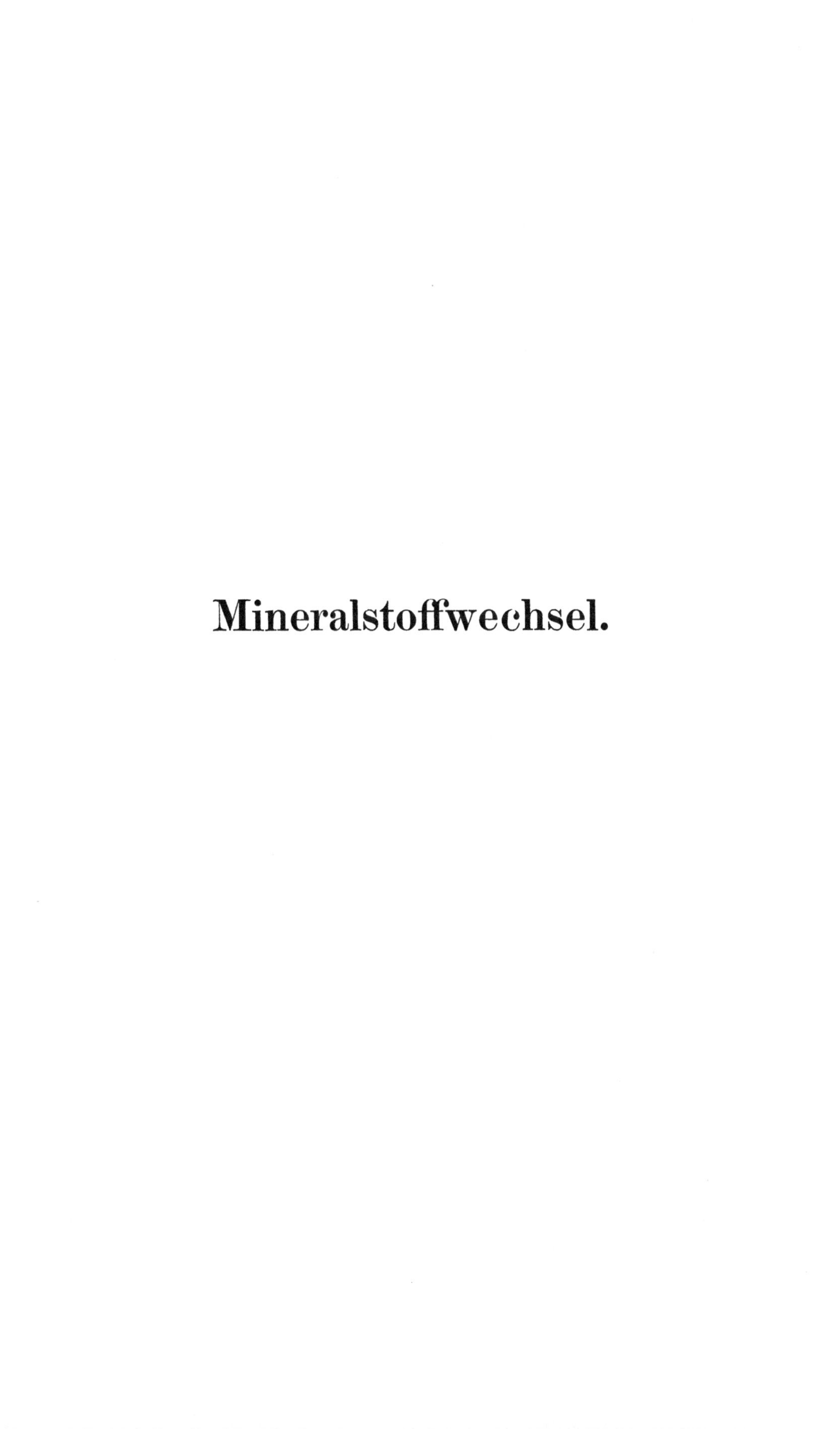

Mineralstoffwechsel.

A. Mineralstoffe des Tierkörpers.

Zusammenfassende Darstellungen.

ALBU, A., u. C. NEUBERG: Physiologie und Pathologie des Mineralstoffwechsels. Berlin: Julius Springer 1906. — ARON, H.: Die anorganischen Bestandteile des Tierkörpers: Oppenheimers Handb. der Biochemie, 1. Aufl. Jena: G. Fischer. **1**, 1 (1908). — v. WENDT, G.: Mineralstoffwechsel, ebenda **4**, 561 (1911). — MORAWITZ, P.: Pathologie des Wasser- und Mineralstoffwechsels, ebenda **4**, 238 (1911). — ARON, H., u. R. GRALKA: Oppenheimers Handb. der Biochemie, 2. Aufl., **1**, 1 (1924). — v. WENDT, G.: Mineralstoffwechsel, ebenda **8**, 183 (1925). — MORAWITZ, P., u. W. NONNENBRUCH: Ebenda **8**, 256 (1925). — ZONDEK, S. G., u. M. BANDMANN: Hormone und Vitamine in ihren Beziehungen zum Mineralstoffwechsel, ebenda, *Ergänzungsband*, 453 (1930). — HEUBNER, W.: Der Mineralstoffwechsel: Dietrich und Kaminers Handb. der Balneologie. Leipzig: G. Thieme. **2**, 181 (1922). — OPPENHEIMER, C. u. PINCUSSEN: Tabulae Biologicae Berlin, W. Junk (1925—1930); besonders **2**, 485 (Sekrete), 522 (Lymphe usw.), 533 (Knochenmark usw.), 536 (Milch); **3**, 362 (Bio-Elemente [ARON und GRALKA]), 389 (Ionen des Blutes), 402 (Chemie der Organe und niederer Tiere), 526 (Aschenbestandteile des Gehirns) usw. — WIECHOWSKI, W., H. STRAUB u. E. FREUDENBERG: Referate über Mineralstoffwechsel auf dem 36. Kongreß für Innere Medizin zu Kissingen 1924: Verh. dtsch. Ges. inn. Med. **36**, 6 (1924). — SHOHL, A. V.: Mineral metabolism. Physiologic. Rev. **3**, 509 (1923). — BOTTAZZI, F.: Wintersteins Handb. der vergl. Physiologie. Jena: G. Fischer. **1**, 1. Hälfte, 60; 508; 576 (1925). — QUAGLIARIELLO, G: Ebenda 633; 648; 652; 659. — SCHULZ, Fr. N.: Ebenda 688; 766. — SPIRO, K.: Einige Ergebnisse über Vorkommen und Wirkungen der weniger verbreiteten Elemente, Ergebnisse der Physiologie **24**, 474 (1925).

I. Einleitung.

Von

W. Heubner
Heidelberg.

Abgrenzung und Ordnung des Stoffes.

Die Betrachtung der Mineralstoffe hat nach mehrfacher Richtung hin Interesse. Zunächst ist es für jede Meinungsbildung und für jede künftige Forschung über die biologischen Vorgänge unumgängliches Erfordernis, über die *stoffliche Zusammensetzung* der Gewebsflüssigkeiten und -strukturen orientiert zu sein. Äußerst wesentliche Bestandteile dieser Zusammensetzung sind die anorganischen Salze. Bei *dieser* Betrachtungsrichtung muß man natürlich darauf bedacht sein, sehr sorgfältig *alles*, was in einem gegebenen Zustand mineralisch ist, aber auch *nur* dieses, von den übrigen Bestandteilen zu sondern, was nicht ausschließt, daß man die Beteiligung organischer und nicht eigentlich mineralischer Verbindungen, wie Eiweiß, Fettsäuren, Esterphosphorsäure, Ammoniak u. dgl. am elektrolytischen Gleichgewicht beachtet. Es bedarf kaum besonderer Betonung, daß Bestimmungen und Analysen der *Asche* von Geweben, wie sie lange Jahrzehnte üblich waren, für diese Fragestellung nur einen mäßigen Wert haben: vor allem die *Säure*reste der Asche, Carbonat, Sulfat, Phosphat, geben keinerlei Anhalt für den Anteil, der ursprünglich im lebenden Gewebe mineralisch war.

Etwas anders liegen die Dinge, wenn man der Frage nachgeht, auf welche Weise der Bestand der Gewebe und Körperflüssigkeiten an Mineralstoffen *sich erhält*, also Verluste ausgleicht. Daß ein *Stoffwechsel* auch bei diesen Substanzen erfolgt, ist eine Notwendigkeit, die sich aus der ganzen Organisation eines vielzelligen Organismus ergibt. Doch ist nicht ganz leicht zu sagen, was zum ,,Mineralstoffwechsel'' gehört. Denn die Abgrenzung zwischen Organischem und Mineralischem ist ja keineswegs scharf, wie recht sinnfällig durch die völlige Mineralisation der organischen Verbindungen zur Kohlensäure gezeigt wird. Diese Tatsache allein ist ein hinlänglicher Beweis dafür, daß es gar keinen Sinn hätte, einen Mineralstoffwechsel für sich zu behandeln, wenn dabei die *Ausscheidungsprodukte* maßgebend sein würden; es würde eben nur recht wenig übrigbleiben, was *nicht* zum Mineralstoffwechsel gehörte.

Bessere Anhaltspunkte gewinnt man, sobald man die zugeführte *Nahrung* auf ihren Gehalt an mineralischen Substanzen ins Auge faßt. Unter ihnen finden sich reichlich anorganische Salze, die unter den im Organismus vorhandenen Bedingungen *niemals* ihren anorganischen Charakter verlieren und ihn daher als Mineralstoffe durchwandern bis in die Ausscheidungen hinein.

Natürlich muß man bei Salzen berücksichtigen, daß sie aus zwei entgegengesetzt geladenen Komponenten bestehen, von denen die *eine organisch*, die *andere mineralisch* sein kann; dies ist z. B. der Fall, wenn im Harn eines Diabetikers, der reichlich Natriumbicarbonat erhielt, organische Säureäquivalente durch Natrium abgesättigt sind.

Zu den „obligaten" Mineralstoffen gehören die Kationenbildner *Natrium*, *Kalium*, *Magnesium* und *Calcium*, sowie das *Chlorid*. Bei den übrigen in der Nahrung vorhandenen Anionen ergeben sich gewisse Komplikationen: zwar besteht für das Carbonat (einschließlich Bicarbonat) kein Zweifel, daß es mineralisch durch den Körper hindurchgeht, aber es gesellt sich bei der Ausscheidung dem Endprodukt des organischen Stoffwechsels hinzu. Für das *Sulfat* gilt prinzipiell das gleiche, insofern unter den Endprodukten des Eiweißabbaus das aus dessen organischem Schwefel stammende Sulfat auftritt. Ob andererseits fertiges organisches Sulfat *Ester* (z B. mit Phenol) bilden, und demnach als organische Verbindung zur Ausscheidung kommen kann, ist ungewiß, ja vielleicht sogar heute als unwahrscheinlich zu bezeichnen[1].

Eine Umwandlung von Sulfat in Eiweißschwefel wäre nur bei der Tätigkeit der Darmbakterien denkbar.

Beim *Phosphat* dagegen tritt die Bildung von Estern und ähnlichen Verbindungstypen in stärkstem Maße in Erscheinung: sind doch höchst wichtige Bausteine des Zelleibes, wie die Nucleinsäuren und die Phosphatide, ferner Hauptträger des Energieumsatzes, wie Lactacidogen, Phosphagen usw. solche Verbindungen. Sie werden im Körper unter Verwendung anorganischer Phosphate aufgebaut und liefern dieses bei ihrem physiologischen Zerfall wiederum zurück. Derselbe Zerfall erfolgt auch bei der Aufnahme der Nahrung im Lumen des Magendarmkanals, so daß also ein bestimmtes Molekül Phosphorsäure bei seinem Durchgang durch den Körper unter Umständen einen mehrfach wiederholten Übergang vom organischen zum mineralischen Zustand und umgekehrt erleiden kann. Daneben dürfte ein gewisser Anteil des Phosphats dauernd als anorganisches Salz verharren. So zeigt sich hier eine sehr innige Verwebung des Umsatzes organischer Substanz mit einem Mineralstoff. Es ist ebenso unabweisbar, das Phosphat bei einer Betrachtung des Mineralstoffwechsels zu berücksichtigen, wie es unabweisbar ist, dabei auch seine Beteiligung bei Bildung und Abbau der organischen Phosphorverbindungen im Auge zu behalten.

Alles dies zeigt, daß die Ausschälung eines „Mineralstoffwechsels" aus dem Gesamtgefüge der Stoffwanderungen und Umsätze nur mit einer gewissen Willkür erfolgen kann. Diese Willkür wird auch nicht beseitigt, wenn man — wie es WIECHOWSKI[2] versucht hat — die landläufigen Definitionen des „Organischen" und „Mineralischen" dadurch abändert, daß man als Kennzeichen die *Bindungsart* wählt und von *organischer* und *anorganischer Bindung* spricht. Man kann dann allerdings die Bindung zwischen Säure und Alkohol in den Estern als „anorganisch" bezeichnen und gewinnt den Vorteil, daß man die Phosphorsäure einheitlich als „anorganisch gebunden" auffassen kann. Aber man muß notwendigerweise dann auch viele anderen hydrolytischen Spaltungen und anhydrischen Synthesen im Organismus als Lösung oder Knüpfung einer „anorganischen" Bindung ansehen. WIECHOWSKI scheut sich nicht vor dieser Konsequenz, ja, er formuliert ausdrücklich: „anorganisch" ist jede Bindung, die durch „Dissoziation" Ionen liefert, „organisch" jede Bindung, die nur nach *Oxydation* der Spaltstücke Ionen liefern kann.

Die Formulierung von WIECHOWSKI hat den Vorzug, daß sie eindringlich auf ein Moment hinweist, das den Mineralstoffen in der Tat ihr besonderes Interesse verleiht: die Bildung von Ionen, elektrisch geladenen Massenteilchen —

---

[1] Vgl. dazu J. KAPFHAMMER: Hoppe-Seylers Z. **116**, 302 (1921). — RHODE, H.: Ebenda **124**, 15 (1922). — SHIPLE, MULDOON u. SHERWIN: Proc. Soc. exper. Biol. a. Med. **20**, 46 (1922) — J. of biol. Chem. **60**, 59 (1924).
[2] WIECHOWSKI: Verh. dtsch. Ges. inn. Med. **36**, 6ff. Kissingen 1924.

während demgegenüber die organischen Substanzen ihr Hauptinteresse als Energiequellen besitzen. Bekanntlich liefern die oxydativen Umsetzungen viel größere Mengen Energie als hydrolytische Spaltungen. Vor allem ist es sehr zu beachten, daß das Phosphat in allen seinen Wandlungen in sich auf derselben Oxydationsstufe bleibt, daher auch niemals an so großen Energieumsätzen teilhaben kann, wie sie der Bildung des Carbonats oder Sulfats aus organischen „Bindungen" eigen sind.

Um auf dem Gebiete der vielgestaltigen Stoffwechselvorgänge nicht die Übersicht zu verlieren, ist eine *Gliederung* erforderlich. Sie schließt sich am bequemsten an die Probleme an, die die Betrachtung der Erscheinungen aufwirft. Eine erste wichtige Frage umschließt der Bedarf: Welches Minimum der einzelnen Elemente braucht der wachsende und der erwachsene Organismus, um seinen Bestand normal zu vermehren oder zu erhalten, welche Formen dieser Elemente sind nötig? (Dabei wird im Bereich des Mineralischen von Sauerstoff, Wasserstoff, Kohlenstoff, Stickstoff und Eiweißschwefel abgesehen.) Für *diese* Frage ist natürlich der *Gesamt*gehalt der Organe, der Nahrung und der Ausscheidungen von Bedeutung, und hier hat es z. B. für die Phosphorsäure keinerlei Sinn, mineralischen und gebundenen Zustand zu unterscheiden.

Eine *weitere* Frage wird durch die schon mehrfach gestreifte Tatsache gegeben, daß die metallischen, *basischen* Anteile der Mineralsalze unverändert mineralisch bleiben, während die sauren Anteile Änderungen erleiden, bei menschlicher Durchschnittskost im allgemeinen eine *Vermehrung* durch Abbau der Eiweißstoffe; aber auch eine *Verminderung* saurer Valenzen gegenüber den basischen ist möglich, z. B. bei reichlicher Aufnahme von Früchten mit Alkalisalzen organischer Säuren. Die Fähigkeit der Kohlensäure, starke Basen abzusättigen, andererseits aber auch als gewissermaßen neutrale Substanz (CO_2) den Körper zu verlassen, kompliziert die Verhältnisse noch besonders. Endlich bedingt der bei den Calcium- und Magnesiumsalzen vorkommende Wechsel zwischen sekundärem und primärem Carbonat, sowie tertiärem, sekundärem und primärem Phosphat Verschiebungen zwischen der Zahl der sauren und basischen Valenzen. Es bedarf deshalb besonderer Erörterung, wie der Organismus die ihm in der Nahrung zugeführten und bei ihrer Verarbeitung entstehenden Mineralstoffe bewältigt und wieder zur Ausscheidung bringt, ohne in seinem eigenen Säure-Basen-Gleichgewicht Schaden zu leiden. Daß die Mineralstoffe wiederum die wesentlichsten *Hilfsmittel* des Organismus sind, um dieses Gleichgewicht, ebenso wie das osmotische, zu erhalten, ist dabei nicht zu übersehen.

Darstellungen dieser Regulationsfunktionen unter zentraler Einstellung eben dieser Funktionen werden an anderen Stellen dieses Handbuches gegeben[1].

Für die Unterscheidung der beiden bezeichneten Richtungen, nach denen die Stoffwechselvorgänge gegliedert werden können, kann man mit Vorteil die Ausdrücke „Verwendungsstoffwechsel" und „Regelungsstoffwechsel" gebrauchen, die Georg v. Wendt[2] eingeführt hat. (Vgl. dazu unten S. 1509).

Es ist verständlich, daß man die Darstellung des *Bestandes* der Körpergewebe an Mineralstoffen leicht für sich abtrennen kann, daß aber die *Stoffwechselvorgänge* zwar willkürlich und begrifflich, aber selten in ihrem tatsächlichen Ablauf isoliert werden können.

---

[1] Vgl. die Kapitel „Regulierung der Wasserstoffionenkonzentration" von Kl. Gollwitzer-Meier: **16**, 1, 1071 und „Physiologie des Wasserhaushalts" von R. Siebeck: **17**, 161; bes. 191.

[2] Wendt, G. v.: Oppenheimers Handb. d. Biochem. **4** I, 561. Jena: G. Fischer 1911. — Vgl. dazu auch W. Heubner: Dietrich-Kaminers Handb. d. Balneol. **2**, 222. Leipzig: G. Thieme 1922.

II. Mineralbestand des Körpers.

Von

W. Heubner

Heidelberg.

Die *Asche*, die ein verbrannter Wirbeltierleichnam hinterläßt, entstammt im wesentlichen dem *Knochen*. Sie beträgt für den erwachsenen Menschen in gröbster Schätzung rund 3 kg, wovon ungefähr ein Viertel als Rest der weichen Gewebe gerechnet werden kann. Diese Menge könnte gegenüber der Masse der brennbaren organischen Substanz gering scheinen, die etwa 30mal größer ist. Doch ändert sich dies Verhältnis außerordentlich, sobald man in Rücksicht zieht, daß die Hauptmasse der organischen Leibessubstanz aus Eiweiß besteht, und die *molekularen* Konzentrationen betrachtet; dann ist — wie bereits Robertson[1] hervorgehoben hat — die Menge der mineralischen Bestandteile durchaus nicht geringer als die der organischen. So besitzt z. B. das Hämoglobin in den roten Blutzellen *höchstens* eine 0,02 molare Konzentration, das Chlorid im Blutplasma aber eine 0,1 molare.

Der Unterschied des Zustandes der mineralischen Bestandteile in den weichen Geweben und im Knochen ist ja offensichtlich: hier sind die Salze als feste Krystalle, dort in Lösung vorhanden. Man hat aber Anlaß, auch bei den Mineralstoffen der Gewebe noch zwei verschiedene Formen zu beachten: einmal die *echte Lösung*, also die vollkommene Aufteilung in Moleküle, d. h. natürlich auch in Ionen, und zweitens die Bindung an höher molekulare, schwer diffusible Stoffe — im wesentlichen Eiweißkörper; bereits im Blutplasma sind solche Verbindungen (des Calciums) nachweisbar, und in dem Protoplasma der Zellen, dessen Eiweißkonzentration ja wesentlich höher ist, spielen sie vermutlich noch eine größere Rolle[2]. Für die *Art* dieser Verbindungen von Eiweißstoffen mit Mineralsalzen bietet die Chemie zwei Vorstellungsmöglichkeiten, und mir scheint es recht wahrscheinlich, daß beide realisiert sind: Bildung von komplexen Salzen und intramicellaren Einschluß.

Von den einfacheren Aminosäuren und Peptiden ist es festgestellt, daß sie mit anorganischen Salzen ganze Reihen von wohlcharakterisierten Komplexsalzen bilden; innerhalb jeder Reihe kann das Verhältnis des organischen Partners zum anorganischen variieren, wobei jedoch stets stöchiometrische Verhältnisse gewahrt bleiben — prinzipiell in genau derselben Weise, wie es vor allem A. Werner für ganze Reihen von Komplexsalzen aus zwei anorganischen Partnern ermittelt hat[3]. Daß die Aminosäuren und ihre Kondensationsprodukte, die

---

[1] Robertson: Erg. Physiol. **10**, 266 (1910).

[2] Vgl. dazu auch Bottazzi: Wintersteins Handbuch der vergleichenden Physiologie. Jena: Gustav Fischer. **1**, 1. Hälfte, 1—596 (1925). — Quagliariello, G.: Ebenda 597 bis 668. — Schulz, Fr. N.: Ebenda 669—826.

[3] Vgl. A. Werner: Neuere Anschauungen auf dem Gebiete der anorganischen Chemie. Braunschweig: Fr. Vieweg & Sohn 1909. — Weinland, R.: Komplexverbindungen. Stuttgart: F. Enke 1919.

Peptide, die Fähigkeit zum Eintritt in solche Komplexe besitzen, wird vielleicht allgemeiner verständlich durch Beachtung des Umstandes, daß sie ja den Charakter innerer *Salze* tragen, insofern sich saure und basische Gruppen *salzartig*, also unter Bildung von fünfwertigem Ammoniumstickstoff, absättigen.

Nach PAUL PFEIFFER und seinen Mitarbeitern[1] kommen folgende Verbindungstypen von anorganischen Salzen und Aminosäuren vor, wobei Me als Metall, X als einwertiger Säurerest, A als Amminosäure zu lesen ist:

$$MeX, 1\,A \qquad MeX_2, 1\,A$$
$$MeX, 2\,A \qquad MeX_2, 2\,A$$
$$MeX, 3\,A \qquad MeX_2, 3\,A \qquad MeX_3, 3\,A$$
$$MeX, 4\,A \qquad MeX_2, 4\,A$$

Nicht unwichtig ist die Beobachtung, daß unter sonst gleichen Bedingungen das Dipeptid Glycylglycin stärker als Glykokoll, das Tripeptid Diglycylglycin stärker als das Dipeptid zur Komplexbildung mit Kochsalz neigt. Dies berechtigt, ja gebietet die Übertragung der an den einfachsten Verbindungen gewonnenen Erfahrungen auf die hochmolekularen Eiweißkörper. PFEIFFER ist denn auch der Ansicht, daß bei der Bildung sogenannter „Adsorptionsverbindungen" zwischen Neutralsalz und Eiweiß die *oberflächlich* gelegenen, dem umgebenden Flüssigkeitsmedium zugekehrten Moleküle der kolloidalen Einzelpartikelchen (Micellen) solche komplexen Verbindungen mit den Salzmolekülen bilden.

Auch WOLFGANG PAULI gelangte mit seinen Schülern[2] durch unmittelbare Untersuchungen an gereinigtem Eiweiß zu der Überzeugung, daß es mit anorganischen Elektrolyten Komplexverbindungen bildet. Das methodische Hilfsmittel für diese Erkenntnis bildete im wesentlichen die elektrometrische Bestimmung von Chloridionen und gleichzeitige Leitfähigkeitsmessung in wechselnden Elektrolyt-Eiweißgemischen. Ein wichtiges Ergebnis dieser Untersuchungen ist überdies der Nachweis von Änderungen der physikalisch-chemischen Eigenschaften der Eiweißstoffe durch die Kombination mit Elektrolyten, die wahrscheinlich mit der Bildung von Komplexionen zusammenhängen. Von solchen kommen vor allem in Frage:

$$[Me \cdot O \cdot CO \cdot R \cdot NH_3]^+ \qquad und \qquad [Cl \cdot NH_3 \cdot R \cdot COO]^-,$$

wobei Me ein mineralisches Basenäquivalent, Cl ein Säureäquivalent bedeutet.

Jedoch wird man an Erfahrungen der Kolloidchemiker nicht vorbeigehen dürfen, die eine zweite und wenigstens zunächst prinzipiell andersartig gedachte Form der Eiweiß-Salzverbindungen nahelegen, wenn diese auch nicht als allgemein anerkannt gelten darf und ihr Unterschied von der wahren Komplexbindung vielleicht doch eines Tages durch die theoretische Chemie aufgehoben wird. Nach Ansicht von ZSIGMONDY und seinen Schülern[3] finden sich in den Micellen anorganischer, besser definierbarer Kolloide Elektrolyte *eingeschlossen* und irgendwie mechanisch festgehalten. Die Fixation dieser Elektrolyte ist dabei sehr groß, obwohl stöchiometrische Beziehungen nicht erkennbar sind.

---

[1] PFEIFFER u. v. MODELSKI: Hoppe-Seylers Z. **81**, 331 (1912); **85**, 1 (1913). — PFEIFFER u. WITTKA: Ber. dtsch. chem. Ges. **48**, 1289 (1915). — PFEIFFER: Ebenda 1938. — PFEIFFER u. WÜRGLER: Hoppe-Seylers Z. **97**, 128 (1916). — PFEIFFER, KLOSSMANN u. ANGERN: Ebenda **133**, 22 (1924). — PFEIFFER u. ANGERN: Ebenda **133**, 180; **135**, 16 (1924). — Vgl. auch H. v. EULER u. KARIN RUDBERG: Ebenda **140**, 113, 118ff. (1924). — BJERRUM: Z. physik. Chemie **104**, 147 (1923).

[2] Besonders ORYNG u. PAULI: Biochem. Z. **70**, 368 (1915). — PAULI u. SCHÖN: Ebenda **153**, 253 (1924).

[3] Vgl. WINTGEN: Beiträge zur Kenntnis der Zusammensetzung der Micellen. Z. physik. Chem. **103**, 238; **107**, 403; **109**, 378 (1922/24); besonders 103, 239ff. und **109**, 388.

Analog kann man sich „eingeschlossene" Salze in den Micellen des Protoplasmas usw. vorstellen, die als Hauptbestandteil Eiweiß, Lipoid oder ein Gemisch von beiden enthalten mögen. Außer den intramicellaren Elektrolyten sind jedoch auch noch die *ladenden* Ionen auf der Oberfläche und die entgegengesetzt geladenen *kompensierenden* Ionen in nächster Nachbarschaft der einzelnen Kolloidteilchen an diese „gebunden". Sie können qualitativ verschieden von den Ionen der intramicellaren Elektrolyte sein.

Bei denjenigen Mineralstoffen, die nicht *Neutralsalze* bilden, kann man über ihren Zustand in den Geweben nur Vermutungen hegen. Dies gilt für das Eisen, soweit es nicht in organische Moleküle eingebaut ist, für die Kieselsäure und ebenso für manche anderen Stoffe, deren Gegenwart im Organismus feststeht, während die Frage ihrer *Lebensnotwendigkeit* offen ist. Es ist ja möglich, daß mancherlei Mineralstoffe in kleinen Mengen gewissermaßen als *Ballast* mit der Nahrung aufgenommen werden und durch den Körper hindurchgehen, ohne dessen Funktionen zu beeinflussen. Manche *willkürlichen* Zusätze verhalten sich ja nachweislich so. Als regelmäßige Befunde in den Organen sind vor allem Aluminium, Zink, Kupfer zu nennen, in noch kleinerer Menge sind gewöhnlich Mangan und Arsen vorhanden. (Vgl. dazu unten S. 1474 ff., 1499 ff.)

Die Betrachtung der Zusammensetzung der Gewebe in bezug auf Mineralstoffe bietet ein hohes Interesse deshalb, weil sie recht beträchtliche Unterschiede der verschiedenen Gewebsarten offenbart. Allerdings sind unsere Kenntnisse auf diesem Gebiete noch in der ersten Entwicklung begriffen: die Methoden zur Bestimmung der im wirklich mineralischen Zustand befindlichen Anteile des Stoffes in dem organisch-kolloiden Gefüge der Zellen und Grundsubstanzen sind nicht leicht zu handhaben, auch keineswegs schon überall so durchgebildet, um ganz klare Ergebnisse zu liefern; daher fehlt durchaus noch eine systematische Untersuchung der Gewebe in dieser Richtung. Dennoch liegen z. B. für den Muskel schon eine ganze Reihe interessanter Feststellungen vor. Ferner bietet ja auch schon die Zusammensetzung der Gewebe*aschen* in mancher Hinsicht ausreichendes Interesse, so z. B. in bezug auf ihren Gehalt an *Kationen*bildnern, da diese von besonderer Bedeutung für mancherlei Funktionen sind und wohl stets in irgendeiner Weise mineralisch, d. h. *salzbildend* auftreten.

Freilich muß ein kaum vermeidbarer Fehler bei allen Organanalysen in Kauf genommen werden: die Gewebe bilden ja einen Schwamm aus ihrem eigentlichen Baumaterial, Zellen, Grundsubstanz, Fasern u. dgl., der durch und durch mit Gewebsflüssigkeit und natürlich auch mit Blut durchtränkt ist. Alle analytischen Bemühungen arbeiten also an einem *Gemisch* und man erhält nur mit sehr grober Annäherung eine Vorstellung über die Beschaffenheit der eigentlichen Gewebselemente. Überdies sind ja auch diese immer *vielfacher* Art (Parenchym und Bindegewebe, Zellen und Grundsubstanz usw.), so daß es nur ausnahmsweise gelingt, die mineralische Zusammensetzung auch nur der *Asche* einer bestimmten Zellart ganz schlackenlos zu erfahren.

Um so erstaunlicher ist es, daß die einzige Zellart höherer Organismen, die einigermaßen rein zu untersuchen ist, nämlich die Blutkörperchen, recht beträchtliche Unterschiede der mineralischen Zusammensetzung von Tierart zu Tierart — allein in der Reihe der Säugetiere — erkennen läßt.

Auch bei niederen Einzelzellen, z. B. Bakterien, kennt man beträchtliche Unterschiede ihres Gehaltes an den einzelnen Mineralstoffen. Solche Befunde stützen die Auffassung, die auch aus den Aschenanalysen komplizierter Gewebe summarisch abgeleitet werden muß, daß die einzelnen Gewebselemente einen ihnen eigentümlichen Bestand an Mineralstoffen haben.

Dennoch läßt sich neben diesen *Differenzen* auch *Allgemeingültiges* aussagen, wenigstens für die mineralische Zusammensetzung der *zelligen* Elemente gegenüber den *Flüssigkeiten* des höheren Tieres. Beide unterscheiden sich, wie es scheint, *durchgehend* dadurch, daß die einen, nämlich die Zellen, ausschließlich oder wenigstens vorwiegend *Kalium, Magnesium* und *Phosphat,* die andern in überwiegender Menge *Natrium* und *Chlorid* enthalten.

Wiechowski[1] rechnet auch das *Calcium* zu den charakteristischen Bestandteilen der *Körperflüssigkeiten,* doch dürfte dies nur insofern Berechtigung haben, als Calcium *gegenüber dem Magnesium* im Blutplasma überwiegt, in den Organen oft zurücktritt; die absolute Menge des Calciums ist jedoch nicht selten in den Geweben wesentlich höher als in der Blutflüssigkeit.

Recht bemerkenswert ist es, daß Studien über die für das *Bakterien*wachstum erforderlichen Stoffe die *Unentbehrlichkeit von Kalium und Magnesium,* die *Entbehrlichkeit von Natrium und Calcium* ergeben haben[2]. Allgemein biologisch kommt also gewiß dem Kalium und Magnesium für das Leben der *Zellen* eine fundamentale Bedeutung zu, die dem Natrium und auch dem Calcium abgeht.

An der höheren Meerespflanze *Valonia* vermochte Osterhout[3] den Zellsaft aus Vakuolen rein zu gewinnen und (im Vergleich zu dem die Pflanze umgebenden Seewasser) zu analysieren; die gefundenen Zahlen waren für Zellsaft und Außenflüssigkeit in Prozent:

	Cl	SO$_4$	Na	K	Ca	Mg
Zellsaft	2,12	0,0005	0,21	2,01	0,06	Spuren
Seewasser . . .	1,96	0,33	1,09	0,05	0,05	0,13

Hier tritt vor allem die elektive Bedeutung des *Kaliums* hervor, während Magnesium in diesem flüssigen Anteil der Zelle kaum nachweisbar ist.

Manche histochemischen Befunde sprechen dafür, daß auch innerhalb einer Zelle die Mineralstoffe örtlich verschieden verteilt sind, vor allem zwischen Kern und Plasma, oder zwischen anisotroper und isotroper Schicht des quergestreiften Muskels. Jedoch sind diese Befunde (vgl. besonders A. B. Macallum[4], J. B. Collip[5], u. a.) recht schwierig zu deuten, da bei der Ausfällung von Krystallen in kolloiden Systemen (durch das zugesetzte histochemische Reagens) sich allzuleicht Wanderungserscheinungen ergeben, so daß das gesuchte Ion an *anderer* Stelle sichtbar wird als es ursprünglich vorhanden war[6].

Wie der Anteil der Mineralstoffe an der Zusammensetzung des *gesamten menschlichen Körpers* zu bemessen ist, kann nur annäherungsweise für einige der wichtigeren angegeben werden. Für einen Mann normaler Statur von etwa 70 kg kann die Menge des Calciums auf rund 1 kg, die des Chlorids (Cl) auf 0,1 kg[7] geschätzt werden. Das Phosphat entspricht im ganzen der Größenordnung des Calciums, das Natrium der des Chlorids.

A. Mineralbestand der Blut- und anderer Körperflüssigkeiten.

Das Blut (der Wirbeltiere) als einziges wirklich rein abtrennbares Gewebe bietet bei weitem die günstigsten Bedingungen für analytische Ermittlungen des Mineralbestandes. Vor allem ist es die Blutflüssigkeit, die nach Scheidung von den Körperchen ein einheitliches Material bietet, dessen Zusammensetzung überdies von besonderem Interesse ist: ist doch das Blutplasma die Mutter der nährenden Intercellularflüssigkeiten, in denen die Gewebselemente schwimmen.

---

[1] Wiechowski: Wien. med. Wschr. **1921**, Nr 34 — Verh. dtsch. Ges. inn. Med. **36**, 13. Kissingen 1924.

[2] Vgl. z. B. W. Benecke: Bau und Leben der Bakterien, S. 346. Leipzig 1912.

[3] Osterhout: J. gen. Physiol. **5**, 225 (1922).

[4] Vgl. A. B. Macallum: Erg. Physiol. **7**, 552 (1908).

[5] Collip, J. B.: J. of biol. Chem. **42**, 227 (1920).

[6] Vgl. dazu R. E. Liesegang: z. B. Z. Mikrosk. **46**, 126 1929).

[7] Vgl. dazu E. Oppenheimer: Verh. dtsch. pharmak. Ges. **1**, XXXI (1921).

Eine qualitativ und quantitativ exakte Kenntnis seiner Mineralbestandteile bildet also die erste Aufgabe bei der Ermittlung des Mineralbestandes überhaupt.

Doch darf man sich keiner Täuschung darüber hingeben, daß schon diese Aufgabe leichter erscheint als sie tatsächlich ist. Denn die Abtrennung der Blutzellen von der Blutflüssigkeit kann bereits mit Änderungen der mineralischen Zusammensetzung einhergehen, die man mindestens kennen, durch bestimmte Vorsichtsmaßregeln vermeiden oder in Rechnung setzen muß, wenn man Wert auf genaue Zahlen legt.

Da man Blutplasma nur mit ziemlich unbequemen Verfahren erhalten und es auch dann gewöhnlich nur kurze Zeit als solches konservieren kann, so hat sich sehr allgemein eingebürgert, das *Serum* der unveränderten Blutflüssigkeit gleichzusetzen. Dies trifft jedoch nicht in strengem Sinne zu. So hat z. B. LEENDERTZ[1] gezeigt, daß beim gewöhnlichen Gerinnungsvorgang mit Auspressen des Serums aus dem Blutkuchen ein Serum gewonnen wird, das im gleichen Volumen weniger Eiweiß und Reststickstoff — allerdings ebensoviel Chlorid — enthält, als ein Serum des gleichen Blutes, das nach Abtrennung der Blutkörperchen durch Gerinnung des Plasmas allein gewonnen wird. HAMBURGER und seine Schüler[2] kamen zu dem Ergebnis, daß der Verlust an Kohlensäure bei dem gewöhnlichen Auffangen des Blutes zu einer Abwanderung von Chlorid aus den Blutkörperchen in die Blutflüssigkeit führe. Ja, es kann heute als anerkannt gelten, daß ein solches Wandern von Chlorid hin und her bei jedem Blutumlauf erfolgt, entsprechend den Unterschieden des Kohlensäuregehaltes im arteriellen und venösen Blute. Arterielles Blutplasma ist also ceteris paribus stets etwas reicher an Chlorid als venöses[3]. Beim Hunde beträgt dieser Chloridüberschuß des Arterienplasmas nach DOISY und BECKMANN[3] 1,3 % des Gesamtchlorids. Ähnliche Verschiebungen muß man erwarten bei längerem Stehen des Blutes infolge Milchsäurebildung durch die Tätigkeit der weißen Blutzellen[4]. Immerhin sind diese Änderungen der Zusammensetzung der Blutflüssigkeit quantitativ ziemlich geringfügig, und man kann sich für viele Zwecke damit abfinden, sie zu vernachlässigen. In der Tat sind bei weitem die meisten der zahlreichen Analysen an Blutserum ausgeführt, das ohne besondere Vorsichtsmaßregeln gewonnen wurde.

Die angewandten analytischen Methoden sind vielfach verbessert, vor allem vereinfacht worden, so daß heute eine kaum übersehbare Reihe von Mineralanalysen des Blutes, besonders des Menschen, vorliegt. Man ist daher über die Zusammensetzung der normalen Blutflüssigkeit der Säugetiere hinreichend zuverlässig orientiert.

Bei niederen Tieren sind naturgemäß viel schwerer ausreichende Quanten Blut- oder Gewebsflüssigkeit zur Analyse zu bringen. Die bisher vorliegenden Befunde stammen vorwiegend von Meerestieren; sie zeigen z. B. für die Leibeshöhlenflüssigkeit von Würmern oder Echinodermen, für das Blut von Tunicaten, Aplysien oder Crustaceen eine beträchtliche Abhängigkeit der mineralischen Zusammensetzung von der des Meerwassers, in dem

---

[1] LEENDERTZ: Dtsch. Arch. klin. Med. **140**, 279 (1922.)

[2] HAMBURGER: Z. Biol. **28**, 405 (1891). — SNAPPER: Biochem. Z. **51**, 62 (1913). — FRIDERICIA: J. of biol. Chem. **42**, 245 (1920). — VAN CREVELD: Biochem. Z. **123**, 304 (1921). — Ferner VAN SLYKE u. CULLEN: J. of biol. Chem. **30**, 347 (1917). — DAUTREBANDE u. DAVIES: J. of Physiol. **57**, 36 (1923).

[3] HAMBURGER: Arch. f. Physiol. **1893**, 157. — VAN CREVELD: Zitiert diese Seite, Fußnote 2. — DOISY u. BECKMANN: J. of biol. Chem. **54**, 683 (1922). — DOISY, EATON u. CHOUKE: Ebenda **53**, 61 (1922). — KARGER: Klin. Wschr. **1927**, 1994. — Vgl. auch die zusammenfassende Abhandlung von D. WRIGHT WILSON: Physiologic. Rev. **3**, 312 (1923).

[4] Vgl. z. B. AUSTIN, CULLEN, HASTINGS, McCHEAN, PETERS u. VAN SLYKE: J. of biol. Chem. **54**, 121 (1922).

sie leben — wie leicht verständlich ist[1]. Daher bewirkt auch eine künstliche Änderung der Salze des Wassers eine Änderung der mineralischen Zusammensetzung der Blutflüssigkeit, wie Bethe[2] gezeigt hat. Die von Griffiths (1892) angegebenen Zahlen für den Salzgehalt des Blutes von Insekten sind viel höher als der mehrfach bestimmten Gefrierpunktserniedrigung entspricht, verdienen daher wenig Vertrauen. Immerhin deuten seine Analysen darauf hin, daß das *Verhältnis* von Cl, Na, K, Ca und Mg im Insektenblut schon *nahezu* das gleiche ist, wie im Säugerblut[3].

Anionen.

Chlorid.

Das Chlorid (oder die Menge der Chlorionen) ist unter den Mineralbestandteilen der Blutflüssigkeit besonders leicht zu bestimmen; es überwiegt bekanntlich unter den Anionen. Seine Konzentration ist bei Säugetieren ungefähr 0,1 molar, was mnemotechnisch einen bequemen Anhalt gibt. Ein ganz präzis definierter Wert läßt sich allerdings nicht angeben, zunächst aus methodischen Gründen: abgesehen von den bereits erwähnten Fehlermöglichkeiten bei der Plasmagewinnung sind die verschiedenen Bestimmungsmethoden, besonders die in Reihenuntersuchungen viel gebrauchten mikroanalytischen, in der Hand verschiedener Untersucher nicht ganz gleichwertig. Zweitens aber wechselt der Chloridgehalt des Plasmas bereits bei dem gleichen Individuum nicht nur von Arterie zu Vene, sondern auch von Tag und zu Tag mit der Ernährung, dem Wasserwechsel usw.[4], um so mehr von Individuum zu Individuum.

Für die Normalwerte des menschlichen Serums findet man wohl am häufigsten den Bereich von 0,36 bis 0,38% Cl angegeben, so in der neueren Literatur bei Rappleye[5], Norgaard und Gram[6], Atchley, Loeb, Benedikt und Palmer[7], Gram[8], Smirk[9]. Veil[10] rechnet als Normalbereich 0,35 bis 0,39, Wu[11] 0,34 bis 0,405, Jansen[12] 0,335 bis 0,37 (im Mittel 0,360), Myers[13] (für Oxalatplasma) 0,345 bis 0,375, Jacobson und Palsberg[14] (desgleichen) 0,36 bis 0,405, Briggs[15] als Mittel (ebenfalls für Plasma) 0,355%, Laudat[16] 0,37; in einer zusammenfassenden Übersicht bemißt D. W. Wilson[17] den Chloridgehalt im *arteriellen Plasma* auf 0,37 bis 0,39, im *venösen* auf 0,36 bis 0,37%. Das wahre Mittel für die Chloridkonzentration im Blutplasma des Kulturmenschen entspricht wohl einer Normalität von 0,104.

Es ist nicht ganz gewiß, ob diese Konzentration ein biologisches Optimum oder eine Anpassungserscheinung an künstlich geschaffene Verhältnisse darstellt. Veil[10] ist der Ansicht, daß die übliche kochsalzreiche Kost des Kulturmenschen den Chloridwert des Blutes dauernd nahe der oberen Grenze der

---

[1] Vgl. Literatur dazu bei Bottazzi: Wintersteins Handbuch der vergleichenden Physiologie. Jena: Gustav Fischer. **1**, 1. Hälfte, 44, 509, 577. — Quagliariello: Ebenda 633, 653. — Schulz, Fr. N.: Ebenda 689, 823.

[2] Bethe: Pflügers Arch. **221**, 344 (1928).

[3] Schulz, Fr. N.: a. a. O. 767.

[4] Jacobson u. Palsberg: C. r. Soc. Biol. Paris **84**, 640 (1921). — Veil: Biochem. Z. **91**, 267 (1918).

[5] Rappleye: Boston med. J. **182**, 89 (1920).

[6] Norgaard u. Gram: J. of biol. Chem. **49**, 263 (1921).

[7] Atchley, Loeb, Benedikt u. Palmer: Arch. int. Med. **31**, 606 (1923).

[8] Gram: J. of biol. Chem. **56**, 593 (1923).   [9] Smirk: Biochemic. J. **22**, 201 (1928).

[10] Veil: Biochem. Z. **91**, 267 (1918).   [11] Wu: J. of biol. Chem. **51**, 21 (1922)·

[12] Jansen: Dtsch. Arch. klin. Med. **154**, 195 (1927).

[13] Myers: J. Labor. a. clin. Med. **5**, 343 (1920).

[14] Jacobson u. Palsberg: C. r. Soc. Biol. Paris **84**, 640 (1921).

[15] Briggs: J. of biol. Chem. **57**, 351 (1923).

[16] Laudat: C. r. Soc. Biol. Paris **100**, 701 (1929).

[17] Wilson, D. W.: Physiologic. Rev. **3**, 312 (1923).

physiologisch erträglichen Schwankungsbreite hält („Kochsalzplethora"). Ein Argument dafür bietet die Tatsache, daß die Nahrung tatsächlich Einfluß auf den genannten Wert hat. Auffallend ist schon, daß bei Neugeborenen und Säuglingen mehrfach recht niedrige Chloridwerte ermittelt wurden, so von Sauvage und Clogue[1] und von Scheer[2]: 0,31 bis 0,35% Cl; demgegenüber fand allerdings Schober[3] gleiche Zahlen wie beim Erwachsenen (0,35 bis 0,38), auch Hellmuth[4] bei Mutter und Kind am Ende der Geburt nahezu dieselben Werte. Ferner stellte Veil[5] eine unmittelbare Abhängigkeit der Chloridkonzentration von der zugefügten Chloridmenge fest[6] und Denis und Lisson[7] bestätigten das an Ziegen; dabei konnten sie durch starke Kochsalzbelastung den Plasmawert bis auf 0,43% Cl in die Höhe treiben, während er sonst bei 0,35 bis 0,36 lag[8].

Auch andere Haus- und Laboratoriumstiere zeigen denselben Chloridwert in der Blutflüssigkeit wie der Mensch. Bei verschiedenen Tiersorten fand Huber[9] 0,34 bis 0,44, Abderhalden[10] 0,30 bis 0,42, beide im Mittel 0,38% Cl; für Hunde gaben Austin und Jonas[11] 0,36 bis 0,38, Tisdall[12] 0,38 bis 0,39, Denis[13] 0,34 bis 0,35 an, für Kaninchen Denis 0,35 bis 0,36, Underhill und Wekemann[14] 0,31 bis 0,35 (nach dreitägigem Hunger!).

Im Hunger fand Kiko Goto[15] zehn Tage lang ein allmähliches Ansteigen des Serumchlorids, Morgulis und Bollman[16] bei 20—25% Gewichtsverlust an Hunden im Durchschnitt keine Änderung, bei 35% Gewichtsverlust geringe Abnahme (von 0,42 auf 0,40% — hohe Werte!). Muskelarbeit ändert das Blutbild nicht oder wenig[17,18]; doch verschwindet entsprechend der allgemeinen Konzentrationszunahme des Serums mit dessen Wasser auch Chlorid in die Muskulatur (wie auch in die Blutzellen)[18]. In der Menstruation etwa auftretende Schwankungen haben keinen gesetzmäßigen Charakter[19].

In den ersten Stunden der *Verdauung* sinkt der Wert deutlich ab[20], was auch für den Säugling gilt[21]. Alle Maßnahmen, die auf die Alkalireserve Einfluß haben, wirken leicht im umgekehrten Sinne auf das Chlorid des Blutes, wobei auch dessen Wanderung von den Blutzellen in die Blutflüssigkeit und umgekehrt seine Rolle spielt. So ist im *gestauten* Blute das Chlorid des Plasmas vermindert,

---

[1] Sauvage u. Clogue: C. r. Soc. Biol. Paris **72**, 757 (1913).

[2] Scheer: Jb. Kinderheilk. **91**, 304 (1920); **94**, 295 (1921).

[3] Schober: Mschr. Kinderheilk. **26**, 297 (1923).

[4] Hellmuth: Klin. Wschr. **1929**, 1302 — vgl. auch Zbl. Gynäk. **1925**, 1382 u. 1614 (von Oettingen).

[5] Veil: Zitiert auf S. 1424.

[6] Vgl. auch Essen, Kauders u. Porges: Wien. Arch. klin. Med. **5**, 499 (1923).

[7] Denis u. Sisson: J. of biol. Chem. **46**, 483 (1921).

[8] Vgl. zu dieser Frage auch Thannhauser: Z. klin. Med. **89**, 181 (1920). — Nonnenbruch: Z. exper. Med. **29**, 547 (1922).

[9] Huber: Beitrag zur Physiologie des Blutes. Inaug.-Dissert. Würzburg 1893.

[10] Abderhalden: Hoppe-Seylers Z. **23**, 521 (1897); **25**, 65 (1898).

[11] Austin u. Jonas: J. of biol. Chem. **33**, 91 (1917).

[12] Tisdall: J. of biol. Chem. **54**, 35 (1922).

[13] Denis: J. of biol. Chem. **56**, 171 (1923).

[14] Underhill u. Wakemann: J. of biol. Chem. **54**, 701 (1922).

[15] Goto, Kiko: Tohoku J. exper. Med. **3**, 195 (1922).

[16] Morgulis u. Bollman: Amer. J. Physiol. **84**, 350 (1928).

[17] Dautrebande u. Davies: J. of Physiol. **57**, 36 (1922).

[18] Ewig u. Wiener: Z. exper. Med. **61**, 562 (1928).

[19] Close u. Osman: Biochemic. J. **22**, 1544 (1928). — Schepitinsky u. Kafitin: Arch. Gynäk. **136**, 397 (1929).

[20] Boenheim: Z. exper. Med. **12**, 302 (1921). — Prikladowitzky u. Brestkin: Ebenda **64**, 494 (1929).

[21] Scheer: Jb. Kinderheilk. **92**, 347 (1920); **94**, 295 (1921). — Schober: Mschr. Kinderheilk. **26**, 297 (1923).

in den Blutkörperchen vermehrt[1], ebenso unter Umständen[2] — nicht immer[3] — bei Allgemeinnarkose. Steht das Blut unter der Einwirkung äußerer Wärme, so erfolgt eine umgekehrte Verschiebung[1]. Röntgenbestrahlung führt zu Verminderung des Chlorids im Serum[4]. Bei Krankheiten sind die Variationen nach oben und nach unten viel größer; doch ist dabei wohl zu bedenken, daß es sich dabei sehr häufig nicht um eigentliche Schwankungen des *Chlorids* handelt, sondern um solche des *Wassers*, also der Gesamtkonzentration des Blutes an Salzen, für die das Chlorid nur den wesentlichsten Exponenten darstellt. Wieweit Variationsverschiebungen des Chloridions an sich, also auch gegenüber den übrigen Mineralstoffen, für bestimmte pathologische Affektionen *charakteristisch* sind, kann auf Grund der bisherigen Ermittlungen kaum je gesagt werden; dazu sind erst noch vielfache Untersuchungen notwendig, in denen ein und dieselbe Blutprobe gleichzeitig auf die *verschiedenen* Mineralstoffe analysiert wird.

Ziemlich regelmäßig findet sich *Verminderung* des Chlorids bei Fieber, Pneumonie und Diabetes. Dementsprechend bewirkt auch Adrenalin Verminderung des Serumchlorids[5], Insulin meist Erhöhung[6]. Erhöhung ist ferner ein häufiger Befund bei Herzkranken[7]. Auch bei Anämie fand Myers hohe Werte. Bei Nierenkranken äußert sich das gestörte Salzgleichgewicht ebenfalls in pathologischen Werten des Blutchlorids[8]. Meist wird eine Steigerung (bis 0,45, ja sogar bis 0,5% Cl) angetroffen, die man leicht mit der erschwerten Ausscheidung chloridreichen Harns in Beziehung setzen kann. Jedoch kommen auch abnorme Senkungen des Plasmachlorids vor, besonders bei schweren und vorgeschrittenen Fällen[9]. Als extreme Werte der Chloridverminderung gibt Marrack 0,074, selbst 0,058 n, also 0,26 und 0,21% Cl an! Auch an künstlich nierenkrank gemachten Kaninchen fanden Underhill und Wakeman[10] sowie Beckmann[11] in den schweren und anurischen Stadien herabgesetzte Chloridwerte (in hydrämischem Blute). Bestimmte Beziehungen zwischen Ödembildung und Blutchlorid lehnt Marrack ab.

Erkrankungen des Magens gehen nur unregelmäßig und mit geringfügigen Ausschlägen der Chloridkonzentration aus dem Normalbereich einher; daß z. B. Superacidität zuweilen hohe, Anacidität geringe Blutwerte aufweist, ist selbst-

---

[1] Smirk: Biochemic. J. **22**, 739 (1928).

[2] Mackay u. Dyke: Brit. J. Anaesth. **6**, 61 (1928).

[3] Reimann u. Sauter: Proc. path. Soc. Philad. **40**, 60 (1920).

[4] Schlagintweit und Siebmann: Klin. Wschr. **1922**, 2036. — Kroetz: Biochem. Z. **151**, 449 (1924); daselbst weitere Literatur.

[5] Mozai, Akiya, Inada u. Kawashima: Proc. imp. Acad. Tokyo **3**, 106 (1927).

[6] Collazo u. Händel: Dtsch. med. Wschr. **1923**, 1546. — Ni: Amer. J. Physiol. **78**, 158 (1926). — Akitani: Tokio Igakkai Zasshi **38**, 1821 (1924). — Vollmer u. Serebrijski: Biochem. Z. **158**, 366 (1925). — Takeuchi: Tohoku J. exper. Med. **11**, 327 (1928). — Vgl. jedoch mit *fehlendem* Ausschlag Versuche von Briggs, Koechig, Doisy u. Weber: J. of biol. Chem. **58**, 721 (1923). — Mozai, Akitani, Inada u. Kawashima: Tokio Igakkai Zasshi **39**, 1910 (1925) — Japana Centrarevuo med. **24/25** (1927) (zit. nach Takeuchi).

[7] McLean, F. C.: J. of exper. Med. **22**, 366 (1915). — Myers: J. Labor. a. clin. Med. **6**, 17 (1920). — Scheer: 1921. Zitiert auf S. 1425. — Killian: J. of biol. Chem. **50**, XXXVII (1922). — Gram: Ebenda **56**, 593 (1923). — Peters, Bulger u. Eisenman: J. clin. Invest. **3**, 497, 511 (1927).

[8] Peters, Wakeman, Eisenman u. Lee: J. clin. Invest. **6**, 517, 551 (1929) — (Ronas Ber. **50**, 569). — Blum, Delaville u. van Caulaert: C. r. Soc. Biol. Paris **93**, 692 (1925).

[9] Myers: Zitiert diese Seite, Fußnote 7. — Marrack: Biochemic. J. **17**, 240 (1923). — Thiers: C. r. Soc. Biol. Paris **100**, 683 (1929).

[10] Underhill u. Wakeman: J. of biol. Chem. **54**, 701 (1922).

[11] Beckmann: Z. exper. Med. **29**, 604 (1922).

verständlich[1]. Bei Pylorusstenose des Säuglings fand SCHEER[2] erniedrigte Werte, ebenso GOLLWITZER-MEIER bei Erbrechen stark sauren Mageninhalts[3]. Gleiches sahen HADEN und ORR[4], auch ALSINA und PIJOAN[5] bei Unterbindung des Pylorus oder des Darmes an Hunden. Bei verschiedenen Geisteskranken (außer Paralytikern) ermittelte BOWMAN[6] normale Blutwerte; im epileptischen Anfall tritt nach PAZZALI[7] eine unwesentliche Steigerung auf.

Eine wichtige und interessante Frage ist die nach dem *Zustand* der *Chloridionen* im Blute. Die Summe der bisher ermittelten Befunde spricht mit Entschiedenheit dafür, daß sie ausnahmslos *frei beweglich* im Plasma vorhanden sind. Unmittelbar elektrometrisch mit Chlorsilberelektrode bestimmten NEUHAUSEN und MARSHALL[8] die Chloridionen und fanden sie völlig dem Gesamtgehalt an Chlor entsprechend. Besonders beweisend sind ferner die Befunde bei der Ultrafiltration und der Kompensationsdialyse; beide liefern allerdings nicht Werte, die mit den am Plasma oder Serum selbst gefundenen übereinstimmen, sondern höhere; als Gründe dafür scheinen mir a priori und prinzipiell *zwei* oder sogar *drei* in Frage zu kommen, selbst wenn man von der Schwierigkeit absieht, jede Verdunstung während der Prozedur zu vermeiden.

Die *Ultrafiltration* besteht bekanntlich aus dem Abpressen des kolloidfreien Anteils einer Lösung von den kolloidgelösten Teilchen durch mechanische Energie. In einem Ultrafiltrat kann man die gleiche Konzentration von Krystalloiden wie in der Ausgangslösung erwarten, wofern die Fortnahme der Kolloide keine meßbare *Volumenverminderung* mit sich bringt. Dies ist aber eine Voraussetzung, die bei 8% hydrophiler Kolloide, wie sie im Blutplasma vorhanden sind, nicht zutrifft: in 100 ccm Blutplasma sind nur etwa 93 ccm Wasser enthalten; man muß also schon deshalb in jedem Ultrafiltrat eine um 7—8% höhere Konzentration aller Krystalloide erwarten. Außerdem aber wird bei der Ultrafiltration vielleicht nicht trockenes Eiweiß zurückgehalten, sondern *Micellen*, die einen beträchtlichen Anteil Wasser enthalten, also notwendigerweise einen Teil des gesamten Wassers wegnehmen müßten; das Volumen der ultrafiltrierten (intermicellaren) Flüssigkeit würde dann auch aus diesem Grunde geringer sein als das Volumen des Plasmas. Für das Verhältnis der Konzentrationen der Krystalloide im Ultrafiltrat und in der Ausgangsflüssigkeit (Plasma oder Serum) würde es sich nun weiter fragen, ob die Zusammensetzung der intermicellaren Flüssigkeit von der intramicellaren Flüssigkeit abwiche oder nicht. Falls die erstgenannte an irgendeiner echt gelösten Substanz *reicher* wäre, müßte deren Konzentration im Ultrafiltrat noch über den aus dem reinen Wasservolumen des Plasmas berechneten Wert steigen; der etwaige intramicellare Anteil gelöster Substanz könnte natürlich nicht als frei beweglich betrachtet werden.

Versuche von B. S. NEUHAUSEN[9] suchten mit Hilfe der Durchleitung von kohlensäurehaltiger Luft durch Serum aus der Verdampfungsgeschwindigkeit von Wasser im Vergleich zu reinem Wasser zu einer Aufklärung über den Anteil des „gebundenen" Wassers zu gelangen; die gefundene Verdampfungsgeschwindigkeit entsprach genau der Dampfdruckerniedrigung, die die *krystalloiden* Serumbestandteile *allein* bewirken würden. NEUHAUSEN schließt daraus, daß auch in dem kolloidgebundenen Wasser die Konzentration der Krystalloide die gleiche sein müsse wie in dem *freien* Wasser, eine Schlußfolgerung, der schwer auszuweichen ist.

[1] BOEHNHEIM: Z. exper. Med. **12**, 295, 302 (1921). — ARNOLDI: Z. klin. Med. **76**, 45 (1912). — MOLNAR, B., u. HETENYI: Arch. Verdgskrkh. **30**, 8 (1922).
[2] SCHEER: Zitiert auf S. 1425.   [3] GOLLWITZER-MEYER: Z. exper. Med. **40**, 83 (1924).
[4] HADEN u. ORR: J. of exper. Med. **37**, 365, 377; **38**, 55 (1923); **49**, 955 (1929).
[5] ALSINA u. PIJOAN: C. r. Soc. Biol. Paris **99**, 1278 (1928).
[6] BOWMAN: Amer. J. Psychiatry **2**, 379 (1923).
[7] PAZZALI: Riforma med. **39**, 433 (1923).
[8] NEUHAUSEN u. MARSHALL: J. of biol. Chem. **53**, 365 (1922).
[9] NEUHAUSEN: Ebenda **51**, 435 (1922).

Ich darf hier bemerken, daß ich ähnliche (nicht veröffentlichte) Versuche über den Dampfdruck von Blutserum im Vergleich zu Ringerlösung angestellt habe, nur daß die Verdampfung in Exsiccatoren geschah; auch ich fand keine Spur der erwarteten Verzögerung der Verdampfung durch die Kolloide, und bin daher geneigt, mich der Schlußfolgerung von Neuhausen anzuschließen.

Die bisher erreichte Technik der Ultrafiltration von Serum ist noch nicht so vollkommen, um über die hier angedeuteten Fragen endgültig Aufschluß zu geben. Dazu kommt, daß man bei der Ultrafiltration kaum die Konkurrenz derjenigen Kräfte ausschalten kann, die bei der Entstehung der Donnanschen Gleichgewichte wirksam sind, und die ihrerseits ebenfalls eine Vermehrung gewisser Anteile der Elektrolyte herbeiführen. (Vgl. unten.)

Für das Chlorid hatte Cushny[1] bei der Ultrafiltration von Rinderserum fast identische Werte im Filtrandum und Filtrat gefunden. Dagegen kamen Neuhausen und Pincus[2] mit einer wohl noch verfeinerten Technik regelmäßig zu *höheren* Werten im Ultrafiltrat und zu *niedrigeren* Werten im Filterrückstand gegenüber dem Ausgangsserum (vom Schwein). Die Zahlen lagen im Ultrafiltrat rund 10% höher als im Serum, und die Autoren berechnen eine gute Übereinstimmung mit dem im Serum anzunehmenden Volumen der Eiweißkörper.

Bei der *Kompensationsdialyse* ist eine *mechanische* Energie, die das bestehende System auseinanderreißt, ausgeschaltet. Man sucht im Gegenteil das bestehende System in seiner physikalisch-chemischen Struktur möglichst zu erhalten und durch Studium der Bedingungen, unter denen ein *Gleichgewicht* dieser Struktur mit der Umgebung erreicht wird, zu Schlüssen über die Struktur zu gelangen. Für das Chlorid sind grundlegend die Versuche von Rona und György[3], die bei der Reaktion des Blutes fast 15% mehr Chlorid in der Außenflüssigkeit fanden als im (verdünnten) Serum. Mestrezat und Ledebt[4] bestätigten das, indem sie unverdünntes Pferdeserum gegen eine viel kleinere Flüssigkeitsmenge bis zum Gleichgewicht dialysierten; auch ihre Werte zeigten stets mehr als 10% Chloridüberschuß in der eiweißfreien Flüssigkeit, zuweilen bis 25% (wobei jedoch die Reaktion nicht genau bekannt war). Rona, Haurowitz und Petow[5] fanden mit der „Kompensations-Schnelldialyse" bei etwa 14% mehr Cl die Außenflüssigkeit im Gleichgewicht mit Serum (vom p_H 7,8). Rona und György hatten bereits erwiesen, daß die erhaltenen Unterschiede mit zunehmender alkalischer Reaktion wachsen, bei Säuerung abnehmen, um in der Zone der Elektroneutralität der Serumeiweißkörper Null zu werden und sich bei weiterer Säuerung schließlich umzukehren.

Durch diese Untersuchung war auch bereits eine Deutung der Erscheinung gegeben, die auf Grund des Donnanschen Theorems[6] möglich ist. Denn dessen Ausgangspunkt ist die Existenz von Salzen mit einem impermeablen Ion auf einer Seite einer Membran; Eiweißkörper können jedoch bekanntlich Salze bilden, in denen sie als Anion oder Kation auftreten, je nachdem die Reaktion der Lösung nach der alkalischen oder sauren Seite von ihrem isoelektrischen Punkt liegt. Die Lehre von dem Donnan*schen Gleichgewicht* sagt aus, daß diffusible Ionen gleicher Ladung wie das impermeable in *höherer* Konzentration jenseits der Membran auftreten als diesseits, entgegengesetzt geladene umgekehrt. Da das Eiweiß bei Blutreaktion als Säure, als Anion fungiert, muß das

---

[1] Cushny: J. of Physiol. **53**, 391 (1920).
[2] Neuhausen u. Pincus: J. of biol. Chem. **57**, 99 (1923).
[3] Rona u. György: Biochem. Z. **56**, 416 (1913).
[4] Mestrezat u. Ledebt: C. r. Soc. Biol. Paris **85**, 55 (1921) — C. r. Acad. Sci. Paris **172**, 1607 (1921).
[5] Rona, Haurowitz u. Petow: Biochem. Z. **149**, 393 (1924).
[6] Donnan: Z. Elektrochem. **17**, 572 (1911).

Dialysat im Gleichgewicht einen Überschuß von Chlorid enthalten. Zur zahlenmäßigen Berechnung dieses Überschusses fehlen zunächst noch positive Unterlagen, vor allem über Äquivalentgewicht und Dissoziationsgrad der „Eiweißsäure"[1].

Wie schon erwähnt, ist es sehr wahrscheinlich, daß während jeder Ultrafiltration die Diffusions- und elektrolytischen Kräfte ebenfalls wirksam sind, die das DONNANsche Gleichgewicht bedingen, so lange nämlich, als das Filtrat noch an und in den Poren der Filtermembran hängt und durch diese hindurch mit der Kolloidlösung in Berührung steht. Ein *Teil* der Konzentrationserhöhung im Filtrat wird also auch hier auf gleiche Weise zustande kommen wie bei der Dialyse; wie groß dieser Anteil ist, dürfte schwer zu schätzen sein.

Chlorid der Körperflüssigkeiten.

Da bei der Bildung von Gewebsflüssigkeit und ähnlichen Produkten, wie Kammerwasser, Liquor cerebrospinalis, Ödem, Transsudaten usw., die *beiden* soeben besprochenen Momente in Betracht kommen, nämlich erstens eine mechanische Kraft, die eine eiweißfreie oder mindestens eiweißärmere Flüssigkeit abpreßt, und zweitens eine Berührung dieser kolloidarmen mit der kolloidreichen Flüssigkeit durch eine Membran hindurch, so muß aus mindestens *zwei* Gründen erwartet werden, daß alle diese Flüssigkeiten *chloridreicher* sind als das Blutplasma. In der Tat trifft dies durchaus zu.

Am *Kammerwasser* des Kaninchens ermittelte S. VAN CREVELD[2], daß der Chloridgehalt stets höher war als im Blutplasma, während er nach erstmaliger Punktion im regenerierten, eiweißhaltigen Kammerwasser wiederum niedriger war als im primären. Genau das gleiche bestätigte ASCHER[3], der als normalen Chloridwert des menschlichen Kammerwassers 0,43% Cl angibt; auch er fand eiweißhaltiges Kammerwasser chloridärmer; Glaskörperflüssigkeit war etwa ebenso chloridreich wie das Kammerwasser. Im Kammerwasser des Rindes bestimmten JESS[4] und RADOS[5] ebenfalls 0,43 bis 0,44% Cl, während die übrigen Werte von RADOS am Menschen und anderen Tieren (aus methodischen Gründen?) stark schwankten.

Im *Liquor cerebrospinalis* liegt ebenfalls die Chloridkonzentration stets höher als im Blutplasma; auch hier werden oft Werte von 0,42 bis 0,45% Cl (zuweilen sogar 0,48) erreicht, und auch hier besteht ein DONNAN-Potential gegenüber Blut[6]. Gleiches gilt für die Brustganglymphe, wie schon lange bekannt[7], für die Ödemflüssigkeit[8], Transsudate[9] und Cystenflüssigkeit[10] usw. *Es ist*

---

[1] Von BAYLISS [J. of Physiol. **53**, 162 (1919 — Arch. internat. Physiol. **18**, 277 (1921)], W. E. RINGER [Hoppe-Seylers Z. **130**, 270 (1923)] und MOND [Pflügers Arch. **199**, 187; **200**, 422 (1923)] ist bezweifelt worden, daß die Plasma-Eiweißkörper im meßbaren Betrage als Anionen auftreten könnten; dann würde die Deutung des Chloridüberschusses in Ultrafiltraten sehr viel schwerer möglich sein. — Vgl. zu dieser Frage WEBER, H. H.: Ber. Physiol. **42**, 595 (1927/28) — Biochem. Z. **158**, 443 (1925); **189**, 407 (1927); **203**, 428 (1928); **204**, 215 (1929).

[2] CREVELD, S. VAN: Biochem. Z. **123**, 304 (1921).

[3] ASCHER: Graefes Arch. **107**, 247 (1922).

[4] JESS: Ronas Ber. **18**, 261 (1923).   [5] RADOS: Graefes Arch. **109**, 342 (1922).

[6] MESTREZAT u. MOTT: Le liquide cephalorachidien, S. 37, 150 (1912); zit. nach HAUROWITZ: Hoppe-Seylers Z. **128**, 290 (1923). — RICHTER-QUITTNER: Biochem. Z. **133**, 417 (1922). — DEPISCH u. RICHTER-QUITTNER: Wien. Arch. klin. Med. **5**, 321 (1923). — MARRACK: Biochemic. J. **17**, 240 (1923). — COHEN, KAMNER u. KILLIAN: Arch. of Ophthalm. **57**, 59 (1928). — LICKINT: Z. Neur. **116**, 384 (1928).

[7] HAMBURGER: Z. Biol. **30**, 143 (1893). — CARLSON, GREER u. LUCKHARDT: Amer. J. Physiol. **22**, 91 (1908). — ARNOLD u. MENDEL: Jb. biol. Chem. **72**, 189 (1927).

[8] HEINEKE u. MEYERSTEIN: Dtsch. Arch. klin. Med. **90**, 101 (1907). — HOFF, IDA: Korresp.bl. Schweiz. Ärzte **43**, 1410 (1913). — BECKMANN, KURT: Dtsch. Arch. klin. Med. **135**, 39 (1921).

[9] HEINEKE u. MEYERSTEIN: Zitiert diese Seite, Fußnote 8. — LOEB, ATCHLEY u. PALMER: J. gen. Physiol. **4**, 591 (1922).

[10] MAZZOCCO: C. r. Soc. Biol. Paris **88**, 342 (1923).

also ein allgemeines Gesetz, daß Verminderung des Eiweißgehaltes in den aus dem Blute stammenden Körperflüssigkeiten entsprechend dieser Verminderung das Chlorid vermehrt.

Dementsprechend findet sich bei Erkrankungen der Meningen oft ein *niedrigerer*, dem Gehalt des Blutplasmas angenäherter Chloridwert[1].

Bicarbonat.

Das Bicarbonation spielt bei der Absättigung der basischen Ionen der Blut- und Gewebsflüssigkeit nächst dem Chlorid die größte Rolle. Zuweilen kann man daher geradezu von einer Konkurrenz zwischen den beiden Säuren um die vorhandenen Basen sprechen, d. h. Vermehrung des Chlorids geht mit Veränderung des Bicarbonats einher, und umgekehrt[2]. So fanden z. B. Essen, Kauders und Porges[3], daß Änderungen des Blutchlorids durch länger dauernde reichliche oder knappe Kochsalzzufuhr mit reziproken Änderungen der alveolären Kohlensäurespannung einhergingen, und daß umgekehrt langdauernde Überventilation der Lungen zu einer Vermehrung des Blutchlorids führte. K. Beckmann[4] sah am Kaninchen bei saurer (Hafer-) Kost niedrige Bicarbonat- und hohe Chloridwerte, bei alkalischer Ernährung (Grünfutter u. dgl.) das Umgekehrte. Wie es scheint, sorgt also im gesunden Organismus die übergeordnete Regulation der Homoiosmie dafür, daß durch entsprechenden Austausch mit den Geweben die *Summe* von Chlorid und Bicarbonat sich innerhalb gewisser Grenzen hält.

Eine Hauptaufgabe des Bicarbonats ist ja seine Vermittlerrolle bei dem Transport der Kohlensäure aus den Geweben zur Lunge. Doch geht dies bekanntlich nur mit relativ geringen Änderungen im Bicarbonat-Kohlensäuregehalt des *Plasmas* einher, weil die Hauptmenge des in den Geweben zuströmenden Kohlensäureüberschusses von dem Alkali der *Blutkörperchen* aufgenommen wird, das bei der Reduktion des Oxyhämoglobins verfügbar wird[5]. Dagegen ist das Bicarbonat-Kohlensäuregemisch der *Gewebsflüssigkeit* der wesentlichste Faktor zur Erhaltung der neutralen Reaktion. Man bemißt die Gesamtkohlensäure des Blutplasmas im Mittel auf rund 0,03 normale Konzentration, wovon höchstens einige Tausendstel als CO_3'', etwa 5% als CO_2, bei weitem die Hauptmenge als HCO_3' vorhanden ist[6]; somit ergibt sich der abgerundete Durchschnittswert von 0,17 g HCO_3 im Plasma[6]. Jansen und Loew[7] bestimmten die Kohlensäurekapazität des menschlichen Serums bei 40 mm Hg CO_2-Druck auf 60 (57 bis 63) Vol.-%, gleich 0,027 molarer Konzentration; 95% davon würden zu dem Wert 0,155% HCO_3 führen, also nur etwa $^9/_{10}$ der eben genannten Zahl. Natürlich variiert dieser Wert auch schon unter physiologischen Verhältnissen merklich. Schon forcierte Atmung macht sich bemerkbar[8]. Pathologische Schwankungen bedingen die Zustände der *Acidose* und *Alkalose*, wobei man nach einer bequemen Ausdrucksweise *kompensierte* und *dekompensierte* Zustände

---

[1] Vgl. darüber Steiner u. Rella Beck: Jb. Kinderheilk. **103**, 223 (1923). — Neale u. Esslemont: Arch. Dis. Childr. **3**, 243 (1928). — Lickint: Z. Neur. **116**, 384 (1928). — Linder u. Carmichael: Biochemic. J. **22**, 46 (1928).

[2] Vgl. auch oben S. 1425.

[3] Essen, Kauders u. Porges: Wien. Arch. klin. Med. **5**, 499 (1923).

[4] Beckmann, K.: Z. exper. Med. **29**, 579 (1922).

[5] Vgl. z. B. die zusammenfassende Darstellung von D. D. van Slyke: Physiologic. Rev. **1**, 141 (1921).

[6] Henderson, L.: Erg. Physiol. **8**, 274, 318 (1909). — Haggard, H. W.: J. of biol. Chem. **42**, 237 (1920). — Stadie u. van Slyke: Ebenda **41**, 191. — van Slyke: Ebenda **52**, 495 (1920). — Wilson: Physiologic. Rev. **3**, 312 (1923).

[7] Jansen u. Loew: Dtsch. Arch. klin. Med. **154**, 195 (1927).

[8] Vgl. z. B. Lepper u. Martland: Biochemic. J. **21**, 823 (1927)

unterscheidet. „Kompensiert" ist eine Acidose oder Alkalose bei verändertem Gehalt an Gesamtkohlensäure, wenn zugleich das Verhältnis von Bicarbonat zu freier Kohlensäure konstant und damit die Reaktion des Blutplasmas unverändert bleibt; Dekompensation tritt ein, sobald der Bicarbonatmangel zur Vermehrung, der Bicarbonatüberschuß zur Verminderung der Wasserstoffzahl führt[1].

Die Ernährung ist auch für das Bicarbonation nicht gleichgültig. Reichliche Basenzufuhr bedingt Anstieg, säurereiche Kost Verminderung. Selbstverständlich führt auch die Anhäufung von Säuren im intermediären Stoffwechsel — im Hunger[2], bei Diabetes, ja vorübergehend schon nach starken Muskelleistungen[3] — zu Verminderung des Bicarbonats.

Auch Schwangerschaft[4], Narkose[5], Schmerzreize[6], Röntgenbestrahlung[7] bedingen Senkung des Bicarbonatwertes, ebenso in den meisten Fällen Erkrankungen der Nieren[8]. Bei Kreislaufkranken weisen die Zahlen ungewöhnlich große Schwankungen von 0,009—0,033 Mol Kohlensäure im Plasma auf[9]; hohe Werte finden sich verständlicherweise bei Cyanose.

Das Bicarbonat der Blutflüssigkeit ist frei diffusibel[10]. Eine *Steigerung* seiner Konzentration wurde im Dialysat (KLEINMANN) doch nicht in Ultrafiltraten beobachtet. Auch in Liquor cerebrospinalis wurde der Bicarbonatwert *gleich* dem Werte für das Blutplasma ermittelt[11].

Anstieg des Bicarbonats wurde sowohl im Blut wie im Liquor bei Meningitis beschrieben[12].

Sulfat.

Der Gehalt der Blutflüssigkeit an Sulfat ist noch etwas umstritten. Je nach den angewandten Methoden fand man ziemlich beträchtliche Unterschiede. Bei der gewöhnlich geübten Form der Enteiweißung durch Fällungsmethoden ergibt sich kein oder ziemlich wenig Sulfat[13]. W. DENIS[14], der ein solches Verfahren anwandte, gab folgende Zahlen für mg% SO_4 an: Rind 5—10, Pferd 5—9, Schaf 7—12, Schwein 7—8, Kaninchen 10, Meerschweinchen 6, Hund 4—10, Mensch höchstens 3. In einer späteren Untersuchungsreihe fanden REED und DENIS[15] für Hunde 10—15, Rinder 10—12, Ziegen 11—12, Menschen $1^1/_2$ bis $3^1/_2$ mg% anorganisches SO_4. Auch in der Hand desselben Analytikers schwanken also die Zahlen etwas. Erst recht fanden die meisten Untersucher,

---

[1] Erörterungen über weitere Kombinationen von Bicarbonat- und Reaktionsänderungen siehe bei VAN SLYKE: J. of biol. Chem. **48**, 153 (1921), ferner GOLLWITZER-MEIER: ds. Handb. **16**, 1, 1071 (1930).

[2] Vgl. u. a. LENNOX, O'CONNOR u. BELLINGER: Arch. internat. Med. **38**, 535 (1926).

[3] CHRISTIANSEN, DOUGLAS u. HALDANE: J. of Physiol. **48**, 244 (1914). — BARR, D.: Proc. Soc. exper. Biol. a. Med. **19**, 179 (1922). — SSEVERIN u. KRIMOV: Ronas Ber. **49**, 763 (1928).

[4] GAEBLER u. ROSENE: Amer. J. Obstetr. **15**, 808 (1928) — Ronas Ber. **48**, 553 (1929).

[5] MACKAY u. DYKE: Brit. J. Anaesth. **6**, 61 (1928) — Ronas Ber. **49**, 84.

[6] ROSENKOV: Ronas Ber. **49**, 364.

[7] KROETZ: Biochem. Z. **151**, 449 (1924).

[8] PETERS, WAKEMAN, EISENMAN u. LEE: J. clin. Invest. **6**, 517 (1929) — Ronas Ber. **50**, 569.

[9] PETERS, BULGER u. EISENMAN: J. clin. Invest. **3**, 497, 511 (1927) — Ronas Ber. **42**, 306f.

[10] RONA u. GYÖRGY: Biochem. Z. **48**, 278; **56**, 416 (1913). — MILROY: J. of Physiol. **57**, 253 (1923). — KLEINMANN: Biochem. Z. **196**, 98 (1928).

[11] MARRACK: Biochemic. J. **17**, 240 (1923). — PINCUS u. KRAMER: J. of biol. Chem. **57**, 463 (1923).

[12] LINDER u. CARMICHAEL: Biochemic. J. **22**, 46 (1928).

[13] Vgl. von neueren Angaben (1,5—3 mg-% SO_4) MONCORPS u. BOHNSTEDT: Arch. f. exper. Path. **152**, 57 (1930).

[14] DENIS, W.: J. of biol. Chem. **49**, 311 (1921); **55**, 171 (1923).

[15] REED u. DENIS: J. of biol. Chem. **73**, 623 (1927).

die das Eiweiß durch Ultrafiltration oder durch Dialyse abtrennten, höhere Werte.

Freilich sind die Zahlen mit einer gewissen Reserve aufzunehmen. Einmal kann man bei dem Verfahren der erschöpfenden Dialyse leicht vermuten, daß aus dem Material der Dialysemembranen (bei unzureichender vorheriger Auswaschung) wägbare Sulfatmengen in das Dialysat übergehen; ferner aber kommen neben Sulfat im Blutplasma auch kleinere Mengen diffusibler Schwefelsäureester vor, wie Zanetti[1] ermittelt und Meyer-Bisch[2] bestätigt hat, und daher ist die Möglichkeit nicht ganz abzuweisen, daß zuweilen ein Teil primär vorhandener Ester während der Analysenprozeduren gespalten wird. Die Werte von Gürber[3] und Rosenschein[4] für Pferdeserum, von de Boer[5] für Rinderserum, von Heubner und Meyer-Bisch[2] für Menschenserum lagen zwischen 20 und 25 mg% SO_4, die von Stransky[6] für Schweineserum sogar zwischen 38 und 46, die von Meyer-Bisch[7] für Hundeserum zwischen 28 und 44 mg%.

Größeres Vertrauen verdienen wohl die neueren Zahlen von Kahn und Postmontier[8], Yoshimatsu[9], Heubner und Meyer-Bisch[10], die sich denen von Denis besser anreihen: für das Rind[8, 10] lagen sie bei 8—14, für das Pferd[9] bei 6—7, für das Kaninchen[6] bei 10—11, für den Menschen[8-10] bei 3—5 (seltener bis 9) mg% SO_4 im Serum. Loeb und Benedikt[11] fanden mit einer sorgfältig geprüften gravimetrischen Analysenmethode 2—5 mg% SO_4 für das normale menschliche Serum, Koehler[12] nephelometrisch $4^1/_2$—9. Man wird also eine 0,001 normale Konzentration wohl als runden mittleren Normalwert für den Menschen ansehen dürfen, während sie bei einigen Tieren etwa das Doppelte erreicht.

Neben dem anorganischen Sulfat finden sich im Blut — wahrscheinlich verteilt auf Plasma und Körperchen — auch Schwefelsäureester. Viel ist über sie noch nicht bekannt[13] (siehe auch oben).

Bei Erkrankungen kann der Sulfatwert der Blutflüssigkeit ansteigen. Denis[14] fand bei der Urannephritis des Kaninchens mehrmals wesentlich höhere Zahlen, und auch aus den Analysen Meyer-Bischs[7] ist diese Schlußfolgerung abzuleiten, selbst wenn man zu Zweifeln an der Richtigkeit der *absoluten* Werte berechtigt ist. Vielfach fand er das Estersulfat bei Erkrankungen besonders vermehrt. Kahn und Postmontier[8], Loeb und Benedikt[15] sowie Denis, Herrmann und Reed[16] bestätigten einen Anstieg des Sulfatschwefels bis auf das 10fache der Norm bei Herz-, Nieren- und Leberkranken. Bei Asphyxie sahen (im Tierversuch) Binet und Fabre[17] mitunter ein Absinken des Plasmasulfats auf die Hälfte. Nach Schwefelbehandlung der Haut nimmt das Sulfat des Serums zu[18].

[1] Vgl. Maly **1897**, 31.

[2] Heubner, W., u. Meyer-Bisch: Biochem. Z. **122**, 120 (1921).

[3] Gürber: Verh. physik.-med. Ges. Würzburg **28**, 6 (1894).

[4] Rosenschein: Weitere Beiträge zur Kenntnis der Blutsalze. Inaug.-Dissert. Würzburg 1899.

[5] de Boer: J. of Physiol. **51**, 211 (1917).

[6] Stransky: Biochem. Z. **122**, 1 (1921).

[7] Meyer-Bisch: Z. klin. Med. **94**, 237 (1922) — Biochem. Z. **150**, 23 (1924).

[8] Kahn u. Postmontier: J. Labor. a. clin. Med. **20**, 317 (1925).

[9] Yoshimatsu: Tohoku J. exper. Med. **7**, 119 (1926).

[10] Heubner u. Meyer-Bisch: Biochem. Z. **176**, 184 (1926).

[11] Loeb u. Benedikt: J. clin. Invest. **4**, 33 (1927).

[12] Koehler: J. of biol. Chem. **78**, LXX (1928).

[13] Vgl. u. a. Heubner u. Meyer-Bisch: Biochem. Z. **122**, 120 (1921). — Reed u. Denis: J. of biol. Chem. **73**, 623 (1927).

[14] Denis: J. of biol. Chem. **56**, 473 (1923); **73**, 41, 51 (1927).

[15] Loeb u. Benedikt: J. clin. Invest. **4**, 33 (1927).

[16] Denis, Herrmann u. Reed: Arch. int. Med. **41**, 385 (1928).

[17] Binet u. Fabre: C. r. Soc. Biol. Paris **99**, 577 (1928).

[18] Moncorps u. Bohnstedt: Arch. f. exper. Path. **152**, 57 (1930).

Im *Liquor cerebrospinalis* von Menschen fand HAUROWITZ[1] 3—4 mg% SO_4 (nach Veraschung) als Gesamtschwefel, von dem er jedoch nur ein Fünftel auf Eiweißschwefel anzurechnen brauchte; er kam also auf rund 2,7 mg Sulfat. Im Kammerwasser von Kaninchen ermittelten HEUBNER und MEYER-BISCH[2] 6 mg SO_4. In beiden Fällen lag also der Sulfatwert des Transsudates aus der Blutflüssigkeit eher *niedriger* als er in dieser selbst nach den sonst bekannten Analysen erwartet werden mußte; ganz gewiß kann nach den bisherigen Befunden keine Rede davon sein, daß sich das Sulfat des Blutplasmas ebenso wie das Chlorid verhielte, also entsprechend dem DONNANschen Gesetz in den Transsudaten in *höherer* Konzentration erschiene. Wie es kommt, daß in diesem Falle die künstlich gewonnenen Ultrafiltrate wesentlich mehr Salzionen enthalten als die im Körper entstehenden[2], bietet noch ein Problem, dessen Aufklärung vielleicht nicht unwichtig wäre.

In der *Ascitesflüssigkeit* eines Falles bestimmte MARRACK[3] (ohne Dialyse) 36 mg SO_4, das er jedoch selbst als ein möglicherweise durch Bakterien gebildetes Produkt erklärte.

Phosphat.

Auch Phosphat findet sich in der Blutflüssigkeit zum Teil *frei* als anorganisches Salz, zum Teil als leicht löslicher und diffusibler Ester. Die Summe beider wird auch vielfach als „säurelöslicher Phosphor" bezeichnet, der Esterphosphor allein nach FEIGL[4] als „Restphosphor". Die Form, in der man sich das anorganische Ion vorzustellen hat, ist durch die Beziehung zwischen Reaktion, d. h. Wasserstoffzahl und Mischungsverhältnis der Phosphate, gegeben; bei der normalen Reaktion des Blutplasmas beträgt das molare Verhältnis des sekundären Phosphats zum primären etwa 4[5].

Wenn WIECHOWSKI[6] für dieses Verhältnis die Zahl 2 ansetzt und daraus ein gedachtes 5 wertiges Ion $(PO_4)_3H_4$ ableitet, so scheint mir dies einem etwas zu wenig alkalischen Gebiet zu entsprechen; das gedachte Ion müßte besser 9 Wertigkeiten auf 5 Phosphorsäureresten tragen. Es ist bei diesem Übergewicht des sekundären Phosphats wohl erlaubt, alle Phosphatangaben zahlenmäßig als HPO_4-Ion auszudrücken und dies „cum grano salis" zu verstehen. Übrigens wechselt ja mit der Blutreaktion das Verhältnis der beiden Phosphationen, kann also während des Lebens wohl die Grenzwerte 2 und 9 erreichen, d. h. der Anteil des sekundären Phosphats kann 7—9 Zehntel des Gesamtphosphats ausmachen.

Zwischen dem anorganischen Phosphat und dem Esterphosphat bestehen zweifellos genetische Beziehungen, insofern je nach den Umständen das eine sich auf Kosten des andern bilden kann[7]. Über den Gehalt des Blutplasmas (oder Serums) an Phosphat ist seit Ausbildung der Mikromethoden im Laufe der letzten Jahre ein sehr reiches Material gesammelt worden, das in Summa als Mittelwert für den normalen erwachsenen Menschen etwa 10 mg% HPO_4, allerdings bei nicht geringer Schwankungsbreite geliefert hat. Auch die Angaben verschiedener Autoren lassen Abweichungen untereinander erkennen; dabei spielt neben möglichen analytisch-methodischen Fehlern[8] wohl auch die Tageszeit der Blutentnahme eine Rolle; denn bereits FEIGL[9] konnte feststellen, daß die Nüchternwerte wesent-

---

[1] HAUROWITZ: Hoppe-Seylers Z. **128**, 290 (1923). — In dem Referat von SCHMITZ (Ronas Ber. **21**, 481) sind die Zahlen von HAUROWITZ um eine Dezimale zu hoch angegeben!

[2] HEUBNER u. MEYER-BISCH: Biochem. Z. **176**, 184 (1926).

[3] MARRACK: Biochemic. J. **17**, 240 (1923).

[4] FEIGL: Biochem. Z. **83**, 81 (1917).

[5] Vgl. SÖRENSEN: Biochem. Z. **21**, 131 (1909).

[6] WIECHOWSKI: Verh. dtsch. Ges. inn. Med. **36**, 10 (Kissingen 1924).

[7] Vgl. z. B. IVERSEN: Biochem. Z. **114**, 297 (1921). — ZUCKER u. GUTMAN, MARGARET: Proc. Soc. exper. Biol. a. Med. **20**, 133 (1922). — BUELL, MARY: J. of biol. Chem. **56**, 97 (1923).

[8] Vgl. LAWACZECK: Biochem. Z. **145**, 351 (1924).

[9] FEIGL: Biochem. Z. **81**, 380 (1917).

lich niedriger liegen als einige Stunden nach Nahrungsaufnahme. Dementsprechend konstatierten Morgulis und Bollman[1] bei hungernden Tieren einen etwas niedrigeren Phosphatwert als bei gefütterten ($12^1/_2$ gegen 14 mg% HPO_4). Im Gegensatz dazu fanden allerdings Kay und Byrom[2] bei Menschen nach Mahlzeiten das Phosphat (wie die leicht spaltbaren Ester) *vermindert*. Warkany[3] fand an Kaninchen und kleinen Kindern nach oraler Zufuhr von Phosphaten einen allmählichen, nach 2—3 Stunden den Gipfel erreichenden, vorübergehenden Anstieg bis zu etwa 180% der Norm („phosphatämische Kurve"). Auch die Jahreszeit ist nicht gleichgültig: A. Hess und Marion Lundagen (vgl. S. 1435, Fußnote 16) ermittelten bei Kindern einen allmählichen Abfall der Durchschnittswerte für das Blutphosphat vom Hochsommer bis zum März, nämlich von 13,3 auf 10,9 mg% HPO_4. Ebenso erwies sich nach Magee, Anderson und Glennie[4] an Kaninchen der Phosphatwert im März/April am niedrigsten, im Juni/Juli am höchsten. Am erwachsenen Menschen fanden Harvard und Reay[5] im Januar die niedrigsten, im Sommer die höchsten Zahlen. Nach den ausgedehnten Untersuchungen von Wade H. Brown[6] und seinen Mitarbeitern wiederholen sich die jahreszeitlichen Schwankungen keineswegs in gleicher Weise in den verschiedenen Jahren. Unter den dabei wirksamen Faktoren spielt das Licht zweifellos eine Rolle.

Die Grenzen des Phosphats (vgl. Tab. 1) liegen beim Erwachsenen zwischen 3 und 15 mg% HPO_4; dies entspricht einer 0,0003—0,0015 molaren Konzentration und nahezu der doppelten Äquivalentkonzentration. Für das Esterphosphat gilt genau das gleiche wie für das Estersulfat, daß es nämlich im allgemeinen unter normalen Verhältnissen in der Blutflüssigkeit nur einen *kleinen* Bruchteil der gesamten Säureester ausmacht[7]. Vielleicht fehlt es auch ganz und beschränkt sich ausschließlich auf die Blutzellen, in denen es sehr reichlich vorkommt.

Das Blutphosphat ist, wie andere Anionen, von der *Ernährung* abhängig. So fanden Kramer und Howland[8] an *Ratten* ein Absinken des anorganischen Phosphats auf 9 mg HPO_4 bei phosphorarmer Fütterung. Gleiches sahen Malam, Green und du Toit an Kühen (statt 16 nur 7 mg% HPO_4 im Durchschnitt auf phosphorarmen Weidegründen[9]); dabei fanden sich jedoch im Blute der *Kälber* interessanterweise stets normale Werte.

Das Gleichgewicht zwischen anorganischem Phosphat und Esterphosphat ist äußerst leicht verschieblich, und zwar auch, abgesehen von den vielgestaltigen, heute noch nicht klar übersehbaren Umsetzungen in den funktionierenden Geweben, schon im Blute selbst, wobei freilich wohl bei der bisher entwickelten und meist geübten Methodik noch nicht scharf unterschieden werden kann zwischen den Umsetzungen, die *innerhalb* der Blutflüssigkeit vom Salzion zu etwa vorhandenen Estern und umgekehrt führen, und einer *Wanderung* aus der Blutflüssigkeit in die Blutkörperchen und Veresterung in deren *Innerem* (und umgekehrt). Säuerung scheint immer im Sinne einer Zunahme des freien Phosphats

---

[1] Morgulis u. Bollman: Amer. J. Physiol. **84**, 350 (1928).
[2] Kay u. Byrom: Brit. J. exper. Path. **8**, 240 (1927).
[3] Warkany: Z. Kinderheilk. **46**, 1 (1928).
[4] Magee, Anderson u. Glennie: Brit. J. exper. Path. **9**, 119 (1928).
[5] Harvard u. Reay: Biochemic. J. **19**, 882 (1925).
[6] Wade H. Brown: The Harvey lectures (New York) **24**, 106 (1930).
[7] Feigl: Biochem. Z. **83**, 81 (1917) — Hoppe-Seylers Z. **111**, 280 (1920). — Kay: Brit. J. exper. Path. **7**, 177 (1920). — Goodwin u. Robison: Biochemic. J. **18**, 1161 (1924). — Martland u. Robison: Ebenda **20**, 847 (1926). — Macheboeuf: Bull. Soc. Chim. biol. Paris **9**, 700 (1927) u. a. m.
[8] Kramer u. Howland: Proc. biol. chem. **50**, XXI (1922).
[9] Malam, Green u. du Toit: J. agricult. Sci. **18**, 384 (1928).

Tabelle 1. Normaler Phosphorgehalt der Blutflüssigkeit (mg% HPO_4).

Art der unter-suchten Individuen	Anorganisches Phosphat			Säurelöslicher Phosphor			Autoren
	Mini-mum	Maxi-mum	Mittel	Mini-mum	Maxi-mum	Mittel	
Erwachsene Menschen	—	—	—	6	18	—	GREENWALD[1]
,,	3	15	—	4	18	—	FEIGL[2]
,.	3	11	—	—	— .	—	McKIM MARRIOTT u. HAESSLER[3]
,,	4	4	—	—	—	—	DENIS u. MINOT[4]
,,	7	14	10	8	14	11	McKELLIPS, DE YOUNG u. BLOOR[5]
,,	—	—	—	—	—	20	ZUCKER u. MARG. GUTMAN[6]
.,	8	10	—	—	—	—	TOLSTOI[7]
,,	—	—	9	—	—	—	W. EDDIE u. HATTIE HEFT[8]
,,	—	—	11	—	—	—	MOORHEAD, SCHMITZ, CUTTER u. MYERS[9]
,,	11	15	—	—	—	—	SEIDEL[10]
Frauen	7	12	9	—	—	—	DE WESSELOW[11]
,,	8	14	11	9	14	12	PLASS u. EDNA TOMPKINS[12]
Schwangere	8	12	10	9	13	11	PLASS u. EDNA TOMPKINS[12]
,,	—	—	11	—	—	—	BOCK[13]
Kinder, 2—14 Tage alt	4	14	9	9	25	16	McKELLIPS usw.[5]
Jüngere Kinder	12	15	—	—	—	—	HESS u. P. GUTMAN[14]
Junge Kinder u. Säuglinge	—	—	15	—	—	—	HOWLAND u. KRAMER[15]
,,	—	—	12	—	—	—	HESS u. MARION LUNDAGEN[16]
Kinder, $^1/_4$—13 Jahre alt	12	20	15	—	—	—	GRACE H. ANDERSON[17]
Kinder unter 10	—	—	15,5	—	—	—	MOORHEAD usw.[9]
Säuglinge	12	16	16	—	—	—	GYÖRGY[18]
,,	—	—	14	—	—	—	CIMBLER u. BEGANO[19]
Neugeborene	11	19	14	13	22	18	PLASS usw.[12]
Kaninchen	8	22	15	—	—	—	E. LEHMANN[20]
,,	12	17	—	—	—	—	MARY BUELL[21]
Ratten	—	—	—	—	—	20	ZUCKER usw.[6]
,,	22	26	25	—	—	—	HOWLAND usw.[15]
Hunde	11	33	14	—	—	—	MARY BUELL[21]
,,	9	16	—	—	—	—	DENIS[22]

[1] GREENWALD: J. of biol. Chem. **21**, 29 (1917).

[2] FEIGL: Biochem. Z. **83**, 81 (1917).

[3] McKIM MARRIOTT u. HAESSLER: J. of biol. Chem. **32**, 241 (1919).

[4] DENIS u. MINOT: Arch. int. Med. **26**, 99 (1920).

[5] McKELLIPS, DE YOUNG u. BLOOR: J. of biol. Chem. **47**, 53 (1921).

[6] ZUCKER u. MARG. GUTMAN: Proc. Soc. exper. Biol. a. Med. **20**, 133 (1922).

[7] TOLSTOI: J. of biol. Chem. **55**, 157 (1923).

[8] EDDIE, W., u. HATTIE HEFT: J. of biol. Chem. **55**, XII (1923).

[9] MOORHEAD, SCHMITZ, CUTTER u. MYERS: J. of biol. Chem. **55**, XIII (1923).

[10] SEIDEL: Z. exper. Med. **57**, 698 (1927).

[11] DE WESSELOW: Lancet **203**, 227 (1922).

[12] PLASS u. EDNA TOMPKINS: J. of biol. Chem. **56**, 309 (1923).

[13] BOCK: Arch. Gynäk. **131**, 287 (1927).

[14] HESS u. P. GUTMAN: Proc. Soc. exper. Biol. a. Med. **19**, 31 (1921).

[15] HOWLAND u. KRAMER: Amer. J. Dis. Childr. **22**, 105 (1921) — Bull. Hopkins Hosp. **33**, 313 (1922) — Mschr. Kinderheilk. **25**, 279 (1923).

[16] HESS u. MARION LUNDAGEN: Proc. Soc. exper. Biol. a. Med. **19**, 380 (1922). — Vgl. auch HESS u. MATZNER: Ebenda **20**, 75 (1922).

[17] ANDERSON, GRACE H.: Biochemic. J. **17**, 43 (1923).

[18] GYÖRGY: Jb. Kinderheilk. **99**, 1 (1922).

[19] CIMBLER u. BEGANO: Ronas Ber. **41**, 755 (1927).

[20] LEHMANN, E.: J. of biol. Chem. **48**, 293 (1921).

[21] BUELL, MARY: J. of biol. Chem. **56**, 97 (1923).

[22] DENIS: J. of biol. Chem. **55**, 171 (1923).

zu wirken, so Anreicherung mit Kohlensäure extra corpus[1], coma diabeticum[2], Acidose durch Schilddrüsenfütterung an Kaninchen[3], schon das normale Venöswerden des Blutes[4]. Stehenlassen des Blutes an der Luft, Defibrinieren, Erwärmen u. dgl. ist deshalb auch nicht gleichgültig für das Gleichgewicht zwischen Phosphat und Estern[5]. Auch Belichtung spaltet Phosphorsäureester[6]. Muskelarbeit[7], ebenso Röntgenbestrahlung[8] führen zu Anstieg des Phosphats. Reichliche Glykosezufuhr am nüchternen Menschen senkt das Blutphosphat[9], ebenso Dioxyaceton[10], Natriumlactat[11], ferner Insulin am Menschen, Hund und Kaninchen[9,12]. Zuweilen wurde freilich auch Anstieg des Phosphats bei Insulinzufuhr beobachtet[13]. Offenbar spiegeln die Beziehungen zwischen Phosphat und Estern im Blute zum Teil die bedeutsamen Umsetzungen analoger Art wider, die mit allerwichtigsten Funktionen des Muskels usw. verknüpft sind, zeigen sich daher sehr empfindlich gegen Hormone und deren verschiedene Konstellationen. Injektion von Adrenalin senkt das Blutphosphat[14], nach Barrenscheen, Eisler und Popper[15] infolge Beschlagnahme des Insulins durch die erzeugte Hyperglykämie. Nach doppelseitiger Nebennierenexstirpation sank in Versuchen von Swingle[16] mit dem Blutzucker auch das Phosphat. Ferner erniedrigten es Injektionen von Cholin[17], Pepton[18] sowie Extrakten aus Thymus, Milz, Lymphknoten[19], endlich Tränendrüsen[20] (wenigstens anfangs).

Das anorganische Phosphat ist *frei diffusibel*, wie durch Kompensationsdialyse[21] und Ultrafiltration[22] festgestellt wurde. Neuhausen und Mit-

[1] Lawaczeck: Biochem. Z. **145**, 351 (1924).

[2] Byrom: Brit. J. exper. Path. **10**, 10 (1929).

[3] Magee, Anderson u. Glennie: Brit. J. exper. Path. **9**, 119 (1928).

[4] Hoff: Biochem. Z. **209**, 195 (1929).

[5] Lawaczeck: Zitiert diese Seite, Fußnote 1. — Kay u. Byrom: Brit. J. exper. Path. **8**. 240 (1927). — de Toni: Boll. Soc. ital. Biol. sper. **4**, 161 (1929).

[6] de Toni u. Stancati: Boll. Soc. ital. Biol. sper. **4**. 165 (1929). — Harnes: J. of exper. Med. **49**, 859 (1929).

[7] Feigl: Biochem. Z. **81**, 380 (1917). — Harrop u. Benedict: J. of biol. Chem. **59**, 683 (1924). — Mittelstedt, Dervies u. Georgievskaja: Ronas Ber. **49**, 763 (1929). — Ewig u. Wiener: Z. exper. Med. **61**, 562 (1928).

[8] Cori u. Pucher: Amer. J. Roentgenol. **10**, 738 (1923). — Kroetz: Biochem. Z. **151**, 449 (1924).

[9] Harrop u. Benedict: Proc. Soc. exper. Biol. a. Med. **20**, 430 (1922) — J. of biol. Chem. **59**, 683 (1924).

[10] Lambic u. Redhead: Biochemic. J. **21**, 549 (1927).

[11] Riegel: J. of biol. Chem. **74**, 135 (1927).

[12] Wigglesworth, Woodrow, Smith u. Winter: J. of Physiol. **57**, 447 (1923). — Perlzweig, Latham u. Keefer: Proc. Soc. exper. Biol. a. Med. **21**, 33 (1923). — Winter u. Smith: J. of Physiol. **58**, 327 (1924). — Staub, Günther u. Fröhlich: Klin. Wschr. **2**, 2337 (1923). — Briggs, Koechig, Doisy u. Weber: J. of biol. Chem. **58**, 721 (1923). — Blatherwick, Bell u. Hill: J. of biol. Chem. **59**, XXXV (1924). — Savino: C. r. Soc. Biol. Paris **91**, 29 (1924). — Häusler u. Heesch: Pflügers Arch. **210**, 545 (1925). — Bolliger u. Hartman: J. of biol. Chem. **64**, 91 (1925). — Katayama u. Killian: Ebenda **71**, 707 (1927). — Mozai, Akiya, Inada u. Kawashima: Proc. imp. Acad. Tokyo **3**, 113 (1927). — Bolliger: Z. exper. Med. **59**. 717 (1928). — Kerr: J. of biol. Chem. **78**, 35 (1928).

[13] Barrnscheen u. Berger: Biochem. Z. **177**, 81 (1926). — Florence u. Zola: Bull. Soc. Chim. biol. Paris **9**, 1244 (1927).

[14] Mozai, Akiya, Inada u. Kawashima: Zitiert diese Seite, Fußnote 12.

[15] Barrenscheen, Eisler u. Popper: Biochem. Z. **189**, 119 (1927).

[16] Swingle: Amer. J. Physiol. **79**, 666 (1927).

[17] Jacobson u. Rothschild: Z. klin. Med. **105**, 417 (1927).

[18] Chahoritch u. Vichnjitsch: C. r. Soc. Biol. Paris **99**, 1264 (1928).

[19] Nitschke: Z. exper. Med. **65**, 637, 651 (1929).

[20] Michael u. Vancea: C. r. Soc. Biol. Paris **100**, 377 (1929); **102**, 1125 (1929).

[21] Rona u. Takahashi: Biochem. Z. **49**, 370 (1913). — Kleinmann: Ebenda **196**, 98 (1928).

[22] Cushny: J. of Physiol. **53**, 391 (1920). — Mayrs: Ebenda **58**, 276 (1924).

arbeiter[1] fanden bei behutsamem Vorgehen im Ultrafiltrat vom Schweineserum *mehr*, im Filtrationsrückstand *weniger* Phosphat als im ursprünglichen Serum, also qualitativ das gleiche Verhalten wie bei Chlorid; doch war das quantitative Ausmaß der (relativen) Unterschiede im ganzen geringer, was aber vielleicht durch die Grenzen der Methodik bedingt war; jedenfalls fand sich recht angenähert so viel Phosphat im Ultrafiltrat, wie der Berechnung des Serumphosphats auf reines Serum*wasser* entsprach. Derselbe Schluß ergibt sich aus den Ergebnissen der Kompensationsdialyse (KLEINMANN[2]).

Nach Verjagen der Kohlensäure verliert der größte Teil des Phosphats — wie erklärlich — die Ultrafiltrierbarkeit[3], ebenso durch Überschuß von Calcium im Blutplasma, wie er durch reichliche Fütterung von Kalksalzen oder -injektionen des Hormons der Epithelkörperchen (Parathormon) erzielt werden kann[4]. GROLLMAN fand z. B. an Schweineserum folgende Zahlen:

	Phosphat ultrafiltrierbar	
mg% Ca	mg	%
9,4	9,7	100
10,0	10,6	95
10,0	9,5	91
13,5	9,8	80
16,0	9,7	34
19,1	8,7	22
20,6	9,3	10
32,2	9,5	5

Beim Hunde sank unter Parathormonwirkung nach Anstieg des Calciums von 10 auf 18 mg% der ultrafiltrierbare Anteil des Phosphats bis auf 60%. Übrigens bestätigte auch GROLLMAN unter normalen Bedingungen die *völlige* Ultrafiltrierbarkeit des Phosphats im Schweine- und Hundeserum, während sie beim Huhn, Schildkröte und Frosch nur *partiell* bestand. Beim Menschen ist nach BRAIN, KAY und MARSHALL[5] das Phosphat zu mindestens 80% dialysabel, doch sicher in geringerer Menge, als nach dem Donnangleichgewicht zu erwarten wäre.

Unter abnormen Verhältnissen ändert sich der Phosphatgehalt nicht selten beträchtlich. Doch scheint heute noch nicht in vollem Umfange ermittelt zu sein, wie weit man mit *Gesetzmäßigkeiten* dieser Veränderung zu rechnen hat. Durch Menstruation, Schwangerschaft und Klimakterium ändert sich der Phosphatwert des menschlichen Serums im allgemeinen nicht[6]. Nur in den letzten Stadien der Schwangerschaft zeigt sich die Neigung zum *Absinken* des Phosphats[7]. Auch unmittelbar nach der Geburt fand BOCK[8] den Phosphatwert ein wenig erniedrigt, was er als Folge des Blutverlustes deutet. Äthernarkose bewirkte nach MAGEE, ANDERSON und GLENNIE[9] an Kaninchen, STEHLE und BOURNE[10] (nicht immer, doch oft) an Hunden eine Vermehrung, dagegen nach JEANS-TALLERMANN[11]

[1] NEUHAUSEN u. MARSHALL: J. of biol. Chem. **53**, 365 (1922). — NEUHAUSEN u. PINCUS: Ebenda **57**, 99 (1923).

[2] KLEINMANN: Zitiert auf S. 1436, Fußnote 21.

[3] HIRTH u. TSCHIMBER: C. r. Soc. Biol. Paris **91**, 592 (1924).

[4] GROLLMAN: J. of biol. Chem. **72**, 565 (1927).

[5] BRAIN, KAY u. MARSHALL: Biochemic. J. **22**, 628 (1928).

[6] BOCK: Arch. Gynäk. **131**, 287 (1927). — SCHEPETINSKY u. KAFITIN: Ebenda **136**, 397 (1929).

[7] DE WESSELOW: Lancet **203**, 227 (1922). — PLASS u. TOMPKINS: Zitiert auf S. 1435, Fußnote 12.

[8] BOCK: Zitiert diese Seite, Fußnote 6.

[9] MAGEE, ANDERSON u. GLENNIE: Zitiert auf S. 1436, Fußnote 3.

[10] STEHLE u. BOURNE: J. of biol. Chem. **60**, 17 (1924). — Vgl. jedoch auch BOLLIGER: J. of biol. Chem. **67**, LVI (1926).

[11] JEANS-TALLERMANN: Brit. J. Childr. Dis. **21**, 268 (1924). — Zitiert nach GYÖRGY: Rachitis und Tetanie. Berlin: Julius Springer. **1929**, 71.

an Kindern eine Verminderung des Serumphosphats. Auch tödlicher Aderlaß hat Phosphatanstieg zur Folge[1].

Nierenerkrankung führt in vielen Fällen zu Steigerung des Blutphosphats[2], unter Umständen bis 60 mg% HPO_4. DE Wesselow hält schon eine Vermehrung auf 15—25 mg% für prognostisch ernst, über 30 für ganz ungünstig. Byrom und Kay[3] geben folgende Mittelwerte für ihre Phosphatbestimmungen am Nierenkranken an: Gesunde 9,6; akute Nephritis 12,4; subakute Nephritis 15,5; chronische Nephritis 23,2; moribunder Nierenkranker 30,6 mg% HPO_4. Leicht verständlich ist ein Anstieg in gewissen Stadien der *Frakturheilung*[4].

Bei *Rachitis* ist eine Verminderung des Phosphats im floriden Stadium und Rückkehr zu höheren Werten im Heilungsstadium eine immer wieder bestätigte Regel[5]; die Werte bei jungen Kindern sinken dabei auf 8—11 mg% HPO_4. Howland und Kramer[6] stellten für Mensch und Ratte die Regel auf, daß das *Produkt* von Ca und Phosphat entscheidend sei; liegt die Zahl für das Produkt von mg% Ca mal mg% P (anorganisch) unter 30, so tritt (wenigstens im Tierversuch) stets Rachitis auf, liegt sie über 40, so bleibt sie aus.

Ebenso regelmäßig wie das Absinken des Phosphatwertes mit dem Eintreten der Rachitis stellt sich bei der *Heilung* ein Anstieg ein, und zwar bei Zufuhr des bestrahlten Ergosterins als typischen Heilmittels bereits *vor* Besserung der Knochenstruktur. An Ratten sahen dies Hess und Sherman[7]; an Säuglingen stellte Warkany[8] fest, daß die nach Phosphatfütterung eintretende „phosphatämische Kurve" (vgl. S. 1434) wieder zur normalen Höhe zurückkehrt, während sie im floriden Stadium der Krankheit ganz abgeflacht verläuft oder überhaupt gelöscht ist. Auch an *normalen* Kaninchen zeigte sich in Warkanys Versuchen eine Erhöhung der phosphatämischen Kurve nach Verabreichung größerer Mengen von Vitamin D. Harris und Stewart[9], Haffner[10] und Heubner[11] fanden nach hohen Dosen des Vitamins auch ohne Phosphatzufuhr das Serumphosphat erhöht, und zwar im großen und ganzen proportional der zugeführten Dosis. Der Gipfel des Anstiegs wird nach einer einmaligen Vitamindosis erst nach einigen Tagen erreicht und bleibt einige Zeit bestehen. Die Grenze einer Wirkung auf das Blutphosphat liegt nach Heubner etwa bei 25000 antirachitischen Rattenschutzdosen für das Kilogramm Kaninchen. Allerdings ist noch unbestimmt, ob *nur* das echte Vitamin oder auch Begleitstoffe an der Wirkung auf das Phosphat beteiligt sind. An erwachsenen Menschen fanden Havard und Hoyle[12] die Zufuhr von Vitamin D (in entsprechend kleineren Dosen) ohne

---

[1] Nitzescu u. Runceanu: C. r. Soc. Biol. Paris **97**, 27, 1109 (1927).

[2] Feigl: Biochem. Z. **81**, 380 (1917). — Marriott u. Haessler: J. of biol. Chem. **32**, 241 (1919). — Denis u. Hobson: Ebenda **55**, 183 (1923). — Marrack: Biochemic. J. **17**, 240 (1923). — DE Wesselow: Quart. J. Med. **16**, 341 (1923).

[3] Byrom u. Kay: Brit. J. exper. Path. **8**, 429 (1927).

[4] Tisdall u. Harris: J. amer. med. Assoc. **79**, 884 (1922). — Moorhead, Schmitz, Cutter u. Myers: Zitiert auf S. 1435, Fußnote 9. — Eddy u. Heft: J. of biol. Chem. **55**, XII (1923). — Rudd: Ronas Ber. **44**, 548 (1928).

[5] Howland u. Kramer: Amer. J. Dis. Childr. **22**, 105 (1921). — Hess u. P. Gutman: Proc. Soc. exper. Biol. a. Med. **19**, 31 (1921). — György: Jb. Kinderheilk. **99**, 1 (1922). — Freudenberg u. György: Münch. med. Wschr. **1922**, 422. — Tisdall: Amer. J. Dis. Childr. **24**, 382 (1922). — Gorter u. Streng: Meded. Rijksinst. pharmacother. Onderz. (holl.) **7**, 45 (1924).

[6] Howland u. Kramer: Mschr. Kinderheilk. **25**, 279 (1923).

[7] Hess u. Sherman: J. of biol. Chem. **73**, 145 (1927).

[8] Warkany: Z. Kinderheilk. **46**, 1, 416 (1928).

[9] Harris u. Stewart: Biochemic. J. **23**, 206 (1929).

[10] Haffner: Klin. Wschr. **1929**, 1516.

[11] Heubner: Nachr. Ges. Wiss. Göttingen, Math.-physik. Kl. **1930**, 149.

[12] Havard u. Hoyle: Biochemic. J. **22**, 713 (1928).

Einfluß auf das Phosphat, was mit den Befunden an Tieren durchaus übereinstimmt.

Auch die *Tetanie* zeigt Beziehungen zum Blutphosphat, doch sind dabei die verschiedenen Formen nicht gleichzusetzen. Bei der Säuglingstetanie liegen die Werte für das Phosphat in normalen Grenzen, wenn auch nahe der oberen[1]; bei der Tetanie Erwachsener sah dagegen ELIAS mit SPIEGEL und WEISS[2] eine Erhöhung der Werte (für das *Gesamt*phosphat mit Estern), die auch in anfallsfreien Perioden bestehen blieb. Bei der „Guanidintetanie" von Kaninchen und Katzen war in Versuchen von NELKEN[3] das Phosphat beträchtlich erhöht; bei der Tetanie von Hunden nach Exstirpation der Nebenschilddrüsen[4] wurden wechselnde Befunde, bald beträchtliche, bald sehr geringfügige Steigerungen ermittelt; zuweilen sah SALVESEN nach anfänglichem Anstieg als Folge der Operation ein Absinken des Phosphatwertes bis unter die Norm. Die Steigerung des Phosphats kann bis etwa zum Doppelten des Normalwertes gehen. A. M. DI GIORGIO[5] glaubt, auch die nach Entzug von Vitamin B an Hunden auftretenden Erscheinungen als eine Form der Tetanie auffassen zu dürfen. Dabei bleibt der Phosphatwert des Serums im allgemeinen normal, um erst während terminaler Krampfanfälle in die Höhe zu gehen. Die säurelöslichen Phosphorsäureester sind dagegen schon früher vermehrt.

In zwei Fällen von Myxödem fand LANDSBERGER[6] niedrige Phosphatwerte (3—6 mg HPO_4), und in einem der beiden Anstieg bei Thyreoidinbehandlung.

Eine Erhöhung der Phosphatwerte fand FEIGL[7] noch bei mancherlei sonstigen Affektionen, wie akuten Infektionskrankheiten, Carcinom, Diabetes, akuter gelber Leberatrophie und anderen konsumierenden Krankheiten; vielfach war auch das Esterphosphat absolut und relativ vermehrt.

Der Anstieg des anorganischen Phosphats (bei gleichzeitiger Verminderung der Ester) im diabetischen Koma kann nach BYROM[8] nur zum Teil auf die Acidose bezogen werden, sondern hängt vielleicht mit gleichzeitiger Nierenschädigung zusammen.

Experimentell erzeugte maligne Tumoren bewirkten an Kaninchen ein Absinken des Serumphosphats, später einen Anstieg bis 60% über die Norm[9]. Bei Myom fand sich keine Änderung, bei Carcinom des weiblichen Genitalapparates meist eine Verminderung, die besonders stark bei rasch wachsenden Tumoren war[10].

Neben dem Esterphosphat, das gewöhnlich nicht mehr als wenige Milligrammprozent ausmacht, nur bei Kindern zuweilen bis etwa 10 mg% betragen kann, kommt Phosphor in der Blutflüssigkeit nur noch als *Lipoid*, also als Phosphatid vor[11]. Vom Gesamtphosphor

---

[1] KRAMER, TISDALL u. HOWLAND: Amer. J. Dis. Childr. **22**, 431 (1921). — HOWLAND u. KRAMER: Mschr. Kinderheilk. **25**, 279 (1923). — FREUDENBERG u. GYÖRGY: Münch. med. Wschr. **1922**, 422. — SCHEER u. SALOMON: Jb. Kinderheilk. **103**, 129 (1924).

[2] ELIAS, SPIEGEL u. WEISS: Wien. Arch. klin. Med. **2**, 447 (1921); **4**, 59 (1922).

[3] NELKEN: Z. exper. Med. **32**, 348 (1923).

[4] GREENWALD: J. of biol. Chem. **14**, 369 (1923); **61**, 649 (1924). — SALVESEN: Proc. Soc. exper. Biol. a. Med. **20**, 204 (1923) — J. of biol. Chem. **56**, 443 (1923). — WEAVER u. REED: Ebenda **85**, 281 (1929).

[5] DI GIORGIO, A. M.: Arch. di Fisiol. **25**, 195, 215, 242 — Ronas Ber. **43**, 424f.

[6] LANDSBERGER: Klin. Wschr. **1924**, 1360.

[7] FEIGL: Biochem. Z. **81**, 380; **83**, 218 (1917).

[8] BYROM: Brit. J. exper. Path. **10**, 10 (1929).

[9] HARNES: J. of exper. Med. **50**, 109 (1929).

[10] SCHEPETINSKY u. KAFITIN: Arch. Gynäk. **136**, 379 (1929).

[11] BLOOR: J. of biol. Chem. **36**, 49 (1918). — MEIGS, BLATHERWICK u. CARY: Ebenda **37**, 1 (1919).

der *Asche* des Blutplasmas stammt bei erwachsenen Menschen die Hauptmenge (etwa zwei Drittel) aus diesem Anteil[1]. Bei Kindern ist er kleiner, bei Neugeborenen noch mehr (die Hälfte und weniger des Gesamtphosphors)[2]. Interessant ist es, daß bei Rachitis auch die Phosphatide, ebenso wie das anorganische Phosphat abnehmen[3]. Bei Schwangerschaft, besonders zur Zeit der Geburt, sind sie im Gegenteil deutlich vermehrt[2].

Über den Phosphatgehalt des *Liquor cerebrospinalis* haben Haurowitz[4], Marrack[5], Stanford und Wheatley[6], sowie Cohen, Kamner und Killian[7] Untersuchungen angestellt. Haurowitz ermittelte für den *Gesamtphosphor* 5,0 bis 5,7, im Mittel 5,5 mg% HPO_4, Marrack für reines anorganisches Phosphat im Mittel 4, die amerikanischen Autoren für die gleiche Größe 5 mg%. Stanford und Wheatley fanden 3,9—5,2, im Mittel 4,6 mg% anorganisches Phosphat und entsprechend 4,9 mg% HPO_4 Gesamtphosphor. Die Übereinstimmung ist also sehr gut und reicht zu der Schlußfolgerung hin, daß die Phosphatkonzentration im Liquor *niedriger* ist als im Blutplasma. Auch hier ist wie bei Sulfat und im Gegensatz zu Chlorid ein Unterschied zwischen künstlicher Ultrafiltration und Transsudation innerhalb des Körpers festzustellen. Bei Spasmophilie ist das Phosphat des Liquors unverändert[8].

Kationen.

Natrium.

Noch mehr als das Chlorid die übrigen Anionen, überwiegt das Natrium die anderen Kationen. Man kann daher ohne merklichen Fehler die Schwankungen des Natriumgehaltes solchen der *Gesamtbasen* gleichsetzen, von denen es etwa elf Zwölftel ausmacht. Gewöhnlich deckt sich die Menge des Natriums in Äquivalenten sehr genau mit der durch die Summe des Chlorids und Bicarbonats gegebenen Menge saurer Äquivalente.

Ältere Analysen am Blutserum verschiedener Tiere hatten Werte zwischen 0,31 und 0,33% Na geliefert[9]. Mit Mikromethoden fand Kramer[10] beim Menschen 0,28—0,31; Feigl[11] 0,285—0,315; Kramer und Tisdall[12] 0,32—0,35, im Mittel 0,335; Atchley, Loeb, Benedikt und Palmer[13] 0,26—0,34% Na. Denis[14] ermittelte an Hunden 0,30—0,37; an Kaninchen im Mittel 0,355; Morgulis und Bollmann[15] an Hunden 0,35; Tron[16] am Ochsen 0,33%.

Trotz gewaltiger analytischer, vor allem auch methodischer Arbeit, die im Laufe der letzten Jahre geleistet wurde, bleibt der Eindruck bestehen, daß

---

[1] Wiener, Stella: Biochem. Z. **115**, 42 (1921). — Plass u. Edna Tompkins: J. of biol. Chem. **56**, 309 (317) (1923). — György: Klin. Wschr. **1924**, 483 — Jb. Kinderheilk. **112**, 283 (1926).

[2] Plass u. Tompkins: Zitiert diese Seite, Fußnote 1.

[3] Sharpe: Biochemic. J. **16**, 486 (1922).

[4] Haurowitz: Hoppe-Seylers Z. **128**, 290 (1923).

[5] Marrack: Biochemic. J. **17**, 240 (1923).

[6] Stanford u. Wheatley: Biochemic. J. **19**, 706 (1925).

[7] Cohen, Kamner u. Killian: Trans. amer. ophthalm. Soc. **25**, 284 (1927) — Arch. of Ophthalm. **57**, 59 (1928).

[8] Nourse, Smith u. Hartman: Amer. J. Dis. Childr. **30**, 210 (1925), wo sich auch noch weitere Angaben über Normalwerte aus der Literatur finden.

[9] Abderhalden: Hoppe-Seylers Z. **25**, 106 (1898). — Bock, J.: Arch. f. exper. Path. **57**, 190 (1907).

[10] Kramer: J. of biol. Chem. **41**, 263 (1920).

[11] Feigl: Hoppe-Seylers Z. **111**, 280 (1920).

[12] Kramer u. Tisdall: J. of biol. Chem. **46**, 467 (1921); **53**, 241 (1922).

[13] Atchley, Loeb, Benedikt u. Palmer: Arch. int. Med. **31**, 606 (1923).

[14] Denis: J. of biol. Chem. **55**, 171; **56**, 473 (1923).

[15] Morgulis u. Bollmann: Amer. J. Physiol. **84**, 350 (1928).

[16] Tron: Arch. of Ophthalm. **118**, 713 (1927).

die von jeher gegebenen Schwierigkeiten der Natriumbestimmung gegenüber vielen anderen Analysenmethoden doch noch nicht so restlos überwunden sind, daß man mit vollem Vertrauen alle mitgeteilten Zahlen in der zweiten oder gar dritten Stelle als reell ansehen kann[1]. Gewiß kann man im ganzen sagen, daß der Natriumgehalt bei verschiedenen Tierarten sehr ähnlich ist, und daß er etwa um 0,14 molare Konzentration schwankt. Es scheint mir aber schwierig, auf Grund des vorliegenden Materials mit großer Bestimmtheit im Einzelfall zu sagen, wieviel Natrium ein Serum im Verhältnis zu den vorhandenen Säuren enthält, und vielleicht auch schon, wie es damit im *Durchschnitt* steht. Die Frage ist deshalb recht wichtig, weil von der exakten Bestimmung des Natriums — wie bereits erwähnt — im wesentlichen die Berechnung der *Gesamtbasen* und somit auch des Verhältnisses anorganischer Basen und Säuren abhängt. Dies aber bildet wiederum die Grundlage für die Vorstellung, die man sich über den Anteil der *Eiweißkörper* an der Absättigung des etwaigen Basenüberschusses zu bilden hat. Der Basenüberschuß wird von verschiedenen Forschern auf 0,025 bis 0,010 Normalität geschätzt[2]; ein Unterschied des Natriums zwischen 0,30 und 0,33% entspricht aber bereits 0,013 Normalität. Die vielfach angenommene Mittelzahl von KRAMER und TISDALL (0,335% Na) ist vielleicht doch etwas hoch, und man tut gut, die wirkliche Mittelzahl eher in der Nähe des Wertes von 0,32% zu suchen.

Die *Schwankungen* des Natriumwertes sind natürlich sehr häufig solche von *Natriumchlorid*, d. h. sie laufen den Chloridschwankungen parallel; doch wäre es natürlich fehlerhaft, dies als *Gesetz* anzusehen. Gar nicht selten tritt ja nur eine andere Verteilung der gleichen Natriummenge zwischen Chlorid und Bicarbonat, unter pathologischen Umständen auch anorganischen Säureresten ein. Zwischen arteriellem und venösem Blut besteht kein gesetzmäßiger Unterschied des Natriumgehaltes[3].

Daß das Natrium des Blutes ebenfalls Anpassungserscheinungen an die Nahrung erkennen läßt, ist nicht verwunderlich: L. BLUM[4] fand Anstieg bei vermehrter Zufuhr von Natriumchlorid oder -bicarbonat, Abfall bei Zufuhr der entsprechenden Kaliumsalze.

Für die soeben berührte Frage der Beziehung der anorganischen Basenreste der Blutflüssigkeit zu den Eiweißstoffen sind *unmittelbare* Untersuchungen über diese Beziehungen von besonderem Wert. Neben den Methoden der Ultrafiltration und Kompensationsdialyse kommen hier noch Versuche hinzu, die aktuelle Konzentration der Kationen durch potentiometrische Messungen zu bestimmen. Im Ultrafiltrat von Schweineserum fanden NEUHAUSEN und PINCUS[5] genau die gleiche Konzentration wie im Ausgangsserum (0,336%), während allerdings im Rückstand eine Verminderung festgestellt wurde (0,317). Beides ist miteinander schwer vereinbar, so daß Endgültiges nicht geschlossen werden kann. RONA und PETOW[6] dialysierten Blutserum bei verschiedener, doch genau bekannter Wasserstoffionenkonzentration gegen physiologische Kochsalzlösung und

---

[1] Ein charakteristisches Beispiel liefert die Arbeit der Russinnen SCHEPETINSKY und KAFITIN [Arch. Gynäk. **136**, 379 (1929) — Ronas Ber. **52**, 65], die Natriumwerte bei Gesunden bis herab zu 0,188, bei Krebskranken bis 0,161% angeben, gleichzeitig aber für „NaCl" Minimalwerte von 0,50 und 0,61%, also $1\frac{1}{2}$mal soviel Mole Chlorid wie Natrium!!

[2] RONA u. GYÖRGY: Biochem. Z. **56**, 416 (1913). — KRAMER u. TISDALL: J. of biol. Chem. **53**, 241 (1922). — GREENWALD u. LEWMAN: Ebenda **54**, 263 (1922).

[3] KARGER: Klin. Wschr. **1927**, 1994. — BOGENDÖRFER u. NONNENBRUCH: Dtsch. Arch. klin. Med. **133**, 389 (1920).

[4] BLUM, L.: C. r. Soc. Biol. Paris **85**, 498 (1921).

[5] NEUHAUSEN u. PINCUS: J. of biol. Chem. **57**, 99 (1923).

[6] RONA u. PETOW: Biochem. Z. **137**, 356 (1923).

verglichen nach längerer Zeit den Natriumgehalt außen und innen: es ergab sich, daß bei Blut- und bei alkalischer Reaktion ($p_H = 7{,}5—10{,}0$) die Natriumkonzentration beiderseits *gleich* war; dagegen war bei *saurer* Reaktion der Natriumgehalt in der Außenflüssigkeit stets höher, und zwar zeigte sich dies bereits bei $p_H = 7{,}1$; eine deutliche Zunahme mit wachsendem Säuregrad oder ein bestimmter Einfluß der dem isoelektrischen Punkte der Eiweißkörper entsprechenden Reaktion war nicht erkennbar. Rona und Petow meinen, daß sich das Natrium in ihren Versuchen so verhalten habe, wie es die Donnansche Theorie verlangt.

Doch sind in dieser Hinsicht wohl noch nicht alle Zweifel erledigt. Eine gewisse Hilfe bietet die Überlegung, daß von dem Volumen des Serums ja immer nur 93% als reines *Wasser* anzusehen sind, und daß auch von diesem Wasser vielleicht noch ein unbekannter (intramizellarer?) Anteil für die freie Beweglichkeit der Elektrolyte ausgeschaltet ist; akzeptiert man die Vorstellung, daß auch bei der Dialyse sich das Gleichgewicht zwischen der durch das *Serumwasser* gebildeten Lösung und der kolloidfreien Außenflüssigkeit einstellt, während der durch die Eiweißkörper eingenommene Raum gewissermaßen ein inertes Gerüst darstellt, so würde ja die tatsächliche „Konzentration" der Elektrolyte im Serum *höher* sein, als die Berechnung aus der Analyse ohne weitere Korrektur ergibt[1]. Dann würde der Überschuß beim Chlorid geringer sein, als er scheint, und beim Natrium gleichzeitig ein Defizit vorliegen, wie es die Donnansche Theorie verlangt.

Neuhausen und Marshall[2] sowie W. E. Ringer[3] unternahmen es, mit Hilfe von Elektroden aus Natriumamalgam die Natriumionen quantitativ zu bestimmen; sie kamen beide zu dem Ergebnis, daß das gesamte Natrium als gewöhnliches Salz und nicht in irgendeiner Form an Eiweiß gebunden vorliegt. Wieweit diese Schlußfolgerung wirklich zwingend aus den genannten, technisch recht schwierigen Versuchen abgeleitet werden kann, muß wohl noch der Zukunft überlassen werden.

Die endgültige Feststellung der Beziehungen zwischen Natrium und Plasmaeiweiß ist also eine noch nicht erledigte Aufgabe der in den letzten Jahren so erfolgreich fortgeschrittenen Forschung über die mineralische Zusammensetzung der Blutflüssigkeit; sie bedarf dringend der Lösung.

Biologisch bedeutsam ist auch hier wieder die Tatsache, daß die übrigen Körperflüssigkeiten sich zum Blutplasma ebenso verhalten wie Dialysate, die mit ihr ins Gleichgewicht gebracht sind. Besonders schön wurde dies in Versuchen von Loeb, Atchley und Palmer[4] gezeigt, die Blut und Transsudate von demselben Patienten zugleich entnahmen und nach Abtrennung der Blutkörperchen unter allen Vorsichtsmaßregeln das erhaltene Serum in vitro mit dem Transsudat in Dialysegleichgewicht brachten. Die Analysen der ursprünglichen und dialysierten Flüssigkeiten zeigten übereinstimmend, daß im Transsudat zwar *Chlorid* in höherer, Natrium jedoch etwa in gleicher Konzentration vorhanden war wie im Serum. Weston und Howard[5] fanden in der Cerebrospinalflüssigkeit (von Geisteskranken) 0,33; Marrack[6] 0,30—0,34% Na, Cohen, Kamner und Killian[7] (am Rinde) 0,34, also ebenfalls den gleichen Bereich, wie er für die Blutflüssigkeit gilt. Im Kammerwasser bestimmten die letztgenannten Autoren 0,32, in der Glaskörperflüssigkeit 0,30% Na.

[1] Vgl. die gleiche Argumentation bei Rona u. Petow: S. 360. Zitiert auf S. 1441, Fußnote 6.
[2] Neuhausen u. Marshall: J. of biol. Chem. **53**, 365 (1922).
[3] Ringer, W. E.: Hoppe-Seylers Z. **130**, 270 (1923). — Vgl. auch Michaelis u. Kawai: Biochem. Z. **163**, 1 (1925).
[4] Loeb, Atchley u. Palmer: J. gen. Labor. **4**, 591 (1922). — Vgl. auch Pincus u. Kramer: J. of biol. Chem. **57**, 463 (1923).
[5] Weston u. Howard: Arch. of Neur. **8**, 179 (1922).
[6] Marrack: Biochemic. J. **17**, 240 (1923). — Vgl. auch Blum, Delaville u. van Caulaert: C. r. Soc. Biol. Paris **93**, 692—704 (1925).
[7] Cohen, Kamner u. Killian: Zitiert auf S. 1440, Fußnote 7.

Bei krankhaften Affektionen wird das Natrium des Blutes zuweilen ebenfalls in Mitleidenschaft gezogen. Bei *Nephritis* fand MARRACK[1] gelegentlich sehr niedrige (bis 0,27% Na), DENIS und HOBSON[2] sowie wie BLUMGARTEN und ROHDENBURG[3] etwas erhöhte Werte; interessant ist MARRACKS Beobachtung, daß der Gehalt des Natriums (und Chlorid!) in der Spinalflüssigkeit beträchtlich ansteigen kann, ohne daß dies im Blut der Fall ist.

Bei *Tetanie* erhielten TISDALL, KRAMER und HOWLAND[4] normale Natriumwerte im Blut der Säuglinge (0,33%).

Bei pankreasdiabetischen Hunden veränderte sich nach TAKEUCHI[5] der Natriumgehalt der Blutflüssigkeit nicht, stieg jedoch unter Insulininjektion an, ebenso im Serum der Brustganglymphe (was mit Beobachtungen von STAUB, GÜNTHER und FRÖHLICH[6] am *Gesamtblut* übereinstimmt). In Versuchen von MOZAI, AKIYA, INADA und KAWASHIMA[7] war Insulin am gesunden Menschen ohne Einfluß, während Adrenalin und Pituitrin eine Erhöhung, Pilocarpin oft — doch nicht regelmäßig — eine Senkung des Natriumwertes bewirkten.

Kalium.

Der Kaliumgehalt des Blutplasmas liegt nahe bei 20 mg%, also bei 0,005 normaler Konzentration, während die Schwankungsbreite bei Mensch und Tier auf etwa 15—24 mg% angesetzt werden darf[8]. Seine Menge variiert nach L. BLUM[9] prinzipiell in gleicher Weise wie die des Natriums, d. h. sie steigt durch Kaliumzufuhr an und sinkt bei reichlicher Natriumzufuhr. Auch WILKINS und KRAMER[10] fanden nach innerlichen Gaben von 2—15 g Chlorkalium Anstieg der Blutwerte beim Menschen auf 25—35 mg% K. Hierher gehört zweifellos der gleichartige Effekt einer Fütterung mit Fleischextrakt an Hunden[11]. Calciumzufuhr ist nahezu ohne Einfluß auf das Kalium der Blutflüssigkeit[12], während Epithelkörperchenextrakt es senken soll[13]. Über die Art der Bindung des Kaliums hat RONA mit PETOW, HAUROWITZ und WITTKOWER[14] wichtige Untersuchungen angestellt. Sie führten in summa zu der Überzeugung, daß bei normaler Reaktion das *gesamte* Kalium der Blutflüssigkeit *frei diffusibel* ist, wenn auch gewisse

---

[1] MARRACK: Zitiert auf S. 1442, Fußnote 6.

[2] DENIS u. HOBSON: J. of biol. Chem. **55**, 183 (1923).

[3] BLUMGARTEN u. ROHDENBURG: Arch. int. Med. **39**, 372 (1927).

[4] TISDALL, KRAMER u. HOWLAND: Proc. Soc. exper. Biol.. a. Med. **18**, 252 (1921).

[5] TAKEUCHI: Tohoku J. exper. Med. **11**, 327. 568 (1928). — Vgl. auch HARROP u. BENEDICT: J. of biol. Chem. **59**, 683 (1924).

[6] STAUB, GÜNTHER u. FRÖHLICH: Klin. Wschr. **1923**, 2337.

[7] MOZAI, AKIYA, INADA u. KAWASHIMA: Proc. imp. Acad. Tokyo **3**, 106, 109, 111, 113 (1927) — Ronas Ber. **41**, 752f.

[8] Vgl. HEUBNER: Mineralstoffwechsel, in Dietrich-Kaminers Handb. d. Balneol. **2**, 187. — Ferner KRAMER u. TISDALL: J. of biol. Chem. **46**, 339 (1921); **53**, 241 (1922). — TISDALL, KRAMER u. HOWLAND: Proc. Soc. exper. Biol. a. Med. **18**, 252 (1921). — MYERS u. SHORT: J. of biol. Chem. **48**, 83 (1921). — WESTON u. HOWARD: Arch. of Neur. **8**, 179 (1922). — OELMER, PAYAN u. BERTHIER: C. r. Soc. Biol. Paris **87**, 867 (1922). — ATCHLEY, LOEB, BENEDICT u. PALMER: Arch. int. Med. **31**, 606 (1923). — DENIS: J. of biol. Chem. **56**, 473 (1928). — KRAMER u. WILKENS: Arch. int. Med. **31**, 96 (1923). — DENIS u. HOBSON: J. of biol. Chem. **55**, 183, (1923). — SALVESEN u. LINDER: Ebenda **58**, 617 (1924). — DE WESSELOW: Lancet **1924** I, 1099. — NORN: Bibl. Laeg. (dän.) **117**, 372 (1925 (nach Ronas Ber. **36**, 347). — KYLIN u. MYHRMAN: Dtsch. Arch. klin. Med. **149**, 354 (1925). — KISCH: Klin. Wschr. **1926**, 1555. — BREMS: Acta med. scand. (Stockh.) **66**, 473 (1927). — TÓMASSON: Biochem. Z. **195**, 475 (1928). — SPIRO: Z. klin. Med. **110**, 58 (1929).

[9] BLUM, L.: C. r. Soc. Biol. Paris **85**, 498 (1921).

[10] WILKINS u. KRAMER: Arch. int. Med. **31**, 916 (1923).

[11] MESSINEVA, NINA: Ronas Ber. **48**, 404 (1928).

[12] WEBER u. KRANE: Hoppe-Seylers Z. **163**, 134 (1927).

[13] CONDORELLI: Ronas Ber. **43**, 423 (1928).

[14] RONA u. Mitarbeiter: Biochem. Z. **137**, 356 (1923); **149**, 393; **150**, 468 (1924).

Beobachtungen bei saurer und alkalischer Reaktion darauf zu deuten schienen, daß das Kalium unter besonderen Umständen Verbindungen eingehen kann, die es hindern, rein physikalisch den Diffusions- und elektrostatischen Kräften (nach Donnan) zu folgen. Die Versuche von Neuhausen und Pincus[1] mit Ultrafiltration ergaben innerhalb der Fehlergrenzen *gleiche* Werte für Kalium in Serum, Ultrafiltrat und Rückstand[2].

Muskelarbeit (z. B. Strychninvergiftung, Dauerlauf) bewirkt *Anstieg* des Blutkaliums[3], Hunger hat keinen Einfluß[4]. Vor der Menstruation soll der Kaliumwert (innerhalb der normalen Grenzen) etwas ansteigen, um in der Menstruation abzusinken[5], doch ist diese Angabe nicht unbestritten[6].

Insulininjektion bewirkt gewöhnlich Absinken des Kaliumwertes[7], ebenso Synthalin[8]; in einem Fall von diabetischem Koma sahen Staub, Günther, Fröhlich einen Anstieg[9]. Thyreoidektomie an Hunden hatte Verminderung des Kaliumwertes (am 4. bis 7. Tage) zur Folge, ebenso die Injektion von Pituitrin[10], Adrenalin, Atropin[11,12], Cholin[11] oder Digitalisglykosiden[13]. Die Wirkung von Pilocarpin ist umstritten[6-8]. An Hunden im anaphylaktischen Shock[14] ist ebenso wie nach Histamininjektion[15] der Kaliumgehalt des Blutes erheblich vermehrt, während an Kaninchen Peptoninjektionen zur Senkung führten[16]. Röntgenbestrahlung führt nach Kroetz[17] zu Kaliumvermehrung. Bei Nierenerkrankungen wurde zuweilen eine Steigerung festgestellt[18], die jedoch in anderen Fällen und von anderen Autoren vermißt wurde[19]. Bei experimentell erzeugter Urämie steigt der Kaliumwert des Blutes stark an[20], ebenso nach Harnstoffbelastung bei künstlicher Niereninsuffizienz[21].

Bei Insuffizienz des Kreislaufs ist das Kalium des Blutes ebenfalls erhöht und steigt bei mäßiger Arbeit leicht an[22], während sich bei guter Kompensation normale Verhältnisse finden. Geringe Erhöhungen fand Brems bei essentieller Hypertonie und Asthma bronchiale[23], Paul Spiro[24] bei vegetativen Neurosen und Arthritiden.

[1] Neuhausen u. Pincus: J. of biol. Chem. **53**, 365 (1922).

[2] Die Befunde von Depisch und M. Richter-Quittner [Wien. Arch. klin. Med. **5**, 321 — Biochem. Z. **133**, 417 (1923)] erscheinen durchaus unglaubwürdig.

[3] Harrop u. Ethel Benedict: Proc. Soc. exper. Biol. a. Med. **20**, 430 (1922). — Schenk: Münch. med. Wschr. **1925**, 2050—2100. — Zagami: Arch. di Sci. biol. **11**, 301 (1928) — Ronas Ber. **48**, 401.

[4] Morgulis u. Bollmann: Zitiert auf S. 1440, Fußnote 15.

[5] Spiegler: Arch. Gynäk. **134**, 322 (1928). — Tómasson: Biochem. Z. **195**, 475 (1928).

[6] Guillaumin u. Vignes: C. r. Soc. Biol. Paris **99**, 753 (1928).

[7] Harrop u. Benedict: Zitiert auf S. 1443, Fußnote 5 — J. of biol. Chem. **59**, 683 (1924). — Takeuchi: Tohoku J. exper. Med. **11**, 327 (1928. — Kerr: J. of biol. Chem. **78**, 35 (1928). — Häusler u. Heesch: Pflügers Arch. **210**, 545 (1925).

[8] Matavulj u. Chahovitch: C. r. Soc. Biol. Paris **97**, 1307 (1927).

[9] Staub, Günther u. Fröhlich: Klin. Wschr. **1923**, 2337.

[10] Mozai, Akiya, Inada u. Kawashima: Ronas Ber. **41**, 752 (1927).

[11] Gresel u. Katz: Klin. Wschr. **1922**, 1601.

[12] Zamorani: Riv. Clin. pediatr. **26**, 288 (1928).

[13] Ginzburg: Arch. f. exper. Path. **128**, 126 (1928).

[14] Schittenhelm, Erhardt u. Warnak: Z. exper. Med. **58**, 662 (1928).

[15] Kuschinsky: Z. exper. Med. **64**, 563 (1929).

[16] Chahovitch u. Vichnijtsch: C. r. Soc. Biol. Paris **99**, 1264 (1928).

[17] Kroetz: Biochem. Z. **151**, 449 (1924).

[18] Payan, Olmer, u. Berthier: C. r. Soc. Biol. **87**, 867 (1922); **89**, 330 (1923) — Wilkins u. Kramer: Arch. int. Med. **31**, 916 (1923).

[19] Z. B. Myers u. Short: J. of biol. Chem. **48**, 83 (1921).

[20] Hartwich u. Hessel: Klin. Wschr. **1928**, 67.

[21] Mark u. Kohl-Egger: Zbl. inn. Med. **48**, 578 (1927).

[22] Kisch: Klin. Wschr. **1926**, 1555.

[23] Brems: Acta med. scand. (Stockh.) **66**, 473 (1927).

[24] Spiro, Paul: Z. klin. Med. **110**, 58 (1929).

Selbstverständlich ist es, daß bei dem hohen Gehalt der Blutzellen an Kalium jede Hämolyse den Kaliumgehalt der Blutflüssigkeit steigert[1].

Bei Säuglingstetanie fanden TISDALL, KRAMER und HOWLAND[2] mäßige Vermehrung des Kaliums (von 19,5 im Mittel auf 24,9 mg% K), was zu der obenerwähnten gegensätzlichen Wirkung des Nebenschilddrüsenextraktes stimmen würde (vgl. S. 1443). NOURSE, SMITH und HARTMAN[3] konnten jedoch ausschließlich für Calcium gesetzmäßige Abweichungen feststellen, also *nicht* für Kalium.

In den Körperflüssigkeiten wurden zuweilen etwas *geringere* Kaliumwerte aufgefunden als im Blutserum, so in Trans- und Exsudaten von LOEB, ATCHLEY und PALMER[4], im Liquor von OLMER, PAYAN und BERTHIER[5], GHERARDINI[6] sowie LEULIER, VELLUZ und GRIFFON[7] (mit 12 mg%).

Calcium.

Calcium besitzt gegenüber den übrigen lebenswichtigen Kationen den Vorsprung, daß es bequemeren, früher ausgearbeiteten und wohl auch heute noch zuverlässigeren analytischen Methoden zugänglich ist. Freilich ist auch hier nicht zu vernachlässigen, daß vor allem die modernen Mikromethoden in der Hand verschiedener Untersucher nicht stets *genau* übereinstimmende Zahlen liefern. An Tierblut hat es sich in eigenen darauf gerichteten Untersuchungen oft gezeigt, daß die Ausfällung aus der unveraschten Blutflüssigkeit nebst Titration des erhaltenen Oxalats zu hohe Werte liefert, und zwar — wie es scheint — in einem gewissen Zusammenhang mit der Ernährungsweise der Tiere. Methodische Vorschläge finden sich in der Literatur in sehr großer Zahl; erwähnt seien Bemerkungen von SCHIMMELPFENG[8], von MIKO und PALA[9] sowie KLINKE[10], die gegenüber der Methode von KRAMER und TISDALL zugunsten der von DE WAARD sprechen. Auch E. P. CLARK und COLLIP[11] gaben eine vielgeübte Abänderung des Verfahrens an. Niemals wird freilich auszuschalten sein, daß außer der angewandten Methode auch die Hand von Bedeutung ist, die sie ausführt.

Als feststehend kann angesehen werden, daß die Konzentration des Calciums in der Blutflüssigkeit unter normalen Bedingungen für den Menschen und eine Reihe anderer Tierarten sehr konstant ist, besonders für das Individuum, aber auch für die Tierart. Bei einer Anzahl von Tierarten stimmt auch der Durchschnittswert sehr genau mit dem des Menschen[12] überein und liegt bei 10 bis

[1] KAUFTHEIL u. KISCH: Klin. Wschr. **1927**, 1328.

[2] TISDALL, KRAMER u. HOWLAND: Proc. Soc. exper. Biol. a. Med. **18**, 252 (1921). — Vgl. auch WILKINS u. KRAMER: Arch. int. Med. **31**, 916 (1923).

[3] NOURSE, SMITH u. HARTMAN: Amer. J. Dis. Childr. **30**, 210 (1925).

[4] LOEB, ATCHLEY u. PALMER: J. gen. Labor. **4**, 591 (1922). — Vgl. dagegen CHERARDINI: Fol. clin. chim. et microsc. (Bologna) **3**, 303 (1927).

[5] OLMER, PAYAN u. BERTHIER: C. r. Soc. Biol. Paris **87**, 867 (1922).

[6] GHERARDINI: Fol. clin. chim. et microsc. (Bologna) **2**, 303 (1927).

[7] LEULIER, VELLUZ u. GRIFFON: C. r. Soc. Biol. Paris **99**, 1748 (1928).

[8] SCHIMMELPFENG: Biochem. Z. **183**, 42 (1927).

[9] MIKO u. PALA: Arch. f. exper. Path. **119**, 273 (1927).

[10] KLINKE: Erg. Physiol. **26**, 266 (1928).

[11] CLARK, E. P. u. COLLIP: J. of biol. Chem. **63**, 461 (1925).

[12] Vgl. HEUBNER: Mineralstoffwechsel, in Dietrich-Kaminers Handb. d. Balneol. **2**, 189. — MAZZOCCO: C. r. Soc. Biol. Paris **85**, 690 (1921). — LEICHER: Dtsch. Arch. klin. Med. **141**, 85 (1922). — ROE u. KAHN: J. Labor. a. clin. Med. **8**, 762 (1928). — BREMS: Acta med. scand. (Stockh.) **66**, 473 (1927). — LONGO: Boll. Soc. Biol. sper. **3**, 112 (1928). — SPIRO: Z. klin. Med. **110**, 58 (1929). — v. BÉRENCZY: Klin. Wschr. **9**, 1213 (1930).

11 mg% Ca, so bei Rindern[1], Schafen[2], Hunden[3], Katzen[4], Ratten[5]. Die Schwankungsbreite bei verschiedenen Individuen kann wohl zwischen 9 und 13 mg% Ca noch als normal angesehen werden. Bei kleineren Pflanzenfressern besteht offenbar die Tendenz zu höheren Werten, auch zu größeren individuellen Schwankungen. Für Kaninchen schwanken die Angaben zwischen 10 und 20 mit Mittelwerten bis 16 mg[6], für Meerschweinchen zwischen 10 und 16 mg% Ca[7]. Wade H. Brown[8] fand mit seinen Mitarbeitern bei 68 Kaninchen im Laufe von 4—8 Monaten Werte zwischen 14,1 und 17,3 mg% Ca, die sich um das Mittel 15,7 nach Art einer Binomialkurve verteilten. Mehrfach bestätigt ist eine freilich geringfügige Abhängigkeit des Calciumwertes vom Lebensalter, insofern er von der Fetalzeit an, wenn auch äußerst langsam und wenig absinkt. Nach systematischen Untersuchungen von Leicher[9] an 60 Fällen beträgt der Calciumgehalt des menschlichen Blutserums vom 1. Vierteljahr bis zum 20. Lebensjahr 11,1—12,0 (im Mittel 11,6), bis zum 35. Jahre 11,1—11,8 (Mittel 11,5), vom 35. bis 45. Jahre 11,0—11,6 (Mittel 11,4), in der zweiten Hälfte des 5. Jahrzehnts 10,8—11,5 (Mittel 11,1) und oberhalb des 55. Jahres 10,6—11,2 (Mittel 10,8) mg% Ca. Kylin[10] bezeichnet als normale Grenzen vom 6. bis zum 40. Jahre 10,8—12,0 mg%, später 10,6—11,5. Weitere Bestätigungen brachten Greisheimer, Johnson und Ryan[11]. An Meerschweinchen, Kaninchen, Katzen und Hunden fand Cahane[12] die gleiche Erscheinung der Altersverminderung des Blutcalciums.

Die *Jahreszeit* ist ebenfalls von einem gewissen Einfluß auf diese Größe, und zwar, wie es scheint, bei Kindern, Kaninchen und Ratten ziemlich übereinstimmend in dem Sinne, daß zum Frühjahr hin eine *Senkung* eintritt[13].

Änderungen der Ernährungsweise wirken im allgemeinen beim Gesunden auf den Calciumwert der Blutflüssigkeit nicht ein[14]. Ebenso ist die innerliche Zufuhr von Calciumdosen meist ohne merklichen Einfluß. Am Menschen wurde

---

[1] Kramer u. Tisdall: J. of biol. Chem. **53**, 241 (1922). — Bonnier, Jorpes u. Sköld: Z. Tierzüchtg **13**, 343 (1929).

[2] Kramer u. Tisdall: J. of biol. Chem. **53**, 241 (1922). — Derevici: C. r. Soc. Biol. Paris **100**, 925 (1929).

[3] v. Meysenbug u. McCann: J. of biol. Chem. **47**, 541 (1921). — Cruickshank: Biochemic. J. **17**, 13 (1923) — Brit. J. exper. Path. **4**, 213 (1923). — Morgulis u. Bollmann: Amer. J. Physiol. **84**, 350 (1928). — Derevici: C. r. Soc. Biol. Paris **100**, 925 (1929).

[4] Heubner u. Rona: Biochem. Z. **93**, 187 (1919); **135**, 248, 255 (1923).

[5] Kramer u. Howland: Bull. Hopkins Hosp. **33**, 313 (1922).

[6] Denis: J. of biol. Chem. **56**, 473 (1923). — Harnes: J. of exper. Med. **48**, 549 (1928); **49**, 287, 859 (1929). — Derevici: Zitiert diese Seite, Fußnote 2.

[7] Genck, Grete, u. Blühdorn: Jb. Kinderheilk. **102**, 83 (1923). — Palladin u. Ssaradon: Biochem. Z. **153**, 86 (1924). — Randoin u. Michaux: C. r. Soc. Biol. Paris **100**, 11 (1929). — Derevici: Zitiert diese Seite, Fußnote 2.

[8] Brown, Wade H.: The Harvey lectures (New York) **24**, 106 (1930).

[9] Vgl. Heubner: Mineralstoffwechsel, in Dietrich-Kaminers Handb. d. Balneol. **2**, 189. — Mazzocco: C. r. Soc. Biol. Paris **85**, 690 (1921). — Leicher: Dtsch. Arch. klin. Med. **141**, 85 (1922).

[10] Kylin: Zbl. inn. Med. **45**, 471 (1924) — Z. exper. Med. **43**, 47 (1924).

[11] Greisheimer, Johnson u. Ryan: Amer. J. med. Sci. **177**, 704 (1929).

[12] Cahane: C. r. Soc. Biol. Paris **96**, 1168 (1927). — Vgl. auch Frei u. Emmerson: Biochem. Z. **226**, 355 (1930).

[13] Bakwin, H., u. R. M.: Amer. J. Dis. Childr. **34**, 994 (1927). — Harnes: Zitiert diese Seite, Fußnote 6. — Cameron u. Williamson, Cameron u. Turner: Trans. roy. Soc. Canada biol. Sci. **21**, 139 (1927); **22**, 135 (1928). — Brown: Zitiert diese Seite, Fußnote 8.

[14] Katzenellenbogen, Maria: Jb. Kinderheilk. **8**, 187 (1913). — Halverson u. Bergeim: J. of biol. Chem. **32**, 171 (1917). — Clark: Ebenda **43**, 89 (1920) (Kaninchen). — Meigs, Blatherwick u. Cary: Ebenda **37**, 1 (1919) (Rind). — Bilinova: Ronas Ber. **48**, 404 (1928) (Hund).

diese Tatsache in systematischen Untersuchungen von Denis und Minot[1] sichergestellt und vielfach bestätigt; gleiches ergab sich in zahlreichen Tierversuchen[2].
Nur unter extremen Bedingungen, z. B. Einnahme von 30 g wasserfreien Chlor-
calciums beim Erwachsenen (0,1 g Ca je kg) oder 4 g beim Säugling ist ein
leichter Anstieg festzustellen[3]. (Jansen[4] nahm Analysen des *Gesamtblutes* vor,
die im allgemeinen ja auch das Calcium der Blut*flüssigkeit* widerspiegeln, wenn
das auch beim heutigen Stand unserer Kenntnisse wohl nicht ganz ohne Vorbehalt angenommen werden kann; bei einem Menschen im allgemeinen Stoff-
wechsel- und Calciumgleichgewicht fand er durch Extragaben von 1,2 g Ca im
Laufe eines Tages keinen Einfluß auf den Blutkalk, wenn die innerliche Zufuhr
in Form des Chlorids oder Lactats erfolgte, dagegen eine entschiedene Steigerung
[um etwa 35%] nach Calciumbicarbonat, eine geringere nach dem Acetat oder
Sulfat, unsichere Ergebnisse nach Bromid und Biphosphat.) 25 g wasserfreies
Magnesiumchlorid erwiesen sich ohne Einfluß auf den Calciumwert, ebenso große
Mengen Natriumbicarbonat (bis 90 g in 50 Stunden), während Chlorammonium,
Atmung kohlensäurehaltiger Luft, aber auch stundenlang fortgesetzte angestrengte
Atmung in gewöhnlicher Luft zu leicht erhöhten Calciumwerten führten (Ste-
wart und Haldane[3]). Nach Rohmer und Woringer[5] ändert die Zufuhr von
(primärem) Natriumphosphat bei gesunden Säuglingen in Dosen bis zu 10 g des
wasserfreien Salzes den Calciumgehalt des Serums nicht.

Hunger führte (bei Kaninchen) im Laufe von etwa 10 Tagen zum *Absinken* des Wertes[6]. Gleiches wurde, wenn auch erst in späteren Stadien (3 Tage
nach vorherigem Anstieg), auch mit anderen zeitlichen Intervallen, in prinzipiell
analoger Weise für Hunde und Katzen bestätigt[7]. Muskelarbeit pflegt keine
konstante und merkliche Änderung des Blutkalkes hervorzubringen[8]. Dagegen
tritt bei Strychninvergiftung, und zwar nur während der Krämpfe, ein deutlicher Anstieg ein[9].

Zahlreiche Untersuchungen haben sich mit dem Verhalten dieser Größe
während der Schwangerschaft und der damit zusammenhängenden Funktionen
des weiblichen Körpers beschäftigt, da die lange bekannten erheblichen Abgaben
von Calcium an den Fetus und Säugling die Aufmerksamkeit darauf lenken
mußten. Während der *Menstruation* neigen die Calciumwerte zum Anstieg,
erreichen aber nur selten übernormale Werte[10]. In der *Schwangerschaft* stellt
sich nur während der letzten zwei Monate eine recht geringfügige Senkung des
Calciumwertes ein, die jedoch in die Schwankungsbreite der individuellen Verschiedenheiten fällt, und daher nur im Durchschnitt zahlreicher Analysen oder
bei der Verfolgung einer einzelnen Frau erkennbar wird. Nach der Niederkunft
erfolgt wieder ein langsamer Anstieg. In den allerletzten Tagen vor der Nieder-

[1] Denis u. Minot: J. of biol. Chem. **41**, 357 (1920).
[2] Z. B. Salvesen, Hastings u. McIntosh: J. of biol. Chem. **60**, 327 (1924) (Hunde).
[3] Stewart, C. P., u. J. S. Haldane: Biochemic. J. **18**, 855 (1924). — Blühdorn:
Mschr. Kinderheilk. **24**, 548 (1924).
[4] Jansen: Klin. Wschr. **1924**, 715 — Dtsch. Arch. klin. Med. **145**, 209 (1924).
[5] Rohmer u. Woringer: C. r. Soc. Biol. Paris **89**, 575 (1923).
[6] Goto: J. of biol. Chem. **1**, 321 (1922).
[7] Morgulis u. Bollman, Morgulis u. Perley: Amer. J. Physiol. **84**, 350 (1928);
89, 213 (1929). — Meglitzky: Z. ges. exper. Med. **55**, 13 (1927). — Schazillo u. Konstanti-
nowskaja: Biochem. Z. **201**, 318 (1928).
[8] Ewig u. Wiener: Z. exper. Med. **61**, 562 (1928). — Fedorov: Med.-biol. Z. (russ.)
4, 84 (1928) — Ronas Ber. **48**, 793. — Blinova u. Savališina: Ronas Ber. **49**, 763. — Cac-
curi: Giorn. Batter. **4**, 314 (1929).
[9] v. Mikó u. Pala: Arch. f. exper. Path. **119**, 273 (1927).
[10] Kylin: Z. exper. Med. **43**, 47 (1924). — Frei u. Emmerson: Biochem. Z. **226**,
355 (1930).

kunft scheint eine leichte, vorübergehende Erhöhung das sonst etwas niedrigere Niveau zu unterbrechen. Pathologische Störungen der Schwangerschaft lassen die Senkung in den letzten Monaten zuweilen weniger, zuweilen deutlicher hervortreten[1]. (Am *Gesamtblut* hatte schon Kehrer[2] die Senkung des Calciumwertes in der letzten Graviditäts- und ersten Wochenbettperiode festgestellt. Nach Therese Malamud und D. Mazzocco[3] ist das Calcium des Gesamtblutes nach der Menopause etwas niedriger als vorher.) Bogert und Plass[4] ermittelten, daß im Augenblick der Geburt das mütterliche Blutserum stets geringeren Calciumgehalt aufweist als das Kind; ihre Mittelzahlen waren 9,1 und 10,9 mg% Ca. K. Hellmuth[5] sowie Sserdjukoff und Morosowa[6] bestätigten diese Angabe[7]; Hellmuth fand in seinen Fällen für

Mutter . . .	10,0	9,4	9,6	10,3	9,2	10,3
Kind	12,1	12,1	12,0	13,2	12,7	12,0

(Hess und Matzner[8] fanden dagegen in Schwangerschaft, Wochenbett und im Nabelschnurblut gleiche Werte).

Ovarialextrakt erzielt bei Frauen[9] und Kaninchen[10] Senkung des Serumgehaltes, Kastration an Frauen[11], Kaninchen, Meerschweinchen und Schafen[12] das Gegenteil. Aber auch viele andere Hormone wirken auf die Konzentration des Calciums in der Blutflüssigkeit ein, in überragendem Ausmaße die Epithelkörperchen. Seit W. G. MacCallum und Voegtlin[13] die gesetzmäßige und erhebliche Erniedrigung des Serumkalkes nach Exstirpation der Nebenschilddrüsen entdeckt hatten, ist dieser Befund wiederholt bestätigt[14] und durch Collip[15] und viele Nachuntersucher[16] dahin ergänzt worden, daß die Injektion wirksamer Extraktstoffe dieser Drüsen (besonders bei Hunden) ebenso aber auch Überproduktion im menschlichen Körper (bei Adenomen u. dgl.[17]) den Calciumwert gewaltig in

---

[1] Mazzocco u. Moron: C. r. Soc. Biol. Paris **85**, 692 (1921). — de Wesselow, O. L. V.: Lancet **203**, 227 (1922). — Krebs u. Briggs: Amer. J. Obstetr. **5**, 67 (1923). — Plass u. Bogert: Ebenda **6**, 427 (1923). — Widdows, Sibyl, T.: Biochemic. J. **17**, 34 (1923); **18**, 555 (1924). — Stander, Duncan u. Sisson: Bull. Hopkins Hosp. **36**, 411 (1925). — Hétenyi u. Liebmann: Med. Klin. **1925**, 51. — Bock: Klin. Wschr. **6**, 1090 (1927). — Sserdjukoff u. Morosowa: Mschr. Geburtsh. **78**, 237 (1928).

[2] Kehrer: Arch. Gynäk. **112**, 487 (1919).

[3] Malamud, Th., u. D. Mazzocco: C. r. Soc. Biol. Paris **88**, 396 (1923).

[4] Bogert u. Plass: J. of biol. Chem. **56**, 297 (1923).

[5] Hellmuth, K.: Klin. Wschr. **1925**, 454.

[6] Sserdjukoff u. Morosowa: Zitiert diese Seite, Fußnote 1.

[7] Vgl. ferner Frei u. Emmerson: Biochem. Z. **226**, 355 (1930). — Krane: Z. Geburtsh. **97**, 22 (1930).

[8] Hess u. Matzner: Proc. Soc. exper. Biol. a. Med. **20**, 75 (1922).

[9] Mirvish u. Bosman: Quart. J. exper. Physiol. **18**, 11 (1927).

[10] Reiss, M., u. Marx: Endokrinol. **1**, 181 (1928). — Frei u. Emmerson: Zitiert diese Seite, Fußnote 7.

[11] Nishimura: Fol. endocrin. jap. **4**, 73 (1928).

[12] Werner: C. r. Soc. Biol. Paris **100**, 49 (1929).

[13] MacCallum, W. G., u. Voegtlin: Zbl. Grenzgeb. Med. u. Chir. **11**, 209 — Proc. Soc. exper. Biol. a. Med. **5**, 84 (1908) — J. of exper. Med. **11**, 118 (1909).

[14] Vgl. Heubner: Mineralstoffwechsel, in Dietrich-Kaminers Handb. d. Balneol. **2**, 190. — Tweedy u. Chandler: Amer. J. Physiol. **88**, 754 (1929).

[15] Collip: J. of biol. Chem. **63**, 395, 439; **66**, 133 (1925) — Ann. clin. Med. **4**, 219 (1925) — Canad. med. Assoc. J. **15**, 59 (1925).

[16] Bermann: Proc. Soc. exper. Biol. a. Med. **21**, 465 (1923). — Greenwald: J. of biol. Chem. **66**, 217; **67**, XXXV (1926). — Davisson: Canad. med. Assoc. J. **15**, 803 (1925). — Lisser u. Shepardson: Endocrinology **9**, 383 (1925). — Moritz: J. of biol. Chem. **66**, 343 (1925). — Looney: Ebenda **67**, 37 (1926). — Zimmermann: Klin. Wschr. **6**, 726 (1927). — Thölldte: Krkh.forschg **6**, 397 (1928). — Hopkins u. Snyder: Proc. Soc. exper. Biol. a. Med. **25**, 264 (1928). — Stewart u. Percival: Quart. J. Med. **20**, 349 (1924).

[17] Barker, L. F.: Endocrinology **6**, 591 (1922). — de Wesselow: Quart. J. Med. **16**, 341 (1923). — Snapper: Dtsch. Kongr. inn. Med. **1930**.

die Höhe treibt, selbst bis zur Entstehung eines charakteristischen, lebensgefährlichen Krankheitsbildes. An Pflanzenfressern ist die Bedeutung der Epithelkörperchensubstanz für die Höhe des Serumkalks geringer[1].

Die Nebennierenrinde scheint auf das Calcium des Blutes einen entgegengesetzten Einfluß zu üben wie die Nebenschilddrüse, d. h. Exstirpation vermehrt[2] und Injektion von Extrakt vermindert es[3]. Nach BROUGHER[4] verhält sich auch Insulin wie ein Antagonist, der Nebenschilddrüsensubstanz. Wechselnde Befunde wurden mit Schilddrüsen- oder Thymussubstanz oder -exstirpation erzielt. Für calciumtreibend halten die Schilddrüse z. B. NISHIMURA[5] und TRIFON[6], die Thymus ebenfalls NISHIMURA, während das Umgekehrte für die Schilddrüse MOXIM und VASILIU[7] sowie VINES[2], für die Thymus NITSCHKE[8] meinen. Splenektomie hat nach MEGLITZKY[9] Abfall, nach NISHIMURA Anstieg des Blutkalks zur Folge. Extrakt von Tränendrüsen soll zweiphasig Absinken und folgenden Anstieg bewirken[10]. Bestrahlungen scheinen meist zu Anstieg des Calciums zu führen[11].

GLASER[12] fand die sehr interessante Tatsache, daß durch *psychische* Erregungen der Calciumwert des Blutserums etwas erhöht, durch Beruhigung (Hypnose) gesenkt wird. Die Schwankungen betragen dabei bis zu 3,5 mg% Ca. Nach KRETSCHMER und KRÜGER[13] gilt dies allerdings nur bei bereits vorher abnormen Calciumwerten (von Vagotonikern). Bei der Einwirkung von Narcoticis der Fettreihe, seltener von Morphin fand CLOETTA mit THOMANN und BRAUCHLI[14] (an Hunden) Erniedrigung des Calciums. Durchschneiden des Splanchnicus unterhalb des Zwerchfells bewirkt nach HESS, BERG und SHERMAN[15] eine Senkung des Serumkalks (ohne tetanoide Symptome), während Rückenmarksdurchschneidung eher (nicht konstant) zu einem Anstieg führt. LEITES[16] sowie URECHIA und POPOVICIU[17] kamen im ganzen zu gleichsinnigen Ergebnissen.

Zustand des Calciums im Blute.

Das Calcium der Blutflüssigkeit findet sich in verschiedenen *Formen*, und hierdurch unterscheidet sich dieser interessante Basenbildner von den einwertigen. In mindestens *drei* verschiedene Zustandsformen muß man die Gesamtmenge des Calciums zerlegen, und zwar aus folgenden Gründen: Durch Dialyse sowie Ultrafiltration wird ein diffusibler Anteil von einem nicht diffusiblen abgetrennt;

---

[1] Vgl. u. a. auch BOTSCHKAREFF u. DANILOVA: C. r. Acad. Sci. Paris **189**, 304 (1929). — WERNER: C. r. Soc. Biol. Paris **100**, 926 (1929).

[2] VINES: Endocrinology **11**, 290 (1927).

[3] TAYLOR u. CAVEN: Amer. J. Physiol. **81**, 511 (1927). — ROGOFF u. STEWART: Ebenda **86**, 20 (1928).

[4] BROUGHER: Amer. J. Physiol. **80**, 411 (1927).

[5] NISHIMURA: Fol. endocrin. jap. **4**, 73 (1928).

[6] TRIFON: C. r. Soc. Biol. Paris **101**, 233 (1929).

[7] MAXIM u. VASILIU: Biochem. Z. **197**, 237 — Z. exper. Med. **61**, 707 (1928).

[8] NITSCHKE: Z. exper. Med. **65**, 637 (1929).

[9] MEGLITZKY: Z. exper. Med. **55**, 13 (1927).

[10] MICHAIL u. VANCEA: C. r. Soc. Biol. Paris **99**, 1812 (1928).

[11] Vgl. z. B. ROTHMANN: Klin. Wschr. **1923**, 1751. — ESSINGER u. GYÖRGY: Biochem. Z. **149**, 344 (1924). — KROETZ: Ebenda **151**, 449 (1924).

[12] GLASER: Klin. Wschr. **1924**, 1492.

[13] KRETSCHMER u. KRÜGER: Klin. Wschr. **1927**, 695.

[14] CLÖETTA, THOMANN u. BRAUCHLI: Arch. f. exper. Path. **103**, 260 (1924); **111**, 254 (1926).

[15] HESS, BERG u. SHERMAN: J. of biol. Chem. **74**, XXVII (1927) — J. of exper. Med. **47**, 115 (1928).

[16] LEITES: Ronas Ber. **41**, 235 (1927).

[17] URECHIA u. POPOVICIU: C. r. Soc. Biol. Paris **98**, 1486 (1928).

von dem diffusiblen Anteil ist wiederum nur die kleinere Hälfte als Kation, die größere in elektrisch neutraler Form (partiell wohl auch in Anionen) vorhanden. Die zahlenmäßige Verteilung ist etwa die folgende: mindestens ein Drittel (4—5 mg%) ist kolloidal; von dem krystalloiden Anteil ist etwa ein Drittel (2 mg%, also rund ein Sechstel des Gesamtcalciums) positiv geladen; nahezu die Hälfte des Serumcalciums (4—5 mg%) ist also krystalloid, aber nicht Ion. Mit dieser ersten Aufteilung ist freilich keineswegs gesagt, daß die beiden Fraktionen des kolloidalen und krystalloiden, doch nicht ionalen Anteils in sich einheitlicher Natur wären. Die gesamten Ergebnisse über das kolloidale Calcium wurden gewonnen durch *Kompensationsdialyse*, wie sie zuerst durch RONA und TAKAHASHI[1] angewandt wurde[2]; ferner durch Ultrafiltration, die sowohl die Verminderung im Filtrat wie die Vermehrung im Filterrückstand lieferte[3].

Die beiden primär nicht ionisierten Formen des Calciums, also sowohl der krystalloide wie der kolloide Anteil, sind freilich nicht *fest* verankert (wie es ja bei der stark basischen Natur des Calciumhydroxyds auch schwer denkbar wäre); vielmehr genügen geringfügige Verschiebungen des Gleichgewichts, um das *gesamte* Calcium in Calciumionen überzuführen. Bei der Kompensationsdialyse sucht man das Blutserum durch eine Dialysiermembran mit einer Salzlösung in Berührung zu bringen, deren Calciumgehalt dem diffusiblen Anteil des Blutserums gerade die Waage hält; wendet man statt dessen die gewöhnliche Dialyse gegen calciumfreies Wasser an, so erweist sich das *gesamte* Calcium als diffusibel. Oder fällt man durch Überschuß von Oxalat die primär vorhandenen Calciumionen aus, so wird rasch (nahezu) der gesamte Rest des Calciums ebenfalls ionisiert und ausgefällt[4]. (Nach VINES[5] sollte im *Plasma* ein Drittel des Calciums nicht ionisierbar sein, sondern es erst durch die Gerinnung werden; demgegenüber untersuchten z. B. STEWART und PERCIVAL[6] das diffusible Calcium im Serum und Plasma mittels gewöhnlicher und Vividialyse an Katzenblut und fanden beide Werte übereinstimmend; da im Plasma jedoch der Gehalt an *Gesamt*calcium stets etwas höher ist, so glauben sie, daß bei der Gerinnung ein *nicht* diffusibler Anteil des Calciums aus der Lösung entfernt wird.)

Seit diesen ersten grundsätzlichen Feststellungen über die komplizierte Natur des Calciums der Blutflüssigkeit ist eine außerordentlich große Summe von Arbeit und Scharfsinn aufgewandt worden, um zu einer möglichst exakten Erkenntnis und Beschreibung des Zustandes oder der Zustände des Calciums in der Blutflüssigkeit zu gelangen. Die Beziehungen dieses Mineralstoffes zu den Prozessen der Verknöcherung und pathologischen Verkalkung machten dies besonders erwünscht. Im Vordergrunde der theoretischen Diskussionen stand dabei vielfach die Alternative, ob das Blutplasma an Calcium (mit den zugehörigen Anionen) übersättigt sei oder ob seine Lösungsgenossen, vor allem *organischer* Natur, es in komplexer Bindung fassen und daher den einfachen Gleichgewichtsbedingungen entziehen, wie sie die in Betracht kommenden anorganischen Anionen *allein* bewirken würden. Der augenblickliche Stand der Erörterungen auf Grund des heute bekannten Tatsachenmaterials scheint mehr für die *zweite* Annahme und gegen eine eigentliche Übersättigung zu sprechen.

[1] RONA u. TAKAHASHI: Biochem. Z. **31**, 336 (1911); **49**, 370 (1913).

[2] RONA, HAUROWITZ u. PETOW: Biochem. Z. **149**, 393, 397 (1924).

[3] CUSHNY: J. of Physiol. **53**, 391 (1920). — NEUHAUSEN u. PINCUS: J. of biol. Chem. **57**, 99 (1923).

[4] DE WAARD: Nederl. Tijdschr. Geneesk. **1918 II**, 992 — Malys Jahresberichte der Tierchemie **1918**, 87.

[5] VINES: J. of Physiol. **55**, 86 (1921).

[6] STEWART u. PERCIVAL: Amer. J. med. Sci. **177**, 704 (1929).

Die erste, dringendste und entscheidende Frage, deren Lösung auf diesem Erscheinungsgebiete notwendig war, ist die nach der *Menge* des ionisierten Calciums. Sie enthält manche äußerst komplizierten Probleme und hat zwei Jahrzehnte lang die Forscher beschäftigt. Zuerst waren es auch hier RONA und TAKAHASHI[1], die grundsätzlich wichtige Überlegungen anstellten und Beobachtungsmaterial lieferten. Sie faßten die Tatsache der gleichzeitigen Gegenwart von Calcium und Carbonat bei neutraler Reaktion quantitativ schärfer ins Auge, leiteten aus den Dissoziationsgleichungen für die Kohlensäure und dem Löslichkeitsprodukt des Calciumcarbonats

$$\frac{[\text{H}^\cdot] \cdot [\text{HCO}_3']}{\text{H}_2\text{CO}_3} = K_1, \qquad \frac{[\text{H}^\cdot] \cdot [\text{CO}_3'']}{[\text{HCO}_3']} = K_2, \qquad [\text{Ca}^{\cdot\cdot}] \cdot [\text{CO}_3''] = K_3$$

die Formel ab, die die Abhängigkeit der Calciumionenzahl von der Konzentration an Bicarbonat- und Wasserstoffionen angibt

$$\frac{[\text{Ca}^{\cdot\cdot}] \cdot [\text{HCO}_3']}{[\text{H}^\cdot]} = K_4 = \frac{K_3}{K_2}$$

und bestimmten die Konstante K_4 durch Analyse einer Reihe von einfachen Kombinationen der Bildner dieser Ionen. Die von ihnen gefundene Zahl 350 (für 18°) wurde später durch KUGELMASS und SHOHL[2] für 38° zu 133 errechnet. Die Zahl von RONA ist nach KLINKE[3] ein Maximalwert, weil bei der Bestimmung des Bicarbonatwertes durch Titration infolge Verschiebung des Gleichgewichts ein zu hoher Wert herauskommt. Bei der Übertragung auf das Plasma kommt hinzu, daß der Einfluß des *Phosphats* außer Betrachtung bleibt, ebenso (nach heutiger Ausdrucksweise) die *Aktivität* der Ionen. Trotzdem ist auch die Bestimmung des absolut zu hohen Wertes für die Calciumionen von höchstem Interesse, weil schon dieser Wert nach RONA und TAKAHASHI nur einen *Bruchteil* des gesamten diffusiblen Calciums ausmacht, nämlich bei der Wasserstoffzahl des normalen Blutes $2-2^1/_2$ mg% Ca. Auch andere Bemühungen, durch noch direktere Ermittlungen etwas über die Menge des dissoziierten Calciums zu erfahren, führten zu der gleichen Größe: so die Bestimmungen von BRINKMAN und VAN DAM[4] über die erste Trübung bei vorsichtigem, allmählichem Zusatz von Oxalat sowohl in einem künstlichen, der Blutflüssigkeit nachgebildeten Salzgemisch, wie im Ultrafiltrat menschlichen Blutserums selbst; ferner die elektrometrischen Messungen von NEUHAUSEN und MARSHALL[5] mit Amalgamelektroden. Auch diese Methode liefert Maximalwerte, die mehr oder weniger über den wahren Werten liegen müssen: denn dabei stören die vorhandenen Alkaliionen stets im Sinne einer Erhöhung der abgelesenen Zahlen.

In den Messungen von CORTEN[6] wurde die Amalgamelektrode vermieden und statt dessen eine Elektrode dritter Art mit der Schaltung HgZn | ZnC$_2$O$_4$ | CaC$_2$O$_4$ | Ca$^{\cdot\cdot}$ verwendet; auch dabei wurde der Wert von 2 mg% Ca$^{\cdot\cdot}$ als Mittel für menschliche Sera gefunden. Doch erscheint es in dieser Versuchsreihe merkwürdig, daß bei der Prüfung von gerinnendem Plasma während der Gerinnung ein Abfall bis auf 0,5, selbst 0,2 mg% Ca$^{\cdot\cdot}$ beobachtet wurde, also auf viel geringere Werte, als für Serum angegeben ist. Hier liegt ein Widerspruch vor, dessen Aufklärung geboten scheint, ehe die Befunde CORTENS zu bestimmten Schlußfolgerungen verwandt werden.

<hr>

[1] RONA u. TAKAHASHI: Zitiert auf S. 1450, Fußnote 1.

[2] KUGELMASS u. SHOHL: J. of biol. Chem. **58**, 649 (1924).

[3] KLINKE: Erg. Physiol. **26**, 235, 240 (1928).

[4] BRINKMAN u. VAN DAM: Versl. Akad. Wetensch. Amsterd., Wisk. en natuurkd. Afd. **28**, 417 (1920).

[5] NEUHAUSEN u. MARSHALL: J. of biol. Chem. **53**, 365 (1922).

[6] CORTEN, Zbl. Path. **44**, 144 (1928). — CORTEN u. ESTERMANN: Z. physik. Chem. **136**, 228 (1928).

Alle bisherigen Experimentalbefunde stimmen also darin überein, daß die Menge der Calciumionen in der Blutflüssigkeit nicht mehr als etwa 2 mg% Ca entspricht.

Wie diese Menge mit den nichtdissoziierten Anteilen des Calciums und den sonstigen Lösungsgenossen im Gleichgewicht steht, ist jedoch heute noch zum größten Teil problematisch[1]. Einen Fortschritt gegenüber Rona hat man zu erzielen gesucht durch Berücksichtigung des *Phosphats* neben dem Carbonat.

Die von György[2] empfohlene Formulierung

$$[Ca^{\cdot\cdot}] = f\left\{ \frac{[H^{\cdot}]}{[HCO_3'] \cdot [HPO_4'']} \right.$$

sagt nicht mehr aus, als daß eben eine Berücksichtigung zu erfolgen hat, und daß Erhöhung der Phosphationen im Sinne einer Zurückdrängung der Calciumionen wirken muß. Nach der unten für K_{11} angeführten Formel erkennt man, daß die Funktion f gleich der Quadratwurzel sein muß. Die Formulierungen von Ottilie Budde und Freudenberg[3] sowie von Behrendt[4] sind bereits von Holló[5] und Klinke[6] zurückgewiesen worden; ebenso hat Klinke die notwendige Kritik an den Behauptungen von Nitschke[7] geübt.

Richtig abgeleitete Formulierungen für die aus dem Massenwirkungsgesetz folgenden Beziehungen zwischen den Calcium-, Wasserstoff-, Carbonat- und Phosphationen haben Kugelmass und Shohl[8] aufgestellt. Sie fügten den oben angeführten Gleichungen (S. 1451) eine weitere Reihe hinzu, von denen folgende wiedergegeben seien:

$$\frac{[H^{\cdot}] \cdot [HPO_4'']}{[H_2PO_4']} = K_5 ,$$

$$\frac{[H^{\cdot}] \cdot [PO_4''']}{[HPO_4'']} = K_6 ,$$

$$\frac{[H_2CO_3] \cdot [HPO_4'']}{[HCO_3'] \cdot [H_2PO_4']} = K_7 = \frac{K_5}{K_1} ,$$

$$\frac{[Ca^{\cdot\cdot}]^2 \cdot [HCO_3']^2 \cdot [HPO_4'']}{[H^{\cdot}] \cdot [H_2PO_4']} = K_8 = (K_4)^2 \cdot K_5 ,$$

$$[Ca^{\cdot\cdot}]^3 \cdot [PO_4''']^2 = K_9 ,$$

$$[Ca^{\cdot\cdot}] \cdot [HPO_4''] = K_{10} ,$$

$$\frac{[Ca^{\cdot\cdot}]^2 \cdot [HCO_3'] \cdot [HPO_4'']}{[H^{\cdot}]} = K_{11} = K_4 \cdot K_{10} ,$$

$$\frac{[Ca^{\cdot\cdot}]^5 \cdot [HCO_3']^2 \cdot [CO_3''] \cdot [HPO_4''] \cdot [PO_4''']}{[H^{\cdot}]} = K_{12} = K_3 \cdot K_6 \cdot (K_{11})^2 .$$

Alle diese Entwicklungen haben zur Voraussetzung die *idealen* Verhältnisse, die den Grundannahmen entsprechen, von denen die allgemeine Gültigkeit des Massenwirkungsgesetzes abgeleitet ist, also unendliche Verdünnung aller in Beziehung gesetzten Massenteilchen oder wenigstens Verhältnisse, die sonstige Kräfte, z. B. zwischen diesen Teilchen und dem Lösungsmittel oder zwischen ihnen und anderen Lösungsgenossen ausschließen. Davon ist ja aber natürlich schon in Modellösungen, geschweige denn in der Blutflüssigkeit keine Rede und

---

[1] Eine ausführliche Darstellung des Standes dieser Probleme mit vollständigem Literaturverzeichnis hat Klinke gegeben, dem hier im wesentlichen gefolgt ist: Erg. Physiol. **26**, 235 (1928).

[2] György: Klin. Wschr. **1922**, 1399 — Jb. Kinderheilk. **102**, 145 (1923) — vgl. auch in diesem Bande S. 1597.

[3] Budde, Ottilie u. Freudenberg: Z. exper. Med. **42**, 284 (1924).

[4] Behrendt: Biochem. Z. **144**, 72 (1924).

[5] Holló: Biochem. Z. **150**, 496 (1924).   [6] Klinke: Zitiert auf S. 1451, Fußnote 3.

[7] Nitschke: Biochem. Z. **165**, 229 (1925); **174**, 287 (1926).

[8] Kugelmass u. Shohl: J. of biol. Chem. **58**, 649 (1924).

daher können diese Formeln nur dem Zwecke dienen, die verwickelten Abhängigkeiten schon unter *vereinfachenden* Annahmen ins rechte Licht zu stellen.

Die Einführung der *Löslichkeitsprodukte* bei der Betrachtung der im Blutplasma vorliegenden Verhältnisse ist natürlich erforderlich, wo schwer lösliche Salze in Frage kommen und die Möglichkeit einer Übersättigung ins Auge gefaßt werden muß. Wichtig ist in dieser Beziehung, daß bei Gegenwart von *zwei* Salzen des gleichen Kations im Bodenkörper die Konzentration *beider* zugehöriger Anionen durch *eines* von ihnen bestimmt ist[1]. Denn bei Division der 3. Potenz von K_3 durch K_9 z. B. erhält man die Beziehung $\dfrac{[CO_3'']^3}{[PO_4''']^2}$ konstant. Ferner ist die schon lange bekannte Tatsache wichtig, daß bei der Ausscheidung von Calciumphosphat aus Lösungen sich (rasch oder langsamer) *tertiäres* Salz bildet, auch wenn nur oder im wesentlichen sekundäres Salz in Lösung ist[2]. Unter Verwendung einer von HOLT, LA MER und CHOWN[3] aufgestellten Formel kann man also schreiben:

$$3\,Ca^{..} + 2\,HPO_4'' + 2\,HCO_3' \rightleftharpoons 2\,H_2O + 2\,CO_2 + Ca_3\,(PO_4)_2\,.$$

Wenn man von der theoretischen Betrachtung des idealen Falles (z. B. der unendlich verdünnten Lösung) absieht und von dieser Grundlage aus die speziell realisierten Verhältnisse exakter zu beschreiben sucht, so hat man neben den von den Salzionen gegenseitig aufeinander ausgeübten elektrischen Kräften alle übrigen Kräfte zu berücksichtigen, die von ihnen und auf sie ausgeübt werden; denn die „Wirkung der Masse" wird ja durch sie mitbestimmt und gegenüber der idealen Annahme modifiziert. Als Träger dieser Kräfte kommen sowohl die Teilchen des Lösungsmittels (z. B. Wasser) wie die anderer Lösungsgenossen in Frage. In ausgesprochenem Maße sind diese zusätzlichen Kräfte von der Entfernung der Massenteilchen und damit von ihrer Konzentration in der Lösung abhängig. „Aktivität" ist der Ausdruck für das Ausmaß der zwischen den Ionen wirksamen Kräfte, das unter dem Einfluß dieser modifizierenden sonstigen Kräfte resultiert.

Anknüpfend an die Arbeiten von BJERRUM, LEWIS und RANDALL, DEBYE und HÜCKEL und andere haben HOLT, LA MER und CHOWN[3] sowie HASTINGS, MURRAY und SENDROY[4] diese schwierigen Probleme für die Calciumsalze der Blutflüssigkeit behandelt; in deutscher Sprache hat KLINKE[5] die wesentlichsten Gedankengänge und Ableitungen wiedergegeben, die hier nur abgekürzt wiederholt werden sollen.

Als „aktive Masse" (a) bezeichnet man diejenige Konzentration eines Ions, die sich aus der Messung seiner elektrischen Kräfte ergibt und die in den gewöhnlichen Lösungen *kleiner* zu sein pflegt als die nach der Analyse anzunehmende Konzentration (c). Der „Aktivitätskoeffizient" (f) drückt das Verhältnis dieser beiden Konzentrationen aus: $f = \dfrac{a}{c}$. Die Abhängigkeiten dieses Koeffizienten werden in absoluten Einheiten ausgedrückt durch die Formel

$$\ln f = -\,\frac{\varepsilon^2 \cdot z^2}{2\,D\,K\,T} \cdot \frac{\varkappa}{1 + \varkappa \cdot \alpha}\,.$$

<hr>

[1] HOLLÓ: Zitiert auf S. 1452. — KLINKE: a. a. O. S. 241, 247. Zitiert auf S. 1451.

[2] RINDELL: Untersuchungen über die Löslichkeit einiger Kalkphosphate. Helsingfors 1899. — Vgl. auch HELLWIG: Z. Biol. **73**, 281 (1921). — WENDT u. CLARK: J. Amer. chem. Soc. **45**, 882 (1923).

[3] HOLT, LA MER u. CHOWN: J. of biol. Chem. **64**, 509, 567, 579 (1925).

[4] HASTINGS, MURRAY u. SENDROY: J. of biol. Chem. **71**, 723, 783, 797 (1926/27).

[5] KLINKE: S. 247ff. Zitiert auf S. 1451.

Der rechtsstehende negative Ausdruck entspricht also dem natürlichen Logarithmus des Aktivitätskoeffizienten; er enthält außer der Boltzmannschen Konstanten K (dem Quotienten der Lohschmidtschen Zahl N durch die Gaskonstante R) die absolute Temperatur T, die Dielektrizitätskonstante des Mediums (Wasser) D, die elektrische Elementarladung ε, ferner die charakteristischen Größen der Ionen, nämlich die Wertigkeit z und den mittleren Ionendurchmesser α, endlich die Größe $\varkappa$, durch die der *Abstand* der Ionen, also die Konzentration der Lösung eingeführt wird. Freilich besteht auch hier eine kompliziertere Abhängigkeit, insofern $\varkappa = \sqrt{\dfrac{4\,\pi \cdot N \cdot \varepsilon^2}{D \cdot K \cdot T} \cdot \dfrac{1}{1000}} \cdot \sqrt{I}$ ist; der physikalische Sinn dieser Größe ist durch ihren reziproken Wert $\dfrac{1}{\varkappa}$ gegeben, der diejenige *Länge* angibt, auf der Potential und Ladungsdichte des Ions auf den $e$ten Teil abfallen; e ist dabei die Basis der natürlichen Logarithmen. In der Formel für $\varkappa$ bedeutet N wieder die Lohschmidtsche Zahl, $\varGamma$ die „ionale Konzentration"; diese ist die Summe der Produkte aus der Konzentration (in Mol je Liter) γ und dem Quadrat der jeweiligen Wertigkeit für alle einzelnen Ionenarten der Lösung:

$$\varGamma = \sum \left(\gamma_1 \cdot z_1^2 + \gamma_2 \cdot z_2^2 + \gamma_3 \cdot z_3^2 + \cdots\right).$$

Statt $\varGamma$ ist für die ionale Konzentration von anderen Autoren (Lewis und Randall[1]) auch der Wert μ gebraucht worden, der die Hälfte der gleichen Summe darstellt mit der geringfügigen Abänderung, daß γ nicht als Mol in Liter Lösung, sondern Mol auf ein Kilo Wasser ausgedrückt ist.

Es ist wichtig, aus diesen Ableitungen der Physiker zu ersehen, daß die „Aktivität", also die allein zur *Auswirkung* gelangende Konzentration eines Ions von Konzentration und Wertigkeit aller übrigen in der Lösung vorhandenen Ionen ($\gamma \cdot z^2$) abhängt.

Geht man von der Formulierung der Aktivität eines *Ions* über zu dem für ein *Salz* geltenden Ausdruck, so gelangt man durch Umformung und Vereinfachung nach Brönstedt und la Mer schließlich zu folgender Formel für den Geltungsbereich bis zu $\mu = 0,01$ herauf: $-\ln f_{(\text{Salz})} = \alpha' z_1 z_2 \cdot \sqrt{\mu}$. Darin bedeutet z_1 und z_2 die Wertigkeit der beiden das Salz bildenden Ionenarten, μ wiederum die „ionale Konzentration", α' eine Konstante vom Werte 0,5. Bei höheren Konzentrationen sind jedoch weitere Korrektionsglieder erforderlich. Nach Hückel[2] ist ein allgemeinerer Ausdruck

$$-\ln f_{(\text{Salz})} = \frac{B z_1 \cdot z_2 \cdot \sqrt{\varGamma}}{1 + A\sqrt{I}} + C\sqrt{\varGamma},$$

wo A, B und C Konstanten bedeuten; auch hier kann das Korrektionsglied $C\sqrt{\varGamma}$ bei geringeren Konzentrationen vernachlässigt werden.

Diese theoretischen Ableitungen haben wiederum in erster Linie *begrifflichen* Wert, insofern sie die komplizierten Abhängigkeiten, die in der Blutflüssigkeit in Betracht kommen, in etwas bestimmter formulierten Ausdrücken aufzufassen erlauben. Wichtiger ist die Anwendung des Aktivitätsbegriffes auf die einfachen Löslichkeitsprodukte, weil dabei schon heute zahlenmäßige Berechnungen erfolgen können, die über die Größe der Erhöhung der Löslichkeit der schwer löslichen Salze Aufschluß geben. Statt der Formeln des Massenwirkungsgesetzes $\dfrac{[\text{Ca}^{\cdot\cdot}] \cdot [\text{CO}_3'']}{[\text{CaCO}_3]} = K_0$ oder $[\text{Ca}^{\cdot\cdot}] \cdot [\text{CO}_3''] = K_3$ usw. wird ge-

[1] Lewis u. Randall: J. Amer. chem. Soc. **43**, 1112 (1921). — Vgl. E. Hückel: Erg. exakt. Naturwiss. **3**, 247ff. (1924). — Holt, la Mer u. Chown: J. of biol. Chem. **64**, 532 (1925). — Hastings, Murray u. Sendroy: Ebenda **71**, 727 (1926).
[2] Hückel: Physik. Z. **26**, 93 (1925).

setzt $\dfrac{f[\text{Ca}^{\cdot\cdot}] \cdot f[\text{CO}_3'']}{f[\text{CaCO}_3]} = K_0'$ und $f[\text{Ca}^{\cdot\cdot}] \cdot f[\text{CO}_3''] = K_3'$ usw. Die Umformung —
unter erlaubten vereinfachenden Annahmen — liefert für die Löslichkeitsprodukte
stets Werte, die erheblich *größer* sind, als sie aus der Erforschung der „idealen"
Lösungen ohne Berücksichtigung der Aktivitäten bisher ermittelt wurde. Der
negative Logarithmus p der Konstanten für die Löslichkeitsprodukte der aktiven
Massen enthält stets eine *Differenz* zwischen der stöchiometrisch ermittelten Zahl
(für das Löslichkeitsprodukt) und einem Korrektionsglied, das eine größere Zahl
als 1 darstellt; die Konstante selbst ist also um eine bis mehrere Dezimalen
größer als die stöchiometrisch ermittelte. Ob die bis heute ermittelten Zahlen
als *endgültig* bezeichnet werden können, mag dabei vielleicht noch offen bleiben;
restlose Übereinstimmung scheint bei verschiedenen Forschern noch nicht zu
bestehen.

HASTINGS, MURRAY und SENDROY[1] geben für 38° und die ionale Konzen-
tration der biologischen Flüssigkeiten ($\mu = 0{,}16$; $\sqrt{\mu} = 0{,}4$) folgende Aktivitätskoeffizienten f an (wobei laut Definition die stöchiometrische Konzentration
in „idealer" Lösung als 1 gesetzt ist): für $\text{CaCO}_3 = 0{,}25$; für $\text{Ca}^{\cdot\cdot} = 0{,}27$; für
$\text{CO}_3'' = 0{,}23$; für $\text{HCO}_3' = 0{,}63$.

Für die negativen Logarithmen (p) der Löslichkeitsprodukte ($K_{\mathfrak{L}}'$) finden
sie unter gleichen Bedingungen

$$\text{für } \text{CaCO}_3 : 8{,}58 - 1{,}14 = 7{,}44$$

$$\text{für } \text{Ca}_3(\text{PO}_4)_2 : 30{,}95 - 4{,}37 = 26{,}58.$$

Die allgemeineren Formeln für die Abhängigkeit des $pK_{\mathfrak{L}}'$ von μ lauten nach den genannten Autoren:

$$pK_{\mathfrak{L}\,(\text{CaCO}_3)}' = 8{,}58 - \frac{4{,}94\,\sqrt{\mu}}{1 + 1{,}85\,\sqrt{\mu}} \quad (38°),$$

$$pK_{\mathfrak{L}\,(\text{Ca}_3(\text{PO}_4)_2)}' = 30{,}95 - \frac{17{,}40\,\sqrt{\mu}}{1 + 1{,}48\,\sqrt{\mu}} \quad (38°).$$

Die Zahl 8,58 für das Löslichkeitsprodukt von CaCO_3 bei der Konzentration $\mu = 0$
wurde dabei durch Extrapolation gewonnen; nach LANDOLT-BÖRNSTEIN[2] wurden für das
Löslichkeitsprodukt von CaCO_3 früher die Werte $0{,}93 \cdot 10^{-8}$ für 20° und $0{,}81 \cdot 10^{-8}$ für
30° gefunden; $p = 8{,}58$ entspricht $0{,}26 \cdot 10^{-8}$ (für 38°). — Bei der Berechnung der Zahl
30,95 für das Löslichkeitsprodukt des Phosphats wurde analog verfahren (dabei eine Abweichung von dem nach HOLT, LA MER und CHOWN[3] erhaltenen Werte von 31,32 durch
eine notwendige Korrektur begründet).

Die übrigen zu den Berechnungen erforderlichen Zahlenwerte wurden durch Herstellung und Analyse genau bekannter Modellösungen (mit Bodenkörpern) in verschiedener
Zusammensetzung gefunden.

Zur Berücksichtigung der Wasserstoffzahl des Blutes sind natürlich noch die Dissoziationskonstanten der Säuren in der gleichen physikalisch-chemischen Form erforderlich;
sie wurden berechnet (stets 38°)[4]:

für die erste Dissoziationskonstante der Kohlensäure als $pK_1' = 6{,}33 - 0{,}5\,\sqrt{\mu}$

,, ,, zweite ,, ,, ,, ,, $pK_2' = 10{,}22 - 1{,}1\,\sqrt{\mu}$

,, ,, erste ,, ,, Phosphorsäure ,, $pk_1' = 2{,}11 - 0{,}5\,\sqrt{\mu}$

,, ,, zweite ,, ,, ,, ,, $pk_2' = 7{,}15 - 1{,}25\sqrt{\mu}$

,, ,, dritte ,, ,, ,, ,, $pk_3' = 12{,}66 - 2{,}25\sqrt{\mu}$

---

[1] HASTINGS, MURRAY u. SENDROY: J. of biol. Chem. **71**, 745, 749, 799, 804, 808ff.
(1926/27).
[2] LANDOLT-BÖRNSTEIN: Physikal.-chem. Tabellen, 5. Aufl., **2**, 1183 (1923).
[3] HOLT, LA MER u. CHOWN: J. of biol. Chem. **64**, 567, 570 (1925).
[4] Vgl. dazu auch HASTINGS u. SENDROY: J. of biol. Chem. **65**, 445 (1925).

Die Ionen CO_3'' und PO_4''' berechnen sich unter Einsatz der *Gesamtkonzentration* an Carbonat oder Phosphat ($\sum$), der Wasserstoffzahl und der Dissoziationskonstanten folgendermaßen:

$$[CO_3''] = \frac{\sum_{\text{Carb.}} \cdot K_1' \cdot K_2'}{(fH)^2 + (fH) + K_1' + K_1' \cdot K_2'},$$

$$[PO_4'''] = \frac{\sum_{\text{Phosph.}} \cdot k_1' \cdot k_2' \cdot k_3'}{f(H)^3 + k_1' \cdot (fH)^2 + k_1' \cdot k_2' \cdot (fH) + k_1' \cdot k_2' \cdot k_3'}.$$

Unter Benutzung dieser Daten gelangt man für die in der Blutflüssigkeit durch die *anorganischen* Bestandteile bedingten Verhältnisse zu einer Größe von 2,0 (aus $CaCO_3$) oder 0,6 mg% [aus $Ca_3(PO_4)_2$] ionisierten Calciums[1]. Man kann also sagen, daß eine Erklärung für die Existenz des ionisierten Anteils neben HCO_3' und HPO_3'' in der gegebenen Menge aus der Berücksichtigung der Aktivitäten *sehr knapp* geliefert würde, wenn man die Annahme einer Übersättigung ausschließen will, daß aber eine Erklärung für die großen Mengen *nicht*geladenen Calciums neben den Ionen keinesfalls vorliegt. Überdies hat Klinke[1] darauf aufmerksam gemacht, daß die *Gleichgewichtsbedingung*, die bei Sättigung einer Lösung an *zwei* Anionen desselben Kations gefordert ist (vgl. oben S. 1453), nämlich

$$\frac{[PO_4''']^2}{[CO_3'']^3} = \frac{K'_{\mathfrak{L}(Ca_3(PO_4')_2)}}{[K'_{\mathfrak{L}(CaCO_3)}]^3}$$

im Serum nicht zutrifft; denn der negative Logarithmus der linken Seite dieser Gleichung beträgt etwa 2,8; der der rechten etwa 4,3. Daher kann die Blutflüssigkeit mindestens nicht an *beiden* Salzen übersättigt sein. Daß tatsächlich für das Carbonat keine Übersättigung besteht, scheint allgemein anerkannt zu sein, weil Schütteln des Serums mit dem sekundären Salz nicht zur Ausscheidung von Calcium führt[2].

Freilich ist diese Auffassung, die Klinke noch in anderer Weise (experimentell) gestützt hat, nicht für alle überzeugend. Insonderheit Kleinmann[2] hat sich stark dafür eingesetzt, daß in der Blutflüssigkeit mindestens Calciumphosphat in übersättigtem Zustand enthalten ist. Sein Hauptargument ist die Verminderung der Calciummenge sowohl im Serum wie in einer künstlichen Salzlösung durch Schütteln mit festem Calciumphosphat. Doch sind seine Argumentationen nicht sehr überzeugend, da nicht sicher zu erweisen ist, daß in solchen Versuchen die Ausfällung des Calciums in Serum und Salzlösung wirklich dem gleichen Mechanismus folgt, überdies nicht zu bezweifeln ist, daß bei den dem Blute nachgebildeten Mengenverhältnissen absolut Übersättigung besteht. Nur Übersättigung an den salzbildenden *Ionen*, also im streng physikalisch-chemischen Sinne, ist strittig.

Bis heute kann die Frage noch nicht als geklärt angesehen werden, in welcher Weise die relativ große Menge nichtionisierten Calciums in der Blutflüssigkeit gelöst gehalten wird. Äußerst wahrscheinlich sind jedoch *komplexe Bindungen*, die ja sehr leicht sowohl durch diffusible, wie nichtdiffusible Verbindungen bewirkt sein können, also für die beiden nichtionisierten Formen des Calciums in gleicher Weise in Betracht kommen dürften. Sie würden mit der Tatsache einer raschen Verschiebung des Gleichgewichts nach dem ionisierten Calcium hin (durch Dialyse, Ausfällung usw.) durchaus im Einklang sein.

Eine der wichtigsten Tatsachen, die für eine Komplexbindung des Calciums sprechen, ist sein partielles *Wandern* zur *Anode* bei der Elektrodialyse, die Bernhard und Beaver[3] fanden. Ottilie Budde und Freudenberg[4] haben bei

---

[1] Vgl. Klinke: Erg. Physiol. **26**, 261 (1928). — Vgl. auch E. Warburg: Biochem. Z. **178**, 208 (1926).

[2] Hastings, Murray u. Sendroy: S. 762. Zitiert auf S. 1455/57. — Mond u. Netter: Pflügers Arch. **212**, 565 (1926). — Kleinmann: Biochem. Z. **196**, 98 (1928).

[3] Bernhard u. Beaver: J. of biol. Chem. **69**, 113 (1926).

[4] Budde, O. u. Freudenberg: Z. exper. Med. **42**, 284 (1924) — Klin. Wschr. **1924**, 232.

Prüfung der Oxalatfällung des Calciums in künstlichen Gemischen ermittelt, daß stickstoffhaltige Substanzen die Ausfällung erschweren; HASTINGS, MURRAY und SENDROY[1] sahen bei Zusatz von Natriumzitratlösung zu Calciumcarbonat eine beträchtlich größere Menge des Salzes in Lösung gehen als bei entsprechender ionaler Konzentration, wenn diese durch Natriumchlorid herbeigeführt wurde. KLINKE[2] fand Entsprechendes bei Zusatz von cholsaurem Natrium für das Carbonat und das Phosphat des Calciums. Weiter hat er durch Vergleich der Ausschüttelung von Serum mit Calciumphosphat einerseits[3] und anderen schwer löslichen Pulvern andererseits den Nachweis zu bringen gesucht, daß alle positiv geladenen Adsorbentien Calcium niederreißen, und hält seine Ergebnisse ebenfalls für ein Argument zugunsten einer im Serum vorhandenen Komplexverbindung, die Calcium enthält und negativ geladen ist[4]. Doch konnten diese Ergebnisse von KLEINMANN[5] nicht reproduziert werden und wurden daher in ihrer Beweiskraft bezweifelt.

Auch andere Versuche KLINKES werden als Beweismittel von KLEINMANN nicht anerkannt: KLINKE glaubte die Theorie einer *Übersättigung* des Serums an Calciumsalzen dadurch prüfen zu können, daß er es *frieren* ließ und vorher und nachher auf Calcium analysierte; sowohl er wie KLEINMANN fanden übereinstimmend, daß dabei *kein* Verlust an Calcium eintritt. Während aber KLINKE meint, daß Salz in übersättigter Lösung beim Erstarren der Lösung auskrystallisieren müsse und beim Auftauen nicht wieder in Lösung gehen könne, hält KLEINMANN eine Hemmung der Krystallbildung durch die Gegenwart von Eiweiß auch unter diesen Bedingungen für möglich. Es dürfte bei dem heutigen Stand unseres Wissens fast eine Frage der wissenschaftlichen „Weltanschauung" sein, ob man diese Hemmung als Argument für eine „komplexe Bindung" ansehen will. Ich glaube, daß die **Auffassung von KLINKE berechtigt ist.** Befunde von MOND und NETTER[6] sowie HOLT, LA MER und CHOWN[7], die im Sinne einer Übersättigung gedeutet wurden, sind von KLINKE[8] kritisch behandelt worden. Es handelt sich bei dieser Kritik vor allem um Betonung des Umstandes, daß das Schütteln des Serums mit Calciumphosphat zur Ausscheidung von Calcium *ohne* die äquivalente Menge Phosphat führt sowie um die Deutung der Löslichkeits- und Leitfähigkeitserhöhung bei der Aufnahme von Calciumcarbonat durch Serum. Unbedingt zwingend scheinen KLINKES Ausführungen zu diesem letzten Punkte nicht.

Die Frage ist zweifellos heute noch nicht endgültig erledigt. Doch darf man es wohl vorläufig als *sehr wahrscheinlich* bezeichnen, daß das Calcium der Blutflüssigkeit zum großen Teil komplex gebunden ist. Die Vermutung ist bereits ausgesprochen worden, daß bei dieser Bindung das Hormon der Epithelkörperchen beteiligt sein mag, vielleicht selbst chemisch mit in den Komplex eintritt[9]. Für eine sichere Aussage darüber liegen aber noch keinerlei Anhaltspunkte vor.

Die Frage der „Bindung" des *nicht*diffusiblen Calciums ist ebenfalls heute noch ungelöst. Natürlich hat von vornherein der Gedanke viel Anklang gefunden, daß es sich um irgendeine Anlagerung an *Eiweiß* handle. Dafür sprechen unter anderem die Befunde, daß bei der Blutgerinnung stets Calcium mit dem Fibrin niedergeschlagen wird, und zwar, wie es scheint, doch in etwas größeren Mengen, als dem im Blutplasma gegebenen Verhältnis Calcium zu Eiweiß an sich entsprechen würde[10].

---

[1] HASTINGS, MURRAY u. SENDROY: J. of biol. Chem. **71**, 756ff. (1926/27).
[2] KLINKE: Verh. dtsch. Ges. inn. Med. **38**, 359 (1926).
[3] Vgl. dazu auch HOLT, LA MER und CHOWN: J. of biol. Chem. **64**, 567, 575ff. (1924).
[4] KLINKE: Zitiert diese Seite, Fußnote 2: ferner Klin. Wschr. **1927**, 791.
[5] KLEINMANN: Biochem. Z. **196**, 98, 139ff. (1928).
[6] MOND u. NETTER: Pflügers Arch. **212**, 558 (1926).
[7] HOLT, LA MER u. CHOWN: J. of biol. Chem. **64**, 567, 575ff. (1924).
[8] KLINKE: Erg. Physiol. **26**, 267 (1928).
[9] CAMERON u. MOORHOUSE: J. of biol. Chem. **63**, 687 (1925). — HASTINGS, MURRAY u. SENDROY: J. of biol. Chem. **71**, 773ff. (1926/27).
[10] Vgl. dazu STEWART u. PERCIVAL: Zitiert auf S. 1450.

Dagegen fanden Czapó und Faubl[1] in Fibrin *weniger* Calcium, als in anderen aus der Blutflüssigkeit hergestellten Eiweißkörpern, nämlich 11 mg-% gegen 38 mg% für das Globulin, 78 mg% für das Albumin und interessanterweise 31 mg% für das Fibrinogen aus Citratplasma. Diese Unterschiede bei verschiedenen Eiweißkörpern sprechen im Sinne einer spezifischen Bindungsweise des Calciums — unbeschadet der Frage, wie man diese Befunde mit anderen zu einer einheitlichen Deutung vereinen kann, z. B. mit der Feststellung von Loeb und Nichols[2], daß das Ansteigen der Globulinfraktion im Serum mit einer *Verminderung* des *diffusiblen* Calciumanteils einhergeht.

Strittig ist auch die Frage über die Beziehungen der kolloidalen Calciumbindung zu dem Hormon der Epitholkörperchen[3] (vgl. auch oben S. 1448). Während manche Befunde dafür sprechen, daß nach Exstirpation dieser Drüsen sich das adialysable Calcium vermindert[4], lauten andere ganz entgegengesetzt[5]. Übereinstimmung scheint allerdings darüber zu herrschen, daß im *Liquor* cerebrospinalis bei Epithelkörperchenverlust und überhaupt bei Tetanie nur eine geringfügige oder *gar keine* Abnahme des Calciums erfolgt[6]. Ähnlich liegen die Verhältnisse bei der Dialyse[7], während Ultrafiltration des Serums bei Tetanie eine Verminderung auch des filtrierbaren Anteils ergab[8]. In der Norm und vielen pathologischen Zuständen ist die Menge des ionisierten Calciums im Liquor (absolut) ebenso groß wie im Blutserum, die *Gesamt*menge entspricht fast oder ganz der Menge des diffusiblen Blutcalciums[9]. Nur bei tuberkulöser und besonders Meningokokkenmeningitis wurde der Gehalt des Liquors an Gesamtcalcium (bis zu 8 mg%) erhöht gefunden[10]. In der Gewebsflüssigkeit (Cantharidenblase) soll nach Malmberg[11] bei gleicher Ionenmenge auch ebensoviel Gesamtcalcium sein wie im Blutplasma.

Calcium in Krankheiten[12].

Außerordentlich zahlreich sind die Befunde geworden, die über die Änderung des Calciumgehaltes der Blutflüssigkeit erhoben worden sind, vor allem an klinischen Patienten. Allen diesen Befunden steht jedoch weit voran an Ausmaß, Konstanz und theoretischem Interesse die *Erniedrigung* des Calciumwertes bei

---

[1] Czapó u. Faubl: Biochem. Z. **150**, 509 (1924).

[2] Loeb u. Nichols: Proc. Soc. exper. Biol. a. Med. **22**, 275 (1925).

[3] Vgl. dazu auch György: Dieser Band S. 1601.

[4] Cruickshank: Biochemic. J. **17**, 13 (1923). — Cameron u. Moorhouse: J. of biol. Chem. **63**, 687 (1925) u. a.

[5] v. Meysenbug, L., u. McCann: J. of biol. Chem. **47**, 541 (1921). — Moritz: Ebenda **66**, 343 (1925).

[6] Cameron u. Moorhouse: Zitiert diese Seite, Fußnote 4. — Behrendt: Biochem. Z. **144**, 72 (1924); vgl. oben S. 1452. — Critchley u. O'Flynn: Brain **47**, 337 (1924); dagegen Cameron u. Moorhouse: Trans. roy. Soc. Canada **19**, 39 (1925) nach Ronas Ber. **35**, 123.

[7] v. Meysenbug u. McCann: Proc. Soc. exper. Biol. a. Med. **18**, 270 (1921). — Moritz: Zitiert diese Seite, Fußnote 5.

[8] Pincus, Peterson u. Kramer: J. of biol. Chem. **68**, 601 (1926).

[9] Vgl. auch Brucke: Dtsch. Arch. klin. Med. **148**, 183 (1925). — Ferner Barrio: J. Labor. a. clin. Med. **9**, 54 (1923). — Critchley u. O'Flynn: Brain **47**, 337 (1924). — Lickint: Klin. Wschr. **5**, 556 (1926). — Depisch: Wien. Arch. inn. Med. **12**, 189 (1926). — Cohen, Kamner u. Killian: Trans. amer. ophthalm. Soc. **25**, 284 (1927) — Arch. of Ophthalm. **57**, 59 (1928).

[10] Neale u. Esslemont: Arch. Dis. Childh. **3**, 243 (1928). — Lickint: Zitiert diese Seite, Fußnote 9.

[11] Malmberg: Acta paediatr. (Stockh.) **6**, 241 (1926). — Zitiert nach Klinke: Erg. Physiol. **26**, 237 (1928).

[12] Eine sehr ausführliche Abhandlung von Herzfeld, Helene Lubowski und Krüger über „Die klinische Bedeutung des Serumkalkspiegels beim Menschen" mit 22 Seiten Literaturangaben aus den Jahren 1923—1928 findet sich in Fol. haemat. (Lpz.) **41**, 73 (1930).

verschiedenen Formen der *Tetanie*. Entdeckt wurde diese Tatsache, wie erwähnt (vgl. oben S. 1448), durch W. G. MacCallum und Voegtlin[1] an der parathyreopriven Tetanie von Katzen und Hunden, später vor allem für die kindliche Tetanie von zahlreichen Forschern bestätigt, zuerst wohl von Howland und Marriott[2]. Für die Tetanie der Erwachsenen haben Leicher[3], für die thyreoparathyreoprive Tetanie des Menschen Jansen[4] (am Gesamtblut), für die „avitaminotische Tetanie" Di Giorgio[5] Analysenzahlen beigebracht. Bei der Atmungstetanie[6] und bei der sog. „Guanidintetanie" (von Kaninchen und Katzen[7]) ist jedoch die Verminderung des Calciumwertes *kein* charakteristischer Befund, obwohl ein leichter Grad vorkommen kann, freilich ebensogut leichte Erhöhung. Eine Verminderung des *ionisierten* Anteils des Calciums ist jedoch wahrscheinlich, besonders bei der deutlichen Alkalose, wie sie durch forcierte Atmung herbeigeführt wird.

Bei der Krankheit Tetanie sinkt der Wert für das Calcium auf zwei bis ein Drittel des Normalen, also 8—4 mg%. Im ganzen scheint es, daß die Schwere der Symptome der Senkung des Calciumwertes parallel laufe, wenn das auch wohl nicht ganz ausnahmslos gilt. Nach Hastings und Murray[8] sowie Salvesen[9] treten bei Hunden nach Nebennierenexstirpation Tetaniesymptome immer nur dann auf, wenn der Calciumwert in der Blutflüssigkeit unter 7 mg% Ca sinkt. Wichtig ist vor allem auch, daß im allgemeinen mit Schwinden der Symptome, sei es spontan, sei es durch Behandlung, bei Mensch und Tier der Calciumwert auf normale Höhe zurückgeht[10].

Die Bedeutung und die eigentliche Ursache dieser Calciumverminderung im Blute sind umstritten. Freudenberg und György sind in mehreren Arbeiten[11] dafür eingetreten, daß die Bedeutung der Erscheinung geringfügig sei, jedenfalls weit zurücktrete vor der von ihnen angenommenen und in näheren Zusammenhang mit den Symptomen der Tetanie und Spasmophilie gebrachten Verminderung der Calcium*ionen*.

Von anderer Seite ist auch die Ansicht verteidigt worden, daß eine Abnahme des *nichtdiffusiblen* Calciums die wesentliche Veränderung bei der Tetanie darstelle, von Cruickshank[12] auf Grund von Versuchen an parathyreopriven Hunden mit der Kompensationsdialyse. Doch hat sich schon die Richtigkeit dieser tatsächlichen Angabe keine Anerkennung verschaffen können[13].

---

[1] MacCallum, W. G. u. Voegtlin: Zbl. Grenzgeb. Med. u. Chir. **11**, 209 (1908) — Proc. Soc. exper. Biol. a. Med. **5**, 84 (1908) — J. of exper. Med. **11**, 118 (1909).

[2] Howland u. Marriott: Quart. J. Med. **2**, 289 (1918). — Ferner Kramer u. Howland: J. of biol. Chem. **43**, 35 (1920). — Kramer, Tisdall u. Howland: Amer. J. Dis. Childr. **22**, 431 (1921). — Jacobowitz, Sophie: Jb. Kinderheilk. **92**, 256 (1920).

[3] Leicher: Dtsch. Arch. klin. Med. **141**, 85 (1922).

[4] Jansen: Dtsch. Arch. klin. Med. **144**, 14 (1924).

[5] Di Giorgio: Arch. di Fisiol. **25**, 195 (1927).

[6] Grant u. Goldman: Amer. J. Physiol. **52**, 209 (1920). — Behrendt u. Freudenberg: Klin. Wschr. **1923**, 866, 919. — Bourgignon, Turpin u. Guillaumin: Soc. Biol. **92**, 781' (1925).

[7] Paton: Quart. J. exper. Physiol. **10** (1916). — Frank: Z. exper. Med. **24**, 341 (1921). — Nelken: Ebenda **32**, 348 (1923).

[8] Hastings u. Murray: J. of biol. Chem. **46**, 233 (1921).

[9] Salvesen: Proc. Soc. exper. Biol. a. Med. **20**, 204 (1923) — J. of biol. Chem. **56**, 443 (1923).

[10] Ausnahme s. bei György: Klin. Wschr. **1924**, 1111.

[11] Vgl. dazu die Erörterungen von György auf S. 1587 ff. — Ferner v. Beznák: Biochem. Z. **225**, 295 (1930).

[12] Cruickshank: Biochemic. J. **17**, 13 (1923) — Brit. J. exper. Path. **4**, 213 (1923).

[13] v. Meysenbug, L., u. McCann: J. of biol. Chem. **47**, 541 (1921). — Vgl. ferner György auf S. 1601.

Immerhin bleibt es in diesem Zusammenhange sehr bemerkenswert, daß Behrendt[1] bei 12 nichttetanischen Kindern im Durchschnitt den Wert von 4,9 und bei 9 Tetaniekindern den Wert von 4,8 mg% im Liquor fand; besonders interessant sind seine *gleichzeitigen* Analysen von Blutserum und Liquor an denselben Individuen mit den Ergebnissen (mg% Ca):

	Normales Kind	Tetaniekinder			
Serum	11,2	6,2	6,8	4,4	7,2
Liquor	4,9	4,9	5,1	4,0	5,1

Da unter *normalen* Bedingungen der Calciumgehalt des Liquors mit dem durch Dialyse oder Ultrafiltration bestimmten diffusiblen Anteil des Serumcalciums übereinstimmt, so wären diese Befunde ohne Hilfshypothesen leichter zu verstehen, wenn man eine stärkere Abnahme des *nicht*diffusiblen Blutcalciums annähme als des diffusiblen[2].

Von großem Interesse für den Zusammenhang zwischen Calcium und Tetaniesymptomen sind die erfolgreichen Versuche von Salvesen[3], parathyreoprive und tetaniekranke Hunde allein durch systematische Calciumzufuhr beliebig lange am Leben zu erhalten; dabei sank trotz Ausbleibens der Tetaniesymptome der Calciumgehalt der Blutflüssigkeit auf eine niedere Stufe, um bei Aussetzen der regelmäßigen Calciumzufuhr und Ausbrechen der Symptome dann nochmals tiefer abzusinken; solche Tiere sind z. B. symptomfrei bei 6 mg % und bekommen Tetanie bei 3—4 mg% Ca. Die Beobachtungen des Autors sprechen für eine *unmittelbare* Abhängigkeit der Tetaniesymptome vom Calciumgehalt des Körpers, insonderheit der Blutflüssigkeit, wenn auch der ganze Problemenkomplex der Tetanie damit nicht umfaßt ist (die vielmonatige Gesunderhaltung der Hunde gelang mit Fleischfütterung unter Zulage von *milchsaurem* Calcium, so daß etwa acidotische Einflüsse hier therapeutisch kaum in Frage kamen).

Bei der kindlichen Rachitis ist eine Calciumverminderung meist nicht ausgesprochen, wenn auch angedeutet[4]. Dagegen fand sie Szenes[5] beträchtlich bei der Rachitis tarda; Spontanfrakturen bei dieser Erkrankung hatten starke Sprünge zwischen hohen und niedrigen Werten zur Folge[6].

Auch bei mancherlei anderen krankhaften Affektionen sind — zuweilen regelmäßig oder häufig — Änderungen des Calciumwertes in der Blutflüssigkeit festgestellt worden[7]. Eine solche Erniedrigung geringen Grades, d. h. um 5 bis 25%, fand Leicher[8] bei *Basedowscher Krankheit*, ebenso auch bei normalen Menschen, die einige Zeit mit Thyreoidin behandelt worden waren; auch Jansen[9] fand am Gesamtblut eine entsprechende Erniedrigung. Zu dieser Erscheinung paßt gut, daß bei *Myxödem* der Calciumwert erhöht gefunden wurde (Leicher).

Diesen Beobachtungen stehen freilich solche von Eppinger und Hess[10], sowie Nishimura[11] gegenüber, die eine Steigerung des Blutcalciums bei Basedow-

[1] Behrendt: Biochem. Z. **144**, 72 (1924).
[2] Vgl. dazu S. 1458 sowie György auf S. 1601.
[3] Salvesen: J. of biol. Chem. **56**, 443 (1923).
[4] Vgl. z. B. György: Jb. Kinderheilk. **99**, 1 (1922). — Tisdall: Amer. J. Dis. Childr. **24**, 382 (1922).
[5] Szenes: Mitt. Grenzgeb. Med. u. Chir. **33**, 649 (1921).
[6] Weiteres hierüber s. bei György S. 1609ff. dieses Bandes.
[7] Vgl. u. a. Herzfeld u. Lubowski: Dtsch. med. Wschr. **1923**, 603, 638.
[8] Leicher: Dtsch. Arch. klin. Med. **141**, 85 (1922).
[9] Jansen: Dtsch. Arch. klin. Med. **144**, 14 (1924).
[10] Eppinger u. Hess: Z. klin. Med. **67**, 68 (1917).
[11] Nishimura: Fol. endocrin. jap. **4**, 73 (1928).

scher Krankheit konstatierten. Der letztgenannte notierte den gleichen Befund bei Dystrophia adiposogenitalis. Auch bei Diabetes fand KYLIN[1] erhöhte Werte, dasselbe COATES und RAIMONT bei Gicht[2]. Bei Arthritiden und Arthopathien sah jedoch PAUL SPIRO[3] keine Erhöhung des Calciums (vielmehr eine solche des Kaliums).

Bei *Nierenerkrankungen*, besonders mit Ödem und Hypertonie, ebenso bei Kreislaufstörungen, Herzinsuffizienz u. dgl., finden sich *erniedrigte* Calciumwerte[4]. Interessant ist die mehrfach bestätigte Erfahrung, daß Ödem- und Ascitesflüssigkeit stets einen wesentlich geringeren Calciumgehalt aufweisen als die Blutflüssigkeit, nämlich $4^1/_2$—$5^1/_2$ mg% Ca (vgl. dazu das oben S. 1450, 1458 über Ultrafiltration und Liquor cerebrospinalis Gesagte). Anämiker liefern ebenfalls unternormale Werte[5]. Bei *Hungerödem* fand JANSEN recht niedrige Blutcalciumwerte. Pellagra soll den Serumkalk leicht steigern[6]. Obstruktionsikterus lieferte bei SPIRO[3] erhöhte, bei BUCHBINDER und KERN[7] erniedrigte Werte. Bei Furunculose sahen THRO und EHN[8] das gleiche. Bei Pneumonie folgte auf Erniedrigung im Stadium der Infiltration[8] eine Steigerung im Stadium der Lösung. Die meisten Infektionskrankheiten sind jedoch ohne Einfluß auf das Blutcalcium. Frakturheilungen[9], sowie allergische Symptomenkomplexe[10] und vegetative Neurosen[3] setzten am Serumkalkwert keine merkliche Veränderung. Geringe Erniedrigungen wurden notiert bei *Neurasthenie* und *Epilepsie*[11]. Bemerkenswert sind auch Untersuchungen von BLUM, DELAVILLE und VAN CAULAERT[12] über den ultrafiltrierbaren (also diffusiblen) Anteil des Serumcalciums; sie fanden — oft ohne beträchtliche Änderung im Gesamtcalcium — eine Vermehrung dieses Anteils bei Acidose (Diabetes, Urämie, Herzinsuffizienz). In gleicher Weise waren anaphylaktische Anfälle (Asthma, Serumkrankheit) sowie der Peptonshock beim Hunde und der anaphylaktische Shock beim Kaninchen wirksam.

Bei den meisten dieser Befunde muß es wohl vorläufig noch zweifelhaft bleiben, wie weit die beobachteten Verschiebungen des Calciumgehaltes in der Blutflüssigkeit wirklich *charakteristisch* für den in Frage stehenden krankhaften Zustand sind, vor allem aber, welcher Kausalnexus dabei im Spiele sein könnte. An Hypothesen über solche fehlt es natürlich nicht.

---

[1] KYLIN: Acta med. scand. (Stockh.) **66**, 197 (1927).
[2] COATES u. RAIMONT: Biochemic. J. **18**, 921 (1924).
[3] SPIRO, PAUL: Z. klin. Med. **110**, 58 (1929).
[4] ZONDEK, PETOW u. LIEBERT: Klin. Wschr. **1922**, 2172 — Z. klin. Med. **99**, 129 (1923). — SALVESEN u. LINDER: J. of biol. Chem. **58**, 617 (1923). — KYLIN u. SILFVERSVÄRD: Z. exper. Med. **43**, 47 (1924). — JANSEN: Zitiert auf S. 1460, Fußnote 9. — DE WESSELOW: Quart. J. Med. **16**, 341 (1923). — Vgl. dagegen M. P. WEIL: Soc. Biol. **88**, 732 (1923). — Ferner DENIS: J. of biol. Chem. **56**, 473 (1923) (normale Ca-Werte bei experimenteller Nephritis des Kaninchens). — SCHMITZ, ROHDENBURG u. MYERS: Arch. int. Med. **37**, 237 (1926). — NELKEN u. STEINITZ: Z. klin. Med. **103**, 317 (1926). — SALVESEN: Ebenda **105**, 245 (1927). — MEGLITZKY: Z. exper. Med. **55**, 13 (1927) (Katzen). — HARTWICH u. KESSEL: Klin. Wschr. **1928**, 67 (experimentelle Urämie an Hunden). — Vgl. auch KISCH: Ebenda **1926**, 1556; **1927**, 1085.
[5] KAUFTEIL u. KISCH: Klin. Wschr. **1927**, 1328.
[6] BALLIF u. GHERSCOVICI: C. r. Soc. Biol. Paris **98**, 393 (1928).
[7] BUCHBINDER u. KERN: Amer. J. Physiol. **80**, 273 (1927).
[8] Vgl. auch THRO u. MARIE EHN: Proc. Soc. exper. Biol. a. Med. **20**, 313 (1923).
[9] BAJ: Giorn. Batter. **2**, 94 (1927) nach Ronas Ber. **40**, 550 (1927). — RUDD: Med. J. Austral. **2**, 398 (1927) nach Ronas Ber. **44**, 548 (1928).
[10] JANSEN: Zitiert auf S. 1460, Fußnote 9. — GRIEP u. McELROY: Arch. int. Med. **42**, 865 (1928). — Vgl. dagegen v. BÉRENCZY: Klin. Wschr. **1930**, 1213.
[11] COATES u. RAIMONT: Biochemic. J. **18**, 921 (1924). — Vgl. dazu auch BIGWOOD: J. Physiol. et Path. gén. **22**, 94 (1924).
[12] BLUM, DELAVILLE u. VAN CAULAERT: C. r. Soc. Biol. Paris **91**, 1287 (1924).

Von äußeren Eingriffen, bei denen das Serumcalcium untersucht wurde, seien die folgenden erwähnt:

Äthernarkose[1], Morphin[2] und Scopolamin[3] *erhöhten* den Wert, was mit der allgemeinen Wirkung nervöser Beruhigung (vgl. oben S. 1449 — Glaser) kontrastiert. Avertinnarkose führte dagegen zu geringfügiger Senkung[4]. Pilocarpin, Atropin[5], Digitalis[6] führten meist zum Anstieg, Adrenalin[5,7], Ergotamin[3] und Hypophysin[7] zum Abfall, Histamin[8] zu wechselnder Reaktion. Tetanustoxin senkte den Calciumwert[9]. Im prolongierten anaphylaktischen Shock stieg er an[10], ebenso bei Bestrahlung (von Hunden) mit ultraviolettem Licht[11], bei Bestrahlung der Milz, Leber oder Schilddrüse mit Röntgenstrahlen[12], nach Aderlaß[13] und Bädern[14].

Daß bei diesen Wirkungen Einflüsse des vegetativen Nervensystems vielfach im Spiele sein dürften, ist anzunehmen, auch wohl zum Teil entsprechend der Schematisierung nach Kraus und Zondek[15], derzufolge Kaliumerhöhung einer Vagus-, Calciumerhöhung einer Sympathicuserregung parallelgeht. (Übrigens gilt das Schema ja keineswegs durchgehend und enthält auch einen geringen Erkenntniswert, so lange nicht bekannt ist, auf welche Weise Nervenerregungen die Konzentration des Blutplasmas an Salzionen beherrschen.)

Von einem gewissen Interesse sind endlich noch die Beziehungen zwischen dem *Vitamin D* und der Höhe des Calciumwertes in der Blutflüssigkeit. Ernährung mit einer Kost, die frei von Vitamin B (an Tauben[16]) oder C (an Meerschweinchen[17]) war, hatte *keine* Veränderung dieses Wertes zur Folge. Bei der experimentellen, durch Mangel an Vitamin D erzeugten Rachitis, hängt die Menge des Serumkalkes von der Art der gleichzeitigen Ernährung ab; bei der meist gebrauchten phosphorarmen Kost ist sie (wie bei der kindlichen Rachitis; vgl. S. 1460 und bei György S. 1618) gewöhnlich nicht oder nicht wesentlich vermindert[18]. Doch sieht man bei der Behandlung kranker oder gesunder Tiere oder Menschen mit bestrahltem Ergosterin zuweilen — keineswegs immer[19] — einen Anstieg auf oder über die Norm[20]; am deutlichsten war dies in den Ver-

---

[1] Emmerson: J. Labor. a. clin. Med. **14**, 195 (1928).

[2] Nishigishi: J. of orient. Med. **8**, 519 (1928).

[3] Urechia u. Popoviciu: C. r. Soc. Biol. Paris **97**, 1573 (1927).

[4] Stiasny: Tierärztl. Rdsch. **33**, 871 (1927).

[5] Zamorani: Riv. Clin. pediatr. **26**, 288 (1928).

[6] Billigheimer u. Ginsburg: Klin. Wschr. **1922**, 257.

[7] Leicher: Dtsch. Arch. klin. Med. **141**, 85 (1922). — Vgl. auch Billigheimer: Klin. Wschr. **1922**, 256.

[8] Kuschinsky: Z. exper. Med. **64**, 563 (1929).

[9] Krinizki: Biochem. Z. **183**, 81 (1927).

[10] Schittenhelm, Erhardt u. Warnat: Z. exper. Med. **58**, 662 (1928).

[11] Fairhall: Amer. J. Physiol. **84**, 378 (1928).

[12] Zunz u. la Barre: C. r. Soc. Biol. Paris **96**, 125 (1928). — Bogajevski u. Manučarova: Ronas Ber. **7**, 376 (1928).

[13] Nitzescu u. Runceanu: C. r. Soc. Biol. Paris **97**, 1109 (1927).

[14] Popoviciu: C. r. Soc. Biol. Paris **100**, 377 (1929).

[15] Kraus u. Zondek: Klin. Wschr. **1924**, 707, 735. — Zondek: Die Elektrolyte. Berlin 1927. — Vgl. auch Leites: Ronas Ber. **41**, 235 (1927). — Capo u. Rocco: Gazz. internaz. med.-chir. **6**, 1928 (Altershypocalcämie). — Mosbach: Klin. Wschr. **1930**, 2051.

[16] Ungar: Biochem. Z. **180**, 357 (1927).

[17] Randoin u. Michaux: C. r. Soc. Biol. Paris **100**, 11 (1929).

[18] Vgl. u. a. Elisab. Koch u. Cahan: Proc. Soc. exper. Biol. a. Med. **24**, 153 (1926).

[19] Harvard u. Hoyle: Biochemic. J. **22**, 713 (1928). — Harris u. Stewart: Ebenda **23**, 206 (1929).

[20] Lasch: Klin. Wschr. **1928**, 2148. — Wilkes, Follet u. Martles: Amer. J. Dis. Childr. **37**, 483 (1929).

suchen von DEMOLE und FROMHERZ[1] an Hunden, in denen sich ein ziemlich guter Parallelismus zwischen Höhe der angewandten Dosis und Anstieg des Serumcalciums (bis 20 mg% Ca) zeigte.

Endgültiges läßt sich heute nicht sagen, weil der Stand der chemischen Erforschung so viel ergeben hat, daß bei der Bestrahlung des Ergosterins neben dem Vitamin D noch andere wirksame Substanzen entstehen[2] und daher die Wirkung verschiedener Präparate nicht immer übereinstimmt, vor allem aber auch die Zusammengehörigkeit der Wirkung auf das Blutcalcium mit anderen Wirkungen des Vitamins nicht zu durchschauen ist.

Außergewöhnlich hohe Werte für das Calcium des Blutes wie der Cerebrospinalflüssigkeit ermittelten GRETE GENCK und BLÜHDORN[3] bei Kindern, die lange Zeit in der Agone lagen — meist nach dem Tode; die Zahlen liegen für Serum zwischen 127 und 835 mg% Ca, die für Liquor zwischen 81 und 713 mg% (je 4 Fälle). In einem Falle wurde 2 Stunden vor dem Tode im Liquor 303 mg% Ca ermittelt. Nach meiner Erfahrung ist es nicht ausgeschlossen, daß bei der von den genannten Autoren benutzten Methode nach DE WAARD[4] infolge unaufgeklärter Verschiebungen in der Zusammensetzung der Körperflüssigkeiten *unabhängig* vom Calcium Täuschungen vorkommen, die bei der Umrechnung des Titrationswertes auf Calcium zu enormen Zahlen führen, ohne daß der wirklich vorhandene Calciumgehalt dem entspräche. Ich vermag nicht bestimmt zu behaupten, daß die Zahlen von GENCK und BLÜHDORN auf solche analytischen Irrtümer zurückzuführen sind, halte aber die Nachprüfung dieser erstaunlichen Befunde für dringend erwünscht.

Magnesium.

Magnesium tritt neben den drei übrigen Basen der Blutflüssigkeit an Menge und, wie es scheint, auch an Wichtigkeit zurück; wenigstens hat man noch viel weniger charakteristische Zusammenhänge zwischen der Gegenwart dieses Basenbildners und physiologischen oder pathologischen Vorgängen aufgedeckt. Der Gehalt der Blutflüssigkeit an Magnesium beträgt ungefähr $2^1/_2$ mg% Mg, wobei vielleicht Schwankungen von $1^1/_2$—4 mg% als physiologisch anzusehen sind[5]. Davon ist wie bei Calcium nur ein *Teil* frei diffusibel, wie aus Ultrafiltrationsversuchen zu schließen ist[6], während allerdings im *Liquor*[7] und in Cystenflüssigkeit (vom Rind[8]) gleiche oder höhere Zahlen wie in der Blutflüssigkeit gefunden wurden. Bei Elektrodialyse von Serum wandert Magnesium sowohl kathodisch wie anodisch, es ist also wie Calcium partiell in Anionenkomplex gebunden[9]. Hunger[10], Schwangerschaft und Geburt haben kaum Einfluß auf den Magnesiumwert, Kinder und Frauen unterscheiden sich nicht[11]. Bei

---

[1] DEMOLE u. FROMHERZ: Verh. dtsch. pharmak. Ges. 9 (Münster), 100 (1929) — ferner Arch. f. exper. Path. 146, 347 (1929); 147, 100 (1930).

[2] WINDAUS: Nachr. Ges. Wiss. Göttingen, Math.-physik. Kl. 1930, 36.

[3] GENCK, GRETE, u. BLÜHDORN: Jb. Kinderheilk. 102, 83 (1923).

[4] DE WAARD: Biochem. Z. 97, 176 (1919).

[5] Vgl. HEUBNER: Mineralstoffwechsel in Dietrich-Kaminers Handb. der Balneologie 2, 187, 188. — MAGNUS-LEVY: Z. klin. Med. 88, 1 (1919). — DENIS: J. of biol. Chem. 41, 363 (1920). — KRAMER u. TISDALL: Ebenda 53, 241 (1922). — SALVESEN u. LINDER: Ebenda 58, 617 (1923/24). — TRON: Graefes Arch. 118, 713 (1927). — BERG: Z. anal. Chem. 71, 23 (1927). — DUKE-ELDER: Biochemic. J. 21, 66 (1927). — MORGULIS u. BOLLMAN: Amer. J. Physiol. 84, 350 (1928). — KRAL, STARY u. WINTERNITZ: Hoppe-Seylers Z. 182, 107 (1929) — Z. Neur. 122, 316 (1929). — KALLINIKOVA: Biochem. Z. 220, 278 (1930). — YOSHIMATSU: Tohoku J. exp. med. 14, 29 (1929). — EICHHOLTZ u. BERG: Biochem. Z. 225, 352 (1930).

[6] CUSHNY: J. of Physiol. 53, 391 (1920). — STARY u. WINTERNITZ: Hoppe-Seylers Z. 182, 107 (1929). — KRAL, STARY u. WINTERNITZ: Z. Neur. 122, 316 (1929).

[7] WESTON u. HOWARD: Arch. of Neur. 8, 179 (1922). — STARY u. Mitarbeiter: Zitiert diese Seite, Fußnote 6.

[8] MAZZOCCO: C. r. Soc. Biol. Paris 88, 342 (1923).

[9] BERNHARD u. BEAVER: J. of biol. Chem. 69, 113 (1926).

[10] MORGULIS u. BOLLMAN: Zitiert diese Seite, Fußnote 5.

[11] BOGERT u. PLASS: J. of biol. Chem. 56, 297 (1923).

Hypertonikern fand WEIL[1] gelegentlich, doch nicht regelmäßig erhöhte Werte. *Pilocarpin* und *Pitruitin* steigerten den Magnesiumwert des Blutserums[2], die Wirkung des Insulins ist umstritten[3].

Ammonium.

Ammonium kommt als mineralischer Bestandteil der Blutflüssigkeit nicht in Betracht; denn seine Konzentration liegt äußerst nahe bei Null — etwa zwischen 0,01—0,06 mg%[4]. Sie wechselt ein wenig mit der Tierart und ist in den Venen etwas höher als in den Arterien[5]. Das frische Venenblut des normalen Menschen enthält nach KLISIECKI[6] 0,011—0,036 (im Mittel 0,026) mg% NH_3. Im Blute der Venen des trächtigen Uterus[7], der Nieren[8], besonders aber der Pfortader[9] (auch der Milzvenen[10]) sind höhere Werte zu finden als in anderen Gefäßgebieten. Hunger, Acidose, vor allem Muskelarbeit[11] führen zum Anstieg des Ammoniums, das aus organischen Vorstufen durch Desaminierung entsteht. Dies erfolgt während der Funktion im Muskel[12], postmortal schon innerhalb des Blutes, und zwar sehr rasch, natürlich auch im Aderlaßblut[13]. Im „Vivodiffusat", d. h. im Dialysat des zirkulierenden Blutes lebender Hunde, fand ALICE ROHDE[14] *kein* Ammoniak, wohl aber mit ihrer Methodik im Blute selbst.

Basenüberschuß in der Blutflüssigkeit.

Stellt man die Zahlen für die Mineralstoffe des Blutplasmas oder -serums (des Menschen) zusammen, was stets nur mit einer gewissen Willkür bei der Wahl der Grenz- und Mittelwerte geschehen kann, so ergibt sich etwa folgendes Bild:

Säuren				Basen		
	mg% Grenzen ungefähr	mg% Mittel etwa	mg Äquival. im Liter oder ccm $^1/_{10}$ n-Lösung auf 100 ccm		mg% Grenzen ungefähr	mg% Mittel etwa	mg Äquival. im Liter oder ccm $^1/_{10}$ n-Lösung auf 100 ccm
Cl	340—400	370	104	Na	270—350	320	139
HCO_3	140—200	170	28	K	15—25	20	5
SO_4	3—8	4	1	Ca	10—12	11	5
HPO_4	3—15	10	2	Mg	2—4	3	2
			135				*151*

[1] WEIL: C. r. Soc. Biol. Paris **88**, 732 (1923).

[2] MOZAI, ARIYA, INADA u. KAWASHIMA: Proc. imp. Acad. Tokyo **3**, 109 (1927).

[3] TAKEUCHI: Tohoku J. exper. Med. **11**, 327 (1918). — STAUB, GÜNTHER u. FRÖHLICH: Klin. Wschr. **1923**, 2337. — BRIGGS, KOECHIG, DOISY u. WEBER: J. of biol. Chem. **58**, 721 (1923).

[4] FOLIN u. DENIS: J. of biol. Chem. **11**, 161, 527 (1912). — BARNETT: Ebenda **29**, 459 (1917). — NASH u. BENEDICT: Ebenda **48**, 463 (1921); **51**, 183 (1922). — PARNAS u. HELLER: Biochem. Z. **152**, 1 (1924) — C. r. Soc. Biol. Paris **91**, 706 (1924). — PARNAS: Biochem. Z. **155**, 247 (1925). — PARNAS u. KLISIECKI: Ebenda **169**, 255 (1926).

[5] PARNAS u. KLISIECKI: Biochem. Z. **169**, 255 (1923). — CHOLOPOW: Ronas Ber. **44**, 254 (1928). — KARAZAWA: Jap. J. Biochem. **10**, 389 (1929) nach Ronas Ber. **52**, 118.

[6] KLISIECKI: Biochem. Z. **172**, 442 (1926).

[7] PARNAS u. KLISIECKI: Biochem. Z. **173**, 224 (1926).

[8] BENEDICT u. NASH: Zitiert diese Seite, Fußnote 4; — ferner Hoppe-Seylers Z. **136**, 130 (1924). — KARAZAWA: Zitiert diese Seite, Fußnote 5. — GOTTLIEB: Biochem. Z. **194**, 163 (1928). — Vgl. dagegen HENRIQUES: Hoppe-Seylers Z. **130**, 39 (1923). — BISGAARD u. NOERVIG: C. r. Soc. Biol. Paris **88**, 813 (1923). — GHERARDINI: Arch. di Sci. biol. **4**, 213 (1923).

[9] Ältere, nur qualitativ zureichende Daten bei HORODYNSKI, SALASKIN u. ZALESKI: Hoppe-Seylers Z. **35**, 246 (1902). — FOLIN u. DENIS: J. of biol. Chem. **11**, 161, 527 (1912). — HENRIQUES u. CHRISTIANSEN: Biochem. Z. **80**, 297 (1917). — Neuere Befunde mit besserer Methodik PARNAS u. KLISIECKI: Zitiert diese Seite, Fußnote 7. — CHOLOPOW: Zitiert diese Seite, Fußnote 5.

[10] BLISS: J. of biol. Chem. **67**, 109 (1926). — KLISIECKI, MOZOŁOWSKI u. TAUBENHAUS: Biochem. Z. **181**, 80 (1927).

[11] PARNAS, MOZOŁOWSKI u. LEVINSKI: Biochem. Z. **188**, 15 (1927).

[12] EMBDEN: Klin. Wschr. **6**, 628 (1927) usw.

[13] PARNAS u. HELLER: Zitiert diese Seite, Fußnote 4.

[14] ROHDE, ALICE: J. of biol. Chem. **21**, 325 (1916).

Andere Zusammenstellungen liefern ähnliche Werte[1]; wenn auch je nach der Einschätzung des Methodischen, je nach dem Umfang des berücksichtigten Analysenmaterials Schwankungen vorkommen, das eine bleibt immer gleich und ist unbezweifelbar: die Zahl der basischen Äquivalente unter den Mineralstoffen ist sicher *größer* als die Zahl der sauren.

Die Differenz beträgt nach der auf der tabellarischen Übersicht gegebenen Aufstellung 16 Milliäquivalente im Liter und wird von verschiedenen Autoren auf 10—25 Milliäquivalente geschätzt. MARRACK[2] rechnet einfach soviel Äquivalente, wie Kalium, Calcium und Magnesium zusammen ergeben, als Überschuß, während das Natrium gerade die Äquivalente der vier mineralischen Säuren absättigen soll; als rohes Schema kann man dies gelten lassen.

Meist denkt man sich den Überschuß der Basen an Eiweiß gebunden[3] und man muß nach meiner Ansicht den *Unterschied* in dem Verhältnis zwischen Natrium und Chlorid, das man zwischen Blutflüssigkeit einerseits und seinen — ganz oder fast — eiweißfreien Derivaten (Ultrafiltrat, Kammerwasser, Liquor cerebrospinalis) andererseits findet, als starkes Argument dafür ansehen. Nach allen vorliegenden Analysen wächst immer der Gehalt an Chlorid im eiweißfreien „Filtrat" usw. stärker an als der Gehalt an Natrium, wenn dieser überhaupt ansteigt (vgl. oben S. 1441 f.). Mag auch vielleicht das bisher vorliegende Material an Quantität und bei der Schwierigkeit der Natriumbestimmung auch an Qualität noch nicht endgültig ausreichen, so läßt sich doch nicht leugnen, daß diejenigen Forscher, die sich mit der Frage beschäftigt haben, einmütig zu der Ansicht gekommen sind, daß der Basenüberschuß z. B. in der Cerebrospinalflüssigkeit wesentlich *geringer* ist als im Blute[4], vielleicht sogar fehlt (MARRACK). Dies ist an sich gewiß kein *Beweis* dafür, daß der Basenüberschuß im Blute durch Eiweiß abgesättigt ist, weil man diese im Körper gebildeten Flüssigkeiten nicht ohne weiteres als Ultrafiltrate oder Dialysate ansehen kann; aber ihre Übereinstimmung in den fraglichen Punkten mit den *in vitro* erzeugten Ultrafiltraten gibt doch der Ansicht eine kräftige Stütze, daß mindestens ein Anteil des Basenüberschusses an ein als Säurerest wirkendes Kolloid gebunden ist, das nach unseren Kenntnissen über die Blutflüssigkeit am wahrscheinlichsten Eiweiß sein muß. Neben ihm kämen wohl nur hochmolekulare Fettsäuren in Frage.

Aus der Existenz von Calcium und Magnesium in kolloidaler, d. h. nichtdiffusibler Form, kann man in der besprochenen Richtung allein keine Schlüsse ziehen; denn diese Form schließt ja keineswegs die Bindung an einen mineralischen Säurerest, nämlich Phosphat, aus, dessen Erdalkalisalze ja leicht kolloidal auftreten können. Überdies kommt auch bei etwaiger Verbindung mit Eiweiß vorwiegend die Bildung von *höheren Komplexen* in Frage, die durch Zusammentritt einfacherer Salze usw. entstehen, in denen die Hauptvalenzen der Basen bereits abgesättigt sind[5].

Die Annahme einer Absättigung des Basenüberschusses in der Blutflüssigkeit durch Eiweiß ist keineswegs unbestritten geblieben. W. E. RINGER[6] untersuchte mit Hilfe von Natrium- und Kaliumamalgamelektroden Mischungen

[1] Vgl. HEUBNER: Mineralstoffwechsel in Dietrich-Kaminers Handb. der Balneologie **2**, 193. — KRAMER u. TISDALL: J. of biol. Chem. **53**, 241 (1922). — MARRACK: Biochemic. J. **17**, 240 (1923). — WILSON: Physiologic. Rev. **3**, 295 (1923). — DE WESSELOW: Chemistry of the Blood in clinic. Med. London: Ernest Benn ltd. 1924. — MYERS: Physiologic. Rev. **4**, 274 (1924).

[2] MARRACK: Zitiert diese Seite, Fußnote 1.

[3] Vgl. dazu besonders LOEWY u. ZUNTZ: Pflügers Arch. **58**, 511 (1894). — GÜRBER: Sitzgsber. physik.med. Ges. Würzburg 1895. — RONA u. GYÖRGY: Biochem. Z. **56**, 416 (1913).

[4] Vgl. HAUROWITZ: Hoppe-Seylers Z. **128**, 290 (1923). — MARRACK: Biochemic. J. **17**, 260 (1923).

[5] Vgl. dazu S. 1503.

[6] RINGER, W. E.: Hoppe-Seylers Z. **130**, 270 (1923).

von Natrium- und Kaliumchloridlösungen mit nahezu mineralfrei dialysiertem Pferdeserum und fand bei neutraler Reaktion keine Spur von einer Verminderung der Natrium- oder Kaliumionen; selbst bei Zusatz von Kalilauge bis zu 0,01 normaler Konzentration fand er keine Änderung des Potentials, während Natronlauge in 0,05 normaler Konzentration doch eine solche erkennen ließ. Ob daraus endgültig zu folgern ist, daß bei Blutreaktion keine Eiweißalkaliverbindung existieren kann, muß wohl noch fraglich bleiben, da einmal nicht gewiß ist, welche aktuelle Reaktion bei der zugesetzten Alkalimenge in der Mischung vorlag, zweitens dialysiertes Serum ja nicht alle Eiweißarten der Blutflüssigkeit enthält; gerade die (bei der Dialyse ausfallenden) Globuline mit ihrer Alkalilöslichkeit konnten für die behandelte Frage besondere Wichtigkeit besitzen.

Mit großer Entschiedenheit hat sich R. Mond[1] gegen die Annahme ausgesprochen, daß das „Anionendefizit" durch Eiweiß gedeckt werde. Sein Hauptargument ist die Annahme, daß „Eiweiß" eine sehr schwache Säure, auch gegenüber Kohlensäure sei, und daß es deshalb nur unmeßbar kleine Anteile der Basen binden könne; mir scheint der Zeitpunkt noch nicht gekommen zu sein, wo man mit solcher Entschiedenheit über die Dissoziationsverhältnisse bei den verschiedenen Eiweißkörpern urteilen könnte[2]. Wenn Mond weiterhin sich auf Befunde zu stützen sucht, nach denen auch in Ultrafiltraten der Blutflüssigkeit das Anionendefizit vorhanden sei, so ignoriert er die bereits obenerwähnte Tatsache, daß es bei *allen* Untersuchungen, auch den von ihm ausdrücklich zitierten von Neuhausen und Pincus[3], mindestens *kleiner* gefunden wurde als in der Blutflüssigkeit. Mir scheint also, daß bisher noch keine schlagenden Beweise dafür vorliegen, daß die Eiweißkörper für die Bindung eines Teiles der Basen so gut wie gar nicht in Betracht kommen.

Schwieriger ist natürlich die Frage zu entscheiden, ob sie *allein* oder überhaupt quantitativ ausschlaggebend den Rest der Säureäquivalente decken. Ein Argument zugunsten krystalloider, noch unbekannter Säuren hat H. Straub[4] vorgebracht, indem er auf das Manko hinwies, das man erhält, wenn man aus den analytischen Zahlen für die Mineralstoffe den *Gefrierpunkt* des Blutserums berechnet und mit den unmittelbar bestimmten Werten vergleicht; der berechnete Wert ist dann *geringer* als der direkt ermittelte, nach Straub sogar um *ein Sechstel* des Wertes. Bei solchen Zahlenangaben kommt aber sehr viel darauf an, *welche* Ausgangswerte man für die Berechnung einsetzt, welche Dissoziationskonstanten für das Salzgemisch man wählt, wie man den Einfluß der Eiweißstoffe auf den Gefrierpunkt abschätzt u. dgl., und ich glaube, daß man mit gleichem Recht auch erheblich niedrigere Zahlen für diesen „Molenrest" berechnen könnte. Mond und Netter haben eiweißfreie Ultrafiltrate von Rinderserum vorsichtig mit steigenden Mengen Salzsäure versetzt und die entstehende Wasserstoffionenkonzentration elektrometrisch bestimmt; das gleiche wiederholten sie mit reinen Gemischen aus Natriumchlorid, -bicarbonat und Harnstoff, die Chlorid und Bicarbonat in gleicher Konzentration enthielten wie die Ultrafiltrate. Sie fanden in diesen ein *langsameres* Ansteigen der Wasserstoffzahl als in den künstlichen

---

[1] Mond, R.: Pflügers Arch. **199**, 187 (1923). — Mond, R., u. Netter: Ebenda **207**, 515 (1925).

[2] Vgl. z. B. Wo. Pauli u. Mitarbeiter: Untersuchungen an elektrolytfreien, wasserlöslichen Proteinkörpern. Biochem. Z. **152**, 355, 360; **153**, 253 (1924); **156**, 482; **164**, 401 (1925). — Weber, H. H.: Ebenda **189**, 381 (1927).

[3] Neuhausen u. Pincus: J. of biol. Chem. **57**, 99 (1923). — Ferner Rona, Haurowitz u. Petow: Biochem. Z. **149**, 393 (1924). — Rona, Petow u. Wittkower: Ebenda **150**, 468 (1924).

[4] Straub, H.: Dtsch. Arch. klin. Med. **142**, 145 (1923) — Verh. dtsch. Ges. inn. Med. **36**, 24 (1924).

Lösungen, das durch die Phosphate des Blutes nicht hinreichend zu erklären war und schlossen aus Größe und Lage der Abweichung auf die Gegenwart einer Säure mit der Dissoziationskonstante $10^{-3,5}$ in etwa 0,01 normaler Konzentration. Die Sicherheit dieser Schlußfolgerung, besonders in quantitativer Hinsicht, läßt sich jedoch nach den Angaben der Autoren schwer beurteilen. Immerhin liefern die Beobachtungen Anhaltspunkte dafür, daß bei der Absättigung des Basenüberschusses unbekannte — natürlich organische — Säurereste von Elektrolytnatur beteiligt sind. ANSELMINO und HOFFMANN[1] haben auf der Methodik von MOND und NETTER bereits weitergebaut und glauben eine Steigerung der hypothetischen Säure bei Schwangerschaftsacidose ermittelt zu haben.

Es ist von grundsätzlicher Wichtigkeit, daß die Frage der Absättigung des Basenüberschusses im Blutplasma durch weitere Untersuchungen zu endgültiger Klärung gebracht wird.

In etwas schematisierender Weise kann man die bisherigen Befunde über Ultrafiltrate und einige Körperflüssigkeiten dahin zusammenfassen, daß die aus dem Blut *in die Gewebe tretende Flüssigkeit* wahrscheinlich eine Zusammensetzung besitzt, die sich folgender Aufstellung *annähert*:

Gewebsflüssigkeit etwa					
Säuren			Basen		
	mg %	Milliäquivalente im Liter		mg %	Milliäquivalente im Liter
Cl	420	118	Na	320	139
HCO$_3$	170	28	K	20	5
SO$_4$	3	1	Ca	5	3
HPO$_4$	5	1	Mg	1	1
		148			*148*

B. Mineralbestand der Blutkörperchen.

Bei Betrachtung des Blutplasmas ergibt sich als eine wichtige Verallgemeinerung, daß bei den verschiedenen Säugetierarten seine mineralische Zusammensetzung sehr ähnlich ist, ja daß sogar — soweit bekannt — in der ganzen Wirbeltierreihe bis herunter zum Frosch die Abweichungen gering zu sein scheinen, wenn man die geringere *Gesamt*konzentration bei den Amphibien ausnimmt.

Ganz anders steht es mit den *zelligen* Gebilden des Blutes, die in höchst ausgesprochenem Grade Eigentümlichkeiten der *Art* aufweisen, in ihrer mineralischen Zusammensetzung sogar wesentlich ausgesprochenere als in ihrer organischen. Diese Aussage stützt sich vor allem auf die Analysen von GÜRBER[2] und von ABDERHALDEN[3].

Die Bewertung der erhaltenen Zahlen kann jedoch nur mit einem gewissen Vorbehalt geschehen. Denn wenn auch die Blutzellen vor allen übrigen Körperzellen den großen Vorzug aufweisen, daß man sie einigermaßen vollständig von der sie umgebenden Flüssigkeit abtrennen kann, so ist doch leider selbst diese Abtrennung nur mit äußerst peinlichen und selten eingehaltenen Maßnahmen so zu bewerkstelligen, daß die *ursprüngliche* mineralische Zusammensetzung der Zellen, wie sie im Blute kreisen, vollständig unverändert erhalten bleibt.

Schon die Gerinnung vermag die Konzentration der Salze zu ändern, indem der Blutkuchen *Wasser* auspreßt[4]; bei Defibrinierung schlägt sich ein Teil des Plasmacalciums mit

[1] ANSELMINO u. HOFFMANN: Arch. Gynäk. **140**, 373 (1930).
[2] GÜRBER: Salze des Blutes II. Habilitationsschr. Würzburg 1904.
[3] ABDERHALDEN: Hoppe-Seylers Z. **23**, 521 (1897); **25**, 65 (1889).
[4] LEENDERTZ: Dtsch. Arch. klin. Med. **140**, 279 (1922).

dem Fibrin nieder[1], und es scheint ungewiß, ob nicht auch gewisse Mengen an den Blutkörperchen haften[2]. Zusätze oder Waschungen, wie sie noch Gürber anwandte, verfälschen die Zusammensetzung erst recht, da in merklichem Umfange ein Austausch der Binnensalze der Blutkörperchen mit der Umgebung statthat[3].

Überdies aber sind die methodischen Schwierigkeiten viel größer, wenn man nicht die Mineralstoffe der *Asche,* sondern die tatsächlich in den lebenden Blutkörperchen mineralisch vorhandenen Stoffe kennenlernen will. Zunächst sind diese niemals konstant, sondern wechseln — buchstäblich — mit jedem Atemzug. Die hohe Konzentration des Eiweißkörpers Hämoglobin bedingt eine merklich ins Gewicht fallende Beteiligung desselben an der Bindung der Basen. Nun ist aber die Bindungsfähigkeit des Blutfarbstoffs für Basen eine andere, und zwar größere in der Form des Oxyhämoglobins als in der reduzierten Form; daraus ergibt sich, daß im arteriellen Blut weniger Basenäquivalente für anorganische Säuren zur Verfügung stehen als im venösen, in dem die freigegebenen Basen durch Kohlensäure abgesättigt werden. Der Gehalt der Blutkörperchen an Bicarbonat schwankt daher stets beträchtlich.

Prinzipiell gleichartige Verschiebungen aus dem Blutplasma in die Blutkörperchen oder umgekehrt können auch andere Anionen erleiden. Lawaczeck[4] fand Verminderung des Phosphats im Serum bei Durchleiten von Luft durch defibriniertes Blut, Leon Blum, de la Ville und van Caulaert[5] bei Durchleiten von Kohlensäure[6]. Auch das Chlorid wandert — zumal unter Laboratoriumsbedingungen — von einer Phase in die andere, was seit Hamburger[7] bekannt und viel studiert ist und Grund für methodische Fehler werden kann[8]. Auch Bromid[9] oder Nitrat[10] können andere Anionen innerhalb der Blutkörperchen ersetzen.

Ein anderes wichtiges Gleichgewicht besteht zwischen anorganischem Phosphat und Phosphorsäureestern in den Blutkörperchen (beide zusammen bilden den „säurelöslichen Phosphor"). Die Ester sind zum Teil sehr leicht verseifbar, so daß man bei unvorsichtigem Arbeiten leicht das anorganische Phosphat zu hoch bestimmt und früher auch zu hoch bestimmt hat. Heute schätzt man den anorganischen Anteil des „Phosphats" in den Blutkörperchen wesentlich geringer ein als die Ester, nach Mary V. Buell[11] auf kaum 1,5 mg%. Diese umfassen *mehrere* verschiedene Substanzen, unter denen man nach den Forschungen von Robison[12] und seinen Mitarbeitern, vor allem Kay, mehrere Fraktionen deutlich unterscheiden kann. Sie unterscheiden sich durch ihre Verseifbarkeit durch verschiedene Gewebsextrakte, besonders solche aus Knochen und aus Muskeln: wahrscheinlich spaltet das erstgenannte Hexosediphosphat und -monophosphat, das zweite nur Diphosphat. In den Blutkörperchen ist — wenn überhaupt — nur ein sehr kleiner Anteil Phosphorsäureester vorhanden, der durch Muskelferment spaltbar wäre. Wesentlich größer ist der durch Knochenferment spaltbare Anteil; die Hauptmenge jedoch ist auch durch dieses Ferment *nicht* spaltbar. Die beiden Fraktionen unterscheiden sich auch durch ihre Bariumsalze: das der verseifbaren löst sich leicht, das der zweiten kaum in Wasser. Die Phosphor-

[1] Jansen: Dtsch. Arch. klin. Med. **145**, 209 (1924); **154**, 195 (1927).

[2] Vgl. dazu Geiger: Boll. Soc. Biol. sper. **2**, 7 (1927).

[3] Hamburger: Arch. néerl. Physiol. **2**, 636 (1918).

[4] Lawaczeck: Biochem. Z. **145**, 351 (1924).

[5] Blum, Leon, Delaville u. van Caulaert: C. r. Soc. Biol. Paris **93**, 703 (1925).

[6] Demgegenüber vgl. jedoch Zucker u. Margerit Gutman: Proc. Soc. exper. Biol. a. Med. **19**, 169 (1922).

[7] Vgl. Heubner: Mineralstoffwechsel in Dietrich-Kaminers Handb. der Balneologie **2**, 194 (1922). — Dautrebande u. Davies: J. of Physiol. **57**, 36 (1922).

[8] Prigge: Dtsch. Arch. klin. Med. **140**, 165 (1922).

[9] Bönniger: Z. exper. Path. u. Ther. **7**, 556 (1910).

[10] Ege: Biochem. Z. **115**, 109, 124ff. (1921).

[11] Buell, Mary V.: J. of biol. Chem. **56**, 97 (1923).

[12] Robison: Biochemic. J. **17**, 286 (1923); **18**, 452, 740, 755, 1133, 1139, 1161, 1354 (1924).

säureester treten aus den Blutkörperchen nicht oder höchstens spurenweise ins Plasma über, obwohl sie aus hämolysiertem Blut sofort durch Kollodiummembranen dialysieren[1].

Zahlenmäßig rechnet man auf den säurelöslichen Phosphor der Blutzellen beim Menschen etwa 50—55 mg% P, also 160 mg HPO_4 in 100 ccm Blutkörperchen, und davon ein Viertel auf den verseifbaren, drei Viertel auf den unverseifbaren Anteil. An kranken Menschen fand ROLLER[2] Variationen zwischen 63 und 116 mg% säurelöslicher HPO_4 bei 12—22 mg% Phosphat. Die Schwankungen am gleichen Individuum während begrenzter Zeit waren im allgemeinen geringer. Bei anderen Tierarten sind die Zahlen merklich abweichend; KAY[3] ermittelte in einer Analysenreihe unter Berücksichtigung des Blutkörperchenvolumens nach Hämatokritbestimmungen folgende Mittelwerte:

Tabelle 2. Phosphorfraktionen im Blut in mg% HPO_4.

Tierart	Im Gesamtblute bestimmt				Für 100 ccm Blutkörperchen berechnet		Summe
	Säurelöslich	Anorganisch	Verseifbar	Phosphatid	Verseifbar	Nicht verseifbar	
Mensch	79	9,5	19,5	36	46	117	163
Ziege	28	17,5	8,9	25	25	5,5	31
Rind	32	18	8,3	30	18	13,5	32
Schaf	35	19	9,8	31	25	16,5	42
Kaninchen . . .	106	17,5	27	33	81	187	268
Ratte	97	16,5	19	—	—	—	—

Die Abweichungen zwischen den verschiedenen Tierarten sind also am größten in der Fraktion der durch Knochenferment nicht verseifbaren Phosphorsäureester; sie fallen besonders auf, wenn man sie den ziemlich gleichförmigen Zahlen für den Phosphatidphosphor gegenüberhält. Übrigens waren die gewaltigen Unterschiede der Phosphorverbindungen im Blute verschiedener Tierarten bereits durch Analysen von ABDERHALDEN[4] bekannt; nur waren bei ihm die einzelnen Fraktionen aus methodischen Gründen noch nicht so vollkommen voneinander geschieden. Seine Zahlen für die *Summe* von „Nuclein"- und „anorganischem" Phosphor, was heute säurelöslicher Phosphor heißen würde, stimmen befriedigend mit denen von KAY überein; sie betragen als mg% HPO_4:

	Ziege	Rind	Schaf	Kaninchen	Katze	Hund	Schwein	Pferd
für Gesamtblut	24	27	27	100	85	86	109	117
für Blutkörperchen . .	49	58	59	249	180	184	238	243

Nicht unerwähnt bleibe, daß GÜRBER[5] in der *Asche* der Pferdeblutkörperchen viel niedrigere Werte als ABDERHALDEN gefunden hatte (129—182 gegen 257—332 mg% HPO_4); doch ist es nicht ausgeschlossen, daß sein Auswaschverfahren zu Verlusten geführt hatte. Durch die übereinstimmenden Befunde von ABDERHALDEN und KAY an Kaninchen und Wiederkäuern ist es heute als zweifellos anzusehen, daß verschiedene Tierarten enorme Differenzen im Gehalt der Blutkörperchen an Phosphorsäureestern aufweisen können. Am höchsten rangieren Pferd, Schwein und Nagetiere, dann folgen Raubtiere und Mensch, und erst in weitem Abstand zuletzt die Wiederkäuer. ENDRES und HERGET[6] fanden beim Pferd 20—23 mg anorganisches HPO_4 auf 100 ccm Blutkörperchen.

[1] KAY, H. B.: Brit. J. exper. Path. **7**, 177 (1926).
[2] ROLLER: Biochem. Z. **176**, 483 (1926).
[3] KAY, H. B.: Biochemic. J. **19**, 433 (1925).
[4] ABDERHALDEN: Hoppe-Seylers Z. **23**, 521 (1897); **25**, 65 (1898).
[5] GÜRBER: Salze des Blutes **II**. Habilitationsschr. Würzburg 1904.
[6] ENDRES u. HERGET: Z. Biol. **88**, 455 (1929).

Phosphorsäureester können sich offenbar innerhalb der Blutkörperchen des lebenden Organismus bilden. Iversen[1] hat an Kaninchen Versuche derart ausgeführt, daß nach Injektion von Phosphatlösungen ins Blut der „säurelösliche" Phosphor im Plasma und Körperchen bestimmt wurde. Die Konzentration im Plasma *sank*, während sie in den Körperchen *anstieg*, und zwar über das Gleichgewicht hinaus, was nur durch eine nichtdissoziierte Bindung des Phosphats innerhalb der Körperchen erklärbar ist. Nach Heinelt[2] steigt der Esterwert in den Blutzellen im Laufe des Tages etwas an, steigt über die Norm bei Urämie, sinkt bei Azidose.

Schwer zu beurteilen ist die Frage, wieviel Säureäquivalente man den Esterphosphorsäuren in den Blutkörperchen zuzumessen hat; sehr wahrscheinlich ist es, daß ihre *Haupt*menge noch 1 Äquivalent zur Bindung von Basen frei hat. Die Werte für das *Chlorid* der Blutkörperchen wurden früher[3] zwischen 0,10 und 0,20% angegeben, entsprechen jedoch im allgemeinen dem oberen Grenzwert[4] und können mindestens beim Menschen um 0,22% herum gefunden werden[5]. Nach Fridericia[6] und van Creveld[7] entweichen Chloridionen extra corpus leicht aus den Blutkörperchen. Bezieht man den höheren Wert auf den *Wasser*gehalt der Blutkörperchen, der nach Steinbachs[8] Untersuchungen beim Menschen 53—62, im Mittel 57,4 Gewichtsprozente beträgt, also 64 Vol.-%, so kommt man etwa auf 85% der Konzentration für das Chlorid im Plasmawasser.

Von den Kationen überwiegt beim Menschen das *Kalium*. Als Mittel vieler Analysen mit den Grenzwerten 0,41 und 0,44 führen Kramer und Tisdall[7] die Zahl 0,43% an[9]. Aber auch hier sind die Differenzen unter den Tierarten gewaltig: die höchste Stufe nehmen nach Abderhaldens[10] Analysen (nächst dem Menschen) auch hier Pferd, Schwein und Kaninchen mit Zahlen zwischen 0,37 und 0,24% K ein. Auf einer zweiten Stufe stehen die Wiederkäuer Rind, Schaf und Ziege mit 48—52 mg%, während die Raubtiere Hund und Katze nur 18—20 mg% aufweisen (ein Parallelismus mit den Differenzen an Esterphosphat liegt also *nicht* vor; er ist an sich auch nicht zu erwarten, da ja die Phosphorsäureäquivalente auch in den Blutzellen nur einen Bruchteil der gesamten Anionen ausmachen).

Es ist verständlich, daß die großen Differenzen an Kalium sich auch in den übrigen Kationen der Blutzellen, vor allem im *Natrium*, widerspiegeln. In der Tat werden die Blutkörperchen des Menschen, Pferdes, Schweines und Kaninchens als *frei* von Natrium angesehen, während die der Wiederkäuer im Mittel 0,13, die der Raubtiere 0,16% Na enthalten[11].

---

[1] Iversen: Biochem. Z. **114**, 297 (1921).

[2] Heinelt: Münch. med. Wschr. **1926**, 729. — Einige Zahlen auch bei Heinelt u. Seidel: Z. exper. Med. **50**, 766 (1926).

[3] Vgl. Heubner: Mineralstoffwechsel in Dietrich-Kaminers Handb. der Balneologie **2**, 194—195 (1922).

[4] Smirk: Biochemic. J. **22**, 201 (1928). — Laudat: C. r. Soc. Biol. Paris **100**, 701 (1929). — Hellmuth: Klin. Wschr. **1929**, 1302.

[5] Kramer u. Tisdall: J. of biol. Chem. **53**, 241 (1922). — Högler u. Ueberrack: Biochem. Z. **150**, 18 (1924).

[6] Fridericia: J. of biol. Chem. **42**, 245 (1920).

[7] van Creveld: Biochem. Z. **123**, 304 (1921).

[8] Steinbach: Z. Biol. **74**, 131; **75**, 305 (1922).

[9] Stark abweichend ist Berthiers Zahl 0,3. C. r. Soc. Biol. Paris **100**, 894 (1929).

[10] Abderhalden: Hoppe-Seylers Z. **23**, 521 (1897); **25**, 65 (1898).

[11] Bunge: Z. Biol. **12**, 200 (1876). — Thelen: Über den Natriumgehalt der Blutkörperchen. Inaug.-Dissert. Würzburg 1897. — Kramer u. Tisdall: Zitiert Seite 1471, Fußnote 4. — Abderhalden: Zitiert diese Seite, Fußnote 10.

Magnesium findet sich — wie überall im Säugetierorganismus — auch in den Blutzellen nur in geringer Menge; dennoch lassen sich deutliche Artdifferenzen unterscheiden. ABDERHALDENS Zahlen lauten für mg% Mg bei

Schaf	Rind	Ziege	Kaninchen	Hund	Katze	Pferd	Schwein
1,0	1,3	2,4	4,6	4,1	5,4	5,4	9,0

Am Pferde fand GÜRBER[1] Werte von 5—9 mg%. Für den Menschen nehmen KRAMER und TISDALL 5 mg% als Mittel an.

Bei *Calcium* gesellen sich zu den Artunterschieden noch individuelle Unterschiede, die bei diesem Basenbildner besonders auffallend erscheinen: denn trotz seiner Konstanz im Blutplasma gesunder Individuen, einer Konstanz, die sogar die ganze Säugetierreihe zu umfassen scheint, ist es in den *festen* Geweben in erheblich wechselnden Mengen zu finden — auch ohne daß sich irgendwelche krankhafte Störungen nachweisen lassen. Zu den „festen Geweben" gehören offenbar bereits die Blutkörperchen: in vielen Fällen sind sie zweifellos *calciumfrei*, in anderen aber (auch bei gleicher Tierart) calciumhaltig, ohne daß methodische Fehler erkennbar wären, die solche Unterschiede erklären könnten[2]. Stets aber ist der Calciumgehalt der Blutzellen merklich niedriger als im Blutplasma, wodurch sie von anderen Gewebsarten abweichen. J. PARNAS und W. v. JASINSKI[3] fanden bei sorgfältigstem Arbeiten in normalen menschlichen Blutkörperchen 7,5—8% der im Plasma ermittelten Menge, also nahezu 1 mg% Ca, während KRAMER und TISDALL[4] — ebenso anerkannte Analytiker — *kein* Calcium darin annehmen.

Einige neuere Zahlen finden sich auf Tabelle 3 zusammengestellt:

Tabelle 3. Mineralstoffe in mg% der frischen Blutkörperchensubstanz.

Autor	Tierart	Cl	HPO_4	HCO_3	Na	K	Ca	Mg
MORGULIS u. BOLLMAN[5]	Hund	119	11		178	45		6
ENDRES u. HERGET[6] .	Pferd	155 bis 183	20 bis 23	98	63 bis 87	306 bis 336	1	

Wie die Abweichungen dieser Zahlen gegenüber den älteren Befunden zu deuten sind, muß offen bleiben: der Natriumgehalt der Blutzellen vom Pferde und der Kaliumgehalt vom Hunde erscheinen z. B. wesentlich höher als bei früheren Untersuchern.

Noch weniger lassen sich die für die *Trockensubstanz* von Blutzellen (einschließlich Fibrin) des Rindes von McHARGUE, HEALY und HILL[7] angegebenen Zahlen für Magnesium und Natrium mit den bisherigen Befunden in Einklang bringen; die Zahlen sind in Prozent der Trockensubstanz: 1,15 Na; 0,11 K; 0,03 Ca; 0,31 Mg. (Vgl. dazu S. 1467 f.)

Zusammenfassend kann man also für den Mineralbestand der Blutkörperchen folgende *wesentlichen* Merkmale hervorheben: sie haben im *Gegensatz* zur Blutflüssigkeit in der Säugetierreihe *keine* gleichmäßige Zusammensetzung; zwar macht die Hauptmasse ihrer Anionen ebenfalls Chlorid und Bicarbonat aus,

---

[1] GÜRBER: Salze des Blutes 2. Habilitationsschr. Würzburg 1904.
[2] Vgl. HEUBNER u. RONA: Biochem. Z. **93**, 187 (1919); **135**, 248, 253ff. (1923). — Ferner RONA u. TAKAHASHI: Ebenda **31**, 336 (1911). — LINZENMEIER, G.: Zbl. Gynäk. **1912**, 1143. — LAMERS, A. J. M.: Z. Geburtsh. **71**, 392 (1913). — JANSEN: Dtsch. Arch. klin. Med. **125**, 168 (1918).
[3] PARNAS, J., u. W. v. JASINSKI: Klin. Wschr. **1922**, 2029.
[4] KRAMER u. TISDALL: J. of biol. Chem. **53**, 241 (1922).
[5] MORGULIS u. BOLLMAN: Amer. J. Physiol. **84**, 350 (1928).
[6] ENDRES u. HERGET: Z. Biol. **88**, 455 (1929).
[7] McHARGUE, HEALY u. HILL: J. of biol. Chem. **78**, 637 (1928).

doch kommen hinzu wechselnde Mengen von Esterphosphat; vor allem aber ist der Gehalt an *Kationen* ganz wechselvoll. Allgemein gültig ist wohl nur der stets geringfügige Gehalt an Calcium. Von den einwertigen Kationen kann sowohl Natrium wie Kalium (nahezu?) *allein* vorhanden sein oder beide in wechselndem Verhältnis; der Mensch gehört zu denjenigen Tierarten, bei denen Kalium das Feld beherrscht — aber dies ist keineswegs eine allgemeine Gesetzmäßigkeit.

Nicht ganz unberechtigt scheint beim Überblick über das ganze Analysenmaterial an Blutkörperchen die Frage, ob deren mineralische Zusammensetzung nicht mit der Nahrung oder anderen wechselnden Lebensbedingungen *veränderlich* ist, auch bei dem gleichen Individuum. Dies würde vielleicht manche Diskrepanzen der analytischen Befunde erklären können. Anhaltspunkte für eine solche Vermutung sind vereinzelt zu finden: so berichtet GEIGER[1], daß bei Zusatz von Adrenalin zu Blut dessen Calcium an die Blutzellen gebunden werde; BÄR[2] fand an parathyreopriven Hunden einen beträchtlichen Anstieg des Calciums in den Blutkörperchen nach Insulininjektion.

KRAMER und TISDALL[3] haben auf Grund der vom Menschen bekannten Analysenzahlen eine Säure-Basenbilanz für die Blutkörperchensubstanz aufzustellen versucht. Sie rechnen für das Liter Blutkörperchen 109,7 Milligrammäquivalente auf Kalium; 4 auf Magnesium; 27,6 auf Bicarbonat; 62,8 auf Chlorid; 3,6 auf Phosphat, und kommen so zu dem Ergebnis, daß ein Basenüberschuß von 21,3 mg Äquivalenten vorhanden sei, also etwa die gleiche Differenz wie im Serum. Die Berechnung ist wohl ziemlich müßig, weil die gebrauchten Werte nicht sicher genug sind (z. B. auch die Annahme von 18,2 mg% HPO_4 mit 1,8 sauren Valenzen je Mol willkürlich erscheint), weil vor allem aber die fortwährende Ein- und Auswanderung der Kohlensäure und die Unterschiede des Basenbindungsvermögens zwischen reduziertem und Oxyhämoglobin gar keine allgemein gültige Norm zu fixieren gestatten. ENDRES und HERGET berechnen für Pferdeblutkörperchen ein Anionendefizit von etwa 40% der gesamten Kationenäquivalentkonzentration (0,113 im Liter[4]).

Wichtiger ist wohl, daß die Äquivalent*summe*, die die basischen Anteile der Mineralien ergeben, deutlich niedriger ist als im Serum: nach KRAMER und TISDALL 0,114 Grammäquivalente je Liter gegen 0,159. Bezieht man jedoch beide auf das in den Körperchen oder im Serum vorhandene *Wasser*volumen, so erhält man in beiden Fällen etwa gleiche Zahlen (0,17—0,18 Grammäquivalente je Liter). Der Anteil der Mineralien am osmotischen Druck und die Tatsache des osmotischen Ausgleichs zwischen Blutkörperchen und Blutplasma läßt ja eine solche leidliche Übereinstimmung erwarten — unbeschadet aller Beziehungen und „Bindungen" zwischen Eiweiß und Mineralstoffen, die modifizierend eingreifen können. (Zur Frage des osmotischen Drucks der Blutzellen vgl. unter anderen HAMBURGER[5] und EGE[6].)

An *weißen* Blutzellen sind bisher nur wenige Daten gewonnen worden; ENDRES und HERGET[4] fanden folgende Zahlen an Zellen aus Pferdeblut (mg je 100 ccm):

	Cl	HCO_3	HPO_4	Na	K	Ca
Leukocyten.	228—260	4	87—108	240—293	85—96	5—9
Thrombocyten	238—287	8	76—91	273—301	51—82	6—11

Sie entsprechen einem Anionendefizit von etwa 35% der gesamten Äquivalentsumme der Kationen. BERTHIER[7] gab für das Kalium der Leukocyten die Zahl

---

[1] GEIGER: Boll. Soc. Biol. sper. **2**, 7 (1927).   [2] BÄR: Endocrinology **1**, 421 (1928).
[3] KRAMER u. TISDALL: Zitiert auf S. 1471, Fußnote 4.
[4] ENDRES u. HERGET: Zitiert auf S. 1471, Fußnote 6.
[5] HAMBURGER: Arch. néerl. Physiol. **2**, 636 (1918).
[6] EGE: Biochem. Z. **115**, 109, 175 (1921).
[7] BERTHIER: C. r. Soc. Biol. Paris **100**, 894 (1929).

50—60 mg% an. Nach KAY[1] enthalten die Leukocyten und Thrombocyten Phosphorsäureester noch in etwas größerer Menge als die Erythrocyten; sie sind durch Knochenfermente spaltbar.

C. Mineralbestand im Gesamtblut.

Verständlicherweise sind viele Analysen älteren und neueren Datums, besonders bei klinischen Fragestellungen mit beschränkter Materialmenge, an Proben des *Gesamtblutes* ausgeführt worden, ohne daß vorher die Trennung von Körperchen und Plasma oder Serum erfolgte. Zahlreiche Arbeiten, die Änderungen an Mineralstoffen, z. B. Calcium oder „säurelöslichem Phosphor", in krankhaften Zuständen usw. verfolgen, stützen sich auf Befunde am Vollblut. Dies ist nicht in allen Fällen unbedenklich; z. B. kann bei Calcium, von dessen Gesamtmenge die Blutzellen nur einen kleinen Bruchteil enthalten, eine Veränderung der allein wichtigen Plasmakonzentration durch Schwankungen der Blutkörperchenmenge im Blute vorgetäuscht oder verhüllt sein, und gleiches gilt natürlich auch für Substanzen mit umgekehrter Verteilung, wie Kalium oder Esterphosphat. Unter der stillschweigenden oder besonders geprüften Voraussetzung, daß erhebliche Abweichungen in dem Gesamtkörperchenvolumen gegenüber der Norm nicht bestehen, sind jedoch auch solche Analysenergebnisse verwertbar.

An gesunden Erwachsenen ermittelten KRAMER und TISDALL[2] folgende Zahlen im Gesamtblut:

Tabelle 4.

	Zahl der analysierten Fälle	Minimum	Maximum	Mittel
Na	7	168	220	196
K	13	153	202	182
Ca	7	5,3	6,7	5,7
Mg	8	2,3	4,0	3,2

Für Calcium fand JANSEN[3] meist etwas höhere Werte: 7,0—7,8 mg%. Die Zahl für Magnesium (3,3) geben auch WEISSBEIN und AUFRECHT[4] an, deren übrige Werte von diesen Zahlen und aller Wahrscheinlichkeit weitab liegen. Nur für das Chlorid dürfte ihre Zahl von 295 mg% dem normalen Durchschnitt gut entsprechen; KONING[5] gab dafür Werte zwischen 253 und 317 mg% an, HÖGLER und UEBERRACK[6] 212—253 (bei Nierenkranken 189—235). Angaben über den Kalium- und Calciumgehalt bei Neugeborenen und ihren Müttern finden sich bei KRANE[7].

Am Gesamtblut von Hunden ermittelten E. G. GROSS und UNDERHILL[8] folgende Zahlen:

```
Na . . . . . . . . . . . . .  301—315 mg%
K  . . . . . . . . . . . . .   25— 32   ,,
Ca . . . . . . . . . . . . .  5,3—5,9   ,,
Mg . . . . . . . . . . . . .  4,6—5,9   ,,
Cl . . . . . . . . . . . . .  296—330 mg%
(Gesamt-P . . . . . . .  108—125   ,,  )
```

[1] KAY: Brit. J. exper. Path. **7**, 177 (1926).
[2] KRAMER u. TISDALL: Zitiert auf S. 1471, Fußnote 4.
[3] JANSEN: Dtsch. Arch. klin. Med. **144**, 14; **145**, 209 (1924).
[4] WEISSBEIN u. AUFRECHT: Internat. Beitr. Path. u. Ther. **4**, 22 (1912).
[5] KONING, J. W.: Dissert. Amsterdam 1918 (nach Malys Jber. Tierchem. **1918**, 172).
[6] HÖGLER u. UEBERRACK: Biochem. Z. **150**, 18 (1924).
[7] KRANE: Z. Geburtsh. **97**, 22 (1930).
[8] GROSS, E. G. u. UNDERHILL: J. of biol. Chem. **54**, 105 (1922).

Am Leichenblut kranker Menschen führten ältere Analysen von Dennstedt und Rumpf[1] zu folgenden Zahlen:

Nr.	Fall	Wasser %	Cl mg%	Na mg%	K mg%	Ca mg%	Mg mg%
I.	Diabetes mellitus, Tod im Koma . . .	79,1	384	188	144	15	5
VII.	Diabetes mellitus, Tod im Koma . . .	73,3	202	98	228	27	6
III.	Lungengangrän nach Diabetes	80,3	184	131	211	15	5
VI.	Perniziöse Anämie, sehr mager	90,1	332	136	79	12	3
II.	Chronische Nephritis, Herzhypertrophie, Arteriosklerose	75,5	125	95	103	4	2
IX.	Herzhypertrophie, Arteriosklerose, Tod durch Aortenriß	79,1	107	168	186	9	7
IV.	Alkohol, Fettleber, Endocarditis chronica	83,5	180	152	156	18	8
V.	Kind, tot geboren, 3770 g	77,3	361	182	123	25	9
VIII.	Frühgeburt, 2950 g	80,1	267	149	166	17	6

Ob die Zahlen alle hinreichend exakt ermittelt sind, mag fraglich sein; z. B. erweckt Fall VI Bedenken, dessen Chloridvalenzen weit größer sind als die Summe der Basenvalenzen. Jedoch ist eine ähnlich umfassende Analysenreihe von menschlichen Leichen sonst nicht bekannt; deshalb mögen die Zahlen bis auf weiteres noch angeführt werden.

Recht bemerkenswert sind die Befunde, die über die Variationen der „*Blutphosphate*", d. h. vor allem Verschiebungen zwischen anorganischem Salz und Estern unter verschiedenen Bedingungen erhoben worden sind. H. Lawaczeck[2] fand im hämolysierten Blut nicht nüchterner kranker Menschen bei 36—37° eine Abnahme der freien Phosphorsäure — also eine Synthese von Estern —, bei 44—45° das Umgekehrte. Vermehrung des Wassers, der Kohlensäure oder des Chlorids begünstigte die Spaltung, Alkali oder Phosphatzusatz die Synthese; Glykosezusatz war ohne Einfluß, auch waren die in Frage kommenden Ester keineswegs nur Hexosephosphorsäure. Nach Einnahme großer Mengen von Ammonchlorid mit folgenden Acidoseerscheinungen fand Kay[3] am Menschen einen leichten Anstieg des anorganischen Blutphosphats, dem ein Abfall folgte, während die durch Knochenferment *nicht* spaltbare Esterfraktion von 40 auf 26 mg in 100 ccm Blutkörperchen absank, um später wieder zur Norm anzusteigen; die spaltbare Esterfraktion blieb konstant. Auch Haldane, Wigglesworth und Woodrow[4] beobachteten unter gleichen Bedingungen Verminderung des Esterphosphats. Bei rachitischen Tieren ist nach Demuth[5] die Esterspaltung im Blute erheblich vermehrt.

Seltenere Mineralien des Blutes[6].

Es ist ein selbstverständliches Postulat, daß im Blut auch anorganische Stoffe zu finden sind, die zwar als solche keine bestimmte Funktion in dem die Gewebszellen umspülenden Medium haben, die aber dem allgemeinen Transport von einer Stelle zur anderen, mindestens von den Resorptions- zu den Ausscheidungsorganen unterliegen. Solche Stoffe können durchaus zu den lebens-

---

[1] Dennstedt u. Rumpf: Jb. Hamb. Staatskrankenanst. 7 II (== Mitt. Hamb. Staatskrankenanst. 3), 1 (1899—1900).

[2] Lawaczeck, H.: Biochem. Z. **145**, 351 (1924).   [3] Kay: Biochemic. J. **18**, 1133 (1924).

[4] Haldane, Wigglesworth u. Woodrow: Proc. roy. Soc. Lond., Ser. B., **96** (NrB 672), 1 (1924).

[5] Demuth: Biochem. Z. **159**, 415 (1925).

[6] Eine gute Zusammenstellung der Befunde über „weniger verbreitete Elemente" in tierischen Organismen hat Karl Spiro gegeben: Erg. Physiol. **24**, 474 (1925). McHargue hat in einer Reihe von Veröffentlichungen das Vorkommen von Kupfer, Mangan und Zink bei Pflanzen und Tieren behandelt: J. agricult. res. und Amer. J. Physiol. **1924** bis **1926**.

wichtigen gehören, insofern sie für den Aufbau aller oder einzelner Zellarten unentbehrlich sind; dazu ist das *Eisen* zu rechnen, das ja in fester *organischer* Bindung in den Blutkörperchen reichlich vorhanden ist, das aber auch in locker gebundener Form nicht fehlt: 5—6% des gesamten Eisens der Blutzellen von Rindern und Pferden ist *kein* Hämoglobineisen[1]. In der Blutflüssigkeit ist die Eisenmenge sehr gering: FONTES und THIVOLLE[2] fanden im Pferdeserum, das absolut hämoglobinfrei gewonnen war, 0,2; ABDERHALDEN und MÖLLER[3] 0,1; WARBURG und KREBS[4] in Menschenserum 0,07 mg% Fe; in einem bestimmten Volumen Blut findet sich also rund ein Zwanzigstel des Hämoglobineisens in lockerer Bindung in den Zellen, davon wiederum etwa ein Zwanzigstel in der Blutflüssigkeit.

Bei einem zweiten Aderlaß des gleichen Tieres — also in einer Periode lebhafter Blutregeneration — fanden FONTES und THIVOLLE nur die Hälfte, etwa 0,1 mg% Fe, im Serum. (Übrigens ist nach ihren Mitteilungen nicht völlig deutlich erkennbar, ob ihre Zahlen sich auf ein Liter Serum oder ein Liter *Blut* beziehen; falls das letztere zutrifft, würde Serumkonzentration und Verhältnis zum Hämoglobineisen etwa auf das Doppelte zu erhöhen sein.)

Die Zahlen von MCHARGUE, HEALY und HILL[5] sind sicher zu hoch. Auch Kupfer findet sich in der Blutflüssigkeit[6], und zwar nach OTTO WARBURG[7] ebenfalls 0,1—0,2 mg% (im Menschenserum). Bei 10 nüchternen Personen lagen die Werte zwischen 0,06 und 0,12 um das Mittel 0,09 mg% Cu herum[8]. Höhere Zahlen fanden sich bei Schwangerschaft (0,19 mg%), Tuberkulose, akuten Infekten, Leukämie, Asthma; niedrigere bei nekrotischen Erkrankungen; Normalwerte bei Kreislauf-, Stoffwechsel- oder Magendarmkrankheiten. Im Serum von Rindern[5], Hunden, Kaninchen, Meerschweinchen, Ratten und Fröschen[7] konnte etwa die gleiche Menge Cu wie beim Menschen nachgewiesen werden. Bei Vögeln (Gans, Huhn, Taube) lagen die Zahlen tiefer, nämlich zwischen 0,01 und 0,04 mg%; sie stiegen im Gegensatz zum Eisen beträchtlich bei künstlicher Anämisierung. ABDERHALDEN und MÜLLER[9] ermittelten im Pferdeserum 0,19—0,21 mg% Cu, MCHARGUE, HEALY und HILL[5] in *Trockenserum* vom Rind 4,4 mg%, was 0,4 mg% für frisches Serum entsprechen würde und ebenfalls recht hoch erscheint.

Von *Zink* fanden ROST und WEITZEL[10] im Blut eines Rindes 0,6 mg%, DELEZENNE[11] 2—3 mg%, und zwar vornehmlich in den Blutzellen, insonderheit den weißen; MCHARGUE, HEALY und HILL[5] fanden etwa 1 mg% sowohl im Serum wie in den Zellen. *Mangan* ist in viel geringerer Menge vorhanden ebenfalls an die Blutkörperchen gebunden, nach BERTRAND und MEDIGRECEANU[12] etwa zu 0,002 mg%. Demgegenüber beträgt der Gehalt des Blutes an *Aluminium* nach

[1] BARKAN: Hoppe-Seylers Z. **148**, 124 (1925).

[2] FONTES u. THIVOLLE: C. r. Soc. Biol. Paris **93**, 687 (1925).

[3] ABDERHALDEN u. MÖLLER: Hoppe-Seylers Z. **176**, 95 (vgl. dazu BARKAN); **177**, 205 (1928).

[4] WARBURG u. KREBS: Biochem. Z. **190**, 143 (1927).

[5] MCHARGUE, HEALY u. HILL: J. of biol. Chem. **78**, 637 (1928).

[6] DESGREZ u. MEUNIER: Zitiert nach OTTO WARBURG: Chem. Zbl. **1920 IV**, 426.

[7] WARBURG, OTTO: Klin. Wschr. **1927**, 1094. — WARBURG, OTTO, u. KREBS: Biochem. Z. **190**, 143 (1927).

[8] KREBS: Klin. Wschr. **1928**, 584.

[9] ABDERHALDEN u. MÜLLER: Hoppe-Seylers Z. **176**, 95 (1928).

[10] ROST u. WEITZEL: Arb. Reichsgesdh.amt **51**, 494 (1919). — ROST: Ber. dtsch. pharmaz. Ges. **29**, 549 (1919).

[11] DELEZENNE: Ann. Inst. Pasteur **33**, 68 (1919).

[12] BERTRAND u. MEDIGRECEANU: Ann. Inst. Pasteur **26**, 1013; **27**, 1, 282 (1913) — C. r. Acad. Sci. Paris **154**, 941 (1912). — Vgl. auch MCHARGUE u. Mitarbeiter: Zitiert diese Seite, Fußnote 5.

Wiechowski[1] mehr als 4 mg%. *Arsen* soll sich vor allem im Menstrualblut finden[2].

Von metalloiden Elementen sind vornehmlich die drei Halogene außer Chlor zu nennen: *Brom, Fluor* und *Jod.* Brom ermittelte Damiens[3] zu 0,4 mg% im Blut und 0,6 mg% im Serum eines Hundes. Später fanden Bernhardt und Ucko[4] im menschlichen Blut 1—1,5 mg-%, im Hundeblut 0,6—1,7, im Serum 0,8 mg%. *Fluor* bestimmten Zdarek[5] und Gautier[6] zu $^1/_2$ mg% im menschlichen Blute. Nach Stuber und Lang[7] kommt bei Hämophilie bis zu 4 mg% F im Blute vor. Auch fanden diese Autoren regionäre Unterschiede, die vermutlich mit der Ernährungsweise zusammenhängen; sie laufen mit Differenzen der Gerinnungsfähigkeit des Blutes einher. Im langsam gerinnenden Gänseblut[8] wurde relativ viel (bis 1,5 mg% F), im rasch gerinnenden Katzen- und Hundeblut kein Fluor gefunden. Über *Jod* ist schon länger bekannt, daß es im Blute nachweisbar ist: Gley und Bourcet[9] fanden 0,002 mg% als (wahrscheinlich) organisch gebunden in den Leukocyten. Neuere Untersuchungen von Veil und Sturm[10] ergaben im Durchschnitt bei 450 Blutproben vom Menschen 0,013 mg% J, in den Sommermonaten mehr, im Winter weniger; Plasma und Körperchen enthielten etwa gleichviel; vom Gesamtjod waren etwa zwei Drittel organisch gebunden, d. h. unlöslich in Alkohol.

Schwierig ist das Urteil darüber, in welchen Mengen *Kieselsäure* im Blute vorkommen kann; nach Gonnermann[11] soll sie ausschließlich im Serum zu finden sein, und zwar recht reichlich (bis 30 mg% SiO_2), doch sind Zweifel an der gebrauchten Methodik erlaubt. Die Frage ist noch nicht erledigt.

Zu den ungelösten Problemen gehört es auch für eine Reihe dieser selteneren Mineralstoffe, ob sie sich im Körper, speziell im Blute, *zufällig* befinden oder ob sie eine biologische Bedeutung besitzen. Es ist ja selbstverständlich, daß alle Elemente, die sich in unseren *Nahrungsmitteln* finden, auch durch den Körper wandern und in kleinen Mengen in den Teilen des Körpers nachweisbar sein müssen. Aus dem Erdboden nehmen die Pflanzen allerlei Mineralien auf, wobei die Frage offen bleiben mag, *welche* Elemente für *sie* biologisch unentbehrlich sind; für Einzelfälle bestehen wohl auch hier noch gewisse Zweifel, wo es sich um Elemente handelt, von denen nur Spuren in Betracht kommen[12]. Auch bei der Verarbeitung der Nahrungsmittel können neue Mineralstoffe zugefügt werden, z. B. das Metall von Konservenbüchsen, das Kupfer, das zum Spritzen der Reben, zur Grünfärbung der jungen Konservengemüse verwandt wird[13], das Brom, das als Bromat dem Mehl zur Steigerung seiner Backfähigkeit zugesetzt wird, das Aluminium vieler Backpulver usw. mehr. Es ist also praktisch unmöglich, eine Nahrung zu genießen, in der nicht alle möglichen Elemente, mindestens spurenweise, vorhanden wären.

Die *Gegenwart* eines bestimmten Elementes in einem Organismus beweist sicherlich an sich noch gar nichts zugunsten seiner Bedeutung für diesen. Ver-

---

[1] Wiechowski: Münch. med. Wschr. **1921**, 1082. — Vgl. auch Gonnermann: Biochem. Z. **88**, 401 (1918).

[2] Gautier, A.: C. r. Acad. Sci. Paris **131**, 361 (1900).

[3] Damiens: C. r. Acad. Sci. Paris **171**, 930 (1920).

[4] Bernhardt u. Ucko: Biochem. Z. **155**, 174 (1925); **170**, 459 (1926).

[5] Zdarek: Hoppe-Seylers Z. **69**, 127 (1910).   [6] Gautier: C. r. Acad. Sci. Paris **157**, 94 (1913).

[7] Stuber u. Lang: Z. klin. Med. **108**, 423 (1928) — Biochem. Z. **212**, 96 (1929).

[8] Vgl. auch Taege: Münch. med. Wschr. **1929**, 714.

[9] Gley u. Bourcet: C. r. acad. Paris **130**, 1721; **131**, 392; **132**, 1587; **135**, 185 (1900).

[10] Veil u. Sturm: Dtsch. Arch. klin. Med. **147**, 166 (1925).

[11] Gonnermann: Biochem. Z. **88**, 401 (1918).   [12] Vgl. dazu diesen Band S. 1675, 1686 ff.

[13] Vgl. dazu unter anderem H. Bassermann: Inaug.-Dissert. Straßburg 1912. — Spiro, K.: Münch. med. Wschr. **1915**, 1601.

mutlich kann man eine solche ablehnen für das *Bromid*, das spurenweise in den Körperflüssigkeiten vorhanden ist. Da es sich im Körper dem Chlorid außerordentlich ähnlich verhält und es außerhalb des Körpers ebenfalls das Chlorid ständig begleitet, z. B. in allen gewöhnlichen Kochsalzsorten, so *kann* es in den Körperflüssigkeiten gar nicht fehlen. Ob man diesen Bromgehalt einen „physiologischen" nennen und in prinzipiellen Gegensatz zu dem nach medikamentöser Bromidzufuhr vorhandenen stellen darf, wie BERNHARDT und UCKO[1] wollen, scheint doch recht zweifelhaft. BALDAUF und PINCUSSEN[2] glauben sogar gewisse gesetzmäßige Beziehungen in dem Verhältnis der Brom- und Jodmengen des Blutes annehmen zu dürfen.

Andererseits muß man freilich damit vorsichtig sein, die biologische Bedeutung eines Elements nur aus dem Grunde abzulehnen, weil seine Gegenwart aus der Ubiquität seiner Existenz, speziell der Nahrung, leicht erklärlich ist. ROST[3] hatte sich z. B. durchaus berechtigterweise, d. h. mit guten Gründen, auf den Standpunkt gestellt, daß das Vorkommen von *Zink* in Blut und Organen physiologisch bedeutungslos sei. Später führte jedoch G. BERTRAND[4] mit seinen Schülern BENZON und NAKAMURA Versuche an Mäusen aus, denen lange Zeit eine sorgfältig von Zink befreite Nahrung gereicht wurde; freilich mußte dabei auch ein Mangel an Vitaminen in dieser Nahrung in Kauf genommen werden; dennoch ließen sich Unterschiede gegenüber gleichaltrigen Tieren feststellen, die außerdem etwas Zink erhielten: Die Dauer des Überlebens bei der unvollkommenen Nahrung war erheblich verlängert. Es ist deshalb heute schwer, dem Zink jede biologische Bedeutung auch für Säugetiere abzusprechen, mag auch ein endgültiges Urteil noch ausstehen.

Ähnlich liegen die Dinge bei Aluminium, für das WIECHOWSKI[5] aus dem relativ hohen Gehalt des Blutserums eine Lebenswichtigkeit erschlossen hat — bei Kupfer, Mangan, Arsen und Fluor. Bei den genannten Metallen wird man natürlich an gewisse katalytische Funktionen denken müssen[6]. In dieser Hinsicht ist es interessant, daß die Sauerstoff bindenden und übertragenden Komplexverbindungen schon im *Blute* verschiedener Tierklassen *verschiedene* Metalle als Zentralatome führen, z. B. das Hämocyanin der Krebse usw. *Kupfer*, der Blutfarbstoff der Ascidien *Vanadium*[7]. *Gewiß* ist es für das Eisen, Jod und die Kieselsäure, daß sie für den Aufbau und die Funktion verschiedener Gewebe unentbehrlich sind. Ihr Transport und demnach auch ihr Vorkommen im Blute entspricht also ebenfalls einem biologischen Bedürfnis.

D. Mineralbestand der festen Körpergewebe.

Wie bereits oben (S. 1421) ausgeführt wurde, geben die Analysen von Körpergewebe auf Mineralsubstanz immer nur *Mischwerte*; ihr Gehalt an Blut und der dem Blutplasma ähnlich zusammengesetzten Intercellularflüssigkeit entstellt die Werte, die den Gewebs*zellen*, also den für das Gewebe charakteristischen Elementen, zukommen würden. Auch ist es nicht immer leicht, ohne Veraschung, d. h. ohne künstliche Erzeugung von Carbonaten, Phosphaten und Sulfaten einem

---

[1] BERNHARDT u. UCKO: Biochem. Z. **155**, 174 (1925).

[2] BALDAUF und PINCUSSEN: Klin. Wschr. **9**, 1505, 1825 (1930).

[3] ROST: Ber. dtsch. pharmaz. Ges. **29**, 563, 568 (1919).

[4] BERTRAND, G.: C. r. Acad. Sci. Paris **175**, 289 (1922); **179**, 129 (1924) — Bull. Soc. sci. Hyg. aliment. Paris **12**, 15 (1924) — Bull. Soc. Chim. biol. Paris **6**, 203 1924) — Ann. Inst. Pasteur **38**, 405 (1924).

[5] WIECHOWSKI: Zitiert auf S. 1476, Fußnote 1.

[6] Vgl. OTTO WARBURG: Klin. Wschr. **1927**, 1094.

[7] HENZE: Hoppe-Seylers Z. **72**, 494 (1911); **79**, 215 (1912).

Gewebe die Mineralstoffe zwecks Analyse zu entziehen. So versteht es sich auch wohl, daß Analysen *derselben* Gewebsart an verschiedenen, auch symmetrischen Stellen des gleichen Individuums zuweilen recht erstaunliche Differenzen im Gehalt an verschiedenen Mineralien erkennen lassen[1]. (Vgl. S. 1490, 1505.)

Exaktere Ermittlungen über die lokale Verteilung von Mineralstoffen im Gewebe, insonderheit innerhalb der einzelnen Zellen, erhoffte Raphael Liesegang[2] von der Methode der vorsichtigen Veraschung von Gewebsschnitten, doch ohne ein weiteres Ergebnis als dem Nachweis schwererer Veraschbarkeit der phosphorreichen Gewebsteile (Zellkerne, Nervengewebe). Auch Policard[3] kam später mit dem gleichen Verfahren nicht sehr weit über solche allgemeinsten Feststellungen hinaus, die bereits auf anderem Wege ebenfalls erfolgt waren. Bemerkenswert ist jedoch, daß er in den *Kernen* von Erythrocyten und Epithelzellen des Frosches sowie von Makrophagen aus Rattenmilzen reichlich *Calcium* nachwies, das im Protoplasma nahezu fehlte. Dagegen waren die einwertigen Alkalimetalle im Protoplasma festzustellen. In Pigmentzellen fand Policard ziemlich viel Eisen[4].

Zähne und Knochen.

Relativ klare Verhältnisse in bezug auf die Mineralstoffe findet man erst wieder da, wo sie einen beträchtlichen Teil der festen Struktur ausmachen, so daß die Mineralstoffe der Zwischenzellflüssigkeit quantitativ stark zurücktreten. Am reinsten ist das in den Zähnen, ganz besonders im Zahnschmelz der Fall: dessen Gehalt an Wasser und organischer Substanz beträgt nur einige Prozente, so daß man ihn als ein fast ganz mineralisches Sekretionsprodukt ansehen kann. Beim Dentin ist die organische Substanz sehr viel beträchtlicher, und gleiches gilt für die Knochensubstanz, schon für die Compacta, viel mehr natürlich für die Spongiosa. Im ganzen scheint die Zusammensetzung der in festem Zustand ausgeschiedenen Salzkrystalle überall in diesen Geweben sehr ähnlich zu sein; in den Gewebs*aschen* gesellen sich verständlicherweise zu diesen Bestandteilen um so mehr solche, die — wie die einwertigen Alkalien usw. — im lebendigen Gewebe gelöst vorhanden sind, je größer der Anteil weichen Gewebes an der Gesamtmasse ist. Immerhin überwiegen die auskrystallisierten Salze an Menge so stark, daß der durch die Salze der Grundsubstanzen und andere beigemengte Gewebsarten bedingte Fehler klein ist und meist vernachlässigt werden kann.

Die Variationen der Knochenasche bewegen sich rund zwischen 30 und 55% bei 45—15% Wassergehalt und 30—15% organischer Substanz im frischen Knochengewebe. Trockenes Dentin enthält etwa 27% organische Substanz, Zahnschmelz nur etwa 5%.

Die krystallisiert ausgeschiedenen Salze stehen natürlich im Gleichgewicht mit ihren gesättigten Lösungen, die in unmittelbarer Nachbarschaft der Krystalle existieren müssen; freilich liegen die Verhältnisse nicht ganz einfach, und zwar sind zunächst besonders *zwei* Momente dabei zu beachten. Unter den im Organismus herrschenden Bedingungen können sich eine ganze Zahl *verschiedener* Salze in festem Zustande ausscheiden: Calciumphosphat, Magnesiumphosphat, Calciumcarbonat, Magnesiumcarbonat und Calciumfluorid. Bei den Carbonaten und Phosphaten hängt die „Löslichkeit" in hervorragendem Maße von der Reak-

---

[1] Vgl. z. B. Heubner u. Rona: Biochem. Z. **135**, 248 (1923). — Boutiron u. Genaud: C. r. Soc. Biol. Paris **99**, 1730 (1928).

[2] Liesegang, Raphael: Biochem. Z. **28**, 413 (1910).

[3] Policard: C. r. Acad. Sci. Paris **176**, 1012, 1187 (1923) — C. r. Soc. Biol. Paris **89**, 533 (1923) — Bull. Histol. appl. **5**, 260 (1928) nach Péterfis Ber. **9**, 541 (1929).

[4] Vgl. auch N. Seifert: Schweiz. med. Wschr. **1924**, Nr. 34, sowie K. Spiro: Erg. Physiol. **24**, 474; 512ff. (1925).

tion, also der Wasserstoffzahl des Mediums, ab; leichte Verschiebungen dieser Größe genügen, um eine Überschreitung der kleinsten Löslichkeitsprodukte der vorhandenen Calcium- und Säureionen (bzw. ihrer aktiven Massen) zu bewirken. Wird aber diese Grenze erreicht, so kommt noch ein zweites Moment in Frage, das von LICHTWITZ[1] aufgezeigt worden ist, nämlich der *Kolloidschutz* der zur Bildung von festen Krystallen bereiten Salzteilchen[2]. Mag auch gerade bei Calciumsalzen und Eiweiß die beiderseitige Neigung zur echten Komplexbildung die Entscheidung sehr schwierig machen, wo diese aufhört und wo der „Kolloidschutz" durch Besetzung von Oberflächen submikroskopischer Teilchen anfängt, mag auch vielleicht eine wirkliche Grenze dieser beiden „Verbindungsformen" in letzter Instanz gar nicht gezogen sein, so sind doch die Befunde der Kolloidchemiker an durchsichtigeren Systemen auf der einen Seite und die von LICHTWITZ bei pathologischen Verkalkungsformen aufgefundenen Analogien auf der andern Seite so schlagend, daß für *jede* Verkalkung im Körper dieses Moment mit ins Auge zu fassen ist. Es bedeutet Erschwerung der Bildung fester Krystalle in den Medien mit *gut* schützenden (im allgemeinen hochdispersen) Kolloiden, eine leichtere Krystallisation in den Medien mit wenig schützenden (im allgemeinen gröber dispersen) Kolloiden.

Überall also, wo die Wasserstoffzahl erniedrigt oder (und) wo die Dispersität der Gewebskolloide verringert ist, wird die Abscheidung fester Kalksalze aus der Gewebsflüssigkeit begünstigt. Diese beiden sehr allgemeinen Einflüsse, die sich nach allen Erfahrungen im Organismus von Ort zu Ort, von Scheidewand zu Scheidewand merklich ändern, schalten sich demnach zwischen die einfache Abhängigkeit von Löslichkeitsprodukt und Bodenkörper ein und lassen allein schon alle Ableitungen, die vom Schema eines homogenen oder höchstens diphasischen Systems ausgehen, als höchst unvollkommene Nachbildung des tatsächlich in den Geweben vor sich gehenden Geschehens erscheinen.

Zu ihnen gesellen sich jedoch noch spezifischere Komplikationen: die die Löslichkeitsprodukte bildenden aktiven Massen sind ja keineswegs immer und überall konstant, sondern können einem Wechsel auch durch *Neubildung an bestimmten Orten* unterliegen. Für die Kationen Calcium und Magnesium sollte man auf Grund der mit der Serumdialyse gewonnenen Erfahrungen[3] freilich annehmen, daß sie in einfachem Gleichgewicht mit den Verbindungen stehen, in denen die Metalle komplex gebunden sind, daß also von diesen aus das Löslichkeitsprodukt der in der Blut- und Gewebsflüssigkeit vorhandenen aktiven Massen nicht weiter berührt wird. (Der Begriff „aktive Masse" schließt ja bereits die Berücksichtigung anderweitiger Bindungen eines Teiles der vorhandenen Metalle in sich.) Jedoch verdient es in diesem Zusammenhang Beachtung, daß man[4] durch 2% Glykokoll dem Knochen Calcium entziehen kann (19% in 5 Tagen). — Die Bildung von Kohlensäure in den Geweben dürfte sich nach unseren heutigen Kenntnissen im wesentlichen in einer Vermehrung der Wasserstoffzahl und kaum in einer Änderung der Bicarbonatkonzentration auswirken.

Dagegen sind für das *Phosphat* durch ROBISON[5] Befunde bekannt geworden, die die Möglichkeit einer unmittelbaren lokalen Konzentrationserhöhung, und

---

[1] LICHTWITZ: Dtsch. med. Wschr. **1910**, 704 — Verh. dtsch. Ges. inn. Med. **29**, 516 (1912) — Über die Bildung der Harn- und Gallensteine. Berlin: Julius Springer 1914.

[2] Vgl. auch MARC: Z. physik. Chem. **68**, 104 (1909); **73**, 685 (1910).

[3] Vgl. oben S. 1450.

[4] SCHWARZ, EDEN u. HERRMANN: Biochem. Z. **149**, 100 (1924).

[5] ROBISON: Biochemic. J. **17**, 286 (1923), **18**, 1161 (1924), **19**, 153 (1925). — ROBISON u. SOAMES: Ebenda **18**, 740 (1924). — KAY u. ROBISON: Ebenda **18**, 755 (1924). — MARTLAND, M. u. ROBISON: Ebenda **18**, 1354 (1924). — KAY: Brit. J. exper. Path. **7**, 177 (1926).

damit einer lokalen Überschreitung der Löslichkeitsgrenze des Calciumphosphats naherücken: nämlich die Existenz von *Fermenten*, die Phosphorsäureester spalten. Ihr Vorkommen in der jugendlichen Knochensubstanz spricht vom teleologischen Gesichtspunkt aus sehr zugunsten ihrer physiologischen Bedeutung.

Endlich ist als möglich anzuerkennen, daß neben den Lösungsgenossen des Calciums auch *fixe Bestandteile der Gewebe* mit ihm feste und schwer lösliche Verbindungen eingehen und mit den anorganischen Anionen in Konkurrenz treten können. Die einstmals von O. Klotz[1] geäußerte Meinung, daß bei der pathologischen Verkalkung intermediär die Ausscheidung von *Kalkseifen* hochmolekularer Fettsäuren erfolge, gilt seit H. G. Wells[2] als widerlegt; dennoch ist es vielleicht nicht ganz ausgeschlossen, daß unter bestimmten Umständen Kalkseifen eine Rolle spielen. Auch sieht es so aus, als seien gewisse Eiweißstoffe fähig, Calcium durch besondere Affinitätskräfte zu binden. So haben z. B. Haurowitz und Braun[3] nachweisen können, daß die sog. *Leukome* der Hornhaut nach Kalkverletzung des Auges durch Umwandlung eines *bestimmten* Mucoids der Hornhautgrundsubstanz nach vorübergehender Anlagerung von Calcium entstehen. Offenbar findet eine Art Bindung von Calcium auch im Knorpel statt, für den — nach vorläufigen Ermittlungen von Pfaundler[4] und Wells[2] — Freudenberg und György[5] Befunde beibrachten, nach denen er aus löslichem Calciumsalz Calcium an sich zieht und nach Art einer echten chemischen Bindung festhält; ebenso verhält sich Knochensubstanz. Bedenken gegen die Argumentation der genannten Autoren hat Liesegang vorgebracht, allerdings in einer zweiten Mitteilung gemildert[6]. Rabl[7] und Eden[8] haben im Prinzip sich Freudenberg und György angeschlossen.

Welche von den erwähnten Einflüssen und Kräften im Einzelfalle das Ausmaß der Ausscheidung der Kalksalze beherrschen, dürfte heute noch recht schwer zu übersehen sein[9]. Die besondere Natur der an der Stelle der Abscheidung vorhandenen fixen und gelösten Gewebsbestandteile, in Grundsubstanz wie Zellen, ist dabei nicht zu übersehen, denn diese „besondere Natur" drückt sich ja gerade im Chemismus aus. Das Spiel der Osteoblasten und Osteoklasten am Knochen, der Dentinzellen am Zahn usw. ist ja offensichtlich imstande, an Ort und Stelle, wo der Übergang des gelösten Salzes zum Krystall und evtl. umgekehrt erfolgt, *besondere* und andere Bedingungen zu schaffen, als sie allgemein in der Gewebsflüssigkeit und den von ihnen bespülten Gewebselementen gegeben sind.

Daher ist auch die Möglichkeit der *Auflösung* fester Salze im lebenden Knochengewebe usw. in ganz anderem Ausmaße gegeben, als z. B. in verkalkten nekrotischen Herden ohne (organischen) Stoffwechsel, worauf Lichtwitz[10] schon vor längerer Zeit aufmerksam gemacht hat. Doch besitzen im allgemeinen pathologische Verkalkungsherde die *gleiche* analytische Zusammensetzung wie die Knochensalze[11], worin sich wiederum die Gleichartigkeit der humoralen Milieubedingungen auswirkt.

---

[1] Klotz, O.: J. of exper. Med. **7**, 633 (1905).

[2] Wells, H. G.: J. med. Res. **14**, 491 (1905—1906); **17**, 15 (1907); **22**, 501 (1910).

[3] Haurowitz u. Braun: Hoppe-Seylers Z. **123**, 79 (1922) — Klin. Mbl. Augenheilk. **70**, 157 (1923).

[4] Pfaundler: Jb. Kinderheilk. **60**, 123 (1904).

[5] Freudenberg u. György: Biochem. Z. **110**, 299 (1920); **115**, 96 (1921); **118**, 50 (1921); **129**, 138 (1922); **142**, 407 (1923); **147**, 191 (1924) — Erg. inn. Med. **24**, 17 (1923) — Verh. dtsch. Ges. inn. Med. **36**, 35 (1924).

[6] Liesegang: Biochem. Z. **145**, 96; **149**, 605 (1924).

[7] Rabl: Klin. Wschr. **1923**, 1644 — Virchows Arch. **245**, 542 (1923).

[8] Eden: Klin. Wschr. **1923**, 1798.

[9] Vgl. jedoch die Theorien bei Freudenberg und György, auch diesen Band S. 1628. — Ferner Klinke: Erg. Physiol. **26**, 288 (1928). — Lichtwitz: Klin. Chemie, 2. Aufl., 613 (1930).

[10] Lichtwitz: Bildung der Harn- und Gallensteine, S. 27. Berlin: Julius Springer 1914.

[11] Vgl. z. B. Kramer u. Shear: J. of biol. Chem. **79**, 121 (1928).

Bei dieser Sachlage ist es wohl verständlich, daß die im Organismus ausgeschiedenen Kalksalze an verschiedenen Stellen, nach verschiedenen Zeiten, bei verschiedenem Stoffwechsel (Lebensalter, Ernährung u. dgl.) in ihrer Zusammensetzung *variabel* sind. Dennoch wird dadurch nicht ausgeschlossen, daß bei eintretendem Gleichgewicht zwischen allen beteiligten Kräften sich schließlich solche Kräfte behaupten, die den Krystallen unter den gegebenen Milieubedingungen die größte Stabilität geben, also die Richtungs- oder Gitterkräfte. Es kann kaum mehr ein Zweifel daran sein, daß unter ihrer Einwirkung für die Hauptmasse der Knochensalze ein *bestimmter* Krystalltypus erstrebt und oft schon sehr rasch erreicht wird, der *Apatittypus*. Nachdem sich GASSMANN[1] auf Grund der Analysen von Knochenaschen und auf Grund des glatten Ersatzes des darin enthaltenen Carbonats durch Chlorid für diese zuerst von HOPPE-SEYLER[2], später auch von A. WERNER[3] vertretene Auffassung eingesetzt hatte, scheint neuerdings der endgültige Beweis dafür durch die Aufnahme des Röntgenspektrums geliefert worden zu sein. R. GROSS[4] und V. M. GOLDSCHMIDT[5] ermittelten die Apatitstruktur im Zahnschmelz, JONG[6] im Knochen. Wie GOLDSCHMIDT ausführt, zeichnet sich diese Struktur vor gewöhnlichem Calciumphosphat dadurch aus, daß die Bildung saurer oder wasserhaltiger Salze sehr erschwert und damit die größte *Härte* der Krystalle garantiert ist; unter den Apatiten ist (wegen des geringen Ionenabstandes) der als Mineral sehr verbreitete *Fluor*apatit der härteste Krystall. Er besitzt die Formel

$$\left[\mathrm{Ca}\left(\begin{array}{c}\mathrm{PO_4}\diagup\diagdown{}^{\mathrm{Ca}}_{\mathrm{Ca}}\\\mathrm{PO_4}\diagup\diagdown{}^{\mathrm{Ca}}_{\mathrm{Ca}}\end{array}\right)_3\right]\mathrm{F}_2\,.$$

Die Analysen von Knochenasche haben niemals soviel Fluor geliefert, wie dieser Formel entspricht (3,8%). In Zähnen fanden TREBITSCH[7] ebenso wie R. J. MEYER und W. SCHULZ[8] mit den besten zur Zeit verfügbaren Verfahren[8] zwischen 0,3 und 0,6% der *Trockensubstanz*. Die von TREBITSCH angeführten früheren Analysen sind wegen der Schwierigkeit der Bestimmungsmethoden vorsichtig zu bewerten; doch fanden MICHEL[9] in der Trockensubstanz, HEMPEL und SCHEFFLER[10] sowie JODLBAUER[11] in der Asche von Zähnen schon Werte in der gleichen Größenordnung. Wichtig ist die Angabe von BERTZ[12], daß er bei gleicher Analysenmethode im (getrockneten) *Schmelz* wesentlich mehr Fluor fand als im Dentin (1,2 gegen 0,7%). Es ist wohl nicht ausgeschlossen, daß die reinen Krystalle des Schmelzes zu einem sehr erheblichen Anteile, wenn nicht ganz, aus echtem Apatit bestehen.

Schon im Dentin ist der Anteil des Fluorapatits wohl wesentlich geringer und im Knochen spielt er quantitativ eine ganz nebensächliche Rolle, ohne freilich gänzlich zu fehlen[13]. An die Stelle der zwei Fluoratome können Chloratome

[1] GASSMANN: Hoppe-Seylers Z. **83**, 403 (1913); **90**, 250 (1914).
[2] HOPPE-SEYLER: Virchows Archiv **24**, 13 (1862).
[3] WERNER, A.: Ber. dtsch. chem. Ges. **40**, 4447, (1907).
[4] GROSS, R.: 1926. Zitiert nach V. M. GOLDSCHMIDT diese Seite, Fußnote 5.
[5] GOLDSCHMIDT, V. M.: Z. techn. Physik **8**, 251, 261 (1927).
[6] JONG: Recueil des traveaux chimiques des Pays-bas. **45**, 445 (1926) — nach Ronas Erg. Physiol. **37**, 271 (1926).
[7] TREBITSCH: Biochem. Z. **191**, 234 (1927).
[8] MEYER, R. I., v., u. W. SCHULZ: Z. angew. Chem. **38**, 203 (1925).
[9] MICHEL: Dtsch. Mschr. Zahnheilk. **1897**, 332.
[10] HEMPEL u. SCHEFFLER: Z. anorg. u. allg. Chem. **20**, 1 (1899).
[11] JODLBAUER: Z. Biol. **44**, 259 (1903).
[12] BERTZ: Chem. Zusammensetzung der Zähne. Dissert. Würzburg 1899.
[13] Vgl. CARNOT: C. r. Acad. Sci. Paris **114**, 1189 (1892). — BRANDL u. TAPPEINER: Z. Biol. **28**, 518 (1891). — GABRIEL: Z. analyt. Chem. **31**, 522 (1892); **33**, 53 (1894) — Hoppe-Seylers Z. **18**, 257 (1894).

oder die Radikale SO_4 oder CO_3 treten; doch überwiegt im Knochen das Carbonat, so daß der Komplex entsteht:

$$\left[Ca \left(\begin{array}{c} PO_4 \diagup^{Ca}_{\diagdown Ca} \\ PO_4 \diagup^{Ca}_{\diagdown Ca} \end{array} \right)_3 \right] CO_3 .$$

Die Formel verlangt das molare Verhältnis $1:6:10$ für $CO_3:PO_4:Ca$. In der Tat stimmen zahlreiche Analysen von Knochenasche von den ältesten[1] an darin überein, daß dieses Verhältnis — wenigstens für Phosphat und Calcium — *ungefähr* gegeben ist[2]. Immerhin ist der Gehalt an Calcium oft *etwas* höher, so daß das Verhältnis Phosphor:Calcium sich bis 0,55 und darunter verschiebt. Dies ist auffällig, da man ja bei der Veraschung der organischen Grundsubstanz des Knochens (einschließlich Resten des Knochenmarks) eher einen Mehrgewinn an Phosphorsäure als an Calcium erwarten sollte. Neuerdings hat Klement[3] bei sehr schonender Analyse des *frischen* Knochens ebenfalls ein ungünstiges Verhältnis für den Quotienten P:Ca erhalten und darauf die Auffassung gestützt, daß die Hauptmasse der festen Knochensalze der Zusammensetzung $3\,Ca_3(PO_4)_2 \cdot Ca(OH)_2$ (unter Beimischung von Carbonat) entspräche und die Apatitformel aufzugeben sei. Da aber dieses „basische Salz" nach Bassett[4] ebenfalls sehr schwer löslich ist, scheint mir kein Grund vorzuliegen, es nicht auch dem Apatittypus anzureihen und zu schreiben:

$$\left[Ca \left(\begin{array}{c} PO_4 \diagup^{Ca}_{\diagdown Ca} \\ PO_4 \diagup^{Ca}_{\diagdown Ca} \end{array} \right)_3 \right] (OH)_2 \qquad \text{oder} \qquad \left[Ca \left(\begin{array}{c} PO_4 \diagup^{Ca}_{\diagdown Ca} \\ PO_4 \diagup^{Ca}_{\diagdown Ca} \end{array} \right)_3 \right] O .$$

Das Mißverhältnis zwischen Phosphat und Calcium wird durch die Annahme des basischen Salzes ja gerade *nicht* berührt. In anderer Weise suchten Kramer, Marriott und Howland[5] über die Struktur der Knochensalze weitere Aufklärung zu gewinnen. Sie arbeiteten ebenfalls mit möglichst gut von organischer Substanz befreitem und entfettetem Knochenpulver, das sie mit Säure extrahierten. Sie bestimmten Carbonat, Phosphat, Calcium und Magnesium und zogen von den erhaltenen Werten von Calcium und Phosphat die auf Carbonat und Magnesium entfallenden Äquivalente ab. Die verbleibenden *Restbeträge* an Phosphat und Calcium stimmten dann unter den verschiedensten Umständen (Ratte und Mensch, Erwachsener und Kind, Gesundheit und Rachitis) sehr gut auf das durch die Formel des normalen tertiären Calciumphosphats verlangte Verhältnis $P:Ca = 0,67$. In diesen Versuchen ergab sich also *keinerlei* Anhaltspunkt für die Notwendigkeit der Annahme eines *basischen* Salzes: die analytisch faßbaren Säureäquivalente reichten völlig zur Absättigung der Basen aus. Dagegen schwankte allerdings das Verhältnis von $Ca_3(PO_4)_2$ zu $CaCO_3$ zwischen 10,8 und 5,8 — also in ziemlich weitem Bereich um den durch die Formel des Carbonat-Apatits verlangten Wert von 9,3 herum. Das eine ist also gewiß, daß diese Formel nicht erschöpfend ist und häufig andere Krystallarten beigemischt sind; [ob unter ihnen auch der Dolomit $Ca[Mg(CO_3)_2]$ in Frage kommen kann, ist bisher nicht diskutiert worden].

---

[1] Hoppe-Seyler: Virchows Arch. **24**, 13 (1862). — Zaleski: Hoppe-Seylers med. chem. Unters., S. 19. — Gabriel: Zitiert auf S. 1481, Fußnote 13.

[2] Vgl. u. a. Gassmann: Hoppe-Seylers Z. **70**, 161 (1910); **178**, 62 (1928). — Loll: Biochem. Z. **135**, 493 (1923). — Ferner unten die Zahlen auf S. 1486.

[3] Klement: Hoppe-Seylers Z. **184**, 132 (1929).

[4] Bassett: J. Chem. Soc. London **111**, 638 (1917).

[5] Kramer, Marriott u. Howland: J. of biol. Chem. **68**, 711, 721 (1926).

Von Interesse sind die Änderungen in den Mineralien des Knochens beim Wachstum, zu dem in gewissem Sinne auch die Callusbildung nach Frakturen zu rechnen ist. Es entspricht längst bekannten Erfahrungen, daß der wachsende Knochen mehr und mehr wasserärmer und salzreicher wird[1]; genauere quantitative Daten gibt z. B. folgende Tabelle nach F. S. HAMMETT[2], der serienweise die Knochen — und zwar jeweils beide humeri und beide femores — von wachsenden Ratten unter konstanten Lebensbedingungen untersuchte: für jede Periode gleicher Lebensdauer wurden 10 Männchen und 10 Weibchen, dabei möglichst viel Paare gleicher Würfe, der Analyse unterworfen und die Mittelzahlen verwertet; zur Beurteilung der Perioden ist wichtig, daß zwischen dem 23. und 25. Tage sich die Tiere von der Mutter entwöhnten und daß die Pubertät etwa vom 65. bis 75. Tage dauerte. Die Frischgewichte der beiden Knochen sanken während der Untersuchungszeit im Mittel von 0,21 auf 0,12 und von 0,31 auf 0,25% des Körpergewichts.

Tabelle 5. Mittelzahlen für Knochen junger Ratten.

Lebens-alter	Männchen					Weibchen				
	Gewicht des Tieres	Organische Substanz		Asche		Gewicht des Tieres	Organische Substanz		Asche	
		Humerus	Femur	Humerus	Femur		Humerus	Femur	Humerus	Femur
Tage	g	%	%	%	%	g	%	%	%	%
23	27,3	18,0	18,3	17,1	13,3	28,5	19,4	19,7	17,5	14,3
30	41,3	19,1	19,1	17,6	14,4	38,7	19,3	19,5	18,0	15,0
50	74,5	19,9	20,4	23,5	20,1	74,2	20,5	20,8	26,4	23,5
65	120,8	21,0	21,7	31,5	28,3	105,0	20,9	21,3	31,5	28,8
75	133,2	20,8	21,0	33,7	31,5	115,8	20,9	21,4	36,2	33,8
100	162,3	21,5	21,7	37,8	35,6	137,6	21,9	22,2	42,0	40,1
150	244,3	22,2	23,0	43,4	41,3	174,7	22,9	23,5	45,1	43,0

Die Tabelle lehrt sowohl die gemeinsame Tendenz, nämlich eine in dem untersuchten Zeitraum dauernd zunehmende Konsolidierung des Knochens, deren Geschwindigkeit freilich in der letzten Periode erheblich abnimmt, wie auch die Unterschiede nach der Art des Knochens und nach dem Geschlecht: der Humerus ist aschereicher als der Femur und die weiblichen Knochen sind aschereicher (und wasserärmer) als die männlichen, auch konsolidieren sie sich nach dem Eintritt der Pubertät in rascherem Tempo. Dies hängt jedoch mit dem langsameren Wachstum der Weibchen in dieser Periode zusammen (vgl. Körpergewicht), dem natürlich das Knochenwachstum parallel geht. *Absolut* genommen, vermehrt sich die Knochenasche bei den Männchen stärker (vom 100. bis 150. Tage um 47%) als bei den Weibchen (31%); die Zusammensetzung der Asche blieb (in dieser Periode) sehr konstant und betrug im Mittel 37,4% Ca, 56,5% PO_4 und 0,84% Mg[3] (P:Ca = 0,64). Vor Eintritt der Pubertät blieb die Zunahme des Magnesiums etwas hinter der des Calciums zurück.

Auch bei wachsenden Kälbern wurde an verschiedenen Körperstellen das Verhältnis von Phosphorsäure zu Calcium in den Knochen sehr konstant gefunden[4]: die Zahlen für PO_4 lagen zwischen 54,8 und 57,5; für Ca zwischen 36,9 und 39,1%; für das molare Verhältnis ergibt sich im Mittel 0,62.

Mit dem Aschengehalt der Knochen hängt natürlich der Calciumgehalt des *ganzen* Körpers aufs engste zusammen; deshalb haben auch diese Zahlen hier

[1] JAUNING, J.: Dissert. Breslau 1908. — HARDT, B.: Dissert. Jena 1910. — SCHABAD: Arch. Kinderheilk. **52**, 47, 68 (1909) — Berl. klin. Wschr. **1909**, 823, 923.
[2] HAMMETT, F. S.: J. of biol. Chem. **64**, 409 (1925).
[3] HAMMETT: J. of biol. Chem. **57**, 285 (1923).
[4] KRÜGER u. BECHDEL: J. Dairy Sci. **11**, 24 (1928).

Interesse. Sherman und Macleod[1] analysierten weiße Ratten verschiedenen Lebensalters, die ebenfalls unter konstanten Bedingungen gezüchtet waren, nach Entfernung des Darmtractus in toto auf Calcium; ihre Mittelzahlen beziehen sich für jedes Alter und Geschlecht auf ein halbes bis ganzes Dutzend Tiere.

Tabelle 6. Mittelzahlen für Gesamtcalcium weißer Ratten ohne Darmtractus.

Lebensalter Tage	Männchen		Weibchen		
	Gewicht in g	% Ca	Vorgeschichte	Gewicht in g	% Ca
	4,7	0,25	—	4,7	0,25
15	23	0,58	—	23	0,60
30	46	0,69	—	43	0,74
60	135	0,76	—	107	0,86
90	217	0,93	—	157	1,09
120	252	1,01	nicht trächtig	183	1,09
			trächtig oder nach dem ersten Wurf	188	0,99
über 170 (ausgewachsene Tiere)	238—363	1,07	ohne Lactationsperioden	178—244	1,17
			nach Lactationsperioden	168—262	1,08

Die Tabelle zeigt wiederum den früheren Anstieg und die bleibende Erhöhung des relativen Calciumgehaltes bei den jungfräulichen Weibchen gegenüber den Männchen, zugleich aber den Ausgleich dieser höheren Werte durch die Genitalfunktionen des Werfens und Säugens.

Interesse bietet auch eine Analysenreihe von Buckner und Peter[2], die an wachsenden, eventrierten Ratten außer Calcium auch Phosphat, Magnesium und Kalium bestimmten. Sie benutzten stets 3 Weibchen und 3 Männchen nach konstanter gemischter Kost, bemerkten jedoch keine wesentlichen Unterschiede der Geschlechter. Für Calcium und Magnesium fanden sie durchweg (vom 14. bis 280. Lebenstage) sehr konstante Zahlen im Verhältnis zur Asche, nämlich im Mittel 25,4% Ca und 1,3% Mg; vom 28. bis 140. Lebenstage zeigte auch die Asche im Verhältnis zum Körpergewicht der *eventrierten* Tiere keinen Gang und schwankte zwischen 2,67 und 3,13% um den Mittelwert von 2,97%; die darmlosen Tiere enthielten also 0,75% Ca und 0,04% Mg. (Am 14. Lebenstag betrug die Asche 2,3; am 210. 3,5; am 280. 3,9% — entsprechend änderte sich im Gesamttier Ca und Mg.) Das Phosphat der Asche betrug am 14. Lebenstage nur 46%, vom 28. bis 280. Tage stets etwa 56% PO_4, was bis zum 140. Tage 1,66% des Körpergewichts — der darmlosen Tiere — entsprach, später mehr (bis 2,18% PO_4). Die analysierten Bestandteile der Asche betrugen auf 100 g 1,77 saure und 1,40 basische Äquivalente, während etwa 17% auf den nicht analysierten Aschenrest entfielen. Über 80% der Asche kam auf die an der Inkrustation der Knochen beteiligten Stoffe, nur 0,8% im Mittel auf Kalium. Dessen Konzentration in Asche und Tier nahm übrigens — wenn auch mit Schwankungen — vom 28. bis 140. Tage sichtlich ab, nämlich von 1,15 auf 0,71% der Asche, offenbar infolge des höheren Anteils, den die Knochenkrystalle an der Gesamtasche erhielten.

Eine weitere Umwandlung der Knochensalze mit dem zunehmenden *Alter* fanden Kramer und Shear[3], nämlich ein *Anwachsen* des Calciumcarbonats im Verhältnis zum Calciumphosphat; bei *jungen* Ratten betrug dies Verhältnis

[1] Sherman u. Macleod: J. of biol. Chem. **64**, 429 (1925).
[2] Buckner u. Peter: J. of biol. Chem. **54**, 5 (1922).
[3] Kramer u. Shear: J. of biol. Chem. **79**, 147 (1928) — Proc. Soc. exper. Biol. a. Med. **25**, 141, 285 (1928).

0,08—0,10; bei ausgewachsenen Tieren 0,15—0,16 (während die Apatitformel 0,11 entspricht). Beim Menschen wurde dies jedoch bisher nicht festgestellt, vielmehr fanden HOWLAND, MARRIOTT und KRAMER[1] an Knochen von Kindern wie von Erwachsenen *gleiche* Werte (0,13—0,14).

MATSUDA[2] fand an wachsenden *Zähnen* von Albinoratten *keine* Änderung des Verhältnisses von Ca zu Phosphat, wie ihres Anteils an der Gesamtasche, jedoch eine zunehmende Anreicherung an Magnesium. An menschlichen Feten hat SCHMITZ[3] Bestimmungen der Trockensubstanz, der Asche und des Calciumgehalts vorgenommen; nach seinen Zahlen wurden die in Tabelle 7 angegebenen zum Teil berechnet:

Tabelle 7. Asche in menschlichen Feten.

Länge	Gewicht der Feten	Berechnetes Alter	Trockensubstanz	Asche	Ca der Asche	Asche auf Trockensubstanz	Ca absolut
cm	g	Tage	%	%	%	%	g
5,0	3,9	69	6,5	0,61	14,1	9,6	0,003
5,9	6,8	75	7,2	0,78	14,6	10,9	0,008
7,4	8,6	80	6,1	0,48	19,4	7,9	0,008
8,0	12,9	85	7,9	0,81	19,4	10,3	0,02
8,5	12,6	86	8,3	0,80	18,8	9,7	0,02
8,7	13,7	87	8,4	0,84	—	10,0	—
9,8	18,9	95	8,9	0,97	22,9	11,0	0,04
10,6	26,8	100	11,1	1,28	21,2	11,5	0,07
11,6	34,5	104	7,9	0,72	20,8	9,1	0,05
11,5	42,4	104	8,7	0,92	22,5	10,7	0,09
13,0	41,6	109	8,9	1,15	24,3	13,0	0,12
13,6	72,5	115	8,2	0,96	20,1	11,8	0,14
16,0	62,4	116	10,9	1,28	18,4	12,1	0,15
15,0	72,6	118	9,5	1,56	14,7	12,2	0,17
19,0	122,2	132	10,9	1,46	—	13,4	—
24,0	244,5	151	11,6	1,63	26,3	14,1	1,05
23,0	249,1	151	12,6	1,79	27,6	14,2	1,23
24,5	373,0	160	10,4	1,39	27,2	13,4	1,44
32,0	584,0	184	13,7	2,00	28,6	14,6	3,34

Vom Ende des 5. Monats an ist also der Calciumgehalt der Asche ziemlich konstant und entspricht bereits dem von CAMERER und SÖLDNER[4] beim Neugeborenen ermittelten Werte 27%. Es verdient einen Hinweis, wie nahe dieser dem für die jungen Ratten gefundenen Wert 25,4% liegt (vgl. oben S. 1484). SCHWARZ, EDEN und HERMANN[5] analysierten eine Reihe von Knochen verschiedener Tierarten (Radius oder Tibia) auf Calcium und Phosphat und verglichen sie mit dem *Callus*gewebe der gleichen Knochen nach Fraktur. Ihre Zahlen gibt Tabelle 8 auf S. 1486.

Aus diesen Befunden kann geschlossen werden, daß bei der Neubildung von Knochengewebe nach einer Fraktur zunächst eine Anreicherung von Calcium in der Grundsubstanz des Callus *ohne* die äquivalente Menge Phosphat erfolgt, daß also auch im lebenden Organismus vor sich geht, was in Modellversuchen, vor allem von FREUDENBERG und GYÖRGY[6], wahrscheinlich gemacht worden ist.

[1] HOWLAND, MARRIOTT u. KRAMER: J. of biol. Chem. **68**, 721 (1926).
[2] MATSUDA: J. of biol. Chem. **71**, 437 (1927).
[3] SCHMITZ: Arch. Gynäk. **121**, 1 (1923).
[4] CAMERER u. SÖLDNER: Z. Biol. **39**, 173 (1900) — **40**, 529 (1900) — **43**, 1 (1902) — **44**, 61 (1903),
[5] SCHWARZ, EDEN u. HERMANN: Biochem. Z. **149**, 100 (1924).
[6] FREUDENBERG u. GYÖRGY: Zitiert auf S. 1480, Fußnote 5.

Tabelle 8. Calcium und Phosphat in Knochen und Callus (Trockensubstanz).

Tierart	Knochen			Callus			
	Ca %	PO$_4$ %	Molares Verhältnis P : Ca	Tage nach der Fraktur	Ca %	PO$_4$ %	Molares Verhältnis P : Ca
Kaninchen . . .	24,1	—	—	10	17,0	7,7	0,19
Kaninchen . . .	23,9	37,4	0,66	14	16,7	7,4	0,19
Katze	25,1	38,6	0,66	27	17,3	7,7	0,19
Hund	24,8	40,2	0,68	—	—	—	—
Mensch	24,5	41,1	0,71	16	16,6	15,3	0,39
Mensch	—	—	—	37	17,5	16,2	0,40

Diese Schlußfolgerung wurde durch Schwarz, Eden und Hermann noch weiter durch die Feststellung gestützt, daß auch Callusgewebe bei Behandeln mit Calciumchloridlösung noch mehr Calcium aufnimmt, und sich durch nachträgliche Behandlung mit Phosphat mit festen Krystallen imprägnieren läßt, während die gleichen Salzlösungen in umgekehrter Reihenfolge keinen Effekt haben[1]. Dies ist das gleiche Verhalten wie es für den Knorpel durch Freudenberg und György[2] ermittelt wurde.

Eine gewisse Analogie finden diese Befunde in Analysen von Kramer und Shear[3] an den primären Verkalkungszonen bei heilender Rachitis, wo sich nach Abzug des Carbonatcalciums und des Magnesiumphosphats das molare Verhältnis P:Ca wie 0,45 (statt wie sonst 0,50) ergab. Nach diesen Autoren werden (anfangs) basische Phosphate oder organische Calciumverbindungen eingelagert, die später erst in das endgültige Produkt Orthophosphat umgewandelt werden.

Die *Ernährung* kann unter Umständen Einfluß auf die Zusammensetzung des Knochens gewinnen. Im *Hunger* sahen Morel, Mouriquand, Michel, Seulier und Thevenon[4] bei Meerschweinchen den Aschengehalt deutlich abnehmen (auf 51,4 statt 56,4% der Trockensubstanz), während der Anteil des Calciums an der Asche unverändert blieb; Iwabuchi[5] fand Abnahme der Trockensubstanz und etwas stärkere Calcium- und Phosphatabnahme (rund 15%). Calciumarm ernährte Ratten verloren nach Toverud[6] in den Molarzähnen Calcium und setzten Magnesium an; die rasch wachsenden Nagezähne verarmten jedoch allgemein an anorganischen Bestandteilen. An Ratten stellten Korenchevsky und Carr[7] Unterschiede im Wasser- und Calciumgehalt der Jungen fest, wenn die Kost der Muttertiere verändert wurde. Wurden nämlich Vitamin A ganz und zugleich Calcium während Gravidität und Lactation möglichst ausgeschaltet, so sank der Calciumgehalt der (wasserreichen) Knochen etwa auf die Hälfte (von etwa 5,2 auf 2,6%); wenig A-Faktor genügte, um diesen Wert auf 3,7—4,6 ansteigen zu lassen. Wurde während der Gravidität ebenso verfahren und während der Lactation bei *Ausschluß* des A-Faktors nur Calciumcarbonat zugelegt, so bekamen die Knochen nahezu normale Beschaffenheit. Auch Emori[8] fand Störungen des Knochenwachstums, wenn er die jungen Tiere unmittelbar vitamin-A-frei ernährte; die Knochen blieben zurück und künstlich gesetzte

---

[1] Vgl. dazu die Kritik von Liesegang: Biochem. Z. **145**, 96 (1924) — sowie oben S. 1480.

[2] Freudenberg u. György: Zitiert auf S. 1480, Fußnote 5.

[3] Kramer u. Shear: J. of biol. Chem. **79**, 147 (1928) — Proc. Soc. exper. Biol. a. Med. **25**, 285 (1928).

[4] Morel, Mouriquand, Michel, Seulier u. Thevenon: C. r. Soc. Biol. Paris **85**, 469 (1921); **92**, 269 (1925).

[5] Iwabuchi: Z. exper. Med. **30**, 65 (1922).

[6] Toverud: J. of biol. Chem. **58**, 583 (1923).

[7] Korenchevsky u. Carr: J. of Path. **26**, 389 (1923).

[8] Emori: Jap. J. med. Sci., Trans. Pharmacol. **2**, 43 (1927).

Frakturen heilten äußerst langsam, während der Asche- und Kalkgehalt des vorhandenen Knochengewebes kaum Abweichungen erkennen ließ.

Mangel an Vitamin C (Skorbut) hatte bei IWABUCHI[1] den gleichen Effekt wie Hunger, auch bei BROUWER[2] eine etwa 10proz. Abnahme der Knochensalze zur Folge, bei den französischen Autoren[3] aber gar keinen Effekt. An den Zähnen fand sich Abnahme der Asche und des Calciums, doch Zunahme des Magnesiums[4]. Sehr viel stärkere Verminderungen des Aschegehaltes haben BAHRDT und EDELSTEIN[5] bei kindlichem Skorbut ermittelt; zugleich war die Asche sehr reich an Kalium und Natrium geworden.

Für die *Rachitis* ist es längst bekannt und anerkannt, daß sie zu Verminderung des Salzgehaltes der Knochen führt, ohne die Zusammensetzung der Asche wesentlich zu verändern; nur der Magnesiumgehalt steigt auch hier etwas an[6]. Mit ihren neuen Methoden der Analyse (vgl. oben S. 1482) fanden HOWLAND, MARRIOTT und KRAMER[7] eine Zunahme des Carbonatgehaltes im Verhältnis zum Phosphat übereinstimmend für Mensch und Ratte: 0,16—0,17 gegen 0,13—0,14 und 0,15 gegen 0,09. (Unterschiede der „Kalkbindungsfähigkeit" des rachitischen *Knorpels* scheinen auch nicht zu bestehen[8], ebensowenig mikrochemisch erkennbare Verminderung des primär vorhandenen Calciums[9].)

Osteomalacie bedingt ebenfalls keine wesentliche Änderung in der Zusammensetzung der Knochenasche[10]. Bei *Kriegsosteopathie* fand LOLL[11] Verminderung des Phosphats bei Erhöhung des Calciumgehaltes in der Knochenasche.

Hormonale Störungen äußerten sich am Knochen folgendermaßen: Schilddrüsenentfernung hemmte den Ansatz von Calciumphosphat bei jungen Ratten sehr beträchtlich, und zwar viel stärker bei Weibchen als bei Männchen. Exstirpation der Epithelkörperchen allein wirkte gleichsinnig, doch schwächer. Der Ansatz von Magnesium war wenig betroffen[12]. NISHIMURAS[13] Befunde an der gleichen Tierart lauten allerdings entgegengesetzt. Nach OGAWA[14] wird der Ansatz von Calcium im Callusgewebe durch Schilddrüse gehemmt, durch Epithelkörperchen gefördert, bei Exstirpation also jeweils umgekehrt beeinflußt. An den Zähnen bewirkt Parathyreoidektomie ebenfalls Verarmung an Kalksalzen[15]. Vereinigung von Schilddrüsen- mit Thymusexstirpation soll nach KIYONARI[16] das Knochencalcium bei Kaninchen und Ratten vermehren. Nach demselben folgt das gleiche auf Kastration, während Fütterung mit Keimdrüsensubstanz das Gegenteil bedingt.

---

[1] IWABUCHI Zitiert auf S. 1486. [2] BROUWER: Biochem. Z. **190**, 402 (1927).

[3] MOREL, MOURIQUAND. MICHEL, SEULIER u. THEVENON: Zitiert auf S. 1486.

[4] TOVERUD: Zitiert auf S. 1486.

[5] BAHRDT u. EDELSTEIN: Z. Kinderheilk. **91**, 21 (1920).

[6] CATTANEO: Vgl. Malys Jb. **1909**, 428.

[7] HOWLAND, MARRIOTT u. KRAMER: J. of biol. Chem. **68**, 721 (1926).

[8] HARTMANN: Sitzgsber. bayer. Akad. Wiss., Math.-physik. Kl. **1913**, 271. — Vgl. SHIPLEY, KRAMER u. HOWLAND: Amer. J. Dis. childr. **30**, 37 (1925). — SCHMIDT: Z. Biol. **87**, 537 (1928).

[9] POLICARD u. PEHU: Bull. Histol. appl. **5**, 277 (1928).

[10] CAPPEZZUOLI: Biochem. Z. **16**, 355 (1909).

[11] LOLL: Biochem. Z. **135**, 493 (1923).

[12] HAMMETT: J. of biol. Chem. **57**, 285 (1923); **72**, 527 (1927).

[13] NISHIMURA: Fol. endocrin. jap. **2**, 153 (1927). — MIZOKAMI u. NISHIMURA: ebenda **5**, 18 (1929).

[14] OGAWA: Arch. f. exper. Path. u. Pharmaz. **109**, 83 (1925). — Vgl. auch BAUER, ALBRIGHT u. AUB: J. clin. Invest. **7**, 75 (1929) — J. of exper. Med. **49**, 145 (1929).

[15] ERDHEIM: Frankf. Z. Path. **7**, 175, 238, 293 (1911). — PREISWERK-MAGGI: Dtsch. Mschr. Zahnheilk. **29**, 641 (1911). — Dort ältere Literatur!

[16] KIYONARI: Fol. endocrin. jap. **3**, 1161, deutsche Zusammenfassung 37 (1927).

Knorpel.

Nach Bunges[1] Analysen enthält der Knorpel (bei Kalb, Schwein und Haifisch) 0,5—0,6% *Natrium*, also ungewöhnlich viel. Spätere umfassende Untersuchungen der Mineralien in der Knorpelsubstanz scheinen nicht vorzuliegen.

Muskeln[2].

Der Mineralbestand der quergestreiften Muskeln bietet bereits ein sehr eindringliches Beispiel, wie sich der Mineralstoffwechsel mit dem Energiestoffwechsel verknüpft. Denn schon die einfache Feststellung über die im Muskel anzutreffenden Mineralstoffe muß von der heute sichergestellten Tatsache ausgehen, daß der aus seinen natürlichen Bedingungen gelöste Muskel mineralische Stoffe enthält, die aus organischen Verbindungen erst im Augenblick der Präparation entstehen, und zwar äußerst leicht entstehen können: Phosphat und Ammonium. Sie hängen beide mit der spezifischen Muskelleistung, der Kontraktion, innig zusammen und sind daher viel besser bei einer Darstellung der Muskelkontraktion zu verfolgen. Hier können nur die allerwichtigsten Umsetzungen kurz gestreift werden: Ammoniak entsteht aus Adenin (in der Adenosinphosphorsäure und Adenosinpyrophosphorsäure), Phosphat vor allem aus Kreatinphosphorsäure, bei Wirbellosen aus Argininphosphorsäure (beide auch „Phosphagen" genannt). Außerdem bildet sich Phosphat aber natürlich auch aus Adenosinpyrophosphorsäure, ferner — wohl etwas weniger leicht — aus Zuckerphosphorsäureestern. Alle diese organischen Ester und Amide bilden sich wiederum durch Synthese ihrer Spaltprodukte leicht zurück. Somit findet man sie auch im Muskel stets nebeneinander[3]. In dem am besten untersuchten Froschmuskel rechnet man von 0,4% HPO_4 *säurelöslichen* Phosphats in der frischen Substanz etwa 15% auf anorganisches Salz, 10% auf Kohlehydratmonophosphat, 35% auf Adenylpyrophosphat, 40% auf Kreatinphosphat[4]. Damit ist wahrscheinlich nicht einmal der Zustand des ruhenden, durchbluteten Muskels charakterisiert, sondern eben der bei „möglichst" rascher und schonender Abtötung des Muskels (durch flüssige Luft) erhaltene. Für Säugetiere werden für die Summe der säurelöslichen Phosphatfraktionen Werte zwischen 0,35 und 0,65% HPO_4 angegeben[5], auch für eine einzelne Tierart, wie z. B. Kaninchen, Schwankungen zwischen 0,47 und 0,65% der Frischsubstanz[6]. Ähnliche Zahlen fand Lyding an Vögeln[7]. Der *Gesamtphosphorgehalt* der Muskulatur liegt etwa um ein Fünftel des Wertes höher. Das reine anorganische Phosphat bestimmten Sacks und Davenport[8] mit äußerst schonender Methodik in Muskeln von Katzen, Meer-

[1] Bunge: Hoppe-Seylers Z. **28**, 300, 452 (1899).

[2] Vgl. auch Embden: Dieses Handbuch **8 I**, 470 (1925). — Ferner Neuschlosz: Ebenda **8 I**, 127 (1925). — Fürth: Oppenheimers Hdb. d. Bioch. 2. Aufl. **4**, 297 (1923).

[3] Von wichtigeren Arbeiten auf diesem großen Gebiete seien erwähnt: Embden u. Lawaczek: Biochem. Z. **127**, 181 (1922). — Fiske u. Subbarow: Science (N. Y.) **65**, 401 (1927). — Fiske: J. of biol. Chem. **74**, XXII (1927). — Eggleton, P., u. M. G.: J. of Physiol. **63**, 155 (1927). — Meyerhof u. Lohmann: Naturwiss. **15**, 670, 768 (1927) — Biochem. Z. **196**, 22, 49 (1928). — Lohmann: Ebenda **194**, 306 (1928); **202**, 466 (1928); **203**, 164, 172 (1928). — Nachmannsohn: Ebenda **196**, 73 (1928). — Parnas u. Mozolowski: Ebenda **184**, 399 (1927). — Parnas: Klin. Wschr. **1928**, 2011. — Meyerhof, Lohmann u. Rolf Meier: Biochem. Z. **157**, 459 (1925). — Embden u. Mitarbeiter: Hoppe-Seylers Z. **113**, 1—312 (1921) — Klin. Wschr. **1927**, 628 — Hoppe-Seylers Z. **167**, 137 (1927); **175**, 261 (1928); **179**, 149 (1928).

[4] Lohmann: Vortrag in Heidelberg, Juni 1930.

[5] Vgl. Heubner: Mineralstoffwechsel in Dietrich-Kaminers Handb. der Balneologie **2**, 201 (1922).

[6] Embden u. Adler: Hoppe-Seylers Z. **113**, 201 (1921).

[7] Lyding: Ebenda 223.

[8] Sacks u. Davenport: J. of biol. Chem. **79**, 493 (1928).

schweinchen und Ratten zu etwas mehr als 0,06% HPO_4, bei Hund und Kaninchen zu etwas weniger. MARTINO[1] gibt für den Biceps von Kaninchen 0,075, für den Soleus etwas höhere Zahlen (bis 0,10), für Taubenmuskeln 0,11—0,13% HPO_4 als anorganisch an — bei Phosphagenwerten entsprechend 0,03—0,09% HPO_4, die mit der *Art* der Muskelfunktion (rascherer oder trägerer Kontraktion) abgestuft zu sein scheinen.

Ältere Befunde über das „anorganische Phosphat" und seine Änderungen sind mit größter Vorsicht aufzunehmen; immerhin ist es möglich, daß manche von ihnen, wenn auch nicht streng für das primär anorganische Phosphat, so doch für dieses plus den leicht abspaltbaren Teil des gebundenen, säurelöslichen Phosphats zutreffen: nach LOUGHRIDGE[2] nimmt diese Größe ab bei Parathyreoidektomie, nach LANGE[3] bei Pankreasexstirpation.

Neben Phosphat kommt als Anion der Muskelsubstanz auch *Sulfat* reichlich vor. URANO[4] fand im Dialysat von Froschmuskeln oder deren Preßsaft so viel davon, als 0,08—0,09% des frischen Muskels entsprechen würde. Rechnet man also nur das im frischen Muskel im Ruhegleichgewicht vorhandene *anorganische* Phosphat als zweiwertiges Anion, so wird durch Schwefelsäure *mehr* Base abgesättigt als durch Phosphat; freilich wird dies Verhältnis durch das amidierte und Esterphosphat, das wohl größtenteils noch als einwertige Säure fungiert, zugunsten des Gesamtphosphats verschoben. Demgegenüber ist *Chlorid* in der Muskelsubstanz in relativ geringer Menge enthalten, ja man kann zweifelhaft sein, ob es dem Sarkoplasma überhaupt zuzurechnen ist. In herausgenommenen Säugetier- und Menschenmuskeln findet man 0,04—0,08% Cl[5], also nur etwa ein Fünftel soviel wie im Blute und ein Siebentel soviel wie in der Gewebsflüssigkeit. Ähnliche Werte (bis 0,06% Cl), doch mit viel größeren Schwankungen nach unten gab BOUTIRON[6] für die Muskeln von Kaninchen und Hunden an. Bedenkt man, daß nach KROGHS[7] Berechnungen die Menge des im Muskelgewebe liegenden Blutes auf 3—11% der Muskelmasse zu schätzen ist (freilich mit viel größeren Variationen bei Ruhe und Anstrengung), so ergeben sich allein daraus im Mittel 0,02% Cl für den Muskel. Daß außerdem noch manches auf Gewebsflüssigkeit kommt, ist sehr wahrscheinlich: setzt man 10% des Muskelgewichts für die Intercellularflüssigkeit, so reicht deren Chloridgehalt aus, den Wert auf 0,06% zu erhöhen. Beim Auswaschen von Froschmuskeln mit Rohrzuckerlösung fanden URANO[8] und FAHR[9] in der Tat ein erhebliches Absinken der Chlorid- (und Natrium-) Menge im Muskel, zuweilen bis auf Null, während sich andere Mineralstoffe viel weniger verminderten, so daß auch diese Untersuchungen erweisen, daß das Muskelplasma äußerst wenig, wahrscheinlich gar kein Chlorid enthält.

Der Natriumgehalt des Muskels ist ebenfalls gering, wenn auch wohl nicht *allein* der Gewebsflüssigkeit usw. zuzuschreiben. KATZ[5] fand an 7 Säugetierarten 0,05—0,09% Na, BOUTIRON[6] an Kaninchen 0,015—0,055%; an Hunden 0,07—0,09% Na.

1—2 Wochen nach Pankreasexstirpation fanden MEYER-BISCH und DOROTHEE BOCK[10] Änderungen im Chlorid- und Natriumgehalt meist im Sinne einer Vermehrung.

---

[1] MARTINO: Atti d. reale accad. dei Lincei, Ser. 6; 7, 79 (1928).
[2] LOUGHRIDGE: Brit. J. exper. Path. 7, 302 (1926).
[3] LANGE: Arch. f. exper. Path. 118, 115 (1926).
[4] URANO: Z. Biol. 50, 212 (1908).
[5] KATZ: Pflügers Arch. 63, 1 (1896). — MAGNUS-LEVY: Biochem. Z. 24, 363 (1910).
[6] BOUTIRON: C. r. Soc. Biol. Paris 94, 1151 (1926). — BOUTIRON u. GENAUD: Ebenda 99, 1730 (1928).
[7] KROGH: Anatomie und Physiologie der Capillaren, 2. Aufl., übersetzt von WILHELM FELDBERG. S. 27. Berlin: Julius Springer 1929.
[8] URANO: Z. Biol. 50, 212 (1908); 51, 483 (1908).
[9] FAHR: Z. Biol. 52, 72 (1908).
[10] MEYER-BISCH und D. BOCK: Z. exper. Med. 54, 145 (1927).

Die Hauptrolle als Kationenbildner spielt im Muskel das *Kalium*. Da es in Blut und Gewebsflüssigkeit in geringer Menge vorkommt, überdies aber analytisch besser faßbar ist, geben die bei der Veraschung gefundenen Werte für Kalium ein annähernd zuverlässiges Bild seiner Konzentration in der eigentlichen Muskelsubstanz. Die Zahlen bewegen sich nach Katz[1] und Costantino[2] zwischen 0,32 und 0,40 bei verschiedenen Säugetieren (einschließlich Mensch), nach Mitchell und Wilson[3] um etwa 0,34% beim Frosch. Boutiron und Genaud[4] fanden an den Muskeln der gleichen Individuen (Hund, Kaninchen), selbst den symmetrischen der beiden Körperhälften, beträchtliche Differenzen; dadurch wird die frühere Angabe von Costantino[2] etwas zweifelhaft, nach der die *weißen* Muskeln geringeren Kaliumgehalt (0,38%) aufweisen sollten als die trägeren roten (0,43%). Die von Cahane[5] für Kaninchen und Meerschweinchen angegebenen Werte von 0,20—0,29% K weichen stark von allen anderen ab.

Das Kalium des Muskels ist vollkommen diffusibel[6]. Nach Neuschlosz und Trelles[7] soll allerdings ein Anteil des Kaliums schwerer auswaschbar sein als die Hauptmenge; er soll sich durch Entnervung oder Starre des Muskels ändern. Die Frage bedarf aber weiterer Klärung.

Für den Magnesiumgehalt des Muskels finden sich Zahlen zwischen 20 und 30 mg% Mg angegeben[8], für den Menschen etwa 21 mg%. Größere Schwankungen bis herab zu 11 mg% fand nur Cahane (vgl. oben). Im Froschversuch wies Urano nach, daß nur etwa die *Hälfte* der vorhandenen Menge frei dialysabel ist, was ja durchaus den im Blutplasma gegebenen Bedingungen entspricht (vgl. oben S. 1463).

Calcium ist im Muskel nach den meisten Autoren in deutlich geringerer Menge als Magnesium enthalten und scheint ziemlich stark zu variieren, so daß die Frage aufzuwerfen ist, ob dieser Kationenbildner nicht als Reserve im Muskel „thesauriert", d. h. über den unmittelbaren physiologischen Bedarf hinaus gespeichert werden kann[9]. Katz[8] fand bei verschiedenen Säugetieren 2—18 mg% Ca, Heubner und Rona[10] an *einer* Tierart (Katze) gleiche Schwankungen zwischen 3 und 18 mg%; auch am gleichen Individuum fanden sich zuweilen ziemlich große Differenzen von Muskel zu Muskel[11]. An 6 Kaninchen sahen Denis und Corley[12] etwas geringere Schwankungen, nänlich von 4,0—8,4 mg% Ca. Cahane[13] fand bei Meerschweinchen im Alter von 5 Monaten bis zu 5 Jahren Zahlen zwischen 13 und 16 mg%, bei jüngeren Tieren mit abnehmendem Alter ansteigende Werte bis zu 30 mg%; analog sanken bei Kaninchen die Werte von 23—11 mg mit zunehmendem Alter von $1/4$ bis zu 2 Jahren.

Über die Zusammensetzung der Muskelsubstanz in bezug auf Kationen ergeben sich auch Aufschlüsse aus der Arbeit von Gamble, Ross und Tisdall[14] (vgl. unten S. 1511 ff.).

[1] Katz: Pflügers Arch. **63**, 1 (1896). — Vgl. auch Rumpf: Dtsch. Arch. klin. Med. **79**, 158 (1904).

[2] Costantino: Biochem. Z. **37**, 52 (1911).

[3] Mitchell u. Wilson: J. gen. Physiol. **4**, 45 (1921).

[4] Boutiron u. Genaud: C. r. Soc. Biol. Paris **99**, 1730 (1928).

[5] Cahane: C. r. Soc. Biol. Paris **96**, 1168 (1927).   [6] Urano: Z. Biol. **50**, 212 (1908).

[7] Neuschlosz und Trelles: Pflügers Arch. **204**, 374 (1924).

[8] Katz: Zitiert diese Seite, Fußnote 1. — Stransky: Arch. f. exper. Path. **78**, 122 (1914). — Magnus-Levy: Biochem. Z. **24**, 363 (1910).

[9] Vgl. dazu Katase: Zieglers Beitr. path. Anat. **57**, 516 (1913).

[10] Heubner u. Rona: Biochem. Z. **135**, 248 (1923).

[11] Vgl. dazu auch Befunde von Jungmann und Samter an Tieren, die mit Calcium vorbehandelt waren: Biochem. Z. **144**, 265 (1924).

[12] Denis u. Corley: J. of biol. Chem. **66**, 609 (1925).

[13] Cahane: C. r. Soc. Biol. Paris **96**, 1168 (1927).

[14] Gamble, Ross u. Tisdall: J. of biol. Chem. **57**, 633 (1923).

Von Eisen findet sich im Froschmuskel etwa 2 mg%[1]; für den Säugermuskel wurden Beträge zwischen 1 und 25 mg% notiert[2]. Zink findet sich im Muskel viel reichlicher als in den meisten übrigen Organen, nämlich 3—5 mg%[3]. Auch Kupfer, Aluminium und andere Metalle fehlen in kleinsten Mengen nicht.

Sehr schwer zu übersehen ist es heute, in welchem Umfang sich die Mineralstoffe des Muskels, soweit es sich nicht um Phosphorsäure und Ammoniak handelt, an seinen Funktionen beteiligen und ihren Bestand bei wechselnden Bereitschaftslagen ändern. Da von organischen Substanzen starke Basen, wie Kreatin, und starke Säuren, wie Milchsäure, mit der Muskeltätigkeit eng verknüpft sind, darf man von vornherein erwarten, daß auch die mineralischen Ionenbildner nicht aus dem Spiele bleiben. Freilich wird sich alles Wesentliche *innerhalb* der Muskelelemente abspielen; nur vom Phosphat[4] und Kalium[5] ist bekannt, daß sie (unter unphysiologischen Bedingungen) bei starker Muskelarbeit auch in die Umgebung austreten, die Muskelsubstanz also ärmer an ihnen werden kann.

Degenerierte Muskulatur wurde von Rumpf[6] kalium- und magnesiumärmer, natrium- und chloridreicher gefunden als die gesunde Muskulatur desselben Menschen. Parhon und Cahane[7] fanden nach Nervendurchschneidung an Kaninchen und Meerschweinchenmuskeln jedoch Vermehrung des Magnesium- und Calciumgehalts. Parathyreoidektomie führt nach Loughridge[8] zu Verminderung des freien und Esterphosphats sowie des Calciums im Muskel.

Glatte Muskeln.

Costantino[9] untersuchte auf einige Mineralstoffe Proben vom Retractor penis und Uterus von Schlachttieren; sie enthielten 0,10—0,13% Cl; 0,11—0,15% Na; 0,23—0,27% K; 9 mg% Ca; 12 mg% Mg; 2 mg% Fe. Im Magen eines Stieres fand sich mehr Kalium (0,37%) und weniger Natrium (0,09%). Kochmann und Krüger[10] analysierten 15 menschliche Uteri mit folgenden Ergebnissen für Minimum, Maximum und Mittel: Chlorid 0,13—0,35 (0,27) %; Natrium 0,03—0,16 (0,08) %; Kalium 0,06—0,19 (0,14) %; Calcium 12—31 (22) mg%; Magnesium 10—19 (14) mg %. 2 dieser Organe stammten von Unglücksfällen, also gesunden Frauen; ihre Werte weichen nur durch höheren Natriumgehalt (0,13 %) von dem Durchschnitt der übrigen merklich ab.

Herz.

Die bis jetzt bekannten Analysenzahlen[11] für die Mineralstoffe des Herzfleisches von Säugetieren lassen im ganzen die gleiche Zusammensetzung erkennen

---

[1] Meyerhof u. Lohmann: Biochem. Z. **203**, 208 (1928).

[2] Katz: Pflügers Arch. **63**, 1 (1896). — Schmey: Hoppe-Seylers Z. **39**, 215 (1903). — Magnus-Levy: Biochem. Z. **24**, 363 (1910).

[3] Rost u. Weitzel: Arb. ksl. Gesdh.amt **51**, 494 (1910) — Ber. dtsch. pharmaz. Ges. **29**, 549 (1919).

[4] Embden u. Adler: Hoppe-Seylers Z. **118**, 1 (1922). — Embden u. E. Grafe: Ebenda **113**, 108 (1921). — Embden u. Lange: Ebenda **130**, 350 (1923).

[5] Mitchell u. Wilson: J. gen. Physiol. **4**, 45 (1921).

[6] Rumpf: Dtsch. Arch. klin. Med. **79**, 158 (1904).

[7] Parhon u. Cahane: C. r. Soc. Biol. Paris **95**, 425 (1926).

[8] Loughridge: Brit. J. exper. Path. **7**, 302 (1926).

[9] Costantino: Biochem. Z. **37**, 52 (1911) — Arch. Farmacol. sper. **18**, 480 (1914).

[10] Kochmann u. Krüger: Biochem. Z. **178**, 60 (1926).

[11] v. Moraczewski: Hoppe-Seylers Z. **23**, 483 (1897). — Magnus-Levy: Biochem. Z. **24**, 363 (1910). — Gley u. Richaud: J. Physiol. et Path. gén. **12**, 673 (1910). — Lederer u. Stolte: Biochem. Z. **35**, 108 (1911). — Costantino: Ebenda **43**, 165 (1912). — Kraus, Wollheim u. Zondek: Klin. Wschr. **3**, 735 (1924). — Vollmer: Z. exper. Med. **65**, 522 (1929).

wie die quergestreifte Muskulatur, mit Ausnahme höheren Chloridgehaltes (vielleicht infolge stärkerer Durchtränkung mit Intercellularflüssigkeit). Abgerundete Mittelzahlen sind etwa 0,15% Cl; 0,2% HPO_4 (einschließlich Kreatinphosphat); 0,1% Na; 0,3% K; 15 mg% Mg; 10 mg% Fe. Etwas größere Schwankungen scheinen wieder bei Calcium[1] vorzukommen (8—26 mg%); im ganzen liegen die Zahlen für dieses Element wohl auch höher als bei der Skelettmuskulatur.

In den Ventrikeln von Kälbern ist der Gehalt an Phosphat (leicht spaltbarem Kreatinphosphat) fast doppelt so hoch wie in den Vorhöfen[2]. Bei Erkrankungen scheint öfters der Kaliumgehalt des Herzmuskels abzusinken[3], bei dekompensierten Herzfehlern das Calcium[4]. Wahrscheinlich kann sich Calcium im Muskelfleisch zuweilen (auch vorübergehend) in kleinen Herden als Niederschlag abscheiden, so daß man besonders bei pathologischen Affektionen verschiedener Art höhere Zahlen finden kann[5].

Blutgefäße.

Systematische Untersuchungen liegen wenig vor. Nach eigenen, noch nicht veröffentlichten Analysen des Verfassers hat es den Anschein, als ob die *Aortenwand* (von Katzen und Kaninchen auch bei Fehlen jedes pathologischen Befundes) stets einen relativ hohen Calciumgehalt aufwiese, der zwischen 20 und 40 mg% Ca in der frischen Substanz liegt. Nach Bernhardt und Ucko[6] enthält die Aorta mehr Brom (1,7—2,5 mg%) als das Blut.

Nervensubstanz (Gehirn).

Für den Chloridgehalt des Gehirns findet man Zahlen zwischen 0,18 und 0,33% angegeben[7], jedoch am häufigsten die niedrigeren Werte um 0,15% Cl. Die wasserlöslichen Phosphorsäureverbindungen entsprechen rund 0,25% HPO_4, was etwa den vierten bis dritten Teil der *gesamten* phosphorhaltigen Hirnsubstanzen ausmacht[8]. Beide Säurereste reichen nicht aus, die Summe der basischen Mineralien abzusättigen; dies ist trotz wechselnder und zum Teil wohl unsicherer Einzelheiten doch aus der Summe der vorliegenden Analysenergebnisse abzuleiten. Wie zu erwarten ist, kommt auch bei der Nervensubstanz unter gewöhnlichen Umständen ein erheblicher Teil des in den Analysen auftretenden Natriumchlorids der Zwischenflüssigkeit zu: Alcock und Roche Lynch[9] untersuchten Bindegewebe, markhaltige Nerven*stämme*, markhaltige und marklose Nerven*fasern* auf Chlorid und Kalium und fanden in der genannten Reihenfolge einen fortgesetzt sinkenden Chlorid- und fortgesetzt steigenden Kaliumgehalt; die extremsten Zahlen ergaben Bindegewebe mit 0,33% Cl und 0,04% K und mark-

---

[1] Vgl. dazu auch Heubner u. Rona: Biochem. Z. **135**, 262 (1923). — Hecht: Ebenda **144**, 270 (1924). — Kapeller u. Kutschera-Aichbergen: Ebenda **193**, 400 (1928).

[2] Vollmer: Z. exper. Med. **65**, 522 (1929).

[3] Vgl. Dennstedt u. Rumpf: Jb. Hamburg. Staatskrankenanst. **7 II**, 1 (1899/1900) — (auch Mitt. Staatskrankenanst. Hamb. **3**). — Dagegen Lederer u. Stolte: Biochem. Z. **35**, 108 (1911).

[4] Kapeller u. Kutschera-Aichberger: Zitiert unter [4].

[5] Vgl. dazu auch Stoeltzner: Jb. Kinderheilk. **50**, 268 (1899).

[6] Bernhardt u. Ucko: Biochem. Z. **170**, 459 (1926).

[7] v. Moraczewski: Hoppe-Seylers Z. **23**, 483 (1897). — Lematte u. Beauchamp: C. r. Acad. Sci. Paris **181**, 578 (1925). — Magnus-Levy: Biochem. Z. **24**, 363 (1910). — Wahlgren: Arch. f. exper. Path. **61**, 97 (1909). — Padtberg: Ebenda **63**, 60 (1910). — Dennstedt u. Rumpf: Zitiert diese Seite, Fußnote 3.

[8] Koch u. Mann: J. of Physiol. **36**, XXXVI (1907) — Arch. of Neur. **4**, 2 (1909). — Cohn, Michael: Dtsch. med. Wschr. **1907**, 1987.

[9] Alcock u. Roche Lynch: J. of Physiol. **42**, 107 (1911).

lose Nervenfasern mit 0,15% Cl und 0,30% K. Lematte und Beauchamp[1] fanden in vier menschlichen Gehirnen 0,10—0,24% K und 0,10—0,18% Na. Die Äquivalente der beiden einwertigen Basen sind also ziemlich in gleicher Größenordnung in dem Mischgewebe „Gehirn" vorhanden. Auch Magnesium und Calcium werden im großen Durchschnitt etwa in gleichen Mengen gefunden, wenn auch im einzelnen Abweichungen nach beiden Seiten festgestellt wurden. Am menschlichen Gehirn fand z. B. Magnus-Levy[2] 14 mg% Mg, 17 mg% Ca, während Lematte und Beauchamp[1] 8—11 mg% Mg und nur 2—3 mg% Ca ermittelten. Bei Hunden und Meerschweinchen verschiedenen Alters lag der Mg-Gehalt zwischen 9 und 20 (im Mittel bei 15) mg%[3]. Der Calciumgehalt unterliegt viel größeren Schwankungen[4], ohne daß ein gesetzmäßiger Einfluß bestimmter Faktoren zu erkennen wäre; auch das Alter ist nicht entscheidend, wie manche Forscher geglaubt haben, denn es wurde sowohl Abfall[5] wie Anstieg[3] des Calciums mit zunehmendem Alter beschrieben. Sicher ist, daß im normalen Gehirn der Calciumwert sehr gering sein kann und wenige Milligrammprozent nicht zu überschreiten braucht[6], während an ebenso normalen Organen höhere Werte (10 bis 20 mg% Ca) recht häufig vorkommen[7]; Unterschiede der Tierarten kommen dabei nur insofern in Betracht, als Pflanzenfresser vielleicht noch höhere Maximalwerte aufweisen können als Fleischfresser und Menschen[3]. Nach Oscar Loew und Toyonaga[8] enthält *weiße* Substanz viel weniger Ca (4 mg%) als graue (26—78 mg%).

Bei Erkrankungen fanden Dennstedt und Rumpf[9] normale Calciumwerte, ebenso v. Moraczewski[6] bei Pneumonie und perniziöser Anämie, dagegen waren dessen Werte bei Carcinom erhöht (nicht so bei Dennstedt und Rumpf).

Das im Gehirn zu findende Eisen (nach Lematte und Beauchamp[1] 5 bis 10 mg%) dürfte zum überwiegenden Teil aus dem Blut der Gefäße stammen, zum Teil aber auch sicher aus Ablagerungsstätten im Gewebe selbst[10]. Von seltenen Stoffen wurde Mangan und Lithium in Spuren nachgewiesen[11]. Über den Bromgehalt sind die Ansichten strittig[12], doch liegt kein Grund vor, daran zu zweifeln; ebenso sind die Spuren anderer Metalloide und Metalle mehrfach nachgewiesen worden (vgl. unten S. 1500).

---

[1] Lematte u. Beauchamp: C. r. Acad. Sci. Paris **181**, 578 (1925).

[2] Magnus-Levy: Biochem. Z. **24**, 363 (1910).

[3] Novi, Ivo: Accad. science Bologna **9**, 329 (1912) — Arch. ital. de Biol. (Pisa) **58**, 333 (1912).

[4] Weigert: Mschr. Kinderheilk. **5**, 457 (1906) (Hunde). — MacCallum u. Voegtlin: J. of exper. Med. **11**, 118, 142 (1909). — Dhéré u. Grimmé: C. r. Soc. Biol. Paris **60**, 1119 (1910) (Kaninchen). — Heubner u. Rona: Biochem. Z. **93**, 353 (1919); **135**, 248 (1923) (Katzen).

[5] Quest: Jb. Kinderheilk. **61**, 114 (1905).

[6] Cohn, Michael: Dtsch. med. Wschr. **1907**, 1987. — v. Moraczewski: Hoppe-Seylers Z. **23**, 483 (1897).

[7] Vgl. auch Basia Messing: Mineralische Bestandteile im normalen und pathologischen Gehirn. Dissert. Zürich 1912 (sehr hohe Zahlen, Methodik?).

[8] Loew, Oscar, u. Toyonaga: Münch. med. Wschr. **1910**, 2574 — Bull. Coll. Agricult Tokio **5**, 152; **6**, 92 (1904).

[9] Dennstedt u. Rumpf: Zitiert auf S. 1492.

[10] Vgl. dazu Spatz: Z. Neur. **89**, 130 (1924); **100**, 428 (1926).

[11] Keilholz: Pharmac. Weekblad **58**, 1482 (1921) — Ronas Berichte **12**, 6 (1922).

[12] Labat: C. r. Acad. Sci. Paris **156**, 255 (1913). — Pillat: Hoppe-Seylers Z. **108**, 158 (1919). — Damiens: C. r. Acad. Sci. Paris **171**, 930 (1920). — Bernhardt u. Ucko: Biochem. Z. **170**, 459 (1926).

Leber.

Chlorid fand sich beim Menschen und Hunde 0,1—0,2% Cl[1], am Kaninchen 0,02%[2]; anorganisches und leicht abspaltbares Phosphat bei Mäusen 0,09%[3] (Gesamtphosphorsäure — nach Veraschung — etwa 1% HPO_4[4]). Für Kalium und Natrium gibt Boutiron[2] die Zahlen 0,4 und 0,06% an. Für Magnesium ermittelte Magnus-Levy[1] am Menschen den Wert von 17,5 mg% Mg, Toyonaga[5] an Tieren 9—12 mg%, Cahane[6] an Meerschweinchen im Mittel 22 mg%. Zahlreiche Analysen sind für Calcium bekannt: die Ergebnisse bewegen sich zwischen 5 und 15 mg% Ca[7].

Eisen kann bekanntlich in der Leber thesauriert werden. Die Analysenzahlen wechseln dementsprechend sehr stark (etwa zwischen 3 und 60 mg%). In blutfrei gespülten Lebern von Katzen und Hunden fand Bunge[8] 1—36 mg%. Skorbutvitaminose *senkt* den Eisengehalt der Leber[9], eiweißreiche Kost erhöht ihn[10]. Im Fetalleben des Menschen ist Ende des 5. und 9. Schwangerschaftsmonats je ein Maximum des Eisengehalts festzustellen[11].

In gleicher Weise aber, wenn auch meist in geringerer Menge, stapelt die Leber zahlreiche andere, insonderheit metallische Mineralstoffe auf, die dem Organismus mit der Nahrung zugeführt werden. Ebenso gilt dies in solchen Fällen, wo derartige Stoffe über das gewöhnliche Maß hinaus in den Körper gelangen (mit oder ohne symptomatisch erkennbare Vergiftung). Quantitativ scheint — wenigstens beim Menschen und den Haustieren — das Zink in der Leber zu überwiegen: Rost[12] fand bis 15 mg% Zn in menschlicher, bis 34 mg% in der Pferdeleber. Nach demselben Autor kann auch der *Kupfergehalt* bis 12 mg% steigen. van Itallie und van Eck[13] konnten schon in fetaler Leber 0,5 mg% Cu nachweisen. Zahlreiche neuere Analysen[14] ergaben 0,5—1,3 mg% Cu für frische gesunde menschliche Leber, dagegen höhere Werte bei Hämochromatose und Pigmentcirrhose, besonders aber bei Laennecscher Cirrhose (bis 11 mg%).

Auch Aluminium dürfte in der Leber niemals fehlen, wenn auch Gonnermanns[15] Zahlen sehr hoch und der Nachprüfung bedürftig erscheinen. Nach Misk[16] soll *Zinn* bis zu Zentigrammen auf 100 g Leber vorkommen. In kleineren Mengen

---

[1] Magnus-Levy: Zitiert auf S. 1492, Fußnote 7. — Wahlgren u. Padtberg: Zitiert ebenda. — Damiens: C. r. Acad. Sci. Paris **171**, 930 (1920). — Vgl. auch Meyer-Bisch u. D. Bock: Zitiert auf S. 1489, Fußnote 10.

[2] Boutiron: C. r. Soc. Biol. Paris **94**, 1151 (1926).

[3] Cori: Amer. J. Physiol. **72**, 256 (1925).

[4] Heubner: Mineralstoffwechsel in Dietrich-Kammers Handb. der Balneologie **2**, 206.

[5] Toyonaga: Zitiert auf S. 1493, Fußnote 8.

[6] Cahane: C. r. Soc. Biol. Paris **100**, 577 (1929).

[7] Toyonaga: Zitiert auf S. 1493, Fußnote 8. — Magnus-Levy: Zitiert auf S. 1493, Fußnote 2. — Heubner u. Rona: Zitiert auf S. 1493, Fußnote 4. — Denis u. Corley: Zitiert auf S. 1490, Fußnote 12.

[8] Bunge: Hoppe-Seylers Z. **17**, 78 (1893).

[9] Randoin u. Michaux: C. r. Acad. Sci. Paris **185**, 365 (1927).

[10] Schwarz: Virchows Arch. **269**, 638 (1928).

[11] Boecker: Zbl. Path. **41**, 193 (1927).

[12] Rost u. Weitzel: Arb. Reichsgesdh.amt **51**, 494 (1919) — Ber. dtsch. pharmaz. Ges. **29**, 549 (1919). — Vgl. auch van Itallie u. van Eck[17] sowie Delezenne: Ann. Inst. Pasteur **33**, 68 (1919).

[13] van Itallie u. van Eck: Pharmac. Weekblad **1912**, 1157 (Maly **1912**, 372) — Arch. Pharmaz. **251**, 50 (1913).

[14] Kleinmann u. Klinke: Virchows Arch. **275**, 422 (1930). — Schönheimer u. Herkel: Hoppe-Seylers Z. **180**, 249 (1929) — Klin. Wschr. **1930**, 1449. — Vgl. Mallory: J. med. Res. **42**, 461 (1921) — Amer. J. Path. **1**, 117 (1925) — Arch. int. Med. **37**, 336 (1925).

[15] Gonnermann: Biochem. Z. **88**, 401 (1918); **95**, 286 (1919).

[16] Misk: C. r. Acad. Sci. Paris **176**, 138 (1923).

(Bruchteilen von Milligrammen je 100 g frischer Substanz) wurden Mangan[1], Arsen[2], Bor[3], Brom[4], Fluor[5] in der Leber gefunden.

Haut.

Neuere Analysen von H. BROWN[6] an der möglichst haar- und fettfreien, getrockneten Haut von Hunden, Kaninchen und (kranken) Menschen ergab für die Kationenbildner folgende Werte:

Tabelle 9. Basen in der Haut.

	Na mg%			K mg%			Ca mg%			Mg mg%		
	Maxi-mum	Mini-mum	Mittel	Maxi-mum	Mini-mum	Mittel	Maxi-mum	Mini-mum	Mittel	Maxi-mum	Mini-mum	Mittel
Mensch	408	298	360	339	168	239	59	34	46	38	20	30
Hund.	250	155	201	395	158	238	58	31	43	37	21	27
Kaninchen . . .	243	116	181	188	102	148	86	51	74	52	17	35

Der Mittelwert für den *Wassergehalt* der menschlichen Haut beträgt etwa 65%[7], so daß die Zahlen der Tabelle durchschnittlich mit dem Faktor 0,35 zu multiplizieren wären, um für *frische* Haut zu gelten. Beim Menschen schwankte für frische Haut der Natriumwert von 118—188 mg%, der Kaliumwert von 53—134 mg%, ohne daß Beziehungen zu Alter, Geschlecht, Rasse u. dgl. erkennbar gewesen wären. Dagegen zeigte Calcium und Magnesium einen deutlichen Wandel mit dem Lebensalter: Anstieg während des Fetallebens (auf etwa 20 mg% Ca; 18 mg% Mg), nach der Geburt zunächst Abfall bis zum 10. Jahre (auf etwa 9 mg% Ca; 7 mg% Mg), dann wieder langsamen Anstieg (auf etwa 17 mg% Ca; 15 mg% Mg im Alter). Das in der Haut vorkommende *Silicium* sinkt von der Geburt zum Alter langsam ab, von $7\frac{1}{2}$ auf $2\frac{1}{2}$ mg% Si im frischen Gewebe[8]. Zu dieser Angabe stimmt gut die Beobachtung von KOCHMANN und MAIER[9], daß die Elastizität der Haut (von Mäusen) durch Kieselsäurezufuhr erhöht werden kann.

NATHAN und STERN[10] fanden auf trockne menschliche Haut 200—300 mg% K und 20—30 mg% Ca, also etwa 60—100 K und 10mal weniger Ca für frische Haut. Nach WIECHOWSKI[11] wird der Calciumgehalt der Haut an Gewichtsmenge um das Doppelte, an Äquivalenten um das Fünffache durch *Aluminium* übertroffen, von dem er etwa 30 mg% Al ermittelte.

Der *Chlorid*gehalt der Haut ist durch die Zufuhr stark zu beeinflussen; sie kann Chlorid festhalten (mindestens für kürzere Zeit „thesaurieren"). WAHLGREN[12] und PADTBERG[13] fanden an Hunden nach intravenöser Zufuhr einiger Kubikzentimeter gesättigter Kochsalzlösung je Kilogramm im Mittel 0,366 statt 0,310% Cl

---

[1] BERTRAND u. MEDIGRECEANU: Ann. Inst. Pasteur **27**, 1, 282 (1913).

[2] U. a. besonders GAUTIER: C. r. Acad. Sci. Paris **129; 130; 131; 134; 135; 137; 139** (1899—1904).

[3] BERTRAND u. AGULHON: C. r. Acad. Sci. Paris **155**, 248 (1912).

[4] DAMIENS: C. r. Acad. Sci. Paris **171**, 930 (1920).

[5] ZDAREK: Hoppe-Seylers Z. **69**, 127 (1910). — GAUTIER u. CLAUSMANN: C. r. Acad. Sci. Paris **156**, 1347, 1425; **157**, 94; **158**, 159 (1913/14).

[6] BROWN, H.: J. of biol. Chem. **68**, 729 (1926); **75**, 789 (1927).

[7] Nach BROWN 56—73%, nach WOHLGEMUTH u. SCHERK 62—65%: Klin. Wschr. **1930**, 261. — Nach NATHAN u. STERN 66—71%: Dermat. Z. **54**, 14, 232 (1928).

[8] Vgl. auch HUGO SCHULZ: Pflügers Arch. **84**, 67 (1901); **89**, 112 (1902) — Dtsch. med. Wschr. **1903**, 673.

[9] KOCHMANN u. MAIER: Biochem. Z. **223**, 243 (1930).

[10] NATHAN u. STERN: Zitiert diese Seite, Fußnote 3.

[11] WIECHOWSKI: Münch. med. Wschr. **1921**, 1082.

[12] WAHLGREN: Arch. f. exper. Path. **61**, 97 (1909).

[13] PADTBERG: Arch. f. exper. Path. **63**, 60 (1910).

in der Haut. Ihre *Normalwerte* variierten allerdings von 0,24—0,48%. Nach Padtbergs Schätzung nimmt die Haut (mit 15% des Körpergewichts) ein Drittel bis drei Viertel der zugeführten Chloridmenge auf. Padtberg und Rosemann[1] zeigten auch für den Chloridgehalt der *Nahrung* einen merklichen Einfluß auf den Chloridgehalt der Haut; z. B. fand Rosemann bei Normalkost 28, bei chloridreicher Kost 34% des gesamten Körperchlorids in der Haut. Urbach[2] ermittelte in menschlicher Haut, die beim Lebenden ausgestanzt wurde, einen Chloridgehalt von 0,12—0,19%; auch er fand bei reichlicher Kochsalzzufuhr (10 Tage je 10 g) eine Steigerung des Wertes um etwa 15%. Bei *Erkrankungen* der Haut kann der Chloridgehalt ebenfalls erheblich steigen, so bei Ekzem, Psoriasis, Erysipel, besonders aber bei Pemphigus. Ein (oft beträchtlicher) Teil dieser Erhöhung ist durch stärkere Durchtränkung des Gewebes mit Gewebsflüssigkeit bedingt; *Hautblasen* sind sehr viel reicher an Chlorid als Hautgewebe, entsprechend der auch sonst angetroffenen Gesetzmäßigkeit stets etwas über den Gehalt des Blutserums hinaus[3]. Nathan und Stern[4] beschrieben bei akuten Hautentzündungen Vermehrung des Kalium- und relative Verminderung des Calciumgehaltes, Gans und Pakheiser[5] bei Ekzem eine Verschiebung von Calcium aus der Cutis in die Epidermis. Nach Pankreasexstirpation an Hunden fanden Meyer-Bisch und D. Bock[6] meist etwas weniger Chlorid und Natrium als an demselben Individuum vorher.

Von den *Hautschuppen* scharlachkranker Japaner untersuchte Jono[7] die Asche, die 1,5% des frischen und 1,9% des getrockneten Materials betrug; er fand 13,3% Na; 14,9% K; 5,2% Ca; 11,5% Mg; 18,4% SiO_2; 0,05% Fe; Spuren As. (Die Zahlen entsprechen für die Epidermisschuppen: 0,20% Na; 0,23% K; 0,08% Ca; 0,18% Mg; 0,27% SiO_2; 0,8 mg% Fe.) In den Haaren ermittelte Ikeuchi[8] bei Kindern 26—74, bei Frauen 65—157, bei Männern 32—57, bei Greisen 26—48 mg% Ca; weiße Haare der gleichen Person waren calciumärmer als schwarze (26—35 gegen 54—79 mg%). Beim Kaninchen enthielten schwarze Haare 0,17—0,32; graue und braune 0,13 bis 0,18; weiße 0,02 bis 0,10% Ca. *Arsen* wies Schäfer[9] bis 0,005 mg% in den Haaren menschlicher Leichen nach. Auch *Fluor* ist in den Haaren (Nägeln, Epidermis) reichlicher (bis 4 mg%) enthalten als in den meisten weichen Gebilden des Körpers[10].

Einer besonderen Besprechung bedürfen noch die älteren Befunde von Luithlen[11], der die Haut von Kaninchen nach verschiedenartiger Fütterung auf die Basen analysierte und die gefundenen Differenzen, vor allem in den Äquivalentverhältnissen, mit Unterschieden der Empfindlichkeit gegenüber Entzündungsreizen in Beziehung setzte. Die Beweiskraft dieser Befunde, die lange Zeit als äußerst wichtig und grundsätzlich angesehen wurden, ist durch die Analysen Browns[12] stark erschüttert (vgl. Tabelle 9, S. 1495). Die Zahlen Luithlens waren:

---

[1] Rosemann: Pflügers Arch. **142**, 208, 447 (1911).
[2] Urbach: Zbl. Hautkrkh. **26**, 217 (1928) — Arch. f. Dermat. **156**, 73 (1928).
[3] Urbach: Klin. Wschr. **1929**, 2094.
[4] Nathan u. Stern: Zitiert auf S. 1495, Fußnote 3.
[5] Gans u. Pakheiser: Dermat. Wschr. **78**, 249 (1924). — Vgl. auch Moncorps u. Bohnstedt: Arch. f. exper. Path. **152**, 57 (1930).
[6] Meyer-Bisch u. D. Bock: Z. exper. Med. **54**, 145 (1927).
[7] Jono: J. of Biochem. **10**, 311 (1929). — Nach Ronas Ber. **51**, 224 (1929).
[8] Ikeuchi: J. of orient. Med. **7**, 1 (1927). — Nach Ronas Ber. **42**, 394 (1929).
[9] Schäfer: Ann. chim. analyt. appl. **12**, 32 (1907).
[10] Gautier u. Clausmann: C. r. Acad. Sci. Paris **157**, 94 (1913).
[11] Luithlen: Arch. f. exper. Path. **69**, 365 (1912).
[12] Brown: Zitiert auf S. 1495, Fußnote 6.

Tabelle 10. Haut von Kaninchen.

Vorbehandlung	Körper-gewicht %	H$_2$O %	Na mg%	K mg%	Ca mg%	Mg mg%
10 Tage gemischtes Futter	1,5	64,0	179	204	18,2	8,5
10 Tage Hafer	2,2	59,5	69	119	9,2	3,8
30 Tage Grünfutter (dabei Abnahme)	2,6	62,9	89	105	11,3	8,6
Allmähliche Salzsäurever-vergiftung im Verlauf von 7 Tagen, dabei star-ke Abnahme	2,9	52,1	62	138	22,8	9,4
Oxalatvergiftung, 4 Tage dauernd, mäßige Ab-nahme.	2,2	62,3	137	59	13,2	5,4

Aus diesen Zahlen ergeben sich folgende Werte für die Äquivalente:

Tabelle 11.

	Summe der Milli-äquivalente in 100 g trockener Haut	% der Äquivalentensumme			
		Na	K	Ca	Mg
Normalfutter . . .	41,5	65,0	24,3	6,0	4,7
Grünfutter	16,7	49,5	34,2	7,2	9,1
Hafer	21,2	44,5	44,1	6,8	4,6
Salzsäurevergiftung	17,0	33,2	43,3	14,0	9,5
Oxalatvergiftung .	22,7	69,5	17,6	5,2	7,7

Eine klare Übersicht läßt sich aus diesen Zahlen nicht gewinnen; am auf-fälligsten ist die Höhe der Basen*summe* in dem ersten Versuch (mit Normalkost). Warum die Reaktion auf Entzündungsreiz bei Haferfütterung, Salzsäure- oder Oxalatvergiftung stark, bei Grünfutter gering war, läßt sich auf Grund dieser Befunde nicht verstehen.

Vergleicht man LUITHLENs Zahlen mit denen von BROWN, der die Haut von 18 Normalkaninchen nach mehrmonatiger Fütterung mit gemischter, doch gleichmäßiger Kost analysierte (seine Werte jedoch nur für die Trockensubstanz angibt), so fällt es auf, daß die Äquivalentensumme der 4 Basen niemals so hoch ist wie in dem ersten Versuch von LUITHLEN; sie bewegt sich bei BROWN zwischen 14 und 21 Milliäquivalenten auf 100 g Trockensubstanz. Auch sonstige Ab-weichungen sind zu bemerken, vor allem höhere Werte für die zweiwertigen Basen im Verhältnis zu den einwertigen bei BROWN. Wegen der prinzipiellen Wichtig-keit der Frage, wieweit ein konstantes Äquivalentverhältnis für normale Organe charakteristisch ist, seien die Befunde von BROWN nach Umrechnung seiner Zahlen mitgeteilt[1] (vgl. Tabelle 12, S. 1498).

In dieser Zahlenreihe schwankt das Verhältnis Na:K von 1,1—3,1; K:Ca von 0,8—1,6; Ca:Mg von 0,7—1,9, endlich das Verhältnis der einwertigen zu den zweiwertigen von 1,3—2,6. Von irgendeiner faßbaren Gesetzmäßigkeit läßt sich daher leider nicht sprechen.

Auch beim Hunde fand BROWN kein wesentlich anderes Bild, wenn auch im *ganzen* eine Artverschiedenheit erkennbar ist, besonders insofern, als die zweiwertigen Metalle quantitativ etwas mehr zurücktreten (vgl. Tab. 13).

---

[1] BROWN: J. of biol. Chem. **68**, 733, 734 (1926).

Tabelle 12. Äquivalente der Basen im Trockengewicht normaler Kaninchenhaut.
(Berechnet nach Analysen von H. Brown.)

Nr. des Tieres	Summe Milli-äquivalente in 100 g	% der Äquivalentensumme			
		Na	K	Ca	Mg
77	14,6	34,6	30,5	18,9	16,0
79	14,7	38,5	17,9	21,4	22,2
1	15,8	49,8	17,2	16,1	16,9
4	16,0	37,2	24,8	17,8	20,2
52	16,2	40,0	29,7	18,5	11,8
5	16,3	46,0	24,9	18,4	10,7
64	17,1	52,3	23,9	15,5	8,3
58	18,0	48,3	19,1	19,7	12,9
63	18,1	47,8	17,3	17,4	17,5
3	18,2	35,8	24,2	18,4	21,6
61	18,6	42,1	20,7	17,5	19,7
72	19,0	44,1	21,8	17,4	16,7
D S 1	19,0	44,9	20,2	18,7	16,2
65	19,3	37,8	23,7	16,1	22,4
67	19,4	54,1	18,3	14,7	12,9
57	19,9	53,1	17,1	14,3	15,5
2	20,2	45,2	19,4	16,8	18,6
71	20,7	40,2	18,1	20,8	20,9
	Mittel	44,0	21,6	17,6	16,8

Tabelle 13. Äquivalente der Basen im Trockengewicht normaler Hundehaut.
(Berechnet nach Analysen von H. Brown.)

Nr. des Tieres	Summe der Milliäquivalente in 100 g	% der Äquivalentensumme			
		Na	K	Ca	Mg
9	15,5	50,8	26,2	10,1	12,9
2	17,0	48,0	29,0	12,3	10,7
7	17,1	47,6	28,3	9,9	14,2
6	18,0	45,5	31,8	11,1	11,6
10	18,0	45,8	30,5	10,8	12,9
4	19,7	51,3	28,2	10,4	10,1
5	19,9	48,1	33,3	9,8	8,8
8	19,9	54,6	22,6	11,1	11,7
3	22,8	29,6	44,4	12,5	13,5
1	24,0	38,8	38,8	12,0	10,4
	Mittel	46,0	31,3	11,0	11,7

Relativ gut konstant erscheinen bei dieser Form der Berechnung die
Werte für das Calcium, für das die originalen Analysenzahlen zwischen 31
und 58 mg% schwanken (vgl. oben S. 1495, Tabelle 9). Die Werte für den
Menschen (bei verschiedenen Allgemeinerkrankungen, vgl. oben Tabelle 9)
zeigen etwa dasselbe Verhältnis für Kalium, Calcium und Magnesium, während der Natriumgehalt erheblich höher ist. Das Verhältnis K:Ca:Mg ist
im Mittel beim Hunde 2,84: 1,00:1,06; beim Menschen 2,65: 1,00:1,06;
demgegenüber ist das Verhältnis des *Natriums* zu der Summe der drei
anderen Basen beim Hunde 0,85; beim Menschen 1,44. Vielleicht hängt das
mit der „Kochsalzplethora" des Menschen (nach Veil[1]) zusammen, wenn man
annimmt, daß das Natrium mit dem Chlorid zusammen in der Haut gespeichert
werden kann.

---

[1] Veil: Biochem. Z. **91**, 274, 285 (1918).

Tabelle 14. Äquivalente der Basen im Trockengewicht menschlicher Haut.
(Berechnet nach Analysen von H. BROWN.)

Nr.	Alter Jahre	Geschlecht	Rasse	Erkrankung	Basensumme der Milliäquivalente auf 100 g	% der Äquivalentensumme			
						Na	K	Ca	Mg
10175	28	m.	Neger	Lungentuberkulose	23,2	56,0	28,6	8,2	7,2
10174	34	m.	Neger	Lebercirrhose	24,5	58,7	26,2	6,9	8,2
10093	87	w.	weiß	Brustkrebs	24,9	58,2	17,3	11,8	12,7
9941	82	w.	Negerin	senile Demenz, Syphilis	25,3	52,6	28,0	9,5	9,9
10108	65	w.	weiß	chronische Myokarditis	25,9	63,4	20,0	8,9	7,7
6596	25	w.	weiß	Knochensarkom	26,7	61,9	19,6	7,5	11,0
10279	76	m.	weiß	Pellagra, Arterioskler.	26,7	61,9	20,0	8,4	9,7
9947	70	w.	weiß	subakute Peritonitis Diabetes	27,4	63,6	17,6	10,0	8,8
10215	51	m.	weiß	Pellagra	29,6	56,7	29,3	6,4	7,6
10107	70	m.	weiß	chron. Myokarditis	31,4	56,6	24,2	9,4	9,8
					Mittel	59,0	23,1	8,7	9,2

Sonstige Organe.

Noch mehr als manche der bereits früher mitgeteilten Befunde müssen solche Ergebnisse von Reihenuntersuchungen an normalen Individuen, wie sie BROWN für die Haut von Tieren ausgeführt hat, davor warnen, aus einzelnen oder wenigen Analysendaten irgendwelche Schlüsse zu ziehen. Für die meisten Organe liegen nur solche vereinzelten Zahlen vor, von denen einige hier summarisch zusammengestellt seien, ohne daß damit ihr Wert überschätzt sei.

Bei einem gesunden Selbstmörder fand MAGNUS-LEVY[1] in:

Tabelle 15.

	% Cl	mg% Ca	mg% Mg	mg% Fe
Milz	0,16	9	14	72
Lunge	0,26	17	7	67
Niere	0,21	19	21	16
Darm	0,06	14	7	13
Pankreas	0,16	16	17	5
Speicheldrüsen	0,14	13	—	6
Schilddrüse	0,17	—	10	6
Hoden	0,23	8	10	5

Für Niere, Nebenniere und Pankreas finden sich folgende Zahlen:

Tabelle 16.

Organ (frisch)	Tierart	% Cl	% Na	% K	mg% Ca	mg% Mg	Autor
Niere	Kaninchen	0,03	0,15	0,25	50	—	BOUTIRON[2]
Nebennieren	gesunder Mensch	0,05	0,04	0,10	16	10	MARX[3]
Pankreas	gesunder Mensch	0,08	0,09	0,23	14	27	MARX[3]

Auf Chlorid führten WAHLGREN[4] am Hund, DAMIENS[5] am Hund und Menschen zahlreiche Organanalysen aus; ihre Zahlen liegen für die Milz bei 0,20; Lunge 0,21—0,24; Niere 0,17—0,26; Darm 0,17; Schilddrüse, Nebenniere und Hoden 0,22% Cl.

[1] MAGNUS-LEVY: Biochem. Z. **24**, 363 (1910).
[2] BOUTIRON: C. r. Soc. Biol. Paris **94**, 1151 (1926).
[3] MARX: Biochem. Z. **179**, 414 (1926).
[4] WAHLGREN: Arch. f. exper. Path. **61**, 97 (1909).
[5] DAMIENS: C. r. Acad. Sci. Paris **171**, 930 (1920).

Calciumanalysen an Organen von Katzen teilten Rona und Heubner[1], von Kaninchen Denis und Corley[2] mit. In beiden Versuchsreihen waren die Werte in ziemlich weitem Bereich schwankend, und zwar — soweit erkennbar — *regellos* schwankend[3]. Als charakteristisch trat an Katzen nur der hohe Kalkwert des Enddarms hervor; ferner erwies sich das Nieren*mark* wesentlich calciumreicher als die Nierenrinde. Eine Übersicht gibt Tabelle 17:

Tabelle 17. Calciumwerte in Katzenorganen. (Nach Heubner und Rona.)

Organ	Zahl der analysierten		mg% Ca der frischen Substanz		
	Tiere	Organstücke	Minimum	Maximum	Mittel
Milz	2	2	7	10	8
Lunge	5	5	12	25	18
Niere	8	13	5	13	7
Dünndarm	4	11	8	19	12
Enddarm	3	3	23	32	27

(*Gesamtphosphat* findet sich in den großen Organen — Leber, Milz, Niere — etwa in einer Menge von 1% HPO_4[4].)

Anhangsweise sei auch noch erwähnt, daß offenbar alle Organe in ihrem Stoffwechsel *Ammoniak* bilden, wenigstens bei Mangel an Kohlehydrat. Der Muskel wird darin in zunehmendem Grade von Leber, Pankreas, Hoden, Thymus, Netzhaut und grauer Hirnsubstanz übertroffen[5].

Kieselsäure ist ein regelmäßiger Bestandteil des *Bindegewebes* und damit aller Organe[6]. Doch fehlt sie auch nicht in rein epithelialen Gebilden wie in der Augenlinse, in den Haaren und Federn[7]. Am reichlichsten ist sie jedoch im *jugendlichen* Bindegewebe, wie in der Gallertsubstanz der Nabelschnur, in der Hugo Schulz[6] 25—40 mg% SiO_2 der Trockensubstanz ermittelte; in den Sehnen fand er 6 mg%. King[8] bestimmte in Leber, Niere und Lunge von Hund und Kaninchen Werte zwischen 15 und 46, in einer Menschenlunge 140 mg% SiO_2. Relativ reich ist nach Kahle[7] das Pankreas (14 mg%), wo bei florider Tuberkulose eine Abnahme, bei Carcinom eine Zunahme festzustellen war. In kropfiger Schilddrüse fand Hugo Schulz ebenfalls mehr als in normaler (bis 43 gegen 8 mg% SiO_2).

Von anderen Nichtmetallen, die in kleinerer Menge in verschiedenen Organen vorkommen, sind zu nennen Fluor[9], Brom[10], Jod, Bor[11], Arsen[12]. Besonders reich

[1] Rona u. Heubner: Biochem. Z. **93**, 353 (1919): **135**, 248 (1923).

[2] Denis u. Corley: J. of biol. Chem. **66**, 609 (1925).   [3] Vgl. dazu oben S. 1490.

[4] Vgl. Forbes u. Keith: Phosphorous Compound sin animal Metabolism. Ohio agricult. exper. Stat., technical series Bull. Nr 5 (1914). — Heubner: Mineralstoffwechsel in Dietrich-Kaminers Handb. der Balneologie **2**, 206 (1922).

[5] Warburg, O., Negelein u. Posener: Biochem. Z. **152**, 335 (1924).

[6] Schulz, Hugo: Pflügers Arch. **84**, 67 (1901); **89**, 112 (1902); **131**, 447 (1910); **144**, 346 (1912) — Biochem. Z. **46**, 376 (1912).

[7] Vgl. auch Drechsel: Zbl. Physiol. **11**, 361 (1897). — Frauenberger: Hoppe-Seylers Z. **57**, 17 (1908). — Kahle u. Weyland: Münch. med. Wschr. **1914**, 752. — Kühn: Die Kieselsäure. Stuttgart: F. Enke 1926.

[8] King: J. of biol. Chem. **80**, 25 (1928).

[9] Zdarek: Hoppe-Seylers Z. **69**, 127 (1910). — Gautier u. Clausmann: C. r. Acad. Sci. Paris **156**, 1347, 1425; **157**, 94; **158**, 159 (1913/14).

[10] Damiens: C. r. Acad. Sci. Paris **171**, 930 (1920). — Bernhardt u. Ucko: Biochem. Z. **170**, 459 (1926).

[11] Bertrand u. Agulhon: C. r. Acad. Sci. Paris **155**, 248 (1912); **156**, 732 (1913). — Moscati: Arch. di Sci. biol. **3**, 279 (1922).

[12] Gautier: Zitiert auf S. 1495, Fußnote 2. — Schäfer: Ann. chim. analyt. appl. **12**, 32 (1907). — Bloemendal: Dissert. Leiden 1908; nach Malys Jahresbericht **1908**, 141. — de Haas: Graefes Arch. **99**, 16 (1919). — Keilholz: Pharmac. Weekblad **58**, 1482 (1921); nach Ronas Berichten **12**, 6.

an Brom ist nach BERNHARDT und UCKO die Hypophyse (mit mehr als 12,5 mg%
beim Hunde, bis zu 30 mg% beim Menschen), ihr folgen Nebenniere (ca. 5), Aorta
und Schilddrüse. Das Vorkommen von Brom in der Schilddrüse erkennt auch
LABAT[1] an, der es in anderen inneren Organen nicht nachweisen konnte. Seine
chemische Verwandtschaft zum Jod, das in der Schilddrüse ja relativ reichlich
im Mittel — zu etwa 50 mg% — vorkommt, läßt dies verständlich erscheinen.
Die Nebenschilddrüsen, die Ovarien, die Hypophyse und die Thymus enthalten nach HJORT, GRUHZIT und FLIEGER[2] 3—6 mg Jod in 100 g Trockensubstanz.

Metalle fanden sich in vielen Organen ebenfalls reichlich, meist ubiquitär;
neben dem überall vorkommenden und als lebensnotwendig anerkannten Eisen
scheint nirgends Zink und Kupfer zu fehlen[3]. Interessanterweise wurden beide
Metalle (etwa 0,4 mg% Zn und 10mal weniger Cu) auch in Seetieren nachgewiesen[4]. Aluminium kann auch als regelmäßiger Bestandteil in den Geweben
angesehen werden, wird es doch durch Zufuhr mit der Nahrung (Backpulver)
angereichert[5]. Ebenso ist Zinn außer in Leber und Hirn auch in Nieren, Lungen
und Magen gefunden worden[6], und zwar keineswegs nur in verschwindender
Menge. Spurenweise kommt Mangan[7] und Lithium[8] vor.

Pathologische Gebilde.

Über die wesentlichen Basenbildner der Tumoren haben u. a. BEEBE[9] und
WATERMAN[10] Analysen geliefert, deren Ergebnis Tabelle 19 wiedergibt. Erwähnenswert ist noch BEEBES Vergleich eines primären Pankreascarcinoms mit
den Lebermetastasen und dem normalen Lebergewebe; Tabelle 18 gibt mg% auf
Trockensubstanz:

Tabelle 18.

	Na	K	Ca
Pankreasgeschwulst	1,02	0,38	0,10
Lebermetastase	1,34	0,97	0,08
gesundes Lebergewebe	1,27	0,83	0,05

WATERMAN zieht aus seinen Befunden die Schlußfolgerung, daß rasch
wachsende Tumoren einen relativ hohen Kaliumwert aufweisen, daher auch
hohe Zahlen für das Verhältnis K:Na und K:Ca; viel Calcium entspricht
langsamem Wachstum und beginnenden Degenerationsprozessen. Durch
mikrochemische Untersuchungen suchte er diese Befunde weiter zu differenzieren[11].

---

[1] LABAT: C. r. Acad. Sci. Paris **156**, 255 (1913).

[2] HJORT, GRUHZIT u. FLIEGER: J. Labor. a. clin. Med. **10**, 979 (1925).

[3] VAN ITALLIE u. VAN ECK: Arch. Pharmaz. **251**, 50 (1913). — ROST u. WEITZEL: Arb.
Reichsgesdh.amt **51**, 494 (1919) — Ber. dtsch. pharmaz. Ges. **29**, 549 (1919). — DÉLÉZENNE:
Ann. Inst. Pasteur **33**, 68 (1919).

[4] SEVERY: J. of biol. Chem. **55**, 79 (1923).

[5] KAHN: Biochem. Bull. **1**, 235 (1911). — STEEL: Amer. J. Physiol. **28**, 94 (1911). —
LEARY u. SHEIB: J. amer. chem. Soc. **39**, 1066 (1917). — GONNERMANN: Biochem. Z. **88**,
401 (1918); **95**, 286 (1919).

[6] MISK: C. r. Acad. Sci. Paris **176**, 138 (1923).

[7] BERTRAND u. MEDIGRECEANU: Ann. Inst. Pasteur **27**, 1, 282 (1913).

[8] KEILHOLZ: Zitiert auf S. 1493, Fußnote 11.

[9] BEEBE: Proc. N. Y. path. Soc. 4 (1905) — Amer. J. Physiol. **12**, 167 (1904). — Vgl.
auch CLOWES u. FRISBIE: Ebenda **14**, 173 (1905).

[10] WATERMAN: Arch. néerl. Physiol. **5**, 305 (1921).

[11] WATERMAN: Biochem. Z. **133**, 535 (1922).

Tabelle 19. Basen in Geschwülsten (Trockensubstanz).

Organ oder Tier	Geschwulst	% Na	% K	% Ca	Autor
Mamma	Carcinom	1,20	0,95	0,05	Waterman
Mamma	Carcinom	1,09	0,79	0,08	Waterman
Mamma	Carcinom	0,77	0,52	0,15	Waterman
Mamma	Carcinom	0,81	1,16	0,03	Waterman
Mamma	Carcinom	0,65	0,40	0,10	Waterman
Magen	Carcinom	0,86	0,89	0,07	Beebe
Kiefer	Carcinom	0,89	0,92	0,42	Waterman
Kiefer	Carcinom	0,65	1,00	0,09	Waterman
Rectum	Carcinom	1,28	0,10	0,28	Waterman
Leber	Carcinom	0,86	0,52	0,09	Beebe
Cervix	Epitheliom	1,09	0,64	0,11	Beebe
Mamma	Fibroadenom	0,36	0,08	0,10	Waterman
Niere	Hypernephrom	0,48	0,13	0,07	Beebe
?	Sarkom	0,84	1,31	0,05	Waterman
Humerus	Sarkom	1,28	0,96	0,05	Waterman
Orbita	Sarkom	0,84	0,73	0,26	Waterman
?	Sarkom	3,32	1,62	0,06	Beebe
?	Sarkom	1,99	1,12	0,07	Beebe
?	Sarkom	0,72	0,06	0,08	Beebe
Parotis	Endotheliom (gutartig)	2,48	0,56	0,08	Waterman
Uterus	Fibromyom (degeneriert)	0,48	0,02	2,02	Waterman
Uterus	Fibrom	1,12	0,44	0,08	Beebe
Ovarium	Fibrom	0,96	0,22	0,08	Waterman
Ratte	Carcinom	1,74	0,90	0,23	Waterman
Ratte	Sarkom	1,27	1,14	0,07	Waterman
Hund	Melanosarkom	1,03	0,64	0,33	Waterman
Huhnniere	Sarkom (rasch wachsend)	1,07	0,96	0,01	Waterman
Huhn	Roussarkom	1,05	0,83	0,07	Waterman
Huhn	Roussarkom (jung)	1,34	0,78	0,13	Waterman
Huhn	dasselbe (alt)	1,46	0,45	0,15	Waterman
Huhn	Roussarkom	2,29	0,37	0,11	Waterman
Huhn	dasselbe (alt)	2,08	0,25	0,19	Waterman
Huhn	Roussarkom	2,08	0,88	0,14	Waterman
Huhn	Roussarkom-Metastase	1,28	0,67	0,06	Waterman
Huhn	Roussarkom-Metastase	0,96	0,74	0,10	Waterman
Huhn	Roussarkom (degeneriert)	3,05	0,29	0,20	Waterman

Tabelle 20. Analysen von Verkalkungen.

Organ	% Ca	% PO_4	% CO_3
Aorta (Schönheimer)	34,5	42,6	6,4
,, ,, ...	35,7	41,7	7,5
Aortenklappe (Kramer und Shear)	32,3	45,7	4,7
,, ,, ,, ,, .	27,4	35,6	4,5
,, ,, ,, ,, .	27,4	35,6	4,5
Lymphknoten	31,7	27,9	4,2
,, ...	32,9	46,0	6,4
,, ...	20,2	45,1	6,4
,, ...	23,6	32,2	6,2
,, ...	33,1	45,4	6,5
,, ...	33,2	45,1	6,7
,, ...	33,2	45,4	6,6
,, ...	31,1	41,7	6,4
,, ...	30,6	41,7	6,5
Milzkapsel	27,4	36,5	6,1
,, ...	23,8	31,9	6,8
,, ...	23,3	32,2	6,0
Fibrom des Uterus	30,9	41,7	6,5
,, ,, ,, ...	31,7	40,5	8,0
,, ,, ,, ...	31,3	40,5	7,8
Schilddrüse	20,1	27,9	4,1
,, ...	20,2	27,9	4,4

In verkalkten Herden wurden von KRAMER und SHEAR[1], in solchen von der Aorta auch von SCHÖNHEIMER[2] Analysen auf Calcium, Phosphat und Carbonat zwecks Vergleichs mit den Knochensalzen vorgenommen. Die Ergebnisse gibt Tabelle 20 wieder.

Milch.

Die Milch ist als Beispiel eines Drüsensekrets sowie als Nahrungsmittel für den jugendlichen Organismus zur Zeit seines stärksten Wachstums auch in bezug auf ihren Mineralgehalt von besonderem Interesse, daher auch vielfach untersucht[3]. Die drei bekanntesten Milcharten von der Frau, der Kuh und der Ziege zeigen Artunterschiede, die mit dem Tempo des Wachstums im Saugalter zusammenhängen. Die Milchen der beiden Tiere sind relativ reich an Asche: etwa 0,75 gegen 0,25% in der Frauenmilch[4]; daran sind im wesentlichen Calcium und Phosphat beteiligt: Kuhmilch enthält im Mittel etwa 0,12% Ca und 0,3% HPO_4; Frauenmilch 0,05% Ca und 0,04% HPO_4 *Gesamtphosphor*. Von diesen Phosphormengen sind nach neueren Analysen[5] in der Kuhmilch im Mittel 208, in der Frauenmilch 15 mg% HPO_4 als anorganisch anzusehen. Bei den Konzentrationen 0,12% Ca und 0,21% HPO_4 in der Kuhmilch ist natürlich das Problem der *Lösung* dieser beiden Komponenten sehr ins Auge fallend; denn von *echter* ionaler Lösung kann bei dem p_H der frischen Milch (7,0—7,1[6]) gar keine Rede sein. Die Verhältnisse in der Kuhmilch bieten natürlich auch Interesse im Hinblick auf die Frauenmilch, ja sogar auf das Blutserum.

Schon lange hat man mit guten Gründen Beziehungen zwischen dem Calciumphosphat und dem Casein der Milch gesucht[7]. Durch Untersuchungen von GYÖRGY[8] ist festgestellt worden, daß nicht nur Ansäuern, sondern auch tryptische Verdauung bei der neutralen Reaktion der frischen Milch das Calcium vermehrt dialysierbar macht; dabei wächst auch im Dialysat die Menge von Calcium wie von Phosphat weit über die Grenze des Löslichkeitsprodukts hinaus. Diese Tatsachen lassen sich schwer anders deuten, als daß das Calcium in einer löslicheren Komplexverbindung vorliegt; die ziemlich reichliche Gegenwart von *Citrat* in der Milch (ca. 3—10 Millimol), und zwar bei den verschiedenen Tierarten in einigermaßen konstanter Proportion zum Calcium macht ja diese Deutung besonders plausibel[9].

Der Gehalt an diesen (wie an anderen) Mineralstoffen ist nicht konstant, sondern variiert in weiten Grenzen, nicht allein bei verschiedenen Individuen, sondern von Saugakt zu Saugakt, ja während des einzelnen Saugaktes; so fand z. B. STRANSKY[10] während des Stillens ein Absinken der Calciumwerte von 47 bis 70 mg% auf 20—21 mg% Ca. STOCKREITER[11] verfolgte an Ziegen die Wandlungen des Chloridgehaltes während einer Lactationsperiode und fand einen Anstieg von 0,1 auf 0,2% Cl, während die Unterschiede verschiedener Tagesportionen 10—15, die Unterschiede in den gleichzeitigen Produkten der beiden

[1] KRAMER u. SHEAR: J. of biol. Chem. **79**, 121 (1928).
[2] SCHÖNHEIMER: Hoppe-Seylers Z. **177**, 143 (1928).
[3] Vgl. OPPENHEIMER u. PINCUSSEN: Tab. biol. **2**, 536ff.
[4] HEUBNER: Mineralstoffwechsel in Dietrich-Kaminers Handb. der Balneologie **2**, 215. — KÖNIG: Chemie der menschlichen Nahrungs- und Genußmittel, 4. Aufl., **1**, 110, 153.
[5] MEYSENBUG, L. v.: Amer. J. Dis. Childr. **24**, 100 (1922). — LENSTRUP: J. of biol. Chem. **70**, 193 (1926).
[6] DAVIDSOHN: Z. Kinderheilk. **9**, 11 (1913). — SZILI: Biochem. Z. **84**, 194 (1917).
[7] Vgl. z. B. BOSWORTH: Amer. J. Dis. Childr. **22**, 613 (1921).
[8] GYÖRGY: Biochem. Z. **142**, 1 (1923). — Vgl. auch WHA: Ebenda **144**, 278 (1924).
[9] Vgl. KLINKE: Erg. Physiol. **26**, 277 (1928).
[10] STRANSKY: Z. Kinderheilk. **40**, 671 (1926).
[11] STOCKREITER: Milchwirtsch. Forschgn **2**, 450 (1925) — nach Ronas Ber. **34**, 142 (1926).

Euterhälften bis 6 mg% betrugen. Die Zugabe größerer Kochsalzmengen steigerte den Chloridgehalt der Milch, während der Calciumwert durch Verabreichung von Calciumchlorid nicht beeinflußt wurde[1].

Auch für Kuhmilch liegen die Chloridwerte meist zwischen 0,10 und 0,15%; für Frauenmilch sind sie niedriger (ca. 0,04%); für Sulfat können 12 und 3 mg% SO_4 als entsprechende Mittelzahlen genommen werden. Der Natriumwert liegt bei allen untersuchten Milcharten unterhalb der Zahl für die Chloridäquivalente[2]. Kalium ist in größerer Menge vorhanden als Natrium, Mg in viel kleinerer. Abgerundete Mittelwerte sind für Frauenmilch etwa 15 mg% Na; 50 mg% K; 4 mg% Mg; für Kuhmilch 45 mg% Na; 150 mg% K; 12 mg% Mg.

Der Eisengehalt der Milch ist bei der Frau höher als bei der Kuh und Ziege: etwa 0,12 gegen 0,04 mg%. Durch Eisenfütterung wird keine Erhöhung erreicht, auch nicht durch intravenöse Eiseninjektion[3]. Neben Eisen kommt *Kupfer* vor; in Kuh- und Ziegenmilch wurden auch bei Beachtung aller Vorsichtsmaß-regeln 0,015 mg% nachgewiesen[4]. Von *Zink* fand Rost[5] in Kuh- und Ziegenmilch 0,2—0,4; in Frauenmilch etwa 0,1 mg%. Jod ist in der Milch zu etwa 3 γ in 100 ccm enthalten, bei Weidetieren etwas mehr als bei Stalltieren; im Colostrum ist der Gehalt merklich höher, um dann rasch abzusinken[6]. Bei weitem die Hauptmenge des Jods ist frei diffusibel[7]. Jodfütterung vermag den Gehalt der Milch erheblich zu steigern[8]. Kieselsäure fand Kettmann[9] zu 0,02% in der *Asche* der Kuhmilch, was rund 0,15 mg% in der frischen Milch entsprechen würde. Hugo Schulz[10] gibt Zahlen zwischen 0,04 und 0,64 mg% an (zugleich Belege für die Aufnahme von Kieselsäure in Glasgefäßen beim Kochen der Milch).

Auch Mangan und Aluminium wurden in der Milch nachgewiesen, mit spektrographischer Methode überdies Bor, Titan, Vanadium, Strontium, Rubidium und Lithium[11]. Bei der Empfindlichkeit der Methode ist natürlich noch in höherem Maße als bei den Analysen auf Eisen[12] und Kieselsäure[10] an die Möglichkeit einer Verunreinigung von außen her zu denken.

Galle.

Anhangsweise seien noch einige Daten über die *Galle* gegeben, da sie bei dem intermediären Stoffwechsel auch der Mineralstoffe, insonderheit des Calciums, eine Rolle spielt. Die erhöhte Löslichkeit von Calciumsalzen, besonders Seifen, ist für die Resorption des Calciums im Darm sicherlich von Bedeutung[13]. Gleiches

[1] Denis u. Sisson: J. of biol. Chem. **46**, 483 (1921); **50**, 315 (1922).

[2] Heubner: Mineralstoffwechsel in Dietrich-Kaminers Handb. der Balneologie **2**, 214 bis 215. — Barthe u. Dufilko: C. r. Acad. Sci. Paris **185**, 613 (1927) — Lait **8**, 97 (1928).

[3] Elvehjem: J. of biol. Chem. **71**, 255 (1927). — Henriques u. Andrée Roche: Bull. Soc. Chim. biol. Paris **11**, 679 (1929).

[4] Elvehjem, Steenbock u. Bart: J. of biol. Chem. **483**, 27 (1929). — Vgl. auch Supplee u. Ballis: J. Dairy Sci. **5**, 455 (1922). — Quam u. Hess, Supplee u. Ballis: J. of biol. Chem. **57**, 725 (1923).

[5] Rost: Ber. dtsch. pharmaz. Ges. **29**, 549 (1919).

[6] Kieferle, Kettner, Zeiler u. Hannsch: Milchwirtsch. Forschgn **4**. 1 (1927). — Maurer u. Diez: Biochem. Z. **178**, 161 (1926).

[7] Magee u. Glennie: Biochemic. J. **22**, 11 (1928).

[8] Scharrer u. Schwaibold: Biochem. Z. **170**, 300 (1926); **180**, 307 (1927). — Rasche: Z. Kinderheilk. **42**, 124 (1926).

[9] Kettmann: Milchwirtsch. Forschgn **5**, 73 (1927).

[10] Schulz, Hugo: Münch. med. Wschr. **1912**, 353.

[11] Wright u. Papisch: Science (N. Y.) **1929 I**, 78 — nach Rona **50**, 38.

[12] Vgl. Edelstein u. v. Csonka: Biochem. Z. **38**, 14 1912).

[13] Vgl. dazu Klinke: Verh. dtsch. Ges. inn. Med. **39**, 359 (1927) — Erg. Physiol. **26**, 279 (1928). — Tappolet: Schweiz. med. Wschr. **1927**, Nr 49. — György: Dieser Band S. 1578f.

gilt für Magnesiumsalze[1]. Der Gehalt der Galle an Calcium beträgt beim Rind und Menschen[2] zwischen 5 und 30 mg%, beim Hund[3] um 15 mg%, beim Kaninchen 1—2 mg% Ca; an Magnesium[13] finden sich in der Fistelgalle beim Menschen 2—6, beim Hunde 1,5 mg% Mg. Die Blasengalle ist viel konzentrierter und enthält oft größere Mengen Magnesium und Calcium (um 50 mg% wenigstens bei manchen Tieren). Auch der Chloridgehalt ist in der Blasengalle höher[4]; in der Fistelgalle des Hundes bestimmten GRASSHEIM und PETOW[5] 0,17% Cl. Phosphat ist nur in geringen Mengen gegenwärtig. Die Eisenausscheidung mit der Galle bestimmten BRUGSCH und INGER am Hunde zu 5—12 mg Fe am Tag.

Bemerkenswert ist die Tatsache, daß konsequente Ableitung der Galle zu Osteoporose führt[6]; sie kann nach SEYDERHELM und TAMMANN[6] durch Fütterung mit bestrahltem Ergosterin verhütet werden.

Allgemeines über den Mineralbestand der Gewebe.

Sucht man aus der Fülle der analytisch gewonnenen Daten über die mineralischen (oder als „mineralisch" angesehenen) Bestandteile der Gewebe eine Vorstellung über ihre Bedeutung für die Eigenart der Organe und für deren Funktionen zu gewinnen, so muß das Bekenntnis sehr niederschmetternd lauten: *Es läßt sich fast gar nichts schließen!*

Man hat den Eindruck, daß man sehr viele von den Elementen, die in unserer Umgebung vorhanden sind, in den Geweben wiederfinden kann, wenn man nur ordentlich nach ihnen sucht und die Methoden des Nachweises hinreichend verfeinert. Mindestens gilt dies wohl für die von den Pflanzen aufgenommenen Elemente, wobei einige giftige Metalle, wie Blei oder Quecksilber, im allgemeinen ausgeschlossen bleiben. (Daß Quecksilber in die Körper wachsender Pflanzen übergeht, wurde übrigens vom Verfasser[7], sowie von STOCK[8] gezeigt.) Es ist unbefriedigend, zu glauben, daß *alle* diese in wachsender Menge je nach den äußeren Umständen in den Körper gelangenden Elemente für seine Funktionen von Wichtigkeit sind, wie es etwa vom Eisen und vom Jod bekannt und anerkannt ist. Allzu wahrscheinlich ist es, daß wenigstens *einige* dieser Elemente mehr die Rolle zufälliger Begleitstoffe spielen, und daß ihr Fehlen keine Störung der Lebensvorgänge zur Folge haben würde.

Die *Schwankungen* der Menge solcher Elemente in den Organen kann man freilich nicht als ein Argument für ihre Zufälligkeit ansehen; denn sowohl beim Eisen wie beim Jod kennen wir die Abhängigkeit von der Zufuhr, Speicherung bei Überfluß und Funktionsstörungen bei anhaltendem Mangel. Überdies sind die nach dem heute vorliegenden Material doch wohl *sichergestellten* — nicht nur durch methodische Unvollkommenheiten vorgetäuschten — erheblichen Differenzen in der Menge lebenswichtiger Ionenbildner ein Anzeichen dafür, daß quantitative Variationen der Mineralstoffe innerhalb gewisser Grenzen für die normale Funktion gesunder Gewebe nicht viel bedeuten können. Sie stehen

---

[1] AUGSBURGER, L.: Schweiz. med. Wschr. **57**, 1069 (1927).
[2] LICHTWITZ u. BOCK: Dtsch. med. Wschr. **41**, 1215 (1915). — DITTRICH: Z. exper. Med. **41**, 355 (1924). — GILLERT: Ebenda **43**, 539 (1924).
[3] JANKAU: Arch. f. exper. Path. **29**, 237, 242 (1892). — DRURY: J. exp. Med. **40**, 797 (1924). — Ferner nicht veröffentlichte Analysen von F. BENDER im Heidelberger pharmakologischen Institut (1930).
[4] KRÖCK: Bruns' Beitr. **128**, 18 (1923).
[5] GRASSHEIM u. PETOW: Z. klin. Med. **104**, 803 (1926).
[6] PAWLOW: Verh. Ges. russ. Ärzte St. Petersburg **72**, 314 (1904). — SEIDEL: Münch. med. Wschr. **1910**, 2034. — SEYDERHELM u. TAMMANN: Z. exp. Med. **57**, 647 (1927).
[7] HEUBNER: Z. physik. Chem. A, Haber-Band, 198 (1928).
[8] STOCK: Z. angew. Chem. **41**, 546; 663 (1928).

in einem *sehr auffälligen Gegensatz* zu der relativ großen Konstanz der Mineralstoffe im Blutplasma. Mag auch die Frage dabei vernachlässigt werden, welche *Form* die analytisch gefaßten Mineralstoffe im lebendigen Organ besitzen oder in welchen Gewebselementen sie haften, so muß doch zunächst diese Tatsache festgehalten werden. Ihre Beachtung kann mindestens den Nutzen haben, daß falsche Schlußfolgerungen aus oft sehr mühseligen, aber doch nicht ausreichenden Untersuchungen bei allerlei pathologischen Affektionen usw. vermieden werden.

Auf der anderen Seite rückt gerade die Berücksichtigung *quantitativer* Momente die ganze Frage in ein besonderes Licht. Wir kennen immerhin schon eine Reihe von Tatsachen, die wenigstens für hypothetische Gedanken eine hinreichende Unterlage bieten. Wir wissen von Blei und Quecksilber, daß sie im Körper von Menschen in deutlich nachweisbarer Menge enthalten sein können, die sich völlig gesund fühlen, während andere Individuen, oft schon bei gleicher, jedenfalls aber bei größerer Aufnahme Krankheitserscheinungen bis zu den schwersten aufweisen können. Gleiches gilt für Mangan und Arsen, von denen kleine Mengen als regelmäßige Befunde in gesunden Organen anzusehen sind. Ist hier ein *Zuviel* verhängnisvoll, so kennen wir ja auch den Effekt des *Zuwenig*, etwa bei Jod, Eisen, bei den Knochensalzen u. dgl. In allen diesen Fällen handelt es sich um äußerst chronisch einsetzende Affektionen sowohl bei den typischen Metallvergiftungen wie bei der Anämie durch Eisen-, Kropf durch Jod-, Osteoporose durch Kalkmangel (soweit es sich hier nicht um sehr schnell wachsende Tiere handelt).

Es sieht aber so aus, als seien im Organismus recht weitgehende Regulationseinrichtungen vorhanden, die innerhalb weiter Grenzen die Erhaltung konstanter Bedingungen im Inneren der Gewebe trotz wechselnder äußerer Mineralstoffzufuhr begünstigen.

Das eigentliche *Rätsel* des Begriffs „Mineralstoffwechsel" liegt in dieser unverkennbaren *Regulation* der Aufnahme und Festhaltung der notwendigen und Abgabe der überflüssigen Mineralstoffe entsprechend dem Angebot. Dies gilt einmal für den Organismus als Ganzes, bei dem *allgemeine* nervöse und humorale Korrelationen dauernd im Spiele sein dürften — von denen *Vereinzeltes*, wie der Salzstich von Erich Meyer und Jungmann, die Hormone des Hypophysenhinterlappens, der Epithelkörperchen u. dgl. uns bekannt ist —, außerdem aber und in viel entscheidenderem Sinne für jedes Organ, jede einzelne Zelle im Verband des Organismus, wie für frei schwimmende Kleintiere, Protozoen, Bakterien usw. Stets ist ihre mineralische Zusammensetzung — mehr oder weniger erheblich — *abweichend* von der ihrer Umgebung.

Aber diese unverkennbare und beherrschende Regulation, diese Auswirkung „lebendiger", zielstrebiger Kräfte ist offenbar nicht *vollkommen*; sie vermag die Organismen und Zellen nicht gänzlich freizumachen von der Beschaffenheit ihrer augenblicklichen Umgebung, ja man könnte — in anthropomorphistischer Ausdrucksweise — vermuten, sie erstrebt ein gewisses Ausmaß der Anpassung an wechselnde Umgebungsbedingungen und Erhaltung der Anpassungs*fähigkeit* gewissermaßen durch *Erprobung* auch der zunächst fremden Stoffe.

Die Verwendung des Eisens, Kupfers, Vanadiums, wahrscheinlich auch Blei[1] bei der Sauerstoffübertragung in verschiedenen Organismen allein in der Tierreihe könnte als Ergebnis solcher Anpassungsversuche gedeutet werden. Auch die Möglichkeit des partiellen Ersatzes von Chlorid durch Bromid, von Calcium durch Strontium ohne nachweisbare Funktionsstörungen, der Wechsel in der Zusammensetzung der Knochensalze bei ausreichend erhaltener Funktion, wie

---

[1] Rona, Parfentjev u. Lippmann: Biochem. Z. **223**, 205 (1930).

die Beteiligung von Fluorid, der Einbau von Arsenat für einen Teil des Phosphats bei reichlichem Arsenangebot u. dgl., alles das kann im gleichen Sinne verwertet werden.

Macht man sich diese Vorstellung zu eigen, so würde daraus zu folgern sein, daß im Organismus gewissermaßen neben den eingefahrenen, bewährten „Fabrikationsmethoden" für den *Hauptbetrieb* noch allerlei kleine *Nebenbetriebe* versuchsweise am Werk sind, und daß solche modifizierte Methoden unter Umständen größere Bedeutung erlangen. So ist es schwer von der Hand zu weisen, daß neben dem Eisen andere Metalle (z. B. Kupfer) als oder in Katalysatoren wirksam sind und die stärkere oder geringere Kombination der metallhaltigen Katalysatoren auf das Ausmaß und die Ausnutzung der Umsetzungen Einfluß haben können. In dieser Weise würde etwa auch der mehrfach bezeugte Nutzen vorsichtiger Quecksilberkuren für den Allgemeinzustand *nichtinfizierter* Personen zu verstehen sein. Der Gedanke an Arsenkuren liegt hier nicht fern.

In ähnlichem Sinne wäre die Frage nach der Bedeutung der *Salzdiät* zu erörtern und zu untersuchen. Wir kennen bisher nur vom Phosphat einigermaßen durchsichtige Beziehungen zu wichtigen Phasen des organischen Stoffumsatzes und des Energiegewinns und vom Jodid seine Beziehungen zu einem der wichtigsten Hormone. Die Bedeutung der Kationenbildner ist ihrem Wesen nach noch sehr rätselhaft, so eindringlich sie uns auch an den elektrischen und mechanischen Lebenserscheinungen entgegentritt. Aber das Dürftige, was wir wissen, macht es uns wahrscheinlich, daß irgendwie sich irgendwelche Änderungen in der mineralischen Zusammensetzung der Gewebe geltend machen müssen und daß solche Änderungen als Anpassung an das äußere Milieu eintreten und daher auch willkürlich gesetzt werden können. Trotz der bisher noch spärlichen und zum Teil mißlungenen Bemühungen von WIECHOWSKI und seiner Schule in dieser Richtung muß der zugrunde liegende Gedanke als richtig betrachtet werden. Trinkkuren, kochsalzarme und andere ungewöhnliche Diätformen sind Zeugnis mindestens für den Glauben an solche willkürlichen Änderungen und manche der dabei erzielten Erfolge auch wissenschaftliche Argumente für die Berechtigung dieses Glaubens.

Die Häufigkeit des Kropfes in jodarmen Gegenden und das großzügige im ganzen bisher erfolgreiche Experiment der Kropfprophylaxe durch jodidhaltiges Speisesalz sind vielleicht nur ein besonders auffallender Prototyp einer Einwirkung, die in prinzipiell ähnlicher, wenn auch weniger faßbarer Weise, wenn auch nicht durch Vermittlung einer stabilen organischen Verbindung von echtem Hormoncharakter, in vielgestaltiger Form an den Organismen angreift. Zwischen klar definierbarer Krankheit und dem Maximum des körperlichen Wohlbefindens liegt ja ein sehr breites Feld variabler Funktionen, wie wir sie in wechselnder Stimmung und Leistungsfähigkeit, doch auch in mannigfachen kleinen Beschwerden bei gar zu vielen Kulturmenschen kennen. Es ist wohl keine ganz unzulässige Vorstellung, daß solche Differenzen körperlicher Funktionen in der „physiologischen" Breite mit stofflichen Variationen — ebenfalls in „physiologischer" Breite — zusammenhängen, wie sie für die Mineralien *erwiesen* sind[1]. Diese Hypothese hat den unwillkommenen Beigeschmack, daß sie in unsinnig verzerrter Form dem Grundgedanken einer populär gewordenen Heilslehre, der „Biochemie", entspricht. Doch stellt sie nichts anderes dar, als einen Versuch, die heute bekannten tatsächlichen Befunde in einen logisch verständlichen Zusammenhang einzuordnen. Erkennt man prinzipiell das Zusammen- und Widerspiel von „Regulation" im Sinne der *Erhaltung* des bestehenden Zustandes und

---

[1] Vgl. dazu auch RUBNER: Konstitution und Ernährung. Sitzgsber. preuß. Akad. Wiss., Physik.-math. Kl. **1930**, XVIII. (Nachtrag bei der Korrektur.)

„Anpassung" in der Richtung einer partiellen Abänderung an, so wird notwendigerweise die Frage nach dem *Ausmaß*, dem *Grad* in den Vordergrund treten: *wieweit* kann oder muß die Menge eines bestimmten Mineralstoffes auf einmal gesteigert werden, damit Funktionsänderungen meßbarer Größe erkennbar sind? Oder auch: *in welchem Tempo* kann die Zufuhr eines bestimmten Stoffes gesteigert werden, damit ein Organismus ohne Schaden „sich anpassen" kann? Damit berühren sich die Probleme der wissenschaftlichen Erkenntnis aufs unmittelbarste mit den praktischen Tagesfragen der Gewerbehygiene und der ärztlichen Therapie; denn diese gliedern sich einfach als Abstufungen den grundsätzlichen *Dosen*problemen ein, in denen der für den Biologen allein interessante *Zusammenhang* zwischen Mineralbestand und -umsatz eines Organismus mit seinen Funktionen umfangen ist.

Für ausgezeichnete Hilfe beim Sammeln der Literatur und bei der Ausführung der Korrektur ist der Verfasser Frl. Justine Ungewitter, besonders aber Herrn Dr. Gerhard Orzechowski sehr viel Dank schuldig.

III. Umsatz der Mineralstoffe.

A. Allgemeines.

Von

W. Heubner
Heidelberg.

Mit 2 Abbildungen.

Unser Wissen über den Umsatz der Mineralstoffe im Organismus, d. h. ihre Aufnahme, Verteilung in den Geweben und Ausscheidung ist noch äußerst lückenhaft. Zwar gibt es viele] Einzeldaten, z. B. über die durchschnittliche Zufuhr des einen oder anderen Mineralstoffes in der Nahrung usw., auch mancherlei Ahnungen von Einflüssen, die zwischen verschiedenen Mineralstoffen und organischen Stoffen innerhalb des Stoffwechsels bestehen, aber auf weiten und vielseitigsten Gebieten fehlt uns eine Übersicht der Zusammenhänge, ein wirklich kausales Verständnis dessen, was geschieht. Vor allem stehen wir noch nahezu unbelehrt vor jenen geheimnisvollen Vorgängen, die zwischen Bedarf und Angebot vermitteln und das Getriebe in den stofflichen Umsetzungen zum Gedeihen des Organismus regeln (vgl. oben S. 1506).

Es ist verständlich, daß man versucht, durch *teleologische* Betrachtungsweise eine gedankliche Ordnung in die Vielgestaltigkeit der Erscheinungen zu bringen. Wie weit man dieser Betrachtungsweise eigentlichen *Erkenntniswert* beimessen will, mag eine Frage der individuellen Weltanschauung sein; wir vermögen ihren Wert nur in einer *Gruppierung*, nicht in einem eigentlichen *Begreifen* der Geschehnisse zu erblicken.

Man kann verschiedene *Zwecke* oder Aufgaben bezeichnen, denen die Aufnahme von Mineralstoffen in den Körper dienen kann. Vor allem v. Wendt[1] hat solche Zwecke als Gruppierungsprinzip ausgiebig benutzt und es hat sich gezeigt, daß dadurch die Übersicht erleichtert werden kann[2]. Man kann (unter Anlehnung an die ersten Formulierungen v. Wendts, die jedoch von ihm selbst z. T. später modifiziert und hier eigenmächtig neugestaltet wurden) folgende Aufgaben für den Stoffumsatz überhaupt ins Auge fassen:

1. *Aufbau* der lebendigen Gewebe,
2. *Energiegewinn*,
3. Erhaltung der *stofflichen Gleichgewichte* innerhalb des Organismus.

Diese drei wesentlichen Aufgaben lassen sich wiederum gliedern: so zerfällt die erste in 3 Unterabteilungen:

---

[1] v. Wendt: Oppenheimers Handb. der Biochemie, 1. Aufl. **4** (1), 561 (1911); 2. Aufl. **8**, 183 (1925).
[2] Vgl. W. Heubner: Dietrich-Kaminers Handb. der Balneologie **2**, 221 ff.

a) *Ansatz* von lebendiger Substanz bei wachsenden Organismen, auch in der Rekonvaleszenz, nach Hunger usw. (*Anwuchs*).

b) *Erhaltung* des Bestandes an lebendiger Substanz durch Ergänzung der dauernden Verluste infolge Abnutzung der Gewebe, Bildung der Sekrete usw. (*Ersatz*).

c) Vorsorge für Reserven innerhalb des Organismus über den augenblicklichen Bedarf hinaus (*Thesaurierung*).

Auch die dritte der genannten Aufgaben ist nicht einheitlich (während man dies für die zweite gelten lassen kann). Die Gleichgewichte, die der Bestand des Organismus erfordert, sind zum Teil physikalisch-chemisch definierbar, wie Neutralität, Homoiosmie, Quellungsgleichgewicht, zum Teil — bisher — nur physiologisch erkennbar, wie das Ionengleichgewicht. Auch erfordert die Erhaltung der Gleichgewichte vielfach eine Umwandlung von Stoff nur zu dem Zwecke, die Ausscheidung des Materials in unschädlicher Weise zu sichern. Somit ergäbe sich etwa folgende Übersicht über die Aufgaben des Stoffwechsels:

I. Verwendungsstoffwechsel.
   A. *Aufbau.*
      1. Anwuchs.
      2. Ersatz.
      3. Thesaurierung.
   B. *Energiegewinn.*
II. Regelungsstoffwechsel.
   A. Erhaltung von *Gleichgewichten*:
      1. der Wasserstoffionenkonzentration,
      2. der osmotischen Konzentration,
      3. des kolloid-osmotischen Druckes,
      4. des physiologischen Ionenverhältnisses.
   B. Bildung geeigneter *Ausscheidungsprodukte*.

Von diesen Aufgaben scheidet für die Mineralstoffe ausschließlich der *Energiegewinn* (I B) aus; bei allen übrigen sind sie, zum Teil in hervorragendem Maße, beteiligt. So kann man z. B. selbst im sog. „Ausscheidungsstoffwechsel" die Bildung der Phenylschwefelsäure als „Aufgabe" der anorganischen Schwefelsäure oder ihrer Vorprodukte bezeichnen usw. mehr.

Trotz des Anthropomorphismus, der in solchen teleologischen, naturwissenschaftlich nicht befriedigenden Betrachtungen liegt, können sie dazu dienen, eine vorläufige Vorstellung von der zweifellos vielfältigen Durchflechtung von Abhängigkeiten zu geben, die einen einzelnen Stoff beim Durchgang durch einen lebenden Organismus erfassen. Auch erleichtert es die Erweckung von nützlichen Assoziationen, wenn man Ausdrücke gebrauchen kann, wie „Anwuchsstoffwechsel", „Thesaurierungsstoffwechsel", „Regelungsstoffwechsel" usw. Daß alles dies zunächst nur gedankliche, d. h. begriffliche Scheidungen sind, denen keineswegs durchgehend *tatsächliche* Scheidungen entsprechen, darüber muß man sich freilich klar sein. Schon die allbekannte Tatsache, daß unter Umständen ein Gewebe abgebaut wird, während ein anderes auf seine Kosten sich erhält oder gar noch wächst, muß vor irriger Auffassung bewahren. So ist z. B. der Aufbau verkalkter Knochensubstanz stets in gewissem Sinne eine Thesaurierung: denn die ungeheuren Mengen Phosphat und Calcium, die der Knochen im Vergleich mit anderen Geweben enthält, stellen ein Reservoir dar, aus dem der Knochen die weichen Gewebe versorgen kann — bis zu einem gewissen Ausmaß sogar, ohne selbst dadurch zu leiden. Ähnliches mag für das Eisen des Blutfarbstoffes gelten u. a. m.

Eine mustergültige Untersuchung über Umsatz von Mineralstoffen.

Die äußerst vielfältige Verflechtung der Abhängigkeiten, denen die Mineralstoffe im Organismus unterworfen sind, verleiht für unser Verständnis *solchen* Vorgängen besondere Bedeutung, wo *einzelne* dieser Abhängigkeiten nahezu oder ganz ausscheiden, andere sich besonders stark geltend machen. Dies ist der Fall bei starkem Wachstum des Organismus oder einzelner Gewebe, fast mehr aber noch bei *Zerfall* von Gewebe im Hunger. Auch unter solchen vereinfachenden Bedingungen ist jedoch eine wirkliche Einsicht in das Geschehen nur dann zu erlangen, wenn so *viele als möglich* von den noch in Betracht kommenden Faktoren zahlenmäßig ermittelt werden, damit die funktionellen Abhängigkeiten zwischen diesen statuiert werden können. Trotz des ungeheuren Materials, das auf dem Gebiete des Umsatzes von Mineralstoffen in der Literatur niedergelegt ist, erfüllen nur ganz spärliche Angaben die Forderungen, die der Wunsch nach Erkenntnis aus der Sachlage entnehmen müßte. Als ein Beispiel, das nach unserer Kenntnis ausnehmend selten ist, das aber vorbildlich werden sollte, stellen wir an die Spitze unseres Berichtes über den Mineralstoffumsatz die Wiedergabe einer Arbeit der Amerikaner GAMBLE, ROSS und TISDALL, in der an hungernden Kindern für längere Perioden die Ausscheidung der Mineralstoffe und einige zugehörige Befunde *vollständig* und *lückenlos* verfolgt wurden.

Die genannten Autoren[1] benutzten als Untersuchungsobjekte Kinder, die zwecks Behandlung von Epilepsie einer Hungerkur von längerer Dauer (bis 2 Wochen) unterworfen wurden. Besonders lehrreich war die Untersuchung eines 8jährigen Mädchens von 24,7 kg Anfangsgewicht (A.G.), bei der während 15 aufeinanderfolgenden Hungertagen in 5—3tägigen Perioden (sowie drei anschließenden Tagen reiner Kohlehydratkost) folgende Daten bestimmt wurden: Gewichtsverlust, Harnmenge und im Harn Stickstoff, Ammoniak, Kreatinin, Natrium, Kalium, Magnesium, Calcium, Chlorid, Phosphat, Sulfat, β-Oxybuttersäure, organische Säuren, Titrationsacidität und Wasserstoffzahl (p_H); ferner im Blutplasma vor Beginn des Hungers, am letzten Tage jeder Hungerperiode und am 3. Tage nach Ende des Hungers: Natrium, Chlorid, Kohlensäure, β-Oxybuttersäure und Eiweiß.

Von den Ergebnissen dieser Analysenreihe sind zunächst die Ausscheidungszahlen für die Basen lehrreich; die Autoren setzten sie in Beziehung zu dem im Hunger zerfallenden Gewebe, das im wesentlichen als Muskel anzusehen ist. Auf Grund der Analysen von KATZ[2] bezogen sie die Basen auf Stickstoff (3,4 g N in 100 g Muskel entspricht Zehntel-Milliäquivalenten oder ccm $^1/_{10}$-Normallösung von Na:34,8; K:82,0; Mg:4,0; Ca:17,5) und berechneten aus den Analysenzahlen für den Harnstickstoff diejenige Menge von jeder Base, die zu erwarten gewesen wäre, wenn ausschließlich Muskelsubstanz zerfallen wäre. Diese Werte neben den tatsächlich durch Analyse gefundenen gibt Tabelle 1 wieder:

Tabelle 1. Dezimilliäquivalente.

Periode des Hungers	Gewichtsverlust g	N g	Na			K			Mg			Ca		
			gefunden	berechn.	Quotient	gefunden	berechn.	Quotient	gefunden	berechn.	Quotient	gefunden	berechn.	Quotient
I	1615	21,3	783	219	3,6	897	515	1,7	195	110	1,8	115	23	5,0
II	930	16,1	293	165	1,8	512	389	1,3	135	83	1,6	224	18	12,5
III	505	13,3	42	137	0,3	283	322	0,9	77	69	1,1	202	15	13,4
IV	490	11,5	77	118	0,7	286	278	1,0	57	59	1,0	135	13	10,4
V	445	10,3	61	106	0,6	277	249	1,1	48	53	0,9	124	11	11,3

[1] GAMBLE, J. L., G. S. ROSS u. F. F. TISDALL: The metabolism of fixes bases during fasting. J. biol. Chem. **57**, 633 (1923).
[2] KATZ: Pflügers Arch. **63**, 1 (1896).

Die Tabelle liefert einige recht bemerkenswerte Ergebnisse: am besten geht man aus von der Tatsache, daß für die Perioden III—V, also für die Zeit vom 7. bis zum 15. Hungertag, für Kalium und Magnesium die im Harn gefundenen Zahlen tatsächlich genau mit denen übereinstimmen, die sich aus der Berechnung ergeben, wenn man vom Harnstickstoff und dem Verhältnis der Elemente in der Muskulatur ausgeht; für Kalium wurde gefunden 846 und berechnet 849, für Magnesium gefunden 182, berechnet 181 Dezimilliäquivalente. Demgegenüber sind die Werte beim Calcium etwa 10 mal höher als berechnet; dies ist ein klarer Beweis dafür, daß es größtenteils aus anderen Organen als aus Muskulatur oder ähnlich aufgebauten Geweben stammen muß, also natürlich aus den Knochen. Für das am schwersten bestimmbare Natrium erscheinen die gefundenen Zahlen niedriger als die berechneten; doch dürfte dabei stark mitsprechen, daß die Analysen des normalen bluthaltigen Muskels ja ganz sicher einen *höheren* Natriumgehalt ergeben, als er dem relativ natriumarmen reinen Muskelgewebe zukommt: setzt man statt der von Katz übernommenen Zahl von 80 mg% Na für Muskelsubstanz den wahrscheinlicheren Wert von 50 mg% ein, so würde man bei der Berechnung mindestens für die Perioden IV und V auch für Natrium eine Übereinstimmung zwischen gefundenen und berechneten Werten haben.

Man darf also zu dem Ergebnis kommen, daß nach Ablauf der ersten Hungerwoche die Mineralbasen außer Calcium im Harn im gleichen Verhältnis zu Stickstoff erscheinen, wie sie in der Muskelsubstanz vorgebildet sind. Dies spricht sehr stark dafür, daß die Mineralstoffe unter dieser Bedingung im wesentlichen aus dem zum Zwecke des Energiegewinns zersetzten lebendigen Gewebe stammen. Sofern man dies anerkennt, ergeben sich wichtige Folgerungen für die vorhergehenden Perioden, in denen eine Übereinstimmung zwischen berechneten und gefundenen Werten noch nicht eingetreten ist; es zeigt sich nämlich, daß in dieser Zeit sämtliche Basen in *größeren* Mengen ausgeschieden wurden, als dem Stickstoffgehalt entspricht, und zwar Kalium und Magnesium in etwa gleichem Verhältnis, Natrium dagegen in weit überwiegendem Ausmaße. Die Verfasser setzten diese Tatsache mit Glück in Beziehung zu dem bekannten, in ihrem Falle ebenfalls bestätigten Verhalten des *Körpergewichts* im Hunger: es sinkt in den ersten Tagen erheblich steiler ab als in den späteren Perioden; der Verlust betrug in der ersten 3tägigen Periode 6,5, in der zweiten 4,0, in der dritten bis fünften 2,3—2,1% des jeweiligen Gewichts. Der Anfangsmehrverlust ist vornehmlich bedingt durch Glykogenabbau, also durch Verminderung des Volumens der Gewebszellen um das in ihnen enthaltene Glykogen einschließlich dessen Quellungswassers und der in diesem Wasser gelösten Mineralien; der Überschuß an Kalium und Magnesium über den aus dem Stickstoff berechneten Wert entspricht diesem Glykogenlösungs- oder vielmehr -quellungsmittel. Der besondere, noch darüber hinausgehende Wert für die Natriumausscheidung entspricht dagegen offenbar *extracellulärer* Flüssigkeit, deren Ausscheidung auch den übermäßigen Gewichtsverlust in der allerersten Hungerzeit erklärt.

Auf Grund dieser Annahmen ließen sich die verschiedenen Anteile der Gewebe, vornehmlich die verschiedenen Formen von Körperflüssigkeit, die den Gewichtsverlust deckten, approximativ berechnen. Die Herkunft des *Kaliums* im Harn wurde ausschließlich auf Protoplasmawasser bezogen. (Auf Grund der Daten 320 mg% K und 76% H_2O im Muskel wurde für 100 g Muskel*wasser* die Zahl von 108 Dezimilliäquivalent K angesetzt.) Der Überschuß des Kaliums im Harn über den Kaliumwert, der sich aus dem Stickstoffgehalt berechnen ließ, diente auf Grund der genannten Zahl zur Ermittlung des intracellulären Wasserverlustes durch einfache Volumenabnahme (ohne Eiweißzersetzung). Analog wurde der *extracelluläre* Wasserverlust aus dem Natriumgehalt nach Abzug des auf Protoplasmazerfall entfallenden, dem Stickstoff entsprechenden Wertes ermittelt. Das „Protoplasmawasser" selbst ergab sich aus dem Stickstoffwert, der natürlich außerdem auch den Wert für das trockene Eiweiß lieferte, das zu Verlust ging.

In dieser Weise wurde ein Überblick über die Anteile von Eiweiß, Protoplasmawasser, Glykogenwasser und extracellulärem Wasser gewonnen, wie er in Abb. 299 dargestellt ist.

Es ist bedeutsam, daß die Berechnung von Trockeneiweiß aus Stickstoff und von Fett aus Oxybuttersäure (nach SHAFFER[1]) und Abzug dieser Werte vom Gesamtkörpergewicht zu fast der gleichen Zahl für den Wasserverlust führten wie dessen Berechnung aus den Werten für Kalium, Natrium und Stickstoff — nämlich 2,344 statt 2,410 kg in 15 Tagen. Umgekehrt wurde aus den analytisch ermittelten Werten für die Basen des Blutserums dem Serum*wasser* eine Basensumme von 172 Milliäquivalenten zugeschrieben und durch Übertragung dieses Wertes auf den berechneten Wasserverlust — bei Annahme isosmotischer Konzentration im kolloidfreien „Wasser" an allen Stellen des Körpers — ein Basenverlust von 403 Milliäquivalenten *berechnet*; der *gefundene* betrug demgegen über 415,2 Milliäquivalente — allerdings nur bei Reduktion des Calciums entsprechend seiner Konzentration im Blutserum.

Manches an diesen Berechnungen mag etwas kühn erscheinen. In summa wird man sich jedoch der Schlußfolgerung der Autoren

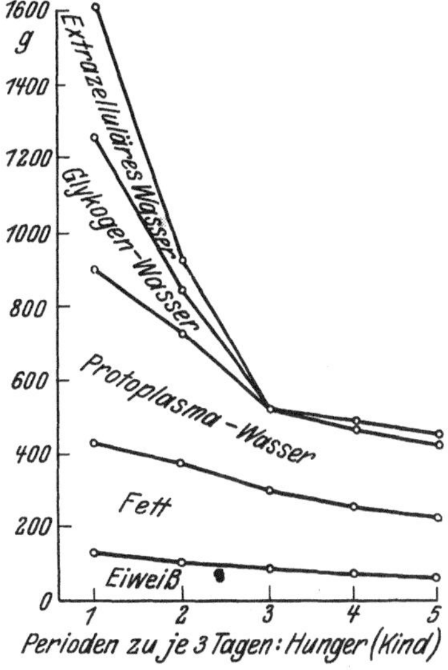

Abb. 299. Berechnung der einzelnen Anteile des beobachteten Gewichtsverlustes im Hunger aus den im Harn analytisch bestimmten Basen und ihren Beziehungen zum intra- und extracellulären Wasser. (Nach GAMBLE, ROSS und TISDALL.)

anschließen dürfen, daß die absolute und verhältnismäßige Größe der Ausscheidung der Basen im Harn mit der Annahme im besten Einklang steht, daß diese Basen nichts anderes darstellen, als die überflüssig gewordenen Begleiter des Wassers, das zum Teil aus den strotzend gefüllten Intercellularlücken entweicht, zum Teil durch Abbau der in Wasser gequollenen Nährstoffe Glykogen und Eiweiß disponibel geworden ist.

Nicht minder ergebnisreich war die Analyse der Säuren des Harns:

Tabelle 2.

Periode des Hungers je 3 Tage	N g	Anorgan. H_2SO_4 g S	Anorgan. H_3PO_4 g P	g Cl	S : N	P : N	Cl : N
I	21,3	1,26	2,35	1,56	0,058	0,110	0,073
II	16,1	0,94	1,67	0,80	0,058	0,104	0,050
III	13,3	0,77	1,17	0,60	0,058	0,088	0,045
IV	11,5	0,57	1,10	0,26	0,050	0,096	0,023
V	10,3	0,57	0,89	0,14	0,055	0,086	0,014

Die Zahlen der Tabelle 2 finden sich, umgerechnet auf Einzeltage und ausgedrückt als Dezimilliäquivalente, neben andern Daten auf Tabelle 3 wieder;

---

[1] SHAFFER: J. of biol. Chem. **54**, 407 (1922).

dabei ist als Äquivalenzgewicht für Phosphor 17,2 angenommen, was für das Mol 1,8 Äquivalenten entspricht, also dem der mittleren Blutreaktion zugehörigen Verhältnis von sekundärem und primärem Phosphat 4:1.

Tabelle 3. Tagesausscheidung im Urin für A. G. — stets als Dezimilliäquivalent.

Hungerperiode	p_H	H_3PO_4	H_2SO_4	HCl	Organ. Säuren	Sa. der Säuren	Titrat. azidität	Gesamt-basen berechnet	NH_3	Fixe Basen berechnet	Fixe Basen gefunden
I	5,3	455	264	149	675	1543	289	1254	602	652	633
II	5,6	324	196	77	857	1454	210	1244	912	332	388
III	5,9	225	162	57	627	1071	119	952	758	194	201
IV	6,0	212	120	25	463	820	98	722	530	192	185
V	6,0	173	120	14	403	710	87	623	446	177	170

Die Zahlen der letzten Kolumne sind aus der Summation der auf Tabelle 1 wiedergegebenen Analysenzahlen und Umrechnung auf den Einzeltag gewonnen;

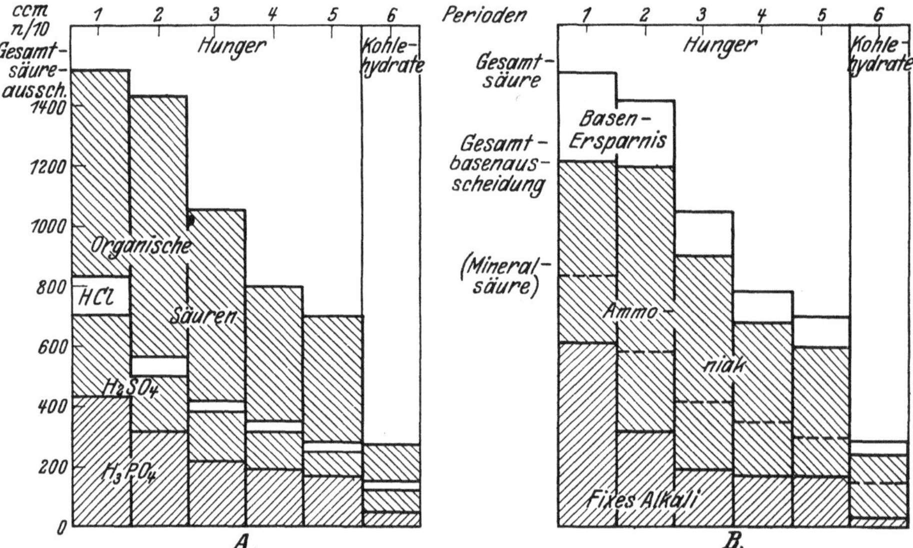

Abb. 300. Darstellung der sauren und basischen Anteile im Harn bei 15 tägigem Hunger (nach Tabelle 3), sowie während einer dreitägigen Nachperiode mit reiner Kohlehydratkost. Die Schonung der fixen Basen bei reichlicher Ausscheidung von Säure ist sehr deutlich.

die Zahlen der vorletzten Kolumne sind jedoch auf die Weise berechnet, daß von der Summe der analytisch gefundenen Säureäquivalente die Werte für Titrations-acidität und für das Ammoniak abgezogen wurden. Die Übereinstimmung beider Zahlenreihen ist vorzüglich, wenn man bedenkt, daß jede einzelne Zahl das Ergebnis von 4—6 aufeinanderfolgenden unabhängigen Analysen enthält. Die Übereinstimmung ist freilich nicht mehr so hervorragend, wenn man eine von den Autoren übersehene Korrektur anbringt: die für Phosphorsäure berechneten Äquivalenzen sind um einen gewissen Betrag zu niedrig, da ja der auf das Calcium der *Knochen* entfallende Anteil mit vollen 3 Äquivalenten je Mol einzusetzen ist, nicht, wie durchweg geschehen ist, mit 1,8 Äquivalenten. Immerhin bleibt auch nach dieser Korrektur die Abweichung beider Zahlenreihen gering. Auf Grund der Zahlen der Tabelle 3 sind die Kurven Abb. 300 *A* und *B* gezeichnet. Sie geben anschaulich wieder, wie der hungernde Organismus seinen Überschuß an Säuren unter Ersparnis von Alkali beseitigt. Der Überschuß der Gesamtsäuren über die Gesamtbasen ist nur wenig kleiner als der Überschuß der Mineralsäuren über die fixen Basen: das Ammoniak dient daher in diesem Falle im wesentlichen zur Absättigung der *organischen* Säuren. Den wesentlichsten Anteil an der Elimination des Säureüberschusses hat die saure Reaktion des Harns; GAMBLE, ROSS und TISDALL bemerken, daß die gewöhnliche Urinacidität von $p_H = 6$ bereits einem Biphosphat-Phosphatverhältnis von 9:1 entspricht, während bekanntlich für Blutreaktion das Verhältnis 1:4 gilt; das Maximum der vorkommenden Urinaciditäten mit $p_H = 5$ (und nahezu 100% Biphosphat) bringt nur eine ganz geringfügige weitere Aufnahmefähigkeit der Phosphorsäure für die Basen mit sich (die „Basenersparnis" auf 1 Mol Phosphorsäure beträgt bei dem Übergang von $p_H = 7{,}4$ zu $p_H = 6{,}0$ etwa 38%, bei Übergang zu $p_H = 5$ nur wenig mehr, nämlich 43%).

Die aus dem Verhalten des Natriums im Harn gezogene Schlußfolgerung über dessen mindestens partielle Herkunft aus *anderen* Quellen als aus dem zerfallenden Gewebe, nämlich aus der Zwischenzellflüssigkeit, wird auch durch die Säureanalysen bestätigt, wenn man die erhaltenen Zahlen zum *Stickstoff* des Harns in Beziehung setzt (vgl. Tab. 2); die Werte für Sulfat laufen von Anfang an parallel zu den Stickstoffzahlen, die für das Phosphat wenigstens von der dritten Hungerperiode an (nach Abzug der Calciumäquivalente sogar von der zweiten an): Die Zahlen für das Chlorid sinken jedoch im Verhältnis zum Stickstoff dauernd ab. Es ist also sehr deutlich, daß das Sulfat Beziehungen ausschließlich zum *organischen* stickstoffhaltigen Material aufweist, das Phosphat vorwiegend zu Kalium und Magnesium (natürlich auch zu Calcium), das Chlorid zu Natrium.

Am *Blutplasma* des gleichen Kindes wurden vor Beginn des Hungers, am 3., 6., 9., 12. und 15. Hungertag, endlich am 3. Tage nach erneuter Kohlehydratkost folgende Daten bestimmt: Chlorid, Natrium, β-Oxybuttersäure und Kohlensäure. Die erhaltenen Zahlen gibt Tabelle 4.

Tabelle 4. Im Blutplasma von A. G.

	Vor dem Hunger	Hungertag					Wieder Kohlehydrat 3. Tag
		3.	6.	9.	12.	15.	
mg% Cl	366	344	342	332	320	322	358
mg% Na	327	324	303	318	324	324	324
mg% Oxybuttersäure	—	82	115	97	?	121	0
Vol.-% CO_2	66,4	41,4	45,7	50,4	48,5	52,6	70,0
Milliäquivalente im Liter { Chlorid . . .	104,0	97,6	97,0	94,7	90,8	91,4	101,8
Bicarbonat .	29,7	18,5	20,4	22,3	21,7	23,5	31,3
Ketosäuren .		7,9	11,0	8,9	—	11,6	0
Sa. Bicarbonat u. Ketosäuren .	29,7	26,4	31,4	31,2	—	35,1	31,3
dieselben u. Chlorid	133,7	124,0	128,4	125,9	—	122,8	133,1

Tabelle 4 lehrt unzweifelhaft, daß im Hunger eine Erniedrigung des Chlorids im Blut besteht, während die Bildung der Ketosäuren äquivalente Mengen Bicarbonat verdrängt.

Andere Fälle, die die gleichen Forscher sorgfältig untersuchten, bestätigten im allgemeinen die genannten Befunde. So ergab z. B. die Berechnung des Wasserverlustes während 10 tägigen Hungerns bei dem 12 jährigen Mädchen M. C. von 38,4 kg Anfangsgewicht aus Gewichtverlust, Stickstoff und Ketosäuren den Wert von 2,476, die Berechnung aus Stickstoff, Natrium und Kalium des Harns

den Wert 2,570 kg. Bei einem 8jährigen Knaben D. M. zeigte sich während
6tägigen Hungerns von Anfang an ein konstanter Parallelismus zwischen Phosphor und Stickstoff, wie zwischen Schwefel und Stickstoff; die Verhältniszahlen
lagen übrigens auch bei diesem Kinde ebenso hoch wie bei A. G. (vgl. Tab. 2),
sie betrugen für S:N 0,053—0,062 (im Mittel 0,058), für P:N 0,94—1,05 (im
Mittel 1,02). Auch die Berechnung der Summe der fixen Basen aus der Summe
der Säuren des Harns mit Abzug von Titrieracidität und Ammoniak lieferte
wieder einen guten Wert, nämlich 307,3 Milliäquivalente (für 4 Tage) gegenüber
309,1 aus der unmittelbaren Analyse von Natrium, Kalium, Magnesium und
Calcium. Bei diesem Kinde folgte auf die 4tägige Hungerperiode eine Periode
reiner Kohlehydratkost, die nur am 4. und 5. Tag durch je 4 g Kochsalz ergänzt
wurde, darauf lieferte der Harn dieser beiden Tage folgendes Bild (Tab. 5):

Tabelle 5. Zahlen in Dezimilliäquivalenten.

Organische Säuren	163		NH_4	659
HPO_4	77		Mg	46
SO_4	142		Ca	43
Cl	765		K	175
			Na	205
Sa.:	1147			1128

Mit der Kochsalzzulage waren etwa 1370 Dezimilliäquivalente von Cl und Na
zugeführt worden; es zeigte sich, daß ein großer Teil Natrium über das retinierte
Chlorid hinaus im Körper verblieb, während reichlich Ammoniak zur Absättigung
des Chloridions herangezogen wurde: dies Verhalten entspricht der Tatsache,
daß Natrium am Aufbau der festen Gewebe beteiligt ist, Chlorid dagegen nicht
oder wenigstens sehr viel weniger.

Die ausführliche Wiedergabe dieser einzelnen Arbeit soll nicht zum Ausdruck bringen, daß es etwa die *einzige* wäre, die zu klaren Ergebnissen geführt
hätte. So hat z. B. Francis G. Benedict bei einem erwachsenen Hungernden
31 Tage lang die Ausscheidungen auch auf Mineralstoffe untersucht[1]. Aber im
ganzen sind die Untersuchungen doch spärlich gesät, die unter hinreichend definierten Bedingungen und in vollem Umfange den Gesamtumsatz an Mineralstoffen berücksichtigt haben. Es will uns scheinen, als ob die bei Untersuchungen
solcher Art notwendige vermehrte Mühe durch tiefere und zuverlässigere Einblicke zehnfach gelohnt würde. Das Gebiet der Erforschung des Mineralstoffwechsels ist an sich ein äußerst dorniges und es scheint erwünscht, daß die
Arbeiten auf diesem Felde künftig nur nach großem Plane und mit Aufwand der
erforderlichen Mittel und Arbeitskräfte unternommen werden; nur eine solche
Arbeitsweise dürfte eine wahre Förderung der Erkenntnis in den wesentlichsten
Fragen mit sich bringen.

Heute muß sich die Darstellung des Verhaltens der einzelnen Mineralstoffe
vielfach auf lückenhaftes Material stützen. Sie soll im folgenden versuchen,
einzelne Mineralstoffgruppen möglichst für sich allein zu charakterisieren. So
unvollkommen dies Verfahren auch sein mag, so kann es doch dazu dienen, die
vielfach verschlungenen Beziehungen gedanklich zu ordnen und damit geistig
leichter assimilationsfähig zu gestalten.

---

[1] Benedict, Francis G.: Carnegie Institution of Washington **1915**, Publ. Nr 203.

B. Umsatz der Alkalichloride.

Von

ROBERT MEYER-BISCH †
Dortmund.

Mit 2 Abbildungen.

Chlorid.

Das Chlorid spielt im Stoffwechsel der Säugetiere, besonders des Menschen
eine sehr wichtige Rolle. In der Literatur wird es häufig zusammen mit dem
Natrium als Natriumchlorid berechnet und genannt, was verständlich ist, da
das Chlor in seiner überwiegenden Menge als Natriumchlorid mit den Speisen
aufgenommen wird. In den Körperflüssigkeiten ist Natrium gegenüber Chlorid
nur in wenig größerer äquivalenter Menge vorhanden, und zwar im wesentlichen
als Bicarbonat.

Rolle des Chlorids im Stoffwechsel.

Das Chlorid wird als Natriumchlorid in der Regel in erheblich überschießender
Menge mit der Nahrung zugeführt. Wie groß der absolute Bedarf ist, steht
nicht sicher fest. Schätzungen für den erwachsenen Menschen schwanken zwischen
2 und 3 g Cl täglich[1]. Eine Beurteilung ist nicht nur erschwert durch die
wechselnde und im einzelnen Falle nicht zu übersehende Retentionsfähigkeit des
Salzes, sondern auch durch die Beziehungen zwischen Chlorion und arbeitendem
Muskel[2]. Im Salzhungerversuch sinkt die Chlorausscheidung im Urin auf die
geringen Werte von 0,1—0,5% Chlor[3,4]. Im Tierversuch kann man durch fortgesetzte Verabreichung chlor- und natriumarmer Kost unter gleichzeitiger Er-
zwingung einer Diurese durch Diuretica schwere Vergiftungserscheinungen hervorrufen, die nur durch Kochsalz geheilt werden können[5].

Die gleiche Erscheinung tritt auch ein, wenn mit chlor- und natriumfreier
Nahrung N-Gleichgewicht erzielt wird[6]. Der Chlorgehalt des Blutserums wird
durch den Hunger verändert, und zwar tritt in den ersten 10 Tagen gleichzeitig mit der Zunahme des spezifischen Gewichtes eine Hyperchlorämie ein,

---

[1] v. HÖSSLIN: Über den Kochsalzstoffwechsel im gesunden Menschen. Dtsch. Arch.
klin. Med. **103**, 271 (1911).

[2] EMDEN u. LANGE: Der Eintritt von Chlorion in den arbeitenden Muskel. Hoppe-
Seylers Z. **130**, 350 (1923).

[3] FORSTER: Versuche über die Bedeutung der Aschebestandteile in der Nahrung.
Z. Biol. **9**, 357 (1873).

[4] MAYER, A.: Beobachtungen am Urin des gesunden Menschen bei kochsalzarmer
Kost. C. r. Soc. Biol. Paris **58**, 377 (1905).

[5] GRÜNWALD: Beiträge zur Physiologie und Pharmakologie der Niere. Arch. f.
exper. Path. **60**, 360 (1909).

[6] AMBARD: Kochsalzarme Kost während 51 Tagen. C. r. Soc. Biol. Paris **58**, 375 (1905).

die allerdings später in eine Hypochlorämie übergehen kann. Es ist möglich, daß diese Erscheinungen einen Anfangszustand der beim Hungerödem beobachteten schweren Störungen des Chloridstoffwechsels darstellen[1]. Chloridverluste auch größeren Umfangs werden im allgemeinen innerhalb von 1—2 Tagen ersetzt. Unter welchen Bedingungen ein Überschuß von Chlorid im Körper eintritt, ist schwer zu beurteilen. Es besteht sicher ein großer Unterschied im Verhalten des Organismus gegenüber einmaligen großen und wiederholten, über eine längere Versuchsperiode sich erstreckenden Zulagen. Die Grenzen zum Pathologischen hin können fließend sein. Der Zustand der Gewebe dürfte hier eine entscheidende Rolle spielen (s. weiter unten).

Ausscheidung des Chlorids.

Einem Versagen des Ausscheidungsvermögens der Niere dürfte eine besondere Bedeutung im allgemeinen nicht zukommen, trotzdem ihre Konzentrationsfähigkeit nach oben begrenzt ist. v. Hösslin[2] fand beim Menschen Konzentrationen bis zu 1,2% Chlor, Julie Hefter und Siebeck[3] bis 1,1% Chlor, Lichtwitz[4] Werte bis 1,4% Chlor. Bei Hunden und Kaninchen kommen Konzentrationen bis zu 2% Chlor vor. Diese Zahlen haben jedoch naturgemäß nur dann Bedeutung, wenn keine genügende Menge von Lösungswasser zur Verfügung steht.

In den Faeces sind unter normalen Bedingungen sehr geringe Chloridmengen vorhanden. v. Wendt[5] fand einen Mittelwert von 0,05 g Chlor täglich beim Menschen. Während v. Wendt keine Beziehung zur Nahrung feststellen konnte, fand Tuteur[6] 1% der Aufnahme im Kot wieder. Freilich konnte Javal[7] nur bei sehr großer Kochsalzaufnahme und dann auch nur vorübergehend eine derartige Beziehung zur Aufnahmemenge bestätigen. Nur wenn sich Diarrhöe einstellt, kann die Chloridmenge in den Faeces sehr erheblich ansteigen[8].

Sehr viel größer ist die Chloridabgabe durch die Haut. Ihre Menge wird bedingt durch die Größe der Schweißproduktion. Tuteur[9] berechnet sie auf etwa 4% des gesamten Chlorverlustes; Cramer[10] sowie Schwenkenbecher und Spitta[11] berechnen nach ihren Bestimmungen die durchschnittliche tägliche Ausscheidungsmenge des gesunden bettlägerigen Menschen zu $^1/_4$—$^1/_3$ g Natriumchlorid. Bei starken Schweißen kann unter gleichen Bedingungen die Menge bis 1 g steigen. Noch viel größer ist die Ausscheidungsmenge beim arbeitenden Menschen bei gleichzeitiger hoher Außentemperatur. Cohnheim, Kreglinger[12],

---

[1] Goto: Über den Chlor-, Schwefel- und Phosphorgehalt des Blutes und der Gewebe von Hungertieren. Tohoku J. exper. Med. **3**, 195 (1922).

[2] v. Hösslin: Zitiert auf S. 1517, Fußnote 1.

[3] Hefter, Julie, u. Siebeck: Untersuchungen an Nierenkranken usw. Dtsch. Arch. klin. Med. **114**, 497 (1914).

[4] Lichtwitz: Die Konzentrationsarbeit der Niere. Arch. f. exper. Path. **65**, 128, 141 (1911).

[5] v. Wendt: Untersuchungen über den Eiweiß- und Salzstoffwechsel beim Menschen. Skand. Arch. Physiol. (Berl. u. Lpz.) **17**, 250 (1905).

[6] Tuteur: Dissert. Marburg 1910.

[7] Javal: Über die Ausscheidung des Kochsalzes durch die Faeces usw. C. r. Soc. Biol. Paris **55**, 927 (1903).

[8] Grigaut u. Richet: C. r. Soc. Biol. Paris **72**, 143 (1912).

[9] Tuteur: Zitiert diese Seite, Fußnote 6.

[10] Cramer, E.: Über die Beziehung der Kleidung zur Hauttätigkeit. Arch. f. Hyg. **10**, 231 (1890).

[11] Schwenkenbecher u. Spitta: Über die Ausscheidung von Kochsalz und Stickstoff durch die Haut. Arch. f. exper. Path. **56**, 284 (1907).

[12] Cohnheim u. Kreglinger: Beiträge zur Physiologie des Wassers und des Kochsalzes. Hoppe-Seylers Z. **63**, 413 (1909).

TOBLER und WEBER[1] fanden in ihren bekannten Selbstversuchen beim Bergsteigen eine Abgabe von mehr als 10 g NaCl durch den Schweiß innerhalb weniger Stunden. AGGAZZOTTI[2] stellte damit übereinstimmend fest, daß beim Marsch im Hochgebirge ein Gesamtverlust von derartiger Stärke eintreten kann, daß das Salz für mehrere Tage aus dem Harn verschwindet. Er untersuchte unter diesen Bedingungen auch die Chloridkonzentration des Blutes und fand sehr starke Erniedrigungen, bis auf 0,43% Natriumchlorid. Auch der Speichel zeigte eine Abnahme des Chloridgehaltes, dabei eine Zunahme der Dichte. Die Konzentration des Schweißes schwankt zwischen 0,03 und 0,2% Chlor. Sie ist an einigen Körperstellen, z. B. im Gesicht, höher als an anderen, z. B. am Unterschenkel[2]. Wasserzufuhr senkt vorübergehend die Chloridkonzentration. KITTSTEINER[3] beobachtete außerdem einen Zusammenhang der Konzentration mit dem Chlorvorrat des Körpers. Von rein praktisch klinischer Fragestellung ausgehend, machte LINK die Beobachtung, daß durch perorale Verabreichung von Kochsalz die Schweißsekretion sehr stark gehemmt wird. Dasselbe läßt sich erreichen, wie PIESBERGEN unter ERICH MEYER nachwies[4], wenn man 2—5 ccm 10proz. Natriumchloridlösung intravenös spritzt. Es gelingt auf diese Weise sogar phthisische Nachtschweiße für längere Zeit zu beseitigen[5]. Eine ähnliche Beobachtung machten in neuester Zeit MOOG und EIMER[6]. Sie erzielten mit 10 ccm einer 10proz. Natriumchloridlösung eine Abnahme der Hautwasserabgabe bis zu 47,8%.

Man ersieht aus dieser Beschreibung der Ausscheidungswege des Chlorids und ihres Verhaltens unter verschiedenen Bedingungen, daß ein Chloridverlust durch den Darm oder durch den Schweiß nur unter ganz bestimmten Voraussetzungen eine Größe darstellt, die bei Bilanzversuchen zu berücksichtigen ist. Beim ruhenden bettlägerigen Menschen wird man durch Untersuchung der renalen Chloridausscheidung ein Resultat von genügender Genauigkeit bekommen.

Aufnahme des Chlorids.

Der geringe Gehalt der normalgeformten Faeces an Chlorid ist auch deshalb von großer Bedeutung, weil er uns in jedem einzelnen Falle die Gewißheit gibt, daß eine perorale Kochsalzzufuhr mit oder ohne gleichzeitige Nahrungsaufnahme auch wirklich zur Resorption gelangt ist. Wird das Salz in größerer Konzentration in dem Darm aufgenommen, so wird die Lösung im Darm durch Sekretion der Verdauungsdrüsen verdünnt. Im Gleichgewicht ist 0,8% Natriumchloridlösung[7]. Die Resorptionsgeschwindigkeit steigt bis zu dieser Konzentration mit sinkendem Natriumchloridgehalt. Übrigens wird das Calciumsalz genau so rasch resorbiert wie das Chlorid des Natriums. Wird das Natriumchlorid in hypotonischer Lösung in den Darm hineingebracht, so nimmt die Konzentration zu, und zwar dadurch, daß mehr Wasser als Salz resorbiert wird.

---

[1] TOBLER u. WEBER: Zur Physiologie des Wassers und des Kochsalzes. Hoppe-Seylers Z. 78, 62 (1912).

[2] AGGAZZOTTI: Das Chlornatrium des Blutes bei der Ermüdung. Arch. di Fisiol. 22, 465 (1925).

[3] KITTSTEINER: Sekretion, Kochsalzgehalt und Reaktion des Schweißes. Arch. f. Hyg. 73, 275 (1911) — Weitere Beiträge usw. Ebenda 78, 275 (1913) — Beitrag zum Kochsalz und Wasserstoffwechsel beim Menschen. Ebenda 87, 176 (1917).

[4] PIESBERGEN: Inaug.-Dissert. Göttingen 1922.

[5] MEYER-BISCH: Wasserhaushalt und Blutveränderung bei Tuberkulose. Klin. Wschr. 1922, 1879.

[6] MOOG u. EIMER: Über den Einfluß hypertonischer Chlorcalcium- und Rohrzuckerlösung auf die unmerkliche Hautwasserabgabe. Münch. med. Wschr. 1925, 1912.

[7] KNAFFL-LENZ u. NOGAKI: Über die Resorption ausgeschalteter Darmschlingen. Arch. f. exper. Path. 105, 109 (1925).

Nach Durchpassieren der Darmwand geht das Chlorid in das Blut und von da in die Gewebe. Eine unmittelbare Ausscheidung durch die Niere scheint praktisch nicht vorzukommen; vielmehr scheint der Umweg über die Gewebe gesetzmäßig zu sein. Dem entspricht auch die Beobachtung, daß Aufnahme von Wasser und Salz in isotonischem Verhältnis zunächst ohne Einfluß auf die Diurese bleibt, während Wasser allein eine Zunahme der Harnmenge zur Folge hat. Überhaupt scheint das weitere Schicksal des Chlorids im Körper durch Vorgänge im Magen-Darmkanal bei der Resorption beeinflußt zu werden.

Es war vor allem Oehme, der hierüber ausführliche Untersuchungen anstellte. Sie sollen bei der Besprechung des Natriumsalzes eingehender besprochen werden.

Während Oehme[1] seine Untersuchungen bei gleichem Fettgehalt der Kost anstellte, beobachtete Salomon[2] am Säugling, daß Steigerung des Fettgehaltes der Nahrung ein Ausbleiben der sonst gesetzmäßig nach Nahrungsaufnahme auftretenden Hypochlorämie bedingt. Wenngleich alle diese Untersuchungen sehr wenig übersichtlich sind, so zeigen sie doch, daß in der Tat die Art der zugeführten Nahrung für das weitere Schicksal des gleichzeitig aufgenommenen Chlorids von Bedeutung ist.

Umgekehrt aber ist auch die Frage aufgeworfen worden, ob der Chloridgehalt der Nahrung seinerseits auf Resorption und Verwertung der Nahrung einen Einfluß ausübt. Ein entsprechender Versuch am wachsenden Tier, das mit Mais ernährt wurde, wurde von Mitchel und Carmann ausgeführt[3]. Der Ausfall der Versuche sprach dafür, daß der Zusatz einer genügenden Natriumchloridmenge für eine volle Auswertung des Maises notwendig ist. Jedoch lehren Versuche über den Einfluß von Salzzulagen auf den respiratorischen Gaswechsel, daß die ganze Frage heute noch als ungeklärt bezeichnet werden muß. Versuche von Zuntz und Maeder[4] und von Bing[5], die nach bestimmten Salzzulagen eine vorübergehende Grundumsatzsteigerung beobachteten, lassen sich, wenigstens was das Chlorid anbelangt, nicht in entscheidendem Sinne verwerten.

Während, wie die tägliche Erfahrung lehrt, die gewöhnliche selbstgewählte Kost eine überreiche Menge von Kochsalz enthält und so den bereits vorhandenen Chloridbestand des Organismus zum mindesten nicht vermindert, kann durch einseitige Ernährung eine Chlorverarmung des Organismus künstlich erzeugt werden. So führt vegetarische Ernährung[6] in ähnlicher Weise wie Hunger zu Kochsalzverlusten. Daß die heute allgemein gebräuchliche Milchdiät in gleicher Weise wirkt, wurde bereits im Jahre 1901 von Javal[7] beobachtet. Jedoch können bei allzulanger Ausdehnung einer derartigen Diät leicht Gesundheitsstörungen durch gesteigerten Eiweißzerfall eintreten. Man muß mit v. Wendt annehmen, daß es sich hierbei um Einflüsse sekundärer Art handelt, die dadurch ausgelöst werden, daß durch den zu großen Verlust an Chlor und auch wohl von Natrium Störungen physikalisch-chemischer Art hervorgerufen werden, die dann den organischen Stoffwechsel in Mitleidenschaft ziehen. Es betonen auch sämtliche Autoren, die über diese Frage Untersuchungen angestellt

---

[1] Oehme, C.: Der Wasser- und Salzbestand des Menschen in Beziehung zum Säure-Basenhaushalt. Arch. f. exper. Path. **104**, 115 (1924).

[2] Salomon: Chlorspiegel und Verdauung usw. Z. Kinderheilk. **32**, 1, 271 (1922).

[3] Mitchel u. Carmann: J. of biol. Chem. **68**, 165 (1926).

[4] Zuntz u. Maeder: Einwirkung der Salze und ihrer Ionen auf Oxydationsprozesse. Veröff. Z.stelle Baln. **2**, 39 (1914).

[5] Bing: Einfluß von CO_2Cl- und PO_4-Ionen auf die Oxydationsvorgänge usw. Biochem. Z. **113**, 210 (1921).

[6] Labbé u. Morchoisne: Der Wasser- und Chlorstoffwechsel. Rev. Méd. **25**, 254 (1905).

[7] Javal: Die Variation der Kochsalzausscheidung usw. C. r. Soc. Biol. Paris **53**, 551 (1901).

haben[1-4], übereinstimmend, daß Eiweißverdauung und Eiweißausnutzung im Kochsalzhunger trotz gelegentlich schwerer Allgemeinerscheinung nicht gestört war.

Der Übergang der Chloride in das Blut läßt sich bei der gewöhnlichen täglichen Nahrungsaufnahme im allgemeinen an einer Veränderung des Blutchlorgehaltes nicht erkennen. Schwankungen der Blutchloride, die nach der Nahrungsaufnahme auftreten, sind nicht durch die *Aufnahme* von Chlor, sondern durch die *Abgabe* von Chlor in den Magen bedingt. Der Gehalt des Blutplasmas ist außerordentlich konstant. Schwankungen kommen nur innerhalb bestimmter Grenzen vor. Nach Veil[5] liegen die normalen Werte beim Menschen zwischen 0,349 und 0,387 % Cl. Über ähnliche Zahlen berichtet Köning[6] aus dem gleichen Jahre[7]. Jedoch bestehen insofern Beziehungen zwischen Chloraufnahme und Chlorgehalt, als man bei chlorreicher Ernährung eher an der oberen Grenze des Normalen liegende Werte antrifft, während chlorarme Nahrung eher einen niedrigen Chloridgehalt des Plasmas bedingt. Deutliche Anstiege treten dagegen bei einmaliger größerer Natriumchloridzufuhr auf. Bei einem Ausgangswert von 0,364 % Cl kommen im Verlauf der ersten 2 Stunden Zunahmen bis auf 0,407 % Cl sehr häufig vor (eigene Beobachtungen). Die Verhältnisse werden allerdings dadurch sehr unübersichtlich, daß eine derartige Natriumchloridbelastung weitgehende Umwälzungen in den physikalisch-chemischen Regelungsprozessen auslöst. In der Regel tritt gleichzeitig mit der Hyperchlorämie eine Blutverdünnung ein. Das Ausmaß der damit verbundenen Vermehrung der Plasmamenge ist naturgemäß für die Kenntnis der im Blut kreisenden Chloridmenge von entscheidender Bedeutung. Sie wächst also im allgemeinen stärker an, als die Steigerung der Konzentration anzeigt. Nach 2—3 Stunden pflegt die normale Konzentration wieder erreicht zu sein. Die von v. Benczur[8] und Balocco[9] angegebene primäre, der Senkung des Eiweißgehaltes vorausgehende Zunahme des Eiweißgehaltes kommt zwar vor, ist jedoch als Ausnahme zu betrachten. Sehr häufig ist der Fall, daß die Abnahme des Serumeiweißes sehr viel länger anhält als die Hyperchlorämie. Alle diese Vorgänge stehen so sehr unter dem Einfluß von komplizierteren Gewebsvorgängen, daß sie nicht isoliert betrachtet werden dürfen. Das gleiche gilt auch für dauernde Veränderungen des normalen Blutchlorgehaltes bei bestimmten Krankheiten.

Erwähnt soll hier noch werden der Einfluß eines Aderlasses auf den Blutchlorgehalt. Jede größere Blutentziehung hat eine vorübergehende Hyperchlorämie zur Folge[10, 11]. Beim Kaninchen kann schon die Entnahme weniger Kubikzentimeter Blut zu erheblichen Zunahmen führen[12]. Auch für diese Ver-

---

[1] Belli: Die Ernährung ohne Salz und ihre Wirkung auf den Organismus usw. Z. Biol. **45**, 182 (1904).

[2] Calabrese: Über den Einfluß der chlorreichen und chlorarmen Diät usw. Atti Accad. Med. Napoli **1904**.

[3] Taylor: Untersuchungen über aschenfreie Diät. Univ. California Publ. Path. **17**, 71.

[4] Grünwald: Zitiert auf S. 1517.

[5] Veil: Über die Bedeutung intermediärer Veränderungen im Chlorstoffwechsel bei Normalen und bei Nierenkranken. Biochem. Z. **91**, 267 (1918).

[6] Köning: Inaug.-Dissert. Amsterdam 1918.

[7] Vgl. auch S. 1424.

[8] v. Benczur: Das Verhalten der Refraktionswerte des Blutserums nach Aufnahme von Kochsalz. Z. klin. Med. **67**, 164 (1909).

[9] Barlocco: Clin. med. ital. **52**, 255 (1914).

[10] Veil: Erg. inn. Med. **15**, 139 (1917).

[11] Endres: Austauschvorgänge zwischen Gewebe und Blut. Z. exper. Med. **48**, 694 (1926).

[12] Meyer-Bisch: Untersuchungen über den Wasserhaushalt. Z. exper. Med. **44**, 355 (1925).

änderung gilt aber die Regel, daß die Regulationsmechanismen, die der normalen Erhaltung des Chloridgehaltes dienen, nach kurzer Zeit zur Geltung kommen. Sowohl Capillar- wie Venenblut enthalten nach vorheriger enteraler Salzzufuhr gleiche Kochsalzwerte[1].

Gewisse Schwankungen kommen aber bereits physiologisch vor. Die größte praktische Bedeutung besitzt die Beziehung zwischen Chlorid- und CO_2-Gehalt. Aus ihrer Gesetzmäßigkeit ist zu ersehen, daß die CO_2-Spannung nicht nur für die Neutralitäts-, sondern auch für die Osmoregulation des Blutes unmittelbare Bedeutung hat. Bereits Zuntz[2] sowie Loewy und Zuntz[3] machten die Beobachtung, daß beim Durchleiten von CO_2 durch das Blut die titrierbare Alkalimenge des Serums zunimmt und die Chlormenge abnimmt, weil Chlorion in die Blutkörperchen geht und die CO_2-Ionen im Serum ansteigen. Wie besonders die Arbeiten über den Mechanismus der Magensekretion ergeben haben, läßt sich dieser Antagonismus zwischen CO_2 und Chlorionen im Blut im Laufe des Tages in mehrfachen Schwankungen verfolgen. Auch durch reichliche Alkaliverabreichung mit der Kost oder andererseits durch Veränderung des Kochsalzgehaltes der Nahrung läßt sich eine Abnahme bzw. eine Zunahme des Chloridgehaltes und eine entsprechende Veränderung des CO_2-Gehaltes herbeiführen. Auch langdauernde Überventilation der Lungen kann eine Erhöhung des Chloridgehaltes des Blutes hervorrufen. Der umgekehrte Fall kann in der klinischen Pathologie zur Beobachtung kommen, da beim Lungenemphysem mit pulmonaler Dyspnoe eine erhöhte CO_2-Spannung mit entsprechender Erniedrigung des Chloridgehaltes eintreten kann. Daß durch diese Vorgänge im Blut auch die renale Ausscheidung des Chlorids beeinflußt werden kann, zeigen die noch zu besprechenden Vorgänge bei Störungen der Magensekretion. Hierher gehört auch die Erniedrigung der CO_2-Spannung bei der hyperchlorämischen Nephritis. Es kann also unter diesem Gesichtspunkt auch bei der Nephritis ohne Acidosis eine erniedrigte CO_2-Spannung verstanden werden[4].

Verdrängungen des Chlorids durch andere Anionen haben geringere praktische Bedeutung, obschon durch künstliche Eingriffe die Veränderungen ganz erheblich sein können: so kann durch eine Infusion von Natriumsulfat beim Hund der Chloridgehalt nicht nur im Blut, sondern auch in der Lymphe eine beträchtliche Abnahme erfahren[5]. Meyer-Bisch und Günther sahen z. B. eine Abnahme des Chlorids der Lymphe von 0,419% Cl auf 0,370% Cl und im Blut von 0,388 auf 0,370% Cl. Auch bei solchen Versuchen kann die Verdrängung des Chlorions aus dem Blute zu einer verminderten renalen Chloridausscheidung führen[6]. Ähnliche Versuche liegen für das Phosphat vor. Röckemann[7] beobachtete eine deutliche Hemmung der Chloridausscheidung durch Phosphat. Wenngleich er seine Untersuchungen nur im Urin angestellt hat, so ist ohne weiteres anzunehmen, daß eine ähnliche Verdrängung des Chlorids aus dem Blute nachzuweisen gewesen wäre, besonders da er durch Faecesanalysen zeigen konnte, daß es sich um eine echte Chloridspeicherung im Körper handelte. Am

<hr>

[1] Di Fontsin: Vergleichende Serumkochsalzbestimmungen usw. Münch. med. Wschr. **71**, 1167 (1924).

[2] Zuntz: Beiträge zur Physiologie des Blutes. Inaug.-Dissert. Bonn 1868.

[3] Loewy u. Zuntz: Über die Bindung der Alkalien im Serum und Blutkörperchen. Pflügers Arch. **58**, 511 (1894).

[4] Essen-Kauders u. Porges: Wien. Arch. inn. Med. **5**, 499 (1923).

[5] Meyer-Bisch u. Günther: Untersuchungen an der Brustganglymphe des Hundes. Pflügers Arch. **209**, 107 (1925).

[6] Meyer-Bisch u. Könnecke: Untersuchungen über die Innervation der Niere. 2. Mitt. Z. exper. Med. **45**, 356 (1925).

[7] Röckemann: Die Beeinflussung der Chlorausscheidung durch Phosphorsäurezufuhr. Arch. Kinderheilk. **72**, 161 (1923).

vollkommensten und leichtesten erfolgt die Verdrängung des Chlorids durch das Bromid. Dabei erfolgt die Verdrängung jedoch nicht nur aus dem Blute, sondern sehr bald auch aus dem Körper. Bromionen und Chlorionen verhalten sich auch innerhalb des Organismus vollkommen entsprechend ihrem quantitativen Verhältnis. Je nachdem dieses sich aus dem Chlorgehalt des Körpers und dem Chlorbromgehalt der Nahrung ergibt, finden sich Brom und Chlor im Blut, verteilen sie sich in den Gewebsflüssigkeiten und treten sie in Sekreten und Exkreten auf. Demzufolge führt ein Überwiegen der Bromäquivalente in der Nahrung leicht und rasch zur Verdrängung großer Chloridmengen aus dem Körper und deren Ersatz durch Bromid. Dieser Zustand kann z. B. bei der Epilepsie ein therapeutisch erstrebenswertes Ziel sein; bei allzu konsequenter Durchführung können aber schwere, ja tödliche Funktionsstörungen eintreten[1-6].

Nicht ganz so einfach zu verstehen ist die Wirkung einer intravenösen Zuckerinfusion auf die Blutchloride. Jedenfalls steht fest, daß die Wirkung des Zuckers ganz ähnlich ist wie die des Sulfats, da das Chlorid nicht nur im Blute, sondern auch in der Lymphe abnimmt[7]. Auch die renale Chlorausscheidung wird durch eine Hyperglykämie ganz erheblich gehemmt[8]. Daß hierbei aber nicht nur renale Vorgänge entscheidend sind, zeigt schon die Untersuchung der Lymphe. Der tiefere Einblick in die Vorgänge wird dadurch erschwert, daß auch dem Pankreas als endokrinem Organ eine regulatorische Rolle im intermediären Chloridaustausch zukommt, wie das Studium der Verhältnisse beim Diabetes mellitus ergeben hat. Dementsprechend ist auch bei dieser Krankheit festzustellen, daß Verschiebungen im Chlorid- und Zuckergehalt des Blutes sich ganz unabhängig voneinander abspielen können[9]. Trotzdem lassen manche, vor allem experimentell erzeugte Chloridabnahmen des Blutes durch Zucker den Vorgang einer Verdrängung als möglich erscheinen. Auch durch perorale Zufuhr von Zucker läßt sich eine Hypochlorämie erzeugen. So konnte HERRICK[10] am Menschen durch Verabreichung von 100 g Glykose per os diesen Zustand erhalten und erklärte ihn durch eine osmoregulatorisch bedingte Abwanderung der Chloride aus dem Blut. Ähnliche Veränderungen beobachteten MEYER-BISCH und GÜNTHER am Hund[11]. Gleichzeitige Untersuchung der Lymphe ergab, daß sich, abgesehen von der Veränderung des Chlorgehaltes der Lymphe, auch die Gewebsfunktion dabei sehr wesentlich ändert. Alle diese Versuche ergeben, daß der Einfluß des Zuckers auf den Chloridgehalt des Blutes und auf den Chloridaustausch zwischen Blut und Gewebe einschl. Nieren sich nicht lediglich als Verdrängungsvorgang auf-

---

[1] v. WYSS: Über das Verhalten der Bromsalze im menschlichen und tierischen Organismus. Arch. f. exper. Path., Mitt. I **55**, 266 (1906); Mitt. II **59**, 186 (1908).

[2] FREY, E.: Die Ursache der Bromretention. Z. exper. Path. u. Ther. **8**, 29 (1911).

[3] ELLINGER u. KOTAKE: Die Bromretention nach Verabreichung von Bromiden und ihre Beeinflussung durch Zufuhr von Kochsalz. Med. Klin. **1910**, 1474.

[4] BÖNNINGER: Weitere Untersuchungen über die Substituierung des Chlors durch Brom usw. Z. exper. Path. u. Ther. **7**, 556 (1910).

[5] MARKWALDER: Untersuchungen über den Kochsalzwechsel usw. Arch. f. exper. Path. **81**, 130 (1917).

[6] OPPENHEIMER, E.: Verh. dtsch. pharmak. Ges., Freiburg **1921**.

[7] MEYER-BISCH u. GÜNTHER: Untersuchungen an der Brustganglymphe des Hundes. Mitt. II. Pflügers Arch. **209**, 92 (1925).

[8] HAMBURGER: Arch. néerl. Physiol. **2**, 636 (1918).

[9] MEYER-BISCH: Mineral- und Wasserstoffwechsel beim Diabetes mellitus. Erg. inn. Med. **32**.

[10] HERRICK: Das umgekehrte Abhängigkeitsverhältnis der Chloride und der Glykose im Blut. J. Labor. a. clin. Med. **9**, 458 (1924).

[11] MEYER-BISCH u. GÜNTHER: Untersuchungen an der Brustganglymphe des Hundes. IV. Mitt. Pflügers Arch. **210**, 763 (1925).

fassen läßt. Es müssen sich hierbei noch andere regulatorische Einflüsse hinzugesellen. Weiter unten wird noch gezeigt werden, daß sie zum Teil hormonaler Natur sind und dann vom Pankreas ausgehen.

Chlorid im intermediären Stoffwechsel.

Aus den geringen Möglichkeiten von Schwankungen des Blutchloridgehaltes und ihrer relativ kurzen Dauer geht bereits hervor, daß das Blut nicht imstande ist, größere Kochsalzmengen zu speichern. Diese Rolle kommt ausschließlich dem Gewebe zu. Dies geht so weit, daß, wie bereits oben angedeutet, eine einmalige größere Salzzufuhr auch im normalen Organismus vom Gewebe aufgenommen und von da aus dann allmählich an das Blut zur Ausscheidung zurückgegeben wird. Daß der so gekennzeichnete Vorgang in der Tat so verläuft, ergibt sich aus verschiedenen Beobachtungen. Zunächst steht die Stärke der eintretenden

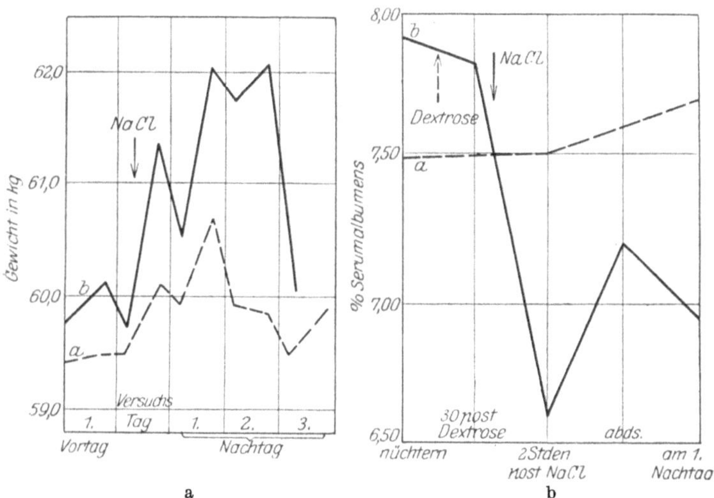

Abb. 301. *Teil a*: Gewichtskurve. a – – – bei einfacher NaCl-Belastung, b ———— NaCl + Dextrose.
Teil b: Verhalten des Serumalbumens. a – – – bei einfacher NaCl-Belastung, b ———— NaCl + Dextrose.
(H. J., 27 Jahre.)

Hyperchlorämie in keinem quantitativen Verhältnis zur aufgenommenen Kochsalzmenge. Zweitens ergeben Bilanzuntersuchungen, daß die aufgenommene Menge nicht vor Ablauf von 12 Stunden wieder im Urin erscheint. Die große Bedeutung des Natriumchlorids für die Isotonie der Körpersäfte kann hierbei deutlich beobachtet werden; denn in den meisten Fällen geht eine an der Gewichtszunahme erkennbare Wasserretention mit dem Aufenthalt des Kochsalzes im Organismus zeitlich vollkommen parallel. Es besteht Einigkeit darüber, daß eine derartige Kochsalzzulage von einem normalen Organismus nach kurzer Zeit wieder abgegeben wird. Voraussetzung ist lediglich, daß vorher Kochsalzgleichgewicht bestand, d. h. daß die Gewebe sich nicht durch Kochsalzarmut der Vorperiode im Zustande des Salzhungers befanden. Nur über die Frage, von welchem Zeitraum ab man die Dauer der Retention als pathologisch bezeichnen darf, besteht keine völlige Übereinstimmung. Während Jansen[1] normalerweise nach höchstens 12 Stunden die Zulage im Urin bereits wiederfindet, nimmt Veil[2]

---

[1] Jansen: Die Ödemkrankheit. Dtsch. Arch. klin. Med. **131**, 144 (1919).
[2] Veil: Über die Bedeutung intermediärer Veränderungen im Chlorstoffwechsel. Biochem. Z. **91**, 267 (1918).

eine Ausscheidungsdauer bis zu 52 Stunden noch als normal an. Unserer eigenen Erfahrung nach möchten wir uns der Ansicht von VEIL anschließen, wenngleich uns die Zeit innerhalb der ersten 24 Stunden am meisten der Norm zu entsprechen scheint. Gewisse Beobachtungen sprechen dafür, daß nicht nur der Kochsalzgehalt der Nahrung in der Vorperiode Variationen bedingen kann, sondern daß auch Beziehungen zum Kohlehydratstoffwechsel bestehen. So beobachteten MEYER-BISCH und WOHLENBERG[1], daß bei gleichzeitiger Dextrosegabe nicht nur Gewichtszunahme und Blutverdünnung stärker ist (s. Abb. 301), sondern auch die Ausscheidung der Kochsalzzulage sehr verzögert ausfallen kann. Über die Vorstellungen, die wir uns über die Natur dieses Vorganges machen können, soll weiter unten berichtet werden.

Das in die Gewebe übergegangene Salz verteilt sich in durchaus verschiedener Weise auf die einzelnen Gewebsarten und Organe. Aus Tierversuchen ist bekannt, daß diese in verschiedenen Geweben sehr verschiedene Höhe erreichen kann, und zwar durchaus unabhängig von dem Aufnahmevermögen der Gewebe für Flüssigkeit. WAHLGREN[2] und PADTBERG[3] fanden an Hunden 2—4 Stunden nach intravenöser Injektion von einigen Kubikzentimeter gesättigter Kochsalzlösung pro Kilogramm folgende Zahlen:

	Wasser		Differenz	mg Cl		Differenz
	Normal %	Nach Salz %	%	Normal %	Nach Salz %	%
Muskeln	74,4	73,1	−1,6	74	97	+31
Haut	49,4	49,4	0	301	366	+22
Darm	73,7	75,3	+2,2	166	216	+31
Lunge	77,5	77,9	+0,5	242	303	+26
Leber	70,5	70,9	+0,6	126	144	+15
Niere	78,3	78,8	+0,6	258	295	+14
Gehirn	77,3	76,7	−0,8	185	205	+11
Skelet	—	—	—	179	195	+ 9
Blut	—	—	—	309	359	+16

Muskeln, Darm, Haut und Lunge ragen also über die übrigen Organe hinaus, wobei die drei letztgenannten wegen ihres hohen Normalwertes von besonderer Bedeutung sind; für die Verteilung im Organismus geht natürlich noch die Masse des einzelnen Organs in Rechnung. Beim Hunde macht die Haut etwa 15% des Körpergewichtes aus und nimmt daher nach PADTBERG ein Drittel bis drei Viertel der zugeführten Chlormenge auf. PADTBERG und ROSEMANN[4] zeigten auch, daß der Chlorgehalt der Kost den Chlorgehalt der Haut in unvergleichlich höherem Grade beeinflußt als andere Organe; ROSEMANN fand vom Gesamtchlor des Körpers durch direkte Bestimmung bei Normalkost 28%, bei chlorreicher Kost 34% in der Haut, was mit den Berechnungen PADTBERGS im Prinzip übereinstimmt. So ist es erklärlich, daß sehr wechselnde Normalwerte für den Chlorgehalt der Hundehaut gefunden wurden: Die äußersten Grenzen in den Arbeiten von WAHLGREN und PADTBERG liegen bei 0,48 und 0,24%. CL. SCHOLZ und HINKEL[5] sowie LEVA[6] bestätigten durch Untersuchung mensch-

---

[1] MEYER-BISCH u. WOHLENBERG: Untersuchungen über den Wasserhaushalt. VI. Mitt. Z. exper. Med. **50**, 728 (1926).
[2] WAHLGREN: Arch. f. exper. Path. **61**, 97 (1909).
[3] PADTBERG: Arch. f. exper. Path. **63**, 60 (1910).
[4] ROSEMANN: Beiträge zur Physiologie der Verdauung. Mitt. III. Pflügers Arch. **142**, 208, 447 (1911).
[5] SCHOLZ u. HINKEL: Zur Frage der Chlorretention. Dtsch. Arch. klin. Med. **112**, 334 (1913).
[6] LEVA: Die anhydropische Chlorretention vom Standpunkte der Therapie. Med. Klin. **9**, 1457 (1913).

licher Leichen, daß den höchsten Chlorgehalt die Haut aufweist, der Darm, Lunge und Leber folgen. Es ist also nicht zu bezweifeln, daß verschiedene Gewebe, in erster Linie aber die Haut, Chlorid aufspeichern können. Dieses Speicherungsvermögen der Haut scheint bei bestimmten krankhaften Prozessen noch über das normale Maß hinaus zunehmen zu können. BRINKMANN[1] erklärt auf diese Weise die bei exsudativen Kindern beobachtete Retentionsbereitschaft.

Schon aus den Versuchen von WAHLGREN[2] und PADTBERG[3] geht hervor, daß die Speicherung von Chlorid in den Geweben, unabhängig von ihrer Aufnahmefähigkeit für Flüssigkeiten, vor sich gehen kann. Die gleiche Auffassung vertritt auf Grund klinischer Beobachtung eine große Reihe von Autoren, von denen nur ACHARD und LOEPER[4], WIDAL und LEMIERRE[5], MARIE[6], STRAUSS[7], MAGNUS-LEVY[8] genannt seien. Besonders ausführliche Untersuchungen von LEVA[9] an Organen von nierenkranken Menschen und an nephritisch gemachten Kaninchen ergaben, daß eine anhydropische Chlorretention in den Organen in der Tat stattfinden kann und daß dieselbe ungefähr das Doppelte, für die Haut sogar das Dreifache der normal vorhandenen Kochsalzmenge betragen kann. Daß es sich hierbei um pathologische Fälle handelt, ist in diesem Zusammenhang ohne Bedeutung. Die Möglichkeit dieser trockenen Chlorretention schränkt natürlich die hydrogene Bedeutung des Kochsalzes in keiner Weise ein. Nachdem WIDAL und JAVAL[10] und STRAUSS[11] zum erstenmal diese Eigenschaft des Kochsalzes gezeigt hatten, war längere Zeit die Ansicht vorherrschend, daß in erster Linie das Chlorion der wirksame Bestandteil sei. Diese Ansicht ist seit langem aufgegeben. Dagegen ist das Natrium, wie weiter unten gezeigt werden soll, allein für sich imstande, wasserretinierend zu wirken.

Regulationsvorgänge in der intermediären Chloridbewegung.

Es ist oft festgestellt worden, daß die Gewebe offenbar in der Lage sind, Chloride in wechselnder Menge und unter durchaus wechselnden Bedingungen zu speichern. Daraus ist die Frage entstanden, nach welchen Gesetzen diese Vorgänge sich abspielen. Daß der Gesichtspunkt der Aufrechterhaltung der Isosmie nicht genügt, geht schon aus der Tatsache der trockenen Retention hervor. In der Tat ergibt das Eindringen in Einzelheiten des intermediären Chloridstoffwechsels, daß eine ganze Reihe von Kräften am Werke sind, die scheinbar unabhängig voneinander wirken. Zum Teil wissen wir bereits heute, daß Zusammenhänge doch letzten Endes vorhanden sind, wie z. B. zwischen vegetativem Nervensystem und endokrinen Drüsen. Andere Teile dieses Fragenkomplexes sind dagegen noch schwer übersehbar.

[1] BRINKMANN: Über die Kochsalzausscheidung bei Kindern mit exsudativer Diathese. Mschr. Kinderheilk. **25**, 53 (1923).

[2] WAHLGREN: Über die Bedeutung der Gewebe als Chlordepot. Arch. f. exper. Path. **61**, 97 (1909).

[3] PADTBERG: Über die Bedeutung der Haut als Chlordepot. Arch. f. exper. Path. **63**, 60 (1910).

[4] ACHARD u. LOEPER: C. r. Soc. Biol. Paris **53**, 346 (1901).

[5] WIDAL u. LEMIERRE: Soc. med. hôpitaux Paris **1903**, 785.

[6] MARIE: Semaine méd. **1903**, 358.

[7] STRAUSS: Ther. Gegenw., Okt. 1903, Dez. 1904.

[8] MAGNUS-LEVY: Über den Gehalt normalmenschlicher Organe an Chlor, Calcium usw. Biochem. Z. **24**, 363 (1910).

[9] LEVA: Organuntersuchungen sowie experimentelle Studien über anhydropische Chlorretention. Z. klin. Med. **82**, 1 (1916).

[10] WIDAL u. JAVAL: Bull. Soc. méd. Hop. Paris **26**, 6, 733, 1001 (1903).

[11] STRAUSS: Ther. Gegenw. **1903**, 193.

Ein intermediärer Kreislauf des Chlorids ist bereits im Magendarmtraktus zu verfolgen. Die Produktion von freier Salzsäure ist die Folge einer intermediären Umsetzung des dem Organismus zugeführten Kochsalzes. Gewisse Beobachtungen sprechen dafür, daß hierzu zum Teil bereits das während der Mahlzeit zugeführte Kochsalz Verwendung findet; allerdings in nur beschränkten Mengen, da stark salzhaltige Speisen im Gegenteil hemmend auf die Salzsäuresekretion wirken[1,2]. Es gibt aber sichere Anzeichen, daß das nötige Chlorid nicht nur in dieser einfachen Weise zur Verfügung gestellt wird. Schon LICHTWITZ[3] hat darauf hingewiesen, daß während der Salzsäureproduktion die Kochsalzausscheidung im Urin gehemmt ist. Blutuntersuchungen der letzten Jahre haben in Einklang hiermit gezeigt, daß der Chloridgehalt des Blutes während der normalen Verdauung sinkt und gleichzeitig die Kohlensäurespannung des Blutes steigt[4-6]. Nach DODDS und SMITH kann diese Hypochlorämie von einem vorübergehenden Anstieg des Blutchlorids gefolgt sein, der dann wieder in einen Abfall übergeht[7]; ist nach $1^1/_2$—2 Stunden die Magensekretion beendigt, so sinkt auch die Kohlensäurespannung wieder. Daß die Produktion der Magensalzsäure nicht nur von Vorgängen im Verdauungskanal abhängt, sondern in innerer Beziehung zum gesamten Chlorstoffwechsel steht, ergibt sich vor allen Dingen aus der Pathologie. Wenn der Körper z. B. durch Marsch im Hochgebirge große Kochsalzmengen verliert, so kann hierdurch die Magenfunktion leiden (AGGAZZOTTI[8,9]). MOLNÁR und CSÁKI[10] haben gezeigt, daß hyperacide Menschen im Gegensatz zu normaciden eine einmalige Kochsalzbelastung verzögert ausscheiden. Sie zeigten ferner, daß durch große Atropingaben, trotzdem sie hemmend auf die HCl-Produktion wirken müssen, sowie durch Natrium bicarbonicum diese Retentionsbereitschaft noch weiter verstärkt wird, während kleine Mengen — Novatropin 2mal 1 mg, Natrium bicarbonicum 3mal 1 g — die Kochsalzausscheidung beschleunigen. Bei anaciden Menschen fehlt die Senkung der Blutchloride und ebenso auch die Zunahme der CO_2-Spannung. Infolgedessen ist die Messung der alveolären CO_2-Spannung eine durchaus zuverlässige Methode, um über die Sekretion des Magens Aufschluß zu erhalten[11].

Umgekehrt kann man auch durch Veränderungen des CO_2-Gehaltes des Blutes die Magenmotilität beeinflussen. DICKSON (zit. nach LICHTWITZ[11]) konnte durch 30 g Natrium bicarbonicum vor der Mahlzeit eine Hypotonie des Magens und eine seichtere Peristaltik herbeiführen. Wenn durch Atmung in einem geschlossenen Sack die CO_2-Spannung noch weiter erhöht wird, so kann sogar die Peristaltik ganz zum Stillstand kommen. Ammoniumchloridacidosis wirkte dagegen peristaltikanregend.

[1] SCHÜLE: Untersuchungen über die Sekretion und Motilität des normalen Magens. Z. klin. Med. **28**, 461 (1895).

[2] KOEPPE: Über den osmotischen Druck des Blutplasmas und die Bildung der Salzsäure im Magen. Pflügers Arch. **62**, 567 (1896).

[3] LICHTWITZ: Klinische Chemie, S. 319. Berlin: Julius Springer 1919.

[4] SINDLER: Über den Chlorspiegel des Blutes. Z. exper. Med. **47**, 156 (1925).

[5] LIM u. NI: Veränderungen in der Blutzusammensetzung während der Magensekretion. Amer. J. Physiol. **75**, 475 (1926).

[6] ERDT: Dtsch. Arch. klin. Med. **117**, 497 (1915).

[7] DODDS u. SMITH: Veränderungen der Blutchloride nach Einnahme von Mahlzeiten. J. of Physiol. **58**, 157 (1923).

[8] AGGAZZOTTI: Zitiert auf S. 1519.

[9] ROSEMANN: Bedeutung der Cl-Verarmung für die Magensekretion. Pflügers Arch. **190**, 1 (1921).

[10] MOLNÁR u. CSÁKI: Die Hyperacidität als Störung des Kochsalzstoffwechsels. Z. klin. Med. **100**, 239 (1924).

[11] LICHTWITZ: Wasser- und Mineralstoffwechsel. Verh. Ges. Verdgskrkh., 6. Tagung, Berlin 1927, 137.

Absinken der CO_2-Spannung und Anstieg der Blutchloride im Verlauf des Verdauungsprozesses scheinen mit dem Beginn der Pankreassekretion zusammenzufallen. Jedoch sind diese Verhältnisse noch nicht ganz klar. CZUBALSKI[1] stellte fest, daß die verdauende Kraft des Pankreassaftes mit dem Cl-Gehalt steigt, und auch MEYER-BISCH[2] fand eine Parallelität zwischen Cl- und N-Gehalt des Pankreassaftes.

Sicher ist eine ungestörte Rückresorption der ausgeschiedenen Chloride nicht nur für die Aufrechterhaltung eines normalen Chlorstoffwechsels, sondern auch für das Wohlbefinden und sogar für das Leben des Organismus notwendig. Starkes Erbrechen von salzsauren Massen erzeugt Chloridverarmung des Blutes, Ansteigen des Bicarbonatgehaltes und Auftreten von Ketonsäuren. Klinisch treten schwere Intoxikationserscheinungen ein, und in schwersten Fällen Tetanie („Magentetanie") (LICHTWITZ[3]). Es ist dies nicht weiter verwunderlich, wenn man bedenkt, daß nach ROSEMANN[4] beim Hunde mit Pawlow-Fistel pro Stunde etwa 5% des gesamten Körpervorrates an Chlor erscheinen können und daß MAGNUS LEVY[5] bei einem Patienten mit Magenektasie durch Aushebung des Magens 10 g freier Salzsäure gewinnen konnte. Diese Beobachtungen entsprechen experimentellen Befunden. FELTY und MURRAY[6] konnten durch Pylorusverschluß an Hunden Tetanie mit Erhöhung der Alkalireserve und Senkung der Blutchloride erzeugen. Von besonderem Interesse sind die Untersuchungen von HADEN und ORR[7]. Sie beobachteten nach Duodenumabbindung eine Abnahme der Blutchloride mit Tod nach etwa 4 Tagen unter den Erscheinungen der Toxämie und Anstieg des Rest-N im Blut. Das Natrium im Blut bleibt dabei unverändert oder steigt an. Durch subcutane Kochsalzgaben konnten sie das Leben auf 20 bis 28 Tage verlängern. Alle anderen Substanzen, wie z. B. $NaHCO_3$, KCl u. a. konnten das Leben nicht verlängern. Nur mit Natriumbromid trat der Tod erst nach 6—9 Tagen ein. HADEN und ORR nehmen an, daß die Chloride zur Entgiftung toxischer Substanzen normalerweise verwertet werden. Warum jedoch nur das Natriumsalz des Chlorids therapeutisch wirkt, bleibt unklar.

Die Beobachtungen über die Regulation der Magensalzsäureproduktion sind von ganz besonderem Interesse, soweit sie *krankhafte Abweichungen* betreffen; da sie deutliche Beziehungen zum vegetativen Nervensystem, vor allem dem Vagus, erkennen lassen. Auch in anderer Beziehung, z. B. in bezug auf die renale Chlorausscheidung, läßt sich der Einfluß vegetativer Nerven verfolgen. Seit langer Zeit ist es bekannt, daß die übergeordneten Zentren, von denen diese peripheren Einwirkungen ausgehen, im Zwischenhirn bzw. in der Oblongata zu suchen sind. Die Betrachtung dieser Frage geschieht, soweit sie das Chlorid betrifft, in der Regel in Verbindung mit den gleichzeitigen Vorgängen im Wasserhaushalt. Soweit man darunter stets das Natriumchlorid versteht, hat das eine gewisse Berechtigung. Beobachtungen sind jedoch nicht selten, aus denen mit Sicherheit hervorgeht, daß die Beziehungen des Natriumchlorids zum Wasser sehr locker sein können. Für die Niere zeigten dies zuerst JUNGMANN und ERICH

<hr>

[1] CZUBALSKI: 12. Internat. Physiol.-Kongr. Stockholm **1926**, 38.

[2] MEYER-BISCH: 7. Tagung der Nordwestdtsch. Ges. inn. Med. Göttingen 1927.

[3] LICHTWITZ: Zitiert auf S. 1527, Fußnote 11.

[4] ROSEMANN: Beiträge zur Physiologie der Verdauung. Pflügers Arch. **142**, 208 (1911).

[5] MAGNUS-LEVY: Physiologie des Stoffwechsels, in v. Noordens Handb. **2**, 454.

[6] FELTY u. MURRAY: Beobachtungen an Hunden mit experimentellem Pylorusverschluß. J. of biol. Chem. **57**, 573 (1923).

[7] HADEN u. ORR: Die Wirkung von anorganischen Salzen usw. J. of exper. Med. **39**, 321 (1924) — Der Natriumgehalt des Hundeblutes nach experimentell verursachten Darmstörungen. Ebenda **41**, 119, 707 (1925).

MEYER[1], als sie nachwiesen, daß bei dem „Salzstich" an der von ihnen gefundenen Einstichstelle in die Medulla oblongata unter Umständen eine Hyperchlorämie ohne jede Beteiligung der Wasserausscheidung eintreten konnte. Auch in der intermediären Saftbewegung, z. B. an der Lymphe, läßt sich die Selbständigkeit des Chlorids gegenüber dem Wasser an zahlreichen Beispielen belegen (MEYER-BISCH und Mitarbeiter[2]).

Aus den Versuchen von JUNGMANN und ERICH MEYER geht zwar deutlich hervor, daß durch einen Einstich in die Medulla die Kochsalzausfuhr isoliert beeinflußt werden kann. Es ließ sich jedoch keine Regelmäßigkeit insofern erzielen, als die Beeinflussung der gleichzeitigen Wasserausscheidung von experimentell nicht zu verändernden Umständen abhing. Auch BRUGSCH und DRESEL[3], die nachwiesen, daß es sich bei dem Wasser- und Salzstich um die Verletzung vegetativer, dem dorsalen Vaguskern zugehörigen Kerngruppen in der Formatio reticularis handelt, die ihrerseits wieder mit ähnlichen Kerngruppen im Corpus mammillare, dem Nucleus periventricularis und der Regio subthalamica in Verbindung stehen, konnten eine scharfe Trennung des Salzzentrums vom Wasserzentrum experimentell nicht durchführen. Nur JUNGMANN und BERNHARDT[4] haben diese Bedingung insofern herstellen können, als sie beobachteten, daß die Verletzung der Zweihügel und des Infundibulums den Wasserstoffwechsel allein veränderte, während eine solche der tiefer liegenden Teile ebenso wie die Abtragung der Hypophyse gleichzeitig den Wasser- und den Salzstoffwechsel beeinflußte. Eine gegenseitige Abhängigkeit zwischen Salzausfuhr und Wasserbewegung fand LESCHKE[5], da er bei Veränderungen im Tuber cinereum eine Steigerung der Wasserdiurese mit korrelativer Hemmung der Molendiurese fand.

Die Rolle der Hypophyse ist meist unter dem Gesichtspunkt der Regelung der Wasserbewegung betrachtet worden. Wichtige Untersuchungen sind hierüber besonders bei Fällen von Diabetes insipidus am Menschen vorgenommen worden (s. hierüber ERICH MEYER[6]). In diesem Zusammenhange soll nur auf Versuche von SOLARI hingewiesen werden[7], aus denen hervorgeht, daß die mit dem Salzstich verbundene Polyurie durch Hypophysenextrakt aufgehoben wird, daß aber die Steigerung der Kochsalzausfuhr unverändert weitergeht. Im gleichen Sinne sprechen Versuche mit Hypophysin an der Lymphfistel, da die Hemmung des Lymphflusses mit einer geringen, wenn auch nicht gesetzmäßigen Zunahme des Lymphchlorgehaltes einhergeht[8]. Bilanzmäßig läßt sich die Einwirkung des Pituitrins auf den Chloridstoffwechsel im allgemeinen nur sehr schwer erfassen. TAKANOSU[9] gelang es bei Kaninchen durch Pituitrin eine vorübergehende Chloridretention zu erzeugen, die aber weniger stark war als die gleichzeitige Stickstoffretention.

---

[1] JUNGMANN u. ERICH MEYER: Experimentelle Untersuchungen über die Abhängigkeit der Nierenfunktion vom Nervensystem. Arch. f. exper. Path. **73**, 49 (1913).

[2] MEYER-BISCH u. Mitarbeiter: Untersuchungen an der Brustganglymphe des Hundes. Mitt. I—V. Pflügers Arch. **209—211**.

[3] BRUGSCH u. DRESEL: Beiträge zur Stoffwechselneurologie. Z. exper. Path. u. Ther. **21**, 358 (1920).

[4] JUNGMANN u. BERNHARDT: Experimentelle Untersuchungen über die Abhängigkeit der Osmoregulation vom Nervensystem. Z. klin. Med. **99**, 84 (1924).

[5] LESCHKE: Beiträge zur klinischen Pathologie des Zwischenhirns. Z. klin. Med. **87**, 201 (1919).

[6] ERICH MEYER: Diabetes insipidus, ds. Handb. **17**, 287 (1926).

[7] SOLARI: Einfluß von Hypophysenextrakt auf bulbär bedingte Polyurie. C. r. Soc. Biol. Paris **88**, 359 (1923).

[8] MEYER-BISCH u. GÜNTHER: Physiologie und Pathologie der Lymphbildung. Erg. Physiol. **25**, 574 (1926).

[9] TAKANOSU: Über die Änderung der N- und Chlorausscheidung im Harn bei Änderung der Beziehung zwischen Blut und Gewebe. Biochem. Z. **153**, 242 (1924).

Die Frage nach der Existenz eines übergeordneten Rindenzentrums wurde von Ucko[1] dahin beantwortet, daß sich beim Hund ein Zentrum für Wasser- und Kochsalzausscheidung im Gyrus sigmoideus befindet. In welcher Weise von den genannten Zentren aus die Impulse in die Peripherie gehen, wissen wir nur zum Teil. Von den Erfolgsorganen erlauben unsere Kenntnisse uns nur die Nieren getrennt zu behandeln; die übrigen betrachten wir zusammenfassend als extrarenale. In welcher Weise der Salzstoffwechsel im Gewebe selbst vom Nervensystem beeinflußt wird, wissen wir nicht.

Die Bedeutung des endokrinen Systems.

Über die Rolle der endokrinen Drüsen im intermediären Chloraustausch liegen eine Reihe teils experimenteller, teils klinischer Beobachtungen vor.

Wenn man auf tierexperimentellem Wege vorgehen will, so ist einer der gangbaren Wege der, den Einfluß der Extrakte der verschiedenen endokrinen Drüsen auf die Brustganglymphe des Hundes zu untersuchen. Obschon in Wirklichkeit nur wenige Versuche vorliegen, so geben sie doch durch ihre Eindeutigkeit einen gewissen Aufschluß: Adrenalin, das bekanntlich stark lymphagog wirkt, verursacht eine Verminderung des Chloridgehalts der Lymphe, nach Insulin und Pituglandol steigt der Chloridgehalt deutlich an. Das Thyroxin scheint keine wesentlichen Verschiebungen in Fluß und Konzentration der Lymphe hervorzurufen[2,3]. Eine Beurteilung der Bedeutung der beobachteten Konzentrationsveränderungen ist nur möglich, wenn man die gleichzeitigen Veränderungen der Ausflußgeschwindigkeiten berücksichtigt. Eine genaue Analyse der vorliegenden Versuche ergibt, wenigstens für das Adrenalin und Insulin, insofern ein einheitliches Bild, als ersteres eine Retention im Gewebe, letzteres eine Mehrabgabe von Chlorid aus den die Lymphe bildenden Gewebsabschnitten hervorruft. Im gleichen Sinne sprechen Beobachtungen von Vollmer und Serebrijski[4], die am Kaninchen durch Insulin eine Hyperchlorämie experimentell erzeugen konnten. Direkte Beziehungen zur Hypoglykämie waren nicht nachzuweisen. Für das Adrenalin haben Frey, Bulleke und Wells[5] eine hemmende Wirkung auf die renale Chlorausscheidung des Kaninchens gefunden. Nach dem Gesagten ist man berechtigt, diesen Vorgang nicht als renal, sondern gewebsbedingt aufzufassen. Wie wir später sehen werden, lassen sich gleichsinnige Veränderungen unter dem Einfluß dieser beiden Substanzen auch bilanzmäßig nachweisen.

Die große Bedeutung des Pankreashormons für die Regelung des intermediären Chloridumsatzes geht vor allen Dingen aus Versuchen am pankreaslosen Hund hervor. Sofort nach der Exstirpation des Pankreas entwickelt sich eine Abnahme der Plasmachloride, die auch zu einer verminderten renalen Chloridausscheidung führt[6,7]. Organanalysen ergeben, daß sich das durch die Pankreasexstirpation in das Gewebe verdrängte Chlorid in ganz verschiedener

---

[1] Ucko: Über den Einfluß des Nervensystems auf den Wasser- und Salzstoffwechsel. Z. exper. Med. **36**, 211 (1923).

[2] Meyer-Bisch u. Günther: Phys. u. Path. d. Lymphbild. Zitiert auf S. 1529, Fußnote 8.

[3] Petersen u. Hughes: Mineralstoffwechsel der Lymphe nach Injektion von L. und A. Adrenalin, Pituitrin und Pilocarpin. J. of Biol. **66**, 229 (1925).

[4] Vollmer u. Serebrijski: Einfluß des Insulins auf den Wasser- und Salzhaushalt des nichtdiabetischen Organismus. Biochem. Z. **158**, 366 (1925).

[5] Frey, Bulleke u. Wells: Hemmung der Kochsalzausscheidung im Harn durch Adrenalin. Dtsch. Arch. klin. Med. **123**, 163 (1917).

[6] Meyer-Bisch: Untersuchungen des intermediären Natrium- und Chlorstoffwechsels am pankreaslosen Hund. Verh. dtsch. Ges. inn. Med., 38. Kongr. Wiesbaden **1926**, 309.

[7] Ni: Über die entgegengesetzten Schwankungen von Zucker und Chloriden im Blut. Amer. J. Physiol. **78**, 158 (1926).

Weise auf die Gewebe verteilt. Einer Zunahme des Chlorids im Muskelgewebe steht eine Abnahme in der Leber und in der Haut gegenüber[1]. Diese Veränderungen des Chlorids gehen völlig unabhängig von denen des Natriums. Es ist ferner auch durch hochkonzentrierte Kochsalzinfusion nicht möglich, beim pankreaslosen Hund Verdünnung und Beschleunigung der Lymphe zu erzielen. Es geht daraus hervor, wie tiefgehend die durch den Ausfall des Pankreashormons gesetzten Veränderungen nicht nur im Chlorid, sondern auch im intermediären Wasserhaushalt sein müssen.

Ähnliche Versuche, die das Studium der Ausfallserscheinungen nach Exstirpation einzelner endokriner Drüsen zum Gegenstand haben, liegen bisher nur für die Hypophyse vor (s. oben). Ob auch der Milz eine Bedeutung zukommt, ist oft diskutiert worden. Von vergleichend-biologischem Interesse sind Versuche von GUEYLARD[2]. Der genannte Autor beobachtete, daß Stichlinge gegenüber Konzentrationsschwankungen in dem umgebenden Medium widerstandsfähiger sind als andere Fische, daß diese Eigenschaft aber nach *Exstirpation der Milz* aufhört.

Erfahrungen am Menschen über die Bedeutung des endokrinen Systems für den intermediären Chloridumsatz sind am meisten bei bestimmten krankhaften Ausfallserscheinungen gewonnen worden. Nicht immer ist es dabei möglich, eine bestimmte Drüse für die Störung verantwortlich zu machen. MEYER-BISCH[3] beschreibt mehrere Fälle, bei denen eine Retentionsbereitschaft der Gewebe für Kochsalz und Wasser bestand; im Blut fand sich eine starke Verminderung des Chloridgehaltes. Die Symptome berechtigen dazu, von einer isolierten Störung des intermediären Salzstoffwechsels zu sprechen. Ein Teil der Kranken zeigte klinisch die Symptome polyglandulärer Hypoplasie. Im gleichen Sinne sind wohl auch Beobachtungen von MÖWES[4] zu verstehen, der bei allen konstitutionell stigmatisierten Menschen eine Neigung zur Störung der Kochsalzausscheidung beobachtete.

In anderen Fällen wieder sind die Beziehungen zu einer einzelnen Drüse klar erkennbar. So hatte JUNGMANN[5] schon vor MEYER-BISCH ganz ähnliche Fälle von intermediärer Chloridstoffwechselstörung beobachtet, die aber ausnahmslos an einer Erkrankung der Hypophyse litten. Längst bekannt sind die Störungen des Chlorstoffwechsels bei Unterfunktion der Schilddrüse. Die Retention von Kochsalz bei diesen Krankheiten und seine Ausschwemmung durch Verabreichung von Thyreoidin sind in den bekannten Untersuchungen von EPPINGER[6] eingehend geschildert worden. HEILIG[7] beobachtete am ersten Tag der Menstruation eine verzögerte Ausscheidung einer Kochsalzzulage. Auch er sieht die Ursache nicht in renalen, sondern in Gewebsvorgängen. ELIAS, KORNFELD und WEISSBART[8] beobachteten bei Tetaniekranken eine Herabsetzung der

---

[1] MEYER-BISCH u. BOCK: Untersuchungen des Mineralstoffwechsels am pankreaslosen Hund. Mitt. I u. II. Z. exper. Med. **54**, 131, 145 (1927).

[2] GUEYLARD: Über die Anpassung an den Wechsel des Salzgehaltes. Arch. Physique biol. **3**, 79 (1925).

[3] MEYER-BISCH: Über isolierte Störungen des intermediären Salzstoffwechsels und ihre klinische Bedeutung. Klin. Wschr. **1925**, 588.

[4] MÖWES: Versuche über Kochsalzausscheidung von konstit. Gesichtspunkten aus betrachtet. Z. klin. Med. **92**, 376 (1921).

[5] JUNGMANN: Über eine isolierte Störung des Salzstoffwechsels. Klin. Wschr. **1922**, 1546 — ferner: Zur Pathologie des Salzstoffwechsels. Ebenda **1923**, 18.

[6] EPPINGER: Das Ödem. Berlin: Julius Springer 1917.

[7] HEILIG: Menstruationsstudien, Mitt. 2.: Wasser- und Kochsalzhaushalt. Klin. Wschr. **1924**, 1117.

[8] ELIAS, KORNFELD u. WEISSBART: Beiträge zur Pathologie und Klinik der Tetanie, Mitt. 4.: Zum Wasserhaushalt und Mineralstoffwechsel bei Tetanie. Wien. Arch. klin. Med. **6**, 283 (1923).

Wasser-, Chlor- und Phosphorausscheidung. Auch diese Autoren nehmen als Angriffspunkt der hormonalen Wirkung das Gewebe und nicht die Nieren an.

Bei der Krankheit, die durch Funktionsstörung der Nebennieren gekennzeichnet ist, der *Addisonschen Krankheit*, sind Störungen des Chloridstoffwechsels nicht bekannt. Es steht das in einem gewissen Gegensatz nicht nur zu Ergebnissen von Tierversuchen, sondern auch zu Beobachtungen von Meyer-Bisch und Wohlenberg[1], aus denen hervorgeht, daß durch Adrenalininjektion die Ausscheidung einer Kochsalzzulage verzögert wird.

Bei der Zuckerkrankheit sind im schweren und mittelschweren Stadium Störungen des Chloridstoffwechsels leicht erkennbar. Es sind 2 Faktoren, die den Chloridstoffwechsel des Diabetikers verändern können. Der eine dieser beiden Faktoren ist die Acidosis. Es ist schon seit langer Zeit bekannt, daß durch vermehrte Säurebildung oder Säurezufuhr im Körper Störungen im Calciumstoffwechsel entstehen können. Daß dabei auch der Chloridstoffwechsel beteiligt ist, ist erst durch Untersuchungen der jüngsten Jahre bekannt geworden.

Daneben kann auch die Pankreasinsuffizienz selbst in den Chloridstoffwechsel eingreifen. Wir wissen durch Versuche an der Brustgangfistel des Hundes, daß Insulin den Chloridgehalt der Lymphe erhöht (Meyer-Bisch[2], Petersen). Wir wissen andererseits, daß Entfernung des Pankreas eine Hypochlorämie und eine Hypochlorurie auch ohne gleichzeitige Acidosis hervorruft. Diese Hypochlorurie ist nur schwer zu beeinflussen, denn auch eine hypertonische Kochsalzlösung, intravenös infundiert, ist nicht imstande, sie zu beseitigen. Allerdings kommen diese Veränderungen nur bei gleichzeitiger Acidosis vor. Man wird daher bei dem Versuch, diese Vorgänge erklären zu wollen, sowohl die Acidosis als auch die Pankreasinsuffizienz in Rechnung setzen müssen.

Eine gewisse Erklärung kann man finden, wenn man sich vergegenwärtigt, daß beim Diabetes zur Neutralisierung der überschüssigen organischen Säuren alles verfügbare Alkali und dazu noch sehr viel Ammoniak herangezogen werden muß. Es ist verständlich, daß dann sehr viel Chlorid retiniert wird. Sogar beim Normalen kann die Beanspruchung des zugeführten Alkali zu einem ähnlichen, wenn auch quantitativ geringeren Vorgang führen. So hat v. Wendt in einem Selbstversuch in 14 Tagen eine Retention von 19 g Chlorid gemessen. Beim acidotischen Diabetiker muß die Menge des im Gewebe abgelagerten Chlorids um so größer sein, als der beim Normalen sich immer wieder einstellende Ausgleich fehlt. Da man annehmen muß, daß das Chlorid mit Eiweiß in irgendeine Verbindung tritt, so kann man sich durchaus vorstellen, daß durch die übermäßige Chloridanhäufung auch der Zellstoffwechsel gestört wird. Es liegt weiterhin nahe, daran zu denken, daß vor allem die durch den Ausfall des Pankreashormons in ihrem Stoffwechsel gestörte Muskelzelle ganz besonders zu einer derartigen Anhäufung disponiert ist. In der Tat haben ja auch Meyer-Bisch und Bock[3] in dem Muskelgewebe des Pankreashundes einen abnorm erhöhten Chloridgehalt festgestellt. Es ist höchstwahrscheinlich, daß sich die Störung des Stoffwechsels noch in anderer, bisher nicht bekannter Weise ausdrückt. Jedenfalls sind eine Reihe von klinischen Erscheinungen, vor allem die Austrocknung des Diabetikers und das refraktäre Verhalten des diabetischen Gewebes gegenüber osmotischen Einflüssen, erklärlich. Es ist aber auch zu verstehen, daß Na-Bicarbonicum-Infusion so sehr schnell reparativ wirkt. Ebenso ist verständ-

---

[1] Meyer-Bisch u. Wohlenberg: Untersuchungen über den Wasserhaushalt, Mitt. 6. Z. ges. exper. Med. **50**, 728 (1926).
[2] Meyer-Bisch u. Günther: Physiologie und Pathologie der Lymphbildung. Erg. Physiol. (Asher und Spiro) **25**, 574 (1926).
[3] Meyer-Bisch u. Bock: Z. exper. Med. **54**, 145 (1927).

lich, daß das Insulin, allerdings sehr viel langsamer, chloridausschwemmend wirkt und dadurch den Wiedereintritt normaler Verhältnisse ermöglicht. Es ist zu hoffen, daß weitere Untersuchungen über die Tätigkeit des diabetischen Gewebes über diese Fragen genauere Auskunft bringen werden.

Beziehungen zwischen Kochsalz und Stickstoffwechsel, Kochsalz und Fieber.

Die Frage, wie eine derartige Wasseranreicherung, die wohl auch meist mehr oder weniger eine Salzanreicherung ist, allmählich in echten Ansatz übergeht, ist schon häufig diskutiert worden. Wenn auch an der Tatsache an sich schon auf Grund klinischer Beobachtung nicht zu zweifeln ist, so fehlt es doch bisher an beweisenden experimentellen Unterlagen. Soweit Versuche vorliegen, die die Wirkung von Kochsalzzufuhr auf den Stoffwechsel zum Gegenstand haben, ist es nicht gleichgültig, ob gleichzeitig viel oder wenig Wasser verabreicht wird. W. STRAUB[1] fand bei kleinen Kochsalzmengen eine Beschränkung des N-Stoffwechsels; nach größeren beobachtete er unter lebhafter Diurese das Gegenteil. Hier zeigt sich wieder die enge Verknüpfung zwischen Wasser- und Salzwirkung. Auch WALDGOTT und STECK[2] fanden nach größeren, rasch aufeinanderfolgenden Kochsalzzulagen eine Steigerung des Stoffabbaues, gemessen am Gaswechsel.

Auch Eingriffe in den Eiweißstoffwechsel, wie sie durch die sog. Reiztherapie hervorgerufen werden, bedingen tiefgreifende Veränderungen, sowohl im intermediären Chloridaustausch, erkennbar an einer tagelang andauernden Veränderung der Serumchloride als auch in der Gesamtausscheidung. Diese Vorgänge werden nicht nur hervorgerufen durch die parenterale Verabreichung von Eiweißkörpern, sondern auch durch andere Substanzen, die wir unter dem

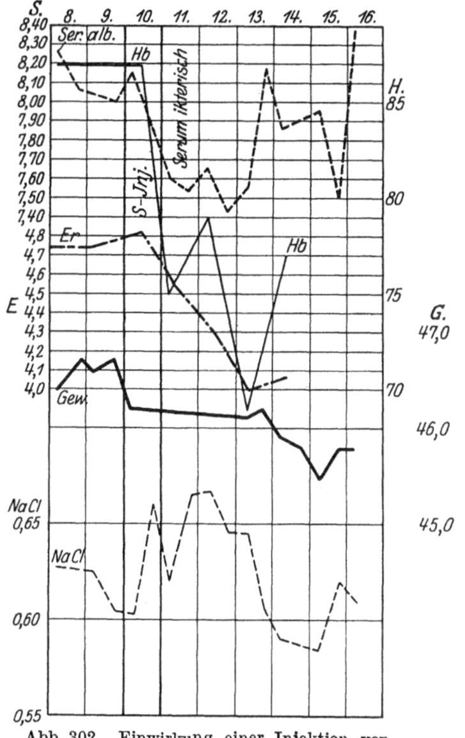

Abb. 302. Einwirkung einer Injektion von 50 mg Schwefel auf das Körpergewicht (Gew.) und den Gehalt des Blutserums an Eiweiß (Ser. alb.), Erythrocyten (Er.), Hämoglobin (Hb) und Kochsalz bei einem 28 jähr. Mädchen.

Sammelbegriff der „Reizkörper" vereinigen. Trotzdem nicht unwichtige Teile des klinischen Symptomenkomplexes durch diese Vorgänge im Chlorid- und im dadurch sekundär mitbeteiligten Wasserstoffwechsel bedingt werden, haben sie bisher eine relativ geringe Beachtung gefunden. MEYER-BISCH hat ausführliche Untersuchungen mit folgenden Substanzen angestellt: Milch, Aolan, Sanarthrit, Schwefel und Tuberkulin. Kurz nach der Injektion der genannten Stoffe, mit Ausnahme des Tuberkulins, trat eine oft für mehrere Tage anhaltende Steigerung des Serumchloridgehaltes ein. Sie ging in der Regel einher mit einer Abnahme des Serumeiweißgehaltes (s. Tabelle 2 und Abb. 302). Die Beobachtung der renalen

---

[1] STRAUB, W.: Über den Einfluß des Kochsalzes auf die Eiweißzersetzung. Z. Biol. 37, 527 (1899).

[2] WALDGOTT u. STECK (bei GRAFE): Pathol. Physiologie des Stoffwechsels. Erg. Physiol. 21, 2 (1923).

Kochsalzausscheidung ergab ebenfalls ein übereinstimmendes Bild; einer vorübergehenden Ausschwemmung folgte eine mehrere Tage anhaltende Positivität der Kochsalzbilanz. Der Ausscheidung des Kochsalzes ging parallel eine entsprechende

Tabelle 1.

Datum	Diurese	N.	NaCl	Ges.-SO_3	Sulf.-SO_3	Neutr. SO_3	Neutr. zu Ges.-SO_3 %	Äther SO_3	Red.	Urob.
3. I.	1000	7,91	9,7	1,825	1,471	0,213	11,7	0,141	—	—
4. I.	1050	5,22	10,92	1,556	1,272	0,158	10,15	0,126	—	—
5. I.	1250	5,72	13,63	1,501	1,214	0,154	10,26	0,133	—	—
6. I. Inj.	2050	10,26	24,6	2,3570	—	—	—	—	++++	—
7. I.	1000	6,29	8,7	1,578	1,163	0,278	17,6	0,137	—	—
8. I.	750	3,94	5,63	1,080	0,836	0,159	14,7	0,085	—	—
9. I.	500	4,17	5,5	1,369	1,123	0,138	10,1	0,108	—	—
10. I.	1500	5,35	10,2	1,626	0,972	0,551	33,9	0,103	—	—
11. I.	770	4,54	8,85	1,331	1,041	0,182	13,7	0,108	—	—
12. I.	900	4,88	10,89	1,395	1,084	0,178	12,8	0,133	—	—
13. I.	1050	4,87	9,14	1,333	1,063	0,194	14,6	0,076	—	—
14. I. Inj.	1020	6,84	16,28	2,600	1,612	0,911	35,0	—[1]	++++	+++
15. I.	500	4,38	6,00	1,509	1,008	0,391	25,9	0,110	++	++
16. I.	820	5,99	11,07	1,586	1,148	0,306	19,3	0,132	++	+
17. I.	700	4,99	8,54	1,383	1,042	0,233	16,8	0,108	+	++
18. I.	960	5,63	7,1	1,581	1,145	0,324	24,9	0,112	—	—
19. I.	1000	5,76	9,30	1,729	1,190	0,419	24,2	0,120	—	—
20. I.	870	5,77	10,27	1,492	1,194	0,167	11,2	0,139	—	—

Steigerung bzw. Abnahme der Diurese. Die erste Phase der Kochsalzausschwemmung war besonders stark nach Milchinjektion (s. Tab. 1: 15 und 20 ccm Aolan). Die zweite Phase der Retention von Kochsalz und der Diureseverminderung trat besonders in Erscheinung nach Injektion von 50 mg Schwefel (s. Tabelle 2).

Tabelle 2.

	Diurese	Gesamt-N	Gesamt-S	Gesamt-SO_3	Sulfat-SO_3	Neutral-SO_3	Proz. Neutral zu Gesamt-SO_3	Äther-SO_3	NaCl
1. XII.	1450	5,944	0,676	1,690	1,351	0,180	10,6	0,159	—
2. XII.	1050	5,850	0,622	1,556	1,426	0,130	8,3	0,159	4,725
3. XII. Injektion	1140	7,762	0,989	2,471	2,170	0,301	12	0,196	9,804
4. XII.	900	9,205	0,682	1,704	1,476	0,228	13,4	0,247	4,05
5. XII.	700	11,634	0,722	1,806	1,806	0	0	0,202	—
6. XII.	700	11,086	0,715	1,786	1,750	0,036	2,0	0,178	1,05
7. XII.	770	9,340	0,894	2,234	1,948	0,286	12,8	0,161	0,924
8. XII.	450	5,749	0,570	1,426	1,413	0,013	0,9	0,112	—
9. XII.	750	7,287	0,543	1,358	1,150	0,208	15,4	0,136	4,50
10. XII.	1200	6,268	0,728	1,819	1,408	0,411	22,6	0,185	9,96
11. XII.	1050	6,840	0,602	1,506	1,260	0,246	17	0,153	8,61

Gesamt-N der Vorperiode: Nachperiode:
      28. XI.   6,29 g   N   NaCl
      29. XI.   7,042 g   12. XII.   6,844   7,275
      30. XI.   5,947 g   13. XII.   4,75   —
                                   14. XII.   6,059   —
   Nahrung: 8,81 N } tabellarisch   16. XII.   5,975   7,64
           1940 Cal. }   17. XII.   4,953   8,40
   NaCl konstant.

[1] An diesem Tage wurde Äther-SO_3 nicht getrennt bestimmt. Die Zahl für Sulfat-SO_3 gibt hier die Menge der gesamten Sulfatschwefelsäure wieder.

Die Beziehungen zu dem Eiweißstoffwechsel sind besonders in der letzten Tabelle durch die Steigerung der Stickstoffausfuhr und durch die großen Schwankungen der Neutralschwefelausfuhr deutlich erkennbar[1,2]. Die Ergebnisse von MEYER-BISCH wurden von MALIWA[3] im Tierversuch bestätigt.

Eine besondere Stellung nimmt das Tuberkulin ein. Bei tuberkulösen Menschen ließ sich, in ähnlicher Weise wie nach Injektion anderer unspezifischer Eiweißkörper, eine Abnahme der renalen Kochsalz- und Wasserausscheidung beobachten; auch hier in Verbindung mit entsprechenden Abweichungen der Neutralschwefelausscheidung. Am normalen Menschen ließen sich jedoch Veränderungen im Wasser- und Kochsalzhaushalt nicht feststellen, trotzdem Änderungen des intermediären Eiweißstoffwechsels erkennbar waren[4]. Es ist sehr gut möglich, daß es sich hierbei nicht um qualitative, sondern um quantitative Unterschiede handelt. In ähnlicher Weise sahen PETERSEN[5] und Mitarbeiter eine Wirkung des Tuberkulins auf die Lymphe am tuberkulose-infizierten Hunde in sehr viel stärkerem Maße auftreten als am gesunden Tier.

Die klinisch-experimentellen Untersuchungen über die Wirkungsart der Proteinkörper haben uns gelehrt, daß das dabei vorkommende Fieber nicht die Bedeutung eines auslösenden Momentes für die sich abwickelnden Stoffwechselveränderungen besitzt, sondern durch die gleiche Ursache, eben die parenterale Eiweißzufuhr bedingt, diesen parallel geht. In älteren Untersuchungen tritt dagegen die angebliche ursächliche Rolle des Fiebers bei der Feststellung von Stoffwechselveränderungen bei Infektionskrankheiten noch mehr in den Vordergrund. So ist es erklärlich, daß man zwar die Veränderungen des Kochsalzstoffwechsels bei Fiebernden bereits seit langem kennt, daß man aber bisher die innere Beziehung zu dem Symptomenkomplex der parenteralen Eiweißwirkung nicht erkannt hatte. Das Studium der mitgeteilten Einzelbeobachtungen, vor allen Dingen des Verhaltens des Kochsalzstoffwechsels bei der croupösen Pneumonie, läßt erkennen, daß es sich um ganz die gleichen Vorgänge handelt. Daß die ersten Feststellungen gerade bei dieser Krankheit gemacht wurden, erklärt sich wohl daraus, daß es sich häufig um relativ kurzdauernde Fieberperioden handelt, die in ziemlich unvermittelter Weise in das Stadium normaler Körpertemperatur zurückgehen.

Die ersten Untersuchungen liegen schon weit zurück (Literatur s. bei MORAWITZ und NONNENBRUCH[6]). Auch andere Infektionskrankheiten werden schon früh in den Kreis dieser Untersuchungen einbezogen[7,8]. Alle Beobachtungen stimmen darin überein, daß während der Fieberdauer bei der Infektionskrankheit Kochsalz retiniert wird. Wie SALKOWSKI[9] gezeigt hat, wird nicht nur Chlor retiniert, sondern auch Natrium. Dabei ist der Kaliumgehalt des Urins

---

[1] MEYER-BISCH u. BASCH: Über das Schicksal parenteral verabreichten Schwefels und sein Einfluß auf den Stoffwechsel. Biochem. Z. **118**, 39 (1921).

[2] MEYER-BISCH: Über die Wirkung parenteral verabfolgten Schwefels. Z. klin. Med. **94**, 237 (1923).

[3] MALIWA: Über die Wirkungsähnlichkeit parenteraler Schwefel- und Proteinkörpertherapie. Wien. Arch. klin. Med. **7**, 311 (1923).

[4] GÜNTHER u. MEYER-BISCH: Über den Einfluß des Tuberkulins auf den Schwefelstoffwechsel Tuberkulöser und Nichttuberkulöser. Biochem. Z. **150**, 224 (1924).

[5] PETERSEN: Studien über Endotheldurchlässigkeit. J. of Immun. **8**, 223.

[6] MORAWITZ u. NONNENBRUCH: Zitiert auf S. 1415.

[7] RÖHMANN: Über Ausscheidung der Chloride im Fieber. Z. klin. Med. **1**, 513 (1880).

[8] GRÜNER u. SCHICK: Körpergewicht und Chloridstoffwechsel im Scharlach. Z. klin. Med. **67**, 352 (1909).

[9] SALKOWSKI: Untersuchungen über die Ausscheidung der Alkalisalze. Virchows Arch. **53**, 209 (1871).

abnorm hoch[1,2]. Auch außergewöhnliche Kochsalzgaben werden im Fieber retiniert.

Mit Rücksicht auf das über die Proteinkörperwirkung Gesagte ist es von Interesse, daß auch bei künstlich erzeugtem Fieber die gleichen Retentionserscheinungen auftraten; die Fiebererzeugung geschah mit Pyocyonaeuskulturen[3] und mit Heuinfus[4]. Eine besondere Schwierigkeit bot einer befriedigenden Erklärung das Verhalten der Malariakranken im Anfall. Man beobachtete dabei nämlich nicht eine Retention, sondern eine Ausschwemmung von Kochsalz, und zwar ging diese sogar dem Auftreten des Fiebers 10—15 Stunden voraus[5]. Diese Erscheinung kann aber gar nicht besonders auffallen, da wir wissen, daß bei der Proteinkörperwirkung dem Stadium der Retention ein kurzdauerndes Stadium der Ausschwemmung vorausgeht.

Zusammenfassend kann man sagen, daß das Verhalten des Chloridstoffwechsels im Fieber durchaus dem entspricht, was man nach parenteraler Eiweißinjektion jederzeit beobachten kann. Man muß also die Veränderungen bei diesen Krankheiten mit den Veränderungen der durch die Bakteriengifte hervorgerufenen Umwälzungen in Zusammenhang bringen. Eine gewisse Vorstellung, wie der veränderte Chloridumsatz im Gewebe zustande kommt, geben uns die Versuche über die Wirkung intravenös gegebener Eiweißspaltprodukte. Allerdings bleibt der eigentliche Vorgang am Gewebe selbst damit noch ungeklärt.

In neuerer Zeit wurde auch der Einfluß der Röntgenstrahlen auf den Chloridstoffwechsel untersucht. KRÖTZ[6] fand regelmäßig eine Hypochlorämie. Das Natrium verhält sich dabei entgegengesetzt, so daß eine Erhöhung des Anionendefizits entsteht.

Verhalten der Chloride bei Carcinomatösen.

Es ist seit langem bekannt, daß beim Krebskranken die renale Kochsalzausscheidung herabgesetzt ist[7]. Während GÄRTIG[8] sowie LAUTENHEIMER[9], SCHOOPP[10] diese Erscheinung lediglich als Folge der verminderten Kochsalzaufnahme auffaßten, fanden SCHOLZ und HINKEL[11], sowie BOHNE[12] einen erhöhten Chlorgehalt der Carcinommetastase im Lebergewebe. Die Frage kann heute noch nicht als geklärt gelten. Vor allen Dingen fehlen noch Untersuchungen darüber, ob die Erhöhung der Chloridbefunde im Gewebe in einem bestimmten Verhältnis zur Dauer und Stärke der vorausgegangenen Periode positiver Chloridbilanz steht. Zu berücksichtigen ist ferner, daß nicht nur durch eine quantitativ ungenügende Ernährung, sondern auch durch eine qualitative Unterernährung eine Veränderung des Kochsalzstoffwechsels eintreten kann. Inwieweit noch eine spezifische Wirkung in Frage kommt, ist ungeklärt. Jedenfalls lassen die

---

[1] v. MORACZEWSKI: Über die Ausscheidung der Harnbestandteile bei Fieberbewegungen. Virchows Arch. **155**, 11 (1899).

[2] GROSS: Über die Ausscheidung der Alk. und alkal. Erden im Harn. Inaug.-Dissert. Freiburg 1905.

[3] GRÜNBAUM: Die Chlorretention bei künstlich erzeugtem Fieber. Phys. Med. Soz. **39**, 105. Erlangen 1907.

[4] v. HÖSSLIN: Experimentelle Untersuchungen zur Physiologie und Pathologie des Kochsalzes. München 1909.

[5] REM-PICCI u. COCCINI: Moleschotts Unters. zur Naturlehre **16**, 3.

[6] KRÖTZ: Zur Biochemie der Strahlenwirkung. 2. Mitt. Biochem. Z. **151**, 449 (1924).

[7] MÜLLER: Stoffwechseluntersuchung bei Krebskranken. Z. klin. Med. **16**, 496 (1889).

[8] GÄRTIG, Inaug.-Diss. Berlin 1890, nach MORAWITZ u. NONNENBRUCH: Zit. auf S. 1415.

[9] LAUDENHEIMER: Die Ausscheidung der Chloride bei Carcinomatösen im Verhältnis zur Aufnahme. Z. klin. Med. **21**, 513 (1892).

[10] SCHOOPP: Über die Ausscheidung der Chloride usw. Dtsch. med. Wschr. **1893**, Nr 46.

[11] SCHOLZ u. HINKEL: Zur Frage der Chlorretention. Arch. klin. Med. **112** (1913).

[12] BOHNE: Fortschr. Med. **1897**, 121.

oft außerordentlich niedrigen Blutchloridwerte es als gezwungen erscheinen, lediglich die Verminderung der Kochsalzzufuhr für sie verantwortlich zu machen.

Die Chloride bei Nierenkrankheiten.

Wie man seit Jahrzehnten weiß, ist bei gewissen Formen von Nierenentzündung die Ausscheidung von Chlorid gestört. Das zeigt nicht nur die Untersuchung des Urins, spontan und nach Belastung, sondern auch die Chloranalyse von Organen nephritischer Leichen. So fanden BOHNE[1], STRAUSS[2] sowie CHAJES[3] einen erhöhten Chlorgehalt der Leber bei Nierenkranken. ACHARD und LOEPER[4] fanden eine Erhöhung des Chlorids in der Muskulatur und im Gehirn. Die Kochsalzretentionsbereitschaft der Nephritiker wurde später in zahlreichen Versuchen bestätigt. Nur über einige Einzelfragen, die zur Erklärung dieser Beobachtung dienen sollten, war es schwer, eine Übereinstimmung herzustellen. Die erste Schwierigkeit bezog sich auf die Beantwortung der Frage, ob das Gewebe des Nierenkranken zunächst nur für das Chlorid eine besondere krankhafte Retentionsbereitschaft besitzt. Die Frage ist heute nur zum Teil zu beantworten; lediglich für die Fälle von nephritischem Ödem haben die Untersuchungen von PFEIFFER[5] und WYSS[6] die Sicherheit erbracht, daß für diese speziellen Fälle mit dem Chlorid auch eine äquivalente Menge von Natrium retiniert wird. Die zweite Frage erstreckte sich auf die Beziehung zwischen Kochsalz und Wasser. Wenngleich durch die Untersuchungen von STRAUSS und WIDAL die hydropigene Fähigkeit des Kochsalzes feststeht[7], so wissen wir doch andererseits, daß schon beim Gesunden eine trockene Chlorretention möglich ist und daß auch die Ausscheidung von Wasser und Kochsalz durchaus getrennt voneinander verlaufen kann. Eine Historetention von Kochsalz braucht durchaus nicht später in den ödematösen Zustand überzugehen. Bei der chronischen interstitiellen Nephritis kann eine derartige trockene Retention während des ganzen Verlaufes der Krankheit bestehen (LEVA[8]).

Der dritte Punkt ist die Frage, ob einer renalen Konzentrationsunfähigkeit für die Zurückhaltung von Kochsalz in den Organen eine Bedeutung zukommt. Sicher ist bei manchen Nephritiden diese Konzentrationsfähigkeit herabgesetzt. Sie ist aber gerade bei den Formen der Nephritis, bei denen eine Störung des Kochsalzstoffwechsels besonders leicht nachweisbar ist, bei den Nephrosen, stets gut erhalten. Zum Nachweis einer renalen Störung wird man die Unfähigkeit der Niere demonstrieren müssen, auf ein erhöhtes Angebot von Chlorid an Blut und Gewebe mit entsprechend erhöhter Konzentration zu reagieren, und zwar auch dann, wenn wenig Lösungswasser zur Verfügung steht (SIEBECK und HEFTER[9]). Außer bei den Schrumpfnieren mit ihrer oft sehr starken Hypochlorurie wird dieser Nachweis aber in sehr wenigen Fällen zu bringen sein, da wir wissen, daß sogar eine ausgesprochene Hyperchlorämie auch normalerweise die Niere nicht *unbedingt* zur erhöhten Konzentrationsarbeit anregen muß.

---

[1] BOHNE: Vermehrung des Chloridgehaltes der Leber bei Koma, Carcinomatose und Urämie. Fortschr. Med. **1897**, 121.

[2] STRAUSS: Die chronische Nierenentzündung. Berlin 1902.

[3] CHAJES: Über Kochsalzretention in den Organen von Nephritikern. Klin. Beitr. **1904**, 135.

[4] ACHARD u. LOEPER: C. r. Soc. Biol. Paris **53**, 346 (1901).

[5] PFEIFFER: Wasserretention durch Natriumsalze. 28. Kongr. inn. Med. **1911**, 506.

[6] v. WYSS: Über Ödem durch Natrium bicarbonicum. Dtsch. Arch. klin. Med. **111**, 93 (1913).

[7] Vgl. S. 1526.   [8] LEVA: Zitiert auf S. 1526, Fußnote 9.

[9] SIEBECK u. JULIE HEFTER: Untersuchungen an Nierenkranken. Dtsch. Arch. klin. Med. **114**, 497 (1914).

Es spielen hierbei auch noch andere übergeordnete regulatorische Einflüsse eine Rolle, die teils mit dem Umsatz im Gewebe, teils auch mit den nervösen Zentren in Beziehung stehen.

Auf Grund unserer heutigen Kenntnisse muß man sich demnach der Auffassung von Morawitz und Nonnenbruch[1] anschließen, daß bei der Kochsalzretention Nierenkranker *in erster Linie* extrarenale Momente eine Rolle spielen. Fälle von gestörter renaler Chlorkonzentrationsfähigkeit wird man im wesentlichen bei Fällen von Schrumpfniere antreffen.

Renale Ausscheidung der Chloride.

a) Einfluß des Nervensystems.

Die Bedeutung der im Zentralnervensystem gelegenen Regulationszentren für den Chloridstoffwechsel ist bereits weiter oben besprochen worden. Die peripheren Nerven, die die Reize zu der Niere weitergeben, sind der Vagus und der Sympathicus. Es hat den Anschein, als ob schon cerebrale Vorgänge in der Art, wie sie sich beim Übergang vom Schlafzustand in den Wachzustand abspielen, nicht unwesentliche Verschiebungen hervorrufen können. So fand Simpson[2], daß nach dem Aufwachen die Chloridkonzentration im Harn ansteigt. Daß es sich nicht um Tagesschwankungen handelt, geht daraus hervor, daß beim Wiedereinschlafen die Werte sinken. Gleichzeitig mit dem Chlorid sinkt auch das Phosphat. Auch die Narkose wirkt auf die Chloridausscheidung der Niere. Auf die total entnervte Niere bleibt sie jedoch, wie Meyer-Bisch und Könnecke gezeigt haben[3], ohne Einfluß. Ob es sich hierbei um vasomotorische Vorgänge handelt, deren Bedeutung für den Stoffaustausch von Asher und seinen Schülern dargelegt wurde[4,5], wäre zu untersuchen. Es ist in vielen Arbeiten der Versuch gemacht worden, die Partialfunktionen des Vagus und des Sympathicus in bezug auf die Niere durch Ausschaltung eines der beiden Nerven zu untersuchen. Hierbei wurde neben dem Wasser vor allem dem Chlorid Beachtung geschenkt. So beobachteten Jungmann und Erich Meyer[6], daß die Splanchnicusdurchschneidung ganz ähnlich wirkt wie der Salzstich. Asher[7] sieht im Vagus den spezifisch-sekretorischen Nerven der Niere. Eine gewisse Einschränkung erleidet der Wert aller Versuche dadurch, daß die Nervenversorgung der Niere außerordentlich verwickelt ist und Anastomosen nicht nur zwischen vagischen und sympathischen Fasern, sondern auch zwischen rechts und links reichlich vorkommen. Allerdings konnten Meyer-Bisch und Könnecke[3] zeigen, daß es gelingt, trotz Bedenken anatomischer Art mit dieser Versuchsmethodik brauchbare Versuchsergebnisse zu gewinnen. Sie beobachteten an der Niere der vagotomierten Seite eine erhöhte Chlorkonzentration, die aber durch die gleichzeitige Diureseabnahme zu einer verminderten Gesamtausscheidung wurde. Daß in der Tat hierbei die Wasserausscheidung

---

[1] Morawitz u. Nonnenbruch: Zitiert auf S. 1415.

[2] Simpson: Die Wirkung des Aufwachens auf Harnchlorid und Phosphor kurzfristig entleerter Harne am zweiten Hungertag. J. of biol. Chem. **63**, XXXII (1925) — Änderung der Zusammensetzung des Blutes und des Harnes infolge des Schlafes. 12. Int. Physiol. Kongr. **1926**, 153.

[3] Meyer-Bisch u. Könnecke: Zitiert auf S. 1522.

[4] Kajikawa: Untersuchungen über die Permeabilität der Zellen. 10. Unters. Biochem. Z. **133**, 391 (1922).

[5] Jamamoto: Über den Einfluß der sympathischen Innervation auf die Permeabilität der Gefäße. Biochem. Z. **145**, 201 (1924).

[6] Jungmann u. Erich Meyer: Zitiert auf S. 1529.

[7] Asher u. Peares: Z. Biol. **63**, 83 (1913).

das Wesentliche ist, wird durch ausführliche Untersuchungen von ELLINGER und HIRT[1] direkt erwiesen. Es wurde von ihnen in mühevollen anatomischen Untersuchungen der anatomische Verlauf der Nierennerven festgelegt und ihre Ausfallserscheinungen untersucht. Was das Chlorid anbetrifft, so kommen sie zu dem Ergebnis, daß die Elektrolytausscheidung durch die Splanchnici minores beeinflußt wird.

Auch das Verhalten der total entnervten Niere ist mehrfach untersucht worden. ASHER und HARA[2] fanden eine Konzentrationsschwäche für Harnstoff, Chlor und Acidität. Jedoch ist diese Konzentrationsschwäche für das Chlor nur bei normalem Blutchloridgehalt festzustellen. Steigt der Blutchloridgehalt, so werden die Konzentrationsunterschiede zwischen normaler und entnervter Niere aufgehoben. Zu etwas abweichenden Ergebnissen kamen MEYER-BISCH und KÖNNECKE[3]. Sie fanden, daß eine Erhöhung des Blutzuckergehaltes auf die entnervte Niere stärker im Sinne einer Hypochlorurie einwirkt als auf die gesunde. Das gleiche sahen sie nach Erhöhung des Sulfatgehaltes. Andererseits beobachteten im Gegensatz dazu ASHER und HARA, daß die entnervte Niere auf eine Erhöhung des Blutchlorgehaltes langsamer und später reagiert als die gesunde Niere.

Bei der biologischen Wertung aller dieser Versuche darf nicht vergessen werden, daß auch die vollkommen aus jeder nervösen Verbindung gelöste Niere imstande ist, einen normalen Stoffwechsel aufrechtzuerhalten[4]. Das hat seinen Grund darin, daß neben der nervösen die humorale Regulation der Nierentätigkeit von so großer Bedeutung ist, daß sie auch ohne diese erstere auskommen kann.

b) Einfluß der Blutzusammensetzung auf die renale Chloridausscheidung.

Große einmalige Kochsalzgaben bewirken, wie bekannt, auch eine vermehrte renale Ausscheidung. Jedoch wäre es verfehlt, dem Reiz der Hyperchlorämie eine entscheidende Rolle für das Entstehen einer Hyperchlorurie zuzuschreiben. Es kann sogar, wie JANSEN[5] gezeigt hat, bei großen Kochsalzgaben durch Shockwirkung trotz deutlicher Hyperchlorämie eine vorübergehende Niereninsuffizienz entstehen. Auch die Beobachtungen beim Diabetes insipidus sind in dieser Beziehung sehr lehrreich.

Wenn man also betonen muß, daß für die Mehrarbeit der Niere bei der Aufrechterhaltung einer normalen *Kochsalzbilanz* der Reiz der auf humoralem Wege an die Niere herangebrachten *Chloride* keine überragende Bedeutung besitzt, so gibt es doch andererseits eine Reihe von Beobachtungen, aus denen Beziehungen zwischen Blutzusammensetzung und renaler Chlorelimination deutlich hervorgehen. Allerdings handelt es sich hierbei nicht um den Chloridgehalt des Blutes, sondern um seinen Gehalt an anderen Anionen. Die Verhältnisse scheinen hier so zu liegen, *daß das Chlorion am allerleichtesten durch andere Ionen von der Ausscheidung abgedrängt werden kann*; allerdings scheint dieser Zustand rasch vorüberzugehen und nur so lange anzuhalten, als die verdrängende Substanz in abnorm großer Konzentration im Blute kreist. Diese Verdrängung kann nicht nur durch Elektrolyte erfolgen, sondern auch durch Harnstoff. Nach BECHER[6] wird das Chlor, und zwar wie BECHER annimmt, als Natriumchlorid, ganz be-

---

[1] ELLINGER u. HIRT: Zur Funktion der Nierennerven. Arch. f. exper. Path. **106**, 135 (1925).

[2] ASHER u. HARA: Z. Biol. **75**, 179 (1922).

[3] MEYER-BISCH u. KÖNNECKE: Zitiert auf S. 1522.

[4] LOBENHOFER: Mitt. Grenzgeb. Med. u. Chir. **26**, 197 (1917).

[5] JANSEN: Zitiert auf S. 1524.

[6] BECHER: Studien über die Diurese usw. Münch. med. Wschr. **1924**, 499.

sonders leicht durch Harnstoff, verdrängt. Dies geht sogar dann, wenn das betreffende Versuchstier vorher durch NaCl-Injektion künstlich angereichert war. Über ganz ähnliche Beobachtungen berichtet auch UCKO[1]. Für das Phosphat liegen Untersuchungen von RÖCKERMANN[2] vor, nach denen die Chloridausscheidung durch Phosphorsäurezufuhr gehemmt wird. Den gleichen Vorgang haben auch MEYER-BISCH und KÖNNECKE[3] für das Sulfat nachgewiesen.

Es sind also nur Fälle bekannt, bei denen das Chlorid gegenüber anderen Stoffen bei der Ausscheidung zurückgesetzt wird. Der umgekehrte Fall einer Mehrausscheidung ist nur dann möglich, wenn eine Ausschwemmung von Natrium die Ausschwemmung vom Chlorion mit sich zieht. So konnte HABBE-MÜLLER[4] durch einen plötzlichen Zuschuß von Kalium zur Nahrung eine Steigerung der Natrium- und Chloridausscheidung hervorrufen. Die Frage der gegenseitigen Beziehung der Kationen zueinander wird später noch zu besprechen sein.

Von einem anderen Gesichtspunkt aus sind die Beziehungen zwischen Zucker und Chlorid zu betrachten. Die Tatsache, daß beim Diabetes mellitus mit zunehmender Glykosurie die Chloridausscheidung abnimmt, hatte zur Annahme geführt, daß es sich auch hierbei um Verdrängungen handele. Es wurde bereits an anderer Stelle auseinandergesetzt, daß die genauere Analyse dieser Vorgänge am *normalen* Organismus zeigt, daß es sich in Wirklichkeit um viel kompliziertere Regulationsvorgänge handelt, die ihren Angriffspunkt nicht in der Niere, sondern im Gewebe haben.

c) Chloridausscheidung bei Nierenerkrankungen.

Das Verhalten der Chloride bei den hämatogenen doppelseitigen Nierenerkrankungen wird, wie bereits auseinandergesetzt wurde, in der Regel durch den Zustand der Gewebe bestimmt. Nur bei weitgehendem Schwund des funktionierenden Nierenparenchyms ist der übriggebliebene Rest offensichtlich nicht mehr imstande, einen chloridreichen Urin zu produzieren. Jedoch läßt sich auch bei dieser Form eine Mitbeteiligung des Gewebes nicht ausschließen. Denn das sind gerade die Fälle, bei denen eine abnorm starke trockene Chlorretention einen abnormen Zustand der Gewebe bedingt.

Wie sich die Chloridausscheidung bei Erkrankung der abführenden Harnwege verhält, ist noch selten untersucht. KEITH und SCHUYLER[5] beobachteten nach experimentell erzeugter Hydronephrose eine Retentionsbereitschaft für Natriumchlorid, die auch nach Aufhebung des Ureterenabschlusses noch mehrere Tage anhielt. Es ist nicht unmöglich, daß die Störungen des Wasserhaushaltes bei der Prostatahypertrophie mit ähnlichen Vorgängen zusammenhängen.

Chlorid im Anwuchsstoffwechsel.

Die Beurteilung d^es Anwuchsstoffwechsels beim wachsenden Organismus ist deshalb schwierig, weil eine scharfe Trennung zwischen Retention und Anwuchs oft kaum möglich ist. Es ist auch nicht gesagt, daß in jeder Phase des Wachstums prozentual die gleiche Menge der retinierten Substanzen zum An-

---

[1] UCKO: Experimentelle Untersuchungen über die Beziehung zwischen Kochsalz- und Stickstoffausscheidung beim curaresierten Frosch. Z. exper. Med. **50**, 400 (1926).

[2] RÖCKERMANN: Die Beeinflussung der Chlorausscheidung durch Phosphorsäurezufuhr. Arch. Kinderheilk. **72**, 161 (1923).

[3] MEYER-BISCH u. KÖNNECKE: Zitiert auf S. 1522.

[4] MILLER, HARRY G.: Der Einfluß von Kalium auf die Natrium- und Chlorausscheidung im Harn. J. of biol. Chem. **55**, 45 (1923).

[5] KEITH u. SCHUYLER: Chlorretention bei experimenteller Hydronephrose. J. of exper. Med. **37**, 175 (1923).

wuchs verwertet wird, da der Wachstumsprozeß periodisch verläuft (TOBLER[1]). Für das Chlorion, ebenso für das Kalium und Natrium gelten diese Schwierigkeiten ganz besonders, da sie in erster Linie Umsatzstoffe sind. Zu berücksichtigen ist ferner, daß beim jugendlichen Organismus ganz besonders enge Beziehungen zum Wasserhaushalt bestehen (FREUND[2] und L. F. MEYER[3]).

In letzter Zeit wird allerdings demgegenüber besonders von ROMINGER die Möglichkeit der trockenen Chloridretention betont.

Der Chloridgehalt eines Individuums ist im allgemeinen um so größer, je jünger es ist. In menschlichen Ovarien, zum Teil von Kranken, bestimmte WEINBERG[4] im Mittel 0,24% (allerdings stark schwankend zwischen 0,12 und 0,34%). Nach der Zusammenstellung von ROSEMANN[5] enthalten menschliche Feten 0,20—0,27, Neugeborene 0,15—0,19% Cl und erwachsene Tiere um ein Drittel bis zur Hälfte weniger als neugeborene. Für den erwachsenen Menschen berechnete OPPENHEIMER 0,14%. Mit der Entwicklung entfernt sich der Keim also immer mehr von der Chloridkonzentration des Blutes, in erster Linie wohl durch die Ausbildung der chlorarmen Muskulatur.

Trotzdem setzt natürlich der wachsende Organismus Chlorid an; seine Menge schwankt wohl periodenweise. Ein Versuch von TOBBER und NOLL[6] an einem gesunden Brustkinde von 4 kg darf wohl wegen der extrem geringen Chloridzufuhr von 69 mg Cl pro Tag als abnorm angesehen werden (Retention pro Tag und Kilogramm $2^1/_2$ mg); bei Säuglingen von $2^1/_2$—$4^3/_4$ Monaten wurden Werte zwischen 10 und 20 mg pro Tag und Kilogramm ermittelt[7,8].

Rechnet man 15 mg und bezieht diese Zahl auf 4 g, die man als mittleren täglichen Wasserzuwachs pro Kilogramm ansetzen darf, so ergibt sich ein Verhältnis von 0,375%, das dem Gehalt des Blutplasmas sehr nahekommt. Die wahre Retention ist jedoch sicher geringer, wie es auch dem mittleren Prozentgehalt der Körpersubstanz entspricht, da die im Schweiß verlorenen Chloridmengen in den Analysen fehlen.

Die Chloridkonzentration des Harns bewegt sich beim Brustkinde an der unteren Grenze nahe bei 0,05% Cl. Die Dosierung des Chlorids in der Muttermilch ist also durchaus ökonomisch. ECKSTEIN und ROMINGER betonen besonders den hohen Chloridgehalt der Kuhmilch. Auf Grund von Bilanzversuchen nehmen sie eine Übermineralisation des Flaschenkindes an.

Bei zwei älteren Knaben von $5^1/_2$ und 8 Jahren fand JUNDELT[9] durch Stuhl- und Harnanalysen eine „Retention" von ebenfalls 20 und 17 mg Cl pro Tag und Kilogramm; bei ihnen kommt aber ohne Zweifel der Hauptanteil davon auf Hautsekret.

Über krankhafte Störungen des Chlorid-Anwuchsstoffwechsels ist sehr wenig bekannt. Vielleicht führen die gleichen Schädigungen, die die Entwicklung des Mehlnährschadens begünstigen, gleichzeitig auch zu einer Chloridverarmung des Körpers. Jedenfalls ist bei derartigen Zuständen Chlorhunger beobachtet worden (STEINITZ und WEIGERT[10]).

[1] TOBLER: Jb. Kinderheilk. **73**, 566 (1911).
[2] FREUND: Jb. Kinderheilk. **59**, 421 (1904).
[3] MEYER, L. F.: Jb. Kinderheilk. **71**, 1 (1910).
[4] WEINBERG: Beitr. Geburtsh. **19**, 222 (1914).
[5] ROSEMANN: Pflügers Arch. **135**, 177 (1910); **142**, 459 (1911).
[6] TOBBER u. NOLL: Mschr. Kinderheilk. **9**, 210 (1910).
[7] LANGSTEIN u. L. F. MEYER: Säuglingsernährung und Säuglingsstoffwechsel, 2. bis 3. Aufl., S. 30. Wiesbaden: J. F. Bergmann 1914.
[8] LINDBERG, G.: Z. Kinderheilk. **16**, 90 (1917).
[9] JUNDELT: Nord. med. Ark. (schwed.) **47 II**, 1 (1914). — Nach MALY, Jber. Tierchem. **1914**, 424.
[10] STEINITZ u. WEIGERT: Beitr. chem. Physiol. u. Path. **6**, 206 (1905).

Natrium und Kalium (sowie Alkalichloride).

Der Hauptbegleiter des Chlorions in einem großen Teil der Nahrung, den Körpersäften und den Ausscheidungen ist das Natriumion. Jedoch ist das Zusammengehen der beiden Ionen nicht so vollständig, daß man nicht das Verhalten des Natriums getrennt betrachten müßte. Ein erheblicher Teil des gesamten Natriums, im Blut ein Fünftel, im Muskel zwei Drittel, ist nicht als Chlorid vorhanden, sondern in anderer Bindung, vor allem als Bicarbonat. Trotzdem ist es zweckmäßig, mit der Besprechung der einzelnen Ionen die ihres häufigsten und biologisch wichtigsten Salzes, des Chlorids, zu vereinigen. In sehr vielen Fällen ist es außerordentlich schwer zu unterscheiden, ob bei einem Zusammenwirken von Natrium und Chlor die oft so sehr starke osmotische Wirkung des Salzes oder die spezifische Wirkung eines der Ionen der Hauptträger des biologischen Vorganges ist. Immerhin ist es von dem Natrium bekannt, daß es von sich aus, ohne von der Bindung an das Chlorid dabei abhängig zu sein, besonders auf die Wasserbindung sehr stark einwirkt. Der für das Natrium spezifische Charakter läßt sich ohne weiteres dadurch demonstrieren, daß man die Wirkung des Natriumchlorids mit der des entsprechenden Bicarbonats vergleicht. An seine allgemeine Eigenschaft als Kation ist aber diese Wirkung nicht gebunden, denn Kaliumbicarbonat wirkt nicht in dem Sinne einer *Wasserbindung*, sondern im Sinne einer *Entwässerung*.

So lassen sich die wichtigsten Gesetze, denen die beiden Ionen, Natrium und Kalium, und ihr biologisch wichtigstes Salz, das Chlorid, im biologischen Geschehen gehorchen, in großen Zügen erkennen. Das Natrium und sein Chlorid spielen sowohl wegen der hydropigenen Wirkung des Kations Natrium, wie wegen der osmoregulatorischen Wirkung des Salzes im Wasserhaushalt des Körpers eine entscheidende Rolle. Diese Bedeutung drückt sich bereits in dem reichlichen Vorkommen des Natriums in allen Körperflüssigkeiten aus. Abgesehen von dieser großen Bedeutung für die gesamte Wasserbewegung ist das Natrium der Hauptträger des „Alkalis" im gesamten Organismus. Die zunächst rein biologische Bedeutung des Zusammengehens von Quellung und Alkalisierung ist im Begriff, auch in der klinischen Pathologie eine zunehmende Rolle zu spielen.

Das Kalium kommt in den Körperflüssigkeiten in geringer Konzentration vor. Um so größer ist seine Bedeutung im Gewebe. Hier überwiegt es das Natrium erheblich. Stoffwechselversuche lassen die begründete Annahme zu, daß es bei der Gewebsabnutzung eine wichtige Rolle spielt (v. Wendt[1]). Der Gehalt der Skelettmuskulatur an Kalium scheint nicht konstant zu sein. Neuschloss und Trelles[2] fanden in Untersuchungen an Kaninchen- und Krötenmuskeln Werte zwischen 0,985 und 3,305% auf Trockensubstanz berechnet. Es kann angenommen werden, daß ein während des Kontraktionsvorganges wechselnder Teil des Kaliums an Kolloide gebunden ist (vgl. Neuschloss[3]). Dieser Wechsel im Verhältnis von dissoziiertem zu nichtdissoziiertem Kalium würde jedenfalls bedeuten, daß das Kalium zu der Muskelkontraktion enge, wenn auch im einzelnen noch unbekannte Beziehungen hat. Mit dieser Auffassung stimmt die Beobachtung von Mitchell und Wilson[4] überein, nach der der Froschmuskel im Zustand maximaler Ermüdung einen erheblichen K-Verlust erleidet. Ob unter den durch das Kaliumion spezifisch beeinflußten Vorgängen auch seine entquellende Wirkung eine biologisch wichtige Rolle spielt, steht noch dahin.

---

[1] v. Wendt: Oppenheimers Handb. d. Biochem., 2. Aufl., **8**, 183 (1925).
[2] Neuschloss u. Trelles: Pflügers Arch. **204**, 374 (1924).
[3] Neuschloss: Ds. Handb. **8**, 1, 133.
[4] Mitchell u. Wilson: J. gen. Physiol. **4**, 45 (1924).

Praktisch gesehen ist seine reichliche Zufunr in der Nahrung von nicht geringerer Wichtigkeit als die des Natriums. Wie allerdings ihr optimales Mischungsverhältnis ist, wissen wir nicht. Fest steht nur, daß Kalium- und Natriumion gegeneinander in bestimmter Hinsicht antagonistisch wirken können[1] und daß die Art ihres Einflusses davon abhängt, wie der gleichzeitige Gehalt der Nahrung an anderen Mineralstoffen ist, vor allem an Erdalkalien.

a) Aufnahme und Resorption.

Der Mindestbedarf eines Organismus an K und Na ist sehr davon bestimmt, ob es sich um einen jugendlichen oder erwachsenen Organismus handelt. Für den erwachsenen Menschen sind die Zahlen nicht genau bekannt. Nach v. WENDT[2] braucht der Mensch im Durchschnitt 2—3 g K und 4—5 g Na. Im Kot werden beide Ionen in größeren Mengen ausgeschieden als das Chlorid; wenn auch im ganzen der Anteil des Darmes an diesem Teil der Basenausscheidung gering ist, so ist der Gesamtverlust doch nicht ohne Einfluß auf das Ionengleichgewicht im Körper. Dies ist besonders der Fall bei Kostformen, die reichlich saure Stoffwechselprodukte entstehen lassen, wie z. B. die Eiweißkost; dagegen ist bei Kohlehydratkost die Basenausscheidung im Kot sehr gering.

Wie sich ein absoluter Mangel an Na und an K auf den Menschen auswirkt, ist nur unvollkommen bekannt. Nach TAYLOR[3] sowie auch nach GRÜNWALD[4] verträgt der Organismus chloridfreie Kost ganz gut, sobald aber außerdem Natrium fehlt, entsteht Acidosis. Die Verhältnisse sind deshalb so unübersichtlich, weil die Retentionsfähigkeit des menschlichen Körpers für Alkali so außerordentlich groß ist. Auch sind die Einflüsse des Energiestoffwechsels oft schwer zu übersehen. Auch der Umfang der Ersetzbarkeit eines Ions durch das andere ist noch nicht geklärt.

Mehr Einsicht gewähren exakte Tierversuche. So hat MILLER in Versuchen an Ratten gefunden, daß junge Tiere bei absolutem K-Mangel in 8 Wochen eingehen. Ihr optimaler Bedarf beträgt 15 mg pro Tag. Das Bedürfnis erwachsener Tiere ist dagegen sehr viel kleiner, es beträgt bloß 2 mg pro Tag. Über das optimale Verhältnis von Na zu K hat REDINA[5] Fütterungsversuche an weißen Mäusen angestellt. Er fand, daß der beste Fütterungseffekt zu erzielen ist, wenn Na : K = 1 : $^1/_5$ im Futter vorhanden sind. Die absolute Menge der Mineralien spielt dabei gar keine Rolle, sondern nur ihre relative Menge.

Dieser Abhängigkeit der quantitativen Mineralzufuhr von anderen Substanzen begegnen wir immer wieder. Das zeigt uns schon ein Versuch von HERMANNSDORFER[6]. Er machte die Beobachtung, daß Chlorid leicht retiniert wird, wenn das Kochsalz nur mit Wasser gegeben wird, daß es dagegen vollständig ausgeschieden wird, wenn das Kochsalz gleichzeitig mit der Nahrung verabreicht wurde. Für diesen Vorgang macht er die in der Nahrung enthaltenen Kaliumsalze verantwortlich. Es würde dann aus diesen Versuchen hervorgehen, daß man durch Zulage von Kaliumchlorid oder K-Phosphat zum Kochsalz die gleiche Steigerung der Chloridausfuhr erzielen kann. Mit ähnlicher Fragestellung sind in der Folge noch zahlreiche Versuche unternommen worden. Auch die Frage der gegenseitigen Beziehungen der Kationen zueinander wurde dabei zu lösen versucht. Eine Klarheit über diesen letzteren Punkt kann wohl nur gewonnen

---

[1] Neuere Befunde vgl. z. B. bei HARRY G. MILLER: J. of biol. Chem. **55**, 45, 61 (1923).
[2] v. WENDT: Zitiert auf S. 1542.
[3] TAYLOR: Univ. California Publ. Path. **17**, 71.
[4] GRÜNWALD: Zbl. Physiol. **22**, 500 (1908).
[5] REDINA: Biochem. Z. **177**, 253 (1926).
[6] HERMANNSDORFER: Pflügers Arch. **144**, 169 (1912).

werden, wenn man die Versuche bei *gleichzeitiger Nahrungszufuhr* von denen *ohne* gleichzeitige *Nahrungsaufnahme* trennt.

Daß an sich K und Na gegenseitig aus dem Körper sich verdrängen können, ist durch die Untersuchungen von BUNGE aus dem Jahre 1873, also seit langer Zeit, bekannt. Die Frage hat aber heute ganz besonders großes Interesse, seitdem wir wissen, daß jedes der sog. biologischen Kationen im Körper spezifische Funktionen auszuüben hat.

Deshalb ist auch die Frage so schwer zu beantworten, ob und in welcher Weise ein bestimmtes *Mineraliengemisch in der zugeführten Nahrung* auf die *Stoffwechselvorgänge* im Körper *ganz allgemein* und auf den *Mineralstoffwechsel im besonderen* einen Einfluß ausüben kann. Daß an sich die gewöhnliche Nahrung der Kulturvölker quantitativ genügende Mengen Na enthält, ist bekannt, aber auch K kommt in reicher Menge vor. 1 kg Brot enthält mindestens 1 g K, bei höherem Kleiegehalt wesentlich mehr, 1 kg Kartoffeln mindestens 4 g, 1 kg Fleisch mindestens 3 g K. Freilich kann ein Teil wohl mit dem Kochwasser verlorengehen. Nach KOSTYTSCHEW und ELIASBERG[1] ist das K aus den Pflanzen schon durch kaltes Wasser vollständig in Ionenform zu extrahieren. In der gemischten Nahrung von Erwachsenen fand BLUMENFELD[2] 2—4 g, in der frei-gewählten Kost von Knaben zwischen 6 und 14 Jahren HERBST[3] 2—2$\frac{1}{2}$ g K täg-lich. Über das Erhaltungsminimum läßt sich allerdings aus diesen Zahlen nichts schließen.

GÉRARD[4] konnte zeigen, daß man den Mineralgehalt der Organe durch die Art der Nahrungszufuhr deutlich verändern kann. Er fand bei kalireich ernährten Hunden in Leber und Niere ein Verhältnis von K zu Na von 1,58:1,53, bei kali-arm ernährten dagegen entsprechende Werte von 1,28 bzw. 1,25. Es ist zu be-achten, daß sich gleichzeitig das Säure-Basengleichgewicht ändert. Wenn er den K-Überschuß sehr stark steigerte, konnte er in den Versuchen an Hunden und Mäusen Krankheitserscheinungen hervorrufen. Beim Menschen allerdings pflegen auch bei stärkeren Gleichgewichtsstörungen in der Zufuhr von Na und K Krank-heitserscheinungen nicht einzutreten. Trotzdem bei salzloser vegetarischer Kost die K-Äquivalente gewaltig die Na-Äquivalente überwiegen, lassen die betreffen-den Menschen nicht nur Krankheitserscheinungen vermissen, sondern können sogar deutliche Gewichtszunahmen zeigen. Allerdings entsteht eine Schwierigkeit dadurch, daß derartige Kost meist ungünstig auf den Appetit einwirkt. Auch LUITHLEN[5] untersuchte den Einfluß der Nahrung auf ein Organ, und zwar auf die Haut. Er fand folgende Zahlen:

Kaninchen bei	Prozentualer Anteil der Kationen am Gesamt-gehalt der Haut an Kationen			
	Ca	Mg	K	Na
Haferkost	6,76	4,63	44,06	44,55
Mischfutter	6,99	5,41	28,07	59,53
Grünfutter	7,21	9,06	34,16	49,56
HCl-Vergiftung	13,96	9,49	43,31	33,24
Na-oxal.-Vergiftung	7,71	5,19	17,58	69,52

Die Versuche von LUITHLEN haben nach WIECHOWSKI[6] grundlegende Be-deutung, weil sie die Möglichkeit einer Transmineralisation durch die Nahrung,

[1] KOSTYTSCHEW u. ELIASBERG: Hoppe-Seylers Z. **111**, 228 (1920).
[2] BLUMENFELD: Zitiert nach HEUBNER (S. 1415 ds. Bandes) auf S. 240.
[3] HERBST: Jb. Kinderheilk. **76**, Erg.-Heft 40 (1912).
[4] GÉRARD: Bull. Sci. pharmac. **19**, 265 (1912). — Nach Malys Jahresber. **1912**, 435.
[5] LUITHLEN: Arch. exper. Path. **69**, 365 (1912).
[6] WIECHOWSKI: Ref. Kongr. inn. Med. Kissingen 1924.

wenigstens für die Haut, beweisen. (Vgl. jedoch HEUBNER[1].) Wir wissen aber noch nichts darüber, ob das gleiche auch in anderen Organen vorkommen kann. Vor allen Dingen berechtigt uns nichts zu der Annahme, daß mit der Mineralumlagerung auch eine echte Reaktionsänderung im Gewebe eintritt. Vielmehr ist zu erwarten, daß das Säure-Basengleichgewicht leicht aufrechterhalten wird, wenn man bedenkt, in welch enormem Überschuß die Mineralien dem Körper durch die Nahrung in der Regel angeboten werden. Daran ändert nichts die Tatsache, daß unter bestimmten abnormen Verhältnissen ein Mißverhältnis im Sinne eines Überschusses der Säuren, und zwar entweder durch Überproduktion von Säuren oder durch ungenügende Zufuhr von Basen im Organismus entstehen kann. In solchen Fällen ist der Organismus gezwungen, aber auch imstande, den fehlenden Alkaligehalt aus den Reservebeständen des Organismus zu ergänzen. Dieser Notwendigkeit unterzieht sich der Körper meist ohne große Schwierigkeit, da genügend Kationen zur Verfügung stehen. Nach v. WENDT spielt sich dieser Vorgang in der Weise ab, daß die Cl-Ionen der Alkalichloride gegen die entstandenen Verbrennungsanionen vertauscht werden. Die freiwerdende Salzsäure wird in irgendeiner Form retiniert, vielleicht angelagert an Eiweiß. Die trockenen Chlorretentionen, die man auch beim Gesunden oft beobachtet, könnten auf diese Weise zustande kommen.

Diese Hypothese erweist sich auch als fruchtbar für die Erklärung pathologischer Vorgänge. Nach den Untersuchungen von MEYER-BISCH[2] ist bei schweren Fällen von Diabetes der Chloridstoffwechsel in ganz besonders tiefgreifender Weise gestört, und zwar zwingt alles zu der Annahme, daß der Sitz der Störung in einer von dem Normalzustand abweichenden Ablagerung von Chlorid im Gewebe zu suchen ist. Es ist auch durchaus verständlich, daß bei einer derartigen, über das Normale weit hinausgehenden Anhäufung von Chloridverbindungen, der Zellstoffwechsel selbst in Mitleidenschaft gezogen werden kann.

Andererseits ist es möglich und stimmt mit einer alten klinischen Erfahrungstatsache überein, die Stoffwechselvorgänge des diabetischen Organismus durch die Art der Nahrung zu beeinflussen. So kann eine einseitige Pflanzenkost, bei deren Verbrennung vor allen Dingen Kaliumcarbonat entsteht, den Zellen große Mengen Chlorid (Salzsäure) entziehen. Es wirkt also eine einseitige Gemüseernährung beim Diabetiker einer krankhaften Chloridanhäufung entgegen; empirisch hat sie auch die Klinik als therapeutischen Vorteil schon längst erkannt. Wenn man einen Normalen in dieser Weise ernährt, macht sich als notwendige Folge ein starker Kochsalzhunger bemerkbar.

Umgekehrt kann, wenn Chloridretention im Gewebe und Alkaliausscheidung im Stoffwechsel sich über ein gewisses Maß ausdehnen, eine Verarmung der Nährflüssigkeit an Neutralsalz, vor allem an Kochsalz, entstehen und allmählich eine Verminderung der osmotischen Konzentration herbeiführen. Auch für diesen Vorgang finden wir in der Pathologie ein Beispiel in der diabetischen Hypochlorämie (MEYER-BISCH). Untersuchungen von BLUM und Mitarbeitern[3], die sich auf den Na- und Cl-Gehalt der Organe eines am Koma gestorbenen Menschen erstrecken, ergeben ebenfalls eine Na-Abnahme im Plasma und auch im Gewebe, dagegen eine Cl-Anreicherung in einigen Geweben, vor allem im Gehirn. Die gleichzeitigen Störungen im Wasserhaushalt stehen vermutlich mit allen diesen Vorgängen in direktem Zusammenhang.

Bei all diesen Vorgängen spielt das K im allgemeinen eine unbedeutende Rolle, denn jede Nahrung enthält K im Überschuß. Anders wird es aber, sobald

---

[1] HEUBNER: Ds. Band S. 1496 ff.
[2] MEYER-BISCH: Erg. inn. Med. **32**, 267 (1927).
[3] BLUM u. Mitarbeiter: C. r. Soc. Biol. Paris **96**, 643 (1927).

die anderen Ionen durch Zufall oder mit Absicht eingeschränkt werden. Dann erkennt man die große Bedeutung des *relativen* Ionengehaltes der Nahrung.

Wir wissen heute, daß das Mischungsverhältnis der Ione für den Stoffwechsel von Bedeutung ist; wir haben aber noch sehr wenig Kenntnis davon, worin diese Bedeutung im einzelnen besteht. Eine der wesentlichen Schwierigkeiten liegt darin, daß uns Aschenanalysen über die Bedeutung einer Nahrung für den Mineralhaushalt keine Auskunft geben können. Aus diesem Grunde sind die so mühevollen Untersuchungen von Ragnar Berg[1] in ihrem Wert außerordentlich beeinträchtigt. Wichtige Untersuchungen über diese Fragen wurden in den letzten Jahren von Oehme[2] angestellt. Er machte die bedeutsame Feststellung, daß die Neutralsalze der Alkalien eine ganz verschiedene Wirkung entfalten, je nach der Kostform, der sie zugelegt werden. Er kommt auf Grund seiner Untersuchungen zu folgendem Schema:

<table>
<tr><td rowspan="4">Eiweiß, Ca- und PO₄-reiche
Kost</td><td>NaCl</td><td>macht Ansatz von Ca und PO$_4$</td></tr>
<tr><td>KHCO$_3$ „</td><td>„ „ „ „ „</td></tr>
<tr><td>NaHCO$_3$</td><td>macht Verlust von Ca und PO$_4$</td></tr>
<tr><td>KCl</td><td>„ „ „ „ „ „</td></tr>
</table>

Bei K-reicher Kartoffelkost tritt das Gegenteil ein.

Diese Vorgänge haben mit der Reaktionslage des Stoffwechsels nichts Wesentliches zu tun. Sie sind vielmehr der Ausdruck eines physiologischen Ionenantagonismus, und zwar sind die Kationen K und Na und die Anionen Cl und HCO_3 Antagonisten. Entsprechend diesen Feststellungen legte sich Oehme die Frage vor, ob und wie lange durch entsprechende Salzzufuhr die Bilanz der anderen Ionen sich ändern läßt. Er konnte in der Tat finden, daß die Verschiebungen nach einem anfänglichen Maximum zwar stark zurückgingen, dafür aber um so länger anhalten können. Er fand auch einen Parallelismus zwischen der absoluten Menge der zugeführten Salze und dem Grad der beobachteten Wirkung. Er schließt daraus, daß es sich um eine Wechselwirkung der anorganischen Bestandteile der Nahrung handle, und daß organische Bestandteile keine Rolle spielen. Eine bestimmte Rolle des Darmes, etwa im Sinne einer Beeinflussung der Resorption, kommt nach den Untersuchungen von Oehme nicht in Frage, sondern die zugeführten Mineralien werden von diesem willig in die Körpersäfte übergeführt. Hier aber bleibt ihr Einfluß auf das Stoffwechselgeschehen — und darüber lassen auch die Versuche von Oehme keine Zweifel aufkommen — beim Normalen jedenfalls innerhalb der Grenzen der physiologischen Schwankungsbreite. *Es ist eben nicht die äußere Zufuhr, die in letzter Linie für die Bahn der Ionenbewegung entscheidend ist, sondern der Zustand und der Bedarf der Zelle selbst.* Erst wenn hierin, vor allem gilt das für die Pathologie, unsere Kenntnisse weiter gediehen sind, werden wir imstande sein, eine zielbewußte Mineraldiät zu betreiben.

Aus diesem Grunde wird man auch die neuerdings häufig gemachten Versuche durch Zusatz bestimmter Salzgemische zur Kost das Säurebasengleichgewicht nach einer gewünschten Seite zu verschieben, als nicht erfolgversprechend ansehen müssen. Meist handelt es sich um Gemische, die die vier „biologischen" Kationen an organische Säuren gebunden enthalten. Die bekannteren derartigen

[1] Berg, Ragnar: Z. klin. Med. **84**, 299 (1917).
[2] Oehme: Verh. Kongr. inn. Med. **1924** — Arch. f. exper. Path. [**102**, 40]; **104**, 115 (1924) — Verhandl. der Ges. f. Verdauungs- u. Stoffwechselkrankh. **6**, 159 (1926) — Fortbildungsvortrag über Stoffwechselkrankheiten, S. 189, Wiesbaden 1926. — Oehme, C., M. Oehme u. Wassermeyer: Dtsch. Arch. klin. Med. **154**, 107 (1927). — Oehme u. Török: Ebenda **160**, 233 (1928).

Salzgemische sind die Präparate „Basica", die Brufabasen und das Mineralogen. Die beiden erstgenannten Präparate bewirken nach den Untersuchungen von BECKMANN und ERVIG[1] und von HURTHELE[2] zwar eine Mehrausscheidung alkalischer Valenzen durch den Urin, die alveoläre CO_2-Spannung bleibt aber unbeeinflußt. Das gleiche gilt nach den Untersuchungen von P. MÜLLER[3] im umgekehrten Sinne auch für das Mineralogen. Das letztgenannte Präparat wird bekanntlich von GERSON, HERMANNSDORFER und SAUERBRUCH[4] zusammen mit einer kochsalzarmen, kalorisch nach bestimmten Vorschriften zusammengesetzten Kost als Heilmittel bei den verschiedenen Formen der Tuberkulose und bei Migräne verabreicht. Die von den Autoren erwartete „Säuerung" tritt nach übereinstimmendem Ergebnis sämtlicher Untersucher nicht ein. Auch der klinischtherapeutische Erfolg, der trotz der falschen theoretischen Voraussetzungen denkbar war, bleibt, wenigstens bei der Lungentuberkulose, aus.

Eine bewußte klinische Therapie wird erst möglich sein, wenn wir wissen werden, nach welchen Gesetzen sich — unabhängig von Änderungen der Nahrungsaufnahme — der intermediäre Kreislauf der Ionen vollzieht. Wir wissen, daß Na und K besonders reichlich im Pankreassaft vorkommen, insonderheit als Bicarbonat, das die Alkalisierung des Darminhaltes und die Neutralisierung der Magensalzsäure bedingt. Wir wissen aber nicht, wieviel von dem ausgeschiedenen Alkali rückresorbiert wird und welche Rolle diese Rückresorption für das Gleichgewicht des Säurebasenhaushaltes im Körper spielt. Die Analyse des Pankreassaftes ergibt, daß vor allen Dingen das Na von Bedeutung ist. FROUIN und GÉRARD[5] fanden im Pankreassaft, im Darmfistelsaft von Hunden für K Werte, die ungefähr ein Zehntel des gleichzeitig vorhandenen Na betrugen. WOHLGEMUTH[6] fand sogar in Aschenanalysen ein Verhältnis von 1,10% K zu 33,65 % Na.

b) Intermediäre Bewegung.

Im intermediären Ersatzstoffwechsel gehen K und Na in noch deutlicher erkennbarer Weise durchaus eigene Wege. Es ist daher auch nicht verwunderlich, daß in der Haut, wie Analysen von LUITHLEN[7] ergaben, sehr starke Differenzen in dem Verhältnis von K zu Na bestehen, nämlich Werte von 0,37 und 0,99, in pathologischen Fällen sogar 0,25—1,30. Das K, das ja im Gewebe besonders reichlich vorkommt, bewegt sich bei der Muskel- und Herzarbeit in dauerndem Kreislauf zwischen Gewebe und umgebender Gewebsflüssigkeit (BURRIDGE[8] und ZWAARDEMAKER[9]). Im zirkulierenden Blute ist der Gehalt von Na und K in weitgehendem Maße konstant. Der Gehalt des Blutplasmas an K wiegt nach übereinstimmenden Untersuchungen um 20 mg%, der an Na um 300 mg%. Schwankungen nach oben und unten um mäßige Beträge kommen vor. Typische Abweichungen in pathologischen Fällen sind für das K bisher nur selten bekannt geworden.

Ausführliche Untersuchungen hat NOGUCHI[10] angestellt. Er fand enge Beziehungen zur Nierentätigkeit. Bei schwerer Nephritis fand er Werte bis zu 38,05 mg%. Am entnierten Hund trat ein Anstieg bis zu 61,2 mg% K ein.

[1] BECKMANN u. ERVIG: Münch. med. Wschr. **1926**, Nr 37, 1517.
[2] HURTHELE: Münch. med. Wschr. **1929**, Nr 34, 1405.
[3] MÜLLER, P., u. QUINCKE: Dtsch. Arch. klin. Med. **158**, 42, 62; **160**, 24 (1928).
[4] GERSON, HERMANNSDORFER u. SAUERBRUCH: Münch. med. Wschr. **1927**, Nr 2 u. 3.
[5] FROUIN u. GÉRARD: Soc. Biolog. **72**, 98 (1912); zitiert nach Tabul. Biolog. **2**, 517 (1925).
[6] WOHLGEMUTH: Biochem. Z. **39**, 302 (1912).
[7] LUITHLEN: Zitiert auf S. 1544.
[8] BURRIDGE: J. of Physiol. **41**, 285 (1910/11).
[9] ZWAARDEMAKER: Pflügers Arch. **173**, 28 (1919).
[10] NOGUCHI: Arch. f. exper. Path. **108**, 73 (1925).

OLMER[1] fand bei einem urämischen Koma einen Wert für Serum-K von 85 mg%. Es ist das der höchste bisher gefundene Wert.

Ein gewisser Parallelismus zum Reststickstoff ist auch schon von anderen Autoren beobachtet worden (NELKEN und STEINITZ[2]). Werte zwischen 30 und 40 mg% K wurden mehrfach mitgeteilt, und zwar nicht nur bei Schrumpfniere, sondern auch bei chirurgischen Nierenerkrankungen. Meistens wird dabei beobachtet, daß die Werte von K und von Ca sich in entgegengesetzter Richtung verändern. ZONDEK, PETOW und SIEBERT[3] nehmen an, daß unter Bedingungen, unter denen sich das Calcium von der Bindung an Eiweißkörper löst, K sich an Eiweißkörper bindet und umgekehrt. Auch KISCH[4] machte die Beobachtung, daß der K-Gehalt in den Fällen, in denen der Calciumgehalt vermindert ist, erhöht ist.

Bei essentieller Hypertonie und bei Asthma bronchiale ist der K-Gehalt des Blutserums nach BREMS[5] um 2—3 mg% erhöht, ein Betrag, der noch innerhalb der physiologischen Grenzen liegt. Beim Ödem fand KISCH[6] eine stärkere Erhöhung, und zwar bis um 30% des Normalwertes. Er konnte diese Erhöhung nicht nur im Blute des künstlich ödematös gemachten Hundes finden, sondern auch im Blute des dekompensierten Herzkranken.

Der K-Gehalt des *Blutes* ist weniger konstant als der des *Plasmas*. Dies ist auf das wechselnde Verhältnis der Blutkörperchen zum Blutvolumen zurückzuführen. Im allgemeinen werden Werte zwischen 150—190 mg% gefunden. Es wird angenommen, daß es im ionisierten Zustande ist.

Vom Na wissen wir, daß es bei gewissen Krankheiten im Blut vermehrt sein kann. Zu nennen sind hier gewisse Fälle von Nierenerkrankungen, von Diabetes insipidus; in verminderter Menge kommt es vor vorübergehend bei schweren Fällen von Zuckerkrankheit und dauernd bei kachektischen Zuständen. Kurz erwähnt soll hier nur werden, daß nach GREENWALD[7] dem Na auch eine Giftwirkung bei der Tetanie zugeschrieben wird.

Trotzdem alle diese Untersuchungen ein sehr unvollkommenes Bild ergeben, lassen sie doch soviel mit Sicherheit erkennen, daß eine beliebige Vertauschung der beiden Kationen Na und K aus biologischen Gründen nur in beschränktem Maße möglich sein kann. Entsprechende Versuche, die OEHME angestellt hat, ergeben, daß man auch durch große einseitige Zufuhr einzelner Mineralien doch nur einen kleinen Teil einer Ionenart durch eine andere verdrängen kann. Nach MILLER[8] kann K zwar unter Umständen das Na ersetzen, aber nur ganz vorübergehend. Auch OEHME[9] glaubt, daß nur ein kleiner Teil des Mineralbestandes normalerweise frei beweglich ist. Es scheint aber, daß unter pathologischen Zuständen die Ersetzbarkeit eines Kations durch das andere gesteigert werden kann. Ob aber nicht gerade hierdurch krankhafte Störungen im Stoffaustausch hervorgerufen werden, ist zwar noch nicht bewiesen, aber doch wahrscheinlich. Über die pharmakologische Bedeutung dieser Erscheinung ist noch wenig bekannt. Nur WIECHOWSKI hat festgestellt, daß die Toxizität des Calciums bei intravenöser Injektion je nach dem Mineralgehalt der gleichzeitig zugeführten Nahrung wechselt.

[1] OLMER: C. r. Soc. Biol. Paris **87**, 867 (1922).
[2] NELKEN u. STEINITZ: Z. klin. Med. **103**, 161 (1926).
[3] ZONDEK, PETOW u. SIEBERT: Klin. Wschr. **1922**, Nr 44, 2172.
[4] KISCH: Klin. Wschr. **1926**, Nr 34, 1555.
[5] BREMS: Acta med. scand. (Stockh.) **66**, 473 (1927).
[6] KISCH: Klin. Wschr. **1927**, 1085.
[7] GREENWALD: J. of biol. Chem. **54**, 285 (1922).
[8] MILLER: J. of biol. Chem. **70**, 593 (1926).
[9] OEHME: Zitiert auf S. 1546.

Aus allen diesen Mitteilungen geht soviel hervor, daß im normalen Organismus der an sich nach den Gesetzen der klinischen Chemie zu erwartenden Ersetzbarkeit des einen Ions durch das andere bestimmte physiologische Kräfte entgegenwirken.

Diese Tatsache ist einerseits von größtem entwicklungsgeschichtlichem Interesse, andererseits erklärt sie uns die scheinbar willkürliche physiologische Tatsache der biologischen Sonderstellung der genannten Kationen, die in so manchen Punkten exakten chemischen Gesetzen zu widersprechen scheint.

Bedeutsam ist das Verhältnis von K zu Na für die *Wasserbewegung* im *Körper*. Wie schon weiter oben ausgedrückt wurde, beruht diese Eigenschaft wohl im wesentlichen darauf, daß K für die Quellbarkeit mancher Gewebsarten entgegengesetzte Bedeutung besitzt wie das Natrium.

Dieser Ionenantagonismus wurde bereits im Jahre 1907 von JOHANNES BOCK[1] im Tierversuch praktisch demonstriert. Er infundierte einem Kaninchen im Laufe von 2 Stunden 178 ccm einer isotonischen Lösung mit gleichen Äquivalenten Natrium- und Kaliumchlorid. Die Analyse des Harns ergab, daß in der zweiten halben Stunde eine Diurese mit erhöhtem Kalium- und Natriumgehalt einsetzte, die nach Beendigung der Infusion mit dem Natrium zugleich absank, um eine Stunde später von neuem und wiederum zugleich mit dem Natrium erheblich zu steigen und 3—4 Stunden auf der Höhe zu bleiben; die Kaliumausscheidung aber sank unabhängig von der Harnmenge vom Ende der Infusion an regelmäßig ab. 6 Stunden nach Ende der Infusion waren 77% des zugeführten Wassers, 110% des zugeführten Kaliums, jedoch nur 58% des zugeführten Natriums im Harn erschienen. In Parallelversuchen mit reinen Kaliumchloridlösungen erwies sich der Unterschied zwischen Kalium und Wasser immer von neuem, insofern das Kalium regelmäßig absank, das Wasser aber eine sekundäre Erhebung zeigte; dabei war die Kaliumausscheidung in toto geringer als bei gleichzeitiger Natriumzufuhr, während dafür bei der ersten Infusionsdiurese (nicht bei der sekundären) von dem Natriumbestand des Körpers etwas mitgenommen wurde. Weitere Versuche an nierenlosen Tieren ergaben, daß erhebliche Mengen Kalium (etwa 0,12 g K pro Kilogramm) nach intravenöser Injektion in kurzer Zeit ($^1/_2$ Stunde) aus dem Blutplasma verschwinden.

Diese Versuche sind deshalb von Bedeutung, weil sie Klarheit darüber anbahnen, ob wir es bei der an sich unbestreitbaren Bedeutung des Na-Chlorids für den Wasserhaushalt mit einer Wirkung eines der einzelnen Ionen oder mit einer Salzwirkung zu tun haben. Wenn die genannten Versuche von BOCK zunächst einen indirekten Beweis dafür liefern, daß die Anwesenheit des Natriumions im Chlorid für die Wirkung von entscheidender Wichtigkeit ist, so verdanken wir L. BLUM den ersten direkten Nachweis. Er machte als erster die Beobachtung, daß bei bestimmten Fällen von Zuckerkrankheit reichliche Zulagen von Na-Bicarbonat akute Gewichtszunahmen durch Wasserretention bewirken können[2]. LABBÉ und GÉRITHAULT[3] fanden, daß hierbei Chlorid nur inkonstant, Na aber regelmäßig retiniert wird. Um die weitere Klärung hat sich besonders MAGNUS-LEVY[4] verdient gemacht. Er verglich in längerdauernden Versuchsperioden die Wirkung von äquivalenten Mengen von Kochsalz und Na-Bicarbonat. Als Versuchsperson wählte er hydropische Nierenkranke. In allen Fällen war der Gewichtsanstieg nach Bicarbonat zwar deutlich, aber doch wesentlich geringer

[1] BOCK, JOHANNES: Arch. f. exper. Path. **57**, 183 (1907).
[2] BLUM, L.: Verh. Kongr. inn. Med. **26**, 122 (1909).
[3] LABBÉ u. GÉRITHAULT: J. Physiol. et Path. gén. **15**, 39, 131 (1913).
[4] MAGNUS-LEVY: Z. klin. Med. **90**, 287 (1921).

als nach Kochsalz. Magnus-Levy machte auch die Beobachtung, daß Kaliumchlorid wesentlich besser ausgeschieden wurde und sogar eine diuretische Wirkung hat. Ganz ähnliche Versuche wurden fast zu gleicher Zeit von L. Blum[1] in Straßburg ausgeführt.

Diese Na-Wirkung regte dazu an, die alte und von Schmiedeberg und Hugo Schulz[2] genauer formulierte diuretische Wirkung der K-Salze experimentell nachzuprüfen. In der Tat fanden die verschiedensten Autoren beim Erwachsenen und beim Säugling, daß K-Chlorid und K-Bicarbonat zum *mindesten einen Wasseransatz nicht erzielen können* (E. Pfeiffer[3], L. F. Meyer[4], S. Cohn[5], Schloss[6]). In neuerer Zeit wurde durch L. Blum[1] versucht, an Stelle des alten Kalium-Aceticum das Kaliumchlorid als Diureticum in die Therapie einzuführen; ein Versuch, der aber an der schlechten Bekömmlichkeit und der unsicheren Wirkung scheitern dürfte. Durch diese Einschränkung verliert aber die Tatsache der scharfen Herausarbeitung dieses für den Wasserhaushalt so bedeutungsvollen Ionenantagonismus nichts von ihrem Wert. Wie tiefgehend durch einen Na-Verlust und die dadurch gestörte Wasserbindungsfähigkeit des Gewebes die gesamten Zellfunktionen Schaden leiden können, zeigen die bereits mehrfach besprochenen Verhältnisse beim diabetischen Koma.

Auch Beobachtungen bei anderen Krankheiten lassen erkennen, daß enge Beziehungen des Na- und Chloridstoffwechsels zu sonstigen chemischen Umsätzen bestehen.

Das am längsten bekannte Beispiel der *Kochsalzretention im Fieber* und bei Infektionskrankheiten ist methodisch nicht ganz einwandfrei gestützt, da aus Chloridanalysen ohne weiteres auf eine gleichzeitige Bewegung von Na-Chlorid geschlossen wurde. Salkowsky[7] hat aber den direkten Nachweis geführt, daß gleichzeitig mit Chlor auch tatsächlich Na retiniert wird. Zugleich wird der K-Gehalt des Urins abnorm hoch gefunden (Moraczewski[8], Gross[9]). Doch ist in den seltensten Fällen eine strenge analytische Trennung zwischen Na-Chlorid und anderen Chloriden durchgeführt worden, so daß die Mehrzahl der Befunde unter dem Gesichtspunkt des Chloridstoffwechsels zu betrachten ist.

Dieselbe Frage ist auch immer wieder erörtert worden, wenn es sich darum handelte, die Wirkung von Kochsalzinfusionen zu deuten. Besonders bei krankhaften Zuständen scheint sich der Organismus in einem Zustande erhöhter Empfindlichkeit gegen Kochsalz zu befinden. Die ersten Beobachtungen dieser Art stammen von Hutinel[10], der beim tuberkulösen Organismus mit Kochsalzinjektionen eine tuberkulinähnliche Wirkung erzeugen konnte.

In späterer Zeit wurde für diese Wirkungsweise des Kochsalzes der Name „Salzfieber" geprägt, wobei festgestellt wurde, daß es sich besonders leicht beim Säugling, und zwar in erster Linie beim ernährungsgestörten Säugling, erzeugen

[1] Blum, L.: Presse méd. **1920**.

[2] Schulz, Hugo: Unorg. Arzneistoffe. Leipzig: G. Thieme 1920.

[3] Pfeiffer, E.: Verh. Kongr. inn. Med. **28**, 506 (1911).

[4] Meyer, L. F.: Jb. Kinderheilk. **71**, 1 (1910).

[5] Cohn, S.: Z. Kinderheilk. **2**, 360 (1911).

[6] Schloss: Jb. Kinderheilk. **71**, 296 (1910) — Z. Kinderheilk. **3**, 441 (1912) — Berl. klin. Wschr. **1912**, Nr 24.

[7] Salkowsky: Untersuchungen über die Ausscheidung der Alkalisalze. Virchows Arch. **53**, 209 (1871).

[8] Moraczewski: Virchows Arch. **155**, 11 (1899).

[9] Gross: Über die Ausscheidung der Alkalien und alkalischen Erden im Harn. Inaug.-Dissert. Freiburg 1905.

[10] Hutinel: Semaine méd. **1895**.

läßt[1-3]. Zur Erklärung dieser auffallenden Eigenschaft des Kochsalzes wurden die bekannten Versuche von RÖSSLE[4] herangezogen, der nach Kochsalzinfusion trübe Schwellung der parenchymatösen Organe festgestellt hat. Man nahm eine Giftwirkung in Zusammenhang mit dem einseitigen Überwiegen des Natriumions im Gewebe an, schloß also eine Beteiligung des Chlorids beim Zustandekommen des Salzfiebers aus[5]. Ob es sich aber wirklich in allen Fällen um eine Gewebsschädigung durch Ionenverdrängung handeln kann, erscheint zweifelhaft, wenn man bedenkt, mit welch kleinen Mengen von Kochsalz bereits Fieber erzeugt werden kann. Diese Tatsache ist um so wichtiger, als sogar größere Mengen von $NaHCO_3$ gänzlich unschädlich sind. Viel plausibler erscheint die Annahme von FREUND und GRAFE[6], daß es sich beim Kochsalzfieber um prinzipiell dieselben Vorgänge handelt wie beim infektiösen Fieber. Auch RIETSCHEL[7] nimmt ein echtes Salzfieber an. Im gleichen Sinne sprechen Untersuchungen von STARKENSTEIN, nach denen die Wirkung einer parenteralen Kochsalzzufuhr der der parenteralen Proteinkörperwirkung prinzipiell gleich sein kann. Daß geringe Mengen von Kochsalzlösung auch ohne Fieber auf die intermediäre Eiweißbewegung einwirken können, zeigen Lymphfistelversuche von MEYER-BISCH[8], aus denen hervorgeht, daß intravenöse Injektionen kleinster Kochsalzmengen eine Retention von Wasser und Eiweiß im Gewebe hervorrufen können. Nach alledem ist es nicht sehr wahrscheinlich, daß man die Beeinflussung des Stickstoffwechsels durch Kochsalz lediglich als Natriumwirkung ansehen darf. Versuche und Beobachtungen über den Einfluß von Eiweiß und Eiweißspaltprodukten auf den intermediären Chloridaustausch lassen sich sogar dahin deuten, daß das Chlorid die Hauptrolle spielen kann. Eine Reihe von Tierversuchen ergab nämlich das übereinstimmende Resultat, daß die Infusion von Pepton, Aminosäuren[9] und Histamin[10] eine Retention von Chlorid in den Geweben hervorruft. Eine derartige Retention von Chlorid im Gewebe läßt sich in Lymphfistelversuchen auch unter dem Einfluß anderer Substanzen demonstrieren. Es läßt sich aber immer wieder beobachten, daß das Na gerade in dieser Hinsicht, nämlich in seinen Beziehungen zum Chlorid in der Gewebsflüssigkeit, in seinen Gesetzen außerordentlich schwer zu beurteilen ist.

Regulierende Kräfte.

Im vorhergehenden wurden vielfach pathologische Verhältnisse berücksichtigt, bei denen naturgemäß eine gewisse Labilität des Ionengleichgewichts von vornherein gegeben ist. Wir dürfen aber nicht vergessen, daß es beim gesunden Menschen, auch bei stärkster einseitiger Mineralzufuhr, nicht zu krank-

---

[1] SCHAPS: Salz- und Zuckerinjektionen beim Säugling. Berl. klin. Wschr. **1907**, Nr 19.

[2] MEYER, L. F.: Über die Bedeutung der Mineralsalze bei den Ernährungsstörungen des Säuglings. 26. Versammlg. d. Ges. f. Kinderheilk. Salzburg 1909.

[3] MEYER-BIXTSCHEL: Giftwirkung und Entgiftung des Kochsalzes bei subcutaner Injektion. 2. Tagung der freien Vereinigung f. wissenschaftl. Pädiatrie. Breslau 1908.

[4] RÖSSLE: Gibt es eine Schädigung nach Kochsalzinfusion? Berl. klin. Wschr. **1907**, Nr 37.

[5] MORAWITZ u. NONNENBRUCH: Pathologie des Wasser- und Mineralstoffwechsels. Oppenheimers Handb. d. Biochemie **8**, 256 (1925).

[6] FREUND u. GRAFE: Stoffwechseluntersuchungen bei exp. Kochsalzfieber. Arch. f. exper. Pathol. **67**, 55 (1912).

[7] RIETSCHEL u. STRIECK: Über das alimentäre Fieber usw. Z. Kinderheilk. **43**, 106 (1927).

[8] MEYER-BISCH: Über den Einfluß kleinster Zucker- und Kochsalzmengen auf die Brustganglymphe des Hundes. Z. exper. Med. **24**, 381 (1921).

[9] MEYER-BISCH u. GÜNTHER: Physiologie und Pathologie der Lymphbildung. Zitiert auf S. 1532.

[10] DRAKE u. TISDALL: Die Wirkung des Histamins auf die Blutchloride. J. of biol. Chem. **67**, 91 (1926). — NI: Über die entgegengesetzten Schwankungen der Konzentrationen von Zucker und Chloriden im Blut. Amer. J. Physiol. **78**, 158 (1926).

haften Veränderungen führen kann. Hierfür sorgen die zahlreichen Regulations-
vorrichtungen, die dem Organismus zur Verfügung stehen.

Der Sitz dieser regulativen Einflüsse ist vermutlich teils in der Peripherie,
teils zentral zu suchen. Vorgänge an der Peripherie würden im wesentlichen
durch die Arbeit der einzelnen Organe bedingt sein. Gerade über den Mineralstoffwechsel wissen wir noch sehr wenig Einzelheiten. Nur vom Kalium ist bekannt, daß es, wie zahlreiche Untersuchungen der letzten Jahre ergeben haben,
enge Beziehungen zum vegetativen Nervensystem besitzt.

Das Nervensystem, insonderheit das vegetative, hat zweifellos Einfluß auf
die Bewegung des K in den Geweben und den Zellen. Einen indirekten Beweis
hierfür liefern von Meyer-Bisch und Günther[1] ausgeführte Lymphfistelversuche, aus denen hervorgeht, daß Adrenalininjektion, d. h. Sympathicusreizung, ein Zunehmen des Kaliumgehaltes der Lymphe bedingt. Im gleichen
Sinne sprechen Versuche von Alpern[2], die auch im Speichel eine Veränderung
des Kaliumgehaltes nach Sympathicusreizung ergaben. Neuschloss und Trelles[3] führten den direkten Nachweis im Gewebe. Sie konnten zeigen, daß Muskeln
eine verschiedene Kaliumverteilung aufweisen, je nachdem sie unter dem Einfluß
ihres Nerven stehen oder von ihm befreit sind.

Untrennbar verbunden mit dem vegetativen Nervensystem ist auch in Beziehung zur Beeinflussung des Mineralstoffwechsels das endokrine System. Hier
sind zwei Wirkungskomplexe voneinander zu trennen, erstens der Einfluß des
Milieus auf die Wirkung der *Sekrete* der endokrinen Drüsen, zweitens die Wirkung
der *endokrinen Drüsen* auf die Zusammensetzung des *Milieus.*

Unsere Kenntnisse hierüber sind zwar noch sehr lückenhaft, immerhin sind
aber doch eine Reihe von konkreten Beispielen für beide Möglichkeiten bekannt.
So wissen wir durch die Strömungsversuche von Hülse[4] im Gefäßpräparat, daß
die Adrenalinwirkung bei alkalischer Reaktion durch KCl in geringer Konzentration, bei schwach saurer Reaktion dagegen erst durch höhere Konzentration
erhöht wird. Ähnliche Beispiele ließen sich in großer Anzahl auch für andere
endokrine Drüsen beibringen.

Wenn wir uns danach fragen, wie wir uns die gesamte Regulation der K- und
Na-Bewegung im Körper vorzustellen haben, so muß immer wieder betont
werden, daß die verschiedenen regulatorischen Kräfte an sich so vielartiger Natur
sind, daß im Einzelfall häufig die genaue Unterscheidung unmöglich ist. Um so
notwendiger ist aber die Annahme, daß ein Hauptzentrum vorhanden ist, das
sämtliche so verschiedenartige Kräfte beherrscht und ihr Zusammenspiel regelt.
So unvollkommen unser Einblick heute noch ist, so haben wir ja bereits einige
Beweise dafür, daß die Aufrechterhaltung der Isoosmose und die Regelung des
Säurebasengleichgewichts vom Zwischenhirn bzw. der Oblongata ausgeht; in
Analogie dazu darf man vorläufig mit Kraus und Mitarbeitern annehmen, daß
auch die Regelung des relativen Ionengleichgewichts vom Zentralnervensystem
beherrscht wird.

Natrium im Anwuchsstoffwechsel.

Mit der Frauenmilch werden dem Säugling je Tag und Kilo rund 30 mg Na
angeboten; die Hauptmenge hiervon wird retiniert. Entsprechend dem Überschuß
des Na über das Chlorid in der Zusammensetzung der Körpergewebe darf man aus
dem Chloridansatz den Ansatz von Na auf 15—25 mg je Tag und Kilo schätzen.

[1] Meyer-Bisch u. Günther: Erg. Physiol. (Asher u. Spiro). Zitiert auf S. 1532.
[2] Alpern: Virchows Arch. **209**, 723—738 (1925).
[3] Neuschloss u. Trelles: Virchows Arch. **204**, 374 (1924).
[4] Hülse: Z. exper. Med. **30**, 268 (1922).

L. F. MEYER[1] sowie später BRUCK[2] fanden in Stoffwechselversuchen beim Säugling stets eine positive Na- und K-Bilanz.

Aus der von LANGSTEIN und L. F. MEYER[3] gegebenen Zusammenstellung über die bei künstlicher Ernährung beobachteten Retentionen kann man eine Schwankungsbreite von 5—65 mg herauslesen. Im ganzen ergibt sich ein Mittelwert von 25 mg. Jedoch fanden ECKSTEIN und ROMINGER[4], daß die Retentionsziffer der Mineralien mit der Körpergröße steigt. In neuerer Zeit haben ROMINGER und MEYER[5] besonders die Verhältnisse beim Flaschenkind genau untersucht und gefunden, daß das Flaschenkind eine sehr viel größere Menge von Alkali speichern kann als das Brustkind, so daß es also in diesem Lebensalter zu einer Supermineralisation kommen kann. Die Untersuchungen von ROMINGER und MEYER — sofern sie durch Nachuntersucher bestätigt werden — erfordern deshalb besondere Aufmerksamkeit, weil diese Autoren mit großer Sorgfalt bestrebt waren, die gesamten Ausscheidungen zu erfassen. Sie erreichten dies dadurch, daß sie die Säuglinge in Watte packten und diese Watte dann quantitativ sammelten und veraschten. Es ist allerdings noch nicht sichergestellt, wie lange diese künstliche Speicherung von Alkali anhält.

Daß das Flaschenkind trotz dieser Anreicherung an Alkali nicht ödematös wird, mußte auffallen, wenn die vor allen Dingen von L. F. MEYER[6] aufgestellte Lehre zu Recht bestünde, daß beim Säugling Wasser- und Salzretention eher gekoppelt seien als beim Erwachsenen. Vor allen Dingen ROMINGER[7] hat aber darauf hingewiesen, daß auch beim Säugling Wasser- und Salzhaushalt unter normalen Verhältnissen weitgehend getrennt sind, und daß beim Säugling die trockene Chloridretention genau so gut möglich ist wie beim Erwachsenen. Tritt Ödem ein, so ist das auch beim Säugling ein Zeichen, daß krankhafte Vorgänge hinzugekommen sind.

Eine wichtige, ödemauslösende Ursache beim Säugling ist die Inanition. Alkaliverlust kann durch fettreiche Milch herbeigeführt werden. Auch bei der Dystrophie kann nach FINKELSTEIN[8] ein Alkaliverlust eintreten. Der größte Alkaliverlust kann sich aber entwickeln bei protrahiertem Durchfall.

Interessant ist es, daß das Verhältnis von Na zu Chlor im Ansatz wechseln kann. Während in dem 6 tägigen Versuch von LINDBERG[9] fast genau gleiche Äquivalente retiniert wurden, kamen bei TOBLER und NOLL[10] mehrere Natriumäquivalente auf ein Äquivalent Chlor. Das gleiche war in dem 10 tägigen Versuche JUNDELTS[11] an zwei älteren Knaben der Fall. Bei manchen der vorliegenden Versuche sind freilich die Ergebnisse so auffällig, daß man sich der technischen Schwierigkeit der Natriumanalyse erinnern muß.

Während des Hungers wurden bei CETTI und BREITHAUPT[12] im Harn regelmäßig etwas mehr (durchschnittlich 5 Milli-Äquivalente pro Tag) Chlorid als Natrium ausgeschieden; die Natriumausscheidung sank langsam auf 3—4 mg Na je Tag und Kilo.

---

[1] MEYER, L. F.: Erg. inn. Med. **1**, 317 (1908).　　[2] BRUCK: Mschr. Kinderheilk. **6**, 570 (1907).

[3] LANGSTEIN u. L. F. MEYER: Säuglingsernährung und Säuglingsstoffwechsel, 2. bis 3. Aufl. Wiesbaden 1914.

[4] ECKSTEIN u. ROMINGER: Ds. Handb. **3**, 1293 (1927).

[5] ROMINGER u. MEYER: Arch. Kinderheilk. **85**, 23 (1928) — Mschr. Kinderheilk. **34**, 408 (1926).

[6] MEYER, L. F.: Erg. inn. Med. **17**, 582 (1919).

[7] ROMINGER: Klin. Wschr. **1927**, 337.

[8] FINKELSTEIN: Jb. Kinderheilk. **65**, 1 (1907); **66**, 1 (1907).

[9] LINDBERG: Z. Kinderheilk. **16**, 90 (1917).

[10] TOBLER u. NOLL: Mschr. Kinderheilk. **9**, 210 (1910).

[11] JUNDELL: Zitiert nach MALY, **1914**, 424.

[12] CETTI u. BREITHAUPT: Zitiert nach HEUBNER. Zitiert auf S. 1415.

Kalium im Anwuchsstoffwechsel.

Für den wachsenden Organismus scheint das K wichtiger zu sein als das Na (Miller[1]). Jedenfalls stockt das Wachstum K-arm ernährter Ratten, ohne daß es möglich wäre, das fehlende K durch Na zu ersetzen. Aron[2] verdanken wir den Nachweis, daß der Gehalt der Nahrung an K und an Na auf den Kalkansatz und die Knochenbildung von Einfluß ist. Dieser Nachweis über gegenseitige Beziehungen der Ionen untereinander ist, besonders im Hinblick auf neuere Untersuchungen über das optimale Mineralgemisch in der Nahrung, von Wichtigkeit. Wenn Aron eine Trennung von Na und K noch nicht durchgeführt hat, so konnte neuerdings Keiser[3] für das Wachstum ganz allgemein nachweisen, daß es besonders durch Kalium beeinflußt wird. Dagegen übt nach MacCallum und Davis[4] Acidität oder Alkalinität der Nahrung keinen Einfluß auf das Wachstum von Ratten aus. Es ist dies der gleiche Standpunkt, zu dem auch Oehme für die Nahrung des erwachsenen Menschen gekommen ist.

Das Kaliumangebot in der Frauenmilch ist ungefähr 3mal so hoch wie das von Natrium, an Äquivalenten doppelt so hoch. Doch wird nach den wenigen vorhandenen Untersuchungen auch ein größerer Teil — und zwar sowohl im Harn wie im Kot — wieder ausgeschieden, so daß der Ansatz nicht wesentlich größer ist als der des Natriums. Er betrug in den Versuchen von Lindberg und Tobler-Noll ca. 12—36 mg K je Tag und Kilo; im Mittel bei künstlicher Ernährung rund 30 mg (schwankend ungefähr zwischen 15 und 45 mg). Aus dem mittleren Gewichtszuwachs (5 g je Kilo) und dem mittleren Gehalt der Muskeln und ähnlicher Gewebe (rund 0,3 %) berechnet sich ein täglicher Kaliumansatz, der der unteren Grenze der angeführten Schwankungsbreite entspricht (15 mg).

Jundelt fand bei seinen Knaben ($5^1/_2$ und $7^3/_4$ Jahre) eine Kaliumretention je Tag und Kilo von 10 und 15 mg K. Rechnet man das mittlere Wachstum dieses Alters auf etwa 0,25 g je Tag und Kilo (= 1,8 kg je Jahr und 20 kg), so erscheint die Kaliumaufnahme außerordentlich hoch im Verhältnis zu der neu angesetzten Substanz. Demgegenüber fand Herbst[5] viel geringere, ja auch negative Bilanzen bei Knaben zwischen 6 und 14 Jahren.

---

[1] Miller: J. of biol. Chem. **55**, 45, 61 (1923).
[2] Aron: Pflügers Arch. **106**, 91 (1905).
[3] Keiser: Z. vergl. Physiol. **2**, 453 (1925).
[4] MacCallum u. Davis: J. of biol. Chem. **21**, 615 (1915).
[5] Herbst: Jb. Kinderheilk. **76**, Erg.-Heft 40 (1912).

C. Umsatz der Erdalkalien (Ca, Mg) und des Phosphats.

Von

P. GYÖRGY
Heidelberg.

Mit 16 Abbildungen.

Zusammenfassende Darstellungen.

ABDERHALDEN, E.: Lehrb. d. physiol. Chemie, 5. Aufl. 1923. — ALBU u. NEUBERG: Physiologie und Pathologie des Mineralstoffwechsels. Berlin 1906. — GYÖRGY: Rachitis und Tetanie. Berlin: Julius Springer 1929. — HESS, A. F.: Rickets, Osteomalacia and Tetany. Philadelphia 1929. — HEUBNER, W.: Der Mineralstoffwechsel. Handb. d. Balneol. v. DIET-RICH-KAMINER 2, 181 ff. — LUSK: The science of nutrition, 4. Aufl. Philadelphia 1928. — MORAWITZ u. NONNENBRUCH: Pathologie des Wasser- und Mineralstoffwechsels, in Oppenheimers Handb. d. Biochemie, 2. Aufl., 8, 256 (1925). — SHERMAN: Chemistry of food and nutrition, 2. Aufl. London 1924. — STEPP u. GYÖRGY: Avitaminosen und verwandte Zustände. Berlin 1927. — THANNHAUSER: Lehrb. d. Stoffwechsels u. d. Stoffwechselkrankheiten. München 1929. — v. WENDT: Mineralstoffwechsel, in Oppenheimers Handb. d. Biochemie, 2. Aufl., 8, 183.(1925).

Auf keinem Gebiete der speziellen Stoffwechsellehre ist eine in didaktischer Hinsicht meist begrüßenswerte Zergliederung der Ganzheit in Einzelteile mit so viel Schwierigkeiten verbunden wie beim Mineralstoffwechsel und im besonderen auch beim Kalk-Magnesium- und Phosphatstoffwechsel. Die Aufnahme, die innere Verarbeitung, die gegenseitige intermediäre Beeinflussung, die Ausscheidung dieser Stoffe weisen Wege auf, die in ihrer Verschlungenheit eine klare Trennung kaum ermöglichen. Will man in der Darstellung den gegebenen Verhältnissen in einer unerlaubten Schematisierung keine Gewalt antun, so dürfte eine nach Möglichkeit zusammenfassende Betrachtungsweise des Erdalkali- und Phosphatstoffwechsels weit eher am Platze sein als eine jeweils nach den verschiedenen Ionen getrennte.

Knochenaufbau und Kalkphosphatumsatz.

Die stoffwechselmäßige Zusammengehörigkeit des Kalkes und der Phosphate geht besonders eindrucksvoll allein schon aus der Tatsache hervor, daß sie zusammen am Aufbau des Skelets maßgebend beteiligt sind. Wenn wir von den in geringen Mengen im Knochen enthaltenen Alkalien, dem Magnesium, dem Cl absehen, bestehen die Mineralsubstanzen des Knochens aus Calcium-, Phosphat- und Carbonationen, in salzmäßiger Bindung hauptsächlich wohl aus tertiärem Kalkphosphat und sekundärem Kalkcarbonat. Dabei übersteigt die Menge der Phosphate stets die der Carbonate so, daß das Gewichtsverhältnis $CO_3:PO_4$ nach den bekannten älteren Analysen GASSMANNs[1] meist etwa 1:11 und auch

---

[1] GASSMANN: Hoppe-Seylers Z. **70**, 161 (1910); **83**, 403 (1913).

nach den neueren chemisch einwandfreieren Untersuchungen von Kramer und seinen Mitarbeitern[1] im Mittel 1:7 — bei einer Schwankungsbreite von 1:6 — 1:13 — beträgt. Die Knochenbildung, wie auch überhaupt die Einordnung des Gesamtskeletsystems in den Stoffwechsel dürfte demnach mit dem Kalk- und Phosphathaushalt eng verknüpft sein. Allerdings fällt hier die Führung unzweifelhaft dem Kalk zu, sind doch 99% des Gesamtkalkbestandes des Körpers[2] im Skelet und nur 1% in den Weichteilen enthalten, während bei den Phosphaten sich nur 65% in den Knochen befinden und 35% am Stoffwechsel der Weichteile beteiligt sind. Stärkere Schwankungen im Kalkhaushalt, so auch in ihren bilanzmäßigen Äußerungen, müssen demnach mit der größten Wahrscheinlichkeit auf besondere Vorgänge innerhalb des Skeletsystems zurückgeführt werden, während gleichwertige Befunde im Phosphathaushalt diesen Schluß nicht ohne weiteres gestatten und die Frage, ob es sich dabei um Weichteil- oder Knochenprozesse handelt, offen lassen. In Umkehrung dieser These muß aber noch weiter gefolgert werden, daß der Kalkstoffwechsel mit dem Phosphatstoffwechsel viel gesetzmäßiger parallel und gleichsinnig verlaufen wird als der Phosphatstoffwechsel mit dem Kalkhaushalt. Betrifft z. B. eine Störung des Phosphatstoffwechsels ausschließlich bestimmte Weichteilorgane, so braucht dann der Kalkstoffwechsel nicht unter allen Umständen eine Änderung zu erfahren. Andererseits muß aber ein *starker* Ausschlag im Kalkhaushalt, so eine erheblich verschlechterte oder gebesserte Ca-Bilanz, den Hauptstandort des Körperkalkes, das Skeletsystem zwangsläufig berühren und beim Vorherrschen des phosphorsauren Kalkes in den Knochen auch eine Störung des Phosphathaushaltes zur Folge haben. Mit dieser rein deduktiv aufgestellten These steht die experimentell eindeutig erwiesene Tatsache, daß *Stapelung von überschüssig zugeführtem Kalk in größerem Maßstabe nur bei gleichzeitigem Überschuß an Phosphat erfolgen kann*, in bestem Einklang.

Knochenaufbau hat stets eine höhere Kalk-, und in Verbindung damit, auch eine verstärkte Phosphatretention zur Voraussetzung: Knochenwachstum muß demnach notwendig den Kalk- und in entsprechenden Grenzen auch den Phosphatbedarf erhöhen. Von diesem Gesichtspunkt aus darf der Kalk- und Phosphatstoffwechsel des wachsenden Organismus — vom Fetus bis zum Abschluß der Wachstumsperiode — ein erhöhtes Interesse für sich beanspruchen. Zwischen den Wachstums- und den späteren Altersperioden bestehen gerade im Hinblick auf die durch die Skeletbildung bedingten Eigenheiten des Kalk- und Phosphatstoffwechsels wichtige Unterschiede, wobei indessen die bilanzmäßige Erfassung des Kalk-Phosphatansatzes infolge der möglichen, unübersichtlichen, komplizierenden Aufstapelung von Kalk-Phosphatreserven jeweils auf große, kaum überwindbare Schwierigkeiten stoßen kann. Allein schon aus diesem Grunde kann man kaum von einem bilanzmäßigen Kalk-Phosphatoptimum, sondern höchstens von einem Kalk- und Phosphatminimum sprechen.

Erdalkali- und Phosphatbedarf des Fetus.

Der Mineral- und im besonderen der Kalk-, Phosphat- sowie auch der nur spärlich erforschte, neben dem Kalk auch physiologisch weniger bedeutende Mg-Stoffwechsel lassen sich während der intrauterinen Entwicklung durch Bilanzbestimmungen beim mütterlichen Organismus und durch vergleichende

---

[1] Vgl. Shear, Washburn u. B. Kramer: J. of biol. Chem. **83**, 697 (1929).

[2] Der Gesamtgehalt des Körpers an Ca bewegt sich schätzungsweise zwischen 0,7—1,4% des Körpergewichtes (Forbes u. Keith, zit. nach Heubner). Der Bestand an Phosphorsäure (HPO_4) ist etwa doppelt so hoch, bei Erwachsenen etwa 1—1$\frac{1}{2}$ kg.

Aschenanalysen der Feten rechnerisch, wenn auch nicht in absoluter Höhe, so doch annähernd richtig ermitteln. Es liegt in der Art der Versuche, daß wirklich komplette Reihen, d. h. Bilanzbestimmungen bei der Mutter und quantitative chemische Analysen der *zugehörigen* Feten, nur in Tierversuchen zu erhalten sind. Dementsprechend ist aber auch eine Übertragung der erhaltenen Versuchsergebnisse auf die menschlichen Verhältnisse quantitativ nur mit Einschränkungen gestattet. Dies um so mehr, weil eine zeitlich *fortlaufende* Bestimmung des Mineralansatzes bei dieser Versuchsanordnung am gleichen Wurf naturgemäß nicht durchführbar ist, und so auch die in *verschiedenen* Reihen erhaltenen Daten nicht ohne weiteres miteinander vergleichbar sind. Das größenordnungsgemäß richtige Ausmaß des Ausschlages ist indessen auf diese Weise doch noch leicht zu ermitteln. So konnte HOFFSTRÖM[1] bei schwangeren Frauen durch Kombination von vollständigen Bilanzversuchen und Berechnungen aus Aschenanalysen an Feten und Neugeborenen eine starke Ca-, P- und Mg-Retention, die zum größten Teil auf die Frucht zu beziehen war und besonders deutlich, in zunehmendem Maße, von der 28. Schwangerschaftswoche an, nachweisbar wurde, feststellen (Abb. 303 u. 304). Diese erhöhte Retention ist natürlich nichts anderes als der Ausdruck der fortschreitenden Verknöcherung des Skelets, die nach den vorliegenden, an Feten verschiedenen Alters erhaltenen analytischen Daten von MICHEL, HUGOUNENQ[2] wohl bereits früher beginnt, in den letzten Schwangerschaftsmonaten jedoch mit einer absolut besonders hohen Einlagerung von Kalk- und Phosphaten (auch von Magnesium) einhergeht. Auf wie hoch sich der Kalk- und Phosphatansatz während der intrauterinen Entwicklung beim menschlichen

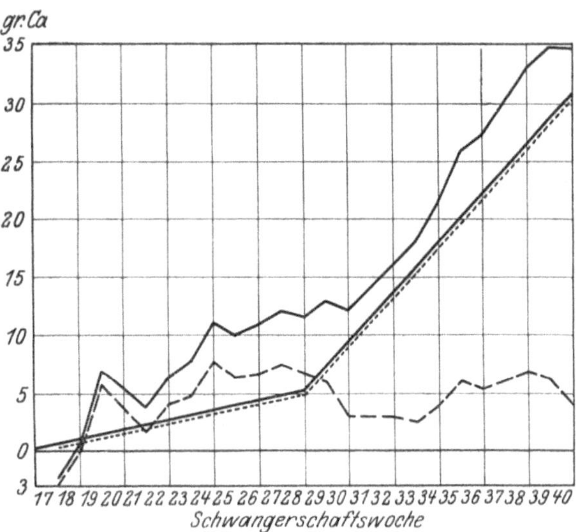

Abb. 303. ⸻ = die Ca-Retention: ⸻ = die Ca-Deviation zum Ei; ⎯ ⎯ ⎯ ⎯ = der Ca-Ansatz der Mutter. (Nach HOFFSTRÖM.)

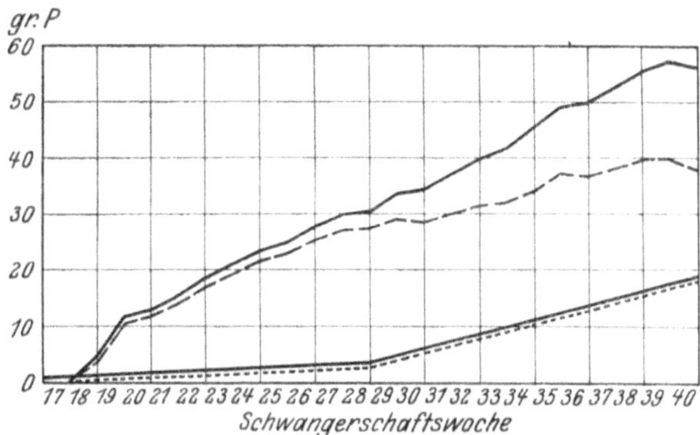

Abb. 304. ⸻ = die P-Retention; ⸻ = die P-Deviation zum Ei; ⎯ ⎯ ⎯ = der P-Ansatz der Mutter. (Nach HOFFSTRÖM.)

[1] HOFFSTRÖM: Skand. Arch. Physiol. (Berl. u. Lpz.) **23**, 326 (1910).
[2] MICHEL, zit. nach MUHL: Acta paediatr. (Stockh.) **2**, Suppl. 1 (1924). — HUGOUNENQ: J. Physiol. et Path. gén. **1**, 703 (1899). — Vgl. auch H. MEYER: Über den Mineralansatz beim wachsenden Organismus. Habilitationsschr. Kiel 1929.

Fetus beläuft, kann man aus den *annähernd* sicher richtigen Daten von Hoffström (Abb. 303 u. 304) und noch einfacher aus Aschenanalysen von Neugeborenen bestimmen.

Fehlerquellen
bei der Bilanzbestimmung des Kalk-Magnesium-Phosphathaushaltes.

Nach Abschluß der intrauterinen Entwicklungsperiode sind wir in der Lage, den Mineralstoffwechsel, so auch den Kalk- und Phosphathaushalt beim Säugling, Kind und später beim Erwachsenen in Bilanzuntersuchungen einer direkten Analyse zu unterziehen. Bei Tieren lassen sich die so gewonnenen Ergebnisse durch Aschenanalysen des Gesamtorganismus in den verschiedenen Lebensperioden noch weitgehend kontrollieren. Die Möglichkeit dieser Kontrolle entfällt bei Menschen. Hier liefern andererseits gerade beim Kalk-Phosphatstoffwechsel klinische Befunde und die röntgenoskopische Untersuchung des Skelets wertvolle Fingerzeige. Überdies lassen sich die aus Tierexperimenten gezogenen Folgerungen bei entsprechender Vorsicht oft auch auf die menschlichen Verhältnisse übertragen.

Bei der Bilanzbestimmung, diesem klassischen Untersuchungsverfahren des Stoffwechsels, so auch des Kalk-Magnesium-Phosphathaushaltes ist eine Reihe von Fehlermöglichkeiten zu berücksichtigen. Die erhaltenen Befunde lassen eine kritische Verwendung nur dann zu, wenn sie an gesunden Individuen, bei einer physiologisch einwandfreien und möglichst identischen oder jedenfalls voneinander nicht sehr abweichenden Ernährungsweise in langen Versuchsperioden, die tunlichst 6—7 Tage umfassen (Telfer), erhoben worden sind. Besonders zu beachten ist dabei die Tatsache, daß allein schon Nichtgebrauch der Knochen, d. h. Bettruhe, Bewegungsmangel einen Knochenschwund, eine vermehrte Abgabe von Knochensalzen[1] mit konsekutiver Erhöhung des Blutkalkgehaltes[2] und parallel hierzu eine starke Belastung der Kalk- und Phosphatbilanz bewirken. Diese bei den einschlägigen Stoffwechseluntersuchungen im allgemeinen meist wenig beachtete Fehlerquelle kann die Ergebnisse sicher oft erheblich verschleiern, vielleicht sogar auch verfälschen. Aber auch bei Berücksichtigung all dieser Versuchsbedingungen sind noch infolge unübersehbarer weiterer Umstände, so vielleicht unter dem Einfluß klimatischer, jahreszeitlicher oder unerkennbarer endogener Faktoren Störungen nicht zu vermeiden, wie dies nicht nur aus der großen Schwankungsbreite der unter gleichen Bedingungen bei *verschiedenen* Individuen gewonnenen Ergebnisse, sondern auch aus dem zeitlich oft wechselnden Verhalten des Kalk-Phosphathaushaltes bei der *gleichen* Versuchsperson trotz scheinbar unverändert gebliebener Bedingungen hervorgeht (Aub und seine Mitarbeiter[3]).

Die besten Möglichkeiten zur Einhaltung der notwendigen, ja unerläßlichen Versuchsbedingungen bietet der natürlich ernährte Säugling, kann man doch die Frauenmilch als eine physiologisch einwandfreie, leicht verdauliche, gut äquilibrierte Nahrung, mit einer im Verhältnis zur gemischten Kost des Erwachsenen verhältnismäßig einfachen Zusammensetzung bezeichnen.

Die Erdalkali- und Phosphatbilanz beim natürlich ernährten normalen Säugling.

Mit dem Mineral- und darunter auch mit dem Erdalkali- und Phosphatumsatz des gesunden Brustkindes haben sich zahlreiche Autoren in wertvollen

---

[1] Hoppe-Seyler: Hoppe-Seylers Z. **15**, 161 (1896). — v. Noorden u. Belgardt: Berl. klin. Wschr. **1894**, Nr 10. — Kochmann u. Petsch: Biochem. Z. **32**, 10, 27 (1911).
[2] Di-Foutsin: Biochem. Z. **170**, 321 (1926).
[3] Bauer, W., F. Albright u. C. Aub: J. clin. Invest. **7**, 75 (1929).

Untersuchungen befaßt. Orgler[1] glaubte früher auf Grund eigener und fremder Befunde als Normalwert für die Kalkretention im Säuglingsalter 0,092 g Ca pro die ansehen zu müssen. Vergleicht man nun aber die vorliegenden, auch neueren, sicher einwandfreien Retentionswerte untereinander, wie sie von zahlreichen Autoren bei verschieden alten Brustkindern für die Gesamtasche und im einzelnen auch für die Erdalkalien und die Phosphate ermittelt wurden, so muß man sich zu der Schlußfolgerung bekennen, daß die Retentionswerte nicht allein für das Ca, sondern auch für den P beim Säugling altersbedingte Schwankungen aufweisen, mit dem Alter ansteigen, und daß die Orglersche Zahl als etwa richtiger Mittelwert nur für den älteren Säugling gilt. Bei jungen Säuglingen in den drei ersten Lebensmonaten liegen die Retentionswerte besonders niedrig, steigen bei der ersten Vierteljahreswende steil an und bewegen sich dann auch später auf dieser mehr oder minder konstanten Höhe. Rominger und Meyer[2], denen es in neuerer Zeit gelungen ist, auch bei Säuglingen mittels Anlegung einer „Stoffwechselhose" aus aschearmer Watte, in der sich Harn und Stuhl quantitativ auffangen lassen, über Wochen, ja Monate sich erstreckende Bilanzuntersuchungen auszuführen, fanden in den ersten Lebenswochen, in der „biologischen Neugeborenenzeit" (György) noch relativ hohe Kalkretentionen. Erst von der 6. Lebenswoche an beginnt die Senkung, um dann — wie bereits erwähnt — vom 4. Lebensmonat an erneut einer starken Zunahme Platz zu machen. Im Verlaufe der weiteren Monate erfolgt dann eine allmähliche Steigerung des Mineralansatzes, der sich in erster Linie beim Kalk und den Phosphaten und demzufolge wohl hauptsächlich beim Skelet auswirkt (Tab. 1).

Tabelle 1. Brustkinder (Umsatz pro die)[3].

Autor	Alter in Mon.	Ge-wicht	Asche		Ca		Mg		P	
			Ein-fuhr	Re-ten-tion	Ein-fuhr	Re-ten-tion	Ein-fuhr	Re-ten-tion	Ein-fuhr	Re-ten-tion
Rominger u. Meyer I	$^1/_2$—1	3300	1,13	0,37	0,21	0,08	—	—	—	—
Rominger u. Meyer II	$1^1/_2$	4100	1,07	0,46	0,16	0,085	—	—	—	—
Peiser	2	3720	1,22	0,34	0,20	0,035	—	—	0,105	0,025
Muhl I	$2^1/_3$	5490	1,55	0,34	0,22	0,06	0,04	0,009	0,11	0,05
Muhl II	$2^1/_2$	5560	1,57	0,37	0,22	0,06	0,04	0,009	0,115	0,05
Tobler u. Noll	$2^1/_2$	4000	1,14	0,25	0,17	0,035	—	—	0,09	0,05
Lindberg I	$2^1/_2$	4285	1,48	0,42	0,185	0,04	0,03	0,011	0,13	0,085
Lindberg II	$2^1/_2$	4370	1,47	0,45	0,185	0,04	0,029	0,008	0,13	0,06
Michel u. Perret	3	4725	1,75	0,53	0,27	0,105	—	—	0,12	0,05
Malmberg I	$3^1/_2$	5445	1,99	0,63	0,24	0,10	0,044	0,012	0,16	0,09
Malmberg II	$3^1/_2$	5440	1,95	0,75	0,23	0,105	0,04	0,008	0,145	0,10
Schabad	4	7700	—	—	0,26	0,13	—	—	—	—
Rominger u. Meyer III	4	4850	1,65	0,77	—	—	—	—	—	—
Rominger u. Meyer IV	5	5080	1,41	0,65	0,22	0,13	—	—	—	—
Rominger u. Meyer V	6	5550	1,51	0,75	0,23	0,14	—	—	—	—

Physiologische Osteoporose.

Addiert man die täglichen Retentionswerte für den Kalk und die Phosphate und setzt man diese in Beziehung zum bekannten mittleren Aschegehalt der Neugeborenen und dem jeweiligen Körpergewicht, Gewichtsansatz des Säuglings, so zeigt die durchgeführte Berechnung das auffallende Ergebnis, daß der Gehalt des Körpers an Kalk und Phosphaten im ganzen in den ersten 3 Lebensmonaten

---

[1] Orgler: Erg. inn. Med. 8, 142 (1912).
[2] Rominger u. Meyer: Arch. Kinderheilk. 80, 195 (1927).
[3] Nach H. Meyer.

abnimmt (Brock, B. Hamilton, H. Meyer, Orgler[1]). Man könnte direkt von einer Demineralisation des Körpers in bezug auf die Knochensalze sprechen, die ihr Maximum im 4. bis 5. Lebensmonat erreichen dürfte (Abb. 305). Es liegt nahe, diesen Vorgang mit einer Mineralverarmung des Skelets in Verbindung zu bringen. In diesem Zusammenhang ist es sehr bemerkenswert, daß nach bekannten Analysen von wachsenden Tieren in verschiedenen Lebensaltern[2] auch bei Tieren kurz nach der Geburt vorübergehend eine Verminderung des Aschegehaltes, und zwar hauptsächlich eine Abnahme des Mineralgehaltes der Knochen nachweisbar ist. Die Mineralverarmung des Skelets in der ersten Zeit nach der Geburt stellt demnach einen Befund dar, dem eine Allgemeingeltung zukommt. Auf Grund klinischer Beobachtungen und Knochenanalysen hatte bereits vor 70 Jahren Friedleben[3] die Möglichkeit einer physiologischen Osteoporose, gleichsam als Zeichen einer bilanzmäßig erst in der neueren Zeit festgestellten Kalkverarmung der Knochen verteidigt. Seine Ansicht wurde jedoch nur wenig beachtet und seine Beweisführung in ihren Ergebnissen als fehlerhaft, durch eine komplizierende rachitische Erkrankung, d. h. durch einen unphysiologischen Zustand bedingt angesehen. Die besprochenen neueren Stoffwechselversuche verleihen indessen der Friedlebenschen Anschauung eine neue Stütze. Dies um so mehr, als auch die Tatsache der spontanen, ohne äußere therapeutische Einflüsse erzwungenen Umkehr der Kalk-Phosphatverarmungskurve nach Abschluß des ersten Lebensvierteljahres, zu einem Zeitpunkt, in dem die rachitische Stoffwechselstörung meist erst zu beginnen pflegt, gegen die rachitische Natur der Knochendemineralisation in den ersten Lebensmonaten spricht. Auch das Fehlen sonstiger für die Rachitis eigentümlicher Veränderungen im Kalk- und Phosphatstoffwechsel bei der „physiologischen Osteoporose" dürften als gewichtige Einwände gegen ihre rachitische Genese angesehen werden.

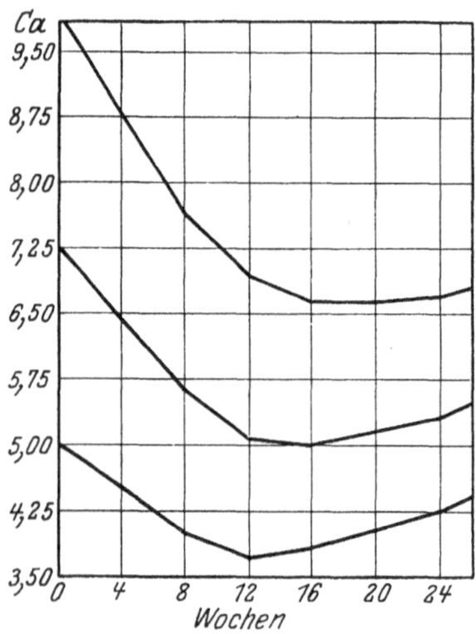

Abb. 305. Der Kalkbestand des Körpers bei normalen, verschieden alten Brustkindern, nach Annahme hoher, mittlerer und niedriger Anfangswerte. (Nach B. Hamilton.)

Bei normalen Brustkindern treten die bilanzmäßig nachgewiesenen Kalk-Phosphatverluste des Skelets klinisch meist nicht in Erscheinung. Anders bei Frühgeburten, die nach Hamilton[4] eine noch viel geringere Kalk- und Phosphatretention in den ersten Lebenswochen aufweisen als die reif geborenen, natürlich ernährten Säuglinge. Auch Muhl[5], die in neueren ausgedehnten Untersuchungen die von Hamilton als die Norm bezeichneten besonders niedrigen Ca- und Phosphatretentionswerte bei Frühgeburten nicht ganz bestätigen konnte und etwas höhere Werte fand, muß zugeben, daß der Kalk-Phosphathaushalt bei Frühgeburten besonders labil und in seiner vollen Äquilibrierung zahlreichen Gefahren ausgesetzt ist. So werden oft schon leichte, bei Frühgeburten zeitweise

---

[1] Brock, J.: Z. Kinderheilk. 44, 163 (1927). — Hamilton, B.: Acta paediatr. (Stockh.) 2, 1 (1922). — Meyer, H.: Zitiert auf S. 1557. — Orgler: Zitiert auf S. 1559.
[2] Vgl. Literatur bei Aron: Oppenheimers Handb. d. Biochemie, 2. Aufl., 7, 152 ff. (1924).
[3] Friedleben: Jb. Kinderheilk. 3, 61 (1860).
[4] Hamilton: Zitiert diese Seite, Fußnote 1.
[5] Muhl, G.: Acta paediatr. (Stockh.) 2, Suppl. 1 (1924).

kaum vermeidbare, mit vermehrter Stuhlentleerung einhergehende Verdauungsstörungen eine starke Verschlechterung der Kalkbilanz zur Folge haben. Die besten Beweise für diese Möglichkeit liefern nach Ansicht von MUHL die Versuche von HAMILTON selbst, in denen auf diese Fehlerquelle nicht ganz geachtet wurde. Aber auch unter völlig physiologischen Verhältnissen reichen bei Frühgeburten die Ca- und Phosphatretentionswerte, die sich auch nach MUHL im günstigsten Falle mit denen bei reifen gleichaltrigen Brustkindern decken, nicht aus, um beim übermäßig starken Wachstum der Frühgeburten den Salzbedarf des verkalkenden Skelets zu decken. Bei normaler Ca- und Phosphatretention (MUHL) kommt es dann zu einer sehr starken Demineralisation der Knochen, deren klinisch nachweisbares Symptom Erweichungsstellen an den Schädelknochen sein können. So lautet wenigstens die Ansicht zahlreicher Forscher[1] in bezug auf die Beurteilung solcher bei Frühgeburten oft in den ersten Lebensmonaten auftretenden umschriebenen Kraniomalacien. Es soll jedoch nicht verschwiegen werden, daß von anderer Seite (WIELAND, HOTTINGER[2]) in dieser Veränderung bereits ein spezifisch-rachitisches, d. h. pathologisches Zeichen, erblickt wird.

Die Erdalkali- und Phosphatbilanz beim künstlich ernährten Säuglinge.

Das im Vorhergehenden erörterte Verhalten des Kalk- und Phosphatstoffwechsels im Säuglingsalter bezieht sich ausschließlich auf *natürlich ernährte* Säuglinge. Hierbei darf nicht außer acht gelassen werden, daß die Frauenmilch eine relativ sehr aschearme und insonderheit eine kalk-, phosphatarme Nahrung ist. Die *künstliche Ernährung* schafft in dieser Hinsicht andere Bedingungen. Der Kalk- und Phosphatreichtum der Kuhmilch ist so groß, daß das Kalk- und Phosphatangebot selbst in verdünnten Kuhmilchmischungen, die bei jungen Säuglingen meist im Gebrauch stehen, das in der Frauenmilch meist weit überschreitet. Die Unterschiede zwischen der Frauen- und Kuhmilchernährung sind indessen nicht ausschließlich quantitativer Art. Der besondere Ablauf der Verdauungsvorgänge sowie die nach den verschiedenen Kuhmilchmischungen und den üblichen Heilnahrungen (Buttermilch, Eiweißmilch usw.) wechselnden Beziehungen der wichtigsten Nahrungsbestandteile, wie von Fett, Kohlehydraten, Eiweiß zueinander, nicht zuletzt die verschiedenen, bei der künstlichen Ernährung üblichen Zusätze — von Eigentümlichkeiten in der Wirkung auf den intermediären Stoffwechsel (z. B. auf das Säurebasengleichgewicht) abgesehen — sichern der künstlichen Ernährung auch in qualitativer Hinsicht eine selbständige Stellung. Unter diesen Umständen und auch im Hinblick darauf, daß der allgemeine Gesundheitszustand künstlich ernährter Säuglinge nur zu oft als nicht völlig normal bezeichnet werden muß, ist es aber nicht verwunderlich, daß wir über wenig wirklich verwertbare und miteinander vergleichbare Stoffwechselversuche bei künstlich ernährten Säuglingen verfügen. Aus den vorliegenden Befunden (Tab. 2) geht immerhin mit Sicherheit hervor, daß bei Flaschenkindern der Mineralhaushalt in erster Linie durch quantitative Momente gesteuert wird. Dem hohen Salzangebot in den Kuhmilchmischungen entspricht auch eine hohe Retention. Die Retentionswerte für die Gesamtasche, aber auch für den Kalk und die Phosphate liegen bei Flaschenkindern viel höher als bei Brustkindern. Noch beweisender fielen die Untersuchungen am gleichen Säug-

---

[1] Vgl. Literatur, außer den bereits erwähnten Arbeiten von HAMILTON, MUHL, bei GYÖRGY: Die Behandlung und Verhütung der Rachitis und Tetanie. Berlin 1929.

[2] HOTTINGER: Über die Aufzucht frühgeborener Kinder im Basler Kinderspital und deren Ergebnisse von 1922—1927, mit besonderer Berücksichtigung der Frühgeburtenrachitis. Berlin: S. Karger 1928.

ling mit abwechselnd gegebener Brust- und Flaschennahrung aus: Auch unter diesen Bedingungen war die Salzbilanz bei Flaschennahrung viel stärker positiv.

Tabelle 2. Flaschenkinder (Umsatz pro die)[1].

Autor	Alter in Mon.	Ge-wicht	Asche		Ca		Mg		P	
			Ein-fuhr	Re-ten-tion	Ein-fuhr	Re-ten-tion	Ein-fuhr	Re-ten-tion	Ein-fuhr	Re-ten-tion
Rominger u. Meyer I .	2	4000	3,8	0,93	0,54	0,135	—	—	—	—
Bruck I	3	3400	4,63	1,05	0,43	0,21	0,10	0,065	0,32	0,07
Rominger u. Meyer II .	3	4600	3,4	0,96	0,46	0,19	—	—	—	—
Tangl I	$3^1/_4$	4300	—	—	0,51	0,07	0,08	0,016	1,21	0,225
Rominger u. Meyer III .	$3^1/_4$	4500	4,1	1,2	0,57	0,21	—	—	—	—
Cronheim u. Müller I .	4	4800	4,06	—	0,62	0,12	—	—	—	—
Cronheim u. Müller II .	$4^1/_2$	4950	4,18	—	0,63	0,11	—	—	—	—
Tangl II	$5^1/_2$	5250	—	—	0,49	0,06	0,08	0,018	1,23	0,475
Klotz	6	4200	6,88	0,73	0,54	0,14	0,09	0,012	0,46	0,145
Blauberg	6	7600	6,84	1,02	1,48	0,65	0,09	0,012	0,91	0,25
Rominger u. Meyer IV .	$7^1/_2$	5500	4,6	1,56	0,59	0,33	—	—	—	—
Bruck II	$8^1/_2$	5600	5,35	0,47	0,525	0,21	0,063	0,037	0,64	0,13
L. F. Meyer	10	6700	7,30	0,83	0,99	0,09	—	—	0,92	0,23

Supermineralisation des Flaschenkindes.

In früheren Zeiten wurde mehr oder weniger stillschweigend angenommen, daß diese in kurzfristigen Versuchen nachgewiesene Thesaurierung von Salzen, im besonderen auch von Kalk und Phosphaten, bei Flaschenkindern einen vorübergehenden Befund darstelle, dem in späteren, bilanzmäßig nicht erfaßten Perioden eine entsprechend negative Schwankung, d. h. eine Entleerung des Depots, stets zwangsläufig folgen dürfte. In neueren langfristigen, Wochen, ja Monate umfassenden Stoffwechseluntersuchungen konnten jedoch Rominger und Meyer[2] den strikten Nachweis liefern, daß bei gleichbleibender mineralreicher Ernährung das Flaschenkind dem Brustkind gegenüber eine dauernde Anreicherung mit Mineralien, eine „Supermineralisation" erfährt.

Die Unterschiede im Mineralstoffwechsel des Brust- und Flaschenkindes sind hauptsächlich im 1. Lebensjahr deutlich ausgeprägt. Im Gegensatz zum Brustkind, bei dem mit zunehmendem Alter die Retentionswerte sich allmählich erhöhen, fehlt ein entsprechender zeitlich bedingter Anstieg in der Salzbilanz des Flaschenkindes, so daß auf diese Weise mit fortschreitender Entwicklung trotz Fortdauer der verschiedenartigen Ernährung anscheinend eine Angleichung der Retentionswerte des Brustkindes an die des Flaschenkindes stattfindet (H. Meyer).

Führt man die bereits von Hamilton[3] für das Brustkind angewendete Berechnung zur Bestimmung des Mineralbestandes auf Grund der Retentionsdaten und der durchschnittlichen Aschezusammensetzung des Neugeborenen auch beim Flaschenkinde durch, so erhält man bei einem 4 Monate alten Flaschenkind im Vergleich zu einem Brustkind und zu einem Neugeborenen folgende Werte (H. Meyer):

In 100 Leibessubstanz	Asche	Ca
Neugeborener	2,80	0,77
Brustkind	2,42	0,60
Flaschenkind	3,30	0,71

---

[1] Nach H. Meyer.
[2] Rominger u. Meyer: Zitiert auf S. 1559.
[3] Hamilton: Zitiert auf S. 1560.

Diese Zahlen bestätigen erneut die starke Ca-Verarmung beim Brustkind und die relativ viel größere Ca-Retention beim Flaschenkinde in den 4 ersten Lebensmonaten, wobei jedoch zu beachten bleibt, daß eine leichte Demineralisation des Skelets, nachweisbar zumindest für den Kalk, auch bei künstlicher Ernährung nicht zu vermeiden ist.

Erhöhte Kalkzufuhr bedeutet erhöhte Kalkretention.

Kalkzusatz führt nicht allein beim Säugling, sondern auch beim älteren Kinde zu einer vermehrten Ca-Retention, wie dies besonders eindrucksvoll SCHABAD, SCHLOSS[1] im Laufe ihrer ausgedehnten Stoffwechseluntersuchungen zur Frage der therapeutischen Kalksalzwirkung bei Rachitis zeigen konnten. Selbst bei Erwachsenen läßt sich durch große Kalkgaben eine verstärkte Kalkretention erzielen. So konnte VOORHOEVE[2] in einer 59tägigen Periode bei einem Erwachsenen eine Retention von 45,5 g Ca gleichsam als Ausdruck einer Kalkmast nachweisen.

Auch bei Tieren kann es nach hoher Kalkzufuhr zu vorübergehend starken Retentionen kommen. 3 Stunden nach der Injektion von 260 mg Ca fand HETENYI[3] eine Ca-Zunahme im Blut von 6 mg, eine Ca-Ausscheidung im Urin und im Darminhalt von 125 mg. Der Rest von 131 mg mußte im Körper deponiert sein, nach den ausgedehnten einschlägigen Untersuchungen von HEUBNER und RONA, JUNGMANN und SAMTER und HECHT[4] wohl fast ausschließlich im Skelet. Nach Aussetzen der Kalkzufuhr wird der im Überschuß retinierte Kalk wieder ausgeschieden.

Die zuletzt erwähnten Versuche an älteren Kindern, Erwachsenen und Tieren sind mit den oben ausführlich erörterten Verhältnissen an den Brust- und Flaschenkindern nicht ganz vergleichbar. Bei den ersteren handelt es sich um eine plötzliche Überschwemmung des Körpers mit unphysiologisch hohen Kalkgaben, bei den letzteren dagegen um die dauernde Zufuhr von Kalk in normalem Ausmaße.

In Tierversuchen gelang es indessen neuerdings auch diese physiologischen Bedingungen zu erfüllen. So erzielte H. MEYER[5] durch Zusatz von Kalk zu einer an sich völlig ausreichenden Nahrung mit genügendem Kalkgehalt bei jungen wachsenden Ratten einen vermehrten Kalkansatz. Freilich dauerte diese erhöhte Retention bei den Ratten, in auffallender Analogie zu den Flaschenkindern, auch nicht lange an. Mit fortschreitendem Wachstum werden die Kalkwerte, die auch in ihrer Größenordnung die entsprechenen Verhältnisse beim Brust- und Flaschenkind auffallend genau widerspiegeln, bei den Kontroll- und Kalktieren einander wieder ähnlicher, trotz fortbestehender verschiedenartiger Kalkzufuhr.

In den Tierversuchen konnten in willkommener Ergänzung zu den bei Säuglingen erhobenen Befunden und den daraus gezogenen, indirekt gestützten Schlußfolgerungen auch direkte Kalkanalysen ausgeführt werden. Der Kalkgehalt der Kontrolltiere lag niedriger als der der „Kalktiere", bei denen allem Anschein nach die Knochensubstanz auch absolut vermehrt war.

---

[1] SCHABAD: Jb. Kinderheilk. **72**, 1 (1910). — SCHLOSS: Arch. Kinderheilk. **63**, 359 (1914) — Jb. Kinderheilk. **79**, 40, 194 (1914); **82**, 435 (1915); **83**, 46 (1916) — Erg. inn. Med. **15**, 55 (1917).
[2] VOORHOEVE: Dtsch. Arch. klin. Med. **110**, 461 (1913). — Vgl. auch SINDLER: Pflügers Arch. **197**, 386 (1922); hier weitere Literatur.
[3] HETENYI: Z. exper. Med. **43**, 123, 131 (1924).
[4] HEUBNER u. RONA: Biochem. Z. **135**, 248 (1923). — JUNGMANN u. SAMTER: Ebenda **144**, 265 (1924). — HECHT, G.: Ebenda **144**, 270 (1924).
[5] MEYER, H.: Zitiert auf S. 1557. — Vgl. auch BROCK: Z. Kinderheilk. **44**, 163 (1927).

Die Differenzen im Kalk- und Phosphathaushalt des künstlich und des natürlich ernährten Säuglings sind vornehmlich quantitativer Natur. Sie überschreiten nirgends die Grenzen des Physiologischen.

Das Erdalkali- und Phosphatminimum beim älteren Kinde und beim Erwachsenen.

Über den normalen Kalk- und Phosphatstoffwechsel der älteren Kinder und des Erwachsenen sind wir weit weniger genau unterrichtet als über den der Säuglinge. Dies liegt in erster Linie an den bereits erörterten Schwierigkeiten, die Versuchsbedingungen, so die Versuchskost, im späteren Alter einfach, übersichtlich, natürlich, völlig äquilibriert zu gestalten. Hierzu kommt noch, daß die individuellen Eigenheiten der Versuchspersonen bei den Erwachsenen mehr in den Vordergrund zu treten scheinen als bei den Säuglingen. Sie sind auch nicht allein endogenen, sondern oft auch exogenen Ursprungs; so werden sie, wie wir es noch sehen werden, durch eine besondere bei Erwachsenen naturgemäß häufig wechselnde vorausgehende Ernährungsweise weitgehend beeinflußt. Die berechtigte Frage nach der Höhe des Kalk-, Magnesium- und Phosphatminimums bei älteren Kindern und Erwachsenen ist dementsprechend generell überhaupt nicht oder höchstens nur annähernd zu beantworten.

Rubner[1] schätzt den Grenzwert des Kalkbedarfs (einschließlich Trinkwasser) für den gesunden Bestandstoffwechsel, nicht etwa für das Minimum der möglichen Existenz, bei Erwachsenen auf 0,42—0,52 g Ca. Für Erwachsene gibt auch Sherman[2] etwa gleiche Werte, 0,45—0,63 g Ca, für Kinder dagegen höhere, bis 1 g Ca pro die, an, da in diesem Alter das wachsende Skelet mehr Ca zu seiner Verknöcherung erfordert. Für den P bezeichnet Sherman[2] 0,88 g (mit Schwankungen von 0,52—1,20 g P) täglich als Minimalbedarf beim Erwachsenen. Andere Autoren (v. Wendt, Forbes-Keith[3]) geben höhere — etwa doppelt so hohe — Zahlen an. Der wenig erforschte Magnesiumbedarf soll beim Erwachsenen unter normalen Bedingungen 0,01 g pro Kilo Körpergewicht betragen (Tigerstedt[4]). Die Mehrzahl dieser Werte wurde weniger auf Grund von Bilanzuntersuchungen, vielmehr aus der analytischen Bestimmung der üblichen Diätformen berechnet. Es fragt sich nun aber, ob diese indirekten Schlußfolgerungen wirklich zutreffen und ob mit den angegebenen Zahlen wenn auch nur der unterste Grenzwert für den Ca- und P-Bedarf eines Erwachsenen tatsächlich erreicht sei. Bei Säuglingen haben wir uns aus den vorliegenden zahlreichen Stoffwechseluntersuchungen überzeugen können, daß zumindest unter physiologischen Bedingungen selbst der im Verhältnis zur Kuhmilch niedrige Kalkgehalt der Frauenmilch den Kalkbedarf voll zu decken vermag. Außer den jeweils retinierten Mengen, die die Mineralisation des wachsenden Skelets bestreiten können, bleibt sogar jeweils ein Überschuß von etwa 0,14 g Kalk (Ca) pro die (Hamilton — nach Muhl etwas weniger), der allem Anschein nach als besondere Schlacke ausgeschieden werden *muß*. Jedenfalls gelingt es auch durch weitere Einschränkungen der Kalkzufuhr nicht, bei der Kalkausscheidung nennenswerte Ersparnisse zu erzielen. Wie dem aber auch sei, der Kalkbedarf des Säuglings kann durch den Milchkalk — normale Bedingungen vorausgesetzt, auch bei Berücksichtigung

---

[1] Rubner: Vjschr. gerichtl. Med. **60**, 1 (1920).
[2] Sherman: J. of biol. Chem. **41**, 173 (1920); **44**, 21 (1920). — Sherman u. Hawley: Ebenda **53**, 375 (1922). — Sherman: Chemistry of food and nutrition. London 1924.
[3] v. Wendt: Skand. Arch. Physiol. (Berl. u. Lpz.) **17**, 260 (1905). — Forbes u. Keith, zit. nach Heubner.
[4] Tigerstedt: Zitiert nach v. Wendt in Oppenheimers Handb. d. Biochemie. Zitiert auf S. 1555.

der „zwangsmäßigen" Kalkausscheidung — stets gedeckt werden. Demgegenüber stehen bei Erwachsenen die erwähnten rechnerisch ermittelten Werte des Kalkminimums mit den Stoffwechseluntersuchungen in keinem so guten Ein-

Tabelle 3.

Autor	Körpergewicht in kg	Ca in g, Mittelwert aus 3 täg. Perioden					Gesamt-Ca-Ausscheidung per kg in g
		Urin	Faeces	Gesamtausscheidung	Einfuhr	Bilanz	
v. WENDT[1]	71	0,090	0,468	0,558	0,147	−0,411	0,0079
SHERMAN, WHEELER u. YATES[2]	57	0,360	0,390	0,750	0,411	−0,339	0,0132
SHERMAN u. WINTERS[3] . . .	54	0,219	0,683	0,902	0,527	−0,375	0,0167
SHERMAN[4]	80	0,480	0,498	0,978	0,636	−0,342	0,0122
SHERMAN, WHEELER u. YATES[2]	54	0,446	0,591	1,037	0,759	−0,278	0,0192
ROSE[5]	45,5	0,214	0,540	0,754	0,784	+0,030	0,0166
SHERMAN, GILLETT u. POPE[6]	50	0,317	0,801	1,118	0,818	−0,300	0,0224
Dieselben[6]	57	0,379	0,589	0,968	0,833	−0,135	0,0170
SHERMAN, WINTERS u. PHILLIPS[7]	54	0,290	0,900	1,190	0,840	−0,350	0,0220
SHERMAN, GILLETT u. POPE[6].	52	0,297	0,837	1,134	0,888	−0,246	0,0218
ROSE[5]	48	0,195	0,456	0,651	0,899	+0,248	0,0136
SHERMAN, WINTERS u. PHILLIPS[7]	67	0,381	1,065	1,446	0,908	−0,538	0,0216
SHERMAN[4]	69	0,980	0,413	1,393	0,970	−0,423	0,0202
ROSE[5]	56	0,218	0,753	0,971	1,021	+0,050	0,0173
BOGERT u. KIRKPATRICK[8] . .	53	0,447	0,744	1,191	1,023	−0,168	0,0225
ROSE[5]	54	0,189	0,674	0,863	1,036	+0,173	0,0160
SHERMAN[4]	61	0,565	1,025	1,590	1,170	−0,420	0,0260
BOGERT u. KIRKPATRICK[8] . .	64	0,306	0,984	1,290	1,185	−0,105	0,0201
Dieselben[8]	70	0,393	1,152	1,545	1,185	−0,360	0,0221
Mittelwerte	56,6	0,343	0,710	1,053	0,831	−0,222	0,0185

Tabelle 4.

Versuchsperson	Alter	Körpergewicht in kg	Ca in g, Mittelwert aus 3 täg. Perioden					Gesamt-Ca-Ausscheidung per kg in g	Negative Ca-Bilanz per kg in g
			Urin	Faeces	Gesamtausscheidung	Einfuhr	Bilanz		
J. P.	60	40	0,20	0,44	0,64	0,308	−0,33	0,016	0,0081
W. C.	19	48	0,11	0,38	0,49	0,214	−0,28	0,010	0,0056
M. R.	53	53	0,30	0,41	0,71	0,311	−0,40	0,013	0,0076
N. D.	55	60	0,05	0,49	0,54	0,288	−0,25	0,009	0,0040
K. K.	53	61	0,06	0,39	0,45	0,206	−0,24	0,007	0,0032
M. C.	50	62	0,20	0,56	0,76	0,285	−0,47	0,012	0,0076
P. M.	48	67	0,23	0,65	0,88	0,377	−0,50	0,014	0,0078
P. S.	39	64	0,04	0,86	0,91	0,330	−0,58	0,014	0,0091
D. M.	50	66	0,08	0,70	0,78	0,382	−0,40	0,012	0,0060
J. T.	33	68	0,24	0,96	1,20	0,362	−0,84	0,018	0,0119
J. M.	35	70	0,27	0,31	0,58	0,339	−0,24	0,008	0,0034
C. H.	25	77	0,45	0,45	0,90	0,350	−0,55	0,012	0,0071
C. K.	30	81,4	0,35	0,33	0,68	0,250	−0,43	0,008	0,0052
Mittelwerte	42,3	67,2	0,19	0,60	0,79	0,330	−0,46	0,012	0,0067

[1] v. WENDT: Skand. Arch. Physiol. (Berl. u. Lpz.) **17**, 211 (1905).
[2] SHERMAN, WHEELER u. YATES: J. of biol. Chem. **34**, 373 (1918).
[3] SHERMAN u. WINTERS: J. of biol. Chem. **35**, 301 (1918).
[4] SHERMAN: J. of biol. Chem. **44**, 21 (1920).
[5] ROSE: J. of biol. Chem. **41**, 349 (1920).
[6] SHERMAN, GILLETT u. POPE: J. of biol. Chem. **34**, 373 (1918).
[7] SHERMAN, WINTERS u. PHILLIPS: J. of biol. Chem. **39**, 53 (1919).
[8] BOGERT u. KIRKPATRICK: J. of biol. Chem. **54**, 375 (1922).

klang. Überblicken wir die verwertbaren Zahlen aus der älteren einschlägigen Literatur (Tab. 3 u. 4), so vermögen wir aus ihnen keine Bestätigung für die Richtigkeit der Höhe vom Kalkminimum in der angegebenen Größenordnung herauszulesen. Die Kalkbilanz verläuft nicht nur bei einer Einfuhr, die dem angeblichen Kalkminimum von etwa 0,4—0,5 g Ca entspricht, sondern meist sogar bei einem doppelt so hohen Angebot noch negativ. Auch die neueren, unter besonders strengen Kautelen ausgeführten Untersuchungen von Aub und seinen Mitarbeitern[1] sprechen in diesem Sinne (Tab. 4). Allein schon aus den Ausfuhrzahlen ergibt sich ein Minimalbedarf von etwa 1 g Ca pro die oder etwa 0,015 g Ca pro Kilogramm Körpergewicht: Ein Wert, der sich in seiner Größenordnung mit den bei Säuglingen nachgewiesenen Zahlen (Hamilton und Muhl[2]) auffallend gut deckt. Sehr beachtlich erscheint uns auch die Tatsache, daß selbst bei Hunger, der stoffwechselchemisch sonst mit den normalen Verhältnissen allein schon wegen der völlig darniederliegenden Verdauungsvorgänge sowie im Hinblick auf die abnorme und nur schwer übersehbare Einschmelzung von Geweben, Organen keinen Vergleich gestattet, die Kalkausscheidung innerhalb der gleichen Grenzen erfolgt (Tab. 5). Hier muß es sich also um endogen anfallende Kalkmengen

Tabelle 5.

Autor	Körpergewicht in kg	Ca in g, Mittelwert aus 3 täg. Perioden					Gesamt-Ca-Ausscheidung per kg in g	Negative N-Bilanz in 3 täg. Perioden in g
		Urin	Faeces	Gesamtausscheidung	Zufuhr in Wasser	Bilanz		
Benedict[3]	52	0,873	0,000	0,873	0,000	−0,873	0,0163	27,0
Cathcart[4]	60	0,433	0,000	0,433	0,000	−0,433	0,0072	27,0
Lehmann, Müller, Munk, Senator u. Zuntz[5]	57	0,977	0,208	1,185	0,171	−1,014	0,0208	35,0
Dieselben[5]	60	0,305	0,094	0,399	0,219	−0,180	0,0067	33,2
Mittelwerte	58	0,769	0,031	0,800	0,035	−0,765	0,0137	28,4

handeln, die zwangsläufig zur Ausscheidung gelangen und auch unter günstigen Bedingungen nicht gespart werden können. So wird selbst während der Schwangerschaft, trotz der großen Kalkavidität des heranwachsenden Fetus, die Menge des ausgeschiedenen Kalkes bei einem unter dem Kalkminimum liegenden Angebot nicht vermindert; ein Beweis dafür, daß dieser Kalk intermediär für andere Zwecke nicht verwendet und im besonderen auch nicht retiniert werden kann[1]. Seine Funktion und Bedeutung sind jedoch unklar, nur zum Teil dürfte er zur Neutralisierung intermediär entstandener Säuren dienen.

Im Hinblick auf die Ergebnisse der Stoffwechseluntersuchungen müssen wir zugeben, daß der mittlere Kalkgehalt in der gewöhnlichen Nahrung verschiedener Völker der Erde, so auch in Deutschland, in den Vereinigten Staaten von Nordamerika, in Japan gefährlich an das Minimum heranreicht, oft es auch wohl unterschreitet. Wir brauchen nur die Kalk-, Phosphat-, Magnesiumzufuhr, wie sie sich aus den üblichen Diätformeln berechnen läßt, bei der finnischen und nordamerikanischen Bevölkerung miteinander zu vergleichen (Tab. 6), um zu erkennen, daß die Kalk-Phosphat-Magnesiumzahlen in der amerikanischen Kost weit hinter den in der finnländischen Diät gefundenen zurückbleiben und auch

---

[1] Bauer, W., F. Albright u. J. C. Aub: J. clin. Invest. **7**, 75 (1925).
[2] Hamilton u. Muhl: Zitiert auf S. 1560.
[3] Benedict: Carnegie Inst. Publ. **203** (1915).
[4] Cathcart: Biochem. Z. **6**, 109 (1907).
[5] Lehmann, Müller, Munk, Senator u. Zuntz: Virchows Arch. **131**, Suppl. 168 (1893).

Tabelle 6[1].

Caloriengehalt der Diät	Finnland			Amerika		
	P	Ca	Mg	P	Ca	Mg
Über 4000	4,78	4,32	1,21	1,85	0,56	0,53
4000—3500	4,13	2,68	1,11	1,41	0,67	0,31
3500—3000	3,57	2,85	0,92	1,43	0,70	0,30
3000—2500	3,03	2,49	0,74	1,40	0,65	0,28
2500—2000	2,46	2,10	0,62	0,90	0,26	0,19
2000—1500	2,24	2,02	0,47	0,80	0,48	0,14

die bekannten Minimalbedarfswerte, zumindest für den Kalk, kaum, wenn überhaupt erreichen. Auch in der Kost der meisten europäischen Völker, so auch in Deutschland, dürften sich die Kalk-, Phosphatzahlen ebenfalls in der Nähe der niedrigen amerikanischen Zahlen bewegen. In den Blockadejahren der Kriegs- und Nachkriegszeit lag die Kalkzufuhr sicher stark unterhalb des erforderlichen Minimums (RUBNER[2]). Es unterliegt wohl keinem Zweifel, daß dieses stark verminderte Kalkangebot damals bei der Entstehung der sog. Hungerosteopathien *auch* eine gewisse Rolle gespielt hat. Daß jedoch diese Bedingung nicht *die* übergeordnete sein konnte, geht wohl am schlagendsten aus der Tatsache hervor, daß eine Erhöhung der Kalkquote in der Nahrung die Knochenstörung nicht zu beheben vermochte. Vermehrtes Kalkangebot bedeutet nicht unter allen Umständen auch einen vermehrten Kalkansatz, sondern — wie bereits dargetan — auch unter sonst *normalen* Bedingungen[3] nur dann, wenn gleichzeitig auch Phosphate in genügender Menge zur Verfügung stehen und mit dem Kalk retiniert werden können. Diese Voraussetzungen sind z. B. bei der vermehrten Kalkretention der Flaschenkinder mit ihrer hohen Kalk- *und* Phosphateinfuhr im Gegensatz zu den Brustkindern erfüllt. Bei Erwachsenen, mit ihrer meist auch nicht besonders phosphatreichen Kost, würde eine einseitige Erhöhung des Kalkangebotes, etwa in Form eines von verschiedener Seite[4] empfohlenen Kalksalzzusatzes, wie von $CaCl_2$, $CaCO_3$ oder milchsaurem Kalk, nicht nur keine starke Erhöhung der Kalkretention zur Folge haben, sondern — wie wir es noch sehen werden — in diesem Falle auch noch die Phosphatbilanz verschlechtern. Eine verstärkte Kalkretention wird am ehesten durch eine natürliche Erhöhung der Kalkzufuhr, etwa in Form von den kalkreichen Milch-Molkereiprodukten, zu erreichen sein. Sehen wir die Normalkost in den Vereinigten Staaten von Amerika, in Deutschland und überhaupt in den meisten Ländern von Europa, als kalkarm an, eine Annahme, die im Hinblick auf die Ergebnisse der Stoffwechseluntersuchungen begründet, jedoch von verschiedener Seite[2] mit Rücksicht darauf, daß die tägliche Erfahrung die entsprechenden Mängel unserer Normalkost nicht zu erkennen gestattet, als unberechtigt abgelehnt wird, so ließe sich eine wirklich zufriedenstellende Abhilfe nur durch vermehrten Konsum von Milch und Molkereiprodukten erzielen. In Übereinstimmung mit McCOLLUM[5], SHERMAN[6] u. a. möchten auch wir ausdrücklich für diese Forderung eintreten, ohne allerdings die Gefahr des Kalkunterangebotes bei unserer jetzigen Ernährungsweise über die Gebühr betonen zu wollen.

---

[1] Zitiert nach G. LUSK: The science of nutrition. 4. Aufl. Philadelphia 1928.

[2] RUBNER: Zitiert auf S. 1564.

[3] Die Rolle des sog. D-Vitamins bei der Fixierung der Kalkphosphate im Knochen soll erst später ausführlich erörtert werden. Siehe S. 1609.

[4] Vgl. LOEW: Zur chemischen Physiologie des Kalkes bei Mensch und Tier. München 1916.

[5] McCOLLUM u. N. SIMMONDS: Neue Ernährungslehre. Berlin 1928.

[6] SHERMAN: Zitiert auf S. 1564.

Mit Rücksicht darauf, daß der größte Teil der Kraftfuttermittel an Kalk arm, dagegen an Phosphaten reich ist, braucht auch bei Tieren unter normalen Verhältnissen nur sehr selten mit einem Phosphatmangel, dagegen — ebenso wie beim Menschen — viel häufiger mit einem Kalkmangel gerechnet zu werden. Das Kalkunterangebot wird um so größer, je weniger gutes Heu und kleeartiges Rauhfutter die Tiere bekommen. Im Hinblick auf den meist vorherrschenden relativen Phosphatüberschuß kann und soll bei Tieren das Kalkdefizit durch Zusatz von $CaCO_3$, etwa in Form von fein vermahlenem Kalkstein bzw. von Schlemmkreide gedeckt werden, besonders bei den stark kalkaviden jungen wachsenden Tieren (Weiser[1]).

In seltenen Fällen kann auch bei Tieren ein Phosphatdefizit in der Nahrung vorkommen. Von besonderem Interesse ist in diesem Zusammenhang die Angabe von Meigs und Woodward[2], die auf einem amerikanischen Versuchsgut bei Kühen eine in den aufeinanderfolgenden Generationen stets deutlicher gewordene Abnahme der gelieferten Milchmenge beobachtet haben. Die Vermutung, daß die Ursache für den Rückgang der Milchproduktion auf einer Phosphorverarmung des Organismus und somit letzten Endes auf einem exogenen Phosphatmangel beruhe, erwies sich als stichhaltig. In der Tat genügte Zulage von Phosphatsalzen oder von phosphorreichem Kraftfutter (so von Körnern, Kleeheu, Ölkuchen) zu dem sonst verabreichten Futter, um den Milchertrag der Tiere auf optimaler Höhe zu halten. Zur Frage des Phosphatmangels und seiner Folgen bei Weidetieren hat erst vor kurzem auch Theiler[3] einen aufschlußreichen Beitrag geliefert.

Die Beziehungen des exogenen Kalk- und Phosphatmangels zur Rachitis oder — allgemeiner ausgedrückt — zu Störungen der Ossifikation, sollen in einem anderen Zusammenhang besprochen werden. Erst dann wird sich Gelegenheit bieten, auch der Rolle, die dem sog. D-Vitamin, dem Rachitisschutzstoff bei der Bekämpfung besonderer Störungen im Kalk- und Phosphatstoffwechsel und bei der notwendigen Ergänzung einer kalk- oder phosphatarmen Kost zukommt, zu gedenken.

Organischer und anorganischer Phosphor in der Ernährung.

In früheren Zeiten hat man bei der Frage des Phosphatminimums auch dem chemischen Charakter der zugeführten Phosphorverbindungen eine besondere Beachtung geschenkt. So wurde, hauptsächlich für den wachsenden Organismus, die Annahme gemacht, daß die organischen P-Verbindungen (Lipoide, Nucleine usw.) der neu gebildeten Gewebe nur aus in „organischer" Form zugeführten P-Verbindungen, d. h. aus Lipoiden, Nucleinen usw., neu aufgebaut werden können[4]. Später ließ sich jedoch an einer Reihe von völlig eindeutigen Versuchen zeigen, daß diese Hochschätzung organischer Phosphorpräparate für Ernährungszwecke auf falschen Voraussetzungen aufgebaut war. Vielmehr konnte einwandfrei gezeigt werden, daß jede Form des in der Nahrung angebotenen Phosphors für den Organismus prinzipiell verwendbar ist, da er über die Stufe des anorganischen Phosphates alle für ihn nötigen Formen daraus darstellen kann. Hier waren die Beobachtungen von Fingerling[5] besonders ausschlaggebend, der bei eierlegenden Enten, deren Nahrung fast nur anorganische Phosphate enthielt,

[1] Weiser: Fortschr. Landw. **3**, 490 (1928).

[2] Meigs u. Woodward: J. Dairy Sci. **4**, 185 (1921).

[3] Theiler: Klin. Wschr. **1929** I, 903. — Theiler, Green u. du Toit: J. agricult. Sci. **17**, 291 (1927).

[4] Siehe Literatur bei Grosser: Erg. inn. Med. **11**. 119 (1913).

[5] Fingerling: Biochem. Z. **38**, 448 (1912).

den Nachweis erbringen konnte, daß die mit den Eiern produzierte organische Phosphormenge viel größer ist als die Menge der organischen Phosphorverbindungen in der Nahrung und sogar den Körperbestand der Ente an diesen organischen P-Verbindungen übersteigt. OSBORNE und MENDEL[1] hielten Ratten $1^1/_2$ Monate im Wachstum bei einer Nahrung, die keine organischen Phosphorverbindungen enthielt. Andererseits ergaben die Versuche von DURLACH[2] die Eignung von Phosphatiden als einzige P-Quelle für den wachsenden Organismus. Auch die berühmten Untersuchungen von MIESCHER über die intermediäre Verschiebung der organischen P-Verbindungen während der Wanderung des Rheinlachses gehören an dieser Stelle erwähnt zu werden.

Der Darm als Ausscheidungsorgan für den Kalk und die Phosphate.

Mit den Ein- und Ausfuhrzahlen werden im Stoffwechsel der verschiedenen Substanzen, so auch der Erdalkalien und der Phosphate, nur die Anfangs- und Endstationen des intermediären Kreislaufes dieser Stoffe gekennzeichnet. Die Art ihrer inneren Verwendung bleibt dagegen meist völlig in Dunkel gehüllt. Aus der Ausfuhr, die sich im Falle der Kalk- und Phosphatausscheidung sowohl auf den Urin wie auf die Faeces verteilt[3], kann man nicht einmal die Fragen beantworten, ob die ausgeschiedenen Kalk- und Phosphatmengen der Nahrung oder endogenen Quellen entstammen, und weiterhin im Hinblick auf den Faeceskalk sowie die Faecesphosphate, ob diese der Resorption entgangen oder erst im Darm ausgeschieden waren.

Als erster hat bereits LIEBIG[4] die Ansicht ausgesprochen, „daß infolge der chemischen Beschaffenheit des Harns die durch den Stoffwechsel frei gewordene Phosphorsäure nicht durch die Nieren austreten könnte, sondern von dem Blute aus dem Darme zugeführt wird; daß mithin ein Teil des Darmkanals die Funktion der Nieren als Absonderungsorgan übernimmt" (zitiert nach E. WILDT[5]). Die erste experimentelle Bestätigung dieser Annahme lieferte WILDT[5, 6], der mit Hilfe einer besonderen Methodik durch Beimischung einer nicht resorbierbaren Verbindung von Kieselsäure[7] zum Nahrungsgemisch an Hammeln bewiesen zu haben glaubte, daß etwa drei Viertel des mit der Nahrung zugeführten Kalkes im Dünndarm resorbiert und dann zwei Drittel davon im Dickdarm neu ausgeschieden wird. Demgegenüber soll die Phosphorsäure nach WILDT erst im unteren Dünndarm oder sogar erst im Dickdarm resorbiert werden und im Dünndarmchymus noch in hoher Konzentration vorhanden sein.

Die Versuche von WILDT wurden in der Folge von zahlreichen Autoren weiter verfolgt. So stellten FORSTER (mit BIJL[8]) sowie RAUDNITZ[9] Untersuchungen zur Frage der Kalkresorption in verschiedenen, zum Teil abgebundenen Darmabschnitten und im Magen an. Auch nach diesen Autoren dürfte die Re-

[1] OSBORNE u. MENDEL: Hoppe-Seylers Z. **80**, 307 (1912).

[2] DURLACH: Arch. f. exper. Path. **71**, 210 (1913).

[3] 0,1% der Gesamtausscheidung an Phosphaten verliert der Körper durch die Haut [TAYLOR: J. of biol. Chem. **9**, 21 (1911)]. In der Gesamtbilanz darf diese Menge vernachlässigt werden.

[4] LIEBIG: Chem. Briefe **2**, 116 (1859).

[5] WILDT, E.: Chem. Zbl. **6** (1875).

[6] Vgl. auch v. VOIT: Herrmanns Handb. **1881**. — FORSTER: Arch. f. Hyg. **2** (1884).

[7] Die gleiche, bereits von TAPPEINER [Z. Biol. **16** (1880)] nicht als fehlerfrei bezeichnete Methodik haben erst vor kurzem für die gleiche Fragestellung BERGEIM [Proc. Soc. exper. Biol. a. Med. **23**, 777 (1926)] und zu ähnlichen Zwecken auch GREENWALD u. GROSS [J. of biol. Chem. **66**, 185, 217 (1925)] gewissermaßen neu entdeckt.

[8] FORSTER: Zitiert diese Seite, Fußnote 6. — BIJL: Inaug.-Dissert. Heidelberg 1889.

[9] RAUDNITZ: Arch. f. exper. Path. **31** (1893).

sorption gelöster Kalksalze vorwiegend im Dünndarm, und zwar hauptsächlich im Anfangsteil des Duodenums, stattfinden. Nach Forster werden in $4^1/_2$ Stunden nach der Nahrungsaufnahme bereits 50—60% des zugeführten Kalkes resorbiert. Der Faeceskalk setzt sich somit aus einer der Resorption entgangenen, in ihrer Höhe wechselnden Quote und einem zweiten, erst im Dickdarm sezernierten, ebenfalls verschieden großen Anteil zusammen. Die Bestimmung des Faeceskalkes gibt demzufolge nur die Summe dieser beiden Größen an und liefert eine unauflösbare Gleichung mit 2 Unbekannten.

Die älteren Versuche mit den direkten Kalk- und Phosphatbestimmungen in den verschiedenen Darmabschnitten haben in neuerer Zeit durch Aristowsky sowie durch Walsh und Ivy[1] an Fistelhunden eine wertvolle Bestätigung erfahren. So konnte Aristowsky an Magenfistelhunden zeigen, daß das Ca und das Phosphat den Magen fast mit gleicher Geschwindigkeit verläßt, das Ca vielleicht etwas langsamer als der P. Im Jejunum ließ sich eine Resorption für den Kalk weder bei Milch noch bei Fleischernährung nachweisen. Diese erfolgt erst im Ileum, und zwar nicht nur für den Kalk, sondern — im Gegensatz zu den ersten Feststellungen von Wildt — auch für den Phosphor, für diesen allerdings, wenn auch nur in geringen Mengen, schon im Jejunum; 40—50% der zugeführten Kalk- und Phosphatmenge bleiben jedoch auch noch im Ileum unresorbiert. Bei der sehr kalkarmen Fleischernährung beschränkt sich die Resorption fast ausschließlich auf die Phosphate, während für den Kalk oft eher eine Anreicherung nachgewiesen werden kann (Tab. 7, 8). Nach direkt auf diese Frage gerichteten Versuchen von Walsh und Ivy[1] ist der Dickdarm der Hauptausscheidungsort für den Kalk. Vermutlich, man kann sogar sagen mit der größten Wahrscheinlichkeit, auch für das Phosphat, für das jedoch der *direkte* — für den Kalk geglückte Nachweis — noch aussteht.

Tabelle 7.

Nr.	Datum	Das Futter: 600 ccm Milch P (g)	Ca (g)	P löslich	P unlöslich (g)	P unlöslich (%)	P Summe	Ca löslich	Ca unlöslich (g)	Ca unlöslich (%)	Ca Summe	Ausscheidung im Verhältnis zur Zufuhr P (%)	Ausscheidung im Verhältnis zur Zufuhr Ca (%)
1	3. I.	0,595	0,83	0,019	0,205	35	0,224	0,068	0,240	20	0,308	37	37
2	7. I.	0,595	0,83	0,009	0,210	35	0,219	0,113	0,345	35	0,458	36	55
3	12. I.	0,543	0,84	0,0095	0,235	43	0,2445	0,078	0,415	48	0,493	45	58
4	15. I.	0,578	0,835	0,0125	0,217	37	0,2295	0,079	0,333	37	0,412	39	47
5	15. I.	0,543	0,84			—	0,184		—	—	0,397	34	47

Tabelle 8.

Nr.	Datum	Das Futter: 600 g Fleisch P (g)	Ca (g)	P löslich	P unlöslich (g)	P unlöslich (%)	P Summe	Ca löslich	Ca unlöslich (g)	Ca unlöslich (%)	Ca Summe	Ausscheidung im Verhältnis zur Zufuhr P (%)	Ausscheidung im Verhältnis zur Zufuhr Ca (%)
1	17. III.	1,34	0,083	0,074	0,018	1	0,092	0,177	0,010	11	0,187	7	224
2	23. III.	1,34	0,083	0,064	0,025	2	0,089	0,092	0,067	80	0,159	7	190

Wenn wir auch somit die Frage nach der *Lokalisation* der Phosphatausscheidung im Darmtrakt — im Gegensatz zur Kalkausscheidung — noch als

<hr>

[1] Aristowsky: Biochem. Z. **166**, 55 (1925). — Walsh u. Ivy: Proc. Soc. exper. Biol. a. Med. **25**, 589 (1928).

ungelöst ansehen müssen, so darf andererseits trotzdem an der Tatsache der exkretorischen Darmtätigkeit für die Phosphate kaum gezweifelt werden. Außer den bereits angeführten, freilich nicht entscheidenden Versuchen verfügen wir in dieser Hinsicht über eine Reihe weiterer Beweismomente. Da in neuerer Zeit von mancher Seite (FINDLAY, TELFER[1]) selbst für den Kalk die Darmausscheidung, *zumindest beim Menschen*, erneut angezweifelt wurde, so wollen wir die Beweisführung außer auf das Phosphat auch noch auf den Kalk ausdehnen. Hier müssen wir zunächst auf die Möglichkeit einer negativen Kalk- und Phosphorbilanz hinweisen, mit Faeces-, Kalk- und Phosphorzahlen, die die zugehörigen Einfuhrmengen weit überschreiten. Da die Phosphorausscheidung sich auf den Urin und die Faeces viel gleichmäßiger verteilt als die Kalkausscheidung, die sich — von wenig Ausnahmen abgesehen — vorwiegend auf den Darmweg beschränkt, so ist auch bei diesem Beweismoment das Verhalten des Kalkstoffwechsels meist viel eindeutiger als das des Phosphorstoffwechsels. Wir brauchen nur auf die bereits erörterten Bilanzuntersuchungen von AUB und seinen Mitarbeitern[2] an kalkarm ernährten gesunden Erwachsenen zu verweisen (Tab. 4, S. 1565). In allen diesen Versuchen lag der Faeceskalk höher als die gesamte Kalkeinfuhr; die entsprechenden Mittelwerte (aus 3 tägigen Versuchsperioden) waren 0,60 Faeceskalk gegenüber 0,33 Gesamtkalkeinfuhr. Für den im Überschuß mit den Faeces ausgeschiedenen Kalk können nur endogene Quellen und als Ausscheidungsort nur der Darmtrakt mit seinen Anhangsorganen in Betracht gezogen werden. Dies um so mehr, da Fehlerquellen in diesen letzterwähnten unter strengsten Kautelen ausgeführten langfristigen Untersuchungen[3] mit Sicherheit ausgeschlossen werden können. Überdies ließe sich die Zahl dieser allein schon ausreichenden Versuche durch frühere gleichsinnige Befunde weitgehend vermehren.

In ihrer Größenordnung und der Eindeutigkeit der Versuchsanordnung wiederum weniger beweisend sind die entsprechenden Beobachtungen über negative Bilanzen mit überschießender endogener Ausscheidung beim Phosphatstoffwechsel. In erster Linie muß bei den hier vorliegenden Versuchen die Kurzfristigkeit der Bilanzperioden beanstandet werden. Immerhin sprechen die Befunde doch zugunsten der Möglichkeit der Phosphatausscheidung durch den Darm. So fanden TIGERSTEDT bei einer Einfuhr von 0,027 g P im Faeces 0,134, allerdings gleichzeitig im Harn 0,649 g P, RENVALL[4] bei einer Einfuhr von 0,112 bis 0,120 g P, im Kot 0,223, im Harn 0,760—0,762 g P, bei einer Einfuhr von 0,072—0,096 g P, im Kot 0,229 g, im Harn 0,663—0,901 g P. Auch bei völligem Hunger erscheint Phosphor, wenn auch nur in geringen Mengen, in den Faeces. So fanden sich bei den bekannten Hungerkünstlern CETTI und BREITHAUPT im Kot im Mittel 0,065 g bzw. 0,044 g P pro die[5]: Eine P-Menge, die sehr gering ist und vermutlich auf den Phosphorgehalt der Darmsekrete, Verdauungssäfte zurückzuführen ist. In diesem Sinne spricht auch die von LIPSCHÜTZ[6] bei äußerst phosphorarm ernährten Hunden nachgewiesene strenge Parallelismus zwischen

---

[1] FINDLAY, L.: J. Amer. med. Assoc. **83**, 1423 (1924). — TELFER: Quart. J. Med. **17**, 245 (1924).

[2] AUB: Zitiert auf S. 1565.

[3] Die Berechnung in dreitägigen Perioden erfolgte aus Gründen der Vergleichsmöglichkeit, d. h. um die Ergebnisse mit den früheren, meist kurzfristigen Versuchen der älteren Literatur vergleichen zu können.

[4] TIGERSTEDT: Skand. Arch. Physiol. (Berl. u. Lpz.) **16** (1904). — RENVALL: Ebenda **16** (1904).

[5] LEHMANN, C., FR. MÜLLER, J. MUNK, H. SENATOR u. N. ZUNTZ: Virchows Arch. **131**, Erg.-Bd., 168 (1893).

[6] LIPSCHÜTZ: Arch. f. exper. Path. **62**, 244 (1910).

Kotmenge und ihrem Phosphorgehalt. Die höheren, bei phosphorarmer, jedoch calorisch ausreichender Ernährung erzielten Faeces-P-Werte von Tigerstedt und Renvall muß man entweder wiederum auf eine hier infolge der erhöhten Verdauungstätigkeit vermehrte Ausscheidung von Darmsekreten mit vermutlich mehr organischen Phosphorverbindungen oder aber tatsächlich auf eine selbständige echte Phosphataussscheidung beziehen. In dieser Frage fehlt noch eine endgültige Entscheidung. Die Untersuchungen von R. Berg[1], der nach Zufuhr von Ca-Phosphat auch in der Nachperiode noch längere Zeit eine erhöhte Ca-Phosphataussscheidung in den Faeces nachweisen konnte, sprechen zugunsten eines echten Exkretionsvorganges. In gleichem Sinne können auch die noch länger zurückliegenden Versuche von Oeri[2] gedeutet werden. Hier wurde der Versuchsperson nach einer gut abgegrenzten Einstellungsperiode per os Na-Phosphat zugeführt mit dem Ergebnis, daß das Phosphat, und zwar in Verbindung mit Kalk, vermutlich als tertiäres Kalkphosphat, in den Faeces früher erschien, als dies nach der völlig geglückten Abgrenzung der Perioden zu erwarten war. Nach der Ansicht Oeris läßt sich dieses Resultat nur auf die Weise erklären, daß man für die per os zugeführten Phosphate eine starke Resorption im Dünndarm und eine dieser zeitlich rasch folgende Ausscheidung in den Dickdarm annimmt. Die Ausscheidung muß so beschleunigt vonstatten gehen, daß die Phosphate im Dickdarm früher erscheinen als die Nahrungsreste, die die resorbierten Phosphate im Dünndarm zurückgelassen haben.

Kalk wird im Hunger durch den Kot häufig überhaupt nicht oder nur in sehr geringen Mengen ausgeschieden; der endogen anfallende Kalk erscheint dann ausschließlich oder weit überwiegend im Urin (Tab. 5, S. 1566). Die Ursache für dieses gegenüber der Norm eigenartige Verhalten des Kalkstoffwechsels liegt hauptsächlich — wie wir es noch ausführlich besprechen werden — in Besonderheiten des Säurebasenhaushaltes sowie in der bereits erörterten sehr mangelhaften intestinalen Phosphataussscheidung.

Eine große Anzahl von Versuchen befaßt sich mit dem Schicksal *parenteral* zugeführter Kalk- und Phosphatsalze, unter Berücksichtigung des Ausscheidungsweges, und so auch der umstrittenen Darmausscheidung. Wenn Telfer[3] diese Versuchsanordnung als unphysiologisch ansieht, da es sich dabei stets um eine abnorme Überladung des Blutes und der Gewebssäfte mit Kalk und Phosphat handelt, so müssen wir diesen Einwurf tatsächlich als teilweise berechtigt ansehen. Würde sich aber dabei eine Ausscheidung von Kalk und Phosphaten auf dem intestinalen Wege eindeutig bestätigen lassen, so wäre damit doch gleichzeitig zumindest die *Möglichkeit* dieses Ausscheidungsvorganges erwiesen. Tatsächlich gelang es zahlreichen Autoren, zu zeigen, daß intravenös verabreichte Kalksalze den Organismus nicht nur auf dem Nierenwege, sondern auch durch den Darm verlassen (Rüdel, Rey, Grosser, Salvesen, Hetenyi[4]). In seltenen Fällen bleibt die Erhöhung der Kalkausscheidung nach parenteraler Kalkzufuhr in den Faeces aus und der Gesamtkalk erscheint im Urin (Malcolm, Mendel und Benedict[5]). Die Ableitung des Kalkes auf den Darmweg hängt vornehmlich von der gleichzeitig verfügbaren Phosphatmenge ab, wird doch der Kalk durch den Darm anscheinend hauptsächlich oder vielleicht sogar ausschließlich als Kalkphosphat eliminiert. Die Abscheidung von Tricalciumphosphat im

---

[1] Berg, R.: Biochem. Z. **30**, 107 (1911).
[2] Oeri, F.: Z. klin. Med. **67** (1909).   [3] Telfer: Zitiert auf S. 1571.
[4] Rüdel: Arch. f. exper. Path. **33**, 79 (1893). — Rey: Ebenda **35**, 279 (1895). — Grosser: Z. Kinderheilk. **31**, 141 (1920). — Salvesen: Proc. Soc. exper. Biol. a. Med. **20**, 220 (1922/23). — Hetenyi: Zitiert auf S. 1563.
[5] Malcolm: J. of Physiol. **32**, 183 (1905). — Mendel u. Benedict: Amer. J. Physiol. **25**, 23 (1909).

Dickdarm dürfte, mindestens zum Teil, in der von KATASA[1] beschriebenen Weise erfolgen: Das Salz wird bereits im Innern von Darmepithelzellen, besonders von den Becherzellen auskrystallisiert und dann erst ins Lumen ausgestoßen. Mit der Annahme dieses Ausscheidungsmechanismus steht die Tatsache in gutem Einklang, daß auch intravenös verabreichte Phosphate nicht nur durch die Nieren, sondern auch durch den Darm zur Ausscheidung gelangen. Auffallenderweise erscheint bei Omni- oder Carnivoren das parenteral zugeführte Phosphat zum größten Teile im Urin und nur zu Bruchteilen oder überhaupt nicht in den Faeces, während bei Herbivoren die gesamte injizierte Phosphatmenge oder zumindest ein überwiegender Anteil durch den Darm eliminiert wird und der Harn phosphatfrei bleibt oder nur geringe Phosphatmengen enthält (NOËL PATON, BERGMANN, BARKUS und BALDERREY[2]). Für dieses unterschiedliche Verhalten der Omni- und Herbivoren kommen in erster Linie Eigentümlichkeiten im Säure-Basenhaushalt dieser Tiere in Betracht.

Säure- und Alkaliwirkung auf die Kalk-Phosphatausscheidung.

Bereits LIEBIG, später LUDWIG[3], nahmen an, daß bei alkalischer Reaktion der Harn Phosphate, besonders in Verbindung mit Kalk nur in geringen Mengen in Lösung zu halten vermag und demzufolge die Phosphate mit dem Kalk auf den Darm abgeleitet werden müssen. In der Tat ist der infolge der vegetarischen Kost alkalische Urin der Herbivoren frei von Phosphaten und von Kalk oder enthält diese nur in geringen Spuren. Auch bei Hunden, die bei gewöhnlicher gemischter Kost Phosphate reichlich im Urin ausscheiden, läßt sich bei vegetarischer Diät der Urin zugunsten der enteralen Phosphatausscheidung praktisch phosphatfrei machen[4]. Wird bei veränderter Fütterung der Harn des Pflanzenfressers sauer, so steigt auch sein Phosphatgehalt[5].

Das Verhältnis Harnkalk zu Kotkalk sowie Harnphosphor zu Kotphosphor kann allein schon durch alkalotisch oder acidotisch wirksame Salzzusätze zu einer gewöhnlichen gemischten Diät in oben erörtertem Sinne verschoben werden: Bei Alkalizufuhr nehmen Kalk und Phosphate im Harn zugunsten des Kotkalkes und Kotphosphors ab, bei Säurezufuhr dagegen entsprechend zu (ZUCKER, BOGERT und KIRKPATRICK, SHOHL und SATO, STEWART und HALDANE, HOPMAN u. a.[6] — Tab. 9). Nicht nur bei exogen, sondern auch bei endogen bedingter

Tabelle 9. Ausscheidung während dreier Tage (nach ZUCKER).

	Im ganzen		Kot		Harn	
	P g	Ca g	P g	Ca g	P g	Ca g
Bei Normalkost	9,35	4,44	3,99	3,17	5,36	1,27
+ 15 g NaHCO$_3$ pro die	9,24	4,41	4,72	3,42	4,52	0,99
+ 300 ccm $^n/_{10}$ HCl pro die	9,13	4,35	3,53	2,94	5,60	1,41

[1] KATASA: Beitr. path. Anat. **57**, 516 (1913).

[2] NOËL PATON u. Mitarbeiter: J. of Physiol. **25**, 212 (1899/1900). — BERGMANN, W.: Arch. f. exper. Path. **47**, 77 (1902). — BARKUS u. BALDERREY: Amer. J. Physiol. **68** 425 (1924).

[3] Zitiert nach NOËL PATON: Diese Seite, Fußnote 2.

[4] NOËL PATON: Zitiert diese Seite, Fußnote 2. — BERGMANN: Zitiert diese Seite, Fußnote 2. — Vgl. auch aus neuerer Zeit A. SCHEUNERT, A. SCHATTKE u. M. WEISE: Biochem. Z. **139**, 1, 10 (1923).

[5] UNDERHILL u. BOGERT: J. of biol. Chem. **27**, 161 (1917).

[6] ZUCKER: Proc. Soc. exper. Biol. (N. J.) **18**, 272 (1921). — BOGERT u. KIRKPATRICK: J. of biol. Chem. **54**, 375 (1922). — SHOHL u. SATO: Ebenda **58**, 257 (1923). — STEWART u. J. B. S. HALDANE: Biochemic. J. **18**, 855 (1924). — HOPMANN: Z. exper. Med. **46**, 73 (1925). — Auch BERNHARDT: Z. klin. Med. **104**, 776 (1926).

Acidose, so bei einer schweren diabetischen Ketosis (D. Gerhardt und Schlesinger[1]), aber auch bei anderen acidotischen Zuständen besteht eine verstärkte Ca- und Phosphatausscheidung im Urin, die durch Alkalizugaben, z. B. durch $NaHCO_3$, weitgehend unterdrückt werden kann. Bei Alkalose dagegen pflegt im Verhältnis des Urinkalkes und Urinphosphors zum Stuhlkalk und Stuhlphosphor eine Verschiebung zugunsten der letzteren in Erscheinung zu treten. Von Interesse ist auch die fast völlige Phosphatfreiheit des *alkalischen* Urins bei natürlich ernährten Säuglingen[2]: Die Phosphate, die freilich in der Muttermilch in nur sehr geringen Mengen enthalten sind und der Kalk werden hier vornehmlich mit den Faeces eliminiert.

Die Verschiebung der Quotienten $\frac{\text{Harnkalk}}{\text{Kotkalk}}$ und $\frac{\text{Harnphosphat}}{\text{Kotphosphat}}$ bei *endogen* bedingter Acidose oder Alkalose, aber auch bei exogen durch NH_4Cl, d. h. durch ein erst intermediär acidotisch wirkendes, sonst neutrales Salz herbeigeführter Acidose läßt sich nur durch eine veränderte Verteilung der zur Ausscheidung bereitgestellten Kalk- und Phosphatmengen auf die Nieren bzw. auf den Darm dem Verständnis näherbringen. Die im Endergebnis gleiche Verschiebung in der Kalk- und Phosphatausscheidung nach *äußerer* Zufuhr von alkalotisch bzw. acidotisch wirkenden Salzen, wie $NaHCO_3$ oder HCl könnte indessen auch auf eine andere Weise erklärt werden. Hier würde es im Hinblick auf die schlechte Löslichkeit des tertiären Kalkphosphates bei neutralen und noch mehr bei alkalischer Reaktion naheliegen — eine Ansicht, die bereits früher von Seemann, Forster, Tereg und Arnold, Schloss, neuerdings mit besonderem Nachdruck von Telfer, Findlay, Zucker, Jones, Parsons u. a. ausgesprochen und vertreten wurde[3] —, die verstärkte Kalk- und Phosphatausscheidung in den Faeces nach Alkalizufuhr auf die Ausfällung von Kalkphosphat im zu stark alkalischen Dünndarmchymus und auf die schlechte Resorbierbarkeit dieser ausgefallenen Kalkphosphate zu beziehen. Erhöhte Säuerung im Magen und Darmlumen würde umgekehrt die Löslichkeit der Kalkphosphate und somit auch die Resorbierbarkeit erhöhen. Die Zunahme der Faeces-, Kalk- und Phosphatausscheidung bei Alkalizufuhr wäre nach dieser Anschauung ausschließlich die Folge einer Resorptionsstörung. Daß dem generell nicht so sein kann, geht aus den bereits erörterten gleichsinnigen Befunden nach endogener Säuerung, Alkalisierung oder nach Zufuhr des neutralen erst *intermediär* acidotisch wirksamen Salmiaks (NH_4Cl) zur Genüge hervor. Andererseits darf man aber auch nicht außer acht lassen — wir brauchen nur auf das bereits Besprochene, insbesondere auf die Befunde von Aristowsky, zu verweisen —, daß der Faeceskalk und das Faecesphosphat zumindest teilweise sicher auch aus unresorbiert gebliebenen Resten des Nahrungskalkes und Phosphats besteht. Die Möglichkeit einer infolge Resorptionsstörung erfolgten Erhöhung dieses Quotienten ist somit im Prinzip tatsächlich gegeben, allein ihre Vorbedingungen bedürfen einer eingehenden Analyse.

Für die angeblich rein enterale, d. h. durch erhöhte oder verminderte Löslichkeit der Kalkphosphate im Darminhalt bedingte Wirkung einer Säure- oder Alkalizufuhr auf die Kalk- und Phosphatausscheidung wäre die Kenntnis der begleitenden Reaktionsverhältnisse im Magen-Darminhalt sehr aufschlußreich.

[1] Gerhardt, D., u. W. Schlesinger: Arch. f. exper. Path. **42**, 83 (1899).
[2] Moll: Jb. Kinderheilk. **69**, 1 (1909).
[3] Seemann: Virchows Arch. **77** 309 (1879). — Forster: Arch. f. Hyg. **2** (1884). — Tereg u. Arnold: Pflügers Arch. **32** 122 (1883). — Schloss: Erg. inn. Med. **15**, 55 (1917). — Telfer: Quart. J. Med. **16**, 45, 63 (1922); **17**, 245 (1924); **20**, 1, 7 (1926). — Findlay: J. Amer. med. Assoc. **83**, 1473 (1924). — Zucker: Zitiert auf S. 1573. — Jones: J. amer. med. Assoc. **82**, 439 (1924) — Amer. J. Physiol. **79**, 694 (1927). — Parsons: Lancet **215** II, 435, 485 (1928).

Allein wir verfügen noch über keine einschlägigen einwandfreien Untersuchungen. So ist es auch keineswegs sicher, daß durch Säure- oder Alkalizusatz die Reaktion des Dünndarmchymus, aus dem die Kalk- und Phosphatresorption erfolgt, weitgehend, und zwar unabhängig von der normalen endogenen Steuerung der Verdauungsvorgänge, beeinflußt wird.

Sollte die Kalk- und Phosphatresorption tatsächlich von der Reaktion des Dünndarminhaltes abhängen, so müßte auch bei einer endogen etwa infolge mangelhafter Magensalzsäuresekretion oder aus anderen Gründen bewirkten abnorm alkalischen Chymusreaktion die Kalkphosphatresorption vermindert gefunden werden. Tatsächlich hat man von verschiedener Seite die hohen Faeces-, Kalk- und Phosphatwerte bei der spontanen menschlichen und der experimentellen tierischen Rachitis mit der alkalischen Reaktion der Faeces und die Abnahme der Faeces-, Kalk- und Phosphatausscheidung bei sich anbahnender Heilung mit einer von manchen Autoren sogar als pathognomonisch bezeichneten Säuerung der Faeces in Beziehung gebracht (ZUCKER und MATZNER, GRAYZEL und MILLER, JEPHCOTT und BACHARACH, REDMAN, WILLIMOTT und WOKES, TISDALL und PRICE, L. YODER[1]). Indessen sind diese Veränderungen, worauf als erster bereits SCHLOSS bei der kindlichen Rachitis hinwies, keineswegs konstant oder gesetzmäßig[2]. Überdies ist es unstatthaft, aus der *Stuhlreaktion* Schlüsse auf die im *Dünndarm* herrschenden Verhältnisse, die für die Resorptionsvorgänge hauptsächlich maßgebend sein dürften, zu ziehen. In Tierexperimenten wurde dann auch die Reaktion des Dünndarminhaltes bei florider Rachitis trotz alkalischer Dickdarminhalt- und Faeceswerte normal oder kaum gegen die alkalische Seite verschoben gefunden. In Anbetracht all dieser Befunde liegt es nahe, die alkalischen Faeceswerte bei florider Rachitis auf den hohen Gehalt des Faeces an alkalischem Tricalciumphosphat und die allmähliche Säuerung der Faeces bei Heilung auf die Abnahme der Calciumphosphatausscheidung zurückzuführen. Ob allerdings doch nicht auch umgekehrt, gleichsam in einem Circulus vitiosus die alkalische Reaktion des Dickdarminhaltes ihrerseits die Kalkphosphatausscheidung fördert, die saure Reaktion diese hemmt, kann nicht strikte verneint werden. Die Tatsache, daß Milchzucker, und zwar nur nach enteraler, nicht bei parenteraler Zufuhr (INOUYE) die Kalkresorption erhöht und gleichzeitig im Dickdarm durch verstärkte Gärung eine saure Reaktion schafft, im bakterienfreien Dünndarm dagegen ohne Wirkung sein dürfte, sprechen sogar zugunsten der erwähnten Möglichkeit (BERGEIM, GROSS[3]).

Die Bedeutung des Quotienten $\frac{\text{Ca}}{\text{P}}$ in der Nahrung auf die Ca- und P-Ausscheidung.

Eine Resorptionsstörung und eine auf diese Weise herbeigeführte vermehrte Ausscheidung des Kalkphosphates durch die Faeces kann man sich nicht nur durch eine Ausfällung von Kalkphosphaten bei alkalischer Reaktion des Dünndarmchymus — eine Möglichkeit, die nach dem Gesagten noch nicht als erwiesen

---

[1] ZUCKER u. MATZNER: Proc. Soc. exper. Biol. a. Med. **21**, 186 (1924). — GRAYZEL u. MILLER: J. of biol. Chem. **76**, 423 (1928). — JEPHCOTT u. BACHARACH: Biochemic. J. **20**, 1351 (1926). — REDMAN, WILLIMOTT u. WOKES: Ebenda **21**, 589 (1927). — REDMAN: Ebenda **22**, 15 (1928). — TISDALL u. PRICE: Bull. Hopkins Hosp. **41**, 432 (1927). — YODER, L.: J. of biol. Chem. **74**, 321 (1927).

[2] SCHLOSS: Zitiert auf S. 1574. — REDMAN: Zitiert diese Seite, Fußnote 1. — OSER: J. of biol. Chem. **80**, 487 (1928). — SHOHL u. BENG: Ebenda **79**, 257 (1928). — HOTTINGER: Strahlenther. **34**, 639 (1929).

[3] INOUYE: Amer. J. Physiol. **70**, 524 (1924). — BERGEIM: Proc. Soc. exper. Biol. a Med. **23**, 777 (1926). — GROSS: Amer. J. Physiol. **80**, 661 (1927).

gelten kann —, sondern ebenso auch bei einseitigem Überschuß an Kalk oder Phosphaten im Dünndarminhalt vorstellen. Werden doch gelöste Phosphate bzw. gelöster Kalk nach Zufuhr von Kalk bzw. von Phosphaten in großem Überschuß schon in Reagensglasversuchen selbst bei neutraler oder sogar bei schwach saurer Reaktion leicht zur Ausfällung gebracht. Tatsächlich bewirkt Zufuhr von Kreide[1] oder überhaupt jegliche Ca-Zulage bei phosphatreicher Kost eine Steigerung der Faeces-Phosphatausscheidung bei gleichzeitiger Verminderung der Urinphosphate, dies sowohl beim Menschen wie bei Tieren[2]. Umgekehrt erfolgt Steigerung der Kalkausscheidung im Kot durch Phosphatzulage[3]. Einschränkung der Kalkzufuhr kann dagegen zu einer Erhöhung der Phosphatausscheidung im Urin führen[4]. Nach all diesen experimentell gut gestützten Befunden dürfte der Quotient $\frac{Ca}{P}$ in der Nahrung für die Verteilung des Kalkes und der Phosphate auf den Urin und die Faeces, außerdem aber — wie wir es noch sehen werden — auch auf die Gesamtretention des Kalkes und der Phosphate von besonderer Bedeutung sein. Allein es soll nicht verschwiegen werden, daß man die Ableitung des Kalkes oder der Phosphate auf den Darmweg nach peroraler Zufuhr von Phosphaten bzw. von Kalk auch ohne die Zuhilfenahme von Niederschlagsbildung im Darmlumen, sondern — zumindest bis zur Erbringung eines einwandfreien Gegenbeweises — fast ebensogut durch eine vermehrte *Ausscheidung* von Kalkphosphaten, die wegen ihrer schlechten Löslichkeit im Urin nicht eliminiert werden können, in den Darm erklären könnte. Zugunsten dieser Anschauung ließe sich geltend machen, daß bei Herbivoren auch nach parenteraler Zufuhr von Kalk oder von Phosphaten diese hauptsächlich in den Darm ausgeschieden werden. Auch die direkten, allerdings nicht ganz eindeutigen Untersuchungen Bergeims[5] über die Kalk- und Phosphatresorption in den verschiedenen Darmabschnitten der Ratte, ebenso auch die neuere, freilich nur ungenügend gestützte Feststellung Hesses[6], daß für die Resorbierbarkeit der Kalksalze ihre Löslichkeit im Gegensatz zu den früheren Anschauungen[7] keine Bedeutung besitzen soll, könnten in diesem Zusammenhang erwähnt werden. Eine endgültige Entscheidung steht indessen in dieser Frage ebenso aus, wie in der der Alkali- und der Säurewirkung auf den gleichen Vorgang. Fest steht nur soviel, daß unter normalen Verhältnissen der Kalk hauptsächlich mit den Faeces ausgeschieden wird, die Phosphate sich mehr gleichmäßig auf die Faeces und den Urin verteilen, und daß Alkalizufuhr sowie einseitige Erhöhung des Kalk- bzw. des Phosphatangebotes in der Nahrung die Faecesquoten, Säurezufuhr dagegen die Urinquoten zu erhöhen vermögen. Die vermehrte Kalkausscheidung im Urin nach hoher Kochsalzzufuhr (v. Wendt[8]) könnte man ebenfalls mit der acidotischen Wirkung großer Kochsalzgaben in Zusammenhang bringen[9]. Vielleicht spielt dabei aber auch noch die erhöhte Löslichkeit und die auf diese Weise verstärkte

---

[1] Tereg u. Arnold: Pflügers Arch. **32**, 122 (1883).
[2] Gregersen: Hoppe-Seylers Z. **71**, 49 (1911). — Wurtz: Biochem. Z. **46**, 103 (1912). — Oeri: Zitiert auf S. 1572. — Orr, Holt jr., Wilkins u. Boone: Amer. J. Dis. Childr. **28**, 574 (1924).
[3] Holsti: Skand. Arch. Physiol. (Berl. u. Lpz.) **23**, 143 (1910). — Jeppson: Z. Kinderheilk. **28**, 71 (1921). — Stewart u. J. B. S. Haldane: Biochemic. J. **18**, 855 (1924) — vgl. auch Arch. f. exper. Path. **36**, 260 (1907).
[4] Scheunert, Schattke u. Weise: Biochem. Z. **139**, 1 (1923).
[5] Bergeim, O.: Proc. Soc. exper. Biol. a. Med. **23**, 777 (1926).
[6] Hesse: Verh. dtsch. Ges. Kinderheilk. **1930**, 137. Wiesbaden.
[7] Göppert: Med. Klin. **1914**, Nr 24. — Blühdorn: Mschr. Kinderheilk. **12**, 185 194; **24**, 548 (1923). — Jansen: Klin. Wschr. **1924 I**, 715.
[8] v. Wendt: Handb. d. Biochemie, 2. Aufl., **8**, 183 (1925).
[9] Vgl. György: Z. exper. Med. **43**, 605 (1924).

Resorption von Kalkphosphaten unter dem Einfluß hoher Kochsalzkonzentrationen im Darminhalt eine gewisse Rolle (Aron, Renvall[1]).

Infolge der ähnlichen Löslichkeitsverhältnisse verhält sich das Magnesium ebenso wie der Kalk. Unter normalen Verhältnissen überwiegt auch beim Magnesium die Faecesausscheidung.

Fettzufuhr (Fettverdauung) und Kalk-Phosphatausscheidung.

Außer dem Quotienten $\frac{Ca}{P}$ und den Reaktionsverhältnissen des dargebotenen Nahrungsgemisches übt noch die Fettverdauung eine bedeutende Wirkung auf die Kalk- und Phosphatausscheidung in ihrer Verteilung auf die Faeces und den Harn aus. So bewirkt übermäßig hohe Fettzufuhr, wenn auch nicht gesetzmäßig, so doch häufig eine vermehrte Kalkausscheidung mit den Faeces, und zwar in Form von Kalkseifen. Gleichzeitig nimmt die Menge der infolge der Kalkseifenbildung im Darm frei gewordenen Phosphate im Urin zu[2]. Bei gestörter Fettverdauung und verminderter Fettresorption, so bei Ikterus oder überhaupt bei fehlender Gallensekretion (so z. B. bei angeborener Gallengangatresie) ist die Menge der Fettseifen, die an Kalk gebunden sind, in den Faeces besonders groß. Unter normalen Verhältnissen besteht der Trockenrückstand der Faeces etwa zu 25% aus Mineralien, hauptsächlich aus Kalk (8—10%) und aus 30—40% Fettbestandteilen (Telfer[3]). Vom Kalk sind etwa 20—30% an Kalkseifen, der Rest an Phosphat gebunden. Bei einer stark verschlechterten Fettverdauung kann der Anteil der Kalkphosphate zugunsten der Kalkseifen erheblich abnehmen, die Urinphosphatquote dagegen steil ansteigen. So fand Telfer[3] in einem Falle von katarrhalischem Ikterus mit einer Fettresorption von nur 70% einen Quotienten $\frac{\text{Urin-P}}{\text{Faeces-P}} = \frac{3,4}{1}$, nach der Heilung dagegen $\frac{\text{Urin-P}}{\text{Faeces-P}} = \frac{1}{2,9}$, jetzt bei stark verminderter Fettausscheidung und verbesserter Fettresorption (90%)[4].

Bei der Fettwirkung auf die Kalkausscheidung erhebt sich von neuem die Frage: Erfolgt die Bildung von unlöslichen Kalkseifen bei stark erhöhter Fettzufuhr oder bei gestörterer Fettverdauung bereits im Dünndarm, wie dies mit Telfer die Mehrzahl der Autoren anzunehmen geneigt ist oder treten die unresorbiert gebliebenen Fettsäuren erst im Dickdarm mit dem hier zur Ausscheidung gelangenden Kalk in Reaktion. Auch eine Kombination beider Möglichkeiten könnte man sich vorstellen[5]. Eine endgültige Entscheidung steht jedoch auch in dieser Frage noch aus.

Wollte man sich nicht der Telferschen Ansicht von der gestörten Resorption des Kalkes anschließen, und die Bildung der Kalkseifen nicht in den Dünndarmabschnitt, sondern in den Dickdarm verlegen, so müßte man im Hinblick auf den hohen Quotienten $\frac{\text{Urin-Phosphat}}{\text{Kot-Phosphat}}$ in diesen Fällen, sowie auf die Tatsache, daß der Kalk zuerst in Form von Kalkphosphaten in den Dickdarm ausgeschieden wird, eine Reabsorption von Phosphaten aus dem Dickdarm postulieren: Eine

[1] Aron: Pflügers Arch. **106**, 91 (1905). — Renvall: Skand. Arch. Physiol. (Berl. u. Lpz.) **16**, 94 (1904). — Hellwig: Z. Biol. **73**, 281 (1921).

[2] Keller: Z. klin. Med. **36**, 49 (1899). -- Rothberg: Jb. Kinderheilk. **66**, 69 (1907). — Freund: Erg. inn. Med. **3**, 139 (1909). — Hamilton: Acta paediatr. (Stockh.) **2**, 1 (1922). — Muhl: Ebenda **2**, Suppl. 1 (1924).

[3] Telfer: Quart. J. Med. **20**, 1 (1926) — Biochemic. J. **15**, 347 (1921).

[4] Vgl. auch schon Schlesinger: Z. klin. Med. **55** (1904).

[5] Tobler u. Bessau: Allgemeine Pathologie und Physiologie der Ernährung und des Stoffwechsels im Kindesalter. Wiesbaden: Bergmann 1914.

Möglichkeit, für die heute noch experimentelle Unterlagen nicht angeführt werden können.

Ebenso wie der Quotient $\frac{Ca}{P}$ in der Nahrung die Kalk- bzw. Phosphatverteilung auf die Faeces und den Urin weitgehend zu beeinflussen vermag, besteht auch zwischen dem Fett und dem Kalkangebot ein bestimmtes Gleichgewicht, das für die Kalkresorption eine Bedeutung zu haben scheint. Wir erwähnten schon, daß bei einem sehr hohen Fettangebot meist eine vermehrte Kalkausscheidung beobachtet wird. Ergänzend hierzu müssen wir jedoch die weitere Feststellung machen, daß bei Säuglingen — all die einschlägigen Versuche beziehen sich in der Literatur auf diese Altersperiode — auch bei einer abnorm niedrigen Fettzufuhr die Kalkausscheidung in den Faeces höher liegen kann als bei einem normalen Fettangebot[1]. Dies auch dann, wenn dyspeptische Störungen, die bei fettarmer Ernährung oft beobachtet werden können und — wahrscheinlich infolge der erhöhten Darmperistaltik[2] — mit einer, wenn auch nicht übermäßigen, so doch deutlichen Verminderung der Kalkresorption einhergehen, vermieden werden konnten.

Das Optimum der Ca-Resorption wird nach den Untersuchungen von Holt, Courtney und Fales[3] bei Milchernährung mit einer Ca-Zufuhr von 0,032 bis 0,042 g Ca, bei gemischter Kost mit einer solchen von 0,02—0,035 g Ca auf 1 g des gleichzeitig zugeführten Fettes erreicht. Das Fettangebot soll seinerseits bei Milchernährung etwa 4 g, bei gemischter Diät etwa 3 g pro Kilo Körpergewicht betragen. Unter-, ebenso auch Überschreitung dieser Zahlen vermindert die Ca-Absorption. Für diese Befunde hat vor kurzem Klinke[4] eine sehr ansprechende Erklärung gefunden. Er ging dabei von Untersuchungen über die Bedeutung von Gallebestandteilen für die Löslichkeit von verschiedenen Kalksalzen aus, wobei er zeigen konnte[5], daß die Galle und im einzelnen sowohl die Cholsäure wie die Desoxycholsäure einen erheblichen lösenden Einfluß auf die unlöslichen Kalksalze, in erster Linie auf die Kalkseifen, so auf das Ca-Oleinat, viel weniger auf das $CaCO_3$ und auf das Ca-Phosphat ausüben. Die Lösung des Kalkes erfolgt in der Galle durch die Bildung von komplexen, ultrafiltrierbaren, gallensauren-fettsauren Salzen. Nehmen wir nun mit Klinke weiterhin an, daß auch die Resorption des Kalkes durch die Bildung dieser komplexen Salze begünstigt wird, vielleicht sogar — eine durch Klinke verteidigte Ansicht, die wir nicht teilen — *nur* in dieser Form stattfindet, so wird uns die Bedeutung des Gleichgewichtes zwischen Fett- und Kalksalzangebot leicht verständlich: Bei einem Überschuß von Fettsäuren über die anorganischen Anionen wird der Kalk im Dünndarminhalt größtenteils als fettsaurer Kalk gebunden und ist dann dem lösenden Einfluß der Galle zugänglich. Demgegenüber überwiegen bei einer niedrigen Fettzufuhr die anorganischen Kalksalze, so das Kalkphosphat, das durch die Galle nicht genügend gelöst wird und auf diese Weise auch der Resorption entgeht. Andererseits reicht aber wiederum bei einem *übermäßig* hohen Fettangebot die lösende Wirkung der Galle nicht aus, um die Kalkseifen in die komplexe gallensaure Form überzuführen. Auch in diesem Falle wird

---

[1] Holt, Courtney u. Fales: Amer. J. Dis. Childr. **19**, 97, 201 (1920). — Muhl: Zitiert auf S. 1557.

[2] Holt, Courtney u. Fales: Zitiert diese Seite, Fußnote 1. — Rominger u. Meyer: Zitiert auf S. 1559.

[3] Holt, Courtney u. Fales: Zitiert diese Seite, Fußnote 1. — Auch Hickmanns: Biochemic. J. **18**, 925 (1924).

[4] Klinke: Erg. Physiol. **26**, 235 (1928).

[5] Vgl. übrigens auch schon die allerdings mehr qualitativen Untersuchungen von Bosworth u. Bowditch, Giblin: Amer. J. Dis. Childr. **15**, 397 (1928) und die noch viel länger zurückliegenden von Pflüger in Pflügers Arch. **89**, 211 (1902).

der Organismus mehr Kalk durch die Faeces verlieren als bei einer optimalen Fettzufuhr.

Die von OELSNER und KLINKE[1] auf Grund von Reagensglasversuchen noch diskutierte Möglichkeit, nach der die primär im Dünndarm gebildeten Kalkseifen später sekundär durch die alkalischen Darmsekrete zersetzt, und dann die Alkaliseifen resorbiert werden können, erscheint uns unwahrscheinlich, da die für diesen Mechanismus erforderliche starke Alkaleszenz im Darminhalt gar nicht entstehen kann.

Gallensekretion und Erdalkalistoffwechsel.

Die Bildung von komplexen gallensauren-fettsauren Kalksalzen wird nicht allein bei sehr niedriger oder übermäßig hoher Fettzufuhr eine Störung erfahren, sondern naturgemäß auch bei darniederliegender Gallensekretion, d. h. bei Zuständen wie bei katarrhalischem Ikterus, angeborener Gallengangatresie usw., die wir in ihrer Beziehung zum Kalkstoffwechsel bereits besprochen haben. Eine vollkommene Aufhebung der Kalkresorption findet indessen selbst bei einer totalen Gallensperre nicht statt. Durch besondere Maßnahmen, so durch Zufuhr von D-Vitamin, kann sogar die Kalkresorption — wie wir es noch sehen werden — trotz Bestehenbleibens der Gallensperre gesteigert werden[2]. Der Kalk dürfte somit nicht nur in Form von gallensauren-fettsauren Komplexsalzen, sondern sicherlich auch in anderer, vielleicht ionisierter[3] oder kolloidaler[4] Form resorbiert werden. Hiermit soll jedoch die besondere begünstigende Wirkung der erwähnten Komplexbildung auf die Kalkresorption keineswegs in Abrede gestellt werden, sprechen doch die erwähnten Befunde durchaus in diesem Sinne.

Eine Löslichkeitssteigerung findet unter dem Einfluß der Galle nicht nur bei den Kalk-, sondern auch bei den Magnesiumsalzen, hier wiederum vornehmlich bei den Magnesiumseifen, statt[5]. Möglicherweise spielt dementsprechend die Galle bei der Resorption des Magnesiums die gleiche Rolle, wie bei der Kalkresorption.

Als Ausscheidungsort kommt die Leber mit ihrem Sekret, der Galle für den Kalk und das Magnesium nur in mäßigen Grenzen in Betracht. Beträgt doch der Gehalt der Galle an Kalk und Magnesium bloß wenige Bruchteile der unter normalen Verhältnissen durch die Faeces zur Ausscheidung gelangenden Kalk- und Magnesiummengen. Selbst bei Überschwemmung des Körpers mit Kalk nimmt die Menge des in der Zeiteinheit mit der Galle ausgeschiedenen Kalkes nur in geringem Grade zu[6].

Die Wirkung exogener Faktoren auf die Erdalkali- und P-Retention.

Nicht allein der Resorptionsvorgang, sondern auch die *Retention*, d. h. die Gesamtbilanz, unterliegt sowohl bei den Erdalkalien wie bei den Phosphaten dem Einfluß zahlreicher, verschiedenartiger exogener und endogener Bedingungen. Als eine solche haben wir bereits die Höhe der Kalk- und Phosphatzufuhr kennengelernt, wobei hervorgehoben wurde, daß eine dauernde Ca-Retention nur bei gleichzeitiger Retention von Phosphaten zu erzielen sei. Das Verhältnis $\frac{Ca}{P}$ bestimmt demnach nicht nur die Resorption, sondern innerhalb gewisser

---

[1] OELSNER u. KLINKE: Jb. Kinderheilk. **122**, 58 (1929).
[2] TAMMANN: Bruns' Beitr. **142**, 83 (1927).
[3] ABDERHALDEN u. HANSLIAN: Hoppe-Seylers Z. **80**, 121 (1912).
[4] ZUCKMAYER: Pflügers Arch. **148**, 225 (1912).
[5] AUGSBERGER: Schweiz. med. Wschr. **1927 II**, 1069.
[6] DITTRICH: Z. exper. Med. **41**, 355 (1924). — GILLERT: Ebenda **43**, 539 (1924).

Grenzen auch die Retention dieser Elemente[1]. Verschiebt sich das Verhältnis Ca:P in der Diät stark über die Norm hinaus, so geht damit eine Verschlechterung in der Retention des in seiner Menge zurückgebliebenen Elementes einher. Oft muß der Organismus die notwendige Menge von Kalk oder von Phosphaten seinen inneren Vorräten entnehmen, um den in Überschuß zugeführten Kalk oder die Phosphate, nicht selten sogar in negativer Bilanz, entfernen zu können. Da die inneren Depots für den Kalk und die Phosphate in erster Linie das Knochengewebe darstellt, so ist es nicht verwunderlich, daß bei einem dauernd ungünstigem Verhältnis Ca:P in der Nahrung das Skelet allmählich in seinem Aufbau und in seiner Zusammensetzung Schaden leidet, wie dies bereits früher experimentell nachgewiesen wurde, neuerdings besonders bei der Bearbeitung der experimentellen Rachitis eine eingehende, noch näher zu erörternde Berücksichtigung gefunden hat[2].

Hierbei bleibt noch streng zu beachten, daß den anorganischen Kalksalzen und Magnesiumsalzen auch eine acidotische Wirkung zukommt. So findet man nach Zufuhr dieser Verbindungen ein starkes Emporschnellen der H-Ionenkonzentration, der Säure, Ammoniakausscheidung im Urin, eine Senkung der Alkalireserve im Blut, eine Abnahme der alveolären Kohlensäurespannung, oft sogar eine Erhöhung der wahren Blutreaktion (eine unkompensierte Acidose), mithin Veränderungen, die sich sonst nur nach Verabreichung von *echten* Säuren (z. B. HCl) einzustellen pflegen[3]. 1 g $CaCl_2$, peroral gegeben, setzen Gamble, Ross und Tisdall 75 ccm $^n/_{10}$ HCl gleich. Bei Verwendung organischer Erdalkaliverbindungen kann die Acidose, infolge Verbrennung des organischen Anions im intermediären Stoffwechsel zum Bicarbonat verdeckt, und sogar überkompensiert werden. Die acidotische Wirkung anorganischer Kalksalze glaubt Haldane[4] aus Unterschieden in der Resorption des Anions und des Kations dieser Verbindungen ableiten zu dürfen. Der Kalk sollte nach dieser Ansicht zum Teil im Darm unresorbiert bleiben und das normal resorbierte Anion im intermediären Stoffwechsel als Säure, z. B. im Falle des $CaCl_2$ als Salzsäure, seinen acidotischen Effekt ausüben. Allein diese Erklärung rechnet nicht mit der Tatsache, daß anorganische Kalksalze auch bei parenteraler Zufuhr den Stoffwechsel acidotisch umzustimmen vermögen[5]. So liegt es näher, mit R. Berg[6] von der Tatsache auszugehen, daß der größte Teil des dem Organismus zugeführten Kalkes durch den Darm in Form von $Ca_3(PO_4)$ ausgeschieden wird. Unter der Wirkung eines anorganischen Kalksalzes, etwa von $CaCl_2$, wird man dementsprechend eine Umsetzung der Blutsalze nach folgender Gleichung annehmen müssen:

$$3\,CaCl_2 + 2\,Na_2HPO_4 = Ca_3(PO_4) + 4\,NaCl + 2\,HCl.$$

Als weitere Anhaltspunkte für die Erklärung der durch die Kalkzufuhr erzielten Acidose könnten noch namhaft gemacht werden[7]: 1. Kalk setzt die Zellatmung stark herab. Verlangsamter Stoffwechsel führt zu unvollständig verbrannten, sauren Produkten, die im Urin ausgeschieden werden, Phosphate mitreißen und den Ammoniakkoeffizienten erhöhen.

[1] Bertram: Z. Biol. **14**, 340 (1878). — Ingle: J. comp. Path. a. Ther. **22**, 22 (1907/08) — J. agricult. Sci. **3** (1908). — Dibbelt: Arb. path.-anat. Inst. Tübingen **7**, 559 (1911). — Hart u. Steenbock: J. of biol. Chem. **14**, 75 (1913). — Orr, Holt, Wilkins u. Boone: Amer. J. Dis. Childr. **28**, 574 (1924).

[2] Literatur betr. die experimentelle Rachitis s. weiter unten oder György: Die Behandlung und Verhütung der Rachitis usw. Berlin 1929.

[3] Literatur bei György: Klin. Wschr. **1922 II**, 1399. — Siehe später auch Haldane, Hill u. Luck: J. of Physiol. **57**, 301 (1923). — Gamble, Ross u. Tisdall: Amer. J. Dis. Childr. **25**, 455 (1923). — Hollo u. Weiss: Biochem. Z. **160**, 237 (1925).

[4] Haldane: Zitiert diese Seite, Fußnote 3.

[5] Hollo u. Weiss: Zitiert diese Seite, Fußnote 3.

[6] Berg, R.: Münch. med. Wschr. **1917 II**, 1803.

[7] György: Klin. Wschr. **1922 II**, 1399; hier weitere Literatur.

2. Die Kalkbindung an die Gewebe bedingt eine Erhöhung der H-Ionenkonzentration. Bei der Überladung des Organismus mit Kalk ist eine Kalkbindung an die Gewebseiweißkörper nicht völlig von der Hand zu weisen. 3. Die H-Ionenkonzentration reiner Salz-Puffergemische nimmt unter dem Einfluß von Ca-Ionen stark zu.

Die durch anorganische Kalksalze erzeugte Acidose setzt wie jede andere Acidose zwangsläufig die intermediären Neutralisationsmechanismen in Tätigkeit. Hierher gehören die Ausschwemmungen von Kalk aus dem Skelet und die verstärkte Ausscheidung von sauren Valenzen, in Form von sauren Phosphaten im Urin. Auf diese Weise bewirken anorganische Kalksalze außer der Verschiebung des Quotienten $\frac{Ca}{P}$ noch eine zusätzliche Belastung des Kalk- und Phosphatstoffwechsels. So wird es auch verständlich, daß langdauernde $CaCl_2$-Zufuhr eine allgemeine Porose des Gesamtskelets zur Folge hat[1].

Bei Kalkzusätzen zu einer kalkarmen Nahrung, wie sie z. B. bei der Tierzucht sehr häufig erforderlich sind, aber auch beim Menschen aus mehr oder weniger stichhaltigen therapeutischen Gründen des öfteren verordnet werden, muß nach den obigen Ausführungen streng darauf geachtet werden, daß kein zu starker Kalküberschuß erzielt wird, der dann nicht nur keine günstige, vielmehr oft eine entkalkende, gelegentlich sogar rachitogene Wirkung entfaltet[2].

Neben dem Quotienten $\frac{Ca}{P}$ ist, wie wir es bereits im Beispiel der anorganischen Kalksalze gesehen haben, auch der durch die Nahrung zugeführte Säure- bzw. Alkaliüberschuß, unter der durchaus nicht unbedingt zutreffenden Voraussetzung, daß diesem auch im intermediären Stoffwechsel eine deutliche acidotische bzw. alkalotische Umstimmung entspricht, ein wichtiger Faktor bei der Regelung der Erdalkalien- und Phosphatbilanz. Säurezufuhr, d. h. Acidose, leitet den Kalk und die Phosphate nicht nur auf den Nierenweg, zunächst bei Einsparung der Ausscheidung mit den Faeces, sondern bewirkt, besonders bei etwas stärkerer Intensität, auch eine Verschlechterung der Gesamt-Erdalkali- und Phosphatbilanz[3]. Demgegenüber führt Alkali — falls nicht in übermäßig hohen Mengen dargereicht — eine Einsparung, eine Besserung der Retention sowohl für die Erdalkalien wie für das Phosphat herbei[4]. Die Säurewirkung läßt sich auf verstärkte Auslaugung von Knochensalzen aus dem Skelet, der Alkalieffekt dagegen auf Einsparung der sonst zur Säureabsättigung und zur Säureausscheidung intermediär gebrauchten Kalk- und Phosphatmengen beziehen. Die gleichen Änderungen treten in der Erdalkalien- und Phosphatbilanz — wie wir es noch sehen werden —, auch bei endogen bedingter Säuerung und Alkalisierung zutage. Die gelegentlich nach hoher NaCl-, Fett- sowie vielleicht auch die nach Fleischzufuhr nachweisbare Verschlechterung der Kalk- und Phosphatbilanz[5] gehören ebenfalls hierher und können am ehesten auf die sekundär intermediär entstandene Acidose zurückgeführt werden[6].

Bei der Fettwirkung auf die Kalkretention muß indessen auch die stark verschlechterte Kalkresorption im Darm infolge der Bildung großer Mengen von

---

[1] ETIENNE: J. Physiol. et Path. gén. **14**, 108 (1912).

[2] WEISER u. ZAITSCHEK: Fortschr. Landw. **3**, 451 (1928).

[3] GERHARDT u. SCHLESINGER: Arch. f. exper. Path. **42**, 83 (1899). — SHOHL u. SATO: J. of biol. Chem. **58**, 257 (1923). — HOPMANN: Z. exper. Med. **46**, 73 (1925). — BERNHARDT: Z. klin. Med. **100**, 735 (1924). — GREENWALD: J. of biol. Chem. **82**, 717 (1929).

[4] DUBOIS u. STOLTE: Jb. Kinderheilk. **77**, 21 (1913). — BOGERT u. KIRKPATRICK: J. of biol. Chem. **54**, 375 (1922). — SHOHL u. SATO: Zitiert diese Seite, Fußnote 3.

[5] v. WENDT: Zitiert auf S. 1555. — ROTHBERG: Zitiert auf S. 1577. — KOCHMANN: Biochem. Z. **27**, 89 (1910). — SINDLER, A.: Pflügers Arch. **197**, 386 (1922).

[6] Vgl. betr. die Kochsalzwirkung GYÖRGY: Z. exper. Med. **43**, 605 (1924), und die Fettwirkung CZERNY u. KELLER: Des Kindes Ernährung, 2. Aufl. Leipzig u. Wien 1923 bis 1928.

unresorbierten Kalkseifen in Betracht gezogen werden. Ebenso kann auch Versiegen der Gallensekretion und die dadurch bedingte Störung der Fettverdauung nicht nur die Kalkresorption, sondern die gesamte Kalkbilanz und mittelbar auch den Phosphathaushalt erheblich belasten. Nicht selten wird bei diesen Zuständen selbst der intermediär anfallende Kalk unersetzt bleiben und der Organismus seinen Kalkbedarf auf Kosten seiner Bestände aus den Knochen decken, die dann allmählich porotisch werden. Bei Tieren läßt sich experimentell durch Anlegung einer Gallenfistel, durch Ableitung der Galle in die Harnblase oder auch durch Unterbindung des Ductus Choledochus eine allgemeine „porotische Malacie" der Knochen erzielen[1].

Die Beziehungen dieser Knochenveränderungen zur Rachitis sowie zum intermediären Kalkstoffwechsel sollen erst im Zusammenhang mit der Rachitispathogenese erörtert werden.

Für die Frage der Beeinflußbarkeit des Erdalkalienstoffwechsels durch anorganische Nahrungsbestandteile ist es von besonderem Interesse, daß Calcium und Magnesium sich in ihrem Stoffwechsel gegenseitig antagonistisch zu beeinflussen vermögen. Dementsprechend ist auch das Verhältnis Ca:Mg in der Nahrung für die Ca- und umgekehrt auch für die Mg-Retention bedeutsam. In den Versuchen von Weiser[2] verloren wachsende Schweine bei Fütterung mit dem P- und Mg-reichen, jedoch Ca-armen Mais reichlich Ca und auch etwas Phosphate, setzten aber viel Mg an. Zulage von $CaCO_3$ zu dem gleichen Futter bewirkte bei einem der Tiere Retention von Ca und Phosphaten sowie gleichzeitigen starken Rückgang des Mg-Ansatzes[3]. In der Milch beträgt der Quotient Ca:Mg = 8:1,9:1. Dies ist wohl sicher das günstigste Verhältnis, das in anderen Kostformen möglichst eingehalten werden sollte. Zufuhr von Mg oder andererseits eine solche von Ca in Überschuß erhöht die Ca-, in anderem Falle die Mg-Ausscheidung und verschlechtert somit in erheblichem Maße die Ca- bzw. die Mg-Bilanz, sowohl bei Tieren wie auch bei Menschen[4]. Underhill, Honey und Bogert[5] untersuchten die Gesamtausscheidung von Erdalkalien an zwei normalen Menschen bei einer Ca- und Mg-knappen Grundkost, der sie periodenweise Ca und Mg zulegten: Ca erhöhte die Ausscheidung des Mg, Mg die des Ca, während gleichzeitig ein Teil des zuschüssig eingeführten Erdalkalis retiniert wurde. Phosphatzusatz schwächt die kalktreibende Wirkung des Magnesiumzusatzes, vermutlich infolge der Bildung von unlöslichen Mg_3PO_4 im Darm erheblich ab[6].

Nach neueren Untersuchungen von Bečka[7] ist der Antagonismus zwischen Magnesium und Calcium ein nur scheinbarer. Die Verdrängung des Calciums durch Magnesium beruht vielmehr darauf, daß das Calcium in großem Überschuß (etwa 10:1) dem Mg folgt. Die erhöhte Mg-Ausscheidung, mit der die Zufuhr schlecht resorbierbarer Mg-Salze zwangsläufig einhergeht, löst dementsprechend eine erhöhte Ca-Ausscheidung aus. Bei Verwendung von Mg-Hydroxyd, das ver-

---

[1] Pawlow: Verh. Ges. russ. Ärzte St. Petersburg 72, 314 (1904). — Seidel: Münch. med. Wschr. 1910 II, 2034. — Whipple: Physiologic. Rev. 2, 440 (1922). — Dietrich: Bruns' Beitr. 139, 530 (1925). — Tammann: Zitiert auf S. 1579. — Buchbinder u. Kern: Amer. J. Physiol. 81, 468 (1927).

[2] Weiser: Biochem. Z. 44, 279 (1912).

[3] Ähnliche Ergebnisse hatte auch Forbes, zit. nach Heubner.

[4] Malcolm: J. of Physiol. 32, 183 (1905). — Mendel u. Benedikt: Amer. J. Physiol. 25, 1 (1909). — Hart u. Steenbock: J. of biol. Chem. 14, 75 (1913). — Stransky: Arch. f. exper. Path. 78, 122 (1914). — Schiff: Jb. Kinderheilk. 91, 43 (1920). — Schiff u. Stransky: Ebenda 93, 205 (1920). — Schloss: Ebenda 91, 43 (1920). — Conti: Biochimica e Ter. sper. 8, 108 (1921). — Bogert u. McKittrick: J. of biol. Chem. 54, 363 (1922).

[5] Underhill, Honey u. Bogert: J. exper. Med. 32, 41 (1920).

[6] Hart u. Steenbock: Zitiert diese Seite, Fußnote 4.

[7] Bečka: Z. exper. Med. 67, 253 (1929).

hältnismäßig gut resorbiert und retiniert wird, kann dann auch eine, wenn auch nur vorübergehende, doch ziemlich lang — etwa 10 Tage — dauernde Fixation des Ca in den Geweben erreicht werden. Die Ausscheidung des Ca erfolgt erst nach längerer Zeit. Das kolloidale Mg-Hydroxyd hält für je 0,01 g Mg (OH)$_2$ 0,70 Ca zurück. Bei der Osteomalacie der Tiere konnte Bečka durch parenterale Zufuhr von Mg (OH$_2$) die Kalkretention stark heben und auf diese Weise auch einen gewissen therapeutischen Erfolg erzielen.

Wie verwickelt die Beziehungen zwischen Mineral-, so auch zwischen Erdalkali-, Phosphatstoffwechsel und Mineralangebot, d. h. Mineralzusammensetzung der dargebotenen Nahrung sind, zeigen mit besonderer Eindringlichkeit die Versuche von Oehme und seinen Mitarbeitern[1]. Bei zwei verschiedenen von ihnen verwendeten Kostarten bekannter mineralischer Zusammensetzung lösten Zulagen verschiedener Salze antagonistische Bilanzbewegungen der zugelegten wie anderer Ionen aus. Dabei trat ein Kationen- (Na, K) und ein Anionantagonismus (Cl, HCO$_3$) zutage. Überdies mußte darauf geachtet werden, daß die spezifische Wirkung der Neutralsalzionen in gewissem Umfange auch in das Säure-Basengleichgewicht eingreift, oft vielleicht sogar in übergeordnetem Sinne. So beeinflußte NaCl je nach Kostart das Säure-Basengleichgewicht in verschiedenem Sinne, bei Milchkost acidotisch, bei Kartoffelkost alkalotisch. Die Richtung, in welcher die verwendeten Salze die Ca- und P-Bilanz bei den verschiedenen Kostarten beeinflussen, wird aus folgender Übersicht deutlich:

Kost	NaCl	NaHCO$_3$	KCl	KHCO$_3$
Eiweiß-P — Ca-reich (Milch, Käse, Fleisch) . .	+	—	—	+
Eiweiß-P — Ca-arm (Kartoffeln usw.)	—	+	+	?

Einen übergeordneten, man kann sagen oft bestimmenden, den der Mineralbestandteile weit überragenden Einfluß auf den Kalk- und Phosphathaushalt üben besondere organische, bereits in äußerst geringen Mengen wirksame Nährstoffe von sog. Vitamincharakter, und zwar vornehmlich der sog. Rachitisschutzstoff, das D-Vitamin aus. Wir kommen auf diesen Fragekomplex bei der Besprechung der Vorgänge im intermediären Kalk- und Phosphatstoffwechsel noch ausführlich zurück. An dieser Stelle soll die Erwähnung des D-Vitamins nur an seine Wichtigkeit als eines den Kalk- und Phosphatstoffwechsel regulierenden *exogenen* Faktors erinnern.

Endogene Regulierung des Erdalkali- und P-Stoffwechsels.

An der Regulierung des Kalk- und Phosphatstoffwechsels sind außer exogenen auch *endogene* Faktoren beteiligt. Die bereits erwähnte Tatsache, daß selbst im Hungerzustand der Organismus Kalk und Phosphat zur Ausscheidung bringt, ist noch kein Beweis für die endogene Steuerung des Kalk- und Phosphatstoffwechsels, sondern zeugt nur für das Vorhandensein eines von exogenen Einflüssen unabhängigen endogenen Kalk- und Phosphatkreislaufes. Von diesem Gesichtspunkte aus bedeutet aber die Kenntnis der Kalk- und Phosphatausscheidung im Hunger einen wichtigen Gewinn auch für das Verständnis endogener Regulierungsmechanismen beim Kalk- und Phosphatstoffwechsel, werden hier doch die endogenen Faktoren nicht durch exogene störende Momente verdunkelt. Da aber andererseits Hunger zu unübersichtlicher Gewebseinschmelzung führt, die nicht nur im Kalk- und Phosphathaushalt, sondern im Gesamtstoffwechsel mehr oder

---

[1] Oehme: Arch. f. exper. Path. **104**, 115 (1924). — Oehme, C. u. M., u. Wassermeyer: Ebenda **154**, 107 (1927). — Vgl. auch Meyer-Bisch in diesem Bande, S. 1546.

minder unklare Verhältnisse schafft, so dürfte sich zum Studium endogener, mit dem Kalk- und Phosphathaushalt spezifisch zusammengehörender Faktoren eine Versuchsanordnung am besten eignen, bei der eine kalorisch vollwertige, jedoch an Kalk- und Phosphaten unterschwellige Kostform verwendet wird. Hier wird sich der endogene Kalk- und Phosphatstoffwechsel besonders scharf abheben.

Bei genauer Einhaltung dieser Versuchsbedingungen haben in der letzten Zeit Aub und seine Mitarbeiter[1] wertvolle Untersuchungen zur Frage der den Kalk- und Phosphatstoffwechsel endogen steuernden Faktoren ausgeführt. Es gelang ihnen, in Erweiterung älterer, bereits bekannter Befunde zu zeigen, daß der Kalk- und Phosphatstoffwechsel die wichtigsten endogenen Impulse von der Schilddrüse und den Nebenschilddrüsen, d. h. von besonderen endokrinen Organen empfängt.

Schilddrüse und Ca- und P-Stoffwechsel.

Die Rolle der Schilddrüse im Kalk- und Phosphathaushalt war in der älteren Literatur nicht eindeutig klargestellt. Wenn auch die Angaben von Koeppen[2], neuerdings von Bernhardt[3], daß thyreotoxische Zustände, so die Basedowsche Krankheit, oft mit malacischen Knochenveränderungen einhergehen sowie die experimentellen Untersuchungen von Parhon[4], der bei Kaninchen mit steigender Schilddrüsensubstanzzufuhr eine vermehrte Ca-Ausscheidung feststellen konnte, bereits dafür sprachen, daß die Schilddrüsenstoffe den Kalkhaushalt belasten dürften, so sind die Versuchsergebnisse anderer Autoren nicht so gleichsinnig ausgefallen[5]. Aub und seinen Mitarbeitern gelang es dann, in ausgedehnten Versuchen zu zeigen, daß die Kalk-, und im großen ganzen parallel hierzu auch die Phosphatausscheidung nach Schilddrüsen- oder Thyroxinzufuhr schon bei Normalen, ebenso unter pathologischen Bedingungen der Funktionssteigerung, bei Schilddrüsenadenom und bei Basedowscher Krankheit eine starke Erhöhung erfährt. Nach Entfernung des Adenoms oder nach operativer Verkleinerung der Basedowstruma senkt sich die Ca- und P-Ausscheidung etwa parallel mit dem Grundumsatz und der Stickstoffausscheidung. Andererseits ist aber die Erhöhung der Kalkausscheidung bei Basedowscher Krankheit absolut meist viel stärker als die des Grundumsatzes: in einem Falle 231 gegen 55% beim Grundumsatz. In Umkehrung der bei den Hyperthyreosen obwaltenden Verhältnissen ist bei hypothyreotischen Zuständen, so bei Myxödem, die Calcium- und Phosphatausscheidung geringer als in der Norm und durch Schilddrüsenbehandlung zu steigern. Die erhöhte Kalk- und Phosphatausscheidung bei den Hyperthyreosen verteilt sich sowohl auf die Harn- wie auf die Faeceswerte, vielleicht mit relativ stärkerer Bevorzugung des Nierenweges, während die Einsparung beim Myxödem das negative Bild darbietet (vgl. die Zusammenstellung der Mittelwerte auf Abb. 306).

In tierexperimentellen Untersuchungen gelangten gleichzeitig und unabhängig von Aub und seinen Mitarbeitern die japanischen Forscher Mizokami und Nishimura[6] zu gleichen Ergebnissen: Bei Hunden bewirkte Schilddrüsenfütterung eine erhöhte, Thyreodektomie eine verminderte Kalkausscheidung.

[1] Aub, Bauer, Heath u. Ropes: J. clin. Invest. 7, 97 (1929). — Fuller, Bauer, Ropes u. Aub: Ebenda 7, 139 (1929).
[2] Koeppen: Neur. Zbl. 11, 219 (1892).
[3] Bernhardt: Dtsch. med. Wschr. 1927 I, 1082.
[4] Parhon: C. r. Soc. Biol. Paris 72, 620 (1912).
[5] Literatur bei Aub, Bauer, Heath u. Ropes: Zitiert diese Seite, Fußnote 1.
[6] Mizokami u. Nishimura: Fol. endocrin. jap. 5, 18 (1929).

Während wir bei der Besprechung der *exogenen* Faktoren des Kalk- und Phosphathaushaltes ihre Auswirkung im intermediären Stoffwechsel zunächst absichtlich zurückgestellt, höchstens nur kurz gestreift und hauptsächlich die Darmvorgänge berücksichtigt haben, sind bei den *endogenen* Faktoren die Beziehungen zu intermediären Vorgängen, zum *intermediären* Kalk- und Phosphatstoffwechsel so überragend, daß wir von ihnen nicht absehen können. Es liegt wohl doch auch am nächsten, die Wirkung endogener Faktoren auf eine wirklich innere, außerhalb des Darmtraktes liegende Beeinflussung des Kalk- und Phosphatstoffwechsels zurückzuführen. Hier sind es hauptsächlich zwei Fragen, die verhältnismäßig leicht beantwortet werden können: 1. Woher entnimmt der Organismus bei einer verstärkten Belastung des Kalk- und Phosphathaushaltes die erforderliche Kalk- und Phosphatmenge? 2. Geht denn eine bilanzmäßig

nachweisbare Störung des Kalk- und Phosphatstoffwechsels unter dem Einfluß bestimmter endogener Faktoren mit einer Änderung der inneren Kalk- und Phosphatverteilung, so im besonderen mit gegen die Norm erhöhten oder verminderten Blut- (Serum-) Kalk und Phosphatzahlen einher?

Die Beantwortung der ersten Frage läßt sich auf verschiedene Weise erbringen. So kann man die Quelle der zur Ausscheidung gelangten Kalk- und Phosphatmengen aus den zugehörigen Bilanzdaten gewissermaßen rechnerisch ermitteln. Die Grundlagen der Berech-

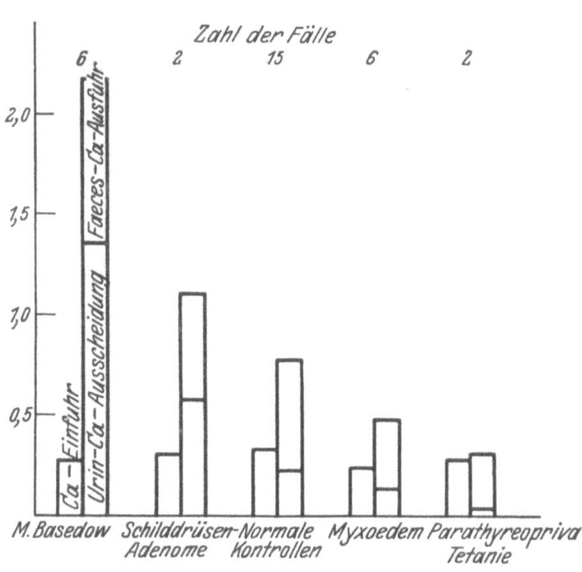

Abb. 306. Die Ca-Ausscheidung bei Störungen der Schilddrüsenfunktion (Mittelwerte nach Aub und seinen Mitarbeitern).

nung liefert zunächst die Tatsache, daß der Kalk im Organismus hauptsächlich als Kalkphosphat (neben einem geringen Anteil von $CaCO_3$) in den Knochen vorkommt. Das Verhältnis Ca:P beträgt im Skelet etwa 1,9. Andererseits ist aber der Phosphor auch am Aufbau der Weichteile beteiligt. An Stelle des Quotienten Ca:P kann hier ein besonderer, jeweils für die verschiedenen Organe charakteristischer Quotient N:P aufgestellt werden. Als summarische Größe aus allen Organen gewinnt man mit einer erlaubten Annäherung den Wert N:P=17,4. Setzen wir nun zunächst extreme Versuchsbedingungen, wie sie in dieser Vereinfachung nur im Hungerzustand erfüllt sein können und berechnen wir aus den Ausscheidungsdaten den Quotienten N:P, so wird man aus Werten, die tiefer liegen als 17,4, ohne weiteres schließen dürfen, daß hier Phosphate auch aus dem Skelet in Freiheit gesetzt wurden. Wenn z. B. der Hungerkünstler Cetti[1] in 10 Tagen 3,164 g N und 0,90 P ausschied, so geht aus diesen Zahlen mit Sicherheit hervor, daß die ausgeschiedenen Phosphate nicht nur aus organischen Phosphaten der Weichteile, sondern zum größten Teile aus den anorganischen Depots des Skelets herrühren müssen.

---

[1] Siehe bei Lehmann, Fr. Müller, Munk, Senator u. Zuntz: Zitiert auf S. 1566.

Setzt man in solchen Fällen die Menge der im Verhältnis zum Stickstoff in Überschuß ausgeschiedenen Phosphate mit der Kalkausscheidung in Beziehung, so pflegt die Rechnung im Sinne der theoretischen Forderung tatsächlich aufzugehen und man erhält den theoretischen Quotienten von 1,9. Bleibt gelegentlich an Kalk doch noch ein kleiner rechnerischer Rest zurück, so wird man dafür als Quelle wohl mit Recht an das $CaCO_3$ denken, das neben dem Kalkphosphat am Aufbau der Knochenmineralien mitbeteiligt ist. Auf Grund solcher genauen Bilanzuntersuchungen und Berechnungen haben neuerdings auch King Goto und Gamble, Ross und Tisdall[1] den Beweis geliefert, daß im Hunger tatsächlich Knochensalze in erheblichem Maße zur Einschmelzung gelangen, und zwar hauptsächlich Kalkphosphat, daneben aber auch Calciumcarbonat. Mit fortschreitendem Hunger nimmt die Kalkausscheidung auf Kosten der Knochensalzdepots meist zu. Auffallenderweise geht dabei die Magnesiumausscheidung mit der Kalkausscheidung nicht parallel. So schied Cetti vor Beginn des Hungerns 0,242 g Ca und 0,154 g Mg aus, am 4. Hungertage 0,333 g Ca und nur 0,119 g Mg. Es liegt nahe, aus diesem Verhalten auf zumindest topographisch verschiedene, allenfalls auch auf funktionell verschiedenartige Kalk- und Magnesiumdepots zu schließen. Man braucht in diesem Zusammenhang nur an den relativ großen Mg-Reichtum der Knochen*grundsubstanz* und auch des Knochenmarkes, im Gegensatz zu der Ca-Armut dieser Gewebe, zu erinnern.

Die im vorhergehenden ausführlich besprochene Berechnung läßt sich auch bei nicht völlig aufgehobener Nahrungszufuhr anwenden. Hier müssen nur naturgemäß die eingeführten Kalk- und Phosphatzahlen in Abzug gebracht werden, wobei allerdings wegen der unübersichtlichen Resorptionsvorgänge die Folgerungen bei weitem nicht so zuverlässig sind wie im Hunger. Nichtsdestoweniger gelang es Aub und seinen Mitarbeitern[2] mit Hilfe dieser Berechnung zumindest wahrscheinlich zu machen, daß bei Hyperthyreose oder nach Thyroxinzufuhr bei Normalen die erhöhte Kalk- und Phosphatausscheidung auf Kosten der Knochenmineralien erfolgt. Diese auf Grund stoffwechselchemischer Befunde erhobenen Schlüsse lassen sich im speziellen Falle des Kalkstoffwechsels röntgenologisch aus dem jeweiligen Zustand des Skelets, aus seinem Kalkreichtum oder seiner Kalkarmut kontrollieren. Es wäre sehr zu begrüßen, wenn in der Zukunft auch bei Stoffwechseluntersuchungen mit physiologisch-chemischen Fragestellungen die Röntgenoskopie eine stärkere Berücksichtigung als bisher erfahren würde. Oft wird man mit Hilfe dieser — obgleich nicht quantitativen und somit scheinbar weniger exakten — Untersuchungsmethode zu viel eindrucksvolleren Beobachtungen über den jeweiligen Zustand des intermediären Kalkhaushaltes gelangen als bei der ausschließlichen Verwendung rein chemisch-analytischer Verfahren, insbesondere der notgedrungen kurzfristigen, einen nur kleinen Zeitabschnitt umfassenden Bilanzuntersuchungen. Tatsächlich fanden Aub und seine Mitarbeiter bei langdauernder Basedowkrankheit eine röntgenoskopisch einwandfrei nachweisbar gewesene Rarefikation des Skelets, bei schwerem Myxödem dagegen eine Verdichtung des Knochenkalkes.

Zur Beantwortung der zweiten oben gestellten Frage nach der intermediären, im besonderen nach der Blutkalk- und Phosphatverteilung bedarf es der Kenntnis der im Besitz geeigneter Methoden leicht feststellbaren Blutkalk- und Phosphatzahlen. Die Normalwerte[3] betragen für den Gesamtserumkalk etwa 10 mg, für den anorganischen Serumphosphor im Wachstumsalter, d. h. bei Säuglingen

---

[1] Siehe die ausführliche Besprechung dieser Versuche bei Heubner: Ds. Handb. S. 1511. Siehe auch S. 1566.
[2] Aub u. Mitarbeiter: Zitiert auf S. 1584.
[3] Siehe in diesem Band Heubner, S. 1433 u. 1445 ff.

und Kindern im Mittel 5 mg%, bei Erwachsenen 3 mg%. Bei hyperthyreotischen, ebenso aber auch bei hypothyreotischen Zuständen, haben nun AUB und seine Mitarbeiter für den Kalk und den anorganischen Phosphor im Serum normale Werte gefunden. Nur bei bereits bestehender Hypocalcämie vermochte Schilddrüsenzufuhr den Serumkalkspiegel gelegentlich leicht zu erhöhen. Im Hinblick auf die in der Regel völlig ungestörte Blutkalk- und Phosphatverteilung[1] bei gleichzeitig starken Ausschlägen in der Gesamtkalk- und Phosphatbilanz liegt es am nächsten, in Übereinstimmung mit AUB und seinen Mitarbeitern eine unmittelbare, allerdings näher nicht definierbare Einwirkung der Schilddrüsensubstanz auf die Ablagerung der Kalksalze in den Knochen anzunehmen. Vor einer Überschätzung dieses besonderen Schilddrüseneffektes möchten wir indessen sowohl nach den Erfahrungen der Klinik, wie auch nach den vorliegenden stoffwechselchemischen Untersuchungsergebnissen ausdrücklich warnen.

Nebenschilddrüse und Ca- und P-Stoffwechsel.

Während die Rolle, die die Schilddrüse im Kalk- und Phosphathaushalt spielt, erst in der letzten Zeit klargestellt werden konnte, ist die überragende Bedeutung der *Nebenschilddrüsen* für die Regelung des Kalk- und Phosphatstoffwechsels schon seit langem erkannt und von verschiedenen Autoren diskutiert worden. Den Anlaß zu diesen Untersuchungen bot das Studium des sich nach Exstirpation der Epithelkörperchen bei Tieren[2] oder nach Schädigung derselben meist im Anschluß an Kropfoperationen beim Menschen einstellenden tetanischen Zustandes. Diese postoperative Tetanie äußert sich wie jede Tetanie in einer eigenartigen elektrischen und mechanischen Übererregbarkeit der peripherischen motorischen und sensorischen Nerven und in besonderen spontanen Krampfäußerungen. Im Hinblick auf die zu Beginn des Jahrhunderts aufkommende Lehre RINGERS, LOCKES, J. LOEBS von der Bedeutung des Ionenanti- und Synergismus und von der Wichtigkeit eines physiologisch äquilibrierten inneren Salzmilieus unter anderen auch für den Erregbarkeitszustand der Nerven wurde von verschiedener Seite die Möglichkeit in Erwägung gezogen, daß der parathyreopriven Tetanie eine fehlerhafte Salzzusammensetzung der Gewebssäfte, der Blutflüssigkeit, und zwar im Sinne der LOEBschen Lehre eine Verschiebung des bekannten LOEBschen Quotienten $\frac{Na + K}{Ca + Mg}$ zugunsten des Zählers und somit zumindest eine relative Erdalkaliverarmung zugrunde liegen müßte. Dementsprechend wurde bei Untersuchungen über die Pathogenese der parathyreopriven Tetanie weit mehr der Blutsalz-, darunter auch der Blutkalkverteilung als dem Gesamtkalkstoffwechsel eine besondere Beachtung geschenkt. Mit vollem Erfolg. So gelang es bereits 1908 McCOLLUM und VOEGTLIN[3], seither sämtlichen Nachuntersuchern[4],

---

[1] Die in einigen Fällen von Myxödem bei Säuglingen beschriebene Hypophosphatämie [LANDSBERGER: Klin. Wschr. **1924 II**, 1360. — NIKOLAEFF u. ZIMBLER: Jb. Kinderheilk. **126**, 222 (1920)] ist nach eigenen Untersuchungen [GYÖRGY, in STEPP u. GYÖRGY: Avitaminosen und verwandte Krankheitszustände. Berlin 1927] kein gesetzmäßiger Befund und stellt vielleicht nur ein unspezifisches, mit dem Myxödem kausal gar nicht zusammenhängendes Begleitmerkmal dar.

[2] Zuerst von VASSALE u. GENERALI ausgeführt [Arch. di Biol. **25**, 459 (1896); **26**, 61 (1896)].

[3] McCALLUM u. VOEGTLIN: Bull. Hopkins Hosp. **19**, 91 (1908) — J. of exper. Med. **11**, 118 (1909).

[4] GREENWALD: J. of biol. Chem. **14**, 363 (1913); **61**, 649 (1924). — HASTINGS u. MURRAY: Ebenda **46**, 233 (1921). — SALVESEN: Acta med. scand. (Stockh.) Suppl. **16**, 286 (1926). — BEHRENDT: Z. Kinderheilk. **41**, 499 (1926). — INOUYE: Amer. J. Physiol. **70**, 524 (1924). — BROUGHER: Amer. J. Physiol. **84**, 583 (1928). — PINCUS, PETERSEN u. KRAMER: J. of biol. Chem. **68**, 601 (1926). — DEMOLE u. CHRIST: Arch. f. exper. Path. **146**, 361 (1929). — Vgl. auch TRENDELENBURG u. GOEBEL: Ebenda **89**, 171 (1921).

auch bei Anwendung sicher einwandfreier analytischer Methoden, zu zeigen, daß das führende Symptom im pathologisch veränderten Chemismus bei der parathyreopriven Tetanie die Abnahme der Serumkalkwerte, eine mehr oder minder starke, jedoch stets deutliche *Hypocalcämie* darstellt. Im latent tetanischem Zustande findet man meist höhere, nur leicht gesenkte, im manifesten, d. h. durch Spontankrämpfe ausgezeichneten Stadium dagegen stark herabgesetzte Serumkalkwerte. Eine Allgemeingültigkeit kommt aber dieser Regel nicht zu; sogar im manifesten Stadium können verhältnismäßig hohe, obgleich natürlich gegenüber der Norm immerhin noch erniedrigte Serumkalkwerte registriert werden. *Die Stärke der Hypocalcämie ist kein absolut sicherer Maßstab für den Intensitätsgrad des Krankheitsprozesses.*

Die Frage, die gerade im Hinblick auf den Gesamtkalkstoffwechsel von großem Interesse ist, ob die Hypocalcämie gleichzeitig als Zeichen einer allgemeinen Kalkverarmung des Gesamtorganismus aufzufassen sei, konnte für die parathyreoprive Tetanie angesichts der diesbezüglichen einander stark widersprechenden älteren Literaturangaben, die sich meist auf die Gesamtkalkbilanz oder den Gehirnkalkgehalt beziehen, bis vor kurzem nicht beantwortet werden[1]. In neueren, methodisch einwandfreien Untersuchungen fanden nun Greenwald und Gross[2] bei parathyreopriven Tieren sowie Aub und seine Mitarbeiter[3] bei postoperativer Tetanie des Menschen nicht nur keine erniedrigte (McCallum und Voegtlin, Salvesen[4]), sondern eher eine erhöhte Ca-Retention, die sich

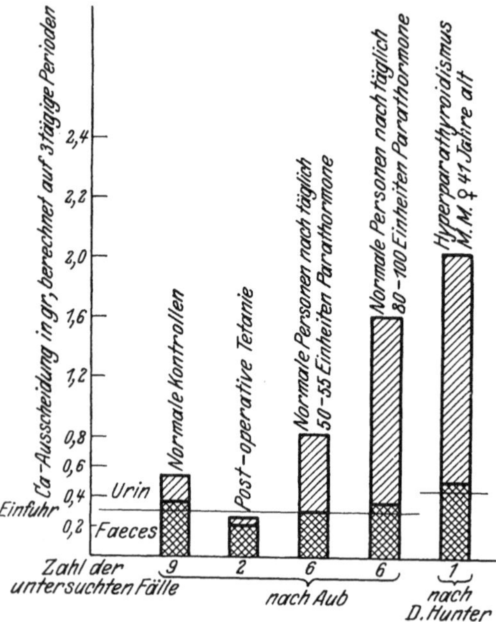

Abb. 307. Die Ca-Ausscheidung bei Störungen der Epithelkörperchenfunktion. (Nach D. Hunter: Proc. roy. Soc. Med. **23**, 1929.)

sowohl in der Urin-Ca- wie in der Faeces-Ca-Ausscheidung kundgibt (Abb. 306 und 307). Da nach den ebenfalls neueren Befunden von Behrendt[5] auch der Kalkgehalt der Muskulatur bei parathyreopriven Tieren keine Abnahme erfährt und nach klinischen Beobachtungen nicht einmal das fertige Skelet an Kalk verarmt, so dürfen wir in der tetanischen Hypocalcämie nur eine Verteilungsstörung, jedoch kein Zeichen einer allgemeinen Kalkverarmung des Organismus erblicken. Eine leichte, bei parathyreopriven Tieren gelegentlich nachweisbare Hemmung der Verkalkung[6] bei *wachsenden* Knochen, so auch bei der Callusbildung nach Frakturen, aber auch bei den Zähnen, hier in Gestalt der sog. Hypoplasien, ist nicht als Ausdruck einer Entkalkung, sondern einer mangel-

---

[1] Siehe die ältere Literatur bei Orgler: Dtsch. med. Wschr. **1922 II**, 1008 u. 1037, auch bei Greenwald u. Gross: J. of biol. Chem. **66**, 185 (1925).

[2] Greenwald u. Gross: Zitiert diese Seite, Fußnote 1.

[3] Fuller, Bauer, Ropes u. Aub: J. clin. Invest. **7**, 139 (1929).

[4] McCallum, Voegtlin u. Salvesen: Zitiert auf S. 1587.

[5] Behrendt: Z. Kinderheilk. **41**, 499 (1926).

[6] Erdheim: Frankf. Z. Path. **7**, 238 (1911). — Dietrich: Arch. klin. Chir. **136**, 381 (1925).

haften Ossifikation infolge des verminderten inneren Kalkangebots, d. h. in Auswirkung der Hypocalcämie, aufzufassen.

In Anbetracht der von uns bereits des öfteren betonten Zusammenhänge zwischen Kalk- und Phosphatstoffwechsel ist es von besonderem Interesse, daß bei der parathyreopriven Tetanie nicht nur der Serumkalk-, sondern auch der Serumphosphatspiegel pathologisch verändert ist. Im Gegensatz zur Hypocalcämie besteht indessen hier keine Abnahme, sondern eine Erhöhung der Normalzahlen: Eine *absolute Phosphatstauung, Hyperphosphatämie*[1].

Während die Verfolgung der Kalkbilanz uns für das Zustandekommen der Hypocalcämie keine Erklärung zu geben vermochte, ließ das Studium des Phosphatstoffwechsels in seiner bilanzmäßigen Erfassung Veränderungen nach Parathyreodektomie erkennen, die aller Wahrscheinlichkeit nach mit der im Blute nachweisbaren Phosphatstauung in kausalem Zusammenhang stehen. So stellte als erster GREENWALD[2] im Urin parathyreodektomierter Tiere in direktem Anschluß an den operativen Eingriff eine starke Abnahme der Titrationsacidität und parallel hierzu eine ebenfalls erheblich verminderte Phosphatausscheidung fest. Da die Säureausscheidung im Urin in erster Linie mit Hilfe von sauren Phosphaten zu erfolgen pflegt und somit die wichtigsten Träger der Titrationsacidität stets die Phosphate, die sauren Phosphate sind, so könnte man die von GREENWALD erhobenen Befunde zunächst auch auf eine durch die Parathyreodektomie ausgelöste alkalotische Verschiebung des intermediären Stoffwechsels beziehen. Allein die gleichzeitig fehlende kompensatorische Phosphatausscheidung im Stuhl (GREENWALD[2]) zwingt uns zu der Annahme, daß der verminderten Phosphatstauung im Urin besondere Vorgänge im intermediären Phosphatstoffwechsel, im besonderen eine deutliche Phosphateinsparung oder mit anderen Worten eine innere Phosphatstauung zugrunde liegen muß, als deren Symptom wir bereits die hohen Phosphatwerte im Blut gedeutet haben.

Mit der Zurückführung der verminderten Phosphatausscheidung im Urin auf eine Phosphatstauung darf trotzdem die Frage der Alkalose noch nicht als völlig abgetan gelten. Die Abnahme der Titrationsacidität und ebenso auch die Tatsache, daß sich die Phosphateinsparung — analog zu den bereits erörterten Verhältnissen bei einer Alkalizufuhr oder bei alkalotischen Zuständen überhaupt — ausschließlich im Urin bemerkbar macht, müssen zumindest als sehr verdächtige Indizienbeweise für das Vorherrschen einer alkalotischen Stoffwechselrichtung aufgefaßt werden. In diesem Sinne spricht auch die die verminderte Titrationsacidität und die herabgesetzte Phosphatausscheidung begleitende Abnahme der NH_3-Ausscheidung im Urin[3]. CRUICKSHANK konnte dann auch im Blute parathyreodektomierter Hunde eine Verschiebung der wahren Reaktion gegen die alkalische Seite feststellen und somit den direkten Beweis für die Gegenwart einer Alkalose erbringen[4]. Wenn in diesem letzteren Punkte die Literaturangaben zum Teil nicht völlig gleichmäßig lauten, so liegt der Grund dafür teilweise in der Unzulänglichkeit der verwendeten Methoden oder noch mehr in der versäumten Trennung der krampfreichen und der krampffreien Stadien

---

[1] GREENWALD: J. of biol. Chem. **14**, 363, 369 (1913); **61**, 649 (1924). — SALVESEN: Acta med. scand. (Stockh.) Suppl. **16**, 286 (1926). — INOUYE: Amer. J. Physiol. **70**, 524 (1924). — PINCUS, PETERSEN u. KRAMER: J. of biol. Chem. **68**, 601 (1926). — URECHIA u. POPOVICIU: C. r. Soc. Biol. Paris **97**, 1012 (1927). — Eigene unveröffentlichte Untersuchungen.

[2] GREENWALD: J. of biol. Chem. **14**, 363 (1913), und in Erweiterung dieser ersten Untersuchungen GREENWALD u. GROSS: Ebenda **66**, 185 (1925).

[3] WILSON, THORNTON, STEARNS u. JANNEY JR.: J. of biol. Chem. **21**, 169 (1915). — WILSON, STEARNS u. JANNEY JR.: Ebenda **23**, 123 (1915). — WILSON, STEARNS u. THURLOW: Ebenda **23**, 89 (1915).

[4] CRUICKSHANK: Biochemic. J. **18**, 47 (1924); hier auch ältere Literatur.

voneinander. Die tetanischen Krämpfe führen leicht eine Acidose herbei, so daß dann im Verlaufe der Krankheit Alkalose und Acidose öfters miteinander abwechseln. Dies läßt sich nicht nur im Blut, sondern vielleicht noch eindrucksvoller im Urin durch Verfolgung der Säureausscheidung demonstrieren[1].

Der Zustand des Säure-Basengleichgewichtes ist — wie wir es noch ausführlicher besprechen werden — für die Pathogenese der tetanischen Reaktion, vom physikochemischen Standpunkte aus wahrscheinlich sogar erst auf dem Umwege über die Beeinflussung der Ca-Ionisation, von nicht zu unterschätzender Bedeutung. Dies dürfte auch die eingehendere Erörterung der damit zusammenhängenden Fragen an dieser Stelle vollauf rechtfertigen.

Betrachten wir die Phosphatstauung als die zeitlich erste Veränderung in der Reihe der durch die Parathyreodektomie ausgelösten intermediären Reaktionen, so fragt es sich, auf welche Weise dann die weiteren bereits besprochenen wichtigen Störungen, die Hypocalcämie und die Alkalose, zustande kommen? Die Beantwortung dieser Frage bereitet keine großen Schwierigkeiten. Bedenken wir, daß schon die äußere Zufuhr von Phosphaten sowohl bei Tieren wie auch beim Menschen eine deutliche Senkung des Gesamtkalkspiegels im Serum, eine Hypocalcämie, verursacht[2], so kann man sich leicht vorstellen, daß auch bei endogener Stauung an Phosphaten und besonders bei einem gestörten Regulationsmechanismus der gleiche reziproke Serum-Kalkabfall eintritt[3]. Als indirekte Stütze für diese Anschauung darf auch die Tatsache angerechnet werden, daß bei schon bestehender Tetanie der Serumkalkgehalt nach Phosphatzufuhr häufig noch stärker abnimmt als in Fällen mit normaler Erregbarkeit des Nervensystems.

Daß auch die Alkalose bei der parathyreopriven Tetanie nicht primär, sondern erst sekundär, infolge verstärkter Atmungstätigkeit, d. h. infolge erhöhter Erregbarkeit des Atemzentrums, zustande kommt, geht allein schon aus der *erniedrigten* alveolären CO_2-Spannung bei erhöhten p_H-Werten hervor. Die Alkalose ist somit bereits ein Symptom der Tetanie, vermutlich schon die Folge der Phosphatstauung und der Hypocalcämie, andererseits trägt sie aber — wie wir es noch sehen werden — zur Verstärkung der Tetanie gleichsam in einem Circulus vitiosus bei.

Phosphatstauung, Hypocalcämie in konstanter Ausprägung, die *Alkalose* im anfallsfreien Stadium, bilden die Trias, die der parathyreopriven Tetanie ihre stoffwechselchemische Eigenart verleiht.

Epithelkörperchenhormon.

Worin besteht nun eigentlich die physiologische Funktion der Epithelkörperchen und wieso verursacht ihre Entfernung eine so verhängnisvolle allgemeine Stoffwechselstörung? Erblickt man in den Nebenschilddrüsen ein endokrines Organ, so liegt wohl die Annahme am nächsten, in ihm die Ursprungsstätte eines „spezifischen Hormons", ähnlich dem Thyroxin, Insulin usw., zu vermuten. Diesem Hormon sollte dann die Regulierung des Kalk- und Phosphatstoffwechsels, in erster Linie auch die einer normalen Blutkalk- und Phosphatverteilung obliegen. Nach vielen ergebnislosen früheren Versuchen einer großen Reihe von Forschern gelang es erst neuerdings, etwa gleichzeitig und

---

[1] Greenwald: Zitiert auf S. 1589. — Wilson u. Mitarbeiter: Zitiert auf S. 1589.
[2] Binger: J. of Pharmacol. **10**, 105 (1917). — Tisdall: J. of biol. Chem. **54**, 35 (1922). — György u. Wilkes: Z. exper. Med. **43**, 454 (1924). — Salvesen, Baird Hastings u. McIntosh: J. of biol. Chem. **60**, 311 (1924). — af Klercker u. Odin: Acta paediatr. (Stockh). **5**, 79 (1925). — Gates u. Grant: J. of exper. Med. **45**, 125 (1927).
[3] Freudenberg u. György: Jb. Kinderheilk. **96**, 5 (1921). — Salvesen: Acta med. scand. (Stockh.) Suppl. **16**, 286 (1926).

unabhängig voneinander, COLLIP sowie HANSON, HJORT, ROBISON, TENDRICK und BERMAN das gesuchte Epithelkörperchenhormon in konzentrierter, stark aktiver Form zu erhalten[1]. COLLIP hat sein Verfahren auch handelstechnisch ausgebaut. Im sog. „Parathormone" (Eli, Lilly & Co., Indianopolis USA.) besitzen wir eine nach dem COLLIPschen Originalverfahren dargestellte und genau titrierbare Epithelkörperchenhormonlösung; man spricht demgemäß allgemein von einem Colliphormon.

Zu den bereits von COLLIP und seinen Mitarbeitern erkannten und nachgewiesenen Folgeerscheinungen einer wirksamen Epithelkörperchenhormondosis gehört sowohl bei parathyreopriven, wie bei normalen Hunden eine mehr oder minder starke Erhöhung des Serumkalkspiegels[2]. Bei normalen Tieren nimmt unter dem Einfluß des Hormons der Serumkalk übernormale Werte an, besonders leicht nach wiederholten, in kurzen Intervallen nacheinander erfolgten hohen Dosen (COLLIP). Erreicht der Serumkalkspiegel besonders hohe Werte (15—20 mg%), so treten schwere Vergiftungserscheinungen auf, der sog. „hypercalcämische Symptomenkomplex": Blässe, Erbrechen, Apathie, Schläfrigkeit, Nierenstörung, Bewußtseinstrübung bis Bewußtlosigkeit, schließlich Exitus. Bei der Sektion solcher an Hypercalcämie verendeter Tiere (Hunde) werden Blutungen in der Darmschleimhaut, Kalkeinlagerungen im Myokard und in der Niere (COLLIP)[3], zumindest Nekrosen in der Herzmuskulatur (HUEPER[4]), nicht selten aber schwere sklerotische Veränderungen in verschiedenen Organen (Niere, Magen, Herzmuskulatur, Arterien usw.) im Sinne der VIRCHOWschen Kalkmetastase gefunden (LEARNER[5]).

Den nach hohen Parathormondosen erzielten „hypercalcämischen Symptomenkomplex" konnte neuerdings COLLIP[6] durch kombinierte Zufuhr von $CaCl_2$ und *saurem* Natriumphosphat, gleichsam in einem Modellversuch, mit Erfolg nachahmen. In diesem Zusammenhang ist es von Interesse darauf hinzuweisen, daß ein schweres tödlich endendes Vergiftungsbild — allerdings im Gegensatz zum COLLIPschen „hypercalcämischen Symptomenkomplex" mehr mit Vorherrschen von Paresen und Lähmungen „afferenter Funktionen bei Prädilektion längster Bahnen" — nach hoher äußerer Kalkzufuhr bei Tieren bereits früher von HEUBNER[7] beschrieben wurde, der auch schon die besondere toxische Wirkung des Kalkphosphatkomplexes hervorgehoben hat. Die Unterschiede im klinischen Vergiftungsbild bei der COLLIPschen und HEUBNERschen Versuchsanordnung erklären sich zwanglos aus dem Umstand, daß COLLIP auf die *saure* Reaktion des zugeführten Kalk-Phosphatgemisches ein besonderes Gewicht gelegt hat, während von HEUBNER eine Kombination von Kalk- und *neutralen* oder *alkalischen* Phosphatsalzen verwendet wurde.

---

[1] COLLIP: Amer. J. clin. Med. **4**, 219 (1925) — J. of biol. Chem. **63**, 395 (1925) — Amer. J. Physiol. **76**, 219, 472 (1926) — J. amer. med. Assoc. **88**, 565 (1927). — COLLIP u. CLARK: J. of biol. Chem. **64**, 485 (1925); **66**, 133 (1926). — COLLIP, CLARK u. SCOTT: Ebenda **63**, 439 (1925). — HANSON: Proc. Soc. exper. Biol. a. Med. **22**, 560 (1925). — HJORT, ROBISON u. TENDRICK: J. of biol. Chem. **65**, 117 (1925). — BERMAN: Proc. Soc. exper. Biol. a. Med. **21**, 465 (1924) — Amer. J. Physiol. **75**, 358 (1926).

[2] Siehe auch STEWART u. PERCIVAL: Biochemic. J. **21**, 301 (1927). — CANTAROW, CAVEN u. GORDON: Arch. int. Med. **38**, 502 (1926). — GREENWALD u. GROSS: J. of biol. Chem. **66**, 217 (1925). — HERXHEIMER: Klin. Wschr. **1927 II**, 2268 — Zbl. Path. **40**, Erg.-H., 210 (1927) usw.

[3] COLLIP: J. amer. med. Assoc. **88**, 565 (1927).

[4] HUEPER: Arch. Path. a. Labor. Med. **3**, 1002 (1927).

[5] LEARNER: J. Labor. a. clin. Med. **14**, 921 (1929).

[6] COLLIP: Amer. J. Physiol. **76**, 472 (1926).

[7] HEUBNER: Klin. Wschr. **1923 II**, 1602. — Vgl. auch ZUCKER (unter HEUBNER): Arch. f. exper. Path. **142**, 41 (1929).

Eine Hypercalcämie kann nach Überdosierung des Epithelkörperchenhormons nicht nur bei normalen, sondern auch bei parathyreopriven vorher also hypocalcämischen Tieren auftreten; in letzterem Falle naturgemäß erst nach Überschreitung des Normalbezirkes. Die Hypercalcämie spielt bei der Überdosierung des Epithelkörperchenhormons die gleiche Rolle wie die Hypoglykämie bei der des Insulins. Eine fortlaufende Kontrolle des Serumkalkspiegels oder die biologische Standardisierung einer Epithelkörperchenhormonlösung in bezug auf ihre serumkalkerhöhende Wirkung dürfte bei der Verwendung des Mittels vor dem Eintritt schwerer Vergiftungserscheinungen ebenso schützen wie die Verfolgung des Zuckerspiegels und der bekannte Titerwert des verwandten Präparates am Beispiel des Insulins. Das „Parathormone" wird nach dem Vorschlage von Collip und Clark[1] nach Kalkeinheiten dosiert, und zwar ist eine Kalkeinheit der hundertste Teil der Dosis, die bei einem Hunde von 20 kg Gewicht injiziert, nach 15 Stunden den Kalkspiegel des Serums um 5 mg% erhöht.

Mit der Serumkalkerhöhung ist der Einfluß des Epithelkörperchenhormons auf den Blutchemismus meist nicht erschöpft. Sowohl bei parathyreopriven wie bei normalen Tieren erfolgt im Anschluß an hohe Gaben von Colliphormon eine, allerdings im Verhältnis zur Erhöhung des Serumkalkspiegels meist innerhalb enger Grenzen bleibende Senkung der Serumphosphatwerte[2] und eine mehr oder minder deutliche acidotische Verschiebung der Blutreaktion[3], diese ohne Änderung der Alkalireserve. Mit der Serumkalkerhöhung, Abnahme des Serumphosphatgehaltes und mit der Acidose sind dann aber die drei wichtigsten Bedingungen der parathyreopriven Tetanie ausgeschaltet.

Den gleichen Effekt wie bei Hunden ruft das Epithelkörperchenhormon auch bei Kindern, Erwachsenen — sowohl unter normalen Bedingungen wie bei Tetanie — hervor. Die Wirkung des Hormons ist jedoch beim Menschen keine so zuverlässige. und konstante wie beim Hunde. Das gleiche Präparat, das bei einer Person eine starke Serumkalkvermehrung erzeugt, versagt nicht selten bei einem anderen Individuum völlig. Auch bei der gleichen Versuchsperson kann die Wirkung nach mehrmaliger Zufuhr oft sehr erheblich nachlassen oder sogar verschwinden[4]. Bei Pflanzenfressern, wie Meerschweinchen, Kaninchen, kommt der Hormoneffekt nur schwer, der „Überdosierungskomplex" überhaupt nicht zustande[5].

Wenn auch in Analogie zu den Verhältnissen nach Parathyreodektomie die stoffwechselchemische Wirkung des Epithelkörperchenhormons allein schon durch besondere Befunde in der Blutsalz-, vornehmlich in der Blutkalk- und Phosphatverteilung genügend spezifisch zum Ausdruck kommt, so dürfen bei Überdosierung mit Epithelkörperchenhormon auch die in der Mineral-, so in der Kalkphosphat- und Säure*ausscheidung*, zutage tretenden, meist sehr deutlichen Änderungen nicht außer acht gelassen werden. Sie zeichnen sich durch Besonderheiten aus, die uns für die Deutung des Epithelkörperchenhormoneffektes im intermediären Stoffwechsel als aufschlußreiche Wegweiser dienen können.

---

[1] Collip-Clark: J. of biol. Chem. **64**, 485 (1925).

[2] Brehme-György: Jb. Kinderheilk. **118**, 143 (1927). — Fuller, Bauer, Ropes u. Aub: Zitiert auf S. 1588.

[3] Brehme u. György: Zitiert diese Seite, Fußnote 2. — Hastings u. Sendroy jr.: J. of biol. Chem. **71**, 797 (1927).

[4] Brehme u. György: Zitiert diese Seite, Fußnote 2. — Hunter u. Aub: Quart. J. Med. **20**, 123 (1927). — Hoag, Weigele u. Berliner: Amer. J. Dis. Childr. **33**, 910 (1927). — Shohl, Wakemann u. Shorr: Ebenda **35**, 392 (1928). — Gibson: Ebenda **34**, 835 (1927). — Fuller, Bauer, Ropes u. Aub: Zitiert auf S. 1588.

[5] Taylor: Amer. J. Physiol. **76**, 221 (1926).

Etwa parallel dem Kalkanstieg im Blut zeigt sich nach Zufuhr von Colliphormon bei normalen Tieren, aber auch beim Menschen eine Steigerung der Kalk-, ebenso auch der Phosphatausscheidung im Urin, weit über das normale Maß hinaus, während die Stuhlkalk- und Phosphatwerte zunächst unverändert bleiben und erst bei sehr starker Überdosierung ebenfalls eine Tendenz zur Erhöhung aufweisen[1]. Die Urinphosphat-, besonders aber die unter normalen Verhältnissen meist nur in Spuren im Urin nachweisbaren Kalkmengen, können das Vielfache der normalen Zahlen betragen, unter starker Verschlechterung der Kalk- und Phosphatbilanz. So fanden Verfasser und BREHME[2] bei einem normalen Säugling (St. ♀, 3 Monate alt) bei gleichbleibender Einfuhr:

In einer 4 tägigen Vorperiode:

Im Urin $\dfrac{\text{Ca}: 0,0223\ \text{g}}{\text{P}: 0,6867\ \text{g}}$. In den Faeces mit dem Trockengewicht 22,2474 g $\dfrac{\text{Ca}: 1,8220\ \text{g}}{\text{P}: 0,4672\ \text{g}}$.

In der 4 tägigen Hauptperiode mit täglicher Zufuhr von 20 Einheiten Colliphormon:

Im Urin $\dfrac{\text{Ca}: 0,2274\ \text{g}}{\text{P}: 0,7556\ \text{g}}$. In den Faeces mit dem Trockengewicht 21,2584 g $\dfrac{\text{Ca}: 1,7124\ \text{g}}{\text{P}: 0,4268\ \text{g}}$.

Insgesamt in der Vorperiode $\dfrac{\text{Ca}: 1,8443\ \text{g}}{\text{P}: 1,1539\ \text{g}}$; in der Hauptperiode $\dfrac{\text{Ca}: 1,9398\ \text{g}}{\text{P}: 1,1824\ \text{g}}$.

Mit steigender Zufuhr von Colliphormon nimmt auch die Kalk- und Phosphatausscheidung progredient zu, was besonders eindrucksvoll aus den Untersuchungen von AUB und seinen Mitarbeitern hervorgeht[3] (Abb. 307).

Die erhöhte Urinkalk- und Phosphatausscheidung geht meist auch mit erhöhten anorganischen und organischen Säurewerten, gleichsam als Folge der im Blut ebenfalls oft nachweisbaren Acidose, einher[4].

Alle diese Veränderungen in der Kalk-, Phosphat- und Säureausscheidung gelten indessen nur für die Überdosierung mit Colliphormon bei Normalen mit einer vor der Hormonzufuhr ungestörten Blutkalk- und Phosphatverteilung. Wird nun das Epithelkörperchenhormon bei der parathyreopriven Tetanie in Anwendung gebracht, so stellt sich im Blut vorerst das normale Kalk- und Phosphatgleichgewicht ein, der Serumkalk und das Serumphosphat erreichen normale Werte. Gleichzeitig findet sich im Urin zunächst keine erhöhte Kalkausscheidung, dagegen sofort, entsprechend der Abnahme des Serumkalkphosphatspiegels, eine vermehrte Phosphatausscheidung, die man wohl am ehesten auf die Entfernung der während der Tetanie intermediär gestauten Phosphatmengen beziehen dürfte. Erst wenn der Blutkalk bei weiterem Anstiege die normale Grenze überschreitet, tritt im Urin die vermehrte Kalk-, und erst jetzt auch die erhöhte Säureausscheidung in Erscheinung[4]. Bei weiter anhaltender Zufuhr von Colliphormon können dann die gleichen Befunde wieder erhoben werden, die sich auch bei Normalen nach Überdosierung einstellen und die wir bereits kennengelernt haben.

Der unter dem Einfluß von hohen Epithelkörperchenhormondosen aus endogenen Quellen ausgeschiedene Kalk entstammt den Knochen, die allmählich an Mineralien verarmen und porotisch werden können[5]. Da jedoch gleichzeitig

<hr>

[1] GREENWALD u. GROSS: J. of biol. Chem. **66**, 217 (1925). **68**, 325 (1926). — BREHME u. GYÖRGY: Zitiert auf S. 1592. — HUNTER u. AUB: Zitiert auf S. 1592. — FULLER, BAUER, ROPES u. AUB: Zitiert auf S. 1592. — HOAG, WEIGELE u. BERLINER: Zitiert auf S. 1592.

[2] BREHME u. GYÖRGY: Zitiert auf S. 1592.

[3] Vgl. HUNTER: Proc. roy. Soc. Med. **23**, 27 (1929).

[4] BREHME u. GYÖRGY: Zitiert auf S. 1592.

[5] GREENWALD u. GROSS: J. of biol. Chem. **66**, 185 (1925). — STEWART u. PERCIVAL: Biochemic. J. **21**, 301 (1927). — BAUER, W., J. C. AUB u. F. ALBRIGHT: J. of exper. Med. **49**, 145 (1929). — Exogene Quellen, z. B. eine erhöhte Ca-Resorption, kommen nach STEWART und PERCIVAL überhaupt nicht in Betracht.

die Phosphatausscheidung stets den aus dem für die Knochenzusammensetzung gültigen Verhältnis Ca:P berechneten Wert erheblich übersteigt, so dürfte der Phosphor offenbar nicht nur aus den Knochen, sondern auch aus den Weichteilen, im Hinblick auf die unveränderte Stickstoffausfuhr vornehmlich sogar aus den Gewebsflüssigkeiten mobil gemacht werden[1]. Bei Einstellung der Epithelkörperchenhormonzufuhr sinkt die P-Ausscheidung viel rascher als die Ca-Ausscheidung, sie erreicht auch besonders tiefe, subnormale Werte, während die Ca-Zahlen sich jetzt innerhalb der normalen Grenzen bewegen. In Anbetracht all dieser Befunde möchten Aub und seine Mitarbeiter[2] in der Störung des Phosphathaushaltes unter dem Einfluß hoher Epithelkörperchenhormongaben die *übergeordnete* Reaktion und in der erhöhten Kalkausschwemmung einen nur sekundären Vorgang erblicken. Bei dieser Betrachtungsweise würde dann auch die parathyreoprive Tetanie stoffwechselchemisch tatsächlich das Negativ des Überdosierungskomplexes darstellen. Wie dem aber auch sei, feststehen dürfte jedenfalls so viel, daß dem Epithelkörperchenhormon die Regulierung der Blutkalk- und Phosphatverteilung und somit auch das Gleichgewicht zwischen den Knochensalzen und den entsprechenden Serummineralien obliegen muß.

In früheren Zeiten schrieb man den Epithelkörperchen eine *entgiftende* Wirkung zu, die in der Neutralisation gewisser auch im normalen Stoffwechsel stets gebildeten toxischen Substanzen bestehen sollte. Als solche Verbindungen wurden auf Grund chemisch-analytischer Untersuchungen das Guanidin und Guanidinderivate genannt[3], die bei der parathyreopriven Tetanie vermehrt sein sollen. Man stellte diese Tetanieform mit der experimentellen Guanidinvergiftung gleich[4]. Gegen diese Schlußfolgerung lassen sich jedoch zahlreiche Einwände erheben. So soll nach Greenwald[5] die bisher in den betreffenden Untersuchungen befolgte Methodik der chemischen Guanidinanalyse nicht als einwandfrei zu betrachten sein. Eine Reihe von Autoren fand bei der parathyreopriven Tetanie tatsächlich auch keine Vermehrung der Guanidinkörper[6]. Auch in bezug auf die übrigen chemischen Befunde und die symptomatologische Therapie fehlt die völlige Übereinstimmung zwischen der Guanidintoxikose und der parathyreopriven Tetanie. So ist die Hypocalcämie bei der Guanidinvergiftung in der Regel nicht nachweisbar oder nur eben angedeutet; auch im Gewebschemismus fand Behrendt[7] prinzipielle Unterschiede zwischen guanidinvergifteten und parathyreodektomierten Tieren. Während weiterhin auch der schwerste manifeste Zustand bei der parathyreopriven Tetanie mit Hilfe symptomatisch-therapeutischer Maßnahmen (wie Kalk, Salmiak, Narkotica usw.) bei zweckentsprechender Verwendung stets in das gefahrlose latente Stadium übergeführt werden kann, bleibt die Wirkung der gleichen Mittel im Falle einer schweren akuten Guanidinvergiftung nur auf die Bekämpfung der tetanischen Übererregbarkeit beschränkt und läßt eine Reihe weiterer Begleitsymptome unbeeinflußt[8].

Daß bei Tieren, die infolge Entfernung der Epithelkörperchen latent tetanisch geworden sind, geringe, noch unterschwellige Guanidingaben schwere tetanische Erscheinungen bedingen, dürfte noch keineswegs — wie das von mancher Seite angenommen wurde[9] — als Beweis für die neutralisierende Wirkung der Epithelkörperchen, die nach der inkompletten Parathyreodektomie nicht mehr voll in Erscheinung treten kann, gelten. Es dürfte sich

---

[1] Fuller, Bauer, Ropes u. Aub: J. clin. Invest. **7**, 139 (1929).
[2] Aub u. Mitarbeiter: Zitiert diese Seite, Fußnote 1.
[3] Noël Paton: Edinburgh med. J. **31**, 541 (1924). — Findlay u. Sharpe: Quart. J. Med. **13**, 433 (1920). — Jacobson: Erg. Physiol. **23**, 180 (1924). — Nothmann u. Kühnau: Verh. dtsch. Ges. inn. Med. Wiesbaden 1926. — Ellis: Biochemic. J. **22**, 930, 937, 941 (1928).
[4] Vgl. auch Biedl: Innere Sekretion. 9. Aufl. Berlin 1922.
[5] Greenwald: J. of biol. Chem. **66**, 201 (1925).
[6] Greenwald: Zitiert diese Seite, Fußnote 5. — Raida u. Liegmann: Z. exper. Med. **41**, 358 (1924) — Arch. f. exper. Path. **111**, 38 (1926). — Major, Orr u. Weber: Bull. Hopkins Hosp. **40**, 287 (1927).
[7] Behrendt: Z. Kinderheilk. **41**, 499 (1926).
[8] Noël Paton: Edinburgh med. J. **31**, 541 (1924); — Glasgow med. J. **104**, 297 (1925); György u. Vollmer: Arch. exper. Path. **45**, 200 (1922); Herxheimer: Dtsch. med. Wschr. 1924 II, 1463; Kühnau u. Nothmann, Z. exper. Med. **44**, 50 (1925).
[9] Noël Paton: Zitiert diese Seite, Fußnote 8. — Herxheimer: Zitiert diese Seite, Fußnote 8. — Dragstedt, Phillips u. Sudan: Amer. J. Physiol. **65**, 368 (1923). — Dragstedt u. Sudan: Ebenda **77**, 321 (1926).

dabei eher nur um eine Summation von verschiedenen Reizen handeln, das Guanidin würde dann nur die Aktivierung einer latenten Tetanie veranlassen, ähnlich zahlreichen anderen unspezifischen Maßnahmen.

Würde die Funktion der Epithelkörperchen in der Neutralisation eines *Tetaniegiftes*, im besonderen der Guanidine oder seiner Derivate, bestehen, so müßte sich bei einer experimentellen Guanidinintoxikation das Epithelkörperchenhormon als das natürliche Antidotum therapeutisch wirksam erweisen. Nachdem nun aber in entsprechenden Versuchen an guanidinvergifteten Tieren gezeigt werden konnte[1], daß das Epithelkörperchenhormon wohl die tetanischen Erscheinungen, nicht aber den letalen Ausgang zu bekämpfen vermag, ist die *Unhaltbarkeit der These von der entgiftenden Wirkung der Epithelkörperchen*, wenigstens bezüglich der Guanidine, endgültig bewiesen. Die Möglichkeit einer Überdosierung mit charakteristischen Symptomen nach hohen Epithelkörperchenhormongaben zeugt ebenfalls eindeutig gegen die reine Neutralisationstheorie.

Epithelkörperchentumoren und Kalk-, Phosphatstoffwechsel.

Daß es sich beim Colliphormon nicht um ein zufällig spezifisch wirksames Kunstprodukt, entstanden im Laufe des Extraktionsverfahrens, sondern um ein echtes physiologisches Inkret handelt, geht mit besonderer Eindringlichkeit aus klinischen Beobachtungen bei Epithelkörperchentumoren mit spezifischer Hyperfunktion hervor. In diesen Fällen, über die in der neueren Literatur bereits zahlreiche eingehende Angaben vorliegen[2], fällt stoffwechselchemisch in völliger Analogie zur experimentell erzeugten Überdosierung mit Colliphormon eine starke Erhöhung des Serumkalkspiegels (bis 15—20, ja — im Fall von SNAPPER — bis 23,6 mg% ca.) mit Hypophosphatämie (bis 2, ja bis 1 mg% anorg. P), weiterhin eine sehr stark vermehrte Urinkalk- und Phosphatausfuhr in den Faeces auf. Rein klinisch stehen Knochenveränderungen besonderer Art, in der Regel eine generalisierte, meist cystische Ostitis fibrosa, mit einer außerordentlich starken, oft an schwerste Osteomalacie erinnernden Mineralverarmung, für deren Ausmaß das beiliegende Röntgenogramm einen eindrucksvollen Beleg liefert (Abb. 308), im Vordergrund, wohl als Zeichen der chronischen Kalk- und Phosphatunterbilanz. Operative Entfernung der Tumoren beeinflußt günstig den Knochenprozeß, stellt auch im Blutchemismus und im Kalk- sowie im Phosphathaushalt die normalen Verhältnisse mehr oder minder vollkommen wieder her, kann aber bei zu forschem operativem Vorgehen sekundär, nach Überschreitung des normalen Bezirkes, zu parathyreopriver Tetanie führen. Jedenfalls dürfen diese klinischen Beobachtungen mit den zugehörigen Stoffwechselveränderungen bei Epithelkörperchentumoren als eine volle Bestätigung der experimentellen Untersuchungen gelten.

Pathogenese der tetanischen Reaktionen und Ca-, P-Stoffwechsel.

Betrachten wir die bei der parathyreopriven Tetanie erhaltenen blutchemischen Befunde vom Standpunkte der Pathogenese der tetanischen Reaktionen, so könnten diese auf den ersten Blick als Beweis für die überragende

---

[1] COLLIP u. CLARK: J. of biol. Chem. **64**, 485 (1925). — HERXHEIMER: Klin. Wschr. **1927 II**, 2268. — SÜSSMANN: Z. exper. Med. **56**, 816 (1927). Im Gegensatz zu KÜHNAU u. NOTHMANN: Ebenda **44**, 505 (1925).

[2] MANDL: Arch. klin. Chir. **143**, 245 (1926). — LAMBIE: Brit. Med. J. **1927 II**, 285. — GOLD, E.: Mitt. Grenzgeb. Med. u. Chir. **41**, 63 (1928). — BARRENSCHEEN u. GOLD: Wien. med. Wschr. **1928 II**, 1340. — BARR, BULGER u. DIXON: J. Amer. med. Assoc. **92**, 951 (1929). — WILDER: Endocrinology **13**, 231 (1929). — BOYD, MILGRAM u. STEARNS: J. amer. med. Assoc. **93**, 684 (1929). — SNAPPER: Verh. dtsch. Ges. inn Med. Wiesbaden 1929. — HUNTER: Proc. roy. Soc. Med. **23**, 27 (1929). — ALBRIGHT, F., u. R. ELLSWORTH: J. clin. Invest. **7**, 183 (1929). — HANNON, SHOW, MCLELLAN u. DU BOIS: Ebenda **8**, 215 (1930). — BAUER, ALBRIGHT u. AUB: Ebenda **8**, 229 (1930). — MCLELLAN u. HANNON: Ebenda **8**, 249 (1930).

Bedeutung des Loebschen Quotienten $\dfrac{\text{Na} + \text{K}}{\text{Ca} + \text{Mg}}$ bei der Regelung der Nerven-erregbarkeit gedeutet werden. Bei der parathyreopriven Tetanie kommt die für die Erregbarkeitserhöhung der Nerven verantwortliche Zunahme des Quotienten infolge der Serumkalkabnahme, die die Parathyreodektomie begleitet, zustande. Gegen diese Schlußfolgerung kann jedoch der Einwand erhoben werden[1], daß für den Kalk die analytisch bestimmbare, in den Loebschen Quotienten eingesetzte absolute Größe unter den im Organismus herrschenden Bedingungen nicht mit dem ionisierten Anteil identisch ist, dem in erster Linie, wenn auch

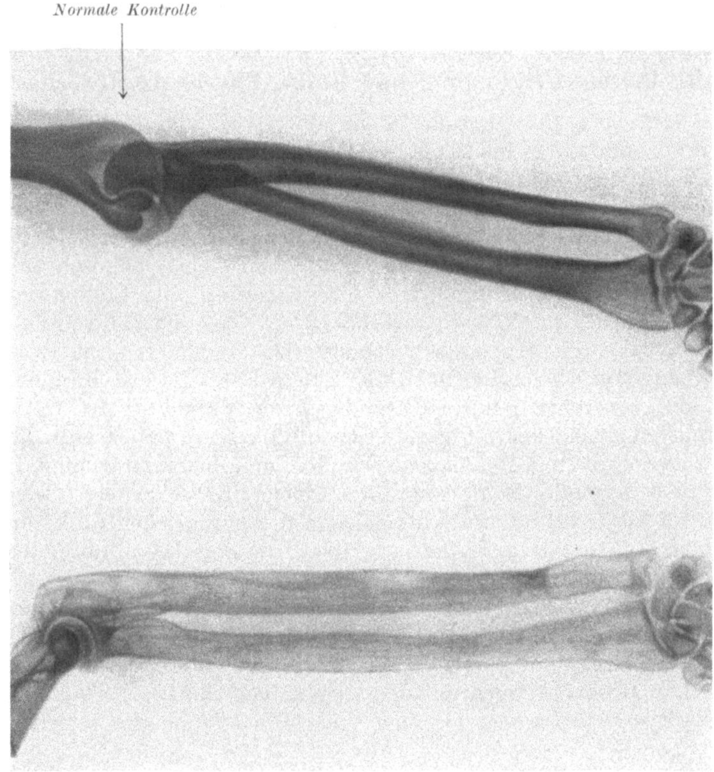

Abb. 308. Kalkverarmung der Knochen bei Adenom der Epithelkörperchen (Ostitis fibrosa cystica).
(Nach D. Hunter: Proc. roy. Soc. Med. **23**, 1929.)

nicht ausschließlich, eine physiologische Wirkung zukommt. Für seine Ermittlung müssen die Ionisationsverhältnisse des Kalkes in der Blut- und Gewebsflüssigkeit berücksichtigt werden.

Vom Gesamtserumkalk mit dem Mittelwert von 10 mg % sind nach Dialyseversuchen[2] 40, nach den Ergebnissen der Ultrafiltration[3] sogar 50 % an die Serumeiweißkörper in entionisiertem Zustand gebunden, wobei wir von der Frage der adsorptiven oder echt chemischen Natur dieser Kalk-Eiweißkomplexe ausdrücklich absehen möchten, da nach dem heutigen Stand der Lehre von den chemischen Verbindungen diese Streitfrage in der letzten Zeit an Aktualität

[1] Freudenberg u. György: Jb. Kinderheilk. **96**, 5 (1921).
[2] Rona u. Takahashi: Biochem. Z. **49**, 370 (1913).
[3] Vgl. Klinke: Erg. Physiol. **26**, 321 (1928) — Biochem. Z. **213**, 177 (1929).

stark eingebüßt hat. Trotz zahlreicher sehr eingehender theoretischer und experimenteller Untersuchungen auch aus der neueren Zeit[1] kann die Frage nach der Ionisation des verbleibenden echt gelösten Kalkanteils noch keineswegs als geklärt angesehen werden. Die Mehrzahl der Autoren neigt heute zu der Ansicht, daß sich der Kalk im Serum in keinem übersättigten Zustande befindet. Nach den neuesten elektrometrischen Feststellungen von Corten[2] sind im Serum nur 2 mg% Ca ionisiert; der noch verbleibende echt gelöste, jedoch nicht ionisierte Rest konnte bisher analytisch noch nicht identifiziert werden. Da das Calcium des Serumfiltrats im elektrischen Feld nicht nur zur Kathode, sondern auch zur Anode wandert[3], so muß im Serum auch eine negativ geladene Ca-Verbindung vorhanden sein. Im allgemeinen dürfte indessen die Höhe des ionisierten Ca-Anteils im Serum — von der Gesamthöhe des Serumkalkes und auch der Höhe der Ca-Serumeiweißverbindung abgesehen —, maßgebend durch bestimmte besonders kalkavide, d. h. kalkfällende Anionen, wie das Bicarbonat-, Phosphation und im entgegengesetztem Sinne durch das stark kalklösende H-Ion beeinflußt werden. Eine bereits von verschiedener Seite versuchte[4] Aufstellung von Gleichungen, die die Stärke der Ca-Ionisation im Blut (und in den sonstigen Körperflüssigkeiten) jeweils genau *quantitativ* zu errechnen gestatten würden, ist jedoch nach unserem Dafürhalten[5] heute noch unzulässig. Wir sind noch zu wenig unterrichtet über die chemischen und physikalischen Faktoren der Ca-Ionisation *innerhalb des Organismus* — so z. B. über die genaueren Forderungen der Lehre von der „Ionenaktivität", auch über die Wirkung der Blutströmung, die Rolle der Knochensalze als Bodenkörper auf chemische Gleichgewichte usw. —, um sie lückenlos erfassen zu können. Folgerungen, die auf Grund solcher Berechnungen zustande gekommen sind, kann man dementsprechend keine volle Beweiskraft einräumen. In Anbetracht all dieser Verhältnisse schlug Verfasser[6] eine Erweiterung der bereits von Rona und Takahashi für die Löslichkeit von Kalksalzen in Gegenwart von Bodenkörpern angegebene Gleichung $Ca = k \cdot \dfrac{H}{HCO_3}$ in folgende Formel vor: $Ca = f \cdot \dfrac{H}{HCO_3 \cdot HPO_4}$, die uns in die Lage setzt, die wichtigsten Bedingungen der Ca-Ionisation in der Blut- (Gewebs-) Flüssigkeit zumindest einer *qualitativen* Analyse zu unterziehen. Da die Formel tatsächlich nur qualitativen Zwecken dienen soll, gaben wir ihr den Charakter einer mathematischen Funktion. Nach ihr bewirkt Erhöhung der Bicarbonat- oder Phosphat- sowie Erniedrigung der H-Ionenkonzentration eine Verminderung der Ca-Ionen, ohne dabei den Endzustand im Auge zu haben. Bezüglich der Phosphationen kommt eine Ca-entionisierende Wirkung vornehmlich dem sog. sek. basischen Phosphat zu; beim sauren Phosphat wird nach der Formel der Ca-entionisierende

---

[1] Mond u. Netter: Pflügers Arch. **212**, 558 (1926). — Marrack u. Thacker: Biochemic. J. **20**, 580 (1926). — Holt, la Mer u. Chown: J. of biol. Chem. **64**, 509, 567 (1925). — Hastings, Murray u. Sendroy jr.: Ebenda **71**, 723, 783, 797 (1927). — Warburg, E. J.: Biochem. Z. **178**, 208 (1926). — Klinke: Zitiert auf S. 1596. — Kleinmann: Biochem. Z. **196**, 78, 146, 161 (1928). — Nitschke: Klin. Wschr. **1928 I**, 806. Vgl· auch die ausführliche Darstellung von Heubner in diesem Handbuch S. 1449 ff.

[2] Corten, M. H.: Zbl. Path. **44**, 144 (1928). — Corten u. Estermann: Z. physik. Chem. **136**, 228 (1928). — Vgl. bereits früher Neuhausen u. Marshall: J. of biol. Chem. **53**, 365 (1922).

[3] Klinke: Biochem. Z. **213**, 177 (1929).

[4] Holt, la Mer u. Chown: Zitiert diese Seite, Fußnote 1. — Hastings, Murray u. Sendroy: Zitiert diese Seite, Fußnote 1. — Klinke: Zitiert auf S. 1596.

[5] Siehe György: Die Behandlung und Verhütung der Rachitis und Tetanie. Berlin 1929. — Vgl. auch Freudenberg: Verh. dtsch. Ges. inn. Med. **1924**, 32 u. Heubner diese S. Fußnote 1.

[6] György: Klin. Wschr. **1922 II**, 1399 — Jb. Kinderheilk. **102**, 145 (1923).

Effekt durch die gleichzeitige Zunahme der H-Ionen mehr oder minder vollständig kompensiert. Mit der qualitativen Gleichung soll auch keineswegs eine quantitative Gleichwertigkeit der in ihr enthaltenen Komponenten bezüglich ihrer Kalkavidität zum Ausdruck gebracht werden. Die Avidität des Phosphations zum Ca ist z. B. sicher viel höher als die des Bicarbonats. Dies geht sowohl aus den niedrigen Löslichkeitsprodukten der Kalkphosphatverbindungen, als aus weiteren, noch zu erörternden biologischen Beispielen klar hervor.

Erblickt man nach sinngemäßer Ergänzung des ursprünglichen Loebschen Quotienten *in der Verminderung der freien Ca-Ionen die wichtigste auslösende Bedingung des tetanischen Erregbarkeitszustandes*, so müßten wir allein schon im Hinblick auf die erweiterte Rona-Takahashische Formel mit der Existenz mehrerer pathogenetisch verschiedener Tetanieformen rechnen, so 1. bei einer wahren Alkalose, 2. bei einer Erhöhung der Bicarbonat- oder 3. der Phosphatkonzentration. All diese Möglichkeiten können nun in der Tat auch durch klinische Erfahrungen bestätigt werden: eine Tatsache, in der wir den besten, wenn auch nur indirekten Beweis für die Richtigkeit der hier entwickelten Anschauungen von der Bedeutung der Ca-Ionisation für tetanische Zustände erblicken möchten.

1. Die Erniedrigung der H-Ionenkonzentration als auslösender Faktor der Tetanie tritt besonders instruktiv bei der sog. *Atmungstetanie* (Hyperventilation, Decarbonisationstetanie) in Erscheinung. Willkürliche Überventilation in Körperruhe erzeugt bei jedem gesunden Menschen nach kürzerer oder längerer Zeit ein spezifisch-tetanisches Krankheitsbild[1]. Bei der chemisch-analytischen Untersuchung konnten folgende Befunde erhoben werden[2]: Die alveoläre CO_2-Spannung, die Alkalireserve des Blutes sind während des tetanischen Zustandes stark herabgesetzt. 2. Die wahre Reaktion des Blutes ist nach der alkalischen Seite verschoben, es herrscht eine Alkalose[3], die sich auch in der Ausscheidung von alkalischem Urin und in der Abnahme des NH_3-Quotienten kundgibt. 3. Die Menge des Gesamtserumkalkes ist eher leicht erhöht. Der Phosphatspiegel neigt zu einer leichten Abnahme. Im Sinne der erweiterten Rona-Takahashischen Formel dürfte demnach hier die Ca-Entionisierung, und in weiterer Folge auch die Tetanie allein durch die Abnahme der H-Ionenkonzentration zustande kommen. Nach Aufhören der verstärkten Atmung oder nach intravenöser HCl-Infusion[4] verschwinden die tetanischen Symptome schlagartig, worin man weitere — wenn auch nur indirekte — Beweise für die übergeordnete, primäre pathogenetische Bedeutung der Alkalose bei dieser Tetanieform erblicken kann.

2. *Bicarbonattetanie.* Die Erhöhung des Bicarbonatgehaltes kann entweder endogen oder exogen bedingt sein. Eine *endogene* Bicarbonatstauung tritt im Anschluß an einen Pylorus- (oder Dünndarm-) Verschluß auf. Unter den gleichen Bedingungen werden bei Erwachsenen häufig tetanische Symptome, oft sogar das voll entwickelte Bild einer schweren Tetanie beobachtet (Magentetanie — Kussmaul[5]). Auch experimenteller Pylorusverschuß führt zur Tetanie[6]. Infolge gehäuften Erbrechens, das das Krankheitsbild des Pylorus-(Dünndarm-)Verschlusses zu beherrschen pflegt, verliert der Organismus viel Magensalzsäure und somit Chloride. Diese Cl-Verarmung tritt uns im Blut als *Hypochlorämie* entgegen. Zur Wahrung der Isoionie spart der Organismus Bicarbonat ein, daher die Erhöhung des Blutbicarbonatgehaltes und bei hohen Salzsäureverlusten sogar eine *wahre* Alkalose. Der Gesamtserumkalk ist unverändert oder sogar leicht erhöht[7]. Die Bedingungen der erweiterten

---

[1] Grant u. Goldmann: Amer. J. Physiol. **52**, 209 (1921). — Collip u. Backus: Ebenda **51**, 568 (1920). — Freudenberg u. György: Jb. Kinderheilk. **96**, 5 (1921). — Porges u. Adlersberg: Klin. Wschr. **1922 I**, 1200.

[2] Grant u. Goldmann: Zitiert diese Seite, Fußnote 1. — Collip u. Backus: Zitiert diese Seite, Fußnote 1. — György u. Vollmer: Biochem. Z. **140**, 391 (1923). — Gollwitzer u. Meyer: Z. exper. Med. **40**, 83 (1924). — Peters u. Bulger, Eisenmann, Lee: J. of biol. Chem. **67**, 175 (1926). — Duzar, Hollo u. Weiss: Z. exper. Med. **45**, 708 (1925).

[3] Siehe auch Winterstein: Biochem. Z. **70**, 45 (1915).

[4] Tezner: Mschr. Kinderheilk. **27**, 398 (1924).

[5] Siehe bei v. Frankl-Hochwarth: Nothnagels Handb. **2**, 2 (1897).

[6] McCallum, Linz, Vermilye, Leggett u. Boas: Bull. Hopkins Hosp. **31**, 1 (1920).

[7] Hastings, Murray, u. Murray jr.: J. of biol. Chem. **46**, 223 (1921). — Gollwitzer-Meier u. Meyer: Z. exper. Med. **40**, 70 (1924). — Steinitz: Z. klin. Med. **107**, 506 (1928).

Rona-Takahashischen Formel werden auch bei dieser Tetanieform erfüllt. Auch die bei diesem Zustande üblichen therapeutischen Maßnahmen — Zufuhr von Chloriden oder Säuren — stimmen mit den hier skizzierten Anschauungen gut überein. Eine *exogen* bedingte Erhöhung der Serumbicarbonate nach peroraler oder intravenöser Zufuhr von Bicarbonatsalzen *kann* — ebenso wie endogen beim Pylorusverschluß — eine Ca-Entionisierung und in der Folge manifest-tetanische Symptome herbeiführen[1].

3. *Phosphattetanie.* Nach der erweiterten Rona-Takahashischen Formel müßten außer den Bicarbonaten auch die Phosphate, sowohl bei endogen wie bei exogen bedingter Störung, auf dem Umwege über die Ca-Entionisierung tetanigen wirken. Freilich muß bei Phosphaten eine weitere physikalisch-chemische Bedingung erfüllt sein: eine kalkfällende, kalkinaktivierende Wirkung kommt weit mehr dem sekundären, basischen, als dem primären, sauren Salz zu, bei dem die saure Reaktion der Ca-Entionisierung entgegenarbeitet. In der Tat haben zahlreiche Autoren sowohl an Tieren[2] wie an Kindern und Erwachsenen[3] für die *experimentelle Phosphattetanie* den Beweis geliefert, daß tetanische Symptome nur nach Zufuhr von alkalischen oder wenigstens in ihrem Säuregrad stark abgestumpften *Phosphatsalzen auftreten können.* Wenn in seltenen Fällen auch saure Phosphate eine tetanische Reaktion herbeiführen[4], so beruht dies wohl darauf, daß saure Phosphate in der Blut-(Gewebs-)Flüssigkeit bei normaler Pufferung und nicht acidotischer Stoffwechselrichtung rasch ihren sauren Charakter völlig oder zu großem Teile verlieren, während die Phosphatstauung länger fortbesteht und bei neutraler — gelegentlich sogar noch bei etwas saurer, wenn auch schon abgestumpfter — Reaktion ihre tetanigene Wirkung entfalten kann. Eine *endgültige,* allerdings meist wenig beachtete Entscheidung in diesem umstrittenen Fragekomplex brachten therapeutische Versuche mit saurem Ammonphosphat[5]: Trotz reichlicher Resorption von Phosphatanionen übt der starke saure Charakter dieses Salzes einen *erregbarkeitshemmenden* Effekt aus.

All diese bisher besprochenen Tetanieformen stehen mit den Forderungen der erweiterten Rona-Takahashischen Formel und somit der Annahme, daß die Pathogenese der tetanischen Reaktionen durch die Verminderung der Ca-Ionen beherrscht wird, in bestem Einklang. Ebenso auch die blutchemischen Begleiterscheinungen der Parathyreoidektomie, wie wir sie bereits ausführlich besprochen haben. Der gleiche Mechanismus dürfte nach den einschlägigen stoffwechselchemischen Daten auch für die sog. „idiopathische" Tetanie der Kinder und der Erwachsenen, die vornehmlich in Begleitung oder zumindest auf dem Boden einer rachitisch-osteomalacischen Störung ohne sichtbare Schädigung der Epithelkörperchen aufzutreten pflegt, voll gelten. Auch bei der idiopathischen Tetanie besteht eine Hypocalcämie, eine absolute oder zumindest relative — relativ im Vergleich zu der noch niedrigeren rachitischen Hypophosphatämie, die, wie gesagt, die Grundlage für die idiopathische Tetanie liefert — Hyperphosphatämie und eine alkalotische Stoffwechselrichtung[6].

Die erweiterte Rona-Takahashische Formel ist sinngemäß nur bei Konstanz des Gesamtkalkgehaltes anwendbar. Da wir nun aber wissen, daß die Abnahme des Gesamtserumkalkes in der Regel allein schon eine Verminderung der Ca-

[1] Marriott u. Howland: Arch. int. Med. **18**, 708 (1916). — Harrop: Bull. Hopkins Hosp. **30**, 62 (1919). — Healy: Amer. J. Obstetr. **2**, 164 (1921/22).

[2] Binger: J. of Pharmacol. **10**, 105 (1917). — Greenwald: Ebenda **11**, 281 (1918). — Tisdall: J. of biol. Chem. **54**, 35 (1922). — Underhill, Gross u. Cohen: J. metabol. Res. **3**, 679 (1923). — Karelitz u. Shohl: J. of biol. Chem. **73**, 665 (1927). — Shohl, Bennett u. Weed: Ebenda **78**, 181 (1928) — Proc. Soc. exper. Biol. a. Med. **25**, 669 (1928). — Shohl u. Bing: Amer. J. Physiol. **86**, 633 (1928).

[3] Frank, Nothmann u. Gutmann: Klin. Wschr. **1923 I**, 406. — György u. Wilkes: Z. exper. Med. **43**, 454 (1924). — Adlersberg u. Porges: Klin. Wschr. **1923 II**, 2024. — Vgl. auch Jeppson: Z. Kinderheilk. **28**, 71 (1921).

[4] Elias u. Kornfeld: Klin. Wschr. **1923 II**, 1206. — Salvesen, Hastings u. McIntosh: J. of biol. Chem. **60**, 311 (1924). — af Klercker u. Odin: Acta paediatr. (Stockh.) **5**, 79 (1925). — Drucker: Ebenda **6**, Suppl. 1 (1927).

[5] Adlersberg u. Porges: Wien. klin. Wschr. **1923 I**, 517.

[6] Vgl. ausführlich bei György: Die Behandlung und Verhütung der Rachitis und Tetanie. Berlin 1929.

Ionen bedeutet, so muß in dieser Hinsicht auch der *Hypocalcämie* als solcher in der Pathogenese der manifesten Tetanie eine deutliche unterstützende Rolle zukommen. *Bei unverändertem Serumkalkgehalt bedarf es des Hinzutretens einer stark ausgeprägten Alkalose (z. B. bei der Hyperventilationstetanie), einer stärkeren Stauung an neutralen oder besser alkalischen Phosphaten, richtiger gesagt, Phosphatgemischen, um die Tetanie herbeizuführen; bei einer Hypocalcämie (so bei der parathyreopriven Tetanie) genügt schon ein geringer alkalotischer Reiz, eine geringe Phosphatstauung zur Manifestierung der Tetanie.* Diese Differenzierung ist jedoch keineswegs entscheidend; sie berührt nur das *quantitative,* nicht aber das *qualitative* Ausmaß der nötigen tetanigenen Bedingungen.

In den bisherigen Erörterungen wurde versucht, die Pathogenese der Tetanie allein aus der Verarmung des Serums und möglicherweise auch der übrigen Gewebsflüssigkeiten an freien Ca-Ionen ableiten zu können. Es erhebt sich nun die Frage, ob die Anwendbarkeit des ursprünglichen Loebschen Quotienten auf die Tetanielehre durch dieses Glied seines Nenners, d. h. durch eine Störung der Ca-Ionisation, als erschöpft betrachtet werden darf, oder aber, daß auch seinen anderen Komponenten, so dem Na, K und Mg, eine pathogenetische Bedeutung zugesprochen werden müßte. Dies würde in erster Linie dann zu fordern sein, wenn man eine erregbarkeitssteigernde, Ca-antagonistische Wirkung des Na und K, sowie eine erregbarkeitshemmende, mit dem Ca synergistische Wirkung des Mg auch experimentell nachweisen könnte. Für das Na war dieser Beweis noch nicht mit Sicherheit zu erbringen, weder in Experimenten an Tieren[1], noch bei gesunden Kindern[2]. Große NaCl-Dosen können — falls kein Fieber auftritt — im manifesten Stadium sogar einen *antitetanischen, symptomatisch-therapeutischen Effekt* ausüben[3]. Die Eliminierung des Na aus der Loebschen Formel würde somit, freilich nur im Hinblick auf die Tetanielehre, keinem bisher vorliegenden experimentellen Ergebnis widersprechen. Anders steht es aber mit dem Kalium! Kalkfällende Anionen wirken in Form ihres Kaliumsalzes stets viel *stärker* tetanigen als die entsprechenden Na-Salze[4]. Dies tritt besonders auffallend bei den Phosphaten in Erscheinung. Im latent-tetanischen Stadium verursacht Zufuhr von Kaliumsalzen in der Regel eine *starke Erregbarkeitserhöhung,* sowohl bei Tieren, wie auch bei Kindern[5]. Intraartielle Injektion (in die A. radialis) von KCl begünstigt die Entstehung des Carpalkrampfes bei der Hyperventilationstetanie[6]. Durch perorale Zufuhr von nicht kalkaviden K-Salzen läßt sich dagegen bei *normalen* Kindern, auch bei Tieren, *keine* Tetanie erzeugen. In Anbetracht all dieser Tatsachen ist es unwahrscheinlich, daß dem Kalium in der Pathogenese der tetanischen Reaktionen, auch nach Parathyreoidektomie, mehr als ein den Ca-Mangel unterstützender Effekt zukommen würde.

Das Magnesium, dieses letzte Glied des Loebschen Quotienten, zeichnet sich durch eine starke antitetanische, erregbarkeitshemmende Wirkung aus, die bei peroraler Zufuhr weniger gut, besser bei parenteraler Applikation demonstriert werden kann[7]. Man braucht in diesem Zusammenhang nur an die bekannte Magnesiumnarkose zu erinnern[8]. Im Hinblick auf die pathogenetische Bedeutung der Phosphatstauung bei manchen Formen der Tetanie, so auch bei der parathyreopriven Tetanie, dürfte es am Platze sein, auch auf den Antagonismus Magnesium: Phosphat zu verweisen[9].

[1] Denis u. v. Meysenbug: J. of biol. Chem. **57**, 47 (1923). — Im Gegensatz zu Greenwald: Ebenda **59**, 1 (1924). — Tisdall: Ebenda **54**, 35 (1922).

[2] Jeppson: Z. Kinderheilk. **28**, 71 (1921).

[3] McCallum: Zitiert auf S. 1587. — Joseph u. Meltzer: J. of Pharmacol. **2**, 361 (1910). — György, in Stepp u. György: Avitaminosen. Berlin: Julius Springer 1927. — Baar: Z. Kinderheilk. **46**, 502 (1928).

[4] Jeppson: Zitiert diese Seite, Fußnote 2. — Frank, Nothmann u. Wagner: Klin. Wschr. **1923 I**, 405 — Arch. f. exper. Path. **101**, 17 (1924). — af Klercker u. Odin: Acta paediatr. (Stockh.) **5**, 79 (1925).

[5] McCallum u. Voegtlin: J. of exper. Med. **11**, 18 (1909). — Lust: Münch. med. Wschr. **1913 II**, 1482. — Zybell: Jb. Kinderheilk. **67**, Erg.-H. 57 (1908). — Wernstedt: Z. Kinderheilk. **19**, 71 (1919).

[6] Behrendt u. Freudenberg: Klin. Wschr. **1923 I**, 866, 919.

[7] Berkeley u. Beebe: J. metabol. Res. **20**, 149 (1909). — Luckardt, Waud u. Brannon: Amer. J. Physiol. **76**, 228 (1926). — Wenner: Ebenda **81**, 392 (1927). — Berend: Mschr. Kinderheilk. **12**, 269 (1913/14).

[8] Meltzer u. Auer: Amer. J. Physiol. **14**, 366 (1905). — Aus neuerer Zeit Markwalder: Z. exper. Med. **5**, 150 (1916).

[9] Spiro, K.: Klin. Wschr. **1923 II**, 2039.

Der erweiterte RONA-TAKAHASHIsche und der ursprünglich LOEBsche Quotient lassen sich in folgender vereinfachter Formel zusammenfassen:

$$\frac{K,\ \text{Phosphate},\ HCO_3}{Ca,\ Mg,\ H}.$$

Nicht allein die in das Gebiet der Pathologie gehörigen tetanischen Reaktionen, sondern auch der physiologische Erregbarkeitszustand der Nerven und der Nervenzentren werden durch diesen Quotienten bestimmt: *Die im Zähler befindlichen Ionen erniedrigen, die im Nenner dagegen erhöhen die Schwelle des Reizminimums*[1]. Als *übergeordneten* Faktor müssen wir dabei die Ca-*Ionisation* bezeichnen, die jedoch durch die anderen Glieder des Quotienten weitgehend, sowohl in positiver wie negativer Richtung, beeinflußt werden kann. Demzufolge ist es auch unstatthaft, nur eine Teilkomponente, etwa die Hypocalcämie oder die Alkalose, herauszugreifen und die Komplexität des Problems nicht genügend zu beachten.

In der erweiterten LOEBschen Formel ließ sich die bekannte Tatsache, daß ein Teil des Serumkalkes in inaktiver Form an die Serumeiweißkörper gebunden ist, und daß durch Ab- und Zunahme dieser Fraktion die Zahl der Kalkionen ebenfalls beeinflußt werden kann, nicht zum Ausdruck bringen. Es ist durchaus möglich, daß dieser Mechanismus in gewissen Fällen in Tätigkeit tritt[2].

In Dialyseversuchen ließ sich dies nicht demonstrieren[3]. Demgegenüber soll bei Tetanie die durch *Ultrafiltration* bestimmte, an die Serumeiweißkörper gebundene Kalkfraktion *relativ* erhöht und der ultrafiltrierbare Anteil dementsprechend vermindert sein[4]. Auch diese Befunde konnten indessen in ausgedehnten Untersuchungen durch HERTZ[5] nicht so weit bestätigt werden, daß man ihnen eine Beweiskraft ohne weitere Nachprüfung zusprechen dürfte. SHELLING und MASLOW[6] fanden bei der Citrattetanie, die nach intravenöser Verabreichung einer Citratlösung bei Tieren (Kaninchen) auftritt, den Serumkalk sogar *völlig ultrafiltrierbar*, d. h. eine Abspaltung und keine Zunahme des an die Serumeiweißkörper gebundenen, sonst nicht ultrafiltrierbaren Kalkes. Wenn nun KLINKE[7] trotzdem das Verhältnis $\left\{\dfrac{\text{dialysabler Serumkalk}}{\text{undialysabler Serumkalk}}\right\}$ auf Grund theoretischer, allerdings nicht unwidersprochen[8] gebliebener Überlegungen, als den pathogenetisch wichtigsten Faktor beim Zustandekommen der Tetanie bezeichnet, so können wir ihm im Hinblick auf die weit klaffenden Lücken seiner experimentellen Beweisführung nicht folgen. Insbesondere sind wir nicht in der Lage, den erweiterten LOEBschen Quotienten, dessen zumindest stark heuristischer Wert auch aus den auf ihm aufgebauten therapeutischen Folgerungen schlagend hervorgeht, zugunsten der KLINKEschen Formel in seiner Anwendbarkeit einzu-

---

[1] Vgl. auch GOLLWITZER-MEIER: Biochem. Z. **151**, 54 (1924).

[2] FREUDENBERG u. GYÖRGY: Jb. Kinderheilk. **96**, 5 (1921). — Neuerdings besonders KLINKE: Erg. Physiol. **26**, 235 (1928) — Biochem. Z. **213**, 177 (1929).

[3] v. MEYSENBUG u. McCANN: J. of biol. Chem. **47**, 541 (1921). — BREHME u. GYÖRGY: Biochem. Z. **157**, 243 (1925). — REED: J. of biol. Chem. **77**, 517 (1928). — Auch CRUICKSHANK [Brit. J. exper. Path. **4**, 213 (1923)], der bei parathyreopriver Tetanie sogar eine Erhöhung des aktiven diffusiblen Anteils beobachtete, und KIRK u. KING [J. Labor. a. clin. Med. **11**, 928 (1926)], die bei Ikterus ohne tetanische Symptome eine Verminderung des dialysablen Kalkes fanden.

[4] PINCUS, PETERSON u. KRAMER: J. of biol. Chem. **68**, 601 (1926). — LIU: J. clin. Invest. **5**, 259 (1928).

[5] HERTZ: Z. Kinderheilk. **47**, 215 (1929) — Biochem. Z. **217**, 337 (1930).

[6] SHELLING u. MASLOW: J. of biol. Chem. **78**, 661 (1928).

[7] KLINKE: Erg. Physiol. **26**, 235 (1928) — Biochem. Z. **213**, 177 (1929).

[8] KLEINMANN: Biochem. Z. **196**, 78, 146, 161 (1928). — NITSCHKE: Klin. Wschr. **1928 I**, 806. — Vgl. hierzu die Antwort KLINKES: Biochem. Z. **213**, 177 (1929).

engen, geschweige denn ihn aufzugeben. Die Gegenwart eines besonderen, nach KLINKE *adsorptiv* an die Serumeiweißkörper gebundenen komplexen Kalksalzes, das von der eigentlichen chemischen Kalkeiweißverbindung verschieden und für die Pathogenese der Tetanie eine große Bedeutung haben soll, halten wir in Übereinstimmung mit KLEINMANN[1] für noch unbewiesen.

Wenn in der bisherigen Erörterung dem veränderten *Blut*chemismus für die Pathogenese der Tetanie ein gewisser Vorrang eingeräumt wurde, so muß man andererseits dessen eingedenk bleiben, daß die tetanischen Reaktionen in den Geweben (Nerven, Muskeln) selbst stattfinden und daß sie nicht von einer veränderten Ionenzusammensetzung des *Blutes*, sondern allein von der Ionenkonstellation, die an der *Grenzfläche* Gewebe: Gewebsflüssigkeit herrscht, abhängig sein dürften. Eine Reihe von Einwänden, die mit der erweiterten LOEBschen Formel kaum in Einklang zu bringen wären, verliert ihre Schlagkraft bei Berücksichtigung des Gewebsstoffwechsels.

Als solche, dem obigen Schema scheinbar widersprechenden Befunde sollen nur das Fehlen tetanischer Symptome, trotz *unkompensierter Blutalkalose*, beim Pylorusspasmus junger Säuglinge[2], dann nach peroraler oder sogar intravenöser Zufuhr von großen Natriumbicarbonat (auch Carbonat) oder NaOH-Mengen[3] erwähnt werden. Die *gleiche* erniedrigte H-Ionenkonzentration löst bei *Hyperventilation* schwerste tetanische Krämpfe aus[4]. Es liegt nahe, diese Unterschiede auf die *hyperosmotische* Wirkung des Natriumbicarbonats oder beim Pylorusspasmus auf die Anhydrämie zurückzuführen. Die schon erwähnte Abschwächung der manifest tetanischen Erscheinungen durch hohe NaCl-Gaben würde somit ebenfalls dem Verständnis näherrücken. Vermutlich erfolgt unter dem Einfluß der *hyperosmotischen Wirkung* eine — im Falle der NaOH-Zufuhr vielleicht sogar spezifische — Umstimmung des Gewebsstoffwechsels, bei der H-Ionen in größerer Zahl in Freiheit gesetzt werden, die dann die Ca-Entionisierung an der Grenzfläche Gewebe: Gewebsflüssigkeit zu kompensieren helfen, wissen wir doch, daß Kochsalzzufuhr tatsächlich eine erhöhte intermediäre Säurebildung verursacht[5]. Die Tatsache, daß der Pylorusspasmus der Säuglinge in der Regel ohne tetanische Symptome verläuft, während die gleiche Krankheit mit gleich starker Alkalose und mit anscheinend auch sonst identischem Blutchemismus bei Erwachsenen fast gesetzmäßig zu Tetanie (Magentetanie) führt, findet ihre Erklärung wahrscheinlich ebenfalls in Besonderheiten des Gewebsstoffwechsels im wachsenden und erwachsenen Organismus[6]. Die stärkere glykolytische Fähigkeit der Gewebe im Säuglingsalter wird besonders unter dem fördernden Einfluß der Alkalose eine viel erheblichere Milchsäurebildung nach sich ziehen mit der Möglichkeit, die Alkalose an der Grenzfläche Gewebe: Gewebsflüssigkeit zu kompensieren, als dies beim erwachsenen Organismus der Fall ist.

Der Beweis für die Richtigkeit der bisher erörterten Anschauungen und Schlußfolgerungen läßt sich besonders eindringlich auch auf einem mehr indirekten Wege, mit Hilfe einer absichtlich herbeigeführten Umkehr der physikochemischen tetanigenen Bedingungen erbringen. Auf diese Weise lernen wir auch die exogenen und endogenen Beeinflussungsmöglichkeiten des LOEBschen Quotienten in der Biut- und Gewebsflüssigkeit sowie in erster Linie die der Ca-Ionisation kennen.

Die antitetanigene Wirkung der Ca- und Mg-Ionen entspricht noch den Forderungen des ursprünglichen LOEBschen Quotienten. Der antitetanigene Kalkeffekt ist auch schon seit langem, seit den Untersuchungen von MCCALLUM[7], auch bei der parathyreopriven Tetanie bekannt[8]. Hier vermag Ca-Zufuhr nicht nur die tetanischen Symptome zu unterdrücken, sondern auch die Hypocalcämie zu beheben und — in Umkehr der bereits erwähnten Serumkalksenkung unter Phosphateinfluß[9] — auch die erhöhten Phosphatwerte zu vermindern.

<hr>

[1] KLEINMANN: Zitiert auf S. 1601.

[2] FREUDENBERG: Z. Kinderheilk. **39**, 608 (1925). — VOLLMER u. SEREBRIJSKI: Ebenda **41**, 209 (1926). — HARTMANN u. SMITH: Amer. J. Dis. Childr. **32**, 1 (1928).

[3] ELIAS: Wien. klin. Wschr. **1922 II**, 784. — HOLT, STRIEGEL u. PERLZWEIG: Mschr. Kinderheilk. **34**, 437 (1926).

[4] TEZNER: Mschr. Kinderheilk. **28**, 97 (1924).

[5] GYÖRGY: Z. exper. Med. **43**, 605 (1924). — Vgl. betr. die gleiche Wirkung des $NaHCO_3$ auf das Atemzentrum: WINTERSTEIN: Klin. Wschr. **1928 I**, 241.

[6] GYÖRGY, BREHME u. BRANDY: Jb. Kinderheilk. **118**, 178 (1927).

[7] MCCALLUM: Zitiert auf S. 1587.

[8] Vgl. weitere Literatur bei GYÖRGY: Die Behandlung und Verhütung der Tetanie und Rachitis. Berlin 1929.

[9] S. 1590.

In diesem Punkte kommt der Kalktherapie bei der parathyreopriven, aber auch bei der sog. idiopathischen Tetanie eine gewisse kausale, allerdings immer nur vorübergehende Wirkung zu.

Auch bei Gesunden läßt sich durch hohe Kalkgaben der Serumkalkspiegel über die Norm erhöhen. Diese Erhöhung ist jedoch auch hier sehr flüchtig; die normalen Zahlen stellen sich nach kurzer Zeit wieder ein[1]. Der im Überschuß zugeführte Kalk wird ausgeschieden oder vorübergehend — wie bereits erwähnt — in den Knochen deponiert. Bei Gesunden sind die Steigerung des Serumkalkgehaltes und die begleitende Abnahme der Serumphosphatzahlen nach Kalkzufuhr viel weniger deutlich ausgeprägt als bei Tetanie mit ihrer pathologisch gestörten Blutkalk- und Phosphatverteilung. Auch bei Tetanie macht die Serumkalkzunahme beim Erreichen des normalen Bezirkes (d. h. bei etwa 10 mg% Ca) halt und überschreitet diesen kaum oder überhaupt nicht.

Nach der neuen erweiterten LOEBschen Formel müßte indessen auch *jede endogen oder exogen bedingte acidotische Umstimmung des intermediären Stoffwechsels, vermutlich auf dem Umwege über die verstärkte Ca-Ionisation, antitetanigen wirken.*

Als Beweis für eine *endogen* bedingte Acidose sollen angeführt werden: 1. Die Säurestauung im Anschluß an schwere eklamptische Muskelkrämpfe, auch an starke Muskelarbeit. 2. Nephritis[2]. 3. Hungeracidose (auch Ketosis bei Kohlenhydratmangel). Tatsächlich vermögen nun aber alle diese Zustände, wie dies aus zahlreichen klinischen Beobachtungen eindeutig hervorgeht, die *tetanische Krampfbereitschaft zu unterdrücken oder zumindest erheblich abzuschwächen.*

Exogen bedingte Acidose verdankt ihre Entstehung der Zufuhr von acidotisch wirkenden Stoffen, so von Salzsäure[3], von anorganischen Ammoniumsalzen, wie Salmiak[4] oder saurem Ammonphosphat[5], aber auch der Einatmung von CO_2-haltigen Gasgemischen[6]. Eine acidotische Wirkung kommt auch den Kalksalzen, allerdings nur bei Verwendung ihrer anorganischen Verbindungen, zu. Auf diese Weise wird der spezifische antitetanigene Kalkeffekt bei Verwendung anorganischer Kalksalze unterstützt bei den organischen, „alkalotisch" wirkenden Kalkverbindungen dagegen vermindert.

Während nach Salzsäure-, Salmiak-, ebenso wie nach Kalkbehandlung parallel mit dem Schwinden der tetanischen Symptome der gesenkte Serumkalkspiegel sich in der Regel allmählich stark hebt und gleichzeitig der anorganische Serumphosphor abnimmt[7], so daß man zunächst geneigt sein könnte, den therapeutischen Salmiakeffekt mit der Auffüllung des Serumkalkdepots in Beziehung zu bringen, versagt dieser Erklärungsmodus für das saure Ammonphosphat. Die mit Ammonphosphat erfolgreich behandelten Fälle ließen in den Versuchen des Verfassers[8] nicht nur eine Erhöhung des Serumkalkgehaltes vermissen, sondern im Gegenteil, die schon vor der Ammonphosphatzufuhr ausgesprochene Hypocalcämie nahm trotz Behebung der tetanischen Symptome unter dem Einfluß des Phosphations meist noch weiter ab. Auch dieser Befund bestätigt also die These, daß in der Pathogenese der Tetanie nicht dem Gesamtkalk, sondern der Höhe der Ca-Ionenkonzentration die entscheidende Bedeutung zukommt.

Nicht nur die Elektrolyte, auch organische Stoffe vermögen die durch die erweiterte LOEBsche Formel gekennzeichnete Ionenkonstellation im jeweils gewünschten Sinne zu verändern. Hierzu gehören verschiedene Narkotica, ebenso auch der pharmakologisch sonst wenig aktive Zucker. Narkotica setzen den Zellstoffwechsel herab, verursachen dadurch eine stark *acidotische* antitetanigene Umstimmung des inneren Säurebasengleichgewichtes[9]. Die antitetanigene Wirkung des Zuckers beruht bei peroraler Zufuhr vermutlich auf seinen Beziehungen zum intermediären Phosphatstoffwechsel. Denn schon unter normalen Be-

<hr>

[1] DENIS u. MINOT: J. of biol. Chem. **41**, 357 (1920). — MASON: Ebenda **47**, 3 (1921). — CLARK: Ebenda **43**, 89 (1920). — JANSEN: Klin. Wschr. **1924 I**, 715.

[2] Siehe auch S. 1608.

[3] Bei parathyreopriver Tetanie WILSON, STEARNS u. JANNEY: J. of biol. Chem. **23**, 123 (1915), bei der idiopathischen Tetanie SCHEER: Jb. Kinderheilk. **97**, 130 (1922).

[4] FREUDENBERG u. GYÖRGY: Klin. Wschr. **1922 I**, 410.

[5] ADLERSBERG u. PORGES: Wien. klin. Wschr. **1923 I**, 517.

[6] ADLERSBERG u. PORGES: Zitiert diese Seite, Fußnote 5, auch Z. exper. Med. **42**, 678 (1924). — LINDBERG: Hygiea (Stockh.) **1924**, 258. — WESTHUES: Klin. Wschr. **1928 I**, 673. — Auch bei der experimentellen parathyreopriven Tetanie SWINGLE, WENNER u. STANLEY: Proc. Soc. exper. Biol. a. Med. **25**, 165 (1927).

[7] FREUDENBERG u. GYÖRGY: Klin. Wschr. **1922 I**, 410. — BLÜHDORN u. THYSSEN: Klin. Wschr. **1923 I**, 78. — WORINGER: Arch. Méd. Enf. **26**, 713 (1913). — GREENWALD: J. of biol. Chem. **82**, 717 (1929).

[8] GYÖRGY: Klin. Wschr. **1924 I**, 1111.

[9] Siehe Literatur bei GYÖRGY: Jber. Kinderheilk. über das Jahr 1923. Berlin 1925.

dingungen setzt Zufuhr von Zucker den Serumphosphatspiegel herab[1]. Bei Tetanie kann auf diese Weise die Phosphatstauung im Blut vermindert werden. Durch gleichzeitige Insulinzufuhr, die ebenso wie der Zucker allein schon den Serumphosphatspiegel zu senken vermag[2], kann der antitetanische Zuckereffekt noch verstärkt werden[3], dem jedoch wiederum die alkalotische Wirkung des Insulins oft entgegenarbeitet. Insulin allein führt gerade aus diesem Grunde nicht selten sogar zu einer Verstärkung oder zu einer Aktivierung der Tetanie[4]. An dieser Stelle, im Zusammenhang mit der Erörterung des Kalk- und Phosphatstoffwechsels, soll die Erwähnung des Zuckers als eines wenn auch schwachen antitetanigenen Mittels nur die kaum übersehbare Verquickung des Kalk- und Phosphatstoffwechsels nicht nur mit dem — man kann sagen — gesamten Mineralstoffwechsel, sondern auch mit weiten Gebieten des organischen Stoffwechsels zum Ausdruck bringen. Auch rein enterale Vorgänge müssen in dieser Hinsicht berücksichtigt werden. So bewirkt Milchzucker nach *peroraler*, nicht aber nach *parenteraler* Zufuhr[5] bei Tetanie eine Abschwächung der Symptome, vermutlich infolge Förderung der Gärungsvorgänge im Darm und der bei saurer Reaktion des Darminhaltes gehobenen Kalkretention[6].

Sowohl eine exogen wie eine endogen bedingte Acidose haben eine Entlastung des tetanigen veränderten intermediären Stoffwechsels zur Folge: Sie führen zu einer erhöhten Phosphat- sowie Kalkausscheidung und — wie bereits erwähnt — meist zu einer Erhöhung des Serumkalkspiegels und zu einer reziproken Senkung der Serumphosphatzahlen, bei gleichzeitiger Erhöhung der H-Ionenkonzentration im Blut und Erniedrigung der Alkalireserve, mithin zu einer Verschiebung des erweiterten Loebschen Quotienten im antitetanigenen Sinne[7].

Die im vorhergehenden in breiten Ausschnitten gebrachten Erörterungen zur Pathogenese der tetanischen Stoffwechselstörung mit besonderer Berücksichtigung der intermediären Vorgänge gelten ceteris paribus für alle Tetanieformen, so im einzelnen auch für die parathyreoprive Tetanie, von der unsere Betrachtungen ihren Ausgang genommen haben. Durch sie wird auch die überragende Rolle, die die Epithelkörperchen im Kalk- und Phosphathaushalt spielen, näher beleuchtet.

Neben den Epithelkörperchen und der Schilddrüse kommt den übrigen endokrinen Organen für die innere Steuerung des Kalk- und Phosphatstoffwechsels eine nur geringe Bedeutung zu.

Ovarien und Ca-, P-Stoffwechsel.

In der Tatsache, daß osteomalacische, d. h. letzten Endes auf Kalkentzug beruhende Knochenveränderungen hauptsächlich bei geschlechtsreifen Frauen, während oder kurz nach der Gravidität, auch in der Lactationsperiode, aufzutreten pflegen, wird bereits seit langem ein Indizienbeweis für die besondere

---

[1] Blatherwick, Bell u. Hill: J. of biol. Chem. **61**, 241 (1924). — Sokhey u. Allan: Biochemic. J. **18**, 1170 (1924). — Bolliger u. Hartmann: J. of biol. Chem. **64**, 91 (1925). — Reed: Amer. J. Physiol. **89**, 230 (1929).

[2] Blatherwick, Bell u. Hill: Zitiert diese Seite, Fußnote 1. — Sokhey u. Allan: Zitiert diese Seite, Fußnote 1. — Bolliger u. Hartmann: Zitiert diese Seite, Fußnote 1. — Aber schon früher Wigglesworth, Woodrow, Smith u. Winter: J. of Physiol. **57**, 447 (1923). — Winter u. Smith: Ebenda **58**, 327 (1924). — Neuerdings Barrenscheen u. Berger: Biochem. Z. **189**, 302 (1927).

[3] Adam: Klin. Wschr. **1925 II**, 1557 — Jb. Kinderheilk. **113**, 61 (1926).

[4] Behrendt u. Hopmann: Z. exper. Med. **46**, 546 (1925). — Baar: Klin. Wschr. **1925 II**, 1822. — Waltner: Ebenda **1925 I**, 168.

[5] Inouye: Amer. J. Physiol. **70**, 524 (1924).

[6] Dragstedt u. Paecock: Amer. J. Physiol. **64**, 424 (1923). — Gross, E. G.: Ebenda **80**, 661 (1927). — Greenwald u. J. Gross: J. of biol. Chem. **82**, 531 (1924).

[7] György: Jb. Kinderheilk. **99**, 104 (1922). — Gamble, Ross u. Tisdall: Amer. J. Dis. Childr. **25**, 470 (1923). — Scheer u. Salomon: Jb. Kinderheilk. **104**, 65 (1924). — Scheer, Müller u. Salomon: Ebenda **106**, 56 (1924). — Greenwald, J.: J. of biol. Chem. **82**, 717 (1929).

Tätigkeit der weiblichen Geschlechtsdrüsen im Kalk- und Phosphathaushalt erblickt. In geradliniger, logischer Weiterführung dieser Annahme lag dann die von FEHLING empfohlene operative Behandlungsmethode der Osteomalacie: die Kastration. Zunächst schien dieser „Beweis ex iuvantibus" tatsächlich geglückt zu sein. So wurde von verschiedener Seite über gute Heilerfolge im Anschluß an die Exstirpation der Ovarien berichtet. Später jedoch häuften sich auch die Versager. Die Verfolgung des Kalk- und Phosphorstoffwechsels vor und nach der Kastration ergab weder im Tierexperiment noch bei kastrierten Osteomalacischen eine sichere Aufklärung über den Wirkungsmodus dieser Operation, zeitigte im großen ganzen eher, bei Einhaltung der notwendigen Kautelen sogar fast regelmäßig, negative Ergebnisse[1]. Sichere Beweise für die regulierende Funktion der Geschlechtsdrüsen im Kalk- und Phosphathaushalt besitzen wir zur Zeit noch nicht. Der besonders hohe Kalkbedarf des Organismus während der Gravidität und der Lactation erklärt sich ungezwungen auch ohne Berücksichtigung endokriner Momente, allein schon durch die Kalkverluste, die der Organismus an den Fetus und die sezernierte Milch abgeben muß. So ist es auch nicht verwunderlich, daß bei niedriger Kalkzufuhr in diesen Zuständen zur Deckung des Bedarfes Ca, Phosphate und auch Mg aus den Knochen des mütterlichen Organismus ausgelaugt werden[2]. STEENBOCK-HART[3] berechneten, daß Kühe und Ziegen zur Produktion von jedem Liter Milch in praxi $1\frac{1}{2}$ g Ca mehr aufnehmen müßten, als ihrem Erhaltungsminimum entspricht. Wie weit den neuerdings von MIRVISH und BOSMAN[4] mitgeteilten Befunden, wonach Follikelsaft und alkoholische Extrakte aus Follikelsaft, Corpus luteum und Ovarialrest sowie Placenta (nach neueren Untersuchungen derselben Autoren[5] übrigens auch Hodenextrakte) bei Kaninchen zu einer Ca-Verminderung im Serum führen, eine Beweiskraft zuerkannt werden kann, läßt sich heute mangels weiterer bestätigender Untersuchungen mit dem chemisch reinen Sexualhormon und bei der Skepsis, die man Versuchen an Kaninchen mit ihrem labilen, sehr leicht beeinflußbaren Serumkalk entgegenbringen muß, noch nicht entscheiden.

Thymus und Ca-, P-Stoffwechsel.

Der in neuerer Zeit von CREMA sowie in besonders eingehenden Untersuchungen von NITSCHKE[6] gebrachte Befund einer besonderen serumkalksenkenden, tetanigen wirkenden und einer zweiten von NITSCHKE isolierten serumphosphatherabsetzenden Substanz, die im Thymus, aber auch in der Milz, in den Lymphdrüsen — d. h. im sog. „lymphocytogenen" Gewebe — vorkommen sollen, kann zunächst ebenfalls nur mit gewissen Einschränkungen anerkannt werden. So muß man immer noch mit der Möglichkeit rechnen, daß es sich bei diesen Stoffen um Kunstprodukte und nicht um echte physiologische Inkrete handelt. Auch die Tatsache, daß diese Substanzen wiederum nur auf Kaninchen, d. h. auf eine für die experimentelle Prüfung blutchemischer Veränderungen wenig geeignete Tierart zuverlässig einwirken, muß bedenklich stimmen. Über-

---

[1] NEUMANN: Arch. Gynäk. **51**, 130 (1896). — FALK u. SCHULZ: Hoppe-Seylers Z. **27**, 250 (1899). — LÜTHJE: Arch. f. exper. Path. **48**, 184 (1902); **50**, 268 (1903). — GOLDWAITH, PAINTER, OSGOOD u. MCCRUDDEN: Amer. J. Physiol. **14**, 389 (1905). — MCCRUDDEN: Ebenda **17**, 211 (1907) — J. of biol. Chem. **7**, 185 (1909/10). — ZUNTZ, L.: Arch. Gynäk. **39**, 182 (1891).
[2] FORBES u. BEEGLE: Ohio agric. exper. Stat. Bull. **295**, 323 (1917).
[3] STEENBOCK u. HART: J. of biol. Chem. **14**, 59 (1913).
[4] MIRVISH u. BOSMAN: Quart. J. exper. Physiol. **18**, 11 (1927).
[5] MIRVISH u. BOSMAN: Brit. J. exper. Biol. **6**, 355 (1929).
[6] CREMA: Clin. pediatr. **7**, 539 (1925). — NITSCHKE: Z. exper. Med. **65**, 637, 651 (1929). — Siehe auch REISS, WINTER u. HALPERN: Endokrinol. **5**, 230 (1929).

dies fehlen noch direkte Angaben betr. die Wirkung dieser Extrakte auf den gesamten Kalk- und Phosphathaushalt. Einen gewissen indirekten Beweis für eine kalkretentionsfördernde Wirkung der Thymus- und Milzextrakte könnte man allerdings in der von Reiss und seinen Mitarbeitern[1] gefundenen Anreicherung des Körpers und vornehmlich des Skelets an Kalk bei mit solchen Extrakten längere Zeit behandelten Tieren erblicken. Zu einer endgültigen Stellungnahme muß wohl noch die Fortsetzung der Untersuchungen abgewartet werden. Erst dann werden wir in der Lage sein, dem Thymus und den übrigen „lymphocytogenen" Organen die ihnen gebührende Stellung im intermediären Kalk- und Phosphathaushalt einzuräumen[2]. Für die Pathogenese der idiopathischen Kindertetanie und der dabei zu beobachtenden Hypocalcämie ist es jedenfalls von besonderem Interesse, daß nach den Erhebungen Nitschkes[3] das vermeintliche, bei den Kaninchen serumkalkherabsetzende, tetanigen wirkende „Inkret" der „lymphocytogenen" Organe auch aus dem Urin an idiopathischer Tetanie erkrankter Säuglinge, nicht aber aus dem Urin Gesunder[4] dargestellt werden konnte.

Die Beziehungen weiterer bekannter Inkrete zum Erdalkali- und Phosphatstoffwechsel dürften ein nur geringes Interesse für sich beanspruchen, sind auch nicht von starkem Ausmaße.

Vegetatives Nervensystem in der Regulierung des Ca-, P-Stoffwechsels.

Das Adrenalin bewirkt eine deutliche, vorübergehende Senkung des Serumphosphatspiegels und parallel dazu eine ebenfalls flüchtige, die Fehlergrenzen der Methodik kaum übersteigende Erhöhung der Serumkalkzahl. In einer zweiten, der ersten dicht nachfolgenden Phase kehren der Serumkalk und der anorganische Serumphosphor nicht nur zur Norm zurück, sondern beide überschreiten sogar noch diesen Bezirk: Der Kalk weist auf kurze Zeit leicht gesenkte, der Serumphosphatspiegel dagegen eher übernormale Werte auf, um dann nach dieser überschießenden Schwankung endgültig die normale Höhe, gewissermaßen die Ruhestellung, wieder einzunehmen[5]. In der Gesamtkalkbilanz erzeugen hohe Adrenalindosen unter sonst normalen Bedingungen eine leichte, nicht einmal ganz konstante Verschlechterung[6], andererseits vermag aber das Adrenalin, freilich wiederum nicht ganz konstant und sicher, bei Rachitis und Osteomalacie die Kalkeinlagerung in die Knochen zu heben[7], was aber nur durch Einsparung von Kalk und Phosphat möglich ist. In dieser Beziehung besteht eine gewisse Analogie zur Wirkung des Epithelkörperchenhormons, das bei Tetanie — übrigens auch bei der Rachitis[8] — die Kalk- und Phosphatretention zu heben vermag,

---

[1] Reiss u. Mitarbeiter: Zitiert auf S. 1605. ⸍

[2] Die von Leites [Biochem. Z. **150**, 183 (1924)] nach Thymusexstirpation bei Hunden nachgewiesene Hypocalcämie läßt sich mit der Annahme eines serumkalksendenden Inkrets in der Thymusdrüse, etwa im Sinne von Crema und Nitschke, nur schwer vereinbaren.

[3] Nitschke: Klin. Wschr. **1929 I**, 794.

[4] Bei der parathyreopriven Tetanie bisher nicht geprüft. Der Feststellung Nitzschkes vom Antagonismus zwischen Epithelkörperchen und „lymphocytogenem" Gewebe widersprechen wiederum die Angaben Broughers (Amer. J. Physiol. **92**, 648 (1930), der nach Splenektomie einen Abfall, nach Fütterung von getrockneter Milz ein Ansteigen des Serumkalkes, d. h. eine mit der der Epithelkörperchen synergistische Wirkung beobachtet hat.

[5] Billigheimer: Klin. Wschr. **1922 I**, 256. — Vollmer: Biochem. Z. **140**, 410 (1923). — György u. Essinger: Ebenda **149**, 344 (1924). — Lawaczek: Dtsch. Arch. klin. Med. **160**, 309 (1928).

[6] Quest: Z. exper. Path. **5** (1908). — Schiff u. Peiper: Jb. Kinderheilk. **93**, 160 (1920).

[7] Bossi: Arch. Gynäk. **83**, 505 (1907) — Zbl. Gynäk. **69**, 172 (1907). — Stoeltzner: Pathologie und Therapie der Rachitis. Berlin 1904. — Lehnerdt u. Weinberg: Münch. med. Wschr. **1921 II**, 1482. — Siehe weitere Literatur bei György: Die Behandlung und Verhütung der Rachitis und Tetanie. Berlin 1929.

[8] Bischoff, G.: Z. exper. Med. **68**, 772 (1929). — Siehe auch S. 1593.

bei Normalen dagegen die Kalk- und Phosphatbilanz — wie bereits erwähnt — stark belastet[1].

Bei den bekannten Zusammenhängen zwischen Adrenalin und Kohlehydratstoffwechsel liegt es nahe, wenigstens die durch eine Adrenalininjektion ausgelöste, die Hyperglykämie begleitende Hypophosphatämie auf Vorgänge im intermediären Zuckerhaushalt, etwa auf die Bildung von Kohlenhydrat-Phosphatverbindungen zurückzuführen. Für das Insulin, dessen Zufuhr ebenfalls eine Hypophosphatämie zur Folge hat, haben wir diese Möglichkeit bereits erörtert[2] und im Hinblick auf die Pathogenese der tetanischen Kalk-Phosphatstoffwechselstörung sogar als durchaus wahrscheinlich erachtet. Beim Adrenalin, als dem körpereigenen Reizstoff des sympathischen Nervensystems könnte jedoch auch an eine nervöse Beeinflussung des Kalk-Phosphatstoffwechsels gedacht werden. Ausgehend von pharmako-dynamischen Untersuchungen, die eine auffallend starke Ähnlichkeit zwischen Adrenalin- und Kalkwirkung bei Reaktionen des sympathischen Systems ergeben haben, wurde dann auch von KRAUS und ZONDEK[3] die These aufgestellt, daß das Adrenalin in erster Linie, wenn nicht ausschließlich auf dem Umwege über die Kalkionen wirke oder mit anderen Worten: Sympathicusreizung sei gleich Kalkeffekt. Die Adrenalinwirkung würde nach dieser Theorie in einer Verdichtung von Ca-Ionen an den sympathischen Nervenendigungen bestehen: Eine Annahme, für die jedoch einwandfreie chemisch-analytische, stoffwechselchemische Beweise bisher nicht erbracht worden sind. Selbst die Ausgangstheorie: die Kongruenz zwischen Adrenalin- und Kalkwirkung auf den Sympathicus hat in dieser Verallgemeinerung der Nachprüfung nicht standhalten können. Diese Einschränkung gilt auch für die zweite, uns an dieser Stelle weniger interessierende Behauptung von KRAUS und ZONDEK, nach der der bekannte Antagonismus zwischen K und Ca, auf das autonome Nervensystem bezogen, darin bestehen sollte, daß das Kalium den Reizstoff des Vagus, des „Antagonisten" des Sympathicus darstelle. Auch in diesem Punkte klaffen in der Beweisführung noch weite Lücken. „Unregelmäßige zufällige Übereinstimmungen zwischen Ionen- und Giftwirkung müssen im allgemeinen vorkommen, da die Zahl der Stoffe ja sehr klein ist[4]." Die vermeintlichen Beziehungen zwischen Nerven- und Ionen-, im besonderen auch Kalkwirkung könnten in der Zukunft am ehesten noch durch histochemische Analysen einer Klärung entgegengebracht werden.

In bezug auf die weitere hierhergehörige, mehr übergeordnete Frage, ob der Kalk- (und Phosphat-) Stoffwechsel und die intermediäre Kalk- (Phosphat-) Verteilung nervösen Impulsen unterstellt sei und vielleicht sogar durch solche mitreguliert werde, besitzen wir heute schon sichere experimentelle Anhaltspunkte in durchaus bejahendem Sinne. So führt Durchtrennung der Splanchnici, Entfernung des Plexus coeliacus zu einer mehr oder minder deutlichen Senkung des Serumkalkes, gelegentlich bis zu 6 mg-%, ohne begleitende Tetanie, auch ohne Änderung der Serumphosphatzahlen. Die Hypocalcämie bleibt nur vorübergehend 1—2 Wochen bestehen[5]. Bei halbseitiger Sympathektomie, aber auch bei schlaffer Hemiplegie[6], ist die Senkung des Serumkalkes im Blut der kranken

---

[1] Das gleiche Verhalten tritt auch bei der Stoffwechselwirkung des D-Vitamins zutage. Vgl. weiter unten S. 1615 u. 1632.

[2] Siehe S. 1604.

[3] Siehe ausführliche Literatur und Angaben bei S. G. ZONDEK: Die Elektrolyte. Berlin 1927.

[4] JENDRASSIK u. CZIKE: Biochem. Z. **193**, 285 (1928). — Vgl. auch O. EHRISMANN: Arch. f. exper. Path. **134**, 247 (1928).

[5] SPADOLINI u. FERRI: Arch. di Fisiol. **24**, 254 (1926). — BERG, B. N., A. F. HESS u. E. SHERMAN: J. of exper. Med. **47**, 105 (1928).

[6] URECHIA u. POPOVICIU: C. r. Soc. Biol. Paris **98**, 1986 (1928).

Seite stärker ausgeprägt als auf der normalen Seite. Durchtrennung beider Vagi bewirkt eine Erhöhung des Serumkalkspiegels. Wir sehen also, daß Schädigung des Sympathicus und des Vagus eine Störung in der Blutkalkverteilung verursacht, wohl als Ausdruck der postulierten nervösen Regulationsmechanismen.

Hypophyse und Phosphatausscheidung.

Auch die Hypophyse scheint an der Gestaltung des intermediären Kalk- und Phosphatstoffwechsels, vornehmlich des Phosphathaushaltes beteiligt zu sein[1]. Entfernung der Hypophyse bei Hunden bewirkt in der Regel ein völliges Verschwinden der Phosphate im Urin, bei unverändertem Blutphosphatspiegel. Da sich der Einfluß der Hypophysenexstirpation auch in den entnervten Nieren geltend macht, ist es wahrscheinlich, daß es sich um eine hormonale Wirkung handelt, die von der Hypophyse — oder der Wand des 3. Ventrikels — ausgeht und vielleicht auf dem Wege der Erhöhung der Sekretionsschwelle für Phosphate zustande kommt. Hypophysenvorderlappenextrakt vermag die Phosphatausscheidung nach Hypophysenentfernung nicht in Gang zu bringen; durch Hinterlappenextrakt wird sie manchmal, nicht regelmäßig, in gewissem Umfange wieder hergestellt. Bilanzuntersuchungen fehlen zur Zeit noch.

Nach all den im vorhergehenden ausführlich erörterten Befunden dürfte die Existenz zahlreicher endokriner und nervöser Regulationsmechanismen im Kalkphosphathaushalt als erwiesen gelten. Eine besondere, man kann sagen führende Rolle, nicht nur in quantitativer, sondern auch in qualitativer Hinsicht, müssen wir den Epithelkörpern, vielleicht auch noch der Schilddrüse, zuerkennen. Gleichwohl dürften auch die übrigen Möglichkeiten, die miteinander, aber auch mit der Epithelkörperchen- und Schilddrüsenwirkung eng verwoben, oft gar nicht eine gesonderte Betrachtung zulassen, nicht vernachlässigt werden. Auch auf die engen Zusammenhänge des Kalk- und Phosphatstoffwechsels mit anderen Vorgängen im Stoffwechsel der organischen und der übrigen anorganischen Stoffe soll an dieser Stelle erneut mit Nachdruck hingewiesen werden.

Nephritis und Ca-, P-Ausscheidung.

Der Kalk- und Phosphatstoffwechsel, insbesondere die Blutkalk- und Phosphatverteilung können auch bei *Störungen der Nierenfunktion* Abweichungen von der Norm aufweisen. So zeichnet sich die Nephritis, besonders in ihren chronischen Formen, durch eine häufig stark ausgeprägte Hypocalcämie bei gleichzeitig erhöhten Serumphosphatwerten aus. Die Ursache dieser blutchemischen Veränderungen muß in der Störung der Nierenausscheidungstätigkeit gesucht werden. So konnte bei Nierenkranken von verschiedener Seite eine Abnahme der Kalk-,[2] und im vorgeschrittenem Stadium auch der Phosphatausscheidung[3] durch die Nieren nachgewiesen werden. Während die Ca-*Konzentration* im Urin bei Nephritis fast regelmäßig vermindert zu sein pflegt, bewegt sich die Phosphatkonzentration zunächst innerhalb normaler Grenzen. Erst im späteren Verlaufe kommt es auch zu einer Abnahme der Phosphatkonzentration im Urin und parallel hierzu zu einer Erhöhung der Serumphosphatwerte, wohl als Zeichen einer Phosphat-

---

[1] Brull u. Eichholtz: Proc. roy. Soc. Lond. B **99**, 70 (1925).

[2] Soetbeer: Hoppe-Seylers Z. **35**, 85 (1902). — Marischler: Arch. Verdgskrkh. **7**, 332 (1901). — Mohr, L.: Z. klin. Med. **51**, 331 (1904). — Eisner: Berl. klin. Wschr. **1913 II**, 1343. — Nogradi, Hetenyi v.: Klin. Wschr. **1925 I**, 1308. — Boyd, Courtney u. McLachlan: Amer. J. Dis. Childr. **32**, 29 (1926).

[3] Boyd, Courtney u. McLachlan: Zitiert diese Seite, Fußnote 2.

stauung, die ihren Ursprung in der Erhöhung des Schwellenwertes für die zur Ausscheidung durch die Nieren bereitgestellten Phosphate hat. Es ist durchaus möglich[1], daß diese Störung der Phosphatausscheidung mit der in solchen krankhaft veränderten Nieren stets nachweisbaren Abnahme[2] des Phosphatasegehaltes, eines Fermentes, dessen Tätigkeit auf der Abspaltung von anorganischen Phosphaten beruht, in kausalem Zusammenhang steht. Daß die scheinbar bereits früh gestörte Kalkausscheidung durch die Nieren im Blut keine sichtbaren analytischen Veränderungen erzeugt, kann nicht wundernehmen; wird doch die Kalkausfuhr überwiegend durch den Faeceskalk bestritten. Demgegenüber verteilt sich die ausgeschiedene Phosphatmenge meist fast gleichmäßig auf die Faeces und den Urin so, daß hier ein Funktionsausfall der Niere viel stärker ins Gewicht fallen und sich auch im Blut widerspiegeln muß.

Die Rolle des D-Vitamins im Erdalkali-Phosphatstoffwechsel.

Neben den Inkreten sensu strictiori, Nervenreizen und weiteren endogenen Faktoren erhält der Kalk- und Phosphatstoffwechsel von einem *äußeren* Faktor, *dem D-Vitamin*, oft die wichtigsten bestimmenden Impulse. Wir brauchen nur an die rachitisch-malacischen Knochenerkrankungen zu erinnern, bei denen der pathologisch veränderte Kalk- und Phosphathaushalt unter dem Einfluß des D-Vitamins rasch und sicher wieder in normale Bahnen gelenkt wird[3].

Rachitis und ihre Pathogenese.

Die Rachitis (Früh- und Spätform) und die Osteomalacie bilden *eine* nosologische Einheit, die sich als eine allgemeine Stoffwechselstörung mit besonderem Hervortreten pathologischer Knochenveränderungen charakterisieren läßt. Die letzteren bestehen in einer Verarmung des Skelets an Mineralien, weniger, vielleicht sogar — zumindest bei

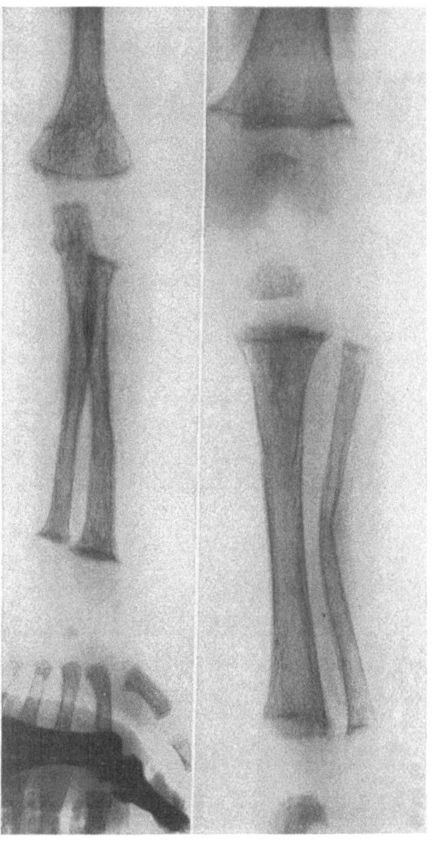

Abb. 309. Schwere floride Rachitis. H. K., 11 Monate. 20. März 1922. (H. WIMBERGER.) Schwer floridrachitisches Skelet mit hochgradiger Kalkarmut und Knickungen einzelner Schäfte. Die Spongiosa ist sehr grob strukturiert, die Corticalis ist wie in Lamellen zerlegt. Die Metaphysenenden zeigen statt des normalen linearen Querschattens der präparatorischen Verkalkungszone eine Auffaserung, über der keine Spur einer Reparation zu sehen ist. Einzelnen Schäften sind zarte Osteophytsäume angelagert, am breitesten an den Einknickungen (Humerus distal, Ulnamitte, Fibulamitte lateral). (Aus STEPP-GYÖRGY: Avitaminosen, 1927.)

---

[1] Vgl. GYÖRGY: Biochem. Z. **161**, 157 (1925), im Gegensatz zu BRAIN, KAY u. MARSHALL: Biochemic. J. **22**, 628 (1928).

[2] BRAIN, R. TH. u. H. D. KAY: Biochemic. J. **21**, 1104 (1927).

[3] Vgl. STEPP: Ds. Handb. **5** (1928), auch STEPP u. GYÖRGY: Avitaminosen. Berlin 1927 und GYÖRGY: Die Behandlung und Verhütung der Rachitis und Tetanie. Berlin 1929. Hier weitere Literatur.

der Frührachitis — überhaupt nicht infolge Auslaugung der Knochensalze aus den fertigen Knochen als infolge mangelhafter Kalkapposition, fehlerhafter Ossification.

Der verringerte Bestand der Knochen an Salzen läßt sich auch chemisch-analytisch, ebenso aber schon in vivo mit Hilfe der Röntgenoskopie, die hier wiederum auch vom Standpunkte des Stoffwechselforschers wertvolle Dienste leistet, nachweisen. Die Röntgenbilder (Abb. 309—313) liefern, auch ohne exakte analytische Daten, den sicheren Beweis, daß bei allen Formen der menschlichen, aber auch der tierischen experimentellen oder spontanen Rachitis und Osteomalacie die Knochen ärmer an Kalksalzen sind als in der Norm. Die chemisch-analytischen Untersuchungen dienen dann nur zur Bestätigung und zahlenmäßigen Erfassung dieses Befundes: Der prozentuale Salzgehalt der Knochen ist bei Rachitis-Osteomalacie stets deutlich erniedrigt[1]. Diese Abnahme betrifft die wichtigsten Ionen (Ca, PO_4 und CO_3) meist gleichmäßig, so daß das relative Verhältnis zwischen diesen Ionen auch bei der Rachitis in der Regel bewahrt bleibt. Gassmann und im Anschluß an ihn Röhmann deuten diese Konstanz der Äquivalenzwerte im Sinne einer besonderen chemischen Verbindung, die sie als „Knochenapatit" bezeichnen, und die als solche bei der Ossification entstehen soll. Diese Annahme dürfte jedoch in dieser strengen Formulierung kaum zutreffen, weil leichte Verschiebungen innerhalb der Verhältniszahlen Ca:PO_4:CO_3, die sicher nicht durch Eigentümlichkeiten im chemischen Aufbau der Knochengrundsubstanz, son-

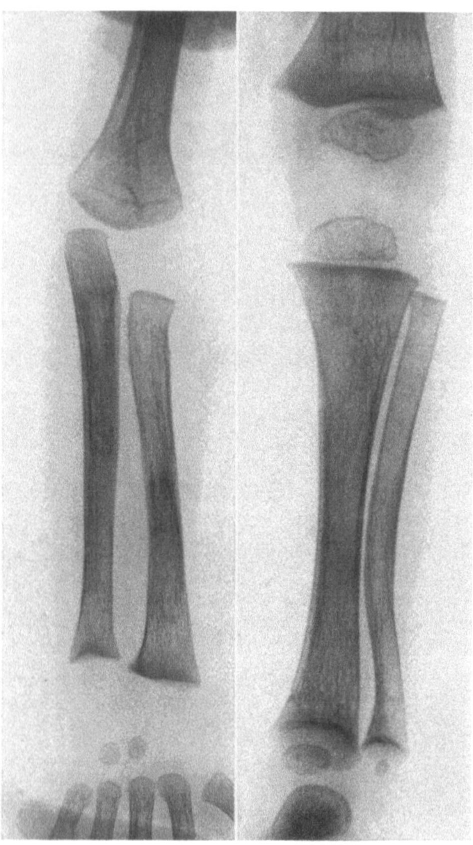

Abb. 310. Reparationsstadium. 10. Juni 1922. (H. Wimberger, 1537.) Die Reparation ist nahezu vollendet. Die Zonen der endochondralen Ossification schließen etwas ungleichmäßig, aber glatt gegen die Epiphyse ab. Die Schäfte haben durch reichlichen Umbau wieder fast normale Formen angenommen, das Osteophyt ist meist in der Corticalis aufgegangen. Kalkgehalt normal. Außer der Biegung der Fibula läßt aber die grobe Struktur der alten vorrachitisch angewachsenen Schaftteile noch eindeutig die überstandene Rachitis erkennen.
(Aus Stepp-György: Avitaminosen, 1927.)

dern durch wirkliche Änderungen in der Knochen*salz*zusammensetzung bedingt sind, gelegentlich doch beobachtet werden. So verarmt der Knochen mit fortschreitendem Alter, aber auch bei der Hungerosteopathie[2], dieser besonderen Form der Osteomalacie, nach neueren Untersuchungen[3] häufig sogar auch bei der kindlichen Rachitis viel stärker an Phosphaten als an Kalk und Carbonat.

---

[1] Siehe Gassmann: Hoppe-Seylers Z. **70** (1910); **83** (1913); **90** (1918).
[2] Loll: Biochem. Z. **135**, 493 (1925).
[3] Howland, Marriott u. B. Kramer: J. of biol. Chem. **68**, 721 (1926).

Im Gegensatz zu den Kalksalzen kann der Magnesiumgehalt der Knochen bei Rachitis eine geringe *Zunahme* aufweisen, die hier wohl mit der Neubildung des relativ magnesiumreichen Osteoidgewebes in Zusammenhang steht[1].

Die Verarmung des Skelets an Mineralbestandteilen muß auch in Stuhl- und Urinanalysen in Erscheinung treten. Tatsächlich besteht im floriden Stadium

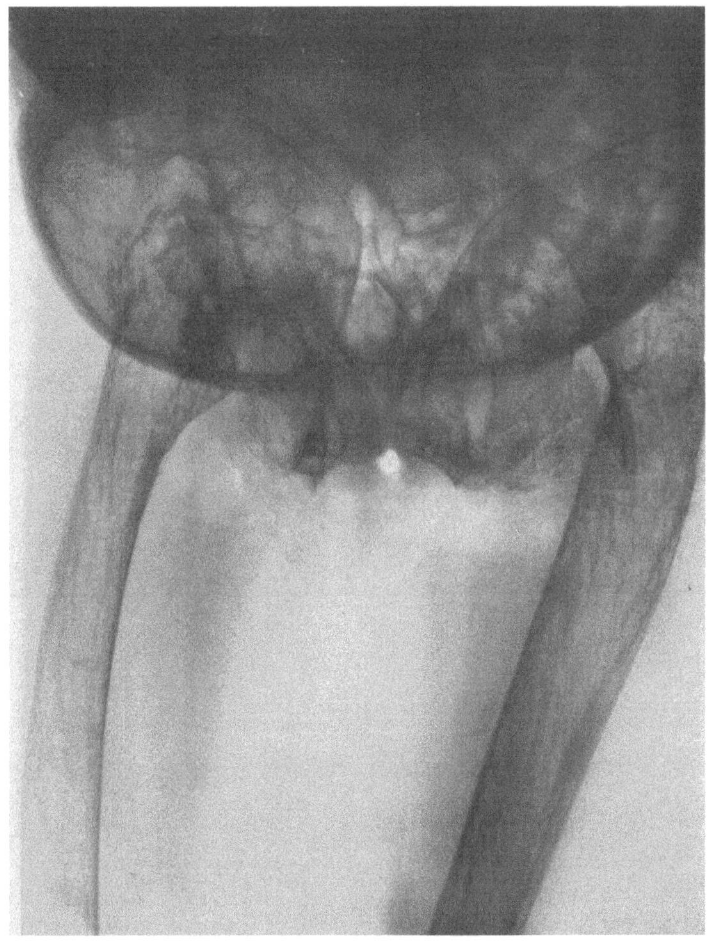

Abb. 311. Puerperale Osteomalacie mit allmählichem Übergang in senile Osteomalacie. E., 68 Jahre (Alwens). Während der ersten Gravidität im 25. Lebensjahre traten die ersten Erscheinungen auf. Nach der Geburt Besserung, aber nie vollkommen beschwerdefrei. Verschlimmerung im 42. Lebensjahre. Menopause im 50. Lebens- jahr. 1918 weitere Zunahme der Krankheitserscheinungen. Seit 1920 bettlägerig. Becken: Becken- und Hüft- knochen für Röntgenstrahlen hochgradig durchlässig, infolge der Kalkarmut im Röntgenbild kaum darstellbar, Kartenherzform des Beckeneinganges, starkes Einsinken der seitlichen Beckenwände. (Aus STEPP-GYÖRGY: Avitaminosen, 1927.)

der Rachitis und der Osteomalacie auch schon vor der klinischen Manifestierung der Krankheit eine stark verschlechterte Ca- und P-Bilanz, die in seltenen Fällen sogar negativ werden kann[2]. Die Mg-Retention bleibt dagegen, entsprechend

---

[1] GASSMANN: Zitiert auf S. 1610. — GOLDWAITH, PAINTER, OSGOOD u. McCRUDDEN: Zitiert auf S. 1605.

[2] SCHABAD: Arch. Kinderheilk. **53**, 380 (1910); **54**, 83 (1910). — SCHLOSS: Erg. inn. Med. **15**, 55 (1917). — BIRK u. ORGLER: Mschr. Kinderheilk. **9**, 544 (1910). — ORGLER: Erg. inn.

der erwähnten relativen Anreicherung der rachitisch-malacischen Knochen an Mg, oft ungestört[1]. In anderen Fällen ist wiederum die Mg-Aufnahme ebenso vermindert wie die des Kalkes[2], hier fehlt also das einheitliche gesetzmäßige Verhalten, das den Kalk- und Phosphatstoffwechsel bei der Rachitis und der Osteomalacie auszeichnet.

Zufuhr von D-Vitamin, in welcher Form auch immer, vermag die rachitisch-malacische Ossificationsstörung in kurzer Zeit restlos zu beheben. Bei entsprechender Dosierung wird dies sowohl durch die nativen D-Vitaminträger, den Lebertran, das Eigelb, durch direkte Bestrahlung, unter deren Einfluß das

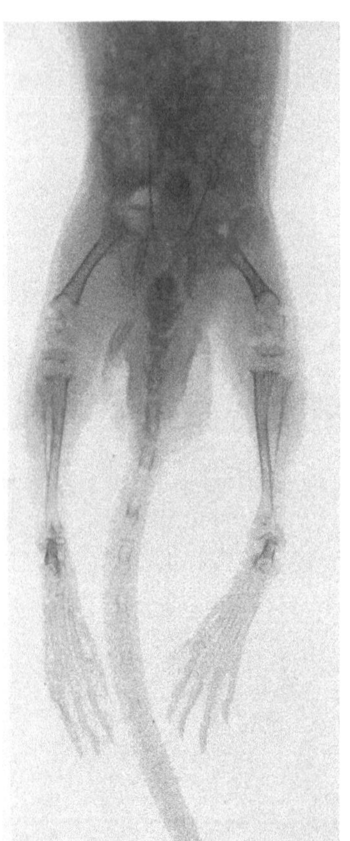

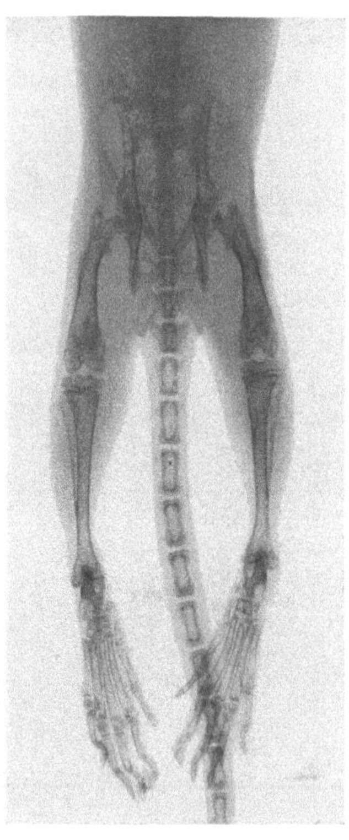

Abb. 312. Experimentelle Rattenrachitis mit breiter Osteoidschicht.

Abb. 313. Gesunde Ratte als Kontrolle zu Abb. 312.

D-Vitamin in den bestrahlten Hautpartien höchstwahrscheinlich aus dem dort vorhandenen Ergosterin auf photochemischem Wege entsteht, wie auch durch Verabreichung bestrahlter ergosterinhaltiger Nährstoffe (Milch, Öl, Hefe, tierische

Med. 8, 142 (1912). — Neumann: Arch. Gynäk. 51, 130 (1896). — Hotz: Z. exper. Path. 3, 606 (1906). — Sauerbruch: Inaug.-Dissert. Leipzig 1902. — Goldwaith, Painter, Osgood u. McCrudden: Amer. J. Physiol. 14, 389 (1905). — McCrudden: Ebenda 17, 211 (1907). — McCrudden u. Fales: Arch. int. Med. 9, 273 (1912). — Miles, Chih-Tung Feng: J. of exper. Med. 41, 137 (1925).
[1] McCrudden u. Fales: Zitiert auf S. 1611, Fußnote 2. — Schloss: Zitiert auf S. 1611.
[2] Birk: Mschr. Kinderheilk. 7, 450 (1908). — Vgl. neuerdings Schüler: Ebenda 36, 25 (1927).

Gewebe, Mehl usw.) oder durch bestrahlte Ergosterinpräparate erreicht. Ausgehend von dieser hohen therapeutischen (und prophylaktischen) Wirksamkeit des D-Vitamins bei der rachitisch-malacischen Ossificationsstörung hat man diese differente, in ihrem chemischen Aufbau heute noch nicht genauer identifizierte Minimalsubstanz, von der bereits Dosen ausreichen, denen wir in dieser Höhe nur bei Hormonen oder bei starken Giften begegnen, als *den* spezifischen Rachitisschutzstoff bezeichnet. In Umkehrung dieser These und bei Berücksichtigung ätiologischer Momente (Lichtmangel, Saisonbedingtheit, unzweckmäßige Ernährung) wurde dann in weiterer Folge die rachitisch-malacische Erkrankung als „Avitaminose" gedeutet, die ihren Ursprung dem Mangel am spezifischen Rachitisschutzstoff verdanken soll. Wenn auch die logische Zulässigkeit dieser Schlußfolgerung, zumindest in ihrer ursprünglichen engen Formulierung heute mit Recht bekämpft wird[1], so kann ihr heuristischer Wert nicht bestritten werden. Im Zusammenhang mit dem Kalk- und Phosphatstoffwechsel haben wir uns nur mit den Beziehungen des Rachitisschutzstoffes zum Kalk- und Phosphathaushalt zu befassen.

Die unter dem Einfluß des Rachitisschutzstoffes einsetzende Heilung der Rachitis und Osteomalacie geht naturgemäß mit einer erhöhten Ca- und P-Retention als Ausdruck der wieder in Gang gebrachten Ossification einher. Dies ließ sich sowohl für den Lebertran[2] wie auch für die Bestrahlung[3], für bestrahltes Olivenöl[4], für bestrahlte Milch[5], für bestrahltes Ergosterin[6] experimentell beweisen.

Als besonders charakteristische Beispiele bringen wir zwei Bilanzversuche mit allen ihren Einzelheiten.

Einfuhr	Urin	Stuhl	Gesamt-ausfuhr	Retention g	Retention in Prozent der Einfuhr	Ausscheidung im Urin in Prozent der Ausfuhr

1. Fall von SCHABAD[7] (Nowikoff, ♀, 3 Jahre alt. Floride Rachitis).

Vor der Lebertranbehandlung (in 4tägigen Perioden):

	Einfuhr	Urin	Stuhl	Gesamt-ausfuhr	Retention g	Retention in Prozent der Einfuhr	Ausscheidung im Urin in Prozent der Ausfuhr
Ca	4,56	0,002	3,64	3,64	0,92	20	0,04
P	4,24	1,320	2,36	3,68	0,56	15	36

Nach Lebertranbehandlung (in 4tägigen Perioden):

	Einfuhr	Urin	Stuhl	Gesamt-ausfuhr	Retention g	Retention in Prozent der Einfuhr	Ausscheidung im Urin in Prozent der Ausfuhr
Ca	3,92	0,012	1,04	1,05	2,87	74	1,2
P	3,28	1,360	0,48	1,84	1,44	45	74

[1] v. PFAUNDLER: Mschr. Kinderheilk. **32**, 286 (1926) — Wien. klin. Wschr. **1930 I**, 641 — Moderne Rachitisbekämpfung. München 1929. — GYÖRGY: Die Behandlung und Verhütung der Rachitis und Tetanie. Berlin 1929.

[2] BIRK: Mschr. Kinderheilk. **7**, 450 (1908). — SCHABAD: Z. klin. Med. **69**, 435 (1910) — Jb. Kinderheilk. **72**, 1 (1910) — Mschr. Kinderheilk. **11**, 63 (1912). — ORGLER: Erg. inn. Med. **8**, 142 (1912). — SCHLOSS: Jb. Kinderheilk. **79**, 40, 194 (1914); **82**, 435 (1915); **83**, 46 (1916) — Erg. inn. Med. **15**, 55 (1917).

[3] LASCH u. WERTHEIMER: Mschr. Kinderheilk. **22**, 260 (1921). — ORR, HOLT, WILKINS u. BOONE: Amer. J. Dis. Childr. **26**, 362 (1923).

[4] STEENBOCK u. DANIELS: J. amer. med. Assoc. **84**, 1093 (1925). — BRAHM u. MENDE: Arch. Kinderheilk. **79**, 138 (1926).

[5] KRAMER, B.: Amer. J. Dis. Childr. **24**, 20 (1922).

[6] GYÖRGY: Mschr. Kinderheilk. **38**, 31 (1928). — HOTTINGER: Z. Kinderheilk. **47**, 341 (1929).

[7] SCHABAD u. SOROSCHOWITCH: Arch. Kinderheilk. **57**, 276 (1912).

	Einfuhr	Urin	Stuhl	Gesamt-ausfuhr	Retention g	Retention in Prozent der Einfuhr	Ausscheidung im Urin in Prozent der Ausfuhr

2. Fall von Orr, Holt, Wilkins und Boone[1] (P. V., 20 Monate alt, Körpergewicht 9,57 kg. Floride Rachitis).

Vor der Behandlung (in 4 tägigen Perioden):

	Einfuhr	Urin	Stuhl	Gesamtausfuhr	Retention g	Retention in Prozent der Einfuhr	Ausscheidung im Urin in Prozent der Ausfuhr
Ca	5,753	0,044	5,809	5,853	—0,100	—	0,7
P	4,236	1,185	3,057	4,242	—0,006	—	27,9

Nach einer 3 wöchigen Strahlenbehandlung (in 4 tägigen Perioden):

	Einfuhr	Urin	Stuhl	Gesamtausfuhr	Retention g	Retention in Prozent der Einfuhr	Ausscheidung im Urin in Prozent der Ausfuhr
Ca	5,154	0,167	2,174	2,341	2,813	54,6	7,2
P	3,784	1,260	0,738	1,998	1,786	47,2	63,1

Die im floriden Stadium stark verschlechterte Ca- und P-Bilanz wird mit einsetzender Heilung auch bei der *experimentellen* Rachitis schlagartig gebessert[2].

Die kalk- und phosphatretentionsfördernde Wirkung des D-Vitamins, so des Lebertrans oder auch der direkten und indirekten Bestrahlung, beschränkt sich nicht allein auf die Rachitis und verwandte Störungen, sondern ist häufig auch bei Zuständen nachweisbar, die gegenüber der Norm eine verschlechterte Kalk- und Phosphatbilanz aufweisen, ohne dabei manifeste rachitisch-malacische Knochenveränderungen erkennen zu lassen. Solche durch D-Vitaminzufuhr in günstigem Sinne beeinflußbare Bedingungen schafft Unterangebot an Kalk- und Phosphat oder vermehrter innerer Bedarf. So hatte schon v. Raczynski, neuerdings auch Degkwitz[3], bei im Dunkeln gehaltenen Hunden erhöhte Kalk- und Phosphatverluste und unter dem Einfluß von Lichtstrahlen eine deutliche Kalk- und P-Einsparung nachweisen können. Die Bilanzuntersuchungen ergaben in den Versuchen von Degkwitz und seinen Mitarbeitern folgende Retentionswerte (in g) pro Kilogramm Körpergewichtszunahme:

	Lichthund		Dunkelhund	
	bei eiweißreicher Ernährung	bei kohlehydratreicher Ernährung	bei eiweißreicher Ernährung	bei kohlehydratreicher Ernährung
Ca . .	11,6	22,1	10,5	7,5
Mg . .	0,57	0,7	0,31	0,24
P . . .	6,4	12,1	5,7	4,7

Auch bei lactierenden Tieren mit ihrem vermehrten Kalk- und vermutlich auch gesteigerten inneren Vitamin-D-Bedarf erhöht Bestrahlung mit ultraviolettem Licht oder Lebertranzufuhr die Kalk- und P-Retention[4]. Die Frage, ob diese gebesserte Kalk- und P-Bilanz nach Lebertranbehandlung bei Ziegen und Kühen zu einer Steigerung der Kalk- und Phosphatausscheidung in der Milch führt, wurde von Harvey und von Mattick[5] in bejahendem, neuerdings jedoch

---

[1] Orr, Holt, Wilkins u. Boone: Amer. J. Dis. Childr. **26**, 362 (1923).

[2] Webster u. Hill: Brit. med. J. **3360**, 956 (1925). — Schultzer: Biochem. Z. **188**, 909, 427, 435 (1927). — Karelitz u. Shohl: J. of biol. Chem. **73**, 655 (1927). — Shohl, Bennett u. Weed: Ebenda **79**, 257 (1928).

[3] v. Raczynski: C. r. Assoc. internat. pédiatr. Paris **1912**, 308. — Degkwitz: Z. Kinderheilk. **37**, 27 (1924).

[4] Hart, Steenbock u. Hoppert: J. of biol. Chem. **48**, 33 (1921). — Hart, Steenbock u. Elvelyem: Ebenda **62**, 117 (1924). — Hart, Steenbock, Elvelyem, Scott u. Humphrey: Ebenda **67**, 371 (1926). — Orr, Magee u. Henderson: Biochemic. J. **19**, 569 (1925). — Henderson u. Magee: Ebenda **20**, 363 (1926). — Maynard, Goldberg u. Miller: J. of biol. Chem. **65**, 643 (1925). — Hart, Steenbock, Kletzien u. Scott: Ebenda **71**, 271 (1927). — Hart, Steenbock, Scott u. Humphrey: Ebenda **71**, 263 (1927). — Harvey: Biochemic. J. **21**, 1268 (1927). — Sheeky u. Senior: Ebenda **23**, 898 (1929).

[5] Harvey: Zitiert diese Seite, Fußnote 4. — Mattick: Biochemic. J. **22**, 144 (1928).

in ausgedehnten Untersuchungen von SHEEKY und SENIOR[1] in verneinendem Sinne beantwortet. Die Tatsache, daß sich der Kalk- und Phosphorgehalt der Milch selbst bei manifest osteomalacischen Tieren innerhalb normaler Grenzen bewegt und keine Abnahme zeigt[2], spricht zugunsten der Ansicht von SHEEKY und SENIOR. Bei Lebertranverabreichung an Kühe, Ziegen muß übrigens auch daran erinnert werden, daß der Lebertran bei diesen Herbivoren nur in fein emulgierter Form zur Resorption gelangen kann[3], während er in reiner Substanz der Aufnahme zum größten Teil entgeht.

Von besonderem Interesse ist in diesem Zusammenhang die Beobachtung, daß ein Herabsetzen der Kalkquote im Futter der Legehennen die Ausbrütbarkeit der Eier behindert[4], und daß andererseits Bestrahlung der Hennen zu Steigerung der Eierproduktion und zu Erhöhung der Bebrütbarkeit der Eier führt[5].

Unter völlig *normalen* Bedingungen bewirkt der Rachitisschutzstoff keine Hebung der Ca-, P- und Mg-Aufnahme[6]; in hohen Dosen, besonders bei Verwendung der biologisch hochaktiven, leicht überdosierbaren bestrahlten Ergosterinpräparate, *verschlechtert* er sogar die Kalk- und P-Bilanz ganz erheblich, kann dann auch zu negativen Bilanzen führen[7]. In diesem Punkte besteht also eine völlige Analogie zum Verhalten des Epithelkörperchenhormons, das bei Normalen in hohen Dosen die Kalk- und Phosphatausscheidung ebenfalls stark zu steigern vermag. Die Analogisierung läßt sich auch noch auf die Beeinflussung der tetanischen Stoffwechselstörung ausdehnen: Bei parathyreopriver bzw. idiopathischer Tetanie erfolgt sowohl nach Verabreichung von Epithelkörperchenhormon[8], wie auch von Rachitisschutzstoff[9] eine besonders starke Phosphatausschwemmung.

Mit der Feststellung, daß bei florider Rachitis und Osteomalacie die Kalk- und Phosphorbilanz eine erhebliche Verschlechterung, beim Heilungsvorgang dagegen eine starke Besserung aufweist, wird nur der jeweilige Zustand des Skelets versinnbildlicht, aber für die nähere Kenntnis der allgemeinen Stoffwechselstörung zunächst nichts gewonnen. Eine *eingehendere* Analyse dieser Stoffwechselbefunde deckt indessen noch gewisse Besonderheiten auf, denen auch im Hinblick auf die Pathogenese der rachitischen *intermediären* Stoffwechselstörung eine nicht zu unterschätzende Bedeutung zugesprochen werden muß.

Unter physiologischen Verhältnissen wird der Kalk hauptsächlich mit den Faeces ausgeschieden, der Urin enthält meist nur verschwindend geringe Mengen. Dieses Verhältnis bleibt auch bei der Rachitis und Osteomalacie[10] bewahrt, allein die absoluten Zahlen, und zwar wiederum nur, was den Faeceskalk anlangt, erfahren eine Erhöhung. Die Heilung gibt sich dann erwartungsgemäß in einer Verminderung der Faeceskalkzahlen kund. Die Menge des Urinkalkes bleibt innerhalb enger Grenzen unverändert, kann aber auch leicht zunehmen. An der Eliminierung der Phosphate nehmen dagegen auch die Nieren, und zwar schon in der Norm, einen erheblichen Anteil. Die erhöhte Phosphatausschwemmung im florid-rachitischen Stadium verteilt sich sowohl auf den Urin wie auf die Faeces,

---

[1] SHEEKY u. SENIOR: Zitiert auf S. 1614.

[2] BECKER, ECKLES u. PALMER: J. Dairy Sci. **10**, 169 (1927).

[3] VÖLTZ, KIRSCH u. FALKENHEIM: Landw. Jb. **65**, 375 (1927).

[4] BUCKNER, HOLMES u. PETER: Amer. J. Physiol. **72**, 458 (1925).

[5] HART, STEENBOCK, LEPKOVSKY, KLETZIEN, HALPEN u. JOHNSON: J. of biol. Chem. **65**, 579 (1925). — HUGHES, PAYNE, TITUS u. MOORE: Ebenda **66**, 595 (1925).

[6] HART, M. C., TOURTELOTTE u. HEYL: J. of biol. Chem. **76**, 143 (1928).

[7] HOTTINGER: Z. Kinderheilk. **47**, 341 (1929). — Vgl. auch KROETZ: Klin. Wschr. **1927 I**, 1171.

[8] Siehe S. 1593.

[9] HOTTINGER: Z. Kinderheilk. **47**, 341 (1929).

[10] Vgl. Literatur Fußnote 2, S. 1611. Siehe auch die Tabellen S. 1613 u. 1614.

in der Regel aber doch so — worauf bereits Schabad[1] neuerdings mit besonderem Nachdruck Telfer[2], hingewiesen haben —, daß das Verhältnis des Stuhlphosphors zum Urinphosphor zugunsten des ersteren verschoben ist: Es entsteht also eine *relative* Hypophosphaturie bei stark gesteigerter Gesamtausscheidung. Bei der Heilung wird nun der Phosphor, ebenso wie der Kalk, wiederum vornehmlich im Stuhl eingespart und der Urinphosphor bleibt an Menge entweder gleich oder kann sogar gelegentlich auch noch leicht zunehmen.

Die gebesserte Kalk- und Phosphatretention unter dem Einfluß des Rachitisschutzstoffes tritt auch bei nicht manifest rachitisch-malacischen laktierenden oder im Dunkel gehaltenen Tieren[3] in einer Verschiebung der Quotienten $\frac{\text{Faeces-P}}{\text{Urin-P}}$ zugunsten des Urinphosphors, und weiterhin in einer Abnahme der Faeceskalkwerte zutage. Im Winter werden auch bei knochengesunden Erwachsenen — unter gewöhnlichen Ernährungsbedingungen — relativ hohe Faeces-P-Werte gefunden. Im März—April tritt dann — in Analogie zur Morbiditätskurve der Rachitis und parallel zur Intensitätssteigerung des Sonnenspektrums in seinem ultravioletten, antirachitisch wirksamen Anteile — ein plötzlicher Wechsel ein: Der Urinphosphor nimmt auf Kosten des Stuhlphosphors zu. Diese relative Hyperphosphaturie bleibt dann durch den ganzen Sommer hin bestehen[4].

Die Bevorzugung des Darmweges durch den Kalk und die Phosphate bei florider und die entsprechende Senkung der Faeces-, Kalk- und Phosphatwerte bei heilender Rachitis-Osteomalacie wird von einer Reihe von älteren und auch neueren Autoren[5] mit einer Störung der Kalk- und (oder) der Phosphorresorption im florid-rachitischen Stadium und mit einer Behebung des Hindernisses bei sich anbahnender Heilung in Beziehung gebracht. Nach der Deutung dieser Autoren läuft der Kalk- und P-Stoffwechsel bei der Rachitis in folgender Weise ab: Aus unbekannten Gründen entgehen der Nahrungskalk und Phosphor im Darm der Resorption, sie werden im Stuhl als tertiäres Calciumphosphat ausgeschieden. Die rachitisch-malacische Ossifikationsstörung würde nach dieser Annahme einer *exogenen*, da nicht durch echte intermediäre, sondern nur durch Darmvorgänge bedingten Kalk- und Phosphatverarmung ihren Ursprung verdanken. Bei der Heilung können dann Kalk und Phosphor die Darmwand wiederum normal passieren, werden als Knochenbausteine retiniert, erscheinen zum Teil aber auch im Urin. Gerade diese Erhöhung der Urin-, Kalk- und Phosphorwerte soll die Richtigkeit dieser Anschauungen beweisen. Allein diese Zunahmen sind keineswegs so konstant, wie das neuerdings von Telfer, Findlay[6] u. a. behauptet wird. Wir finden in der Rachitisliteratur zahlreiche und sicher zuverlässige Angaben[7], die beim Heilungsprozeß nicht nur keine Zunahme der Urin-, Phosphor- und Kalkwerte, sondern eher eine Abnahme erkennen lassen. Bei Brustkindern gehört sogar Abfall der erhöhten Urinphosphataussscheidung bei heilender Rachitis zur Regel[8]. Hiermit entfällt aber ein wichtiges Argument, dessen sich die An-

---

[1] Schabad: Zitiert auf S. 1611.
[2] Telfer: Quart. J. Med. **20**, 7 (1926).
[3] Vgl. oben S. 1614.
[4] Heinelt: Z. exper. Med. **45**, 616 (1925).
[5] Dibbelt: Münch. med. Wschr. **1910**, Nr 41—42 — Dtsch. med. Wschr. **1912** I, 316. — Schloss: Erg. inn. Med. **15**, 55 (1917). — Findlay: J. amer. med. Assoc. **83**, 1473 (1924). — Telfer: Quart. J. Med. **16**, 45 (1922); **16**, 63 (1922); **17**, 245 (1924); **20**, 1, 7 (1926). — Parsons: Lancet **215** II, 433, 485 (1928). — Howland: Erg. Physiol. **25**, 517 (1926). — Orr, Holt, Wilkins u. Boone: Amer. J. Dis. Childr. **28**, 574 (1924). — Boyd u. Stearns: Proc. Soc. exper. Biol. a. Med. **27**, 241 (1929).
[6] Telfer u. Findlay: Zitiert diese Seite, Fußnote 5.
[7] Orgler: Erg. inn. Med. **8**, 142 (1912). — Schloss: Jb. Kinderheilk. **79**, 40, 194 (1914). — Hensch u. Kramar: Klin. Wschr. **1923** II, 2205. — Rupprecht: Mschr. Kinderheilk. **26**, 321 (1923). — Hoag, Rikvin, Weigele u. Berliner: Amer. J. Dis. Childr. **33**, 910 (1927).
[8] Schloss: Erg. inn. Med. **15**, 55 (1917).

hänger der Lehre von der behinderten Ca- und P-Resorption bei der Rachitis mit Vorliebe zu bedienen pflegen.

Die Annahme einer durch enterale Vorgänge bedingten Kalk- und Phosphatverarmung des Organismus als des bestimmenden Faktors in der Pathogenese der Rachitis und der Osteomalacie hat — zumindest nach Ansicht ihrer Verfechter — durch blutchemische Untersuchungen und in erster Linie durch das Studium der experimentellen Rattenrachitis und ihrer ätiologischen Bedingungen neue Impulse erhalten.

Bei unkomplizierter Rachitis ergibt die Serumanalyse gesenkte Phosphatzahlen: eine *Hypophosphatämie*[1] und Serumkalkwerte, die sich meist an der unteren Grenze der normalen Schwankungsbreite bewegen. Sehr häufig begegnet man aber sowohl völlig normalen wie auch pathologisch, wenn auch nur leicht gesenkten Kalkzahlen. Erhöhungen kommen beim Kalk nicht vor, gegenteilige Angaben der älteren Literatur können als widerlegt gelten, mit Ausnahme der bereits erwähnten[2] Fälle von pseudorachitisch-malacischer Ostitis fibrosa bei Epithelkörperchentumoren. Eine starke Erniedrigung des Serumkalkes deutet fast ohne Ausnahme auf eine Komplikation mit Tetanie[3] hin, die auf dem Boden der rachitisch-malacischen Stoffwechselstörung sowohl bei Säuglingen, Kindern, wie bei Erwachsenen[4] häufig entsteht. Bei einer solchen mit manifester oder latenter Tetanie komplizierten Rachitis und Osteomalacie können dann an Stelle der Hypophosphatämie normale, sogar erhöhte Phosphatwerte erhoben werden[5]. In diesen Fällen dürfte es, in Analogie zu den Verhältnissen bei der parathyreopriven Tetanie, zulässig sein, von einer absoluten oder im Vergleich zu den gesenkten Phosphatwerten bei Rachitis, die die Tetanie einzuleiten pflegt, zumindest von einer relativen Phosphatstauung[6] zu sprechen.

Die Menge des organisch gebundenen Phosphors weist auch im Blute rachitischer Kinder keine Abweichungen von der Norm auf[7]. Das Verhältnis des organischen P zum anorganischen P ist somit bei der Rachitis zuungunsten der vorgebildeten Phosphate verschoben, die auch absolut vermindert gefunden werden.

Der Hypophosphatämie fällt bei der Diagnose der Rachitis eine erhebliche, oft ausschlaggebende Bedeutung zu. In Abwesenheit von tetanischen Komplikationen entscheidet der Befund einer erniedrigten Phosphatzahl fast gesetzmäßig für floride Rachitis. Es muß zugegeben werden, daß bei gewissen akuten Zuständen, z. B. Pneumonie[8], dann bei stark dystrophischen, klinisch-röntgenologisch rachitisfreien Säuglingen[9], aber auch bei Nichtsäuglingen, etwa vom vollendeten 2. Lebensjahr an, unter anscheinend normalen Bedingungen, zumindest sicher ohne begleitende rachitische Merkmale, erniedrigte Phosphatwerte, wenn auch selten, vorkommen können[10]. Andererseits kann in Ausnahmefällen auch bei

<hr>

[1] IVERSEN u. LENSTRUP: 1. Norsk. Paediatr. Kongr. **1919**. — HOWLAND u. KRAMER: Amer. J. Dis. Childr. **22**, 105 (1921) — Mschr. Kinderheilk. **25**, 279 (1923). — GYÖRGY: Jb. Kinderheilk. **99**, 1 (1922). — Vgl. weitere Literatur bei GYÖRGY: Die Behandlung und Verhütung der Rachitis und Tetanie. Berlin 1929.

[2] Siehe S. 1595.

[3] HOWLAND u. MARRIOTT: Quart. J. Med. **11**, 289 (1917/18). — KRAMER u. TISDALL, HOWLAND: Amer. J. Dis. Childr. **22**, 431 (1921). — GYÖRGY: Jb. Kinderheilk. **99**, 1 (1922). — BLÜHDORN u. THYSSEN: Klin. Wschr. **1923 I**, 78 u. a.

[4] Vgl. hier besonders MILES u. CHIH-TUNG FENG: J. of exper. Med. **41**, 137 (1925).

[5] KRAMER, TISDALL HOWLAND: Zitiert diese Seite, Fußnote 1. — GYÖRGY: Zitiert diese Seite, Fußnote 3. — SCHEER u. SALOMON: Jb. Kinderheilk. **103**, 129 (1923). — NOURSE, SMITH u. HARTMANN: Amer. J. Dis. Childr. **30**, 210 (1925).

[6] FREUDENBERG u. GYÖRGY: Münch. med. Wschr. **1922 I**, 922 — Z. Kinderheilk. **44**, 128 (1927).

[7] ZUCKER u. GUTMAN: Proc. Soc. exper. Biol. a. Med. **19**, 169 (1922). — GYÖRGY: Jb. Kinderheilk. **111**, 201 (1926).

[8] GERSTENBERGER, BURHANS, SMITH u. WETZEL: Amer. J. Dis. Childr. **26**, 329 (1923).

[9] GYÖRGY: Die Behandlung und Verhütung der Rachitis und Tetanie. Berlin 1929.

[10] GYÖRGY in STEPP-GYÖRGY: Avitaminosen **1927**. — FANCONI: Der intestinale Infantilismus usw. Berlin 1928.

klinischer Rachitis jede Störung der Blut-Ca- und P-Verteilung vermißt werden. Nichtsdestoweniger können all diese Ausnahmen bei der Gesetzmäßigkeit der für die Rachitis und Tetanie charakteristischen Hypophosphatämie bzw. Hypocalcämie vernachlässigt werden[1].

Mit der Heilung der Rachitis und der begleitenden Tetanie geht eine Hebung des Serumphosphat- und Kalkspiegels und der im floriden Stadium gesenkten Produktgröße Ca · P (gebildet aus den Serumkalk- und Phosphatzahlen in mg%) parallel. Der Beginn der Heilung ist indessen nicht an die Rückkehr der Serumphosphat- und Kalkzahlen *zur Norm* gebunden: dieser kann noch bei erniedrigten, wenn auch meist bereits gehobenen Werten, stattfinden[2]. Der Abschluß der Heilung gibt sich in der völligen Nivellierung der bei Rachitis gestörten Serum-Ca- und Phosphatverteilung kund.

Fassen wir die bisher besprochenen blutchemischen Daten zusammen, so zeichnet sich die floride unkomplizierte Rachitis durch eine Hypophosphatämie mit normalen oder nur leicht gesenkten Serumkalkwerten und eine mit Tetanie vergesellschaftete rachitische Störung durch eine Hypocalcämie mit normalem, gelegentlich sogar erhöhtem, häufig aber leicht erniedrigtem Serumphosphatgehalt aus. Der Quotient $\frac{Ca}{P}$ nimmt also im Blut bei Rachitis zu, bei Tetanie dagegen ab; in der Norm beträgt er etwa 2,0, bei Rachitis 3,5, bei Tetanie 1,2.

Der Quotient $\frac{Ca}{P}$ hat in neuerer Zeit auch bei den Untersuchungen über die experimentelle Rattenrachitis, im besonderen bei der Zusammenstellung einer rachitogenen Kostform eine erhebliche Bedeutung gewonnen. In diesem Zusammenhang, gleichsam als eine geschichtliche Vorbemerkung, möchten wir zuerst auch noch an die länger zurückliegenden Versuche von Aron, Dibbelt[3] u. a. erinnern, denen es gelang, bei kalkarm ernährten Hunden rachitisähnliche Knochenstörungen zu erzeugen. Seitdem aber Stoeltzner[4] auf Grund umfangreicher anatomisch-histologischer Untersuchungen die These aufstellte, daß dieser rachitisähnliche Zustand von der echten Rachitis scharf zu trennen und als eine *pseudorachitische* Osteoporose aufzufassen sei, drang die Auffassung durch[5], daß ein exogener Kalkmangel wohl zu einer Osteoporose, aber nie zu einer Rachitis führen kann. Die gleiche Überlegung wurde auch auf die experimentell hervorgerufenen Knochenveränderungen, die W. Heubner und Lipschütz[6] bei phosphatarm ernährten Hunden beobachten konnten und die von Schmorl ebenfalls zur Osteoporose und nicht zur echten Rachitis gerechnet wurden, angewandt. Einen weiteren erheblichen Unterschied zwischen diesen osteoporotischen und den echten rachitischen Zuständen glaubte man auch aus ihrer verschiedenartigen therapeutischen Beeinflußbarkeit ableiten zu müssen; Osteoporose heilt auf Zufuhr von Knochensalzen (Ca bei der kalkarmen, Phosphate bei phosphatarmen Form) aus, während die echte Rachitis bei der gleichen Medikation unbeeinflußt bleibt.

Hauptsächlich unter dem autoritativen Einfluß der pathologisch-anatomischen Forschungsrichtung galt es somit gewissermaßen als Dogma, daß exogen bedingter Mangel an Knochensalzen in der Ätiologie der „spontanen" rachitischmalacischen Ossifikationsstörung nie eine kausale Bedeutung gewinnen kann.

---

[1] Vgl. Literatur bei György: Zitiert auf S. 1617.

[2] Falkenheim: Lichtwirkung und antirachitischer Schutzstoff im lebenden Organismus usw. Berlin 1928. — Hottinger: Über die Aufzucht frühgeborener Kinder usw. Berlin 1928. — Vollmer: Dtsch. med. Wschr. **1927 II**, 1634. — György: Die Behandlung und Verhütung der Rachitis und Tetanie. Berlin 1929. — Hess: Rickets, Osteomalacia and Tetany. Philadelphia 1929.

[3] Aron: Biochem. Z. **8**, 1 (1908). — Dibbelt: Zitiert auf S. 1616.

[4] Stoeltzner: Pathologie und Therapie der Rachitis. Berlin 1904.

[5] Vgl. Lehnerdt: Erg. inn. Med. **6**, 120 (1910).

[6] Lipschütz: Arch. f. exper. Path. **62**, 210 (1910) — Pflügers Arch. **143**, 91, 99 (1912).

Dieser strenge Standpunkt wurde nun in den neueren Beiträgen zur Frage der experimentellen Rachitis erheblich gelockert. So wies zunächst MELLANBY[1] darauf hin, daß Kalkmangel die Entstehung der experimentellen Hunderachitis begünstigt. Eine besonders klare Vorstellung über die Rolle der Ca- und P-Salze für die Ätiologie der experimentellen Rachitis (bei Ratten) finden wir aber erst in den neueren Arbeiten McCOLLUMS und seiner Mitarbeiter, wie auch in denen von SHERMAN und PAPPENHEIMER, auch von PAPPENHEIMER und McCANN-ZUCKER[2]. Die Erzeugung der *experimentellen* Rattenrachitis geht nach diesen Autoren letzten Endes auf eine Verschiebung im gegenseitigen Verhältnis der mit der Nahrung zugeführten Ca- und P-Mengen zueinander, auf eine Abweichung des Quotienten $\frac{Ca}{P}$ von der Norm, allerdings nur bei gleichzeitigem Vitamin-D- und Lichtmangel, zurück. Bei einem bestimmten optimalen Verhältnis der zugeführten Kalk- und Phosphatmenge bleibt auch bei völligem Rachitisschutzstoffmangel die Rachitis aus, während eine starke relative Abnahme der Ca- und noch mehr eine entsprechende Abnahme der P-Zufuhr, so z. B. einfach durch Erhöhung der Kalkquote in der Nahrung[3], mit anderen Worten eine starke Zu- oder Abnahme des Quotienten $\frac{Ca}{P}$ bei gleichzeitig mangelhaftem D-Vitaminangebot, eine rachitische Ossifikationsstörung verursacht. So weist hauptsächlich die „P-arme" Diät (Zunahme des Quotienten $\frac{Ca}{P}$ mit einem als besonders geeignet befundenen Wert 4:1[4]) histologische Knochenveränderungen auf, die mit der menschlichen Rachitis, auch nach dem Urteil der Pathologen, fast völlig gleichzusetzen sind. Auch die „Ca-arme" Diät bewirkt bei Ratten rachitisähnliche Knochenveränderungen, jedoch mit etwas stärker ausgeprägten osteoporotischen Zügen[5].

Diese an Ratten gewonnenen Versuchsresultate stehen demnach mit den schon erwähnten früheren, an Hunden erhobenen Befunden in deutlichem Gegensatz. Was hier vor kurzem noch allgemein scharf bekämpft wurde, daß nämlich quantitative Verhältnisse im Angebot der Knochensalze eine Bedeutung für die Entstehung der Rachitis besitzen könnten, trifft nun für die Experimente an Ratten, sogar vom Standpunkte der pathologischen Anatomie, vollkommen zu. Eine ungleiche Reaktionsfähigkeit der verschiedenen Tierarten (Hund und Ratte) auf eine gemeinsame Ursache dürfte uns diesen Wechsel in den Anschauungen noch am ehesten verständlich machen. Allerdings soll nicht verschwiegen werden, daß man in den früheren Versuchen an Hunden mit einem absoluten und nicht nur einem relativen Minderangebot an Kalk oder Phosphat gearbeitet hat. Trotzdem glauben wir nicht, daß die erst in der letzten Zeit erfolgte Einführung des Quotienten $\frac{Ca}{P}$, d. h. die Betrachtung des relativen Verhältnisses in der Salzzufuhr einen prinzipiellen Unterschied zu den älteren Versuchen bedeutet. Denn bei einer Ca- *oder* P-armen Ernährung bestand sicherlich schon in den früheren Versuchen eine, wenn auch zahlenmäßig nicht genau gefaßte Verschiebung des besagten Quotienten $\frac{Ca}{P}$ zugunsten des Nenners bzw. des Zählers.

Zwischen der spontanen menschlichen und der experimentellen Rattenrachitis bestehen außer den histologischen Befunden auch in anderer Hinsicht auffallende Analogien. So zeichnet sich blutchemisch die „P-arme", allgemein

[1] MELLANBY: Exper. rickets Med. Council, Ser. C 1. London 1921.
[2] McCOLLUM, SIMMONDS, PARSONS, SHIPLEY u. PARK: J. of biol. Chem. **45**, 333 (1921). — McCOLLUM, SIMMONDS, SHIPLEY u. PARK: Ebenda **47**, 507 (1921). — Amer. J. Hyg. **1**, 492 (1921). — SHERMAN u. PAPPENHEIMER: J. of exper. Med. **34**, 189 (1921). — PAPPENHEIMER, McCANN u. ZUCKER: Ebenda **35**, 421, 447 (1922).
[3] GOLDBLATT: Biochemic. J. **18**, 414 (1924). — STEPP: Erg. Physiol. **24**, 67 (1925).
[4] McCOLLUM, SIMMONDS, SHIPLEY u. PARK: J. of biol. Chem. **47**, 507 (1921).
[5] McCOLLUM, SIMMONDS, SHIPLEY u. PARK: Amer. J. Hyg. **1**, 492 (1921. — PAPPENHEIMER, McCANN u. ZUCKER: Zitiert diese Seite, Fußnote 2.

mehr angewandte Form der experimentellen Rattenrachitis durch stark gesenkte Serumphosphatwerte, durch einen erhöhten Quotienten $\frac{Ca}{P}$ in der Serumflüssigkeit, die „Ca-arme" Form dagegen durch eine Hypocalcämie, d. h. durch einen verminderten Quotienten $\frac{Ca}{P}$ im Serum aus. Die „P-arme" Rattenrachitis entspricht demnach blutchemisch der unkomplizierten, die „Ca-arme" der von Tetanie begleiteten spontanen menschlichen Rachitis[1]. *Heilungsvorgänge gehen meist mit einer Erhöhung dieser pathologisch verminderten Zahlen einher.* In weiterer Analogie zur spontanen menschlichen Rachitis kann eine Heilung bei noch verminderten, wenn auch in der Regel bei bereits etwas gehobenen und nur ausnahmsweise bei stark gesenkten Serumphosphat- (bzw. Kalk-) Zahlen stattfinden[2]. Zur Theorie und zur Prophylaxe der experimentellen Rattenrachitis eignen sich, wiederum in Übereinstimmung mit der spontanen menschlichen Rachitis, vitamin-D-haltige Nährstoffe und Präparate oder die direkte Bestrahlung mit ultraviolettem Licht[3]. Eine Übertragung auf die menschlichen Verhältnisse läßt auch noch der bei der experimentellen Rattenrachitis erhobene Befund von der antirachitischen, hier gleichzeitig Ca- und P-retentionsfördernden Wirkung des Hungers zu[4]. Denn Unterernährung, Hunger vermögen auch bei der menschlichen Rachitis spezifisch-antirachitische Verfahren unspezifisch zu unterstützen[5]. Die Heilwirkung des Hungers beschränkt sich jedoch bei der experimentellen Rachitis auf die P-arme Form und geht mit einer Erhöhung des gesenkten Serumphosphatspiegels[6], vermutlich infolge intermediärer Abspaltung von Phosphaten aus organischen Phosphatverbindungen der Gewebe und infolge Ausbleibens des alimentären auslösenden Faktors, des gestörten Quotienten $\frac{Ca}{P}$, der bei Hunger nicht in Wirkung treten kann, einher. Im wichtigen Gegensatz zur menschlichen spontanen Rachitis vermag bei der experimentellen Rattenrachitis allein schon eine Ausgleichung des Quotienten $\frac{Ca}{P}$, d. h. Zusatz von Phosphaten oder von Kalk, auch bei parenteraler Verabreichung, der verwendeten Diät ihre rachitogene Eigenschaft zu nehmen.

Sehen wir von diesem letzten Befund ab, so müssen wir die Verwandtschaft zwischen der experimentellen Rattenrachitis und der menschlichen Spontanrachitis nach den erwähnten histologischen, blutchemischen, therapeutischen Untersuchungen als eine besonders enge bezeichnen. Es fragt sich nun aber, ob der ausschlaggebende Faktor für die Entstehung der Rattenrachitis: die patho-

---

[1] Kramer u. Howland: Bull. Hopkins Hosp. **33**, 313 (1922). — Steenbock, Hart, Jones u. Black: J. of biol. Chem. **58**, 59 (1923). — Shipley, Park, McCollum u. Simmonds: Amer. J. Dis. Childr. **23**, 91 (1922).

[2] Vgl. Literatur bei György: Die Behandlung und Verhütung der Rachitis und Tetanie, S. 103. Berlin 1929.

[3] McCollum, Simmonds, Shipley u. Park: Bull. Hopkins Hosp. **33**, 229 (1922). — Shipley, Powers, McCollum, Simmonds u. Parsons: J. of biol. Chem. **45**, 342 (1922). — Shipley, Powers, McCollum u. Simmonds: Proc. Soc. exper. Biol. a. Med. **19**, 43 (1921). — Hess, Unger u. Pappenheimer: J. of exper. Med. **36**, 427 (1922) — J. of biol. Chem. **50**, 77 (1922) u. a.

[4] McCollum, Simmonds, Shipley u. Park: Bull. Hopkins Hosp. **33**, 31 (1922). — Cavins: J. of biol. Chem. **59**, 237 (1924). — Shohl, Bennett u. Weed: Ebenda **78**, 181 (1928). — Wilder: Ebenda **81**, 65 (1929).

[5] Vgl. neuerdings besonders Jundell: Acta paediatr. (Stockh.) **2**, 113 (1922); **4**, 204 (1925); **5**, 1 (1925); **7**, 143 (1927).

[6] Cavins: Zitiert diese Seite, Fußnote 4. — Shohl, Bennett u. Weed: Zitiert diese Seite, Fußnote 4. — Wilder: Zitiert diese Seite, Fußnote 4.

logische Verschiebung des Quotienten $\frac{Ca}{P}$ in der Nahrung, auch für die menschliche Spontanrachitis angewandt werden kann?

Die spezifische Hypo-Phosphatämie müßte — in Analogie zur experimentellen Rattenrachitis — einer Verschiebung des Quotienten $\frac{Ca}{P}$ in der Nahrung zugunsten des Zählers ihre Ursache verdanken. Betrachten wir nun die Verhältnisse bei der Säuglingsrachitis, dieser häufigsten Form der rachitischen Erkrankung, so finden wir in der Frauenmilch $\frac{Ca}{P} = 1{,}31$, in der Kuhmilch $\frac{Ca}{P} = 0{,}79$, d. h. wir müßten viel eher bei den Brust- als bei den Flaschenkindern mit dem Auftreten der rachitischen Hypophosphatämie rechnen, was aber durchaus nicht der Fall ist. Freilich könnte man auch noch die Möglichkeit berücksichtigen, daß diese Mittelzahlen, deren wir uns zur Berechnung des Quotienten $\frac{Ca}{P}$ bedient haben, in bestimmten Einzelfällen völlig versagen. Hier könnte dann auch ein entsprechender „rachitogener" Quotientwert zustande kommen. Solche Analysen sind in der letzten Zeit, besonders in der Frauenmilch, ausgeführt worden, in der überwiegenden Mehrzahl mit vollkommen negativen Ergebnissen[1]. Wenn nun aber schon für die Frauenmilch die aus der Lehre der experimentellen Rachitis postulierte Forderung einer entsprechenden, wenn auch vielleicht nur fallweise auftretenden Verschiebung (Erhöhung) der Werte des Quotienten $\frac{Ca}{P}$ nicht erbracht werden konnte, so ist sie für die Kuhmilch mit dem schon ursprünglich fast um die Hälfte niedrigeren Quotienten $\frac{Ca}{P}$ kaum zu erwarten. Ebensowenig ließen sich jahreszeitliche Schwankungen im Werte des Quotienten $\frac{Ca}{P}$ in der Kuhmilch, die man mit der Morbiditätskurve der Rachitis hätte in Beziehung bringen können, nachweisen[2]. Der geringe Ca-Gehalt der Frauenmilch gewinnt höchstens für Frühgeburten mit ihrem hohen Kalkbedarf eine ätiologische Bedeutung[3].

Bei der experimentellen Rattenrachitis dürfte die Hypophosphatämie bzw. die Hypocalcämie mit dem jeweils entsprechend veränderten Quotientwert $\frac{Ca}{P}$ in der Nahrung in kausalem Zusammenhang stehen. Die Hypophosphatämie und die Hypocalcämie würden nach dieser Auffassung ihren Ursprung der „unteleologischen" Abwehrmaßnahme des Organismus verdanken, sich des durch die Nahrung zugeführten Kalk- oder Phosphatüberschusses auf Konto seiner eigenen P- bzw. Ca-Bestände zu entledigen. Denn der Kalk und Phosphor können mit wenigen Ausnahmen nur in Form von Kalkphosphat durch die Faeces ausgeschieden werden. Man kann sich den Vorgang im einzelnen so vorstellen, daß bei einseitigem starkem Kalk- bzw. Phosphatüberschuß aus bekannten chemischen Gründen Kalkphosphat zum Teil bereits im Darm ausfällt und der Resorption entgeht, während der restliche Kalk- bzw. Phosphatanteil resorbiert und dann nachträglich als Kalkphosphat in den Dickdarm ausgeschieden wird, wobei nicht nur Phosphat bzw. Kalk aus den Körperbeständen mitgerissen wird, sondern außerdem das resorbierte Phosphat, in Analogie zum bereits bei der Phosphattetanie Gesagten[4], den Serumkalkspiegel und umgekehrt der Kalk den

---

[1] v. MEYSENBUG: Amer. J. Dis. Childr. **24**, 200 (1922). — DE BUYS u. v. MEYSENBUG: Ebenda **27**, 438 (1924). — BURHANS u. SMITH: Ebenda **26**, 303 (1923). — TELFER: Biochemic. J. **18**, 809 (1924).

[2] LENSTRUP, siehe in STEPP u. GYÖRGY: Avitaminosen. Berlin 1927.

[3] HAMILTON: Acta paediatr. (Stockh.) **2**, 1 (1922). — MUHL: Ebenda **5**, 188 (1925).

[4] Siehe S. 1590.

Serumphosphatspiegel stark vermindert[1] und so die Hypocalcämie bzw. die Hypophosphatämie erzeugt.

Wie haben wir uns nun die Entstehung der Hypophosphatämie bei der unkomplizierten und die der Hypocalcämie bei der mit Tetanie komplizierten *menschlichen Spontanrachitis* vorzustellen? Der rein exogene Faktor eines gestörten Verhältnisses des Ca zu P in der Nahrung fällt nach dem Gesagten weg. In Abänderung der ursprünglichen, bereits kurz gestreiften Theorie von der Resorptionsstörung für Kalkphosphate verfechten hier hauptsächlich englisch-amerikanische Autoren[2] die Hilfshypothese, nach der sich bei der menschlichen Rachitis der Quotient $\frac{Ca}{P}$ erst im Darm sekundär verschieben sollte. Das eine Knochensalz (Ca oder P) würde dann im Übermaß, das andere wenig oder gar nicht zur Resorption gelangen. Gegen diese Annahme lassen sich jedoch gewichtige Einwände erheben. So müßte man zur Erklärung der rachitischen Hypophosphatämie für die Phosphate eine relativ stärker behinderte Resorption postulieren als für den Kalk. Hiermit stehen aber wiederum die tatsächlichen Befunde in auffälligem Gegensatz. Man könnte eher für den Kalk, der im Urin fast völlig fehlt, mit der Annahme einer mangelhaften Resorption auskommen als für den P, der bei Rachitis im Urin häufig sogar in die Norm übersteigenden Mengen zur Ausscheidung gelangt. In diesem letzteren Sinne würde auch der relative Phosphorreichtum der Kuhmilch $\left(\text{niedriger Quotientwert } \frac{Ca}{P}\right)$ sprechen.

Wenn nun daraus Findlay[3] tatsächlich die richtige Konsequenz zieht und für den Kalk stärkere Resorptionsverluste als für den Phosphor in Rechnung zu stellen glaubt, so gibt er damit gleichzeitig die von seinem Standpunkte aus einzige Erklärungsmöglichkeit für die rachitische Hypophosphatämie auf und vermag allein die seltene tetanische Hypocalcämie dem Verständnis näherzubringen. Andererseits stellt sich aber Howland[4], der um die Hypophosphatämie erklären zu können, den Findlayschen Satz umkehrt und die relativ stärkere Resorptionsbehinderung für den Phosphor in Anspruch nimmt, mit den gegebenen experimentellen Daten in Widerspruch. Auch der in der letzten Zeit erhobene Befund[5] von der erniedrigten phosphatämischen Kurve bei florider Rachitis, der beim ersten Eindruck die Howlandsche These zu stützen schien, erwies sich später — abgesehen von den völlig negativen Ergebnissen Murdochs[6] — als in diesem Sinne nicht unbedingt stichhaltig. Warkany beobachtete nach peroraler Phosphatzufuhr, bei in kurzen Zeitabständen wiederholten Blutanalysen im florid rachitischem Stadium einen viel geringeren Anstieg der Phosphatzahlen als bei heilender Rachitis oder in der Norm, d. h. eine erniedrigte phosphatämische Kurve. Nach Heymann[7] wird jedoch die gleiche erniedrigte Kurve auch nach *parenteraler* Phosphatzufuhr, also nach Ausschaltung der Darmresorption, gefunden. Demzufolge kann wohl in erster Linie eine starke Phosphatausscheidung aus dem Blute nach außen oder in die inneren Depots und nicht eine Resorptionshemmung die Ursache dieses eigenartigen Symptoms sein. Auch die weiteren Versuche die angeblich gestörte Kalk-Phosphatresorption bei der Rachitis mit besonderen Reaktionsverhältnissen, so mit einer verstärkten Alkalescenz des Dünndarmchymus, die die Ausfällung der Kalkphosphate — wie bereits früher

[1] György: Jb. Kinderheilk. **99**, 1 (1922).
[2] Findlay: Zitiert auf S. 1616. — Howland: Zitiert auf S. 1616, u. a.
[3] Findlay: Zitiert auf S. 1616.
[4] Howland: Zitiert auf S. 1616.
[5] Warkany: Z. Kinderheilk. **46**, 1, 716 (1928).
[6] Murdoch: Arch. Dis. Childh. **2**, 285 (1927).
[7] Heymann: Z. Kinderheilk. **46**, 584 (1928).

erwähnt[1] — begünstigen sollte oder mit einer irgendwie pathologisch veränderten Gallensekretion, bei der die kalklösende Wirkung der Galle nicht in vollem Maße in Aktion treten kann, in Verbindung bringen zu wollen[2], müssen als gescheitert oder als experimentell ungenügend, wenn überhaupt gestützt angesehen werden. Im Hinblick auf all diese Überlegungen und Befunde erscheint es wahrscheinlicher und begründeter, die Genese der Hypophosphatämie und ebenso auch der Hypocalcämie weniger in exogenen Faktoren, zu denen wir sinngemäß auch die behinderte Darmresorption rechnen möchten, sondern eher in Vorgängen des *intermediären Stoffwechsels,* des inneren Zellebens, zu suchen. Dafür spricht allein schon — zumindest nach den bisher vorliegenden Befunden — die Unbeeinflußbarkeit der menschlichen Spontanrachitis durch exogen erhöhtes Kalk- oder Phosphatangebot, im Gegensatz zu der experimentellen Rattenrachitis. Denn selbst wenn die Störung der Blut-Ca- und Phosphatverteilung erst infolge der verschlechterten Resorptionsverhältnisse im Darm entstanden sein würde, müßte ein erhöhtes Phosphat- oder Kalkangebot noch kompensierend wirken können. Für eine völlige Resorptionssperre fehlt jeglicher Anhaltspunkt. Auch der blutchemische Übergang aus einer unkomplizierten Rachitis in Tetanie[3] bei unveränderter Ernährung könnte uns allein durch Zuhilfenahme exogener Momente kaum verständlich gemacht werden.

Die Frage, wieso es aber dann bei florider Rachitis zu dem besonderen Ausscheidungsmodus, mit Bevorzugung der Darmwege für den Kalk und Phosphor kommt, wird am besten unter Zuhilfenahme der bekannten, bei der Rachitis obwaltenden blutchemischen Störung beantwortet. Sicherlich hängt die Phosphatausscheidung durch die Nieren, anscheinend vielmehr als die durch den Darm, vom Blutphosphatspiegel ab. Bei bestehender Hypophosphatämie entsteht dann leicht eine zumindest relative Hypophosphaturie. Bei heilender Rachitis, mit dem gleichzeitigen Anstieg der Serumphosphatwerte wird die Phosphatausscheidung durch die Nieren wieder erleichtert. Die gebesserte Phosphatretention kann dann nur oder hauptsächlich durch Einsparung des Faecesphosphors in Erscheinung treten. Was nun die Kalkausscheidung anlangt, so wissen wir, daß der Kalk stets, auch in der Norm, überwiegend durch den Darm ausgeschieden wird. Durch die Nieren kann der Kalk in größeren Mengen nur als saures Kalkphosphat eliminiert werden. Bei der Rachitis sind diese Bedingungen jedoch nicht gegeben, in erster Linie schon wegen der bestehenden Hypophosphatämie und bei der tetanischen Komplikation noch mehr wegen der Hypocalcämie. Der intermediär nicht verwendete Kalk, vermehrt mit dem der Resorption entgangenen Anteil, dessen Existenz wir auch nach dem Gesagten nicht leugnen möchten, wird demnach bei florider Rachitis hauptsächlich in den Faeces erscheinen müssen. Auch eine gebesserte Retention wird dann folgerichtig nur im Faeceskalk zum Ausdruck kommen. Die Frage, wieweit dabei besondere Schwankungen im Ausscheidungsschwellenwert der Phosphate und des Kalkes für die Nieren noch eine Rolle spielen, ist zur Zeit, mangels experimenteller Belege, nicht zu entscheiden, bleibt jedoch auch weiterhin durchaus diskutabel.

Die stoffwechsel-chemischen Beziehungen der Rachitis zur Tetanie.

Die gestörte Blut-Ca und P-Verteilung führt sowohl bei der Rachitis wie bei der Tetanie zu einer Reihe weiterer sekundärer Stoffwechselveränderungen.

---

[1] Siehe S. 1575.

[2] Siehe Literatur bei GYÖRGY: Die Behandlung und Verhütung der Rachitis und Tetanie. Berlin 1929.

[3] FREUDENBERG u. GYÖRGY: Z. Kinderheilk. **44**, 128 (1927). — GERSTENBERGER, HARTMAN, RUSSELL u. WILDER: J. amer. med. Assoc. **94**, 523 (1930).

Überblicken wir nun summarisch diese bisher bekanntgewordenen sekundären Stoffwechselstörungen, so lassen sich die erhaltenen Befunde fast ausnahmslos in zwei große Gruppen einordnen, je nachdem, ob gleichzeitig eine Hypophosphatämie oder aber eine Hypocalcämie, d. h., ob eine unkomplizierte Rachitis oder eine Tetanie vorliegt. Die Ossificationsstörung kann sich klinisch und röntgenoskopisch in beiden Gruppen in der gleichen Weise manifestieren. Die Verhältnisse werden durch die folgende tabellarische Zusammenstellung erleuchtet[1].

	Rachitis	Tetanie
Serumkalk	normal oder wenig erniedrigt	stark erniedrigt
Anorganischer Serumphosphor .	erniedrigt	relativ, bisweilen absolut erhöht
$\frac{Ca}{P}$ im Mittel	3,5	1,2
Ammoniakausscheidung	erhöht	erniedrigt
Säureausscheidung	erhöht	erniedrigt
Alkalireserve	deutlich erniedrigt	mäßig erniedrigt
Blut-p_H	normal	normal, selten erhöht
Adrenalin-Blutzuckerkurve . . .	hyperglykämisch	hypoglykämisch
Glykolyse (im Blut und in vitro)	gehemmt	normal oder verstärkt
Blutmilchsäurespiegel	Tendenz zur Erniedrigung	Tendenz zur Erhöhung
Alimentäre Glykämie	verlängert	normal

Als weitere Befunde erwähnen wir die Neigung der Rachitiker zur Ketonurie, besonders bei Fettbelastung, die erhöhte Ausscheidung organischer Säuren, einen erhöhten Quotienten $\frac{C}{N}$, einen oft auffallend hohen Ammoniakkoeffizienten im Urin bei Rachitis und eine vermehrte Diastaseausscheidung sowohl bei Rachitis wie bei Tetanie.

Alle diese Befunde geben ein instruktives Bild von der Mannigfaltigkeit der durch die rachitische Stoffwechselstörung allgemein in andere Bahnen gelenkten Lebensvorgänge und in erster Linie auch von den zahlreichen Verquickungsmöglichkeiten *zwischen dem Kalk- und Phosphatstoffwechsel einerseits und weiten Gebieten des übrigen anorganischen und sogar organischen Stoffwechsels andererseits.* Die mit der Tetanie komplizierte Rachitis entspricht in ihren Stoffwechselbesonderheiten fast völlig der parathyreopriven Tetanie, mit der Ausnahme, daß die Phosphatstauung in der Regel keine absolute, sondern meist eine relative, d. h. eine nur im Verhältnis zur rachitischen Hypophosphatämie erhöhte zu sein pflegt.

Bei der unkomplizierten Rachitis möchten wir allein noch die Acidose hervorheben. Hier wäre es durchaus verfehlt, diesen Befund nur deswegen als ein Symptom zweiter Ordnung zu betrachten, weil sie *möglicherweise* sekundär entstanden ist. Hiergegen spricht z. B. schon der Umstand, daß jede acidotische Störung bekanntlich mit starken Phosphatverlusten einhergeht[2], und daß es bei der Narkose[3], sowie — allerdings erst nach einer anfänglichen Hyperphosphatämie mit verstärkter Phosphatausscheidung — bei langdauernder Säureverabreichung (NH_4Cl) auch zu einer Hypophosphatämie kommen kann[4]. Hier besteht demnach ein Circulus vitiosus, der im gegebenen Falle oft gar nicht die Entscheidung zuläßt, war die Acidose oder die Hypophosphatämie das übergeordnete Prinzip.

---

[1] Vgl. Literatur bei György: Die Behandlung und Verhütung der Rachitis und Tetanie. Berlin 1929.
[2] Gamble, Tisdall u. Ross: Amer. J. Dis. Childr. **25**, 470 (1923). — Scheer, Müller u. Salomon: Jb. Kinderheilk. **106**, 56 (1924). — Greenwald: J. of biol. Chem. **22**, 717 (1929).
[3] Jeans u. Tallermann: Brit. J. Childr. Dis. **21**, 268 (1924).
[4] Haldane, Wigglesworth u. Woodrow: Proc. roy. Soc. Lond. B **96**, 1 (1924).

Jede acidotische Umstimmung des Stoffwechsels wird die Entstehung der Rachitis mindestens begünstigen müssen[1]. In dieser Hinsicht ist es von besonderem Interesse, daß der normale lokale Ossificationsvorgang durch eine Acidose ganz allgemein gehemmt, durch eine Alkalose dagegen gefördert wird. So ist auch verständlich, daß trotz eines veränderten $\frac{Ca}{P}$-Quotienten im Blute, der nach dem Gesagten in der Regel mit einer Ossificationsstörung vergesellschaftet zu sein pflegt, bei Tetanie (auch bei der parathyreopriven Form), d. h. bei einer Hypocalcämie, aber einer alkalotischen, anacidotischen Stoffwechselrichtung der normale Verkalkungsprozeß oft unbeeinflußt bleibt. Entsteht nun andererseits die tetanische Hypocalcämie mit reziprok ansteigendem Phosphatwert und mit Verminderung der Acidose auf dem Boden einer früher unkomplizierten Rachitis, dann werden an den rachitisch veränderten Knochen, wie dies bei der manifesten Tetanie zuerst von HULDSCHINSKY[2], neuerdings auch schon bei beginnender latenter Tetanie von GERSTENBERGER und seinen Mitarbeitern[3] gezeigt werden konnte, häufig Heilungsvorgänge sichtbar. Daß bei diesen, allerdings keineswegs konstanten Gewebsreaktionen der Zustand des Säurebasengleichgewichtes eine entscheidende Rolle spielt, geht am eindrucksvollsten aus dem Studium der sog. renalen Rachitis, des renalen Zwergwuchses hervor[4]. Hier führt eine chronische, mit Stickstoffretention und Phosphatstauung verbundene Nierenstörung allmählich zu einer reziproken Senkung des Serumkalkwertes, d. h. zu einer Verschiebung des Quotienten $\frac{Ca}{P}$ im Blute, wie bei der Tetanie[5]. Gleichzeitig besteht eine starke Acidose. Der veränderte Quotient $\frac{Ca}{P}$, unterstützt durch die Acidose, bewirkt dann in den Knochen typische, klinische, röntgenologisch und auch anatomisch-histologisch als echt zu bezeichnende[6] rachitische Veränderungen.

Das Beispiel der renalen Rachitis wirkt um so eindrucksvoller, als es uns gleichzeitig auch die Bedeutung des Quotienten $\frac{Ca}{P}$ im Blut als eines primärkausalen pathogenetischen Faktors besonders instruktiv vor Augen führt. Die Phosphatstauung und die sekundäre Blutkalkverminderung kommt bei der renalen Rachitis infolge einer Nierenstörung und demnach humoral zustande. Die rachitischen Knochensymptome dürften somit hier aller Wahrscheinlichkeit nach als sekundär, in erster Linie von den erwähnten humoralen Veränderungen abhängige bezeichnet werden.

So bestechend und auch richtig diese fast rein humorale Theorie der renalen Rachitis sein mag, für die Pathogenese der gewöhnlichen kindlichen Rachitis und auch der Osteomalacie würde der gleiche Erklärungsmodus nicht völlig ausreichen. Man kennt eine ganze Reihe von gewichtigen Argumenten, die für die Bedeutung lokal-cellulärer Faktoren zeugen. Schon die einfache klinische Beobachtung erfordert die starke Mitbeteiligung lokaler Bedingungen. So fällt fast in jedem Falle von Rachitis die Tatsache auf, daß die verschiedenen Knochen ungleichmäßig von rachitischen Störungen betroffen sind. Auch der nicht völlig gesetzmäßige Parallelismus zwischen dem Grade der blutchemischen Veränderungen und der Schwere der Ossificationsstörung ist in diesem Zusammenhang

---

[1] GYÖRGY: Mschr. Kinderheilk. **38**, 31 (1928). — Siehe neuerdings auch SAMUEL u. NEWTON KUGELMASS: Amer. J. Dis. Childr. **39**, 687 (1930).

[2] HULDSCHINSKY: Z. Kinderheilk. **26**, 207 (1920).

[3] GERSTENBERGER, HARTMANN, RUSSELL u. WILDER: Zitiert auf S. 1623.

[4] Literatur bei GYÖRGY: Die Behandlung und Verhütung der Rachitis und Tetanie. Berlin 1929.

[5] Siehe auch S. 1590.   [6] PARSONS: Arch. Dis. Childh. **2**, 1 (1927).

zu erwähnen. In seltenen Ausnahmefällen kann man sogar einer Störung der Blutkalk- und P-Verteilung ohne rachitische Knochenveränderungen, oder bei bereits röntgenologisch nachweisbarer Heilung der Rachitis und umgekehrt dem Auftreten rachitischer Symptome ohne begleitende Hypocalcämie oder Hypophosphatämie begegnen. All diese Befunde, neben denen jedoch die blutchemischen Veränderungen schon wegen ihrer weitgehenden Konstanz ihre Bedeutung stets beibehalten werden, müßten ohne die Berücksichtigung lokaler Momente unverständlich bleiben.

Der Ossificationsvorgang.

Die Frage, worin diese lokalen Vorgänge bestehen, ist eng mit dem ganzen Ossificationsvorgang, seinem Chemismus und somit auch mit dem intermediären Kalk-Phosphatstoffwechsel verknüpft. In diesem wichtigen Punkte, gleichsam dem Angelpunkte der ganzen Rachitisforschung, ist jedoch bisher ein definitives, allgemeingültiges Ergebnis nicht erzielt worden. Von vielen Autoren wird der Ossificationsvorgang als ein bloß oder zumindest weitaus überwiegend physikalisches Ausfällungsphänomen angesehen. Bei dieser Betrachtungsweise, bei der meist übersehen wird, daß die Ossification nicht nur aus Einlagerung von Kalksalzen, sondern auch aus Bildung von Knochengrundsubstanz besteht, nimmt man für die Kalksalze, zumindest für das Kalkphosphat, einen Übersättigungszustand an. In Gegenwart von Kalkphosphat als Bodenkörper fällt dann Kalk, allerdings nach den Reagensglasversuchen zunächst in Form von $CaCO_3$ aus[1]. Es findet dann nach Kleinmann eine chemische Umsetzung der Lösung mit dem Bodenkörper statt in der Weise, daß nach Art einer Austauschabsorption CO_3 in den Bodenkörper hinein, dafür aus ihm PO_4 in die Lösung hinausgeht. Das Steigen der Phosphationenmenge in der flüssigen Phase bewirkt ein Überschreiten des Löslichkeitsproduktes des Calciumphosphates und ein sekundäres Ausfallen derselben. Hierbei entsteht dann ein Niederschlag, der stets neben Calciumphosphat auch Calciumcarbonat enthält. Es bildet sich also ein Salzgemisch als Bodenkörper, wie es bei allen Verkalkungsvorgängen im Organismus beobachtet worden ist. Ein Überschreiten des Löslichkeitsproduktes für das tertiäre Kalkphosphat $[Ca'']^3 \cdot [PO_4''']^2$ in der Blutflüssigkeit kann auch, sogar am leichtesten, durch äußere Zufuhr einer an Calcium und Phosphat besonders reichen Nahrung oder aber durch eine auf andere Weise, z. B. durch hohe Epithelkörperchenhormongaben und — wie wir es noch sehen werden — auch durch hohe Vitamin-D-Dosen erzwungene Vermehrung der Ca- und (oder) PO_4-Ionen herbeigeführt werden. Tatsächlich kommt es unter diesen Bedingungen zu starken Kalkablagerungen — im Sinne der Virchowschen Metastase[2] — in den meisten inneren Organen, so in den Nieren im Magen-Darmtrakt, in den Lungen, im Herzen, auch in den Arterien usw.[3]. Die Kalkablagerung im Darm, Herz, Magen, in den Lungen und Nieren wird in erster Linie „als eine Verkalkung durch ‚Konzentrierung' aufgefaßt, derart, daß in diesen Organen entweder Ca und Phosphorsäure selbst zur Ausscheidung gelangen oder daß diese Organe als Stätten der Wasserabgabe anzusehen sind, wodurch ebenfalls eine Konzentrierung der zur Ablagerung kommenden Ionen in den Gewebssäften erfolgen muß"

---

[1] Holt, la Mer u. Chown: J. of biol. Chem. **64**, 509, 567 (1925). — Holt jr.: Ebenda **64**, 579 (1925). — Hastings, Murray u. Sendroy jr.: Ebenda **71**, 723, 783, 797 (1927). — Kleinmann: Biochem. Z. **196**, 78, 146, 161 (1928) — Virchows Arch. **268**, 686 (1928). — Vgl. auch Heubner: Ds. Handb. S. 1452ff.

[2] Siehe auch S. 1591 u. 1633.

[3] Dreyfuss: Beitr. path. Anat. **76**, 254 (1927). — Rabl: Virchows Arch. **245**, 542 (1923). — Kleinmann: Zitiert diese Seite, Fußnote 1.

(KLEINMANN). Bei den Nieren, Lungen und beim Magen, die alle sauere Valenzen ausscheiden, dürfte auch eine so entstandene „Alkalisierung" mit im Spiele sein.

Gegen diese reine Ausfällungstheorie lassen sich jedoch zahlreiche Einwände erheben. So weist neuerdings KLINKE[1] darauf hin, daß sich beim Schütteln eines Serumfiltrats mit Ca_3 (PO_4) im neu entstandenen Niederschlag die 3 Komponenten der Knochenerden in dem Verhältnis $4\,Ca:0{,}45\,P:3{,}43\,CO_3$ befinden. Die normale Zusammensetzung der Knochenerden beträgt aber — bei Zugrundelegung der neuesten einwandfreiesten analytischen Befunde von KRAMER[2] — etwa $6\,Ca:2{,}5\,P:1\,CO_2$. Mögen als Zwischenreaktionen auch alle erdenklichen Zusammensetzungen durchlaufen werden, so müßte sich die endgültige Zusammensetzung der Knochenerde, falls sie auf einer reinen Ausfällung beruhen würde, der letzten Angabe annähern. Da dies nicht der Fall ist, so ist nach der Ansicht KLINKES ein reiner Präcipitationsvorgang bei der Knochenbildung kaum möglich. Hierzu kommt noch, daß nach den Untersuchungen von KRAMER und seinen Mitarbeitern[2] das Serum am tertiären Kalkphosphat sicher nicht, und an Dicalciumphosphat $(CaHPO_4)$ erst bei einer Produktgröße $Ca \cdot P = 50$ — gebildet aus den Serumkalk- und Phosphatzahlen in mg% — übersättigt sei. Die Ausfällung der Kalksalze dürfte nach Ansicht dieser Autoren, sowohl in vitro wie in vivo, mit der Bildung eines Niederschlages aus $CaHPO_4$ beginnen. Die bisher herrschende Ausfällungstheorie greifen sie aber auch noch aus anderen Gründen an. Sie weisen an Hand genauer chemischer Knochenanalysen darauf hin, daß der Kalkgehalt des *neu* gebildeten Knochengewebes sowie des *frisch* verkalkten Knorpels relativ höher ist, als man dies im Sinne der erwähnten Ausfallstheorien aus einem Gemisch von tertiärem (auch sekundärem) Kalkphosphat und Kalkcarbonat erwarten dürfte. In *alten* Knochenteilen oder alten Verkalkungsherden, etwa bei der sog. dystrophischen Verkalkung in verkalkten tuberkulösen Lymphdrüsen usw., ergibt die Analyse keinen Anhaltspunkt mehr für die Gegenwart eines relativen Kalküberschusses, und die erhaltenen Werte lassen sich gut mit der Annahme eines Gemisches von Kalkphosphat[3] und Kalkcarbonat in Einklang bringen. Folgerichtig wird man aber dann bei der „primären" (KRAMER), d. h. bei einer beginnenden Verkalkung mit ihrem relativen Kalküberschuß neben dem Kalkphosphat und Kalkcarbonat noch ein basisches Kalksalz, etwa $Ca\,(OH)_2$ — worauf in der letzten Zeit auch die Untersuchungen von KLEMENT[4] hinweisen, wobei jedoch zu beachten ist, daß das $Ca\,(OH)_2$ ein relativ gut lösliches Kalksalz ist — oder aber eine Kalkbindung an die organische Knochengrundsubstanz, etwa in Gestalt einer Kalkeiweißverbindung postulieren müssen.

Diese letztere Möglichkeit steht im Mittelpunkte der mehr chemischen, kolloidchemischen Ossificationstheorien. Ihren Ausgangspunkt bildet der Nachweis von v. PFAUNDLER, wonach Knorpelgewebe die Fähigkeit der Kalkaufnahme besitzt. v. PFAUNDLER[5] sprach nun die Meinung aus, daß die Verkalkungsvorgänge auch in vivo durch eine Adsorption von Ca-Ionen eingeleitet werden. Über den Ablauf der Vorgänge bei der richtigen Verkalkung im Knochen bildete er sich folgende Vorstellung: „Ein anscheinend von den Knochen (und Knorpel-) Zellen in einem gewissen vorgeschrittenem Stadium ihrer Entwicklung aus-

[1] KLINKE: Biochem. Z. **213**, 175 (1929).

[2] KRAMER u. SHEAR: J. of biol. Chem. **79**, 121, 125, 147, 161 (1928). — SHAER u. B. WASHBURN, KRAMER: Ebenda **83**, 697 (1920).

[3] Die Gegenwart von $Ca_3(PO_4)$ im *fertigen* Knochen konnte auch mit Hilfe der Röntgen-Spektralanalyse nachgewiesen werden [FUNAOKO u. Mitarbeiter: Acta Scholae med. Kioto **12**, 265 (1929)].

[4] KLEMENT: Hoppe-Seylers Z. **184**, 132 (1929).

[5] v. PFAUNDLER: Jb. Kinderheilk. **60**, 123 (1904).

gehender formativer Reiz verursacht eine fortschreitende Umwandlung eines Bestandteiles des umgebenden Gewebes, wodurch dieses eine spezifische . . . Affinität zu Kalksalzen des Blutes bzw. der Gewebsflüssigkeit gewinnt. Die derart zum *Kalksalzfänger* umgewandelte Masse wird zunächst von gelösten Kalksalzmassen durchdrungen, die mit der organischen Grundlage in Verbindung treten und bei deren Abbau präcipitieren."

Freudenberg und György[1] haben an diese ersten Versuche Pfaundlers angeknüpft und stellten sich das Studium der Kalkbindung an tierische Gewebe unter verschiedenen Bedingungen zur Aufgabe. In ihrer aus diesen Untersuchungen abgeleiteten Ossificationstheorie wird die physiologische Verkalkung in 3 Einzelperioden zergliedert.

Erste Phase: Ca + Knorpeleiweiß = Calciumeiweiß.

Die Neigung der Eiweißkörper zur Salzbildung ist nach J. Loeb so groß, daß gelöste Eiweißkörper in Gegenwart von anorganischen Ionen gesetzmäßig Salze bilden. Die Anlagerung von Ionen an das Eiweiß hängt zunächst 1. von den physiko-chemischen Eigenschaften der betreffenden Eiweißkörper und 2. von der Reaktion des Lösungsmittels ab. Sind in der Lösung verschiedene anorganische Ionen vorhanden, so steigt ihre Affinität zu den Eiweißkörpern mit ihrer Ordnungszahl, Calcium verdrängt das Natrium, Strontium das Calcium usw.

Die Eiweißkörper der Knorpelgrundsubstanz müßten entsprechend ihrem physikochemischen Charakter und bei den im Organismus unter physiologischen und pathologischen Bedingungen möglichen Reaktionsverhältnissen mit Kationen Salze bilden. Vor der Verkalkung entspricht die Knorpelgrundsubstanz der Formel: Natriumeiweiß. Die Blutflüssigkeit enthält reichlich gelöste Kalksalze, die die vascularisierten Knorpelstellen umspülen. Hier wird also das Knorpelgewebe elektiv Kalkionen im Tausch für Na-Ionen aufnehmen. Diese Kalkbindung sollte dann nach Freudenberg und György, in Übereinstimmung mit den früheren Anschauungen von · v. Pfaundler, die Ossification einleiten.

Diese Phase wird übrigens auch von den Verfechtern der reinen Ausfällungstheorien stillschweigend oder aber — wie von Kleinmann[2] — auch ausdrücklich postuliert. Denn für eine Ausfällung, d. h. für die Überschreitung des Löslichkeitsproduktes der Kalksalze, bedarf es einer lokalen Kalk- oder (und) Phosphatanhäufung. Einen solchen Krystallisationskeim könnte der an das Knorpeleiweiß gebundene Kalk abgeben. Gewisse Indizienbeweise zugunsten dieser Kalkbindung möchten wir auch — wie bereits erwähnt — im Befund des relativen Kalküberschusses bei der sog. primären Verkalkung sowie in den chemischen Vorgängen bei der Callusheilung erblicken[3]. Im jungen Callus erfolgt zunächst eine Anreicherung der Eiweißgrundsubstanz an Calcium, gleichsam als analytisch nachweisbares Zeichen der Kalkbindung an diese Eiweißkörper. Der Phosphatgehalt nimmt erst langsam zu, bis das übliche konstante Verhältnis erreicht wird, mit dem der Callus knochenartigen Charakter gewinnt.

Die Bindung des Kalkes an die organische Grundsubstanz kann nach den Reagensglasversuchen von Freudenberg und György durch eine große Reihe physiologisch vorkommender Stoffe verhindert werden. Tryptische und autolytische Eiweißabbauprodukte hemmen nicht nur die Ca-Bindung, sondern verursachen sogar eine Entbindung vorher gebundenen Kalkes. An chemisch definierten Stoffen ergaben sich Aminosäuren, Peptide, Imidazol, Amine, Betain, Guanidin, Kreatin, Coffein, endlich Ammoniaksalze, Harnstoff, Formaldehyd als hierher gehörige Stoffe. Überträgt man diese Befunde auf physiologische Verhältnisse, so ist es durchaus möglich, daß ein besonders gearteter Stoffwechsel der Zellen in der Ossificationszone mit ihren Stoffwechselprodukten die Kalkbindung und somit die 1. Ossificationsphase zu hemmen vermag. Auch steigende Säuerung verhindert die Kalkbindung an die Knochengrundsubstanz. So gehört auch die Kohlensäure grundsätzlich zu den Hemmungsmechanismen gegen die Verkalkung, wie sie zuerst von Tanaka (unter Hofmeister[4]) beschrieben und seither als die einzige Ursache einer Kalkentbindung oder einer ausgebliebenen Verkalkung betrachtet wurde. Die durch CO_2 hervorgerufene Säuerung

---

[1] Freudenberg u. György: Biochem. Z. **110**, 299 (1920); **115**, 96 (1921); **118**, 50 (1921); **121**, 131, 142 (1921); **124**, 299 (1921); **129**, 134, 138 (1922); **142**, 407 (1923) — Erg. inn. Med. **24**, 17 (1923).

[2] Kleinmann: Zitiert auf S. 1626.

[3] Eden, Schwarz u. Herrmann: Biochem. Z. **119**, 100 (1924). — Ullrich: Z. Kinderheilk. **47**, 105, 581 (1929). — Kramer u. Shear: Zitiert auf S. 1627.

[4] Hofmeister: Erg. Physiol. **10**, 429 (1901).

dürfte jedoch kaum so groß sein, daß man ihrer Wirkung wenigstens auf Grund von Reagensglasversuchen eine bevorzugte Stellung einräumen müßte. Sie ist nur *ein* Glied in der großen Reihe der Hemmungsstoffe gegen die Verkalkung.

Zweite Phase der Ossification:

Calciumeiweiß + Phosphat = Calciumeiweißphosphat.
Calciumeiweiß + Carbonat = Calciumeiweißcarbonat.

Äußert sich die erste Phase der Verkalkung in der elektiven Aufnahme von Ca-Ionen, so treten in der zweiten Phase noch Phosphat- und Carbonationen hinzu. In entsprechenden Modellversuchen konnten FREUDENBERG und GYÖRGY zeigen, daß Ca-Eiweißverbindungen tatsächlich, wohl in Form von Nebenvalenzen, an den Ca-Komplex[1] auch noch Phosphate und Carbonate zu binden vermögen. Waren Carbonat und Phosphat anfänglich in gleicher Konzentration vorhanden, so überwog das Phosphat stark am Versuchsende. Man wird sich hiernach die Vorstellung bilden müssen, daß die sauren Eigenschaften der Eiweißkörper Kohlensäure freimachen und daß hierdurch viel von der Ca-Phosphat-Eiweißverbindung und wenig von der entsprechenden Carbonatverbindung entsteht. Damit wäre ein Hinweis für das Überwiegen der Phosphate über die Carbonate bei der Verkalkung gegeben.

Die Gegenwart von Bicarbonat und besonders von Phosphat, begünstigt schon die *primäre* Bindung des Kalkes an das Eiweiß und somit wohl auch an die Knochengrundsubstanz[2].

Daß die Anlagerung von Phosphat und Carbonat an eine Ca-Eiweißverbindung auf der Bildung einer komplexen Calciumeiweißphosphat-(Carbonat-)Verbindung beruht, läßt sich u. a. am besten aus dem Studium der Quellungsverhältnisse erschließen. Die Bildung eines Ca-Eiweißsalzes setzt bekanntlich die Quellbarkeit des Eiweißes stark herab (HOFMEISTER, J. LOEB). *Würde nun das Calciumphosphat (Ca-Carbonat) in der Verkalkungszone (aber auch im fertigen Knochen) nicht mit dem Knorpel-(Knochen-)Eiweiß in chemischer Verbindung stehen, so müßte die Grundsubstanz genau das gleiche Quellungsvermögen und somit auch den gleichen Wassergehalt aufweisen wie im unverkalkten Zustande.* Der fertige Knochen, ebenso schon die provisorische Verkalkungszone wie auch die in den Reagensglasversuchen verwandten calciumphosphat- (carbonat-) haltigen Eiweißkörper befinden sich aber in einem stark entquollenen Zustande, was nach dem Gesagten nur bei einer komplexen Verbindung der Fall sein kann. *Die Wasserarmut der Knochen wird demnach durch den Kalkgehalt bedingt.*

Für den Phosphorbedarf der vermeintlichen zweiten Ossificationsphase steht nicht allein der anorganische Serumphosphor zur Verfügung. Schon früher (1900) haben GRANDIS und MAININI[3] die Vermutung ausgesprochen, daß das Phosphatanion bei der Verkalkung, nicht so wie der Kalk aus dem Blute, sondern aus lokal, fermentativ abgebauten organischen Phosphorverbindungen der Knorpelzellen, Osteoblasten usw. entstammt. Gegen diese Annahme haben dann WELLS und HOFMEISTER[4] den treffenden Einwand erhoben, daß durch Zellabbau nicht entfernt soviel Phosphorsäure frei werden kann als in den Knochenerden wirklich vorhanden ist. In einer etwas modifizierten Form nahm neuerdings ROBISON die Theorie von der Bedeutung organischer Phosphatverbindungen für die Ossification wieder auf[5]. Diese esterartigen. organischen Phosphorverbindungen rühren jedoch nach seiner Ansicht nicht direkt aus den Zellen des verkalkenden Gewebes, sondern aus dem Blut, das an solchen Stoffen (besonders in den Erythrocyten) sehr reich ist. Das in Freiheit gesetzte Phosphat kann dann mit dem Kalk(-Eiweiß) in Verbindung treten. Eine besondere Stütze für seine Anschauung erblickt ROBISON in der beachtenswerten Tatsache, daß die Phosphatase in den Geweben der Knochenknorpelgrenze wachsender Knochen erst zu einem Zeitpunkte nachgewiesen werden kann, der direkt mit dem *Beginn* der ersten Verkalkung zusammenfällt. Auch bei der Frakturheilung erfolgt eine

---

[1] Vgl. auch KLINKE: Erg. Physiol. **26**, 235 (1928).
[2] FREUDENBERG u. GYÖRGY: Zitiert auf S. 1628. — ULLRICH: Zitiert auf S. 1628.
[3] Zitiert nach FREUDENBERG u. GYÖRGY: Erg. inn. Med. **24**, 17 (1924).
[4] WELLS: Chemical pathology, ed. 3. Philadelphia 1918. — HOFMEISTER: Zitiert auf S. 1628.
[5] ROBISON: Biochemic. J. **17**, 286 (1923). — ROBISON u. SOAMES: Ebenda **19**, 153 (1925).

Anreicherung des jungen Callusgewebes an Phosphatase erst mit der einsetzenden Verkalkung[1].

Dritte Phase:

$$\text{Calciumeiweißphosphat} = \text{Eiweiß} + \text{Calciumphosphat},$$
$$\text{Calciumeiweißcarbonat} = \text{Eiweiß} + \text{Calciumcarbonat}.$$

Infolge der lockeren Valenzbindungen zwischen Eiweiß und Calciumphosphat bzw. Calciumcarbonat dürfte es im weiteren Verlaufe der Ossification leicht und wohl zwangsläufig zu einem Zerfall dieser komplexen Verbindungen kommen. Bliebe diese sekundäre Abspaltung von Calciumphosphat (Carbonat) aus, so würden die Salzmengen in den Knochen — entsprechend dem relativ viel höheren Molekulargewicht der Eiweißkörper — nur einige Prozente, aber nie die physiologische Höhe erreichen. Die abgespaltenen Kalkphosphate und Kalkcarbonate könnten dann im späteren Verlaufe der Ossification, im Sinne der Ausfällungstheorie, als weitere Krystallisationszentren wirken. Auf diese Weise ließe sich eine gewisse Verbindung zwischen der rein physikalischen und der das lokale Moment stärker erfassenden chemischen Ossificationstheorie herstellen.

Für die von mancher Seite, in weitgehender Vereinfachung der so verwickelten Verhältnisse, vertretene Sekretionstheorie der Knochenbildung[2], nach der Knochensalze als eine komplexe chemische Verbindung etwa als Apatit (Gassmann, Watt) durch die Osteoblasten ausgeschieden und dann nachträglich in der Grundsubstanz gewissermaßen gerinnen sollten, fehlen noch die chemisch-experimentellen Grundlagen, selbst verwertbare Analogiebefunde.

Eine Entscheidung zugunsten der einen der bisher besprochenen Ossificationstheorien läßt sich zur Zeit noch nicht treffen; hier müssen noch die Ergebnisse zukünftiger eingehender Untersuchungen abgewartet werden. Fest dürfte jedenfalls so viel stehen, daß beim Ossificationsvorgang neben humoralen Faktoren auch die lokalen cellulären Faktoren nicht vernachlässigt werden dürfen. In dieser Hinsicht verdanken wir dem von Shipley[3] eingeführten Verfahren der „Verkalkung in vitro" besonders wertvolle Befunde. Shipley gelang es, zum Teil gemeinsam mit Howland und Kramer, zu zeigen, daß isolierte, überlebende, in Serum von normalen Ratten (auch Kindern) gelegte Knochen rachitischer Ratten nach 24—48 Stunden eine beginnende Verkalkung an der Knorpelknochengrenze aufweisen, histologisch genau in der gleichen Art wie beim Ossificationsvorgang in vivo. Im Serum rachitischer Tiere mit dem verminderten Phosphat- und Kalkgehalt (humoraler Faktor!), aber ebenso auch nach Zusatz von bestimmten Zellgiften (Chloroform, Toluol, Cyankali usw.: *lokales Moment!*), hier selbst nach Erfüllung der humoralen Bedingungen, kommt die Verkalkung in vitro nicht zustande. Sie bleibt auch in einer anorganischen Salzlösung aus, sogar noch dann, wenn die Zusammensetzung dieser Salzmischung der des Serums möglichst angepaßt wird[4]. Dementsprechend muß wohl im normalen Serum ein besonderer, die Verkalkung begünstigender Faktor angenommen oder vermutet werden. Erhöhung der Salzkonzentration, insbesondere Zusatz von Mg, aber auch eine von der physiologischen Serumreaktion abweichende, hauptsächlich eine gegen die saure Seite verschobene Reaktion verhindern ebenfalls die Verkalkung in vitro. Andererseits zeigt der Knorpel hungernder rachitischer Ratten, unabhängig von den humoralen Faktoren, eine rein lokal bedingte stärkere Tendenz zur Verkalkung, hier erneut als Beweis für die Bedeutung des cellulären Moments.

Wenn auch diese Befunde das Wesen der Ossification, allein schon wegen ihrer Lückenhaftigkeit, aber auch wegen gewisser in ihnen enthaltenen, hier nicht

---

[1] Ullrich: Zitiert auf S. 1628.
[2] Siehe neuerdings Watt: Arch. Surg. **17**, 1017 (1928). Hier auch Literatur.
[3] Shipley: Bull. Hopkins Hosp. **35**, 304 (1924). — Shipley, Kramer u. Howland: Amer. J. Dis. Childr. **30**, 37 (1925) — Biochemic. J. **20**, 379 (1926). — Shelling. Kramer u. Orent: J. of biol. Chem. **77**, 157 (1928). — Meyer zu Hörste: Verh. dtsch. Ges. Kinderheilk. Wiesbaden 1930.
[4] Holt u. Shipley: Proc. Soc. exper. Biol. a. Med. **25**, 572 (1928).

weiter zu erörternden Widersprüche, nicht zu erklären vermögen, so liefern sie doch genügend Beweise für die Bedeutung der humoralen *und* der lokalen Faktoren beim Zustandekommen der Verkalkung.

Fragen wir nun nach den Möglichkeiten einer pathologisch entarteten Ossification, so ist der Angriffspunkt krankmachender Bedingungen entweder in die Gewebssäfte oder aber in das verkalkende Gewebe selbst zu verlegen. So dürfte die Ossification bei der Rachitis gehemmt sein: 1. durch das mangelhafte Angebot von Phosphat oder von Kalk und 2. vermutlich durch bestimmte, heute noch nicht definierbare Stoffwechselveränderungen in den Knorpelzellen der Wucherungszone. Vielleicht besteht hier eine Hemmung der Phosphatasetätigkeit, für die freilich experimentelle Belege noch nicht erbracht werden konnten. Zunächst liegen sogar negative Befunde vor. Der Phosphatasegehalt der Verkalkungszonen ist bei der Rachitis nicht nur nicht vermindert, sondern — vermutlich im Sinne einer Kompensationsmaßnahme — stark erhöht[1], was jedoch eine verschlechterte Tätigkeit keineswegs ausschließt.

Die weitere Frage, auf welche Weise letzten Endes die Verschiebung des Quotienten $\frac{Ca}{P}$ im Serum, dem bei der Entstehung der rachitischen Ossificationsstörung eine zumindest sehr wichtige, wenn nicht übergeordnete Rolle zugesprochen werden muß, zustandekommt, harrt noch einer sicheren Entscheidung. Es wurden in dieser Hinsicht bereits die verschiedensten endokrinen Drüsen genannt, deren pathologisch veränderte Funktion die Störung im Blutchemismus verschulden sollte, ohne jedoch diese Mutmaßungen mit sicheren Befunden belegen zu können. Am nächsten dürfte noch, schon im Hinblick auf die Ähnlichkeit mit der parathyreopriven Tetanie, wenigstens bei der mit der Tetanie komplizierten Rachitis, eine pathologische Abweichung in der Epithelkörperchentätigkeit anzunehmen sein. Aber auch in dieser Beweisführung bestehen noch breite, nicht überwundene Lücken[2]. Neuerdings gewinnt auch die Annahme an Boden[3], nach der die Rachitis, sowohl die Ossificationsstörung wie die allgemeine Stoffwechselstörung ihren Ursprung primär in einer krankhaften Veränderung des Knochengewebes selbst haben sollten. Es wird in diesem Zusammenhang darauf hingewiesen, daß rachitische Knochensymptome ohne blutchemische Veränderungen beobachtet werden können, und daß sich die stoffwechselchemische „Restitutio ad integrum" oft erst nach der Heilung der Ossificationsstörung einstellt. Die Erhöhung des Serumphosphatgehaltes bei Knochenfrakturen[4] etwa parallel zur Callusbildung spricht ebenfalls dafür, daß die Regulation des Serumphosphatspiegels wohl auch Impulsen, die direkt oder zumindest letzten Endes vom Knochensystem ausgehen, untersteht. Andererseits kennen wir aber auch Fälle — so von infantiler Tetanie mit Hypocalcämie oder von schwerer Säuglingsdystrophie mit spezifisch-rachitischer, auf den Rachitisschutzstoff gut reagierender Hypophosphatämie — ohne nachweisbare Knochenveränderungen. Auch in diesem Punkte sind also die Akten vorerst noch nicht geschlossen.

Überdosierung mit bestrahltem Ergosterin.

Nicht nur die Pathogenese der rachitisch-malacischen Erkrankungen, zumindest in ihrem eigentlichen Wesen, sondern auch die Wirkungsart des Rachitis-

---

[1] ROBISON: Zitiert auf S. 1629. — DEMUTH: Biochem. Z. **159**, 415 (1925); **166**, 162 (1925).

[2] Vgl. GYÖRGY: Die Behandlung und Verhütung der Rachitis und Tetanie, S. 144. Berlin 1929.

[3] Siehe besonders HOTTINGER: Über die Aufzucht frühgeborener Kinder usw. Berlin 1928. — Vgl. auch GYÖRGY, in STEPP u. GYÖRGY: Avitaminosen. Berlin 1927.

[4] TISDALL u. HARRIS: J. amer. med. Assoc. **79**, 884 (1922). — GYÖRGY u. SULGER: Z. exper. Med. **45**, 224 (1925).

schutzstoffes ist heute noch in Dunkel gehüllt, wollte man nicht zu mehr oder weniger unbegründeten Spekulationen Zuflucht nehmen. Wir wissen wohl aus der täglichen Praxis und auch aus ausgedehnten tierexperimentellen Studien, daß der Rachitisschutzstoff, in welcher Form auch immer, sowohl die rachitisch-malacische Ossificationsstörung als auch die allgemeinen stoffwechselchemischen Veränderungen zu beheben, den gestörten Quotienten $\frac{Ca}{P}$ im Blute zu normalisieren und als Zeichen der vermehrten Kalk- und Phosphateinlagerung in die Knochen die Ca- und P-Bilanz stark zu verbessern imstande ist. Nur das „Wie" ist bis heute noch unaufgeklärt. Von großer prinzipieller Bedeutung ist die Tatsache, daß der Rachitisschutzstoff nicht nur bei der rachitisch-malacischen Erkrankung, gleichsam als ein kausal-spezifisches Mittel, sondern auch bei nicht-rachitischen Störungen der Blutkalk- und Phosphatverteilung, so nach neueren Untersuchungen[1], allerdings nur in *sehr hohen* Dosen, wie sie erst mit der Entdeckung des bestrahlten Ergosterins möglich wurden, auch bei der parathyreopriven Tetanie einen therapeutisch sehr günstigen Einfluß, unter Wiederherstellung des gestörten Blutchemismus auszuüben vermag. Die tetanische Hypocalcämie kann sogar auf die Dauer der Behandlung mit bestrahltem Ergosterin erhöhten, oft sogar übermäßig hohen Kalkwerten — in einem Falle von Jones, Rapoport und Hodes[1] bei einem parathyreodektomierten Hunde 47 mg% Ca (!) — weichen, die dann nach Aussetzen der Therapie erneut auf den tetanisch verminderten Bezirk, unter gleichzeitiger Aktivierung der tetanischen Erkrankung zurückgehen. Auch auf die mit Hypocalcämie (ohne begleitende Tetanie) einhergehende schwere Osteoporose im Anschluß an Gallenfisteln[2], ebenso auch auf die durch schwere Störung der Fettverdauung, durch gehäufte chronische Diarrhöen oft bei Kindern[3] — hier meist in Gestalt der sog. Coeliakie (infantil. Spru) — und bei Erwachsenen[4] verursachte Tetanie, d. h. auf nicht echt rachitische Zustände übt der Rachitisschutzstoff eine überaus günstige Wirkung aus, die auch zur völligen Heilung führen kann. Die Ansprechbarkeit der experimentellen, von der spontanen menschlichen Erkrankung nicht nur in ätiologischer, sondern auch in biochemischer[5] Hinsicht verschiedenen Rachitis auf den Rachitisschutzstoff ist hier ebenfalls noch zu erwähnen. Gerade diese Vorkommnisse geben aber Anlaß, zu überlegen, wie weit denn die Zufuhr des Rachitisschutzstoffes bei der Rachitis eine kausale Substitutionstherapie oder aber eine mehr symptomatische Behandlung darstellt. Sogar unter völlig normalen Verhältnissen kann der Rachitisschutzstoff eine stark differente Wirkung auf den Stoffwechsel entfalten. Hier besteht eine weitgehende Analogie zum bereits ausführlich erörterten[6] Verhalten des Epithelkörperchenhormons beim normalen Organismus.

---

[1] Demole u. Christ: Arch. f. exper. Path. **146**, 361 (1929). — Hess, Weinstock u. Rivkin: Proc. Soc. exper. Biol. a. Med. **27**, 298 (1930). — Jones, Rapoport u. Hodes: J. of biol. Chem. **86**, 267 (1930). — Bereits früher, wenn auch wahrscheinlich infolge der unzureichenden Dosierung, nicht so gesetzmäßig: Jones: J. of biol. Chem. **70**, 647 (1926). — Urechia u. Popoviciu: C. r. Soc. Biol. Paris **98**, 405 (1927). — Brougher: Amer. J. Physiol. **84**, 583 (1928); **86**, 538 (1928).

[2] Siehe S. 1579.

[3] György, in Stepp u. György: Avitaminosen. Berlin 1927. — Fanconi: Der intestinale Infantilismus usw. Berlin 1928.

[4] Underhill, Tileston u. Bogert: J. metabol. Res. **1**, 723 (1922). — Lindner u. Harris: Quart. J. Med. **1**, 135 (1930).

[5] Vgl. Ullrich [Z. Kinderheilk. **47**, 105, 581 (1924)], der im Phosphatbindungsvermögen rachitischer Knochen deutliche Unterschiede nachweisen konnte, je nachdem ob sie rachitischen Kindern oder experimentell rachitisch gemachten Ratten entstammten.

[6] S. 1590 ff.

Langdauernde Zufuhr von hohen Dosen bestrahlten Ergosterins bewirkt bei nichtrachitischen Kindern und Erwachsenen eine starke Hebung des Serumkalks, seltener auch des Serumphosphatgehaltes über die Norm hinaus bis zu hypercalcämischen bzw. hyperphosphatämischen Werten[1]. Dies auch bei Rachitikern, hier aber naturgemäß nur erst nach Überschreitung des normalen Bezirkes für den Serumkalk und den anorganischen Serumphosphor. Bei Omni- und Carnivoren, so beim Hunde, bei der Ratte, läßt sich die Hypercalcämie nicht nur durch eine längere Behandlung, sondern auch durch eine einzige hohe Dosis, ähnlich wie bei der Epithelkörperchenhormonmedikation, hervorrufen[2]. Bei Herbivoren (Kaninchen, Meerschweinchen) kommt es weniger zu einer Hypercalcämie, sondern zu einer Hyperphosphatämie[3]. Dies tritt nicht nur an der Erhöhung des Nüchternserumphosphatwertes, sondern noch deutlicher im Verlauf der „phosphatämischen Kurve" (WARKANY) zutage. Der sonst praktisch phosphatfreie Urin der Herbivoren enthält bei mit hohen Dosen von bestrahltem Ergosterin behandelten Kaninchen, besonders nach gleichzeitiger Zufuhr von Phosphatsalzen, reichlich Phosphate: Der erhöhte Serumphosphatspiegel überschreitet hier die Schwellengrenze für die Phosphatausscheidung durch die Nieren. Die Höhe und Dauer der Hypercalcämie beim Hunde zeigt in diesen Fällen nach DEMOLE und FROMHERZ und WARKANY eine so regelmäßige Abhängigkeit von der Höhe der verabreichten Dose, daß man darauf — nach Ansicht der genannten Autoren — mit nicht allzu großer Fehlergrenze eine Wertbestimmung der bestrahlten Ergosterinpräparate gründen könnte.

Die Überdosierung mit Rachitisschutzstoff, und zwar nicht allein mit bestrahltem Ergosterin, sondern auch mit Lebertran, selbst mit Ultraviolettstrahlen[4], äußert sich außer der Hypercalcämie und der Hyperphosphatämie auch in klinischen Symptomen der Hypercalcämie (Appetitlosigkeit, Gewichtsabnahme, Blässe, Apathie, Erbrechen usw.) — wiederum in Übereinstimmung mit dem Vergiftungsbild nach hohen Colliphormon- oder auch nach Kalksalzgaben —, weiterhin in einer deutlichen Verschlechterung der Gesamtkalk- und Phosphatbilanz, hervorgerufen hauptsächlich durch eine Verstärkung der renalen Kalk- und Phosphatausscheidung, in einer Acidose[5], in einer Hypercholesterinämie[6] und in Kalkablagerungen, Sklerosen der verschiedensten Organe, Gewebe, etwa in der Art der VIRCHOWschen Metastase[7]. Diese sklerotischen Veränderungen bestehen vor allem in einer außerordentlich reichlichen Ablagerung von Kalk

---

[1] HESS u. LEWIS: J. amer. med. Assoc. **91**, 783 (1928). — LASCH: Klin. Wschr. **1928 II**, 2148. — GYÖRGY: Ebenda **1929 I**, 684.

[2] KLEIN: J. amer. med. Assoc. **92**, 621 (1929). — HESS, LEWIS u. RIVKIN: Strahlenther. **34**, 443 (1929). — DEMOLE u. FROMHERZ: Naunyn-Schmiedebergs Arch. **146**, 347 (1929). — GYÖRGY: Klin. Wschr. **1930 I**, 102.

[3] HAFFNER: Tagung der Ges. f. Lichtforschg, Münster 1929. — WARKANY: Klin. Wschr. **1930 I**, 63 — Z. Kinderheilk. **49**, 259 (1930).

[4] HESS u. LEWIS: J. amer. med. Assoc. **91**, 783 (1928). — HESS, LEWIS u. RIVKIN: Strahlenther. **34**, 443 (1929). — Vgl. auch AGDUHR: Acta paediatr. (Stockh.) **5**, 319 (1926); **6**, 165 (1926); **7**, 289 (1928). — HERLITZ, JUNDELL u. WAHLGREEN: Acta paediatr. (Stockh.) **8**, 443 (1929).

[5] KROETZ: Klin. Wschr. **1927 I**, 1171.

[6] LASCH: Klin. Wschr. **1928 II**, 2148. — KLEIN: J. amer. med. Assoc. **92**, 621 (1929). — BEHRENDT u. BERBERICH: Münch. med. Wschr. **1928 II**, 2134. — HANDOVSKY: Arch. f. exper. Path. **137**, 264 (1928).

[7] KREITMAIR u. MOLL: Münch. med. Wschr. **1928 I**, 637. — KREITMAIR u. HINTZELMANN: Arch. f. exper. Path. **137**, 203 (1928). — WENZEL: Ebenda **137**, 215 (1928). — SCHMIDTMANN: Verh. dtsch. path. Ges. Wiesbaden **1928**, 105; desgl. Wien **1929**, 75. — HEUBNER: Klin. Wschr. **1929 I**, 407; **1929 II**, 1456. — HARRIS u. MOORE: Biochemic. J. **23**, 261 (1929). — DEMOLE u. FROMHERZ: Arch. f. exper. Path. **146**, 347 (1929). — COLLAZO, RUBINO u. VARELA: Biochem. Z. **204**, 347 (1929).

an disponierte Stellen, besonders in der Gefäßwand, in der Herzmuskulatur, der Magenwand, den Lungen, den Nieren. Die großen Arterien, aber auch kleine werden häufig zu starren Röhren umgewandelt (Abb. 314). In einem Falle jahrelanger starker Überdosierung mit bestrahltem Ergosterin kam es auch bei einem Kinde zu schwersten „arteriosklerotischen" röntgenologisch dar-stellbaren Kalkimprägnationen der Ar-terien bis in ihre letzten peripheri-schen Verzweigungen hinein (EISLER[1], Abb. 315). Die Kalkansammlungen in

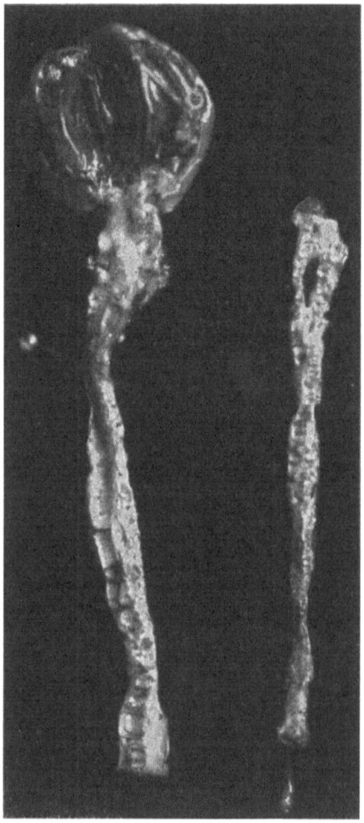

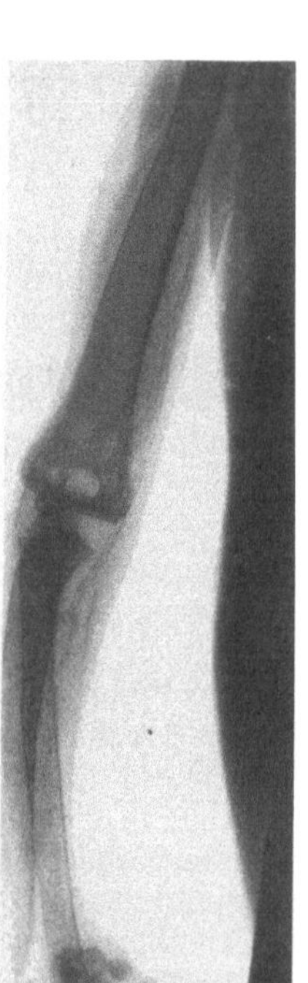

Abb. 314.   Schwer sklerotisch veränderte
Gefäße bei Überdosierung mit bestrahltem
Ergosterin.
(KREITMAIR - HINTZELMANN.)

Abb. 315. Schwerste Verkalkung der Arterien bei einem mit übermäßig hohen
Dosen von bestrahltem Ergosterin behandelten Kinde. (Nach EISLER.)

der Magenschleimhaut können derart an Ausdehnung gewinnen, daß von den Drüsen nichts mehr zu erkennen ist (Abb. 316). Die Nieren sind meistens ge-schrumpft, Verkalkungen finden sich nicht nur um die Tubuli contorti an-gelagert, sondern auch relativ häufig in den Glomerulis (Abb. 317).

Von besonderem Interesse ist auch das Verhalten des Knochensystems nach langdauernder Behandlung mit sehr hohen Gaben von bestrahltem Ergosterin. Bei ungenügendem Kalkangebot, d. h. bei kalkarmer Ernährung, wird hier der erhöhte innere Kalkbedarf, der in der Hypercalcämie und in der verschlechterten Kalkbilanz zum Ausdruck kommt, auf Kosten des Knochenkalkes bestritten[2],

[1] EISLER: Wien. klin. Wschr. **1930 II**, Nr. 27.
[2] KREITMAIR u. HINTZELMANN: Arch. f. exper. Path. **137**, 203 (1928). — HESS, LEWIS u. RIVKIN: Strahlenther. **34**, 443 (1929). — GYÖRGY: Ebenda **34**, 610 (1929) — Klin. Wschr. **1930 I**, 102. — WISKOTT: Z. Kinderheilk. **49**, 79 (1930).

wieder in völliger Analogie zur VIRCHOWschen Metastase[1] und insonderheit auch zur Wirkung hoher Epithelkörperhormongaben[2]. *Geringe Dosen von bestrahltem Ergosterin führen demnach bei Rachitis-Osteomalacie zu Kalkeinlagerung in die Knochen, hohe Dosen bei Normalen zu Kalkmobilisierung aus dem Skelet.*

Diese Kalkausschwemmung aus den Knochen unter dem Einfluß hoher Dosen von bestrahltem Ergosterin erfolgt zunächst nur in einem umschriebenen subepiphysär (metaphysär) gelegenem Bezirke[3] (Abb. 318), der im Röntgenbild (auch im histologischen Schnitt) außerordentlich rarefiziert, porotisch erscheint und sich gegen die Epiphyse stark, weniger, aber noch ziemlich scharf auch gegen die Diaphyse abhebt. Bei weiter anhaltender Zufuhr von bestrahltem Ergosterin greift diese subepiphysäre Osteoporose auch auf die Diaphyse über, die dann allmählich ebenfalls in die Osteoporose einbezogen wird.

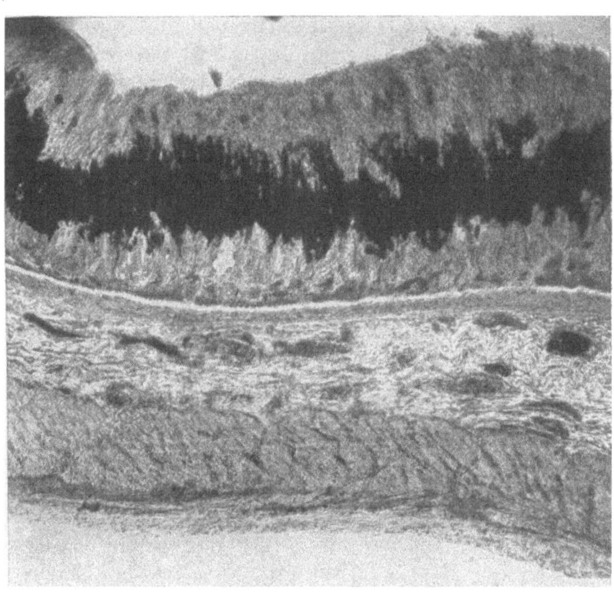

Abb. 316. Kalkansammlung in der Magenschleimhaut. (KREITMAIR-HINTZELMANN.)

Der Befund einer umschriebenen subepiphysären Osteoporose führt über das engere Rachitisproblem hinaus noch zu weiteren allgemeinen Folgerungen, die die Physiologie und Pathologie des Kalkhaushaltes eng berühren. Der lokalisierte Kalkentzug in der subepiphysären Knochenschicht deutet darauf hin, daß hier leicht mobilisierbare, angreifbare Kalkvorräte aufgestapelt sind, die bei Bedarf zuerst geräumt und dem Kalkkreislauf zur Verfügung gestellt werden können. Bei nicht übermäßig hoher Dosierung und bei gleichzeitig reichlichem Kalkangebot kann das D-Vitamin an Stelle der subepiphysären Osteoporose zu einer streifen-, bandförmigen Kalk*verdichtung*

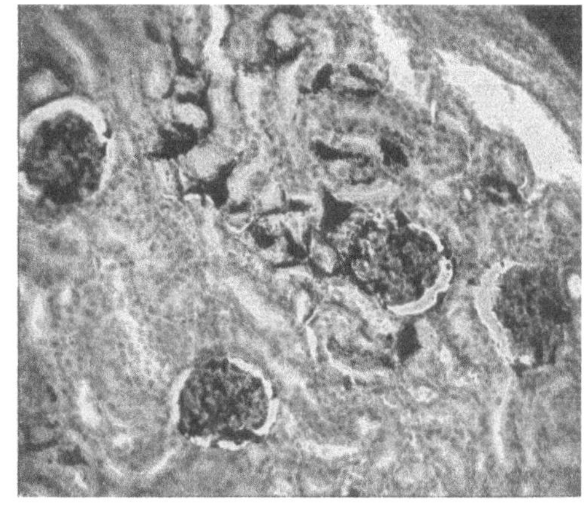

Abb. 317. Kalkeinlagerungen in der Niere. (KREITMAIR-HINTZELMANN.)

---

[1] VIRCHOW: Virchows Arch. **8**, 103 (1855). [2] Siehe S. 1593.
[3] GYÖRGY: Klin. Wschr. **1930 I**, 102.

der gleichen Zone, als Zeichen von verstärkter Kalkeinlagerung, in die Knochen führen[1]. Zieht man noch die bekannte Wegnersche Phosphorsklerose[2], die nach Zufuhr von elementarem Phosphor bei entsprechender Dosierung in Form des sog. Phosphorbandes, ebenfalls in der subepiphysären Schicht, gleichsam als Negativ der bei der Überdosierung mit bestrahltem Ergosterin in Erscheinung tritt, zum Vergleich heran, so drängt sich unvoreingenommen der Schluß auf, die subepiphysäre Knochenschicht als Kalkspeicher, als sozusagen das erste

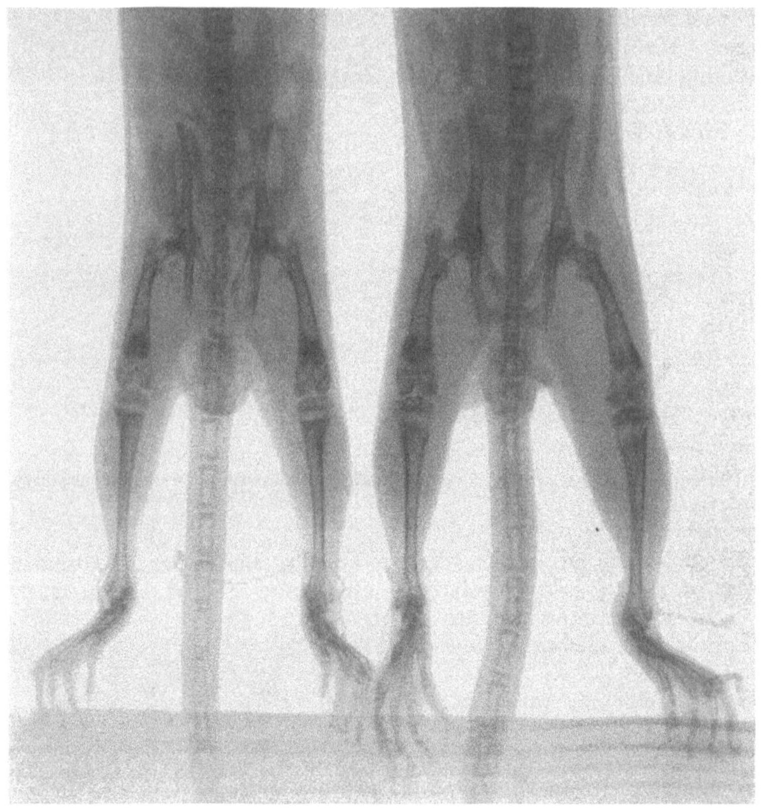

Abb. 318. Subephysäre (metaphysäre) Aufhellungszone bei kalkarm ernährten und mit hohen Dosen von bestrahltem Ergosterin behandelten Ratten. Verengte Epiphysenspalte.

Etappenmagazin des Kalkhaushaltes anzusehen[3]. Erst nach seiner Räumung wird die Diaphyse, und zwar in erster Linie die Spongiosa, angegriffen. Die Trabekel der Spongiosa haben auch schon früher, allerdings ohne Berück-

---

[1] Vgl. Brandes: Zbl. Chir. **1927**, Nr 39. — Wiese: Bruns' Beitr. **142**, 428 (1928). — Birk: Dtsch. med. Wschr. **1929 II**, 1886.

[2] Wegner: Arch. f. path. Anat. **61**, 44 (1874). — Vgl. aus der letzten Zeit Hess u. Weinstock: Amer. J. Dis. Childr. **32**, 483 (1926).

[3] Die Richtigkeit dieser Schlußfolgerung wird durch die Tatsache, daß die Phosphorsklerose nach den umfangreichen Versuchen von Otsuki [Jap. J. med. Sci., Trans. IV, Pharmacol. **1**, 75 (1926)] nicht auf einer verstärkten Kalkapposition, sondern auf einem verminderten Knochenabbau, also auf einer gestörten Osteoklastentätigkeit als erstem Zeichen der Phosphorvergiftung beruht, nicht berührt. Betrifft doch diese Erklärung nur die pathologisch-anatomische und nicht die stoffwechselchemische Seite des Vorganges.

sichtigung der subepiphysären Knochenschicht, AUB und seine Mitarbeiter als die am leichtesten mobilisierbaren Kalkdepots angesehen[1]. Am normalen Auf und Ab des Kalkhaushaltes dürfte vermutlich nur oder zumindest vorzugsweise die subepiphysäre Schicht beteiligt sein, allerdings hauptsächlich — dies schon aus anatomischen Gründen — beim wachsenden Organismus. In diesem Zusammenhang kann auch noch an die ebenfalls vornehmlich subepiphysär gelegenen Knochenveränderungen beim infantilen Skorbut, auch bei der Lues congenita, erinnert werden.

Hypercalcämie (Hyperphosphatämie), Sklerosen, Osteoporose, verschlechterte Kalk- und Phosphatbilanz sind die charakteristischen Merkmale des unter dem Einfluß übermäßig hoher Rachitisschutzstoffdosen in falsche Bahnen gelenkten Stoffwechsels. Den übergeordneten Faktor stellt unter ihnen die Hypercalcämie (Hyperphosphatämie) dar; diese bedingt dann, wenn auch in *keinem absolut* gesetzmäßigen Parallelismus, die Kalkablagerung in den Weichteilen, die erhöhte Kalk- und Phosphatausscheidung und ihre Unterhaltung dürfte bei mangelhaftem äußerem Kalk- (Phosphat-) Angebot auch die Ausschwemmung der Knochensalze aus dem Skelet verursachen. Bei den Sklerosen der Arterienwandung wirkt, in Analogie zu der experimentellen Sterinarteriosklerose[2], vielleicht auch die Hypercholesterinämie, bei den Verkalkungen in den Nieren, ebenso auch bei der Bildung der Konkremente in den abführenden Harnwegen die erhebliche renale Kalk- und Phosphatsekretion mit. Auf welche Weise aber das D-Vitamin die dem „Rachitiskomplex" reziproke blutchemische Veränderung zustande bringt, ist bis heute ebensowenig geklärt wie die Pathogenese der Rachitis selbst oder auch der ähnlich geartete Epithelkörpercheneffekt. Der Annahme[3], daß der Rachitisschutzstoff auf dem Umwege über die Epithelkörperchen seine Stoffwechselwirkung ausübe, wurde der Boden mit dem Nachweis[4] der Heilwirkung des bestrahlten Ergosterins bei der parathyreopriven Tetanie entzogen. Allerdings besteht heute noch der Einwand, daß in all diesen Versuchen mit *fehlenden histologischen* Kontrollen vielleicht keine komplette, sondern nur eine partielle Entfernung der Epithelkörperchen erfolgt war und sodann die zurückgebliebenen Epithelkörperchen unter dem Einfluß sehr hoher Vitamin-D-Gaben in ihrer Funktion stark angefacht werden könnten, zu Recht — er dünkt uns jedoch wenig zugkräftig. JONES und seine Mitarbeiter[5] führen sogar mehrere Indizienbeweise gegen diese Möglichkeit an. So liegen die bei parathyreopriven Tieren nach hohen Dosen von bestrahltem Ergosterin erreichten Blutserumkalkwerte, nicht selten sogar ohne erhebliche Beeinträchtigung des Allgemeinzustandes, in der Regel weit höher als bei der schwersten tödlichen Colliphormonvergiftung. Auch kommt es bei der Behandlung mit bestrahltem Ergosterin im Gegensatz zum Vergiftungsbild der Colliphormonüberdosierung zu keiner Eindickung und Viscositätserhöhung des Blutes. Bei der durch bestrahltes Ergosterin erzeugten Hypercalcämie bewirkt das Colliphormon sogar eine vorübergehende *Senkung* des Serumkalkspiegels[6]. Es liegt demnach tatsächlich näher, für das bestrahlte Ergosterin und für das Epithelkörperchenhormon verschiedene Wirkungsmechanismen anzunehmen.

Im vorhergehenden wurden die Hypercalcämie, Hyperphosphatämie, Sklerosen sowie die weiteren neben- und nacheinander geschalteten Stoffwechsel-

---

[1] AUB u. Mitarbeiter: J. of exper. Med. **49**, 145 (1929).
[2] Vgl. HÄNDEL u. MALET: Virchows Arch. **276**, 1 (1930).
[3] HESS, WEINSTOCK u. RIVKIN: Proc. Soc. exper. Biol. a. Med. **26**, 555 (1929).
[4] Siehe S. 1632.
[5] JONES, RAPOPORT u. HODES: J. of biol. Chem. **86**, 267 (1930).
[6] BISCHOFF, G.: Hoppe-Seylers Z. **188**, 247 (1930).

veränderungen, auch das gesamte klinische Bild als Überdosierungserscheinungen angesehen. Es soll jedoch nicht verschwiegen werden, daß von mancher Seite[1] diese Erscheinungen als der Ausdruck einer unspezifischen, von der antirachitischen unabhängigen Wirkung zufällig bei unsachgemäßer Bestrahlung entstandener toxischer Nebenprodukte gedeutet wurden. Gegen diese Ansicht spricht zunächst die Tatsache, daß Hypercalcämie, nekrotisch-sklerotische Gewebsveränderungen und klinische Vergiftungssymptome auch bei Überdosierung mit Lebertran, mit direkter Ultraviolettbestrahlung auftreten können[1], wobei allerdings zu beachten bleibt, daß sich die histologischen Befunde in dieser Gruppe mit denen bei Vergiftung mit bestrahltem Ergosterin nicht völlig decken. Den gleichen Wahrscheinlichkeitsbeweis wird man auch aus dem experimentell erhobenen Befund ziehen, wonach bisher *die antirachitisch wirksamsten Verbindungen sich meist auch als die toxischsten erwiesen haben*[2]. Auch die dem Rachitiskomplex reziproke *Spezifität* der „toxischen" Wirkung spricht zugunsten der Annahme, daß der toxische Faktor, mit dem antirachitischen Faktor in irgendeiner Weise fest verkoppelt ist. Andererseits ist es aber Windaus[3] vor kurzem gelungen, durch Erhitzen auf 200° oder aber durch Kochen mit Natrium und Äthylalkohol die antirachitische Wirkung bestrahlter Ergosterinpräparate weitgehend abzuschwächen, ohne dabei ihre organverkalkende Fähigkeit zu beeinträchtigen. Nach eigenen Untersuchungen kann sogar der sklerosierende Effekt solcher Präparate viel stärker sein als der der nichtinaktivierten Ausgangsproben. Angesichts dieser letzten Versuchsergebnisse muß man wohl Windaus[4] zustimmen: „Entweder sind antirachitische und toxische Substanz identisch, dann muß man annehmen, daß das einheitliche Vitamin durch eine Anzahl Eingriffe so geschädigt werden kann, daß es seine antirachitische Wirkung einbüßt, ohne seine toxische Wirkung zu verlieren; oder antirachitische und toxische Verbindung sind verschieden, dann entstehen sie bei der Bestrahlung nebeneinander und die antirachitische Verbindung erweist sich gegen Eingriffe viel empfindlicher als die toxische und wird leichter geschädigt. Da es bis jetzt niemanden gelungen ist, ungiftiges Vitamin zu bereiten, ist die Frage noch nicht endgültig entschieden." Als zulässig muß man jetzt jedoch erklären, zumindest eine *biologische* Trennung zwischen dem antirachitischen und dem sklerosierenden Faktor vorzunehmen. In diesem Zusammenhang ist es dann auch erwähnenswert, daß nach eigenen Befunden[5] hitzeinaktivierte Ergosterinpräparate bei der „P-armen" aber auch bei der „Ca-armen" Rattenrachitis nicht allein die rachitische Ossificationsstörung, sondern auch die Hypophosphatämie bzw. die Hypercalcämie unbeeinflußt lassen. Demgegenüber bewirken die gleichen Präparate bei normalen, rachitisfreien Tieren eine oft sogar noch stärkere Erhebung des Serumkalk- und (oder) Serumphosphatspiegels, als die antirachitischen, nichtinaktivierten Ausgangspräparate. So erscheint es aber erneut diskutabel, daß die Vergiftungserscheinungen bei rachitisfreien Gesunden nach Behandlung mit bestrahlten Ergosterinpräparaten (vielleicht auch mit Lebertran?) wohl auf einer Überdosierung, aber nicht mit dem biologisch antirachitischen sondern mit dem biologisch sklerosierenden Anteil des bestrahlten Ergosterins (des Rachitisschutzstoff-

---

[1] Vgl. Literatur bei György: Die Behandlung und Verhütung der Rachitis und Tetanie. Berlin 1929.

[2] Heubner: Zitiert auf S. 1633. — Scheunert u. Schieblich: Klin. Wschr. **1929 I**, 699. — György: Ebenda **1929 I**, 684.

[3] Windaus: Nachr. Ges. Wiss. Göttingen, Math.-physik. Kl. **1930**, 36.

[4] Windaus: Forschgn u. Fortschr., Berlin, Juni **1930**.

[5] György: II. Internat. Kongr. f. Kinderhkde. Stockholm 1930.

Komplexes[1]) beruhen. Auch die bekannte höhere Giftresistenz von Rachitischen (Kindern und Tieren) gegenüber hoch dosierten bestrahlten Ergosterinpräparaten wird jetzt verständlich[2].

Die Beziehungen der übrigen Vitamine zum Kalk-Phosphathaushalt.

Die Beziehungen der Vitamine zum Kalk-Phosphathaushalt erschöpfen sich nicht mit der Rolle des Rachitisschutzstoffes, wenn sie auch hinter dieser weit zurücktreten. So führt stärkerer Mangel an Vitamin-C zu Störungen der Ossification, auch der Zähnebildung[1], Unterangebot an A-Vitamin zu erhöhter Kalk- und Phosphatausscheidung durch die Nieren, mit Verkalkungen in den Nieren und mit vermehrter Neigung zur Nieren-Blasensteinbildung[3]. Auch der bis heute noch nicht genügend studierte Synergismus, im besonderen die Abschwächung der Überdosierungserscheinungen nach hohen Vitamin-D-Gaben durch Erhöhung der Vitamin-A- oder B-Quote in der Nahrung[4] verdienen in diesem Zusammenhang hervorgehoben zu werden, als weitere Beweise für die enge Verquickung des Vitamin- und des Kalk-Phosphathaushaltes miteinander.

Phosphaturie.

Eine vermehrte Ausscheidung von Kalk und Phosphaten im Urin, die infolge ihrer starken Konzentrierung dann leicht ausfallen und auf diese Weise oft auch zu Steinbildung Anlaß geben, könnten nach dem Gesagten allein schon durch eine ungenügende, vitamin-A-arme oder im Gegensatz hierzu auch durch eine zu vitamin-D-reiche Ernährung hervorgerufen werden. Viel häufiger dürfte indessen eine solche *Phosphaturie* oder richtiger gesagt *Calcariurie* — denn nicht die wasserlöslichen Alkaliphosphate, sondern das schwer lösliche Kalkphosphat sind leicht ausfällbar — physiologischerweise bei einer zu stark alkalischem Urin führenden Pflanzenkost oder nach Einnahme von alkalischen Salzen, gelegentlich auch bei Leuten, die einen abnorm sauren Magensaft sezernieren oder bei heftigem Erbrechen beobachtet werden. Unter echter „Phosphaturie" versteht man einen Zustand, bei dem der frisch gelassene Harn durch Phosphate getrübt ist, wobei jedoch diese Trübung *nicht* wie in den erwähnten Beispielen durch exogene Momente (Kost, Alkaligabe oder Säureverluste) hervorgerufen ist. Bei Jugendlichen soll die Ursache dieser Phosphaturie oft in einer vermehrten renalen Kalkausscheidung, d. h. in einer absoluten Calcariurie, liegen[5], die ihrerseits durch eine Störung der intestinalen Kalkausscheidung bedingt ist. Infolge von meist entzündlichen Veränderungen im Kolon leidet die Kalkausfuhr im Dickdarm; der überschüssige, für die Eliminierung bereitgestellte Kalk wird

---

[1] Vgl. auch HEUBNER: Nachr. Ges. Wiss. Göttingen **2**, 149 (1930). — HOLTZ u. SCHREIBER: Hoppe-Seylers Z. **191**, 1 (1930).

[2] HÖJER: Acta paediatr. (Stockh.) **3**, Suppl. 1 (1924). — WALKHOFF: Die Vitamine in ihrer Bedeutung für die Entwicklung der Zähne usw. Berlin 1929. Die vorliegenden Angaben über den Ca- und P-Stoffwechsel bei Skorbut sind einander so widersprechend, daß man aus ihnen für den intermediären Chemismus der skorbutischen Störung keine bindenden Schlüsse ziehen kann (LUST u. KLOCMANN: Jber. Kinderheilk. **75**, 663 (1911). — M. FRANKE: Ebenda **91**, 21 (1920). — BAHRDT u. EDELSTEIN: Z. Kinderheil. **9**, 415 (1913).

[3] VAN LEERSUM: J. of biol. Chem. **76**, 137 (1928).

[4] HARRIS u. MOORE: Biochemic. J. **23**, 1114 (1929). — THOENES: Verh. dtsch. Ges. Kinderheilk. Wiesbaden 1930. — Auch eigene unveröffentlichte Untersuchungen.

[5] SENDTNER: Münch. med. Wschr. **1888**, Nr 40. — SOETBEER: Jb. Kinderheilk. **54**, 1 (1901). — SOETBEER u. KRIEGER: Arch. Kinderheilk. **72**, 553 (1902). — TOBLER: Arch. f. exper. Path. **52**, 116 (1904). — Vgl. auch UMBER: Ernährung und Stoffwechselkrankheiten. Berlin 1909.

dann vikariierend auf den Nierenweg geleitet und kann, bei stark erhöhter Konzentration, besonders in alkalischem Urin, leicht zur Ausfällung von Kalkphosphaten führen. Eine Störung in der Konzentration der Phosphate als Ursache der Phosphaturie anzunehmen, ist nicht möglich, da eine vermehrte Ausscheidung des Anions nicht zu unlöslichen Salzen führen würde. Es ist daher selbstverständlich, daß bei der Phosphaturie niemals eine Vermehrung des PO_4-Anteils gefunden wurde. Aber auch die erhöhte Kalkausscheidung ist bei der echten Phosphaturie keineswegs obligat. Bei einer Form der Phosphaturie, meist bei Erwachsenen, handelt es sich um eine Störung einer Teilfunktion der Niere: hier hat die Niere zeitweise die Fähigkeit verloren, einen sauren Harn zu bereiten, nicht nur wegen der Unmöglichkeit, saure Valenzen, die sich dann intermediär stauen, ausscheiden zu können[1], sondern gelegentlich wegen einer relativ sehr stark vermehrten Ammoniakausscheidung, d. h. verstärkten renalen Ammoniakbildung[2]. Diese Partialfunktionsstörung tritt meist anfallsweise auf, sie dürfte wohl als Zeichen einer Sekretionsneurose der Niere aufgefaßt werden, wie denn überhaupt Anfallskrankheiten stets in weitem Maße vom vegetativen System abhängig zu sein pflegen. Nach Lichtwitz[3] dürfte jedoch die Bildung des alkalischen Urins nicht ausreichen, um die Ausfällung des Kalkphosphats verständlich zu machen, bleibt doch oft in einem deutlich alkalischen Urin, zumindest in frischem Zustande, jede Niederschlagsbildung aus. Durch die Untersuchungen von Lichtwitz wurde es wahrscheinlich gemacht, daß gleichzeitig mit der Sekretion eines alkalischen Urins aus den Nierenzellen ein mit Äther ausschüttelbares Schutzkolloid entbunden wird, welches durch seine Oberflächenwirkung die Löslichkeit der in übersättigter Lösung vorhandenen Calciumphosphate im Urin gewährleistet. Gerinnt dieses Schutzkolloid schon vor der Entleerung des Harns, so wird bereits ein Phosphatniederschlag in den ableitenden Harnwegen gebildet: Es kommt zur Ausscheidung einer milchigtrüben Harnflüssigkeit. Erfolgt die Gerinnung in der äußeren Erscheinungsform einer Häutchenbildung nach der Entleerung des Harns, so setzt sich der Phosphatniederschlag erst nach kurzer Zeit ab. Zu einer echten Phosphaturie gehört somit nicht nur die momentane nervös bedingte Unfähigkeit der Niere, sauren Harn zu bereiten, sondern auch die beschleunigte Gerinnung des gleichzeitig mit dem alkalischen Urin sezernierten Schutzkolloides.

Unspezifische Störungen des Kalk- und Phosphatstoffwechsels kommen im Verlauf der verschiedensten Erkrankungen vor[4]. Eine prinzipielle Bedeutung besitzen alle diese Vorkommnisse nicht. Zu ihrer richtigen Einschätzung bedarf es gerade in diesen Fällen der weitgehenden Ausschaltung von Fehlerquellen, wie der durch lange Bettruhe verursachten Belastung der Kalk- und Phosphatbilanz, mit dem Endzustand der Knochenatrophie[5], sowie den Folgen einer fehlerhaften Ernährung usw.

Kalkgicht.

Eigenartige Anomalien der Verkalkung, mehr in klinischer als in stoffwechselchemischer Hinsicht, stellen die Myositis ossificans und noch mehr die Kalkgicht und ihre universelle Erscheinungsform, die Calcinosis universalis, vor. Bei der Myositis ossificans treten Verknöcherungsherde um entzündlich veränderte Muskel — bei der Kalkgicht im periartiku-

---

[1] Lichtwitz: Dtsch. med. Wschr. **1910** — Hoppe-Seylers Z. **61**, 117 (1909); **64**, 144 (1910); **65**, 128 (1911); **72**, 215 (1911) — Z. exper. Path. **13**, 271 (1913) — vgl. in Bergmann-Staehelins Handb. d. inn. Med., 2. Aufl., **4**, 975ff.

[2] Magnus-Levy: Dtsch. med. Wschr. **1930 I**, 571 u. 609.

[3] Lichtwitz: Zitiert diese Seite, Fußnote 1.

[4] Siehe ausführliche Angaben und Literatur bei Morawitz u. Nonnenbruch in Oppenheimers Handb. d. Biochemie. Zitiert auf S. 1555.

[5] Siehe S. 1558.

lären Gewebe, hier an Gichttophie erinnernd —, bei der Calcinosis universalis diffus in den bindegewebigen Organen des ganzen Körpers auf. Im Bindegewebe, ebenso auch bei der Myositis ossificans im Muskelgewebe, geht der Verkalkung eine Quellung und Hyalinisierung, d. h. eine regressive Veränderung des Gewebes aus unbekannten Ursachen voraus. Die Verkalkung ist somit als eine dystrophische, ähnlich wie z. B. in verkästen Lymphdrüsen, in nekrotischen Herden, aufzufassen. Der Kalkstoffwechsel weist keine Abweichung von der Norm auf[1], so daß es nicht angängig ist, weder die Myositis ossificans, noch die Kalkgicht oder die Calcinosis universalis als eine Störung des Gesamt-Kalkstoffwechsels zu bezeichnen.

Über spezifische Veränderungen des Magnesiumstoffwechsels, die die zugehörige Krankheit eindeutig charakterisieren würden, liegen bisher keine Angaben vor.

---

[1] THANNHAUSER: Lehrbuch des Stoffwechsels und der Stoffwechselkrankheiten. München 1929. Hier ausführliche Literatur.

D. Umsatz der Kieselsäure[1].

Von

W. HEUBNER
Heidelberg.

Über die Aufnahme und Ausscheidung der Kieselsäure ist anerkannt, daß die Menge der Harnkieselsäure und demnach die Aufnahme in die Gewebe von der Menge des Angebots in der Nahrung abhängt; aber auch die Form, in der die Kieselsäure zugeführt wird, ist von Einfluß.

HUGO SCHULZ[2] hatte in Selbstversuchen Werte von 60—260 mg SiO_2 im Tagesharn gefunden, ZICKGRAF[3] gab 40, SALKOWSKI[4] etwa 100, GONNERMANN[5] 70—104, ZUCKMAYER[6] etwa 30—60 mg für den Tag an. Steigerung der Kieselsäure im Tagesharn beschrieben nach Genuß kieselsäurehaltiger Mineralwässer ZICKGRAF und GONNERMANN, nach Zufuhr von Kieselsäurepräparaten KÜHN[7] und ZUCKMAYER. Die Vermehrung betrug bei den kieselhaltigen Mineralwässern 10—50 mg SiO_2 pro Tag. Quantitative Vergleiche verschiedener Präparate unter Berücksichtigung der Zufuhr stellte ZUCKMAYER an: bei täglicher Zulage von stets 200 mg SiO_2 in Form von Teeaufgüssen kieselsäurehaltiger Kräuter, frisch bereiteter kolloidaler Kieselsäurelösung oder festen, unter Zusatz von Schutzkolloiden bereiteten Kieselsäurepräparaten zeigten sich beträchtliche Unterschiede. Von der gelösten kolloidalen Kieselsäure erschien binnen 24 Stunden mehr als die Hälfte (also über 100 mg) im Harn; ihr folgte die Kieselsäure der Tees mit etwa 40% der Zufuhr, während von den festen Präparaten nur $^1/_6$—$^1/_3$, überdies verzögert ausgeschieden wurde. RIESSER und KINDT[8] fanden ebenfalls eine der Zufuhr proportionale Zurückhaltung von Kieselsäure im (menschlichen) Organismus; sie betrug in der gewählten Versuchsperiode von 2 Tagen $^1/_4$—$^1/_3$ der Zufuhr. BREEST[9] fütterte Mäuse mit halbtrockenem, gallertartigem Kieselsäurehydrat, Natriumsilikat oder einem nach Geheimverfahren gegen Lackmus — ohne Ausscheidung der Kieselsäure — „neutralisierten Silikat" (vermutlich einer geschützten kolloidalen Lösung des Hydrates). Bei der Analyse der (ganzen) Tiere, $1^1/_2$ Tage nach dem Ende einer 15 tägigen Fütterungsperiode, fanden sich folgende Durchschnittswerte:

[1] Vgl. auch A. KÜHN: Die Kieselsäure, ihre perorale, parenterale und perbronchiale Anwendung und Wirkung bei inneren Krankheiten, insbesondere bei Tuberkulose, Arteriosklerose. rheumatischer Erkrankung, Krebs usw. Stuttgart: F. Enke 1926.

[2] SCHULZ, HUGO: Pflügers Arch. **144**, 350 (1912).

[3] ZICKGRAF: Beitr. Klin. Tbk. **5**, 402 (1906).

[4] SALKOWSKI: Hoppe-Seylers Z. **83**, 143 (1913).

[5] GONNERMANN: Biochem. Z. **94**, 163 (1919).

[6] ZUCKMAYER: Ther. Gegenw. **1920**, 344.

[7] KÜHN: Münch. med. Wschr. **1920**, 253.

[8] RIESSER u. KINDT: Hoppe-Seilers Z. **174**, 40 (1928).

[9] BREEST: Biochem. Z. **108**, 309 (1920).

Zahl	Mittleres Gewicht der Tiere g	Fütterung	mg SiO_2
1	10,4	Grundfutter	0,5
3	11,8	halbtrockenes Hydrat	1,4
3	10,6	Natriumsilikat	2,0
2	10,6	Kolloidal gelöstes Hydrat	4,5

Nach den Untersuchungen von GRÜNHUT[1] findet sich die Kieselsäure bei Gegenwart von geringen Mengen freier Kohlensäure vollkommen als Molekül SiO_3H_2 in Lösung; Silikationen sind unter diesen Bedingungen — wie sie ja auch in den meisten Geweben vorliegen — nicht möglich. Damit stimmt es überein, daß gerade die feinverteilte molekulare Kieselsäure die günstigsten Resorptionsbedingungen bietet[2].

Nach KOBERT[3] wird ein Teil der Kieselsäure auch im Darm ausgeschieden, da er in der Asche des Sekretes eines operativ ausgeschalteten Enddarms vom Menschen 3% Kieselsäure fand; auch die Asche der Darmschleimhaut selbst enthält 4—8% SiO_2.

KAHLE[4] fand eine sehr geringe Menge Kieselsäure im Tagesharn von Tuberkulösen (7—9 mg SiO_2 in 3 Fällen) und Krebskranken (1—9 mg in 4 Fällen); wie weit eine besondere Form der Ernährung dabei maßgebend war, läßt sich nach KAHLES Angaben nicht entscheiden; doch ist bemerkenswert, daß ein fünfter Krebskranker mit dem Vermerk „Kraftnahrung" eine Ausscheidungszahl von 39 mg aufwies.

---

[1] GRÜNHUT: Z. Baln. **7**, 81, 127 (1914).
[2] Vgl. dazu LOEWE: Klin. Wschr. **1922**, 278.
[3] KOBERT: Veröff. Z.stelle Baln. **3**, 28 (1917).
[4] KAHLE: Münch. med. Wschr. **1914**, 752.

E. Eisenstoffwechsel.

Von

M. B. Schmidt
Würzburg.

Zusammenfassende Darstellungen.

Meyer, Erich: Über die Resorption und Ausscheidung des Eisens. Erg. Physiol. **5**, 698 (1906). — Macallum: Das Eisen in Geweben und Zellen. Ebenda **7**, 565 (1908). — Morawitz u. Nonnenbruch: Pathologie des Eisenstoffwechsels. Oppenheimers Handb. der Biochemie, 2. Aufl., **8**, 306 (1924). — Meyer, H. H., u. Gottlieb: Experimentelle Pharmakologie, 2. Aufl., S. 397 (1911).

Das im Körper vorhandene Eisen gehört zum größten Teil dem Blut an und ist hier hauptsächlich im Hämoglobin gebunden, zum anderen Teil den Organen. Die letztere Kategorie setzt sich aus solchem Eisen zusammen, welches wahrscheinlich allen Körperzellen innewohnt und als „Atmungsferment" für die Funktion notwendig ist, und aus solchem, welches vorübergehend in gewissen Organen, besonders Leber und Milz, abgelagert ist und von Quincke[1] als „Reserveeisen" bezeichnet worden ist, weil es gelegentlich zum Blutaufbau verwendet wird; der Name trifft aber nicht für die ganze Fraktion zu, denn ein Teil davon ist nicht zur Ausnutzung im Körper, sondern zur Ausscheidung bestimmt.

Das *Funktionseisen der Zellen* liegt wahrscheinlich in den Zellkernen (Hammarsten[2]), denn man erhält es, ebenso wie die Phosphorsäure, aus den Nucleinsubstanzen. Indessen entzieht es sich, ebenso wie das der roten Blutkörperchen, dem Nachweis durch die gewöhnlichen mikrochemischen Farbenreaktionen, es ist also „maskiert". Macallum[3] hat zwar bei langdauernder Einwirkung von Schwefelammonium eine Reaktion an den Kernen eintreten sehen und glaubt, daß er dabei das vorher festgebundene Eisen in eine reaktionsfähige Form übergeführt vor sich habe; indessen läßt es sich nicht ausschließen, daß dieses reagierende Eisen erst nachträglich an die toten Zellen adsorbiert worden ist. Unter besonderen Verhältnissen enthalten die Kerne der Leberzellen, namentlich ihre Nucleolen, ein Eisen, welches auf die Berlinerblaureaktion anspricht: Lauda[4] fand es bei Ratten mit einer künstlich erzeugten Anämie, M. B. Schmidt[5] an Mäusen, welche zur Normalnahrung ein Eisenpräparat erhalten hatten. Mit dem Funktionseisen hat dasselbe offenbar nichts zu tun.

---

[1] Quincke: Dtsch. Arch. klin. Med. **27**, 193 (1880).

[2] Hammarsten: Lehrbuch `d. physiol. Chemie, 6. Aufl., S. 167 (1907).

[3] Macallum: Erg. Physiol. **7**, 565 (1908).

[4] Lauda u. Haam: Beitr. path. Anat. **74**, 316 (1925).

[5] Schmidt, M. B.: Der Einfluß eisenarmer und eisenreicher Nahrung auf Blut und Körper. Jena: G. Fischer 1928.

Über das Verhalten des Eisens beim Zellabbau ist fast nichts bekannt; bei den verschiedenen Verhältnissen, unter denen Organgewebe zugrunde geht, gelingt es gewöhnlich nicht, Eisen in reagierender Form aufzufinden. Nur ein Organ ist bekannt, in welchem sich physiologisch Eisenabscheidungen durch die Farbreaktionen nachweisen lassen, welche wohl zu der biologisch wirksamen Fraktion gehören, das ist das Gehirn: Schon makroskopisch kann man, wie H. SPATZ[1] gezeigt hat, an frischen und fixierten Gehirnschnitten die Berlinerblaureaktion erzielen, und sie beruht teils auf einer feingranulären Abscheidung in den Ganglien- und Gliazellen, teils auf einer diffusen Durchtränkung und betrifft besonders stark diejenigen Abschnitte, welche das extrapyramidale System repräsentieren, also Globus pallidus, Substantia nigra, Nucleus ruber, Nucleus dentatus usw., in welchen auch andere anorganische und organische Stoffwechselschlacken normalerweise vorkommen, welche den übrigen Hirnteilen fremd sind. Die analytischen Untersuchungen von STEIN[2] stimmen damit überein; derselbe fand im extrapyramidalen Kernbezirk mehr als doppelt soviel Eisen als in der Rinde des Stirnhirns. SPATZ denkt daran, daß dieses Eisen eine Rolle bei der inneren Atmung spielt und seine Verteilung sich nach dem Sauerstoffbedürfnis der Ganglienzellen richtet. Hier scheint also tatsächlich der eigene Eisenstoffwechsel des Gewebes eine Stufe zu durchlaufen, in welcher das Eisen aus seiner festen Bindung ausgelöst ist. TOMINAGA[3], welcher den Gesamteisengehalt des Gehirns normaler Ratten, verglichen mit demjenigen anderer Organe, relativ hoch gefunden hat, nämlich durchschnittlich 0,170 mg auf 1 g Trockensubstanz (in Leber 0,618 mg, in Nieren 0,358 mg, in Muskel 0,131 mg, in Milz 3,152 mg), bringt ihn in Beziehung zu dem Reichtum an Lipoiden, bei deren Oxydation das Eisen als Katalysator dienen soll.

Die Menge des unsichtbaren Zelleisens ist sehr gering: O. WARBURG[4] berechnet sie am Seeigelei auf einige hundertstel, bei Geweben höherer Tiere auf einige zehntel Milligramm pro Gramm Zellsubstanz. Über seine funktionelle Bedeutung haben die Untersuchungen der letzten Jahre einiges Licht gebreitet: Die Lebenswichtigkeit ergibt sich daraus, daß bei Eisenmangel das Wachstum zurückbleibt. Dies ist bekannt von der künstlichen Gewebszüchtung und von der Beobachtung am eisenarm ernährten Tier. Schon früher war der Gedanke ausgesprochen worden (SPITZER[5] u. a.), daß das Eisen als Sauerstoffüberträger den Oxydationsvorgängen dient. O. WARBURG[4] hat demselben feste Grundlagen gegeben. Nach ihm sind die organischen Bestandteile der Zelle nicht imstande, ohne Vermittlung einer anderen Substanz mit molekularem Sauerstoff zu reagieren, d. h. nicht „autooxydabel", sondern diese Fähigkeit kommt nur dem Zelleisen zu. In regelmäßiger Folge reagiert zweiwertiges Eisen mit O_2 unter Umwandlung zu höherwertigem Eisen, und dieses reagiert mit der organischen Substanz unter Wiederabgabe von O_2; es findet also ein dauernder Valenzwechsel statt. Diese katalytische Wirkung ist nur bestimmten Formen des Eisens eigen, wie sie eben in den Zellen vorhanden sind und ihr Atmungsferment darstellen; jede mit Eisen reagierende Substanz, welche diese natürlichen Bindungen des Eisens löst, wie z. B. arsenige Säure oder Blausäure, stört die O_2-Übertragung der Zellen. In diesem Zusammenhang ist es wichtig, was R. SCHNEIDER[6] über die Eisenverteilung im Körper hämatinfreier Evertebraten beobachtet hat.

---

[1] SPATZ, H.: Z. Neur. **77**, 261 (1922).
[2] STEIN: Z. Neur. **85**, 614 (1923).
[3] TOMINAGA: Biochem. Z. **156**, 418 (1925).
[4] WARBURG, O.: Biochem. Z. **152**, 479 (1924).
[5] SPITZER: Pflügers Arch. **67**, 613 (1897).
[6] SCHNEIDER, R.: Sitzgsber. preuß. Akad. Wiss., Physik.-math. Kl. **1922**, 294.

Dieselben sind im allgemeinen reich an Eisen trotz der Eisenarmut des Meerwassers, in welchem sie leben, und das Eisen lokalisiert sich vornehmlich in den respiratorischen Organen oder in solchen, welche an Atmung oder Gasaustausch indirekt beteiligt sind. Es befindet sich aber, im Gegensatz zu den mit rotem Blut versehenen höheren Lebewesen, in mikrochemisch leicht nachweisbarer Form, sogar das in den Zellkernen vorhandene ist den gewöhnlichen Reaktionen zugänglich.

Der Begriff „aktives" und „inaktives" Eisen, welcher zunächst mit Bezug auf die Wirksamkeit natürlicher Mineralwässer und mancher Eisenpräparate eingeführt worden war, ist jetzt auch auf das im Körper vorhandene Eisen angewendet worden und wird hier gewöhnlich in dem Sinne des Vorhandenseins oder Fehlens katalytischer Eigenschaften gebraucht. Über die Herkunft des aktiven Zelleisens war bis in die jüngste Zeit gar nichts bekannt; erst die Untersuchungen von Starkenstein und Weden[1] haben darüber wertvolle Aufklärungen gebracht derart, daß es sich um zweiwertiges Eisen handelt, welches in Form von Ferrochlorid im Magen und Darm resorbiert wird und unverändert längere Zeit im Blute kreist und durch dasselbe den Organen zugeführt wird; die Depots der Organe, welche aus von außen eingeführtem Eisen stammen, sind nicht geeignet, die aktive Form zu liefern.

Das im Hämoglobinmolekül gebundene zweiwertige Eisen läßt sich durch die mikrochemischen Reaktionen nicht darstellen. Aber beim Abbau des Blutfarbstoffs, welcher mit dem täglichen physiologischen Erythrocytenuntergang verbunden ist, geht es in die reagierende Form über. Bei der Hämoglobinsynthese wird Eisen verwendet, welches im Darm resorbiert und zunächst in reagierender Form abgelagert war, und auch experimentelle Beobachtungen zeigen (s. später), daß, wenn die Blutbildung durch Aderlaß gesteigert wird, die körnigen Eisenablagerungen der Organe verschwinden, also offenbar zum Hämoglobinaufbau benutzt werden.

Der *Eisengehalt des Blutes* wurde bis in die letzten Jahre ausschließlich dem Hämoglobin der roten Blutkörperchen zugeschrieben, das Serum für eisenfrei gehalten. Neuerdings aber gibt G. Barkan[2] auch für dieses das Vorhandensein eines säurelöslichen und ionisierbaren Eisens in geringer Menge an. In engem Zusammenhang damit steht die weitere Tatsache, daß von dem im Blute vorkommenden Gesamteisen ein kleiner Teil abgespalten und in ionisierte Form übergeführt werden kann. Lintzel und Barkan sind fast zu gleicher Zeit und auf verschiedenen Wegen zu derselben gelangt: Lintzel[3] fand sie an solchem Blut, welches im Magen verdaut wird, und bestimmte die abgespaltene Menge auf 5—10% des Gesamteisens des Blutes; Barkan erreichte dasselbe durch die Behandlung einer Blutlösung mit verdünnter Salzsäure. Die Meinungen über die Herkunft dieses „leicht abspaltbaren" Eisens sind noch geteilt: Barkan und Berger[4] nehmen an, daß es aus einer noch unbekannten eisenhaltigen Substanz im Blute stammt, welche sich nicht mit dem Hämoglobin der Erythrocyten deckt und zum Teil an die letzteren adsorbiert, zum Teil im Plasma bzw. Serum vorhanden ist und dem Transport dient. Lintzel dagegen leitet es von dem Blutfarbstoff selbst ab.

Barkan und Berger fanden, daß Kohlenoxyd die Eisenabspaltung hemmt und der Grad der Hemmung, also die abgespaltene Menge, mit der Konzentration des CO variiert. Wenn das Hb-Molekül selbst die Muttersubstanz des abgespaltenen Teils wäre, müßte man

[1] Starkenstein u. Weden: Klin. Wschr. **1928**, 217, 1220.
[2] Barkan, G.: Hoppe-Seylers Z. **148**, 124 (1925); **171**, 194 (1927); **177**, 203 (1928) — Klin. Wschr. **1927**, 1615.
[3] Lintzel, W.: Z. Biol. **83**, 289 (1925).
[4] Barkan, G., u. E. Berger: Arch. f. exper. Path. **136**, 278 (1928).

aus dem Versuch schließen, daß COHb bei der Säurebehandlung weniger Eisen abgibt als O_2Hb. BARKAN schließt aber aus der Hemmungskurve, daß die Abspaltung nicht aus dem Hb-Molekül erfolgt.

LINTZEL und RADEFF[1] prüften danach, ob die Hämatinmenge, welche aus Oxyhämoglobin bei Säurebehandlung entsteht, kleiner ist als diejenige, welche unter gleichen Verhältnissen aus Kohlenoxydhämoglobin zustande kommt; ist dies der Fall und entspricht die Differenz der Hämatinmenge der Menge des dabei ionisierten Eisens, so muß die Quelle des letzteren im Hämoglobinmolekül selbst gesucht werden.

Das Eisen der zweiten Kategorie, das *Reserveeisen*, ist zum Teil den gewöhnlichen mikrochemischen Reaktionen zugänglich und bald mit brauner Eigenfarbe versehen und körnig, also Hämosiderin in E. NEUMANNs Sinne, bald farblos und diffus oder körnig. Aber eine scharfe Trennung in dem Sinne, daß im Gegensatz zum Funktioneisen das Reserveeisen stets mikrochemisch sichtbar zu machen ist, läßt sich nicht durchführen; denn es liegen Erfahrungen darüber vor (z. B. TARTAKOWSKY[2]), daß eine durch entsprechende Fütterung bewirkte und chemisch nachweisbare Eisenanreicherung in der Leber sich vollkommen dem mikroskopischen Nachweis entziehen kann.

Große Unsicherheit herrscht über die *Bindungsformen*, in welchen das Eisen im Körper vorhanden ist, während bezüglich der Oxydationsstufen die letzten Jahre wertvolle Aufschlüsse gebracht haben. Das mikrochemisch leicht reagierende Eisen wird gewöhnlich als locker, das nicht reagierende als festgebunden bezeichnet, und beides wurde vielfach mit anorganisch bzw. organisch gebundenem gleichgestellt. ERICH MEYER[3] hat für das im Körper vorhandene Eisen drei Arten der Bindung unterschieden:

1. eine feste, durch Eisenreagenzien ohne Aufspaltung des ganzen Moleküls überhaupt nicht nachweisbare (Typus Hämoglobin),

2. eine lockere organische, in der das Eisen nach längerer Einwirkung von Schwefelammonium nachweisbar wird (Typus Ferratin SCHMIEDBERGs und Hämatogen BUNGEs),

3. ein Eisenoxydsalz, leicht durch Eisenreagenzien nachweisbar (anorganische Salze und salzartige Verbindungen der Eiweißkörper mit dem Eisen).

Unbestritten ist die feste organische Bindung im Hämoglobinmolekül. Das eben genannte Ferratin hat SCHMIEDEBERG[4] aus der Leber dargestellt; er faßt es als Ferralbuminsäure auf, deren Eisen als „locker organisch" gebunden anzusehen sei, weil es nicht, wie bei salzartiger Bindung, sofort die Schwefelammoniumreaktion gibt, sondern erst nach längerer Zeit; aus letzterem Grunde wird es auch als „halb maskiert" bezeichnet. Außerdem sind aus der Leber Substanzen dargestellt worden, welche als eisenhaltige Nucleoproteide mit organischer Bindung des Eisens angesehen werden, so von ZALESKI[5], der den Körper als Hepatin bezeichnete, ferner von WOLTERING[6], SCAFFIDI[7] und SALKOWSKI[8]. MARFORI[9] hielt es für wahrscheinlich, daß Eisen bei der Ablagerung im Organismus mit den Eiweißkörpern organische Verbindungen eingeht ähnlich denjenigen, welche BUNGE aus dem Eidotter dargestellt und als Hämatogen bezeichnet und welche MARFORI auch künstlich gewonnen hat. GLIKIN[10] stellte den Eisenalbuminaten und eisenhaltigen Nucleoproteiden feste Bindungen des Eisens an Fette, speziell

---

[1] LINTZEL, W., u. RADEFF: Biochem. Z. **203**, 212 (1928).
[2] TARTAKOWSKY: Pflügers Arch. **101**, 423 (1904). (Versuch 7, S. 512.)
[3] MEYER, ERICH: Erg. Physiol. **1906**, 698.
[4] SCHMIEDEBERG: Arch. f. exper. Path. **33**, 101 (1894).
[5] ZALESKI: Hoppe-Seylers Z. **10**, 453 (1886).
[6] WOLTERING: Hoppe-Seylers Z. **21**, 168 (1895/96).
[7] SCAFFIDI: Hoppe-Seylers Z. **58**, 272 (1909).
[8] SALKOWSKI: Hoppe-Seylers Z. **59**, 19 (1909).
[9] MARFORI: Arch. f. exper. Path. **9**, 212 (1891).
[10] GLIKIN: Ber. dtsch. chem. Ges. **41**, Nr 5 (1908).

an Lecithin und Cholesterin, gegenüber; denn er konnte solche aus dem Knochenmark und überhaupt aus allen tierischen und pflanzlichen Fetten durch Äther, Alkohol und Chloroform extrahieren und fand, daß die Menge derselben mit dem Alter der Tiere in gleichem Verhältnis wie das Lecithin abnimmt. Auch Hueck[1] ist der Meinung, daß anorganisches Eisen außer an Eiweiß an Fett adsorbiert vorkommt.

W. Heubner[2] hat kürzlich den Begriff der anorganischen und organischen „Bindung" des Eisens sowohl mit Rücksicht auf Arzneipräparate als auf die biologisch vorkommenden Eisenverbindungen erörtert und ist zu dem Schluß gekommen, daß die chemische Struktur der sog. Komplexverbindungen ganz unklar ist, daß die Eisenverbindungen sich dadurch voneinander unterscheiden, daß Eisenionen leichter oder schwerer abgespalten werden, aber fest und organisch bzw. locker und anorganisch sich durchaus nicht decken. Wenn man also aus dem Eintreten oder Versagen der mikrochemischen Reaktionen einen Schluß auf die Bindung ziehen will, so ist dies nicht im Sinne von anorganisch oder organisch, sondern nur von leicht oder schwer abspaltbar möglich. Großes Interesse verdienen in der gleichen Hinsicht die neuen Untersuchungen von Starkenstein[3]. Bezüglich der Bezeichnung „organische Bindung" schließt er sich dem von Wiechowski[4] vertretenen Grundsatz an, daß dafür nicht das Vorhandensein von Kohlenstoff in der Verbindung bestimmend ist, sondern die Verkettung des Eisenatoms mit den Kohlenstoff- oder auch Stickstoffatomen. Er hält danach für die einzige bekannte organische Eisenverbindung im Körper das Hämoglobin, dagegen das gesamte Nichthämoglobineisen für anorganisches. Dazu gehören also auch das vorher erwähnte Ferratin und die ihm nahestehenden Körper; das erstere ist nach Starkenstein vielleicht ein Eisenhydroxyd, welches an Eiweiß als Schutzkolloid adsorbiert ist. Als einen neuen wichtigen Gesichtspunkt haben Starkenstein und Weden die Bedeutung der Oxydationsstufe des Eisens für die Wirkung und für die Verteilung über die Organe eingeführt: Bei der parenteralen Zufuhr von Ferro- und Ferriverbindungen hat sich gezeigt, daß pharmakologisch, und zwar toxisch wirksam nur die Ferrosalze sind durch die Eisenkationen und die komplexen Eisensalze, in denen das eisenhaltige Anion wirkt. Wie schon erwähnt wurde, schreiben Starkenstein und Weden auch die ganze biologische Wirkung dem Ferroeisen zu, womit die Zweiwertigkeit des Hämoglobineisens und des katalytisch wirkenden Eisens der Zellen im Einklang steht. Das von außen zugeführte Ferrieisen ist durchweg inaktiv, ebenso ein Teil des Ferroeisens. Der Körper stellt sich aus dem eingeführten Material die erforderlichen Formen des zwei- und dreiwertigen Eisens her, deren chemische Konstitution nur zum Teil bekannt ist. Aktives Eisen ist das Ferrochlorid, welches im Magen entsteht und zur Resorption kommt. Es wird zum Teil durchs Blut den Organen zugeführt, zum Teil in der Leber über die Oxydation zu Ferrieisen in eine inaktive Ferroform umgewandelt und als solche wahrscheinlich zur Hämoglobinbildung verwendet, zum Teil ausgeschieden. Das vorher vom Körper gebildete Ferrieisen unterscheidet sich von dem von außen eingeführten, es befindet sich in echter Lösung und ist wahrscheinlich in irgendwelcher Richtung aktiv, während das z. B. als Ferrum oxyd. sacchar. eingeführte kolloidal ist; es kommt nach Resorption in dieser Form ins Blut und zum Teil unverändert in die Milz, um später wieder ausgeschieden zu werden, zum größeren Teil in

---

[1] Hueck: Beitr. path. Anat. **54**, 68 (1912) — Krehl-Marchands Handb. d. allg. Path. **3 II**, 298 (1921).

[2] Heubner, W.: Klin. Wschr. **1926**, 76.

[3] Starkenstein u. Weden: Klin. Wschr. **1928**, 217, 1220.

[4] Wiechowski: Verh. dtsch. Ges. inn. Med. **1924** — Med. Klin. **1927**, Nr 46.

die Leber, und wird hier in inaktives Ferrosalz umgewandelt mit demselben Schicksal wie das aus aktivem Ferrosalz hervorgegangene. Bezüglich der Rolle von Milz und Leber bei dieser Eisenaufnahme und Verarbeitung haben sich dieselben grundsätzlichen Verschiedenheiten ergeben, welche früher AMATSU[1] im Reagensglas beobachtet hatte: Die Milz speichert nur dreiwertiges Eisen und ist nicht imstande, es zu reduzieren, die Leber nur Ferroeisen in inaktiver Form, welches sie durch Reduktion der Ferriform verschiedenen Ursprungs gebildet hat.

Die chemische Natur der braunen Körner, welche als Hämosiderin bezichnet werden, ist verschieden beurteilt worden: KUNKEL[2] hat sie als reines Eisen-oxydhydrat angesprochen, HUECK[3] als salzartige oder nur physikalische Verbindung mit Eiweiß oder mit fettartigen Substanzen. Wenn das eine oder andere richtig ist, müßte die Farbstoffkomponente des Hämatins abgespalten sein. Seit den Untersuchungen von E. NEUMANN nimmt man an, daß aus Blutextravasaten entweder Hämosiderin oder Hämatoidin (= Bilirubin) hervorgeht, je nachdem die Metamorphose sich in lebendem oder in einem dem lebenden Stoffwechsel entzogenen Gewebe vollzieht. Die beiden Substanzen werden also nicht als gleichzeitig entstehende Spaltprodukte des Hämoglobins betrachtet, und es bleibt dabei unklar, was bei der Hämatoidinbildung aus dem Eisen, bei der Hämosiderinbildung aus dem Farbstoff wird. Tatsächlich findet man aber in alten Hämatomen nicht selten beide Derivate des Blutfarbstoffs nebeneinander und HYMANS v. D. BERGH und SNAPPER[4] haben in solchen Fällen im Blutserum Bilirubin nachweisen können, welches sicher aus dem Hämatom resorbiert worden war. Danach scheint es doch, daß in lokalen Blutextravasaten in derselben Weise wie in der Leber das Hämoglobin in diese beiden Substanzen, Hämosiderin und Hämatoidin (= Bilirubin), gespalten und nicht entweder zur einen oder zur anderen verarbeitet wird. Immerhin bleibt die Ungewißheit bestehen, was z. B. in älteren hämorrhagischen Infarkten, in denen man Hämatoidin findet, aus dem eisenhaltigen Spaltprodukt geworden ist.

Für den Eintritt der mikrochemischen Reaktionen ist, wie HUECK gezeigt hat, die Menge des Eisens im Gewebe von Bedeutung, ferner der Umstand, daß nicht gleichzeitig mit dem Eisen sich Stoffe in Lösung befinden, welche dieselben behindern. HUECK stellte fest, daß in der Leber der Eisengehalt nachweisbar wird, wenn er nach der Veraschung den Wert von ca. 50 mg in 100 g Trockensubstanz überschreitet. Nach ABDERHALDEN[5] geht einer an sich mikrochemisch nachweisbaren Eisenverbindung die Reaktionsfähigkeit verloren, wenn sie sich in kolloidalem Zustand befindet. Ich[6] habe früher die Beobachtung gemacht, daß das Hämosiderin, welches beim Abbau roter Blutzellen entsteht, nicht in jeder Phase der Entwicklung die Eisenreaktion gibt und daß Pigmenthaufen von gleicher Herkunft, aber verschiedenem Alter (z. B. in den Follikelnarben des Ovarium) Abstufungen in der Empfänglichkeit für dieselbe, besonders für die einfache Berlinerblaumethode, zeigen, und zwar fehlt dem jungen Pigment die Reaktionsfähigkeit noch, und dem alten geht sie wieder verloren. NISSEN[7] hat in Tierversuchen gezeigt, daß bei Einspritzung von Eisenlösungen ins Gewebe

---

[1] AMATSU: Arch. internat. Pharmacodynamie. Zitiert nach STARKENSTEIN und WEDEN, S. 1225.

[2] KUNKEL: Virchows Arch. **81**, 381 (1880).

[3] HUECK: Zitiert auf S. 1648.

[4] HYMANS v. D. BERGH u. SNAPPER: Berl. klin. Wschr. **1914**, Nr 24, 1109; **1915**, Nr 42, 1081.

[5] ABDERHALDEN: Lehrbuch d. physiol. Chemie, 2. Aufl. 1909.

[6] SCHMIDT, M. B.: Virchows Arch. **115**, 397 (1889).

[7] NISSEN: Z. exper. Med. **28**, 193 (1922).

der Ausfall der Reaktion an den Ablagerungsstellen von dem Dispersitätsgrad der Lösung abhängt und daß dieselbe innerhalb des Gewebes erst eine Umwandlung erfahren muß, bevor sie der Reaktion zugänglich wird. Bei der Untersuchung der Injektionsstellen des subcutanen Gewebes in Zwischenräumen von je mehreren Tagen fand er, daß die Eisenreaktion zunächst noch gänzlich fehlte, dann allmählich und sich steigernd an den Zellen eintrat, welche das Eisen aufgenommen hatten, und noch später an den mit demselben imprägnierten kollagenen Fasern.

Der physiologische Bedarf richtet sich nach dem Eisenverlust, welchen der Körper täglich durch die Darmschleimhaut erfährt und welcher seinerseits von dem physiologischen Blut- und Zellzerfall herrührt, bei ungewöhnlich eisenreicher Ernährung durch im Überschuß resorbiertes und wieder ausgeschiedenes Eisen gesteigert werden kann und andererseits auch beim Hungern andauert (BIDDER und C. SCHMIDT[1], FRIEDR. MÜLLER[2], M. B. SCHMIDT[3]). Die Eisenmengen, welche FR. MÜLLER beim hungernden Menschen feststellte, nämlich täglich 7—8 mg, können nicht als Maßstab für den physiologischen Verbrauch und Ersatz benutzt werden, weil dabei offenbar eine vermehrte Einschmelzung von Gewebe stattgefunden hat. Gute Bilanzversuche von W. LINTZEL[4] aus jüngster Zeit lassen annehmen, daß der physiologische Eisenbedarf des Erwachsenen kleiner als 0,9 mg ist.

Eine qualitativ und calorisch ausreichende Kost mit 0,9 mg Eisengehalt pro Tag führte bald zum Eisengleichgewicht, das im 13 tägigen Versuch erhalten blieb. Auch bei eisenreicher Kost mit 63 mg täglicher Eisenmenge trat nach anfänglicher Retention annäherndes Gleichgewicht ein.

Der Gang des im Darm resorbierten Eisens durch den Körper bis zu den Erythrocyten und den Gewebszellen und von diesen wieder zurück bis zur Ausscheidung durch die Darmschleimhaut läßt sich zum Teil morphologisch verfolgen, weil in beiden Richtungen gewisse Organe als Zwischenstationen durchlaufen werden und dabei das Eisen mikrochemisch reagierend und zum Teil körnig ablagern.

Resorption des Eisens.

Zur Klarstellung der Resorption des Eisens im Magendarmkanal sind verschiedene Methoden angewendet worden: 1. der Vergleich zwischen Aufnahme und Ausscheidung durch chemische Bestimmungen, 2. die Untersuchung des Blutes auf Zahl und Beschaffenheit der Erythrocyten bei verschiedenem Eisengehalt der Nahrung, 3. die chemische und mikrochemische Bestimmung des Eisengehalts der Organe und der Darmwand selbst.

Der Vorteil, welcher in der letztgenannten Möglichkeit für die Eisenforschung liegt, verglichen mit anderen anorganischen Bestandteilen des Körpers, deren Organdepots nur chemisch festgestellt werden können, wird dadurch aufgewogen, daß die Wiederausscheidung des Eisens aus dem Körper fast allein durch den Darm erfolgt und nicht zu bestimmen ist, wieviel von dem im Kot vorhandenen Eisen durch den Körper gegangen und wieviel gar nicht resorbiert worden und wieder ausgeschieden ist. Für die Bilanzversuche liegt darin eine große Erschwerung. Ferner ist diejenige Eisenmenge, welche physiologisch vom Darm aufgenommen wird, wahrscheinlich so klein, daß sie bei Bilanzversuchen innerhalb der Fehler-

---

[1] BIDDER u. C. SCHMIDT: Verdauungssäfte u. Stoffwechsel, S. 411. Mitau u. Leipzig 1852.

[2] MÜLLER, FRIEDRICH: Virchows Arch. **131**, Suppl.-Bd., 1 (1893).

[3] SCHMIDT, M. B.: Der Einfluß eisenarmer und eisenreicher Nahrung auf Blut und Körper. Jena: G. Fischer 1928.

[4] LINTZEL, W.: Klin. Wschr. **1928**, 1532.

grenzen liegt (F. Voit[1]). Ein Teil dieser Versuche stammt aus der Zeit, wo man der Niere für die Eisenausscheidung aus dem Körper die Hauptrolle zuschrieb und die Bedeutung des Darms für dieselbe nicht erkannte. |So gewannen die Beobachtungen Hamburgers[2], daß das verfütterte Eisen fast quantitativ aus dem Darm wieder abging, ohne daß das Harneisen stark zunahm, Bedeutung im Sinne fehlender Resorption. Auch die anderen Methoden haben ihre Mängel, besonders ist der Gehalt der Organe an dem mit Schwefelammonium nachweisbaren Eisen so wechselnd, daß man schwer verschiedene Tiere vergleichen kann.

Koberts Schüler (Runeberg[3], Samojloff[4]) lehnten die Resorbierbarkeit von Eisenpräparaten überhaupt ab, und den nachweislich günstigen Einfluß derselben auf die Blutbildung bei Chlorotischen erklärte Kobert[5] daraus, daß sie die Darmschleimhaut hyperämisch und dadurch zur besseren Ausnutzung der Nahrung fähig machen. Bunge[6] vertrat den Standpunkt, daß nur solche Eisenverbindungen, welche den natürlichen gleichen, also Blut- und Hämoglobinderivate und das aus dem Eidotter hergestellte Hämatogen, zur Resorption kommen; wo andere Eisenverbindungen nützen, geschieht es nur dadurch, daß sie das natürliche Eisen der Nahrung vor der Veränderung durch das Schwefelammonium des Darms schützen.

Gegen diese Theorie der Schutzwirkung hat Woltering[7] geltend gemacht, daß, wenn sie zuträfe, der Zusatz von Mangan zur Nahrung an Stelle des Eisens dieselbe Wirkung aufs Blut haben müßte, was aber nicht der Fall ist.

Trotz aller Bedenken ist die Tatsache, daß außer dem in der natürlichen Nahrung vorhandenen Eisen auch Eisenpräparate verschiedener Art resorbiert werden, schon seit Jahren zur Anerkennung gelangt, wahrscheinlich gilt es für alle Verbindungen. Nach Schirokauer[8] werden die komplexen Verbindungen, auch Ferratin, im Magen tief abgebaut und das Eisen dann in ionisierter Form resorbiert. Auf die Blut- und Hämoglobinpräparate ist diese Vorstellung nicht leicht anzuwenden, denn wie früher erwähnt wurde, wird durch Magensaft und Salzsäure nur ein kleiner Teil, ca. 10% des Eisens, aus dem Blutfarbstoff abgespalten und ionisiert. Daß sie resorbiert werden, wird neuerdings von G. Stieger[9] ausdrücklich wieder bestätigt, der die Wirkung verschiedener Eisenpräparate, auch getrockneten Blutes, auf die Blutregeneration beim Hunde prüfte.

Wenn man quantitativ den gesamten Eisengehalt von Mäusen bestimmt, welche mit Eisen gefüttert waren, so findet man ihn bis zum Dreifachen höher als denjenigen von gewöhnlich gefütterten Tieren; wenn ferner von jungen Hunden des gleichen Wurfs, die durch Aderlässe anämisch gemacht worden sind, der eine eisenfrei ernährt wird, der andere zum gleichen Futter Eisen hinzubekommt, so findet nur bei dem letzteren eine ausgiebige Blutregeneration statt (Kunkel[10], Tartakowsky[11]). Die Eisenreserven in den Organen werden durch wiederholte Blutverluste aufgebraucht, so daß das Material zur Blutregeneration sicherlich nur aus dem per os zugeführten Eisen stammt. Man kann junge Mäuse mittels einer durch mehrere Generationen fortgesetzten fast eisenfreien Fütterung schwer

---

[1] Voit, F.: Z. Biol. **29**, 325 (1892).
[2] Hamburger: Hoppe-Seylers Z. **2**, 191 (1878).
[3] Runeberg: Arb. pharmakol. Inst. Dorpat **7**, 69 (1891).
[4] Samojloff: Arb. pharmakol. Inst. Dorpat **9**, 1 (1893).
[5] Kobert: Arch. f. exper. Path. **16**, 361 (1882).
[6] Bunge: Lehrbuch d. physiol. u. pathol. Chemie, S. 85 (1887) — Hoppe-Seylers Z. **13**, 399 (1889).
[7] Woltering: Hoppe-Seylers Z. **21**, 186 (1895/96).
[8] Schirokauer: Z. klin. Med. **68**, 303 (1908).
[9] Stieger, G.: Klin. Wschr. **1928**, 1914.
[10] Kunkel: Pflügers Arch. **50**, 1 (1891); **61**, 595 (1895).
[11] Tartakowski: Zitiert auf S. 1647.

anämisch machen und ihr Wachstum hemmen (M. B. Schmidt[1]); alsdann genügt aber der Zusatz von Ferrum oxydatum saccharatum zur eisenarmen Nahrung, um Blutzustand und Körpergewicht rasch zur Norm zu heben. Auch andere, später zu erwähnende Versuche von Lintzel[2] aus der letzten Zeit lassen aus der Wirkung auf die Blutbildung sichere Schlüsse auf die Resorption zu. Untersuchungen von Starkenstein[3] führen näher an die exakte Bestimmung des Resorptionsvorganges heran: Gemessen an dem Eintritt der Vergiftung und an der Eisenanreicherung der Organe erfolgt die Aufnahme der Ferrosalze leicht durch Magen und Darm; da sie kein Eiweiß fällen, ist dies verständlich. Vielleicht werden sie alle als Chlorid resorbiert unter dem Einfluß der Salzsäure des Magens und der Chloride des Darms. Auch Ferrisalze, kolloides Eisenhydroxyd und die komplexen Eisenverbindungen, in welchen das Eisen im Anion enthalten ist, werden aufgenommen und in den Organen abgelagert. Die *Gebiete der Resorption und der Ausscheidung* sind offenbar räumlich nicht voneinander getrennt. Man nahm an, daß die Resorption im Duodenum und anstoßenden Teil des Jejunum, die Ausscheidung im Dickdarm stattfinde. Schon Hueck[4] fand aber, daß bei reichlichen Eisengaben der ganze Dünndarm und der Pylorusteil des Magens teilnehmen, und in Starkensteins Versuchen erfolgten die Resorption und die Ausscheidung, wenigstens für die Ferrosalze, in der ganzen Länge des Magendarmkanals, auch vom Dickdarm aus ließ sich die pharmakologische Wirkung erzielen.

Die *Vorgänge in der Darmwand beim Resorptionsakt* sind schon von früheren Forschern (Macallum[5], Hall[6], Hochhaus und Quincke[7], Abderhalden[8] u. a.) mikroskopisch verfolgt, und es ist dabei festgestellt worden, daß sie in den wesentlichen Punkten die gleichen sind, unabhängig davon, in welcher Form das Eisen zugeführt worden ist, und daß sich dasselbe mittels der mikrochemischen Reaktion in den Geweben der Darmwand nachweisen läßt, sich also in ionisiertem Zustand befindet, auch wenn es in der Nahrung maskiert vorhanden ist. Die Beteiligung der Gewebselemente an dem Vorgang ist deutlich nur dann zu verfolgen, wenn man eine über das physiologische Maß hinausgehende Fütterung mit Eisen vornimmt. Dies schließt aber den Nachteil ein, daß man nicht sicher ist, ob nicht unphysiologische Faktoren in den Vorgang hineingebracht werden, z. B. das gleich zu erwähnende Auftreten von Leukocyten. Ähnlich dem Fett wird das Eisen gelöst von den Zottenepithelien aufgenommen und feinkörnig in ihnen zwischen Kern und Bürstensaum abgelagert, dann wiederum gelöst an das Stroma abgegeben, wo es ebenfalls diffus und körnig in Fasern und Zellen nachweisbar ist, um schließlich gelöst in die Venen und Lymphgefäße überzugehen.

Daß die im Epithel liegenden Körnchen als solche aus dem Darmlumen in die Zellen eingetreten sind, hat wenig Wahrscheinlichkeit für sich, da feinst verteilter Zinnober, welcher der Nahrung beigemischt wird, keine Aufnahme ins Epithel erfährt. Wie groß das Lösungsvermögen der Körperflüssigkeiten überhaupt für Eisen ist, geht aus den Untersuchungen von J. Arnold[9] hervor, der nicht nur Salze, sondern auch reines Eisen in Staub- und Stäbchenform in den Lymphsack der Frösche oder in das Knochenmark einbrachte und beobachtete, daß dasselbe aufgelöst und in die fixen und in eingewanderte Zellen aufgenommen wird, zum

---

[1] Schmidt, M. B.: Verh. dtsch. path. Ges. **1912**, 91 — Zitiert auf S. 1644.

[2] Lintzel: Untersuchungen über die Resorption und Assimilation des Eisens. Habilit.-Schrift. Berlin 1930.

[3] Starkenstein: Arch. f. exper. Path. **127**, 101 (1928).

[4] Hueck: Beiträge zur Frage über die Aufnahme und Ausscheidung usw. Dissert. Rostock 1905.

[5] Macallum: J. of Physiol. **16**, 268 (1894).

[6] Hall: Du Bois' Arch. f. Physiol. **1894**, 455; **1896**, 142.

[7] Hochhaus u. Quincke: Arch. f. exper. Path. **37**, 159 (1896).

[8] Abderhalden: Z. Biol. **39**, 113 (1900).

[9] Arnold, J.: Virchows Arch. **161**, 284 (1900).

Teil auch in Leber und Niere wiedererscheint. Kleine feste Partikel verschwinden auf diese Weise vollkommen. ARNOLD glaubt, daß als Zwischenstufe feste Eisen-Eiweiß-Verbindungen durchlaufen werden.

Bei experimenteller Fütterung mit Eisen beteiligen sich an seiner Resorption Leukocyten, welche zwischen und unter den Epithelzellen mit Eisenkörnchen beladen gefunden werden; ihre Zahl steigt mit der Größe der verfütterten Dosis. Sie können auch in Blutgefäße der Darmwand einwandern. Aber ihre Bedeutung für die Aufnahme und noch mehr für den Transport des Eisens durch den Körper darf nicht überschätzt werden, bei ersterer herrscht der Durchtritt desselben in gelöster Form durch Epithelschicht und Stroma vor. Vielleicht hängt sogar das Auftreten der Leukocyten nicht vom Eisen, sondern von anderen gleichzeitig verabreichten Bestandteilen der Nahrung ab (MACALLUM[1]); jedenfalls habe ich bei Verfütterung von Ferrum oxydatum saccharatum auch in großen Dosen gewöhnlich keine Wanderzellen in der Darmwand gefunden. Die sideroferen Zellen, welche nach enteraler oder parenteraler Zufuhr von Eisen in inneren Organen gefunden werden und als Leukocyten beschrieben worden sind (QUINCKE u. a.), und welchen man vielfach eine wichtige Rolle bei der Verbreitung desselben über den Körper zugeschrieben hat, sind ohne Zweifel zum größten Teil Elemente des reticuloendothelialen Apparates, nämlich Milzpulpazellen und Sternzellen der Leber, die das kreisende gelöste Eisen gespeichert und dabei, wie überhaupt bei Reizzuständen, sich vergrößert und aus dem bisherigen Zellverband losgelöst und zu freien Zellen umgewandelt haben. Im strömenden Blut sind solche eisenbeladene Zellen fast nie zu finden gewesen. Über die Rolle des Blutplasmas bei der Verteilung des Eisens über den Organismus herrscht noch keine völlige Klarheit. Dasselbe galt bisher als fast eisenfrei (ERBEN[2] stellte bei einem gesunden Menschen in 1000 g Plasma 0,023 g fest); es wurde aber schon erwähnt, daß BARKAN den durch Säure abspaltbaren Teil für Transporteisen hält. Wie das Pfortaderblut während reichlicher Eisenresorption im Darm sich verhält, ist noch nicht untersucht worden. Es scheinen dabei größere Mengen aufzutreten; denn ich habe bei eisengefütterten Tieren in den subserösen Venen der Darmwand ganz kräftige isolierte Eisenreaktionen am Blutplasma nachweisen können, das Eisen war hier zweifellos gelöst. v. WENDTS[3] Gedanke, daß die echten Leukocyten des Blutes in einer mikrochemisch nicht nachweisbaren Form das Eisen transportieren, ist nur Hypothese und stützt sich lediglich darauf, daß ERBEN bei quantitativer Bestimmung in allen farblosen Elementen eines leukämischen Blutes ziemlich viel Eisen fand, nämlich in 1000 g Leukocyten 0,136 bzw. 0,175 g Eisenoxyd.

Die *Überführung des in der Darmwand resorbierten Eisens in den Körper* geschieht offenbar auf dem Blut- und Lymphwege. Für beide liegen positive Anhaltspunkte vor: Bei mikroskopischer Untersuchung der Darmwand während und nach der Resorption gibt in den tiefen Schichten der Inhalt der Lymphgefäße, besonders aber der Venen, intensive diffuse Eisenreaktion. ABDERHALDEN[4] fand sie auch an den Mesenterialdrüsen. Ob man aber für den weiteren Transport dem Ductus thoracicus eine Rolle zuschreiben darf, wie GAULE[5] es getan hat, ist sehr zweifelhaft. GAULE fand die Lymphe desselben 40—50 Minuten nach Beginn der Eisenfütterung eisenhaltig; dem stehen aber die Angaben von HALL[6] und von FRANZ MÜLLER[7] gegenüber, welche unter gleichen Verhältnissen kein

[1] MACALLUM: J. of Physiol. **16**, 268 (1894).
[2] ERBEN: Z. klin. Med. **66**, 278 (1908).
[3] v. WENDT: Oppenheimers Handb. d. Biochemie **4 I**, 562 (1911).
[4] ABDERHALDEN: Z. Biol. **39**, 113 (1900).
[5] GAULE: Dtsch. med. Wschr. **1896**, 373.
[6] HALL: Zitiert auf S. 1652.
[7] MÜLLER, FRANZ: Virchows Arch. **164**, 436 (1901).

Eisen nachweisen konnten. Die Erklärung liegt wahrscheinlich darin, daß Gaule Dosen von Eisenchlorid verwendete, welche die Schleimhaut ätzten.

Das weitere Schicksal des abgeführten Eisens wird später besprochen werden.

Ausscheidung des Eisens.

Physiologischerweise verläßt Eisen dauernd den Körper mit den Faeces und dem Harn, das in ersteren enthaltene stammt aus der Darmwand und der Galle. Nach Huecks[1] Untersuchungen enthält der Harn der Säugetiere das Eisen in zwei verschiedenen Bindungen: 1. als sehr feste, schwer aufschließbare, 2. als lockere, durch 24stündiges Kochen mit Schwefelammonium ausfällbare. Beim Menschen kommt normalerweise fast nur die erstere Form vor. Nach Bidder und C. Schmidt[2] beträgt die Menge des täglichen Harneisens 1,4—1,7 mg und verschwindet auch bei andauerndem Hungern nicht. Die Gesamtmenge, welche vom gesunden Menschen jeden Tag durch die Nieren ausgeschieden wird, wird meist auf etwa 1 mg angegeben, doch sind auch sehr abweichende Werte gefunden worden, und darin spricht sich die Unvollkommenheit der Methodik aus. Neuerdings hält Lintzel[3] überhaupt das Vorkommen des Eisens im normalen Menschenharn für zweifelhaft. Fütterung mit eisenreicher Kost hat auch bei langer Dauer keine Steigerung zur Folge. Dagegen beteiligt sich die Niere an der Entfernung der Eisenpräparate, welche intravenös injiziert werden, aber in weit geringerem Grade und in anderer Weise als der Dickdarm: Das in die Zirkulation eingebrachte Eisen ist schon nach 2—3 Stunden aus dem Blute verschwunden; nach Jacobj[4] und Gottlieb[5] werden etwa 10% innerhalb der ersten Stunden von Nieren und Darm ausgeführt, im Harn ist der Höhepunkt der Abscheidung nach 2—4 Stunden erreicht. Glävecke[6] konnte die Sekretion durch die Harnkanälchen im mikroskopischen Schnitt verfolgen, da das als Salz zugeführte Eisen die Niere als Oxyd und Oxydul passiert und mikrochemisch darstellbar ist. Der übrige Teil des eingespritzten Materials wird in der Leber und anderen Organen aufgespeichert und dann im Laufe einiger Wochen durch den Darm wieder ausgeschieden. An dieser Spätausscheidung nimmt die Niere also nicht Teil.

Unter den Krankheiten, welche beim Menschen mit einer unzweifelhaften Vermehrung des Harneisens verbunden sind, steht die perniziöse Anämie obenan; hier ist dieselbe sehr beträchtlich, kann bis 22 mg pro Tag steigen (Morawitz[7]). Die Epithelzellen der gewundenen Harnkanälchen enthalten dabei feinste Hämosiderinkörnchen in der Anordnung der Zellgranula. Bekannt ist ferner eine Vermehrung des Harneisens bei Nephritis, Lebercirrhose und Leukämie; Hueck fand sie in beträchtlichem Grade bei paroxysmaler Hämoglobinurie nach dem Abklingen der Hämoglobinausscheidung, ferner bei Verbrennung der äußeren Haut. Der vermehrte Blutzerfall scheint also mit der Vermehrung in Zusammenhang zu stehen. Dabei beruht die letztere auf dem Auftreten der locker gebundenen Form (Hueck, Wolter[8]), welche beim normalen Menschen fast ganz fehlt. Neuerdings teilte Kisch[9] auch Fälle von Polycythaemia rubra, von Icterus catarrhalis und allgemeiner Amyloidose mit, in denen die Menge des Harneisens

[1] Hueck: Zitiert auf S. 1652.
[2] Bidder u. C. Schmidt: Zitiert auf S. 1650.
[3] Lintzel, W.: Zitiert auf S. 1652.
[4] Jacobj, C.: Arch. f. exper. Path. **28**, 256 (1891).
[5] Gottlieb: Hoppe-Seylers Z. **15**, 371 (1891).
[6] Glävecke: Über die Ausscheidung und Verteilung des Eisens usw. Dissert. Kiel 1883.
[7] Morawitz: Oppenheimers Handb. der Biochemie **4 II**, 305 (1910).
[8] Wolter: Biochem. Z. **24**, 108, 125 (1910).
[9] Kisch: Wiener Arch. f. inn. Med. **3**, 283 (1922).

gesteigert war. Auch Milzexstirpation führt dazu. ASHER und seine Schüler GROSSENBACHER und VOGEL[1] haben in ihren entsprechenden Versuchen nur die verstärkte Eisenabgabe mit den Faeces verfolgt, aber RUD. BAYER[2], welcher die Frage am Menschen untersuchte, fand auch den Harn beteiligt, wenn auch dessen Eisengehalt denjenigen der gesunden Vergleichsperson nur um 1 mg pro die überstieg. Bei splenektomierten Ratten ließ sich der Durchtritt des Eisens durch die Nieren auch aus den mikroskopischen Bildern erkennen (LEPEHNE[3]).

Wenn auch der Zerfall der Erythrocyten einen großen Einfluß auf die Vermehrung des Harneisens auszuüben scheint, so ist diese Erklärung doch nicht für alle Fälle befriedigend. KISCH denkt, daß der Zustand der Speicherungsorgane, welche er etwas einseitig mit dem reticuloendothelialen System gleichstellt, die Eisenzufuhr zu der Niere reguliert und ihre Insuffizienz maßgebend für die Zunahme derselben ist. Aber auch dieses ist ganz hypothetisch und läßt sich z. B. auf die bei Nephritis und Amyloidose vorkommende kaum anwenden. Die obenerwähnte Tatsache, daß das intravenöse injizierte Eisen, nachdem es gespeichert ist, für seine allmähliche Ausscheidung nur den Darm benutzt, ist in diesem Zusammenhange bemerkenswert. Nicht von der Hand zu weisen ist auch die Möglichkeit, daß ähnlich wie bei der Kalkausscheidung die Bindung des Eisens für die Verteilung auf die Ausscheidungsorgane maßgebend ist.

Daß dem Darm die Hauptaufgabe bei der Eisenausscheidung aus dem Körper zufällt, wurde schon erwähnt (S. 1652), ebenso das, daß der Eisengehalt der Darmentleerungen auch beim Hungern und bei sehr eisenarmer Ernährung erhalten bleibt. Die Untersuchungen FRIEDR. MÜLLERS an den Hungerkünstlern Cetti und Breithaupt haben 10 bzw. 6 Tage gedauert. Ich habe an Mäusen festgestellt, daß, wenn ein normales Tier mehr als 1 Jahr fast eisenfrei, sonst durchaus ausreichend ernährt wird und nicht an Körpergewicht verliert, noch geringe Mengen von Eisen in den Exkrementen vorhanden sind. Auch KOBERTS[4] Beobachtung an einem Menschen, bei welchem fast der ganze Dickdarm durch Anlegung eines Anus praeternaturalis von der Beförderung der Nahrung ausgeschlossen war, gehört hierher: Er fand im Dickdarmsekret als Durchschnitt von 11 Bestimmungen 1,006 mg in 24 Stunden. Man muß aus diesen Tatsachen den Schluß ziehen, daß das Eisen des Darminhalts aus dem Stoffwechsel des Blutes und der Organe stammt. Nach den obenerwähnten Untersuchungen von STARKENSTEIN ist die ältere Annahme, daß der Dickdarm allein das Eisen ausscheidet, nicht berechtigt, sondern die gesamte Schleimhaut des Darmkanals daran beteiligt. Durch die mikroskopische Untersuchung ist es bisher nur im Colon im Lumen der Schleimdrüsen nachgewiesen worden (M. B. SCHMIDT[5]). Ob außer diesem mikrochemisch reagierenden noch Eisen in fester Bindung die Darmwand verläßt, ist ungewiß; nach TARTAKOWSKY[6] soll es in großem Umfange der Fall sein. Es wurde bereits besprochen, daß es nicht möglich ist, die beiden Eisenfraktionen, welche der Kot bei gewöhnlicher Ernährung enthält, die nach Resorption und Verwendung im Körper wieder ausgeschiedene und die nicht resorbierte, zu trennen. In dem berühmten Versuch von F. VOIT[7], welcher den Inhalt einer aus dem Zusammenhang isolierten Dünndarmschlinge mit demjenigen des übrigen Darms

[1] ASHER u. GROSSENBACHER u. VOGEL: Biochem. Z. 17, 78 (1909); 43, 386 (1912).
[2] BAYER, RUD.: Mitt. Grenzgeb. Med. u. Chir. 21, 335 (1910); 22, 111, 532 (1910); 27, 311 (1913).
[3] LEPEHNE: Beitr. path. Anat. 64, 106, 111 (1917).
[4] KOBERT u. KOCH: Dtsch. med. Wschr. 1894, 883.
[5] SCHMIDT, M. B.: Zitiert auf S. 1644.
[6] TARTAKOWSKY: Zitiert auf S. 1647.
[7] VOIT, F.: Zitiert auf S. 1651.

verglich, ergab sich, daß die erstere, auf 1 qm berechnet, dieselbe Menge Eisen enthielt wie der letztere, dieselbe also ohne Zweifel sezerniert hatte; aber bei eisenreicher Nahrung stieg der absolute Wert des ausgeschiedenen Eisens nicht.

Durch die *Galle* wird wenig Eisen ausgeschieden. Die tägliche Menge wird auf 1 mg geschätzt; sie ist recht konstant und wird weder durch Beigabe von Eisen zur Nahrung[1] noch durch Eiseneinspritzungen vermehrt. Offenbar stammt sie aus dem Abbau roter Blutkörperchen, wird allerdings durch künstliche Steigerung desselben nicht erhöht. Vielleicht wird dieses Galleneisen zum Teil auf dem Weg durch den Dünndarm wieder resorbiert.

Um einen Begriff von derjenigen Eisenmenge zu bekommen, welche im Laufe des ganzen Fetallebens in den Darminhalt übergeht und sicher aus dem Stoffwechsel des Kindes stammt, da das Fruchtwasser eisenfrei ist, habe ich[2] durch Dr. Scherf das Eisen in dem gesamten Darminhalt von totgeborenen Kindern, welche kein Meconium verloren hatten, bestimmen lassen: In der ganzen Länge des Darmkanals vom Duodenum bis zum Rectum war Eisen im Inhalt vorhanden, seine Menge in den verschiedenen Höhen aber verschieden reichlich, nämlich — in zwei einwandfreien Fällen übereinstimmend — im Dickdarm am höchsten (bei I:1,060, bei II:0,581 mg), im Duodenum und Jejunum geringer (0,718 bzw. 0,510 mg), im Ileum am niedrigsten (0,351 bzw. 0,184 mg). Man muß daraus den Schluß ziehen, daß der Eisengehalt des oberen Dünndarmabschnitts, in welchen auch derjenige der Galle eingeht, bis zum Dickdarm zu einem wesentlichen Teil rückresorbiert wird.

Die Eisenspeicherung in den Organen.

Die Lehre, daß Eisen im Körper gespeichert wird, ist von der Beobachtung ausgegangen, daß gewisse Organe, nämlich Leber, Milz und in geringerem Grade auch das Knochenmark einen höheren Eisengehalt besitzen als andere Organe, welcher bei chemischer Bestimmung und mikrochemischer Untersuchung nachgewiesen wird. Die Bezeichnung „Reserveeisen" sollte die Aufbewahrung von Material für gelegentliche Verwendung zur Blutbildung ausdrücken. Wie die fortgesetzte Forschung gezeigt hat, setzt sich der gesamte Eisengehalt der Leber, abgesehen von dem funktionierenden Zelleisen, aus solchem Eisen zusammen, welches tatsächlich diese Aufgabe hat, ferner aber solchem, welches die Leber nur kurz passiert und teils aus dem regelmäßigen Umsatz des Blutes, teils aus der Nahrung stammt und seinem Wesen nach nicht als Reserve aufgefaßt werden kann. Der Versuch, diese Fraktionen morphologisch und chemisch voneinander zu unterscheiden, ist jahrzehntelang Gegenstand sehr ausgedehnter Untersuchungen gewesen, und die Eisenablagerungen in Leber und Milz und die Rolle der beiden Organe beim Blutabbau ist ein Kernpunkt des Problems der hepatolienalen Beziehungen überhaupt. Es bereitet z. B. große Schwierigkeiten, das Verhältnis des Ferratins, welches man nur als chemischen Körper kennt und durch die makroskopische Schwefelammoniumreaktion nachgewiesen hat, zu dem wohlbekannten Hämosiderin und dem farblosen, leicht reagierenden Eisen der Leberzellen zu verstehen und festzustellen, ob das Reserveeisen in verschiedenen Verbindungen auftritt.

Magnus-Levy[3] fand bei einem normalen Erwachsenen in der Leber 335,5 mg, in der Milz 385,6 mg Eisen auf 100 g fettfreier Trockensubstanz, im Muskel nur 125 mg. Verglichen mit den Angaben anderer sind diese Zahlen allerdings recht

---

[1] Hamburger: Hoppe-Seylers Z. **2**, 191 (1878). — Anselm: Arb. pharmakol. Inst. Dorpat **8**, 51 (1892).
[2] Schmidt, M. B.: Zitiert auf S. 1644.
[3] Magnus-Levy: Biochem. Z. **24**, 378 (1910).

hoch: Nach v. LINGEN[1] schwanken dieselben für die Leber normaler Menschen zwischen 0,040 und 0,345%. Bei Tieren sind sehr wechselnde, zum Teil wesentlich höhere Werte gefunden worden, von ZALESKI[2] für Hunde 0,429—0,89 mg, für Pferde 0,687—0,88 mg (s. auch die Angaben von TOMINAGA S. 1645). Offenbar ist, abgesehen von individuellen Schwankungen, das Alter von einigem Einfluß: Nach KRÜGER[3] enthielt die Leber bei neugeborenen Kälbern 7mal, bei Feten sogar 10mal soviel Eisen als bei erwachsenen Tieren. Besonderes Interesse verdient die Leber der Neugeborenen mit Rücksicht auf ihre Bedeutung für die Blutbildung während der Säuglingsperiode. Nach BUNGES[4] Feststellungen ist der Eisengehalt der Milch im Gegensatz zu allen anderen Bestandteilen, welche für das Wachstum des Körpers erforderlich sind, so gering, daß er nicht für die Neubildung des Blutes während der Säuglingszeit ausreicht. BUNGE hält die Leber für dasjenige Organ, welches während des Intrauterinlebens von der Mutter mit einem Eisenvorrat ausgestattet wird, um daraus den Aufbau des Hämoglobins während der Dauer der reinen Milchnahrung zu ermöglichen; er begründet es mit dem hohen Eisengehalt, welchen er in der Leber neugeborener Kinder festgestellt hat, nämlich bis 0,614% der Trockensubstanz, welcher die Zahlen von MAGNUS-LEVY mit 0,3856% bei Erwachsenen erheblich übersteigt. Der Vorrat ist ungefähr zu derjenigen Zeit aufgebraucht, in welcher die Kinder zur gemischten Kost übergehen. Bei Tieren, von welchen BUNGE bei der Aufstellung seiner Theorie ausging, steht die Größe des angeborenen Eisenvorrats in der Leber im Zusammenhang mit der verschiedenen Dauer der Stillungsperiode: Kaninchen nehmen schon von der 3. Woche an neben der Muttermilch eisenhaltige Vegetabilien auf, und ihr Eisenvorrat von 18,2 mg pro 100 g Körpergewicht unmittelbar nach der Geburt ist nach 24 Tagen auf 3,2 mg abgesunken. Meerschweinchen fressen bereits am 1. Lebenstag selbst und besitzen unmittelbar nach der Geburt nur 6 mg Eisen pro 100 g Körpergewicht. Was man mikrochemisch bei neugeborenen Kindern in den Lebern antrifft, ist kaum geeignet, allein den chemisch feststellbaren Reichtum an Eisen zu erklären; es bildet feinkörniges Hämosiderin in den Leberzellen und grobkörniges in den KUPFFERschen Sternzellen und etwas diffus verteiltes in letzteren, alles in wechselnder Menge. Man wird darin nicht den von der Mutter übertragenen Vorrat selbst sehen können, sondern die Umsatzprodukte desselben beim Blutabbau, und annehmen müssen, daß er selbst sich der Wahrnehmung entzieht. Die hohe Erythrocytenzahl des Blutes beim Menschen während des Fetallebens bedeutet ebenfalls eine Erhöhung des Eisengehalts im kindlichen Organismus, welche der weiteren Blutentwicklung zugute kommt. Wieweit er zu dem Eisenreichtum der Leber nach der Geburt beiträgt, läßt sich nicht sagen, weil es nicht bekannt ist, ob sich die Umstellung der hohen auf die physiologische Zahl durch raschen Erythrocytenzerfall vollzieht, in ähnlicher Weise wie bei dem Verschwinden der fetalen Leukocytose, oder durch langsame Angleichung.

Die mikroskopische Eisenreaktion verläuft an der Leber des erwachsenen Menschen in der Regel negativ, sogar künstlich hervorgerufene, quantitativ bestimmte Steigerungen des Eisengehalts können bestehen, ohne zum Auftreten derselben zu führen (TARTAKOWSKY[5], WOLTERING[6]); indessen ist dies wohl die Ausnahme. In der Milz zeigt der normale Mensch nur Spuren oder gar nichts

[1] v. LINGEN: Gehalt der Leberzellen an Eisen. Dissert. Dorpat 1891.
[2] ZALESKI: Arch. f. exper. Path. **23**, 317 (1887).
[3] KRÜGER: Z. Biol. **27**, 439 (1890).
[4] BUNGE: Hoppe-Seylers Z. **13**, 399 (1889); **16**, 173 (1892).
[5] TARTAKOWSKY: Zitiert auf S. 1647.
[6] WOLTERING: Zitiert auf S. 1647.

von ionisiertem Eisen; bei Tieren ist der Bestand an braunen Eisenkörnchen größer und nimmt mit dem Alter zu. Durch diese ist zuerst Nasses[1] Aufmerksamkeit auf die Beziehung der Milz zum Eisenstoffwechsel gelenkt worden. Auch in ihr geben die quantitativen und die mikrochemischen Methoden des Eisennachweises nicht immer übereinstimmende Resultate; z. B. haben ganz junge säugende Mäuse kein reagierendes Eisen im Milzgewebe, und doch bleibt nach Hall[2] der chemisch nachweisbare Gesamtgehalt nicht hinter demjenigen erwachsener Tiere zurück.

Unsere Kenntnisse über das Speicherungsvermögen des Knochenmarks sind beschränkt. Seine Reticulumzellen geben häufig in diffuser oder körniger Form die Eisenreaktion. Ich habe Hämosiderinkörner fast ohne Ausnahme, abgesehen vom Neugeborenen, im Knochenmark gefunden, sowohl bei gesunden Menschen, deren Leben plötzlich durch eine Verletzung unterbrochen wurde, als bei solchen, welche an Krankheiten gestorben waren; nicht selten war es das einzige Organ im Körper, in welchem mikrochemisch Eisen nachgewiesen werden konnte. Im aktiven Zellmark der spongiösen Knochen ist es regelmäßiger vorhanden als in reinem Fettmark, in beiden Fällen gehört es den Reticulumzellen an; da sich in denselben Zellen zuweilen rote Blutkörperchen eingeschlossen finden, ist es nicht zweifelhaft, daß es, wenigstens zum Teil, an Ort und Stelle aus diesen gebildet wird. Zum Teil liegt es in feinen Körnchen, welche wie Zellgranula aussehen.

Der Speicherungsvorgang in den Organen ist bei vermehrtem Blutzerfall, bei erhöhter alimentärer Zufuhr und bei parenteraler Einführung untersucht worden. Das Ergebnis der letzteren mittels intravenöser Injektion von Eisenlösungen läßt sich, soweit Speicherung und Ausscheidung in Betracht kommen, nicht auf das enteral resorbierte und das durch Blutzerfall frei werdende Eisen übertragen. Denn ohne Zweifel sind der physikalisch-chemische Zustand und die Bindungsform von großem Einfluß auf die Speicherung und die Vorbedingungen in dieser Hinsicht sicher nicht die gleichen bei dem auf verschiedenen Wegen ins Blut gelangten Eisen. Die früheren Untersucher (C. Jacobj[3], Zaleski[4], Gottlieb[5], Samojleff[6] u. a.) stellten die Anhäufung des injizierten Eisens in der Leber und, soweit es untersucht wurde (Jacobj, Lipski[7]), in Milz und Knochenmark quantitativ und höchstens mittels der makroskopischen Schwefelammoniummethode fest, der Ort wurde nur von Stender[8] bestimmt, aber durchaus unvollkommen. Die Leber wird von allen als dasjenige Organ bezeichnet, welches den Hauptteil speichert, und zwar schon nach wenigen Stunden, der Eisengehalt derselben stieg dabei bis aufs 10fache an. Die Milz trat daneben sehr zurück. An der Speicherung beteiligt wurden gefunden die Leberzellen und Zellen der Capillaren, welche in der Hauptsache sicher Sternzellen sind. Nach den schon genannten Untersuchungen von Starkenstein und Weden spielt bei der Verteilung der eingespritzten Lösungen über Leber und Milz die Fähigkeit der beiden Organe eine entscheidende Rolle, nur bestimmte Oxydationsstufen des Eisens abzulagern: Die Milz nimmt nur die dreiwertigen Verbindungen auf, die Leber nur die zweiwertigen, letztere ist aber selbst imstande, die Reduktion des Ferrieisens zu Ferroeisen vorzunehmen, während die Milz bei Verwendung von Ferro-

---

[1] Nasse: Sitzgsber. Ges. Beförderung ges. Naturwiss. Marburg **1873**, 9.
[2] Hall: Du Bois' Arch. f. Physiol. **1894**, 455; **1896**, 142.
[3] Jacobj, C.: Dissert. Straßburg 1887 — Zitiert auf S. 1654.
[4] Zaleski: Zitiert auf S. 1657.
[5] Gottlieb: Zitiert auf S. 1654.
[6] Samojloff: Zitiert auf S. 1651.
[7] Lipski: Arb. pharmakol. Inst. Dorpat **9** (1893).
[8] Stender: Arb. pharmakol. Inst. Dorpat **7**, 100 (1891).

eisen überhaupt unbeteiligt bleibt. LETTERERS[1] Untersuchungen aus neuester Zeit, bei denen an Eiweiß adsorbiertes kolloidales Eisen benutzt wurde und die zeitlichen und die histologischen Verhältnisse genau beachtet wurden, ergaben die Hauptspeicherung nach intravenöser Injektion in der Milz, wo sie schon nach 1 Minute vorhanden war, die Sternzellen der Leber begannen erst nach 15 Stunden mit der Ablagerung, welche 24—48 Stunden zunahm, um nach 2—4 Wochen wieder zu verschwinden. Bemerkenswert ist es, daß ein Übergang auf die Leberzellen auch in dieser langen Zeit nicht stattfand. Ort der Ablagerung war nur das reticuloendotheliale System beider Organe, es bestand also kein Unterschied gegenüber Kollargol und Farbstofflösungen.

Man sieht daraus, daß nicht einmal bei derselben Anwendungsart, der intravenösen Injektion, die Erfolge die gleichen sind, sondern in dem wichtigen Punkt der Organbeteiligung entgegengesetzte Resultate zustande kommen.

Wenn *Blutzerfall* in größerem Umfange im Körper erfolgt, so tritt ionisiertes Eisen in der Milzpulpa, den KUPFFERschen Sternzellen und den Leberzellen selbst auf. Akute und chronische Infektionskrankheiten führen zur Hämosiderinablagerung in der Milz und auch nach Ablauf einer akuten Erkrankung bleibt dieselbe auf längere Zeit braun pigmentiert, ein Zeichen andauernder Retention. Die perniziöse Anämie führt, wie seit QUINCKES[2] Untersuchungen bekannt ist, fast stets zum Bilde der „Siderose", an welcher Leber und Milz am stärksten beteiligt sind. Die Menge des abgelagerten Eisens ist aber nicht der Erythrocytenzerstörung proportional, sondern zuweilen auch bei anscheinend hohem Grade des Blutzerfalls in der Milz überraschend gering: In dem mikroskopisch fast eisenfreien Milzgewebe eines Falles von perniziöser Anämie fand ich[3] chemisch 0,26%, in einem anderen Falle 0,19% Eisen in der Trockensubstanz ohne vorherige Entblutung, in der Leber 0,7 bzw. 0,5%. Die gleiche Beobachtung wird neuerdings mehrfach erwähnt. Es liegt der Gedanke nahe, daß unter diesen besonderen Umständen das Hämoglobin nicht unter Abspaltung des Eisens abgebaut, sondern unmittelbar zur Bildung neuer Blutzellen wieder verwendet wird, ähnlich wie bei der reversiblen Hämolyse. Bei Tieren hat QUINCKE[4] das Bild der Siderose künstlich durch Transfusion von Blut („künstliche Plethora") hervorgerufen. Auch aus größeren lokalen Blutergüssen geht Eisen in den Stoffwechsel über und erscheint in den Organen in Form brauner Körner; so sah ich bei hämorrhagischen entzündlichen Ergüssen der Pleurahöhle Hämosiderinpigmentierung der Leber. Es unterliegt keinem Zweifel, daß die Milz imstande ist, rote Blutkörperchen aus dem strömenden Blute aufzunehmen und innerhalb der Pulpazellen in Hämosiderinkörner umzuwandeln, das Nebeneinandervorkommen von blutkörperchen- und pigmenthaltigen Zellen bei erhöhtem Blutzerfall läßt keine andere Deutung zu. Dabei ist das Hämosiderinkorn die einzige Schlacke, welche von den untergehenden Erythrocyten zurückbleibt. Weniger klar ist es, auf welche Weise die Eisenablagerung in der Leber bei der Blutzerstörung zustande kommt, vor allem die Beziehung der Gallenfarbstoffbildung zur Eisenablagerung.

Trotz der zahlreichen Untersuchungen, welche sich mit der Bildung des Gallenfarbstoffs beschäftigen, haben wir über gewisse Grundfragen noch keine sicheren Kenntnisse, so auch über die Form, in welcher der Blutfarbstoff der Leber zur Verarbeitung zugeführt wird, ob er in Lösung oder noch an die roten

---

[1] LETTERER: Verh. dtsch. path. Ges. **1928**, 347.
[2] QUINCKE: Über perniziöse Anämie. Volkmanns Sammlung klinischer Vorträge **1876**, Nr 100 — Arch. klin. Med. **20**, 1 (1877); **25**, 567 (1880).
[3] SCHMIDT, M. B.: Verh. dtsch. pathol. Ges. **1912**, 91.
[4] QUINCKE: Dtsch. Arch. klin. Med. **27**, 401 (1880).

Blutkörperchen gebunden ist, ob letztere noch unberührt oder durch die Milz zum Abbau vorbereitet sind oder endlich, ob die Milz das Hämoglobin bis zu einer gewissen Stufe abbaut und diese erst der Leber übergibt. Physiologisch fehlen uns sichere Anhaltspunkte; nur bei gewissen Tieren (Gänsen) finden sich normalerweise in den Kupfferschen Sternzellen diffuses Eisen und rote Blutkörperchen oder Trümmer von solchen, welche auf eine blutzerstörende Tätigkeit dieser Zellen hinweisen; da aber bei diesen Tieren die Milz sehr klein ist, muß man damit rechnen, daß die Sternzellen als die ihren Zellen äquivalenten Gebilde eine größere Tätigkeit entfalten, und kann aus dem genannten Befunde McNees nicht Schlüsse auf andere Tiere und den Menschen ziehen. Versuche verschiedener Art zeigen, daß die Leber imstande ist, sowohl aus geschädigten Erythrocyten als aus Hämoglobinlösung Gallenfarbstoff und Eisen zu bilden; man wird aber mit der Anwendung dieser Beobachtungen auf die Physiologie sehr vorsichtig sein müssen. Die Hauptfrage, *wo* der Gallenfarbstoff entsteht, kann noch nicht als abgeschlossen betrachtet werden und damit auch nicht diejenige nach dem Schicksal des dabei abgespaltenen Eisens. Man muß von vornherein einen Unterschied machen bezüglich dessen, wo er normal gebildet *wird* und wo er unter pathologischen Verhältnissen gebildet werden *kann*. Biondi[1] hat eine vielbesprochene Erklärung gegeben: Die durch Toluylendiamin geschädigten roten Blutkörperchen werden in der Milz von Zellen aufgenommen („globulifere" Zellen) und mit diesen in die Leber eingeführt, ihr Farbstoff hier in Bilirubin und Eisen umgewandelt und letzteres durch „siderofere" Zellen wieder ausgeführt, über den Organismus verteilt und besonders reichlich in der Milz festgehalten. Danach soll also die Milz nur die einleitenden Schritte tun, sich aber an dem Abbau des Hämoglobins und der Auslösung des Eisens nicht beteiligen. Seitdem wir über die Verteilung des reticuloendothelialen Zellsystems in der Milzpulpa und den Capillarwänden der Leber und über seine Fähigkeit, rote Blutkörperchen zu phagocytieren und gelöste Substanzen zu speichern, unterrichtet sind, müssen wir die globuli- und sideroferen Elemente in der Hauptsache diesem Zellsystem und nicht den Leukocyten zurechnen, echte Leukocyten sind nicht Makrophagen; die in Milzpulpa und Lebercapillaren liegenden eisenbeladenen Zellen gehören größtenteils diesen Organen selbst an und haben an Ort und Stelle Erythrocyten oder ihre Derivate aufgenommen und verarbeitet.

Damit soll nicht in Abrede gestellt werden, daß bei starker Funktion die betreffenden Zellen sich vermehren, aus dem Verband lösen und durch den Blutstrom fortgetragen werden können.

Aus den klassischen Versuchen an den mit Arsenwasserstoff vergifteten Gänsen zogen Minkowski und Naunyn den Schluß, daß die Leber dasjenige Organ ist, in welchem das Hämoglobin zu Gallenfarbstoff verarbeitet wird, und daß sich in diese Tätigkeit die blutkörperhaltigen Zellen der Capillaren und die Leberzellen selbst teilen und dabei die letzteren die Hauptarbeit leisten, indem sie das im Plasma gelöste Hämoglobin zerlegen. Sie berücksichtigten auch den Verbleib des aus dem Hämoglobinmolekül befreiten Eisens und fanden, daß sowohl die Sternzellen als die Leberzellen rostbraune Einlagerungen enthalten, und in ersteren war auch Gallenfarbstoff nachzuweisen. Die Tatsache, daß Hämoglobininjektion die Bilirubinbildung steigert, auch wenn die Milz exstirpiert ist (Gilbert[2]), und neuere Beobachtungen, daß dies auch dann noch geschieht, wenn die Sternzellen vorher durch Metallablagerung blockiert sind (Greppi[3]), wird als weiterer Beweis dafür angesehen, daß die Hämoglobin-

---

[1] Biondi: Beitr. path. Anat. **18**, 174 (1895).
[2] Gilbert: Presse méd. **1912** (zitiert nach Greppi).
[3] Greppi: Haematologica (Palermo) — Arch. ital. Ematologia **6**, 1 (1923).

verarbeitung in den Leberzellen selbst vor sich geht. Es ist bekannt, daß McNee, Lepehne, Makino[1] u. a. die Gallenfarbstoffbildung dem intra- und extrahepatischen reticuloendothelialen System zuschreiben unter Zugrundelegung von verschiedenartigen Versuchen mit Leberausschaltung, Sternzellenblockade usw., auf welche hier nicht eingegangen werden kann. Doch ist das Schicksal des Eisens dabei wenig verfolgt worden. Eppinger[2] verlegt bei hämolytischem Ikterus und verwandten Affektionen die Produktion des Gallenfarbstoffs und des Eisens in die Leber, aber nur ihre Sternzellen, und sieht die Aufgabe der Leberzellen darin, das fertige Produkt auszuscheiden. Nach ihm ist normalerweise die Resistenz der roten Blutkörperchen in der Milzvene geringer als in der Milzarterie, steigt aber nach Splenektomie; er schließt daraus, daß normalerweise die Erythrocyten, während sie die Milz durchströmen, „angedaut" und für die Leber leichter angreifbar gemacht werden, und bringt damit die vielfach angezweifelte, von ihm selbst aber für manche Tiere bestätigte Beobachtung von Pugliese[3] in Zusammenhang, daß der Farbstoffgehalt der Galle nach Milzexstirpation sich bis auf die Hälfte verringert. Die Existenz von Hämolysinen in der Milz begegnet allerdings starken Zweifeln (s. dazu Schmincke[4] und Naegeli[5]).

Mit der zuerst genannten direkten Umwandlung der roten Blutkörperchen in ihrer Pulpa zu Hämosiderin hat diese zweite Funktion der Milz also nichts zu tun.

Das bei der normalen Gallenbildung frei werdende Eisen entzieht sich dem Nachweis. Der Gedanke, daß die geringe Eisenmenge, welche in der normalen Galle regelmäßig vorkommt, mit ihm identisch ist, wird dadurch zweifelhaft, daß sie, wie Stadelmann[6] und Baserin[7] nachgewiesen haben, nach Hämoglobineinspritzung bzw. Arsenwasserstoffvergiftung trotz des zunehmenden Farbstoffgehalts nicht steigt.

Auffallend ist folgender Unterschied: Bei der akuten Hämolyse durch Blutgifte und bei Hämoglobineinspritzung steht die Pleiocholie, häufig mit Ikterus verbunden, im Vordergrunde der Erscheinungen. Dagegen bei dem durch Bluttransfusion hervorgerufenen Erythrocytenzerfall beherrscht die Siderose der Milz, der Leber und des Knochenmarks das Bild. Bei der Pleiocholie tritt das Eisen zurück und wird nur mikroskopisch aufgefunden: Minkowski und Naunyn fanden es bei ihren Versuchen, wie erwähnt, in den Sternzellen und faßten es als den aus dem Hämatin abgespaltenen Eisenrest auf, sie sahen es außerdem in den Leberzellen; Lepehne[8] wies es auch in der Niere nach und glaubt, daß es aus den Reticuloendothelien bei der Gallenfarbstoffbildung frei und an das Blut abgegeben worden sei. Bei der „Plethora" dagegen fällt nur der abnorm hohe Eisengehalt der Organe ins Auge, und zwar in den Reticuloendothelien der Milz und Leber und des Knochenmarks, dagegen kann über das Schicksal des übrigen Teils des Hämoglobinmoleküls nichts festgestellt werden, denn es tritt bei den Versuchstieren weder allgemeiner Ikterus noch Gallenfarbstoff oder Urobilin im Urin auf.

Es ist denkbar, daß der Pleiocholie bzw. der Siderose zwei verschiedene Vorgänge in der Verarbeitung der roten Blutkörperchen zugrunde liegen, bei letzterer

---

[1] Makino: Beitr. path. Anat. **72**, 808 (1924).

[2] Eppinger: Die hepatolienalen Erkrankungen, S. 67, 100 usw. Berlin: Julius Springer 1920.

[3] Pugliese: Zbl. Physiol. **1911**, 1011 — Arch. f. Anat. **1899**, 66.

[4] Schmincke: Münch. med. Wschr. **1916**, 1005, 1047 usw.

[5] Naegeli: Blutkrankheiten und Blutdiagnostik, 4. Aufl., S. 238 (1923).

[6] Stadelmann: Arch. f. exper. Path. **15**, 337 (1882).

[7] Minkowski u. Baserin: Arch. f. exper. Path. **23**, 145 (1887).

[8] Lepehne: Zitiert auf S. 1655.

diese selbst von den Zellen aufgenommen werden, bei der ersteren das von ihnen abgelöste Hämoglobin. Biondi glaubte freilich, durch Abstufung der Dosen von Toluylendiamin den Eintritt von Hämoglobinurie und Ikterus bzw. von Siderose bestimmen zu können; letztere wäre das Ergebnis kleiner, erstere dasjenige großer Giftmengen. Man muß für diese Verhältnisse auch berücksichtigen, daß die künstliche Hämolyse auf Kosten des vorhandenen Blutes geschieht und eine verstärkte Blutregeneration unter Wiederverwendung des frei gewordenen Eisens oder auch des gelösten und nicht abgebauten Hämoglobins zur Folge hat, während die künstliche Plethora in Quinckes Versuch dem Körper viel neues Material zuführt, für welches kein Bedarf vorliegt. Für die zeitlichen Beziehungen der Bilirubinbildung und Eisenabspaltung sind die Beobachtungen von Schurig[1] wichtig: Er berechnete, daß nach Injektion von gelöstem Hämoglobin 36—43% zu Gallenfarbstoff abgebaut werden; die Bilirubinvermehrung setzt schon nach Stunden ein, dagegen die Eisenreaktion in der Leber erst nach Tagen. Schurig schließt daraus, daß das aus dem Hämoglobin ausgelöste Eisen zunächst in einer nicht reagierenden Bindung im Kreislauf bleibt und von anderen Organen, besonders Milz und Knochenmark, ionisiert und dann erst der Leber zugeführt wird.

Nach Milzexstirpation tritt in den Kupfferschen Sternzellen im Tierexperiment und beim Menschen körniges Eisen auf (M. B. Schmidt[2]), Lepehne fand es auch in diffuser Form; wahrscheinlich ist dies als eine Verarbeitung der roten Blutkörperchen an Ort und Stelle als Ersatz für die Milz aufzufassen.

Die Aufnahme roter Blutkörperchen in die Leberzellen selbst und ihre Umwandlung zu Hämosiderin darin geschieht nur ausnahmsweise: Beim Menschen ist sie von Rössle[3] bei Lebercirrhose gesehen worden, bei Tieren unter verschiedenen künstlich erzeugten Verhältnissen, z. B. von Lepehne nach Milzexstirpation mit Blutzerstörung. Sie gehört also nicht in den normalen Ablauf der Blutverarbeitung durch die Leber.

Die Leber scheint auch Sammelstelle für dasjenige Eisen zu sein, welches beim Abbau von Zellen frei wird, also dem Funktionseisen derselben. Es wurde schon erwähnt, daß über das Schicksal desselben fast nichts bekannt ist, jedenfalls ein mikrochemischer Nachweis, abgesehen vom Gehirn, nicht gelingt. Aber die Beobachtung von Gottlieb[4], daß bei hungernden Tieren der Gehalt der Leber an Eisen beträchtlich zunimmt, nämlich auf 0,169% gegenüber 0,035% bei Fleischfütterung, läßt doch die genannte Deutung zu.

Eine weitere Quelle, welche für die Ablagerung in Milz und Leber in Betracht kommt, ist das im Darm resorbierte Eisen. In der Regel ist die Steigerung der Resorption mit einer Zunahme der mikrochemischen Reaktion der beiden Organe verbunden; einige abweichende Beobachtungen wurden früher erwähnt. An niederen Tieren, welche in eisenhaltigem Schlamm und Wasser leben, fand R. Schneider[5] enorme Mengen von Eisen in den inneren Organen, besonders in der Leber. Darüber, auf welchen Wegen die alimentäre Anreicherung zustande kommt, ist das Urteil nicht einheitlich. Das während der Resorption in dem Blutplasma der Darmvenen befindliche Eisen (s. oben) geht natürlich zur Leber. Fraglich ist es aber, wohin das in den Lymphgefäßen nachweisbare schließlich gelangt. Gaule[6], A. Hofmann[7] u. a. haben nach der Fütterung besonders die Milz als Empfangsorgan angesehen und Gaule deren Anreicherung

---

[1] Schurig: Arch. f. exper. Path. **41**, 29 (1898).
[2] Schmidt, M. B.: Verh. dtsch. path. Ges. **1914**, 156 — Z. Geburtsh. **86**, 261 (1924).
[3] Rössle: Verh. dtsch. path. Ges. **1906**, 157.
[4] Gottlieb: Hoppe-Seylers Z. **15**, 371 (1891).
[5] Schneider, R.: Zitiert auf S. 1645.
[6] Gaule: Dtsch. med. Wschr. **1896**, 373.
[7] Hofmann, A.: Virchows Arch. **151**, 488 (1898); **160**, 235 (1900).

vermißt, wenn er die eisenhaltige Lymphe des Ductus thoracicus nach außen ableitete; HOFMANN und TARTAKOWSKY[1] sahen den mikrochemischen Eisengehalt der Milz zunächst rascher zunehmen als den der Leber. Aber es ist bei diesen Untersuchungen nicht genügend berücksichtigt, daß der Gehalt beider Organe an Eisen an sich wechselt und mit der gewöhnlich angewendeten makroskopischen Schwefelammoniummethode sich feinere Unterschiede nicht feststellen lassen. Klarere Verhältnisse bekommt man, wenn man die alten Vorräte aus den Organen durch möglichst eisenarme Fütterung erst entfernt hat[2]. Nach einer solchen Vorbereitung ist bei Mäusen die Leber von mikrochemisch reagierendem Eisen ganz frei, die Milz behält dagegen dauernd einen kleinen Bestand; offenbar stammt derselbe also aus den abgebauten roten Blutkörperchen und anderen Organzellen. Wenn man nunmehr ein Eisenpräparat, z. B. Ferrum oxydatum saccharatum, dem Futter zusetzt, erscheint zunächst gelöstes farbloses Eisen im Protoplasma der Leberzellen, welches der normalen Leber der Tiere wohl zukommt, aber durch den vorherigen Eisenhunger zum Verschwinden gebracht war; es ist ohne Zweifel resorbiertes Nahrungseisen, welches von den Leberzellen unmittelbar assimiliert worden ist. Erst später steigt der Eisengehalt der Milz, und zwar in Form derselben braunen Körner, wie sie abgebaute Erythrocyten hinterlassen, und dann erst kommt hinzu eine körnige Siderose der Leberzellen gleich derjenigen bei perniziöser Anämie des Menschen. Die Sternzellen nehmen aber so gut wie nicht an dieser Speicherung teil, sondern bleiben gewöhnlich ganz frei. Ich kann nicht annehmen, daß die braunen Körner der Leberzellen nur das Kondensationsprodukt des diffus verteilten Eisens des Protoplasmas und beide gleicher Herkunft sind, sondern schließe aus der gesetzmäßigen Reihenfolge ihres Auftretens, daß das Nahrungseisen unmittelbar in der diffusen farblosen Form gespeichert wird und die braunen Körner das hämatogene Umsatzprodukt des assimilierten Eisens darstellen. In dieser Hinsicht ist die von HAMBURGER[3] gefundene Tatsache wichtig, daß die Eisenfütterung das Harneisen erst vom 5. Tag nach dem Beginn des Versuchs ab etwas steigert, also nachdem das aufgenommene Eisen einen stärkeren Umsatz des Blutes hervorgerufen hat.

Ob die Siderose in derselben mikroskopischen Form auch ohne Umweg über das Blut unmittelbar durch Ablagerung des im Darm resorbierten Eisens zustande kommen kann, lasse ich dahingestellt. L. SCHWARZ[4] ist nach seinen Fütterungsversuchen dieser Meinung; er bestätigt meine Beobachtung, daß bei eisenreicher Errährung das Eisen zuerst in den Leberzellen auftritt, und zwar zunächst in gelöster Form, dann in Gestalt der körnigen Siderose, hat aber die Hämosiderinspeicherung in der Milz erst zuletzt gefunden und aus der normalen Erythrocytenzahl auf das Fehlen eines erhöhten Blutumsatzes geschlossen, was nicht zulässig ist.

Ohne Zweifel ist also das diffus verteilte Eisen der Leberzellen ein für die Blutbildung verwertbarer Vorrat, und da er zuweilen auch an Menschen und Tieren mit natürlicher Ernährung gefunden wird, ist anzunehmen, daß es eine Phase des normalen Eisenstoffwechsels darstellt. Daß auch das in Form der Siderose in den Leberzellen liegende zum Hämoglobinaufbau benutzt werden kann, zeigen die alten Beobachtungen von QUINCKE, daß es verschwindet, während durch Aderlässe angeregt, eine verstärkte Blutregeneration im Gange ist. Ohne Einschränkung läßt sich also die Vorstellung von CHEVALIER[5] nicht annehmen, daß dasjenige Eisen, welches außerhalb des reticuloendothelialen Systems gefunden

---

[1] TARTAKOWSKY: Zitiert auf S. 1647.

[2] SCHMIDT, M. B.: Verh. dtsch. path. Ges. **1912**, 91.

[3] HAMBURGER: Hoppe-Seylers Z. **4**, 706 (1880).

[4] SCHWARZ, L.: Verh. dtsch. path. Ges. **1928**, 118.

[5] CHEVALIER: La rate, organe de l'assimilation du fer. Thèse de Paris 1913 (zitiert nach EPPINGER).

wird, besonders in Leberzellen und Harnkanälchen, in Ausscheidung begriffen ist. Auch mit der von Eppinger[1] und seinem Schüler Kisch[2] ausgesprochenen Meinung, daß die Siderose der Leberzellen bei Blutzerfall nur zustande kommt, wenn dieselben krank und unfähig zur Ausscheidung sind, stehen meine Beobachtungen über ihr Auftreten bei eisengefütterten Mäusen nicht im Einklang. Ich muß dieselbe für eine Ablagerungsform in der gesunden Leber bei erhöhtem Blutumsatz halten, auch bei solchem, welcher durch starke Eisennahrung hervorgerufen wird.

Über die Veränderungen am *Eisengehalt des Knochenmarks* unter den verschiedenen bisher besprochenen Bedingungen ist nichts Zuverlässiges bekannt, weil er schon unter normalen Verhältnissen einem großen Wechsel unterworfen ist. Quincke fand die Zahl der Hämosiderinkörner nach Bluttransfusion vermehrt. Bei der perniziösen Anämie des Menschen läßt sich diese Speicherung nicht regelmäßig nachweisen; ich fand die Eisenmenge niemals so erheblich vermehrt wie in der Leber. Über die quantitativen Verhältnisse liegen in der Literatur keine Angaben vor.

Ich verfüge über die Eisenanalyse des Femurmarks in zwei Fällen von perniziöser Anämie, welche seinerzeit Herr Prof. Gürber in Marburg für mich vorgenommen hat: Das eine Mal ergab sich ein Eisengehalt von 0,13%, das andere Mal von 0,055% der Trockensubstanz; da eine vorherige Entblutung nicht möglich war und mir keine Vergleichsanalysen von normalem Mark bekannt sind, läßt sich aus der Beobachtung kein Schluß ziehen.

Bei der Steigerung der Blutbildung durch eisenreiche Kost fehlt im Knochenmark nicht selten jede nachweisbare Eiseneinlagerung. Andererseits schwindet bei Tieren der sonst konstante Eisengehalt völlig, wenn durch Blutentziehung eine erhöhte Regeneration hervorgerufen wird. Diese Verhältnisse zusammengenommen, lassen erkennen, daß es sich bei den Eisenablagerungen im Knochenmark um eine echte Speicherung handelt, d. h. seine Menge die in jeder Zeiteinheit beim Abbau der roten Blutkörperchen frei gewordene und für die Bildung neuer Exemplare erforderliche Menge überschreitet.

Dem reticuloendothelialen System kommt naturgemäß für die Aufspeicherung des Eisenüberschusses im Körper die Hauptrolle zu. In Übereinstimmung mit dem, was uns über Sonderaffinitäten der einzelnen Abschnitte des Systems bekannt ist, steht die Tatsache, daß gewöhnlich nicht alle Teile desselben gleichmäßig an dem Eisenstoffwechsel, auch dem künstlich gesteigerten, mitwirken, andererseits Abänderungen in der Eisenaufnahme vorkommen. G. Wallbach[3] fand in Versuchen an Tieren, daß bei der Umbildung des Hämoglobins oder ganzer roter Blutkörperchen zu Hämosiderin der Grad der Zellaktivität eine Rolle spielt und diese in Abhängigkeit von den Immunitätsvorgängen steht, und daß z. B. Kaninchen bei erstmaliger Injektion gewaschener Hammelblutkörperchen dieselben in Leber, Milz, Lunge und Knochenmark phagocytieren und zu Hämosiderin verarbeiten, in entsprechend immunisierten Tieren dagegen dieselben Blutkörperchen nirgends aufgenommen und abgebaut werden. Ähnlich ist wohl die Beobachtung von L. Schwarz[4] zu deuten, daß die Milz der Mäuse durch Röntgenbestrahlung schon nach wenig Stunden eine hochgradige Siderose aufweist, wenn die Tiere nur mit Hafer, also mangelhaft, ernährt, dagegen keine Spur der Siderose, wenn sie reichlich mit Ei, Milch und Semmel gefüttert waren. Ähnlich verschieden bezüglich des Auftretens des Eisens bei ungleich ernährten Tieren wirkte Streptokokkeninfektion. Hierbei bestimmte offenbar der Er-

[1] Eppinger: Zitiert auf S. 1661.
[2] Kisch: Wiener Arch. inn. Med. **3**, 283 (1922).
[3] Wallbach, G.: Verh. dtsch. path. Ges. **1927**, 163.
[4] Schwarz, L.: Verh. dtsch. path. Ges. **1928**, 118.

nährungszustand der Zellen das Speicherungsvermögen. Schwarz meint, daß
dabei nicht die Aufnahme, sondern die Wiederabgabe das Wesentliche ist. Der
letztere Punkt ist sehr schwer zu beurteilen, denn es läßt sich nicht übersehen,
ob der wechselnde Eiweißgehalt der Nahrung nur den Ernährungszustand der
Zellen und nicht auch den Speicherungsvorgang als solchen beeinflußt. Welche
Faktoren dabei mitspielen, lassen die oben angeführten Versuche Letterers
erkennen.

Eine durch ihre große Verbreitung pathologische Eisenspeicherung ist in
der *Hämochromatose* (v. Recklinghausen) des Menschen gegeben, bei welcher
körnige braune Eisenablagerungen über Milz, Lymphdrüsen, Leber, Niere,
Pankreas, Mundspeichel- und Tränendrüsen, zuweilen auch Hautdrüsen, Schilddrüse, Nebenniere, Hypophyse und nach Herzenberg[1] auch das Gehirn aus-
gebreitet sind in solcher Fülle, daß die Organe für das bloße Auge rostbraun
erscheinen. Das weitere Charakteristikum der Krankheit, das feinkörnige gelbe
und eisenfreie Pigment der glatten Muskulatur des Körpers, welches zuweilen
bis in die kleinsten Muskellager hineinreicht, v. Recklinghausens „Hämofus-
cin", ist offenbar nicht auch hämatogener Abkunft, sondern eine Eiweißschlacke
und Ausdruck einer Störung des Eiweißstoffwechsels. Es gibt nicht selten Fälle,
in denen die Eisenablagerung in vollem Umfange vorhanden ist, die Färbung
der Muskulatur aber fehlt. Allgemein gesagt, betrifft die Eisenablagerung das
reticuloendotheliale System, das Bindegewebe, in welchem die Träger wohl die
Histiocyten sind, und die Parenchymzellen der exkretorischen und inkretorischen
Drüsen; in der Leber beteiligen sich Sternzellen, Leberzellen und Bindegewebe,
besonders bei gleichzeitig bestehender Cirrhose. Der Blutzustand bei Hämochromatose ist so selten genauer untersucht, daß sich darüber nichts Abschließendes sagen läßt. In der Regel liegen aber keine Anzeigen dafür vor, daß ein gesteigerter Blutzerfall und ein erhöhtes Eisenangebot eine Rolle spielen; es sind
nur einige Fälle bekannt, in welchen ein größerer Blutungsherd im Körper bestand, welcher die Quelle für die Eisenausschwemmung abgegeben haben konnte.
Für gewöhnlich scheint die Eisenüberschwemmung der verschiedensten Organe
und Gewebe, wie Anschütz[2] zuerst ausgesprochen hat, auf einer Störung des
Eisenstoffwechsels zu beruhen; sie ist in vielen Fällen mit einer solchen des
Eiweißstoffwechsels verbunden, die zu der Pigmentierung der glatten Muskulatur
führt, und ein regelmäßiger Begleiter der Gaucherschen Krankheit (Pick[3]), der
Störung im Lipoidstoffwechsel. Bei Krankheiten, wie der Gaucherschen, in
welchen eine bestimmte Substanz im Körper ungewöhnlich reichlich aufgespeichert
ist, liegt die Frage vor, ob die Ursache dieser Stauung in der Insuffizienz der
Speicherzellen für die Verarbeitung oder in einer vermehrten Bildung auf einer
vorhergehenden Stufe des Stoffwechsels zu suchen ist. Für die Hämochromatose
gilt sie in gleicher Weise. Eppinger[4] sucht den Ursprung der Störung in der
Unfähigkeit der Milz und Leber, das bei der Zerlegung des Hämoglobinmoleküls
abgespaltene Eisen in der gewöhnlichen Weise zu beseitigen, auch Lubarsch[5]
hat sich für diese Auffassung ausgesprochen, die mir ebenfalls die Tatsachen
am besten zu erklären scheint. Die Speicherung geht aber weit über die Grenzen
des Gebietes hinaus, welches für die Aufnahme von Eisenüberschüssen anderer
Entstehung in Anspruch genommen wird.

[1] Herzenberg: Virchows Arch. **260**, 110 (1926).
[2] Anschütz: Dtsch. Arch. klin. Med. **62**, 411 (1899).
[3] Pick, L.: Erg. inn. Med. **29**, 519 (1926).
[4] Eppinger: Verh. dtsch. path. Ges. **1921**, 43.
[5] Lubarsch: Verh. dtsch. path. Ges. **1921**, 65 — Handb. d. spez. path. Anatomie **1 II**,
631 (1927).

Die Bedeutung der Eisenspeicherung in Milz und Leber.

Bei Tieren nimmt in der Milz die Eisenmenge mit dem Alter etwas zu, beim Menschen ist dies nicht der Fall; bei ihm findet also dauernd ein Verbrauch auch des als Hämosiderin abgelagerten Eisens statt. Da Hämosiderin wie überhaupt ionisiertes Eisen widerstandsfähig ist und nur durch Säuren gelöst werden kann, läßt sich nicht leicht erkennen, auf welche Weise es aus der Milz verschwindet.

Wie sich am Milzinfarkt zeigen läßt[1], ist Nekrose des Gewebes eine Bedingung, unter welcher Hämosiderin wieder aufgelöst und ausgeschwemmt wird. Vermutlich geschieht dies unter der Wirkung von Säuren, welche bei der Autolyse entstehen.

Nach den Untersuchungen von ASHER[2] und seinen Schülern GROSSENBACHER[3], ZIMMERMANN[4] und VOGEL[5] über den *Einfluß der Milzexstirpation auf die Eisenausscheidung* bei Tieren geht das in der Milz aufgestapelte Eisen dem Körper nicht verloren, sondern wird weiterverwendet. RUD. BAYERS[6] Beobachtungen am Menschen sprechen im gleichen Sinne. ASHER[7] hält die Milz für das wichtigste Organ bei der Regulierung des Eisengehalts des Organismus. Seine Ansicht gründet sich darauf, daß nach ihrer Entfernung, vorausgesetzt, daß sie bis dahin gesund war, die tägliche Eisenabgabe durch die Faeces erheblich zunahm: Während dieselbe bei normalen Hunden durchschnittlich täglich 9,32 mg betrug, stieg sie bei entmilzten auf mehr als das Doppelte, nämlich 20,93 und 24,58 mg; in verringertem Maße ließ sich die verstärkte Ausfuhr noch 5 und sogar 10 Monate nach der Milzexstirpation nachweisen. Beim Menschen ist die Steigerung etwas geringer. Da beim Hunger der Eisenverlust des entmilzten Tieres größer ist als beim nichtentmilzten, andererseits subcutane Injektion und eisenreiche Kost keinen wesentlichen Einfluß haben, zog ASHER den Schluß, daß die Milzentfernung zu einer Mehrausscheidung des im Zellstoffwechsel frei werdenden Eisens führt, also die Milz die Aufgabe hat, dem Körper dieses Eisen zu erhalten. Die Wiederholung der Versuche durch andere hat nicht immer die gleichen Resultate ergeben: IRGER[8] hat bei Hunden die gesamte Eisenausscheidung durch Urin, Kot und Galle sowie den Eisengehalt des Blutes vor und nach der Milzexstirpation geprüft und keine Steigerung, zuweilen sogar eine Verringerung gefunden, das Bluteisen veränderte sich gar nicht. PEARCE, KRUMBHAR und FRAZIER[9] führen die vermehrte Eisenabgabe nach Milzentfernung, soweit sie bei Hunden überhaupt eintritt, auf die durch die Operation hervorgerufene Anämie, nicht das Fehlen der Milz zurück. Die Verhältnisse sind also noch nicht übersichtlich. Die allmähliche Abnahme des gesteigerten Eisenexports nach der Milzexstirpation zeigt, daß der Körper Ausgleichsmöglichkeiten besitzt. Dieselben liegen zum Teil darin, daß die KUPFFERschen Sternzellen kompensatorisch für die Milz eintreten und bei Mäusen durch ihre Vermehrung eine Art neuen Milzgewebes in der Leber schaffen. ASHER und seine Schüler TOMINAGA[10] und SCHEINFINKEL[11] legen diesem in wechselndem Grade

---

[1] SCHMIDT, M. B.: Verh. dtsch. path. Ges. **1908**, 271.

[2] ASHER: Dtsch. med. Wschr. **1911**, 1252.

[3] GROSSENBACHER: Biochem. Z. **17**, 78 (1909).

[4] ZIMMERMANN: Biochem. Z. **17**, 297 (1909).

[5] VOGEL: Biochem. Z. **43**, 386 (1912).

[6] BAYER, RUD.: Zitiert auf S. 1655.

[7] ASHER: Med. Klin. **1925**, 1909.

[8] IRGER: Biochem. Z. **169**, 417 (1926).

[9] PEARCE, KRUMBHAR u. FRAZIER: The spleen and Anemia. Philadelphia u. London 1917 (zitiert nach IRGER).

[10] TOMINAGA: Biochem. Z. **156**, 418 (1926).

[11] SCHEINFINKEL: Biochem. Z. **176**, 341 (1926).

erfolgenden kompensatorischen Eintreten der Leber eine Bedeutung für den verschiedenen Ausfall der Versuche bei. Sie stellten mit einer besonderen mikrochemisch-quantitativen Methode der Eisenbestimmung fest, welche Verschiebung des Eisengehalts in den Organen sich nach Milzexstirpation vollzieht, ersterer an Ratten, letzterer an Meerschweinchen: Bei beiden Tierarten trat eine erhebliche, bis zu 60% gehende Steigerung des Eisengehalts der Leber ein, an Ratten auch eine solche der Nieren, welche für Ausdruck vermehrter Ausscheidung gehalten wird, im Muskel dagegen eine Abnahme.

Das Verhalten der Erythrocyten nach Exstirpation der Milz ist von den verschiedenen Autoren so wenig übereinstimmend gefunden worden, daß man daraus keine Schlüsse ziehen kann, ob der Eisenverlust die Blutbildung dauernd ungünstig beeinflußt. ASHER und VOGEL haben beobachtet, daß eisenreiche Nahrung den Eintritt einer Anämie nach Milzentfernung verhindert; ich habe nach derselben Zahl und Färbeindex der roten Blutkörperchen sehr wechselnd gefunden und keine Gesetzmäßigkeit feststellen können. LAUDA[1] führte eine an Ratten im Anschluß an Milzexstirpation entstehende schwere Anämie nicht auf den Wegfall des Organs, sondern auf eine durch denselben begünstigte Infektion zurück.

Über den Einfluß einer *Milzerkrankung* auf die Eisenausscheidung durch den Darm liegen Beobachtungen von RUD. BAYER vor: Bei einem an myeloischer Leukämie Leidenden war die Eisenabgabe gegenüber einem Gesunden unter gleichen Versuchsbedingungen verringert, nach Röntgenbestrahlung stieg sie bei beiden stark an Die Vermehrung kann vielleicht aus dem durch die Strahlen bewirkten Zellzerfall erklärt werden, weniger die gesteigerte Retention vor der Bestrahlung, da der leukämische Zustand der Milz diejenigen Zellen der Pulpa, in welchen man die Träger der Funktion sehen muß, erdrückt Auch bei BANTIscher Krankheit blieb die Eisenausscheidung durch den Darm stark hinter der Norm zurück, das exstirpierte Organ war ungemein reich an Eisen.

Bezüglich des Schicksals des in der Leber gespeicherten Eisens bestehen mehr Unklarheiten. Sicher ist es, daß dasselbe zum Aufbau von roten Blutkörperchen verwendet werden kann, wenigstens dasjenige alimentärer und hämatogener Herkunft. Die wiederholt erwähnten Beobachtungen BUNGES lassen sein allmähliches Absinken in der Säuglingsperiode mit der Entwicklung des Blutes erkennen. Ferner weiß man, daß die Leber bei regenerativ verstärkter Blutbildung und bei verringerter Zufuhr von Eisen mit der Nahrung quantitativ eisenärmer wird; bei solchen Tieren, welche normal einen gewissen mikrochemisch nachweisbaren Eisengehalt in Leber- und Sternzellen aufweisen, verschwindet derselbe unter diesen Verhältnissen, ebenso wie die Siderose, welche durch künstliche Plethora erzeugt ist, durch Aderlässe wieder vollständig aufgehoben wird. Daß andererseits die Leber zum Zwecke der späteren Ausscheidung speichert, ergibt sich aus dem Verhalten des intravenös injizierten Eisens. STARKENSTEIN und WEDEN vermuten, daß das inaktive Ferroeisen, mit welchem die Leber nach parenteraler Zufuhr angereichert wird, zur Hämoglobinbildung dient. Indessen fehlen dafür noch die sicheren Grundlagen. Im Gegensatz dazu stellte LINTZEL[2] fest, daß subcutan oder intravenös eingeführtes anorganisches Eisen zwar in großem Umfange gespeichert, aber nicht in merklichem Grade für die Blutbildung verwendet wird.

Eisen und Blutbildung.

Die Beziehungen des Eisens zur Blutbildung sind im vorhergehenden schon mehrfach berührt worden. Wenn, wie angenommen wird, täglich ca. 3% der gesamten Erythrocytenzahl zugrunde gehen und ersetzt werden müssen, so sind jeden Tag 0,06—0,072 g Eisen zum Aufbau von Hämoglobin nötig. Der größte

---

[1] LAUDA: Wien. Arch. inn. Med. **1925**, 292 — Virchows Arch. **258**, 529 (1925).
[2] LINTZEL: Zitiert auf S. 1652.

Teil, mindestens 80% des aus dem Hämoglobin abgespaltenen Eisens, bleibt im Körper zurück. Nencki[1] dachte daran, daß das Bilirubin als Vorstufe bei der Bildung des Blutfarbstoffs in der Leber verwendet werden könnte, machte aber selbst darauf aufmerksam, daß im embryonalen Körper Blutfarbstoff schon vorhanden ist, bevor die Leber existiert. Es ist auch darüber nichts Sicheres bekannt, ob von dem Hämoglobin, welches durch die Wirkung von Blutgiften in großer Menge aus den roten Blutkörperchen austritt und sich im Plasma löst, ein Teil der gewöhnlichen Zerlegung durch die Organe oder der Ausscheidung durch die Nieren entgehen und wieder zum Aufbau neuer Blutzellen verwendet werden kann, wenn auch das Verhalten der Milz bei perniziöser Anämie darauf hindeutet (s. S. 1659). Jedoch haben wir sichere, zum Teil schon vorher erwähnte Hinweise darauf, daß der in Milz, Leber und Knochenmark aufgespeicherte Eisenvorrat, welcher täglich aus der Nahrung und durch den Untergang von Erythrocyten ergänzt wird, für die Hämoglobinbildung verwendet wird.

Welchen Einfluß das in der Nahrung zugeführte Eisen auf die Blutbildung besitzt, ist durch Versuche mannigfaltiger Art klargestellt worden: Wenn ein erwachsenes Tier längere Zeit hindurch mit einer ganz oder fast ganz eisenfreien Nahrung gefüttert wird, so bleibt sein Zustand völlig unverändert.

Von den meisten Untersuchern wurde als sehr eisenarme Kost Milch und Reis benutzt. Nach Abderhalden enthält die Kuhmilch in 100 g Trockensubstanz ca. 2 mg Eisen, Reis ca. 1 mg. Hall[2] hat eine künstlich ganz von Eisen befreite Mischung von Casein, Fett, Amylum und Salzen an Mäuse verfüttert; jedoch wird dieselbe nur wenige Wochen von den Tieren ertragen, offenbar wegen ihrer Vitaminarmut, und läßt sich deshalb für lang dauernde Versuche nicht verwenden.

Ich habe bei erwachsenen Mäusen die Ernährung mit Milch und Reis über 1 Jahr durchgeführt und keine Spur einer Anämie entstehen sehen, weder der Hämoglobingehalt noch die Zahl, noch die Beschaffenheit der Erythrocyten änderte sich. Währenddessen schwindet das mikrochemisch nachweisbare Eisen aus der Leber völlig, nur in Knochenmark und Milz bleibt ein kleiner Teil erhalten. Nach Tartakowskys quantitativen Untersuchungen geht der gesamte Eisengehalt auf 40 und sogar 33% zurück. Demnach werden die Eisenvorräte des Körpers zur Blutbildung verwendet, und wenn die eisenfreie Fütterung fortgesetzt wird, so wird das aus den untergehenden roten Blutkörperchen befreite Eisen zum Bau neuer gebraucht und genügt dafür; das in Milz und Knochenmark nachweisbare Hämosiderin ist offenbar das zur Wiederverwendung bestimmte Abbaueisen.

Wenn eisenarm gefütterte Tiere Junge werfen, nehmen Hämoglobingehalt und Erythrocytenzahl etwas ab, aber nicht viel; bei einem 14 Monate lang gefütterten fand ich Sahli 78 und Zahl d. R. 7,9 Mill., bei einem 16 Monate lang gefütterten, nicht trächtig gewordenen die normalen Durchschnittswerte Sahli 86 und Zahl d. R. 8,7 Mill. Der Organismus verhält sich also gegenüber dem Eisen ähnlich wie gegenüber dem Chlor bezüglich des Festhaltens bei verringerter Zufuhr.

Voraussetzung für die Erhaltung des normalen Blutzustandes trotz eisenarmer Fütterung ist, daß die Tiere bei Beginn derselben ihre volle Blutmenge haben. Verwendet man unausgewachsene Tiere, so tritt nur ein gewisser Rückgang in der Zahl der roten Blutkörperchen ein; Hall zählte nach 3—4 Wochen 6,78 Mill. statt 8—9 Mill., und auch andere Untersucher (Franz Müller[3], Tartakowsky u. a.) haben keine höheren Grade der Anämie erzielt. Eine ausgesprochene Anämie durch eisenarme Fütterung läßt sich indessen dadurch herbeiführen,

---

[1] Nencki u. Sieber: Arch. f. exper. Path. **18**, 401 (1884).
[2] Hall: Du Bois' Arch. f. Physiol. **1894**, 455.
[3] Müller, Franz: Virchows Arch. **164**, 436 (1901).

daß man die Milch-Reis-Nahrung durch mehrere Generationen von Tieren fort-
setzt (M. B. Schmidt). Offenbar beruht dies darauf, daß die intrauterine Eisen-
mitgift seitens der Mutter zwecks Aufbau des Hämoglobins während der Säuglingszeit zu gering bleibt. Das Blutbild, welches dabei zustande kommt, steht
demjenigen schwerer sekundärer Anämien sehr nahe: starke Hämoglobinver-
armung der Blutscheiben, Poikilo- und Mikrocytose, starke Polychromasie, aber
keine basophile Punktierung, keine Normoblasten und keine Megaloblasten. Ich
habe die eisenfreie Fütterung durch 4 Generationen fortsetzen können; dann
hörte die Fortpflanzungsfähigkeit auf, weil die Eisenentziehung auch auf die
Entwicklung des Gesamtkörpers einen großen Einfluß ausübt (s. unten). Der
Grad der Anämie nimmt mit den fortschreitenden Generationen zu.

Natürlich hängt derselbe davon ab, wie häufig das einzelne Tier wirft und wie groß
die Zahl der Jungen ist. Zuweilen waren die Blutveränderungen bei eisenarmen Tieren
zweiter und sogar dritter Generation noch mäßig, andere Male schon in der zweiten Generation
so schwer, wie es bei denjenigen aus der vierten Generation regelmäßig der Fall ist. Bei
eisenarmen Tieren der zweiten Generation fand ich z. B. Sahli 48 und Zahl d. R. 6 Mill., bei
solchen der vierten Generation Sahli 30 und Zahl d. R. 3,9 Mill.

Daß dieser Zustand lediglich vom Eisenmangel abhängt, ergibt sich daraus,
daß der Zusatz von Ferrum oxydatum saccharatum oder Ferrum colloidale zu
der sonst gleichbleibenden Kost schon innerhalb weniger Tage ein fast normales
Blutbild herbeiführt. Die beiden genannten Eisenverbindungen und das ebenfalls
verwendete Ferrum lacticum unterschieden sich dabei in keiner Weise.

Die Wirkung der Eisenentziehung durch die Nahrung an trächtigen Tieren ist anders
als diejenige der Kalkentziehung, letztere macht sich beim Muttertier am Skelet bemerkbar,
dagegen gar nicht oder in geringem Grade an den Jungen.

Andere Untersucher haben den Einfluß des Eisens auf das Blut dadurch
festzustellen gesucht, daß sie Tiere durch Blutentziehung anämisch machten und
prüften, ob die Regeneration bei eisenarmer und eisenreicher Nahrung in gleicher
Weise vor sich ging. Die Versuche von Kunkel[1], A. Hofmann[2], Franz Müller[3],
Tartakowsky[4] u. a. ergaben übereinstimmend, daß, solange der Körper noch
Reserveeisen in den Organen hat, die Regeneration auch bei eisenarmer Kost
glatt verläuft, daß sie aber, wenn dasselbe durch die wiederholten Aderlässe erschöpft ist, fehlt und die Tiere anämisch bleiben, daß dagegen diese Aderlaß-
anämie durch Zusatz von Liquor ferri sesquichlorati oder ähnlichen Salzen verhütet wird. Bei jungen, noch wachsenden Tieren trat die Anämie leichter ein als
bei alten.

Fast alle diese älteren Untersuchungen zielten nur auf die quantitative Eisen- oder die
spektroskopische Hämoglobinbestimmung hin, Angaben über das mikroskopische Blutbild
und die Zahl der Blutkörperchen fehlen fast vollkommen, nur Franz Müller hat durch
Zählung der Erythroblasten im Knochenmark die vermehrte Neubildung bei eisenreicher
Fütterung festgestellt.

Also durch beide Methoden, die der gestörten Blutentwicklung und die der
gestörten Blutregeneration, läßt sich der hohe Wert des der Nahrung zugesetzten
Eisens für die Blutbildung nachweisen. Die genannten Versuche geben den
unumstößlichen Beweis dafür, daß dasselbe ins Hämoglobinmolekül aufgenommen
wird. Bunges entgegengesetzte Meinung, daß das künstlich zugeführte Eisen
nur dadurch wirkt, daß es die Ausnutzung des natürlichen Eisengehalts der
Nahrung im Darm steigert, selbst aber nicht zur Blutfarbstoffbildung benutzt
wird, und diejenige v. Noordens[5], daß die günstige Beeinflussung der Chlorose

---

[1] Kunkel: Pflügers Arch. **61**, 595 (1895).
[2] Hofmann, A.: Virchows Arch. **160**, 235 (1900).
[3] Müller, Franz: Zitiert auf S. 1668.
[4] Tartakowsky: Pflügers Arch. **101**, 423 (1904).
[5] v. Noorden: Berl. klin. Wschr. **1895**, 181.

durch Eisenmittel lediglich auf einer Knochenmarksreizung beruht, können nicht mehr aufrechterhalten werden. Sie setzen voraus, daß der Körper in seinen Speichern und in der Nahrung Eisen zur Verfügung hat. Bei der durch Generationen fortgesetzten eisenarmen Ernährung ist dies nicht der Fall. Auch Abderhalden[1], welcher an Ratten fand, daß aus Normalnahrung mehr Hämoglobin gebildet wird als aus einer eisenarmen und mit anorganischem Eisen versetzten, daß dagegen Zusatz von Hämoglobin bzw. Hämatin zur eisenarmen Kost ohne Einfluß auf die Blutbildung bleibt, und deshalb die Assimilation des anorganischen Eisens zu Blutfarbstoff für unsicher hielt, hatte nur Tiere vor sich, welche nicht extrem eisenarm gemacht waren. In neuester Zeit stellte Lintzel[2] durch quantitative Bestimmung an wachsenden Ratten fest, daß, wenn dieselben mit eisenarmer Nahrung, der anorganisches Eisen zugesetzt ist, aufgezogen werden, der schließliche gesamte Eisengehalt des Hämoglobins die Gesamtmenge an Eisen, welche der ganze Körper ursprünglich besaß, übersteigt, und schließt daraus auf die Verwendung des anorganischen Eisens zum Blutaufbau; auch er fand, daß zur eisenarmen Nahrung zugesetztes Hämoglobin die Blutfarbstoffbildung nicht fördert, sondern die betreffenden Tiere sich wie die eisenarm gefütterten verhalten.

Darüber, ob im gesunden Körper durch Zusatz von leicht ionisierbarem Eisen zur Nahrung die Hämoglobinbildung über die Norm hinaus gesteigert werden kann, lauten die experimentellen Erfahrungen verschieden. Gaule[3] fand bei Kaninchen nach Verwendung von Eisenchlorid in 3mal 24 Stunden eine Vermehrung des Hämoglobins von 60 auf 80, der Erythrocyten von 6,12 auf 8,76 Mill., ähnlich Abderhalden an Ratten, daß, wenn Eisenchlorid zugesetzt wurde, die absolute und relative Hämoglobinmenge stets größer war als bei den nur mit Normalnahrung gefütterten Tieren, und daß auch hier Hämatinzusatz ohne Erfolg blieb. Meine eigenen Untersuchungen an Mäusen scheinen mir ebenfalls im positiven Sinne zu sprechen. Denn in manchen Fällen trat nach Eisenfütterung gesunder Tiere ein erhebliches Ansteigen der Erythrocytenzahl (von 8—9 Mill. auf 11,13 und 14 Mill.) ein. Der Erfolg zeigte sich aber nicht regelmäßig. Wenn ich das gleichzeitige Verhalten der Organe bezüglich der Eisenablagerung berücksichtige, komme ich zu der Vorstellung, daß die Eisenfütterung den Blutumsatz steigert und diese vermehrte Neubildung und Zerstörung sich häufig das Gleichgewicht halten und so die Normalzahl erhalten bleibt, andere Male die Neubildung den Abbau überwiegt und so die Zahl steigt. Daß eine verstärkte Blutneubildung vorhanden ist, auch wenn die Zahl sich nicht ändert, geht auch aus dem Ergebnis der Gaswechselversuche hervor: Bei den eisenreich ernährten Tieren ergeben dieselben einen wesentlich höheren Sauerstoffverbrauch als bei Normaltieren.

Die Wirkung der alimentären Eisenzufuhr auf die Blutbildung ist also beim Tier eine doppelte: Sie liefert Material zum Hämoglobinaufbau und regt das Knochenmark zur Tätigkeit an, welche sich in der Bildung der Stromata ausdrückt.

Auf die *menschliche Pathologie* finden die tierexperimentellen Erfahrungen mehrfache Anwendung. Eine mangelhafte Zufuhr von Eisen ist kaum einmal verwirklicht, jedenfalls beim Erwachsenen nicht beobachtet, bei Kindern mit reiner Milchnahrung ist sie von vornherein denkbar, kommt aber tatsächlich selten vor (Rietschel[4]). Am ehesten findet die „physiologische Anämie früh-

---

[1] Abderhalden: Z. Biol. **39**, 193, 483 (1900).
[2] Lintzel: Z. Biol. **87**, 97, 157 (1928).
[3] Gaule: Z. Biol. **35**, 372 (1897).
[4] Rietschel: Z. ärztl. Fortbildg **1918**, Nr 14, 5.

geborener Kinder" eine Erklärung in der mangelhaften intrauterinen Eisenüber-
tragung von der Mutter auf das Kind, weil nach den Erfahrungen von KRÜGER
u. a. der Hauptteil der Füllung der Speicher erst in den letzten Wochen vor
der Geburt erfolgt. Dagegen liegen bezüglich der günstigen Beeinflussung durch
medikamentöses Eisen positive und zuverlässige Beobachtungen vor, welche sich
mit den bei Tieren künstlich hervorgerufenen Verhältnissen decken: D. GER-
HARDT[1] führt Beschleunigung der Regeneration nach akuten Blutverlusten und
die Beseitigung von posthämorrhagischen und sogar von Carcinomanämien an,
und neuerdings betont NAEGELI[2] mit Entschiedenheit die völlige und rasche
Heilbarkeit der chlorotischen Anämien durch Anwendung großer Dosen von
Ferrum reductum; er erklärt, entgegen anderweitigen Deutungen, diesen Erfolg
aus einer Reizung des Knochenmarks zur Erythropoese. Ob sich der normale
Mensch bezüglich der Reizbarkeit des Knochenmarks durch künstlich zugeführtes
Eisen anders verhält als Tiere, ist noch nicht klar: Eine Vermehrung der Hämoglobinmenge und der Zahl der roten Blutkörperchen tritt dabei nach NAEGELI
nicht ein; nach den oben besprochenen Beobachtungen am Tier ist trotzdem ein
erhöhter Blutumsatz möglich. ROESSINGH[3] hat aus der Zunahme der Sauer-
stoffzehrung nach Eisengaben auf eine gesteigerte Neubildung geschlossen, indessen sind seine Versuche, wie MORAWITZ und KÜHL[4] bemerkten, nicht an
Gesunden, sondern an Kranken mit herabgesetztem Hämoglobingehalt vorgenommen worden und deshalb nicht entscheidend.

Eisen und Körperwachstum.

Beim erwachsenen Tier macht sich eine mangelhafte Zufuhr von Eisen mit
der Nahrung ebensowenig wie an der Blutbeschaffenheit auch am gesamten
Ernährungszustand des Körpers bemerkbar. Fällt der Eisenmangel aber in die
Wachstumsperiode, so stellt sich als eine sehr auffallende Insuffizienzerscheinung
eine Verzögerung der Entwicklung ein, die sich in Größe und Gewicht des Körpers
und seiner Organe zeigt. ABDERHALDEN fand bei jungen Ratten, daß diejenigen,
welche mit anorganischem Eisen als Zusatz zu eisenarmer oder normaler Nahrung
gefüttert wurden, die Vergleichstiere an Körpergewicht übertrafen. In höherem
Grade wird die Bedeutung des Eisens für die Gesamtentwicklung bei den Versuchen sichtbar, in welchen die eisenarme Ernährung mehrerer Generationen
hindurch fortgesetzt wurde[5], weil hier die Verkümmerung von einer Generation
zur anderen zunimmt bis zur Lebensunfähigkeit und der Zusatz von Eisen die
Störung außerordentlich deutlich wieder ausgleicht. Im allgemeinen tritt das
Zurückbleiben einige Wochen nach der Geburt in die Erscheinung, und von etwa
der Hälfte des 2. Lebensmonats an steht das Wachstum häufig still, Tiere aus
der 4. eisenarmen Generation bleiben auf einer noch tieferen Stufe stehen und
gehen bald ein, ohne fortpflanzungsfähig geworden zu sein. Im ganzen bleiben
die Organproportionen dabei gewahrt, Ausnahmen machen nur die Thymusdrüse und das Herz: Erstere ist aplastisch bis zu einem Grade, daß sie für das
bloße Auge nicht mehr aufzufinden ist, das Herz hypertrophisch, es erreicht
bei jungen Tieren Größen und Gewichte, welche bis zum 3fachen derjenigen bei
ausgewachsenen Normaltieren ansteigen können. Ein Unterschied besteht aber
zwischen den beiden Organen insofern, als die abnorme Kleinheit der Thymus

---

[1] GERHARDT, D.: Verh. d. 27. Kongr. f. inn. Med. **1910**, 130.
[2] NAEGELI: Blutkrankheiten und Blutdiagnostik, 4. Aufl., S. 292 (1923).
[3] ROESSINGH: Klin. Wschr. **3**, 673 (1924).
[4] MORAWITZ u. KÜHL: Klin. Wschr. **4**, 7 (1925).
[5] SCHMIDT, M. B.: Einfluß eisenarmer und eisenreicher Nahrung auf Blut und Körper.
Jena: G. Fischer 1928.

von der ersten Lebenszeit ab vorhanden ist, die Vergrößerung des Herzens erst nach der Geburt zur Entwicklung kommt; erstere ist also den unmittelbaren Wirkungen des Eisenmangels zuzuzählen, letztere den mittelbaren und vielleicht die Folge innersekretorischer Gleichgewichtsstörungen. Bei dem Kleinbleiben des Körpers und seiner Organe handelt es sich um eine rein quantitative Störung, bei der Gewebsatmung im Warburgschen Apparat verbrauchen die Organzellen der eisenarmen Tiere nicht weniger Sauerstoff als diejenigen normal oder eisenreich gefütterter, und abgesehen von der Verfettung als Folge der Anämie ist auch der mikroskopische Aufbau unverändert. Zu jeder Zeit, auch dann, wenn die Entwicklungsverzögerung wochenlang bestanden hat, wird dieselbe durch Zusatz von Eisen zur Nahrung, ebenso wie die Anämie, ausgeglichen, und zwar außerordentlich rasch: z. B. waren zwei in 2. Generation eisenarm gefütterte Geschwistertiere nach fast 6 Lebenswochen erst bei 6,5 g Körpergewicht (anstatt etwa 14—16) angekommen; das eine unverändert eisenfrei weitergefütterte Tier behielt in den folgenden 11 Tagen das Gewicht bei, das andere stieg unter Eisenzusatz zur Nahrung in derselben Zeit auf 9 g. Auch Tiere, welche schon am Ende des Wachstumsalters stehen und unter der eisenarmen Ernährung etwa auf der Hälfte des Normalgewichts geblieben sind, nehmen unmittelbar nach Einsetzen der Eisenfütterung das Wachstum wieder auf und erreichen ganz oder annähernd das Gewicht eines normalen erwachsenen Tieres. Gleichzeitig mit dem Körper wächst die Thymus bis zum normalen Umfang heran und geht die Herzhypertrophie zurück. In seinem Einfluß auf die Entwicklung des Körpers besitzt das Eisen viel Ähnlichkeit mit Wachstumsvitaminen, wenn auch die Wirkungsweise wohl eine andere ist als bei diesen.

B. Mineralstoffe der Pflanzen.

Von

W. Zielstorff

Königsberg.

Zusammenfassende Darstellungen.

HASELHOFF und BLANK: Lehrbuch der Agrikulturchemie 1 (1927). — Handbuch der Landwirtschaft, herausgegeben von AEREBOE, HANSEN und RÖMER 2 (1929). — KOSTYTSCHEW: Lehrbuch der Pflanzenphysiologie 1 (1926). — MAYER, Ad.: Lehrbuch der Agrikulturchemie 1. — PRJANISCHNIKOW, D. N.: Die Düngerlehre. 1923. — SCHNEIDEWIND: Die Ernährung der landwirtschaftlichen Nutzpflanzen. — KLEEBERGER: Grundzüge der Pflanzenernährungslehre und Düngerlehre. 1915. — WOLFF: Aschenanalysen. — MENTZEL und LENGERKE: Landwirtschaftlicher Kalender. 1930. — D.L.G.: Düngertafel (Arbeiten der D.L.G. Nr. 160. 1927). — D.L.G.: Futtertafel (Arbeiten der D.L.G. Nr. 153. 1922).

Wenn man Pflanzen oder Pflanzenteile verbrennt, so unterscheidet man zwischen einem verbrennlichen, organischen Teil und einem unverbrennlichen, anorganischen; diesen letzteren bezeichnet man auch als Asche bzw. Mineralstoffe. Man muß allerdings hierbei berücksichtigen, daß der nach der Verbrennung übrigbleibende Teil, die Asche, nicht immer genau die Mineralbestandteile in gleichen Mengen und in denselben Formen wie vor der Verbrennung enthält, weil in der Regel bei der Verbrennung geringe Mengen an Schwefel, Phosphor, Chlor, die man im allgemeinen unberücksichtigt läßt, sich verflüchtigen. Ferner kommt hinzu, daß aus der verbrennenden organischen Substanz Kohlensäure entsteht, die sich unter Umständen mit Kalium, Natrium, Calcium, Magnesium zu kohlensauren Salzen vereinigt und als solche in der Asche erscheint. Sofern man genau den Aschegehalt in Pflanzen zu ermitteln wünscht, muß man daher die Kohlensäure als solche bestimmen und von der kohlefreien Asche in Abzug bringen; man erhält so die Reinasche; in den meisten Fällen, insbesondere für die Praxis, genügt jedoch die Bestimmung der Rohasche.

Die Tatsache, daß Pflanzen beim Verbrennen einen unverbrennlichen Rückstand hinterlassen, ist bereits verhältnismäßig recht lange bekannt: Über die Funktionen, über die Aufgaben, die diesen unverbrennlichen Bestandteilen bei der Ernährung der Pflanze zukommen, herrschte indes lange Zeit Unklarheit; es hing dies ohne Zweifel damit zusammen, daß der prozentische Anteil der anorganischen Bestandteile im Gegensatz zu den organischen ein nur geringer war. Nach den ältesten Anschauungen, die uns heute etwas eigenartig anmuten, betrachtete man die Aschenbestandteile als Verbrennungsprodukte der Organismen; später war vielfach die Meinung vorherrschend, daß die Mineralbestandteile nur eine zufällige Rolle spielten und ihnen auch keinerlei Bedeutung beigemessen wurde.

Um daher über diese Dinge Klarheit zu bekommen, wurde im Jahre 1800 von der Berliner Akademie der Wissenschaften eine Preisaufgabe nachstehenden Inhalts gestellt: Von welcher Art sind die erdigen Bestandteile, welche man mit Hilfe der chemischen Zergliederung in den inländischen Getreidearten findet? Treten diese in solche ein, wie man sie findet, oder werden sie durch die Wirkung der Organe der Vegetation erzeugt? Diese Preisaufgabe wurde von SCHRADER in dem Sinne beantwortet — und man hielt auch diese Anschauung damals für richtig —, daß die Aschenbestandteile durch den Lebensprozeß selbst erzeugt würden. Diese Beantwortung der Frage widersprach allerdings den schon damals gegründeten Vorstellungen von der Unverwandelbarkeit der Elemente ineinander, von der Unerschaffbarkeit und Unzerstörbarkeit der Materie, und kann nur insofern eine Erklärung finden, wenn man berücksichtigt, welchen geradezu unheilvollen Einfluß die sog. Naturphilosophie auf die physiologischen Wissenschaften ausübte. Sehr bald machten sich jedoch Stimmen geltend, die dieser Anschauung widersprachen, so unter anderen bereits SAUSSURE im Jahre 1804; später haben sich dann SPRENGEL und insbesondere LIEBIG sehr eingehend mit dieser Frage beschäftigt, und ersterer vertritt bereits schon in seiner Lehre vom Dünger den Standpunkt von der Unentbehrlichkeit der Mineralbestandteile in der Pflanze.

Immerhin waren die Dinge noch ungeklärt, so daß sich die Universität Göttingen fast 40 Jahre später nochmals veranlaßt sah, eine Preisaufgabe in ähnlichem Sinne wie die bereits genannte zu stellen, nämlich: Ob die sog. anorganischen Elemente, welche in der Asche der Pflanze gefunden werden, auch dann in den Pflanzen sich finden, wenn sie denselben nicht dargeboten werden und ob jene Elemente so wesentliche Bestandteile des vegetabilischen Organismus seien, daß dieser sie zu seiner völligen Ausbildung bedürfe? Der Preis wurde im Jahre 1842 WIGMANN und POLSDORFF zuerkannt, die allerdings diesmal, gestützt nicht nur auf Aschenanalysen, sondern hauptsächlich auf experimenteller Grundlage, indem sie eine ganze Anzahl wichtiger Pflanzen unter den verschiedenen Bedingungen, mit und ohne Beigabe von Mineralbestandteilen, zogen, zu einem ganz anderem Resultat kamen. Sie beantworteten die gestellte Frage dahin, daß das Wachstum der Pflanzen sehr behindert und fast ganz unterdrückt werde, sobald nicht eine gewisse Menge unorganischer Bestandteile im auflöslichen Zustand zugegen sei. So war einwandfrei der Nachweis erbracht, daß die Mineralstoffe unentbehrlich für das Wachstum der Pflanze sind, und daß sie nicht durch den sog. Lebensprozeß geschaffen werden können.

Durch diese Erkenntnis waren nunmehr ganz andere Unterlagen für die Bedeutung und Wichtigkeit der Mineralbestandteile geschaffen. Man häufte Bodenanalyse auf Bodenanalyse und glaubte so, bestimmte Unterlagen für das Düngebedürfnis der Böden zu haben; wie man jedoch diese durch die chemische Untersuchung gewonnenen Zahlen mit denen des Feldversuches verglich, ergab sich in den meisten Fällen, abgesehen von vielleicht einigen besonders extremen, keinerlei Übereinstimmung; es zeigte sich vielmehr, daß zahlreiche Böden, die verhältnismäßig reich an Nährstoffen, trotzdem für eine Düngung dankbar waren, und nur dann zeigten die Pflanzen ein freudiges Wachstum. Wir wissen heute, daß wir mit Hilfe der chemischen Untersuchung wohl den Gesamtvorrat an Pflanzennährstoffen feststellen können, nicht jedoch oder nur bedingt diejenige Menge, die wirklich von der Pflanze aufnehmbar und verwertbar ist und hier kommt es in der Hauptsache doch nur darauf an. Es hat dann eines langen und arbeitsreichen Weges bedurft, um zu der Erkenntnis zu kommen, daß das Düngebedürfnis der Böden nur durch den Düngungsversuch selbst, sei es auf freiem Felde oder in Töpfen — die letztere Methode ist besonders von MITSCHERLICH[1] grundlegend bearbeitet worden — ermittelt werden kann.

Ebenso sei auch der neueren Methoden gedacht, wie sie von NEUBAUER[2], WIESSMANN[3], v. WRANGELL[4], LEMMERMANN und anderen[5] ausgearbeitet wurden, wobei insbesonders das Verfahren von NEUBAUER eine größere Verbreitung gefunden hat.

In der Asche von Pflanzen sind bisher folgende Elemente ermittelt worden: Schwefel, Phosphor, Arsen, Silicium, Titan, Bor, Chlor, Brom, Jod, also fast alle Metalloide; an Metallen wurden gefunden: Kalium, Natrium, Lithium, Rubidium, Magnesium, Calcium, Barium, Strontium, Eisen, Aluminium, Zink, Mangan, Kobalt, Nickel und Kupfer. Wenngleich die Zahl der so ermittelten Elemente eine recht große ist, so gestalten sich die Dinge um deswillen erheblich einfacher,

---

[1] MITSCHERLICH: Die Bestimmung des Düngerbedürfnisses des Bodens, 1930.

[2] NEUBAUER: Z. Pflanzenernährg u. Düngg A **1923**, 229ff.

[3] WIESSMANN: Z. Pflanzenernährg u. Düngg B **8**, 76 (1929).

[4] WRANGELL, v.: Landw. Jahrbücher **71**, 149 (1930).

[5] KÖNIG, J.: Die Ermittlung des Düngerbedarfs des Bodens **1929**.

als daß von den eben genannten nur verhältnismäßig wenige unumgänglich nötig bzw. nützlich für das Wachstum der Pflanze sind: es sind dieses nachstehende Elemente: Schwefel, Phosphor, Kalium, Calcium, Magnesium, Eisen, ferner Chlor, Silicium und Natrium; die drei letztgenannten pflegt man zu den nützlichen Elementen zu rechnen. Wie bereits erwähnt, ist der prozentische Anteil der Asche in manchen Pflanzen ein verhältnismäßig recht geringer, so enthält z. B.

Gras . . . . 1,7% Asche
Grüner Hafer . . . . 1,5 „ „
Rotklee . . . . 1,4 „ „
Rüben . . . . 0,6 „ „

während andere Pflanzen etwas reicher an Asche sind. Ferner ist auch zu berücksichtigen, daß die Aschenbestandteile je nach Boden und Düngung recht großen Schwankungen unterworfen sein können; so wurde z. B. ermittelt, daß in 100 Teilen Asche enthalten waren:

bei Kleepflanzen . . . . 9—50 Teile Kali
„ Haferpflanzen . . . 4—38 „ Kalk
„ Haferpflanzen . . . 18—54 „ Kali
„ Haferpflanzen . . . 0—27 „ Natron

Endlich liegen aus neuer Zeit „vergleichende Untersuchungen über den Einfluß verschiedener äußerer Faktoren, insbesondere auf den Aschengehalt, in den Pflanzen" von Seiden[1] vor; hier sind als Wachstumfaktoren geprüft worden: Blattstand, Bodenfeuchtigkeit, Bodenart, Wachstumsperioden, Tageszeit, Lichtintensität und Lichtfarbe, Temperatur, Kunstdünger und endlich Regen.

Schwefel.

Wie durch zahlreiche Untersuchungen in einwandfreier Weise nachgewiesen ist, ist ein normales Wachstum der Pflanze unter Ausschluß von *Schwefel* nicht möglich; fragen wir nach den Funktionen desselben, so wissen wir, daß der Schwefel ein unumgänglich nötiger Bestandteil der Eiweißkörper ist, er schwankt zwischen 0,4—1,5%; gewisse Pflanzen, wie Senf, Knoblauch, Meerrettich usw., sind durch einen hohen Schwefelgehalt gekennzeichnet, da die in ihnen enthaltenen scharfen Öle, wie Senf-Knoblauchöl, schwefelhaltige, organische Verbindungen darstellen; neben dem organisch gebundenen Schwefel finden sich in den Zellen der Pflanze nicht selten anorganische Schwefelverbindungen. Als wichtigste Schwefelquelle dient die höchste Oxydationsstufe desselben, also die Sulfate, während die freie Schwefelsäure, die Sulfite und Sulfide hierfür nicht in Betracht kommen; diese sind vielmehr direkt als pflanzenschädlich anzusprechen und müssen erst oxydiert werden, um von der Pflanze verwertet werden zu können. Bei der Verarbeitung der schwefelsauren Salze in der Pflanze zu Eiweiß und anderen organischen schwefelhaltigen Körpern findet ein Reduktionsprozeß statt, während im Tierkörper wieder eine Oxydation stattfindet. Da der Bedarf der Pflanze an Schwefel nur ein geringer ist, außerdem im Boden gewisse Vorräte enthalten sind, wie auch durch manche künstliche Düngemittel, z. B. schwefelsaures Ammoniak, Kalisalze, Superphosphat Schwefel zugeführt wird, erübrigt sich im allgemeinen eine Düngung hiermit. Nach Kleberger[2] sind allerdings eine größere Anzahl von Versuchen, die mit Schwefel oder Schwefelkohlenstoff ausgeführt sind, unter einem anderen Gesichtswinkel zu betrachten; diese haben

---

[1] Seiden: Landw. Versuchsstat. **104**, 1 ff. (1926).
[2] Kleberger: a. a. O., S. 121.

vielfach eine indirekte günstige Wirkung ergeben, und sofern die gewonnenen Resultate späteren Nachprüfungen standhalten, dürfte hier weniger eine chemische als vielmehr eine biologische Wirkung in Betracht kommen.

Einen recht beachtenswerten Beitrag zum Kreislauf des Schwefels im Boden haben KLEIN und LIMBERGER[1] geliefert; hiernach sind die Thiosulfatbakterien befähigt, alle im Boden vorkommenden Schwefelquellen (elementarer Schwefel, Schwefelwasserstoff und dessen Verbindungen Sulfite und Hydrosulfite) zu Sulfat bzw. Polythionsäuren zu oxydieren. Es konnte aber auch gezeigt werden, daß sie den Schwefel aus organischen schwefelhaltigen Verbindungen (Cystin, Albumin, Nuclein, Fleischextrakt) zu verwerten vermögen und auch diesen Schwefel über elementaren Schwefel, der abgeschieden werden kann, zu Sulfat oxydieren.

Weiter wurde ermittelt, daß neben der Schwefeloxydation bei Darreichung von KNO_3 in allen Fällen Nitrit gebildet wird, das bis zum Ammoniak reduziert werden kann.

Bei Darbietung von NH_4Cl als N-Quelle entstand überraschenderweise ebenfalls in reichlicher Weise Nitrit, ein Vorgang, der auch wohl den Thiosulfatbakterien zugeschrieben werden kann und eine neue Seite ihres Chemismus zeigt.

In allen verwendeten anorganischen wie organischen, flüssigen wie festen Nährmedien wurde elementarer Schwefel in Form von Tröpfchen bzw. Körnchen oder Schollen abgeschieden, auf Agar aber fast immer in Form von reichlichen deutlichen Krystallen einer rhombischen Modifikation.

Das Vorkommen von Keimen konnte nicht nur in Wasser und verschiedenen Bodenarten, sondern auch häufig in der Luft nachgewiesen werden. Hiernach fällt der Gruppe der Thiosulfatbakterien im Stoffwechsel die bedeutende Rolle zu, neben mannigfacher Umwandlung der Stickstoffprodukte den Schwefel aus der verwesenden organischen Materie wiederum zum Sulfat, der einzigen Schwefelquelle der höheren Pflanze, umzuwandeln.

Im Anschluß hieran mögen noch einige vergleichende Versuche über die Einwirkung der Selen-, Schwefel- und Tellursalze auf die Pflanzen von BOZO TURINA[2] Erwähnung finden; wegen Einzelheiten sei auf das Original verwiesen.

Phosphor.

In gleicher Weise wie der Schwefel ist auch der *Phosphor* unumgänglich nötig für die Pflanze, und es ist auch hier der einwandfreie Nachweis erbracht, daß keine Pflanze unter Ausschluß des Phosphors ein normales Wachstum aufweisen kann; gegenüber dem erstgenannten Nährstoff liegen hier die Dinge allerdings insofern etwas anders, als daß einmal der Phosphor nicht selten nur in geringer, von der Pflanze aufnehmbarer Menge im Boden vorhanden ist, also leicht ins Minimum geraten kann, und daß ferner der Bedarf zahlreicher Kulturpflanzen ein ziemlich großer ist; so enthalten z. B. die Körner von Wintergetreide ca. 0,8%, die der eiweißreichen Leguminosen ca. 1,3% P_2O_5, während anderseits das Stroh dieser Pflanzen erheblich ärmer ist; hier schwankt der P_2O_5-Gehalt zwischen 0,20—0,35%. Auch sonst besteht zwischen den beiden eben genannten Nährstoffen insofern eine Übereinstimmung, als daß, ebenso wie der Schwefel nur in der höchsten Oxydationsstufe aufgenommen werden kann, der Phosphor in der Form von Salzen der Orthophosphorsäure von der Pflanze verwertbar ist; es liegen allerdings auch Versuche vor, wonach wohl bei Mangel an anorganischen Verbindungen organische ausgenutzt werden können. Phosphor, in elementarer

---

[1] KLEIN u. LIMBERGER: Biochem. Z. **143**, 473 ff. (1923).
[2] TURINA, Bozo: Biochem. Z. **129**, 507 ff. (1922).

Form, als Phosphorwasserstoff, unterphosphorige und phosphorige Salze können der Pflanze nicht als Nährstoff dienen, sind sogar als Pflanzengifte anzusprechen, also auch eine völlige Analogie mit dem Schwefel.

Wir wissen weiter, daß der Phosphor ein integrierender Bestandteil gewisser Eiweißkörper, der Nucleoproteide, ist, und daß diese ohne Phosphor überhaupt nicht aufgebaut werden können, ferner ist auch sonst der Phosphor ein regelmäßiger Begleiter der Eiweißkörper überhaupt, so daß er ohne Zweifel bei der Bildung, Wanderung und Ablagerung eine gewisse Rolle spielt, wie auch in der prozentischen Zusammensetzung zwischen Phosphor und Stickstoff gewisse Relationen bestehen, so enthalten

Körner von Roggen	0,85% P_2O_5	1,90% N
„ „ Weizen	0,80,, „	2,00 ,, ,,
„ „ Gerste	0,80,, „	1,53,, ,,
„ „ Hafer	0,70,, „	1,70,, ,,
im Mittel	0,79% P_2O_5	1,78% N
„ Verhältnis 1:2,3		

Bei den Leguminosen und den Wurzelfrüchten ist das Verhältnis zwischen diesen beiden Nährstoffen ein etwas weiteres, es schwankt zwischen 1:3—4.

Da durch unsere Kulturpflanzen dem Boden jahrein, jahraus größere Mengen Phosphorsäure entzogen werden, muß, wie das bereits Liebig betont hat, für einen Wiederersatz Sorge getragen werden, sofern man dauernd gleichhohe Erträge erzielen will: Als phosphorsäurehaltige Düngemittel stehen uns zur Verfügung das Superphosphat, das die Phosphorsäure im wasserlöslichen Zustand enthält, ferner das Thomasmehl und in neuerer Zeit das Rhenaniaphosphat, die auf Grund ihres Gehaltes an citronensäurelöslicher bzw. citratlöslicher Phosphorsäure gehandelt werden und endlich auch noch einige Phosphate, die die Phosphorsäure in schwerlöslicher Form als tertiäres Salz enthalten; die Rohphosphate als solche können nicht direkt zur Düngung verwandt werden. Es würde über den Rahmen dieser Arbeit hinausgehen, eingehend den Wirkungswert dieser verschiedenen phosphorsäurehaltigen Düngemittel zu besprechen, nur auf das eine sei hingewiesen, daß die Anwesenheit von Kalk-, Magnesium-, Eisen- und Tonderverbindungen sehr wohl den Wirkungswert beeinflussen kann und hierauf u. a. das sog. „Zurückgehen" der wasserlöslichen Phosphorsäure im Superphosphat zurückzuführen ist. Ferner hat Prianischnikoff[1] an der Hand zahlreicher Untersuchungen den Nachweis erbracht, daß man bei den Phosphaten unterscheiden kann zwischen solchen, die in ihrer Düngewirkung bei Gegenwart von kohlensaurem Kalk nicht oder nur wenig beeinflußt werden und solchen, bei denen der Wirkungswert erheblich herabgesetzt werden kann, zu letzteren gehört u. a. auch das Knochenmehl, wie dieses auch von Kellner und Böttcher[2] bestätigt worden ist. Auch die Versuche von Lemmermann und Wiessmann[3], die eine ertragssteigernde Wirkung der Kieselsäure bei unzureichender Phosphorsäureernährung feststellen konnten, sind ohne Zweifel beachtenswert.

Neben der Form der aufzunehmenden Phosphorsäure interessiert vor allen Dingen auch weiter die Frage, innerhalb welcher Zeit die Aufnahme dieses Nährstoffes erfolgt; aus der großen Anzahl der hierüber vorliegenden Arbeiten sei u. a. auf die von Staniszki[4] und Seidler[5] hingewiesen; letzterer konnte zunächst die

[1] Prianischnikoff: Landw. Versuchsstat. **75**, 357 ff. (1911).
[2] Kellner u. Böttcher: Dtsch. landw. Presse **1900**, 665.
[3] Lemmermann u. Wiessmann: Z. Pflanzenernährg u. Düngg A **1922**, 185 ff.
[4] Stanitzki: Bull. de l'Acad. des Sciences de Cracovie, Juni 1909.
[5] Seidler: Landw. Versuchsstat. **79/80**, 563 ff. (1913).

STANISZKIschen Beobachtungen bestätigen und kommt auf Grund eigener Versuche zu nachstehenden Resultaten:

Die Aufnahme der Gesamtphosphorsäure verläuft keineswegs immer mit der Bildung der Trockensubstanz parallel.

Die anorganischen Phosphate werden, nachdem sie zunächst in recht bedeutenden Mengen von der Pflanze aufgenommen sind, im Laufe der Vegetation in organische Verbindungen umgesetzt.

Bei den organischen phosphorhaltigen Verbindungen handelt es sich bei der Gerste meistens um Eiweißkörper und Lecithine, während diese beim Hafer oft durch das Phytin übertroffen werden.

Die Phosphorsäure des Phythins, welche meistenteils nur einen geringen Bruchteil der Gesamtphosphorsäure bildet, nimmt bei den oberirdischen Teilen und der ganzen Pflanze fast immer bis zum Ende der Vegetation zu, bei den Wurzeln konnte dagegen eine beinahe ständige Abnahme beobachtet werden.

Das Verhältnis der anorganischen zur organischen Phosphorsäure verschiebt sich mit zunehmender Vegetation bei der Gerste zugunsten der organischen phosphorhaltigen Verbindungen, beim Hafer konnte zwar auch diese Beobachtung gemacht werden, doch blieb hier in den meisten Fällen die organische Phosphorsäure hinter der anorganischen zurück; jedenfalls zeigen diese Versuche in Verbindung mit anderen, daß namentlich im Jugendstadium eine lebhafte Phosphorsäureaufnahme erfolgt, während die weitere Verarbeitung dem späteren Vegetationsstadium vorbehalten ist. Abgesehen davon, daß der Phosphor ein integrierender Bestandteil mancher Eiweißkörper ist, wie dieses bereits erwähnt wurde, ist über die Funktionen dieses Nährstoffes leider wenig bekannt. Die früher gehegte Meinung, wonach der Zuckergehalt der Rüben und ebenso der Stärkegehalt der Kartoffeln durch die Phosphorsäuredüngung beeinflußt würden, ist nach Versuchen von HELLRIEGEL[1] und SCHNEIDEWIND[2] nicht zutreffend; dies gilt allerdings nur für ausgereifte Früchte.

Kalium.

Während die bisher besprochenen Nährstoffe als Anionen, als Sulfate und Phosphate von der Pflanze aufgenommen werden, lernen wir in dem nunmehr zu besprechenden Kalium[3] das erste basenbildende Kation kennen. Kalium findet sich in der Asche einer jeden Pflanze oder Pflanzenteiles; der Gehalt an Kali ist in den verschiedenen Pflanzen ein verschiedener, manche sind besonders reich hieran und werden daher direkt als Kalizehrer oder -fresser angesprochen; hierzu zählen in erster Linie die Knollengewächse, wie Rüben und Kartoffeln, ferner Tabak, Hopfen, Weinstock usw. In den verschiedenen Teilen der Pflanze ist das Kalium durchaus nicht immer in gleichen Mengen vorhanden, so sind bei den Samenpflanzen im Samen, bei den Knollenpflanzen in den Knollen größere Mengen Kalium aufgespeichert. Von den mineralischen Gesamtmengen des Samens fallen z. B. $^1/_4 - ^3/_5$ auf das Kali und von dem der Knollen $^1/_3 - ^3/_4$. Während in beiden der Gehalt an Kali ein konstanter ist, trifft dies für andere Pflanzenteile, wie für die Blätter, nicht immer zu, so ermittelte z. B. MAYER[3] bei den Tabakblättern Schwankungen bis zu 300 %, während diese in den Samen der gleichen Pflanze nur etwa 25 % ausmachen. Im allgemeinen haben die Wurzel und Blätter der Knollengewächse, die ja, wie bereits erwähnt, als Kalizehrer anzusprechen sind, gegenüber den Getreidepflanzen einen erheblich höheren

[1] HELLRIEGEL: Z. f. d. Rübenzucker-Industrie d. D. R. Juli 1893.
[2] SCHNEIDEWIND: a. a. O., S. 112.
[3] KRISCHE: Jubiläums-Sonderausgabe 4 der Dtsch. Bergwerksztg. 1924, S. 76.

Kaligehalt; während letztere in den Körnern etwa 0,5—0,7%, im Stroh 0,7 bis 1,5% Kali aufweisen, enthalten in der Trockensubstanz:

	Wurzeln	Blätter
Futterrüben	2,3% Kali	2,6% Kali
Zuckerrüben	0,9 „ „	2,1 „ „
Kartoffeln	2,4 „ „	3,7 „ „

Hiernach werden dem Boden durch die üblichen Ernten unserer Kulturpflanzen erhebliche Mengen Kali entzogen: diese betragen nach Versuchen der Versuchswirtschaft Lauchstädt[1] pro Hektar für Futterrüben etwa 236,7 kg, während die gleichen Zahlen für Getreide erheblich niedriger liegen, sie schwanken zwischen etwa 80 und 114 kg; berücksichtigt man ferner, daß die verschiedenen Wiesengräser, sofern sie gut gedüngt sind, auch reich an Kali sind, so geben diese Zahlen wertvolle Anhaltspunkte für den Kalihaushalt landwirtschaftlicher Betriebe; denn da gerade Rüben, Kartoffel, Heu vielfach in der eigenen Wirtschaft verfüttert werden, so erscheinen sie im Futter und im Kot und Harn wieder, kommen also der Wirtschaft wieder zugute; wesentlich anders liegen natürlich die Dinge, sofern diese Stoffe der Wirtschaft durch Verkauf entzogen werden; auch Güter mit schlechten Wiesen, leichten Böden werden der Kalidüngung ihre besondere Aufmerksamkeit zuwenden müssen.

In gleicher Weise, wie der Kaligehalt in den verschiedenen Pflanzen ein verschiedener ist, wechselt er auch in den einzelnen Wachstumsperioden: Im allgemeinen fällt der Höchstgehalt an Kali mit der stärksten Wachstumsenergie zusammen; auf Grund zahlreicher Versuche ist festgestellt worden, daß das Kali sich hauptsächlich dort in größeren Mengen findet, woselbst die außerordentlich wichtigen Kohlehydrate, Zucker und Stärke, entstehen; diese Tatsache war bereits Liebig bekannt, indem er sagte, daß das Kali mit den Kohlehydraten vergesellschaftet sei. Die physiologische Rolle und Bedeutung des Kali in der Pflanzenernährung aufzuklären, ist Aufgabe zahlreicher Forscher gewesen; es seien hier nur die Namen Nobbe, Hellriegel, Willfarth, Wimmer, Römer, Stocklasa[2] u. a. genannt; bereits Nobbe konnte feststellen, daß ohne Kali keine Bildung an organischer Substanz, insbesondere an Stärke, stattfinden kann; ebenso zeigten Hellriegel und Willfarth[3], wie bei Zuckerrüben der Zuckergehalt durch genügende Kalizufuhr günstig beeinflußt wurde, eine Beobachtung, die auch von Märker[4] bestätigt wurde, und das, was für die Zuckerrübe gilt, trifft auch für den Stärkegehalt der Kartoffel zu.

Im Anschluß hieran mögen noch einige Versuche Erwähnung finden, die die Wichtigkeit des Kaliums im Pflanzenorganismus im Laufe des Entwicklungsprozesses dartun; so hat nach Ebert[5] das Kalium dafür zu sorgen, daß der Zellinhalt nicht einen für die Pflanze schädlichen Grad von Säure erreicht, indem es die Säure in Form von Salzen abtransportiert und vielleicht durch Bindung von Kalk an besonderen Stellen zur Ablagerung bringt. Nach den Untersuchungen des Holländers Weevers[5] soll das Kalium auch bei der Bildung des Pflanzeneiweiß eine Rolle spielen, wie auch die gleichen Beobachtungen von Brehmer gemacht worden sind: nach letzterem liegt in dem Zusammenwirken des Kali mit dem Eiweiß geradezu der Kern der Stoffwechselfrage bei der Kartoffel-

---

[1] Schneidewind: Landw. Jahrbücher **36**, 650 (1907).

[2] Vgl. hierzu Krische: a. a. O., S. 76.

[3] Hellriegel u. Willfarth: Z. d. Vereins für die Rüben-Zuckerindustrie d. D. R. **1893,**

[4] Märker: Arbeiten der D.L.G. **56** (1901).

[5] Krische: a. a. O., S. 76.

pflanze, indem eine ganz bestimmte Menge Kali in der Pflanze das Protoplasma. d. h. das Eiweiß, in der Konsistenz erhält, während anderseits ein Zuwenig wie auch Zuviel ungünstig auf das Wachstum einwirkt. Ein weiteres Moment für die Wichtigkeit des Kali sind die sog. Kalimangelerscheinungen, wie sie bei ungenügender Kalidüngung auftreten. Hier sind besonders neben anderen die Arbeiten der Bernburger Versuchsstation[1] grundlegend gewesen. WIMMER äußert sich hierüber folgendermaßen: Bei Getreide treten an den dunkelgrünen Blättern braune Flecken und Streifen auf. Da die Blätter ihre grüne Farbe oft länger beibehalten als die normal ernährten Pflanzen, ist man leicht geneigt, die Mangelpflanzen für gut ernährt anzusprechen. Die Reife verzögert sich ungemein lang. Während normal ernährtes Getreide schon goldgelbe Halme zeigt, findet man bei Kalimangel eine durch die braunen Flecke hervorgerufene schmutziggrüne Farbe. Bei dem geringsten Anlaß legt sich derartiges Getreide.

Bei Hackfrüchten zeigen sich gleichfalls charakteristische Merkmale: Die Zuckerrübe, ähnlich auch die Zichorie, verändert ihre Blattform in ausgeprägter Weise. Statt der breiten, nach außen sich neigenden Blätter entstehen dünne, lanzettförmige, gerade oder schräg nach oben gerichtete Blätter, die Mittelrippe dieser Blätter ist meist etwas um die eigene Achse gedreht, so daß die Blätter schwach spindelförmig erscheinen. Später werden sie an den Rändern braun und vertrocknen ohne Übergang in Gelb mit dunkelbrauner Farbe.

Die Stengel bei Kartoffeln werden verkürzt, die Blätter kleinwellig nach unten gekrümmt. Zwischen den Blattadern und auch wohl an den Rändern der Blätter treten hellgrüne bis gelbliche Flecken auf, die schnell in Braun und auch wohl in helles Grau übergehen. In diesem Zustand krümmen sich die Blätter, die konvexe Seite nach unten gerichtet, wobei häufig die Blattränder einreißen. Die so beschädigten Blätter vertrocknen schnell und fallen bald ab.

Bei anderen Pflanzen, namentlich Tabak, zeigen sich gleichfalls charakteristische Kalimangelerscheinungen.

Die Kenntnis dieser Dinge ist um deswillen so besonders wichtig, weil diese Erscheinungen vielfach mit Pflanzenkrankheiten verwechselt werden.

Ein gleichfalls wertvoller Beitrag über den Einfluß des Kaliums auf die Entwicklung der Pflanzen und ihren morphologischen und anatomischen Bau bei besonderer Berücksichtigung der landwirtschaftlichen Kulturpflanzen liegt von WIESSMANN[2] vor; wegen Einzelheiten sei auf das Original verwiesen.

Wie aus vorstehenden Ausführungen hervorgeht, haben wir es in dem Kali mit einem außerordentlichen wichtigen Nährstoff zu tun, und es sei auch darauf hingewiesen, daß das dem Kalium chemisch nahestehénde Natrium dasselbe nicht oder nur sehr bedingt vertreten kann; sofern es nun an Kali fehlt, ist für Beschaffung desselben Sorge zu tragen. Kali steht zur Verfügung in Form der sog. Kalirohsalze, Carnallit und Kainit, die mit 9 bzw. $12-15\%$ K_2O gehandelt werden und den konzentrierten, dem 20-, 30-, 40 proz. Kalidüngesalz; abgesehen davon, daß die letzteren einen höheren Kaligehalt aufweisen, unterscheiden sie sich auch insofern von den ersteren, daß diese einen erheblich höheren Natron- und Chlorgehalt haben; so entfallen auf 100 Teile reines Kali

	Natron	Chlor
im Kainit	143	245
„ 40 proz. Kalisalz .	121	108

[1] KRÜGER u. WIMMER: Mitt. d. Anhaltischen Versuchsstat **60/65**, 204 ff. (1927).
[2] WIESSMANN: Z. Pflanzenernährg u. Düngg A **1923**, 1 ff.

Dieses ist von Wichtigkeit und wird später bei der Besprechung des Natriums und Chlors noch besonders berücksichtigt werden. In den Kalisalzen ist das Kali wasserlöslich, also in einer für die Pflanze leicht aufnehmbaren Form enthalten. Neben den genannten hatte man nun auch versucht, gemahlenes Eruptivgestein unter dem Namen Phonolith als kalihaltiges Düngemittel in den Handel zu bringen; das Kali ist hierin nur zu geringem Teil in verdünnten Säuren löslich, wie auch sonst zahlreiche Versuche ergeben haben, daß die Wirkung im Vergleich zu den wasserlöslichen Kalisalzen nur eine sehr bescheidene ist.

Calcium.

Das *Calcium* ist ein regelmäßig in den Pflanzenaschen wiederkehrender Bestandteil; er ist für das Pflanzenleben unentbehrlich: auch hier haben zahlreiche Untersuchungen ergeben, daß der Kalkgehalt in unseren Kulturpflanzen ein recht schwankender ist: Die Körner der Getreidearten, die Wurzel und Knollen unserer wichtigsten Kulturgewächse geben eine verhältnismäßig kalkarme Asche, während anderseits im Stroh und den Blättern Kalk im größeren Maßstabe abgelagert ist; einige blattreiche Pflanzen, wie kleeartige Gewächse, sind besonders kalkreich, so daß man ähnlich wie von Kalipflanzen auch von Kalkpflanzen spricht.

Über die Rolle, über die physiologische Bedeutung des Kalkes für die Ernährung der Pflanze, ist zur Zeit nur wenig bekannt; fest steht auf Grund zahlreicher Untersuchungen, daß der Kalk die Aufgabe hat, die Oxalsäure als unlösliches Calciumsalz zu binden, möglich ist es auch, daß er eine Rolle beim Zuckertransport in der Pflanze spielt, und zwar in der Weise, daß dieser als Saccharat wandert; endlich deutet das Auftreten von freiem Formaldehyd[1] bei Kalkmangel während der Assimilation darauf hin, daß der Kalk bei der Verarbeitung dieses Zwischenproduktes während der Photosynthese des Kohlenstoffs eine Rolle spielt, wie dieses auch Stocklasa[2] annimmt.

Von Wichtigkeit und Bedeutung sind die Wirkungen des Kalkes insofern, als daß er einen Einfluß auf die Aufnahme und Verwertung anderer Pflanzennährstoffe ausübt, wie dieses u. a. in der allerdings noch viel umstrittenen Lehre vom *Kalkfaktor*, also dem Verhältnis des Kalkes zur Magnesia, zum Ausdruck kommt: hier sind es in erster Linie Löw[3] und seine Mitarbeiter gewesen, die sich mit dieser Frage beschäftigt haben; erstgenannter äußert sich über die von ihm aufgestellte Gesetzmäßigkeit hierzu folgendermaßen:

„Zwischen Kalk und Magnesia bestehen besonders enge Beziehungen im Pflanzenkörper, obgleich die Funktionen beider Basen völlig verschieden von einander sind. Kalk übt einen Antagonismus gegen Magnesia aus, den Kali nicht auszuüben vermag. Bei Abwesenheit von Kalk äußert Magnesia Gifterscheinungen auf Pflanzen, und nur bei Anwesenheit von Kalk kann die Magnesia ihre wichtigen Funktionen ausführen. Bei Abwesenheit von Magnesia, aber Anwesenheit des Kalkes in einer sonst vollen Nährlösung, ist alle weitere Entwicklung der Pflanzen sistiert, aber diese können in diesem Falle noch lange fortleben, bis sie schließlich einer Art von Hungertod erliegen. Wenn nun Kalk und Magnesia zwar zugleich in die Pflanzen gelangen, aber bei einem großen Überschuß der einen der beiden Basen über die andere, so muß eine Beeinträchtigung der Entwicklung resultieren. Nur bei ganz bestimmten Mengenverhältnissen beider ist eine Maximalentwicklung möglich." Dieser sehr präzise ausgesprochenen

---

[1] Grafe: Einführung in die Biochemie, S. 227ff.
[2] Stocklasa: Beiträge zur Kenntnis der Zusammensetzung des Chlorophylls.
[3] Löw: Frühlings Landw. Ztg **58**, 355ff. (1909).

Forderung stehen auch andere Ansichten, so die von MEYER[1] u. a., gegenüber, die sich gleichfalls auf experimentelle Untersuchungen stützen; im allgemeinen wird man wohl sagen können, daß bei Getreide sich ein Verhältnis von Kalk zu Magnesia wie 1:1 bzw. wie 2:1, bei Leguminosen wie 3:1 bewährt hat. Ähnliche Wechselbeziehungen wie zwischen Kalk und Magnesia bestehen auch zwischen Kalk und Kali, wie diese in dem sog. *Kalk-Kaligesetz* zum Ausdruck kommen; dasselbe besagt kurz, daß durch starke Steigerung der Kalkzufuhr die Kaliversorgung der Pflanze zurückgedrängt und so eine erhebliche Benachteiligung angebahnt werden kann. Einseitige Verstärkung der Kalidüngung vermag die Pflanze dann wieder vor Kalküberschwemmung zu bewahren und zur günstigen Entwicklung zu bringen; wenngleich noch nicht völlig sichergestellt, hat dieses Gesetz immerhin durch eine Reihe von Versuchen Bestätigung gefunden; jedenfalls wird man den erwähnten Einflüssen einer starken Kalkdüngung auf die Kaliversorgung der Pflanze Rechnung tragen müssen.

Die Acidität des Bodens.

In einem außerordentlich engem Zusammenhang mit der Kalkfrage steht die Acidität des Bodens, die verschiedenen Formen derselben und ihre pflanzenphysiologische Bedeutung; hier sind es besonders die grundlegenden Arbeiten KAPPENS[2] gewesen, die uns in dieser so wichtigen Frage ein gut Stück weitergebracht haben:

Bei der Acidität des Bodens unterscheidet man drei charakteristisch voneinander verschiedene Formen; die erste, allerdings sehr selten vorkommende, äußert sich darin, daß schon beim Ausziehen des Bodens mit Wasser eine saure Reaktion nachzuweisen ist, die auf das Vorhandensein freier Säure, wohl der Schwefelsäure und der schwefelsauren Tonerde und Eisensalze zurückzuführen ist; diese Form ist von VEITH in zutreffender Weise als aktive oder wirkliche Acidität bezeichnet worden. Die zweite Art der Acidität, die sog. Ionenaustauschacidität oder auch schlechthin Austauschacidität genannt, kommt bei der Behandlung der Böden mit Lösungen von echten Neutralsalzen durch das Sauerwerden dieser Lösungen zustande. Die früher gehegte Ansicht, wonach die Neutralzersetzung als ein wichtiger Beweis für das Vorhandensein von Humussäuren galt, ist um deswillen nicht mehr zutreffend, weil diese Aciditätsform sich auch auf sauren Mineralböden vorfindet. Sie beruht auf dem Austausch der Ionen des auf den Boden zur Einwirkung gebrachten Neutralsalzes gegen Aluminium- und in geringem Maße auch gegen Eisenionen, die in austauschfähiger Form in den kolloidalen Bestandteilen des Bodens enthalten sind. Sie tritt dadurch in Erscheinung, daß nach Entfernung des Calciums und der anderen Basen die Al- und z. T. auch die Fe-Ionen der Zeolithe, die die reaktionsfähigen Bestandteile der Böden darstellen, gleichfalls die Fähigkeit erlangen, beim Behandeln mit Neutralsalzen in Austauschreaktionen einzutreten und dadurch in Lösung zu gehen. Diese in Lösung gegangenen Al- resp. Fe-Verbindungen verursachen infolge hydrolytischer Spaltungsvorgänge die saure Reaktion.

Was nun die dritte Form der Bodenacidität anbetrifft, so ist es diejenige, die sich in der Befähigung der Böden zur Zersetzung von solchen Salzen kundgibt, die aus starken Basen und schwachen Säuren bestehen; erstere sind dadurch gekennzeichnet, daß sie beim Auflösen in Wasser bereits in geringem Grade in Base und Säure zerlegt, d. h. hydrolytisch gespalten werden. Aus den Lösungen solcher hydrolytisch spaltbaren Salze vermögen nun die sauren Böden einen Teil

---

[1] MEYER: Kalk- u. Magnesiadüngg, S. 48.
[2] Vgl. hierzu KAPPEN: Die Bodenacidität **1929**.

der Basen zu binden, und so wird die entsprechende Menge Säure in Freiheit gesetzt; entsprechend diesem Vorgang wird diese Art der Bodensäuerung als *hydrolytisch* angesprochen; sie findet sich auf allen sauren Böden, ist aber auch bei Mineralböden weit verbreitet.

Für das Pflanzenwachstum liegen nun die Dinge derartig, daß die gefährlichste Form der Acidität die aktive Bodensäure darstellt; allerdings ist diese insofern für das Pflanzenleben von nur sehr geringer Bedeutung als nur äußerst selten Böden mit aktiver Acidität vorkommen. Am wichtigsten ist hierfür das Auftreten der Austauschacidität, als bei ihrem Vorkommen leicht Schädigungen des Pflanzenwachstums eintreten können. So haben die Untersuchungen KAPPENS[1] und anderer gezeigt, daß gerade die Austauschacidität auf den landwirtschaftlich genutzten Flächen die Ursache der Säureschädigungen ist. Ob diese Schädigungen direkt durch die saure Reaktion bedingt sind, oder ob es das Auftreten der Al-Ionen in der Bodenlösung ist, das diese Schäden verursacht, wie es z. B. von TRÉNEL[2] angenommen wird, ist noch nicht entschieden.

Die hydrolytische Acidität der Böden dürfte im allgemeinen nicht als pflanzenschädlich anzusprechen sein, wenn sie auch ein Anzeichen ist, daß der Boden weitgehend entkalkt und seiner Basen beraubt ist. Es bestehen also enge Beziehungen zwischen der Reaktion und dem Kalkgehalt der Böden.

Hand in Hand mit dieser Erkenntnis sind nun eine größere Reihe Methoden ausgearbeitet worden, um das Kalkbedürfnis der Böden, die verschiedene Acidität zu ermitteln; aus der großen Zahl derselben seien nur die Untersuchungen von ARRHENIUS[3], CHRISTENSEN[4] und insbesondere die von DAIKUHARA[5] genannt, aus neuerer Zeit die Arbeiten von GEHRING[6] und GOY[7].

Bei der ganzen Kalkfrage ist außerdem zu berücksichtigen, daß der Kalk unter Umständen pflanzenschädigend wirken kann; bereits seit vielen Jahren spricht man daher von kalkholden und kalkscheuen Pflanzen[8]; aus diesem Grunde gedeiht der Klee nicht auf saurem Boden, wo die Kartoffel noch gut wächst; ähnliche Unterschiede sind bei den verschiedenen Getreidearten beobachtet worden, wie auch das Auftreten gewisser Unkräuter auf Feldern und Wiesen dort, wo diese vorher nicht waren, uns wertvolle Anhaltspunkte gibt. Auf diese Zusammenhänge ist besonders von EICHINGER[9] und STEYER[10] hingewiesen worden.

Was nun endlich die verschiedenen Formen der Kalkdüngung anbetrifft, so steht hier an erster Stelle der kohlensaure Kalk und der hieraus gewonnene Ätzkalk: Der erstgenannte Kalk ist in Wasser unlöslich, Wasser und Kohlensäure wirken jedoch auf ihn ein und verwandeln das unlösliche Salz in das primäre, lösliche; beim $CaCO_3$ ist der Feinheitsgrad von Wichtigkeit; weiter sind zu nennen die Naturmergel und Wiesenkalke, ferner die verschiedenen kalkhaltigen Abfälle der Industrie, wie Scheideschlamm, zuweilen auch Rückstände der Acetylenherstellung und endlich der Endlaugenkalk, bei dem allerdings Wirkungswert und geforderter Preis in einem Mißverhältnis zueinander stehen; ferner wird

---

[1] Vgl. KAPPEN: a. a. O.
[2] TRÉNEL u. WUNSCHIK: Z. Pflanzenernährg, Düngg u. Bodenk. A **17**, 257 (1930).
[3] ARRHENIUS: Kalkfrage, Bodenreaktion und Pflanzenwachstum **1926.**
[4] CHRISTENSEN: Intern. Mitt. f. Bodenkunden **14**, 1 (1924).
[5] DAIKUHARA: Bull. Imp. Centr. Agr. Exper. Stat. Japan **2**. 18.
[6] GEHRING: Z. Pflanzenernährg, Düngg u. Bodenk A **8**, 321 (1927).
[7] GOY: Dies. Zeitschr. A **13**, 66 (1929).
[8] Vgl. hierzu MEVIUS: Reaktion des Bodens und Pflanzenwachstum **1927**, S. 6.
[9] EICHINGER: Die Unkrautpflanzen kalkarmer Böden **1927**.
[10] STEYER: Arbeiten der Biol. Reichsanstalt f. Land- u. Forstwirtsch. **16**, 325 (1928).

auch in gewissen Düngemitteln wie der Thomasschlacke, Kalksalpeter, Superphosphat dem Boden gleichzeitig Kalk zugeführt; der früher teilweise vertretene Standpunkt, wonach der Gips gleichfalls für Zwecke der Kalkdüngung Verwendung finden könne, ist nicht zutreffend.

Zusammenfassend sei nochmals darauf hingewiesen, daß von dem mehr oder minder reichlichem Vorhandensein der drei eben besprochenen Nährstoffe, Phosphorsäure, Kalium und Calcium neben dem Stickstoff in hohem Grade die Fruchtbarkeit unserer Äcker und Wiesen abhängig ist; alle drei haben bei der Ernährung der Pflanze außerordentlich wichtige Funktionen zu erfüllen; der Reichtum des Ackerbodens an diesen Nährstoffen ist ohne Zweifel dazu berufen, nicht nur den Gehalt unserer Kulturpflanzen an diesen Aschenbestandteilen zu bereichern, sondern auch den an organischer Substanz und damit natürlich auch gleichzeitig ihren Wert für die tierische Ernährung erheblich zu erhöhen.

Magnesium.

Wie bereits gelegentlich der Besprechung vom Kalkfaktor zum Ausdruck gekommen ist, gehört auch das *Magnesium* zu den unumgänglich nötigen Pflanzennährstoffen. Während jedoch der Kalk hauptsächlich in dem Stroh und Blättern abgelagert ist, findet sich das Magnesium mehr in den Körnern, so enthalten Getreidekörner 0,15—0,22, Getreidestroh 0,09—0,12% Magnesia.

Über die Funktion der Magnesia urteilt WILLSTÄTTER[1] wie folgt: Die Assimilation der Kohlensäure ist eine Reaktion des basischen Metalls Magnesium, das seine große Verbindungsfähigkeit bekanntlich auch in komplexen organischen Molekülen aufweist. Die Kohlensäureaufnahme ist wahrscheinlich ein Prozeß wie die GRIGNARDsche Synthese. STOCKLASA[2], der neben dem Magnesium noch Calcium und Kalium in den Metallverbindungen des Chlorophylls nachweisen zu können glaubt, vertritt den Standpunkt, daß das Magnesium im Pflanzenorganismus dazu bestimmt ist, die Phosphorsäure in die Nucleoproteide des Zellkerns sowie in die Chlorophyllorgane einzuführen, da die Phosphorsäure am leichtesten aus Magnesiumphosphat abspaltbar ist.

Für die Düngerlehre bzw. für die landwirtschaftliche Praxis ist nun die Frage von Wichtigkeit, ob und wieweit eine Düngung mit Magnesiasalzen in Betracht kommt; im allgemeinen wird eine solche nicht erforderlich sein; eine Ausnahme hiervon machen vielleicht extrem zusammengesetzte Böden, wie arme Sandböden usw; nach den von MEYER[3] und anderen durchgeführten Versuchen kann die Magnesia die Funktionen des Kalkes bis zu einem gewissen Grade übernehmen und daher den Kalk in kalkbedürftigen Böden in der Wirkung teilweise ersetzen, wobei man allerdings auch wieder zwischen den verschiedenen Magnesiasalzen unterscheiden muß; Chlormagnesium und schwefelsaure Magnesia haben keine Ertragssteigerungen bewirkt, während nach kohlensaurer und auch citronensaurer Magnesia — letztere wird ohne Zweifel sehr bald in erstere umgewandelt — erhebliche Mehrerträge erzielt wurden, ähnlich wie bei der Düngung mit kohlensaurem Kalk; dieses ist insofern von Wichtigkeit, als daß man bei der Bewertung der dolomitischen Kalke, die aus kohlensaurer Magnesia und kohlensaurem Kalk bestehen, hier die Wirkung der Magnesia dem Kalk gleichsetzt.

An einer späteren Stelle werden wir uns nochmals mit den Magnesiasalzen zu beschäftigen haben.

---

[1] WILLSTÄTTER u. STOLL: Untersuchungen über Chlorophyll **1913**.
[2] STOCKLASA: Beihefte zum bot. Zentralbl. **30 I**, H. 2. 235.
[3] MEYER: Kalk- und Magnesiadüngung S. 69.

Eisen.

Als letzter gleichfalls unumgänglich nötiger Nährstoff ist nunmehr noch das *Eisen* zu nennen, das sich als regelmäßiger Bestandteil in jeder Pflanze, vorzugsweise in den grünen Organen, allerdings in außerordentlich geringen Mengen findet. Das Fehlen von Eisen in der Nahrung der Pflanze macht sich insofern bemerkbar, als daß diese einen Mangel an Chlorophyll, an grünem Farbstoff, zeigt; sie wird, wie man sich auszudrücken pflegt, chlorotisch, bleichsüchtig. Diese Erscheinung ist lange Zeit die Ursache gewesen, daß man das Eisen als einen integrierenden Bestandteil des Chlorophylls ansah, eine Anschauung, die heute nicht mehr als zutreffend angesehen werden kann. Neuere Forschungen haben vielmehr ergeben, daß das Eisen wahrscheinlich mit Nucleoproteiden zu Verbindungen zusammentritt, die eine Rolle bei der Bildung des Blattfarbstoffes spielen, ohne daß das Eisen ein Bestandteil des Farbstoffes wird. CORSO[1] vertritt auf Grund seiner Versuche folgende Anschauung: Das Eisen neutralisiert den Kalk und wirkt auf die Magnesiasalze, indem es diese freimacht und den Pflanzen zur Verfügung stellt, er ist ferner der Meinung, daß die Chlorose eher durch Mangel an Magnesia als an Eisen verursacht wird. Der Kalk ist zwar nicht die Ursache der Krankheit, wirkt aber verschlimmernd, besonders wenn er im Verhältnis zu Magnesia in großen Mengen auftritt, also auch hier würde wieder der bereits früher besprochene Kalkfaktor zum Ausdruck kommen. Ob und wieweit diese ganze Anschauung die richtige und zutreffende ist, muß durch spätere Versuche nachgeprüft werden.

Die Formen, in denen das Eisen aus dem Boden der Pflanze zugeführt wird, sind im allgemeinen die Oxyde; die sauerstoffärmeren Verbindungen, die Oxydule, gehen erfahrungsgemäß leicht in die höhere Oxydationsstufe über; es kommen in Betracht die Chloride, Sulfate, Phosphate wie auch in manchen Düngemitteln, z. B. der Thomasschlacke, Eisen enthalten ist. Wenngleich das Eisen unumgänglich nötig ist, braucht für eine Zufuhr desselben nicht Sorge getragen zu werden, da die im Boden vorhandenen Vorräte ausreichend sind, den Bedarf der Pflanze an diesem Nährstoff zu decken.

Silicium, Chlor und Natrium.

Kieselsäure, *Chlor* und *Natrium* sind endlich noch diejenigen drei Nährstoffe, die zwar nicht unumgänglich nötig, aber als nützlich für die Pflanze anzusprechen sind. Da neben dem Sauerstoff das Silicium das verbreitetste Element auf der Erde ist, findet es seine ungezwungene Erklärung, daß es auch einen beständigen Teil der Pflanze bildet, der in dieser in Form von freier Kieselsäure oder kieselsauren Salzen, und zwar in außerordentlich schwankenden Mengen, abgelagert wird. Nach der ursprünglich vertretenen Ansicht, die allerdings heute als nicht zutreffend widerlegt ist, sollte dem Silicium die Aufgabe zufallen, zur Festigung und Stützung der Pflanze zu dienen, wie man auch das sog. Lagern des Getreides auf einen Mangel an Silicium zurückzuführen glaubte, wobei man allerdings übersah, daß weniger die tragenden Halme, als hauptsächlich die Blätter besonders kieselreich sind; heute wissen wir, daß das Lagern des Getreides auf andere Ursachen zurückzuführen ist, nämlich auf starke Stickstoffdüngung, zu dichte Aussaat, reichliche Niederschläge; wo man also mit Lagerung zu rechnen hat, wird man diesen Dingen Rechnung tragen müssen, ebenso hat hier die Pflanzenzüchtung einzusetzen, um ein möglichst lagerfestes Getreide zu züchten. Im Gegensatz zum Phosphor und Schwefel weist das Vor-

---

[1] CORSO: Zbl. Agrikulturchem. **1912**, 530ff.

kommen der Kieselsäure fern von den Orten lebhaftesten Wachstums und regsten Stoffwechsels darauf hin, daß sie am Lebensprozeß der Pflanze nur in geringem Maße beteiligt ist. Die Kieselsäure findet sich in größerer Menge in gewissen Teilen der Pflanze, wie älteren Blättern, Stengeln, Spelzen und Grannen der Getreidearten und in den Rinden der Bäume wie auch in gewissen Pflanzengruppen, dessen Härte und geringe Verdaulichkeit durch einen hohen Kieselsäuregehalt bedingt ist; verascht man z. B. vorsichtig kieselsäurereiche Spelzen von Getreide, so bleibt das sog. Kieselskelet übrig, das noch deutlich die Struktur des betreffenden Gewebes zeigt. Ohne Zweifel dürfte die Nützlichkeit des Siliciums darin bestehen, daß es durch seine Einlagerung in die Zellhaut diese widerstandsfähiger macht gegen gewisse von außen herantretende Schädlinge tierischer Art, Bakterien, Pilze usw. Bereits recht weit zurückliegende Versuche von WOLFF und KREUTZHAGE[1] kommen zu dem Ergebnis, daß es sehr wohl Verhältnisse geben kann, wo selbst die Kieselsäure in der Nährlösung erwünscht ist. Man wird ohne Zweifel den Ausführungen PFEFFERS[2] beitreten können, der sich über die Rolle derartig nützlicher Stoffe wie folgt äußert: Die nicht normale Befriedigung einer an sich nebensächlichen und nicht zu dem eigentlichen Betriebe gehörigen Funktion kann schon die Hemmung in der Gesamttätigkeit der Pflanze herbeiführen. Auf Grund dieser Erscheinung ist vielleicht die Notwendigkeit des Kalkes zu erklären, auch ist es nicht unmöglich, daß die Kieselsäure in ähnlicher Weise für manche Pflanzen nötig ist.

Auf die LEMMERMANNschen Versuche, wonach bei unzureichender Phosphorsäuredüngung die Kieselsäure eine ertragssteigernde Wirkung ausüben kann, ist bereits an einer früheren Stelle hingewiesen worden.

Im Anschluß hieran sei noch eine Arbeit von IMMENDORFF[3] erwähnt, die sich mit der für die Praxis außerordentlich wichtigen Frage beschäftigt, ob und wieweit durch eine Düngung mit kieselsäurereichen Kalken eine Verhärtung des Ackerbodens eintreten könne, eine Befürchtung, die von zahlreichen Agrikulturchemikern geteilt wurde, ohne allerdings hierfür exaktes Beweismaterial zu bringen. Nach den Untersuchungen dieses Autors hat sich nun gezeigt, daß durch die Düngung mit kieselsäurereichen Kalken die Eigenschaften des Bodens genau so beeinflußt werden, wie es vom gebrannten Kalk bekannt ist. Zementartige Verhärtungen, hervorgerufen durch die lösliche Kieselsäure solcher Düngekalke, sind im Ackerboden vollständig ausgeschlossen, wenn der Kalk in regelrechter Weise ausgestreut und bei einigermaßen guter Witterung mit dem Boden gut durchmischt wird.

Die hydratische Kieselsäure wird zumeist noch einen günstigen Einfluß dadurch ausüben, daß durch sie die Absorptionskräfte des Bodens vermehrt werden.

Das verhältnismäßig verbreitete Vorkommen des *Chlors* im Boden, natürlich nur in gebundener Form, und zwar hauptsächlich als Kochsalz, bringt es ohne Zweifel mit sich, daß sich dieser Stoff ziemlich regelmäßig in der Pflanzenasche findet, allerdings hier auch wieder in verschiedenen Mengen; so sind Blätter und Stroh im allgemeinen hieran etwas reicher wie Körner und Wurzeln, wie auch durch eine Chlordüngung erstere Stoffe hiermit angereichert werden können. Was nun die physiologische Bedeutung des Chlors anbetrifft, so scheint diese darin zu bestehen, daß bei Mangel an Chlor dem Stärkemehl die Wanderungsfähigkeit fast vollständig genommen ist, und daß nur die chlorhaltige oder wohl richtiger die chlorkaliumhaltige Zellflüssigkeit die Fähigkeit habe, die

[1] WOLFF u. KREUTZHAGE: Landw. Versuchsstat. **6**, 224ff.
[2] PFEFFER: Pflanzenphysiologie, 2. Aufl., **1**, 409 (1897).
[3] IMMENDORFF: Landw. Versuchsstat. **79/80**, 891ff. (1913).

Stärkekörner in der Weise zu lösen, wie es zu deren Wanderung notwendig ist; auch ist anzunehmen, daß das beobachtete Fehlschlagen der Blüten nur eine sekundäre Erscheinung sei, indem denselben unter den bezeichneten Umständen nicht genügende Mengen von durch die Blätter assimilierter Substanz zugeführt werden.

Da in den Kalisalzen, hauptsächlich den Kalirohsalzen, dem Boden erhebliche Mengen Chlor zugeführt werden, ist natürlich die Frage von Wichtigkeit, wie sich unsere verschiedenen Kulturpflanzen gegenüber dem Chlor verhalten; während das Getreide im allgemeinen hiergegen ziemlich unempfindlich ist, drücken größere Chlorgaben den Stärkegehalt der Kartoffeln herunter, auch der Tabak ist gegen Chlorgaben äußerst empfindlich insofern, als daß hierdurch die Brennbarkeit desselben leidet, es findet vielmehr ein Verkohlen statt.

Wie bereits erwähnt, findet sich das Chlor hauptsächlich in den Salzen der Alkalien, wie Chlorkalium-Natrium; Verbindungen wie Chlormagnesium und Chlorcalcium stellen keine günstigen Formen für die Pflanze dar, und das im Chilisalpeter zuweilen vorkommende Perchlorat hat sich als ein starkes Pflanzengift erwiesen.

In einem außerordentlich engem Zusammenhang mit dem eben besprochenen Nährstoff steht das *Natrium,* das in gleicher Weise wie das Chlor gegenüber den Körnern und Wurzeln vorzugsweise im Stroh und in den Blättern angereichert ist; auch hier ist das Verhalten der verschiedenen Kulturpflanzen wieder ein verschiedenes; während eine Kochsalzdüngung bei Getreide und Rüben sich als günstig erwiesen hat, sind hierfür die Kartoffel wieder wenig empfänglich.

Mit Rücksicht auf die Bedeutung des Natriums für die Pflanze und die sog. Kochsalzdüngung ist diese natürlich Gegenstand zahlreicher Bearbeitungen und Untersuchungen gewesen; man wird nach Blank[1] die hierbei gewonnenen Ergebnisse kurz folgendermaßen zusammenfassen können:

Das Natrium ist kein unentbehrlicher Bestandteil der Pflanzen, und eine Vertretung des Kalis durch Natron erfolgt nicht, wenn man unter einer solchen eine nach bestimmten Gesetzmäßigkeiten sich vollziehende Erscheinung versteht; dieses schließt allerdings nicht aus, daß ein teilweiser Ersatz in geringen Mengen möglich ist und auch wohl zu bestehen scheint.

Die Wirkung einer Kochsalzdüngung auf die Pflanzen, und zwar besonders auf gewisse Pflanzen, wie namentlich Rüben, ist wohl zur Hauptsache als Folge eines indirekten Einflusses zu betrachten, indem das Natrium als eine Art Füllmasse bei der Ernährung der Pflanze auftritt, um den Aschenhunger derselben zu stillen. Allerdings scheint für einen solchen Vorgang das Natrium besonders geeignet zu sein, insofern es nicht nur die Aufnahme des unentbehrlichen Kaliums erleichtert, sondern sogar für dessen Fortbewegung in der Pflanze von Bedeutung ist.

Für die Rüben erhält die Kochsalzdüngung insofern eine besondere Bedeutung, als diese natronliebende Pflanzen sind und die infolgedessen sonst in Verbindung mit einer Kochsalzdüngung leicht auftretende physikalische Bodenverschlechterung nicht auftreten kann. Wie bereits eben zum Ausdruck gekommen, können größere Natrongaben, wie dieses bei starker Kalidüngung, besonders mit den Rohsalzen wie auch bei regelmäßiger Salpeterdüngung sehr wohl der Fall sein kann, ungünstig die Krümelstruktur des Bodens beeinflussen; sie verkrusten den Boden, und hier muß man nun wieder versuchen, diese unliebsame Eigenschaft durch geeignete mechanische oder chemische Mittel wie Kalkdüngung zu beseitigen.

---

[1] Blank: Fühlings Landw. Ztg **1916,** 441 ff.

Ebensowenig wie eine direkte Chlordüngung dürfte, abgesehen vielleicht von Rüben, eine solche mit Natrium nicht in Betracht kommen.

Neben diesen genannten Stoffen finden sich nun, wie bereits einleitend erwähnt, noch viele andere; aus der großen Zahl derselben mögen nur einige wenige herausgegriffen werden: Bei der außerordentlichen Verbreitung des Mangan und der Tonerde im Boden ist es erklärlich, wenn diese Stoffe auch in geringer Menge in der Pflanze wiedergefunden werden, wenngleich sie wohl als entbehrlich angesprochen werden können; auch das Aluminium findet sich in einer Reihe von Pflanzen. Ein Element soll hier besonders erwähnt werden, das in den letzten Jahren eine besondere Beachtung gefunden hat, nämlich das Jod. Im Zusammenhang mit Arbeiten über die Verbreitung des Kropfs wurde von v. FELLENBERG[1] festgestellt, daß sich in allen Pflanzen Jod, allerdings nur in geringer Menge, findet. Durch Joddüngung wie auch durch Bespritzen mit Jodlösungen läßt sich, wie die Versuche von HILTNER[2] und anderen[3] gezeigt haben, die Menge an Jod in den Pflanzen beträchtlich erhöhen, während eine Einwirkung auf den Ertrag im allgemeinen nicht stattfindet. STOCKLASA[4] kam auf Grund seiner Versuche zu der Annahme, daß das Jod in dem Lebensprozeß der Halophyten eine bedeutsame Rolle spielt, indem es einerseits die Zufuhr der anderen Halogene regelt, anderseits die Atmungsintensität erhöht. Diese Versuchsergebnisse STOCKLASAS haben sich jedoch nicht ganz bestätigen lassen[5], wie überhaupt die Frage, ob das Jod ein biogenes Element ist, d. h. zur Erhaltung des Lebens auch in der Pflanze unbedingt notwendig ist, infolge der Schwierigkeiten der Untersuchungen noch nicht hat entschieden werden können.

Reizstoffe und Saatgutstimulation. Im Anschluß hieran mögen noch die Versuche kurz Erwähnung finden, die sich mit der Wirkung der sog. Reizstoffe auf das Pflanzenwachstum beschäftigten und damit in einem mehr oder minder engem Zusammenhang mit dem Mineralstoffgehalt der Pflanzen stehen; so liegt u. a. ein Beitrag von VAGELER[6] zur Frage der Wirkung von Mangan, Eisen und Kupfer auf das Wachstum der Pflanze vor; die Ergebnisse sind allerdings mehr als bescheiden; genannter Verfasser gibt in seiner Einleitung einen Überblick über die hierüber vorliegende recht umfangreiche Literatur. Schließt man sich dem von PFEIFFER[7] ausgesprochenen Standpunkt an — und dieser dürfte zutreffend sein —, „daß für die landwirtschaftliche Praxis nur solche Versuchsergebnisse wirklichen Nutzen stiften können, die der objektiven Kritik der Wahrscheinlichkeitsrechnung standzuhalten vermögen, während das sämtliche übrige Material lediglich zu einer Vermehrung der schon herrschenden Verwirrung beitragen kann, so schrumpft die Zahl wirklich brauchbarer Versuche auf ein Minimum zusammen; wenngleich diese Versuche immerhin ein theoretisches Interesse haben, ist wohl bisher für die Praxis hierbei wenig herausgekommen.

Diese ganze Frage ist nun durch die POPOFFschen[8] Arbeiten, die er als Saatgutstimulation anspricht, in ein neues Stadium getreten: Ziel seiner Versuche ist natürlich auch, durch Reizstoffe, durch Stimulantien das Saatgut derartig zu beeinflussen, daß höhere Ernteerträge erzielt werden. Das nach ihm genannte Verfahren der Saatgutstimulation ist dadurch gekennzeichnet, daß auf Grund

---

[1] v. FELLENBERG: Das Vorkommen, der Kreislauf und der Stoffwechsel des Jods. Erg. Physiol. **25**, 175 (1926).

[2] HILTNER: Fortschr. Landw. **3**, 1 (1928).

[3] Vgl. GAUS u. GRIESBACH: Z. Pflanzenernährg, Düngg u. Bodenk A **13**, 321 (1929).

[4] STOCKLASA: Fortschr. Landw. **1**, 597 (1926).

[5] Vgl. hierzu SCHARRER: Chemie und Biochemie des Jods **1928**.

[6] VAGELER: Landw. Versuchsstat. **1916**, 159ff.

[7] PFEIFFER: Die Saatgutstimulation nach Popoff.

[8] POPOFF: Landw. Versuchsstat. **101**, 286 (1923).

seiner bisherigen Erfahrungen und Beobachtungen die Samen vor der Aussaat in bestimmten Stimulationslösungen bei feststehender Konzentration und Einwirkungszeit im Tauchverfahren behandelt, hierauf oberflächlich getrocknet und sodann ausgesät werden. Als hauptsächliche Stimulantien kommen Magnesiumchlorid, Magnesiumsulfat, Mangannitrat und auch in einem Falle Kaliumbromid in Betracht, also Stoffe, die wir schon teilweise kennengelernt haben; weiter sind nun auch genaue Vorschriften über die Behandlungsweise gegeben, also einmal über die für das verschiedene Saatgut zu verwendenden Stimulationsmittel, ferner über die benötigten Mengen an Saatgut, Wasser und Einwirkungszeit. Wenngleich Popoff sich nun auch bemüht, eine wissenschaftliche Erklärung für das Wesen der Stimulation zu geben, so dürften die sich abspielenden Vorgänge zunächst noch nicht restlos geklärt sein, wie überhaupt die hochgespannten Hoffnungen, die Popoff und andere an sein Verfahren geknüpft hatten, sich nicht haben erfüllen lassen.

Regulation des organischen Stoffwechsels durch Nervensystem und Hormone.

Von

S. Isaac und R. Siegel

Frankfurt a. Main.

Zusammenfassende Darstellungen.

Frank, E.: Pathologie und Klinik des vegetativen Nervensystems. Dtsch. Z. Nervenheilk. **106**, 268 (1928). — Grafe, E.: Die nervöse Regulation des Stoffwechsels. Oppenheimers Handb. der Biochemie, 2. Aufl., **9**, 1 (1927). — Karplus, J. P.: Physiologie der vegetativen Zentren. Dtsch. Z. Nervenheilk. **106**, 213 (1928). — Müller, L. R.: Die Lebensnerven. Berlin: Julius Springer 1924. — Raab, W.: Hormone und Stoffwechsel. Naturwiss. u. Landw. H. 10. München 1926. — Spiegel, E. A.: Die Zentren des autonomen Nervensystems. Berlin: Julius Springer 1928. — Toenissen, E.: Die Bedeutung des vegetativen Nervensystems für die Wärmeregulation und den Stoffwechsel. Erg. inn. Med. **23**, 141 (1923). — Wilder, J.: Probleme des Zuckerstoffwechsels in der Neurologie und Psychiatrie. Zbl. Neur. **56**, 1 (1930).

Das vegetative Nervensystem hat die Aufgabe, die Organfunktionen zu steuern und sie im Dienste des Gesamtorganismus einheitlich zusammenzufassen. Es ist zu erwarten, daß auch die Stoffwechselvorgänge im engeren Sinne seinem regulierenden Einflusse unterliegen, um sie den während des Lebens stetig wechselnden Bedürfnissen des Körpers anzupassen. Freilich folgen die chemischen Prozesse auch im Organismus eignen Gesetzen, aber sie werden weitgehend vom vegetativen Nervensystem reguliert und durch Hormone aktiviert.

Nervensystem und Hormone bilden hinsichtlich der Regulation des Stoffwechsels eine funktionelle Einheit: das von Friedrich Kraus sog. vegetative System. Diese Einheit kommt z. B. darin zum Ausdruck, daß sowohl Nervensystem wie auch Hormone vielfach gleiche Wirkungen ausüben, also für einander eintreten können, daß ferner einerseits durch Impulse vom Nervensystem die Abgabe von Hormonen beeinflußt wird, diese andererseits auch stimulierend auf die nervösen Mechanismen einwirken können. Auf dem harmonischen Wechselspiel dieser Vorgänge beruht letztes Endes der normale Ablauf der Regulationen.

Die Regulationen, die diese Systeme vermitteln, beziehen sich auf Erhaltung der Körpertemperatur und Sicherstellung der energetischen Leistungen des Organismus. Diesen Aufgaben dienen in erster Linie Kreislauf und Stoffwechsel. Ihr Zusammenspiel ist dadurch gewahrt, daß sich im Zwischenhirn ein vegetatives Zentrum findet, dem Regulierung von Kreislauf und Stoffwechsel sowie der Körpertemperatur obliegt. Denn alle Änderungen des Stoffwechsels sind von solchen der Durchblutung und der Wärmebildung begleitet. Im folgenden soll entsprechend der Anlage dieses Handbuches nur der Teil des einheitlichen Regulationsmechanismus einer Betrachtung unterzogen werden, der die Regulierung des organischen Stoffwechsels betrifft.

I. Regulation des Kohlehydratstoffwechsels.

1. Die Lebensnotwendigkeit der Kohlehydrate als Betriebsstoff des tierischen Organismus.

„Die physiologischen oder krankhaften Funktionen sind Resultanten einer kleinen Zahl von ‚actions élémentaires‘, die sich zusammenfügen, so wie die lebenden Körper selbst Aggregate von Elementen sind, die sich in der Bildung der Organe zusammenfinden[1].“ Die Aufrechterhaltung eines Kohlehydrat- (KH-) Umsatzes in bestimmtem Umfange, vor allem erkenntlich an der Konstanz des Blutzuckerspiegels, der auf allen Stufen des Wirbeltierreiches sich auf nahezu gleicher Höhe bewegt, tritt uns als gemeinsame Eigenschaft der tierischen Organismen entgegen. Im Sinne obigen Ausspruchs von Claude Bernard muß man den Umsatz des Zuckers im Warmblüterkörper als action élémentaire bezeichnen.

---

[1] Bernard, Cl.: Leçons sur la chaleur animale, S. 5. Paris 1876.

Die Regulation des Blutzuckers ist für die einfache Beobachtung der sicherste Maßstab. Feststellungen der Blutzuckerschwankungen unter verschiedenen Bedingungen des Lebens sowie des Experimentes führten zu der Erkenntnis der Lebenswichtigkeit der Kohlehydrate (KH). CL. BERNARD[1] formulierte dies in folgender Weise: „Nous avons montré que l'absence du sucre dans le sang est le phénomène réellement morbide, c'est à dire incompatible avec la vie." Alle krankhaften Erscheinungen infolge Absinkens des Blutzuckers treten dann in Erscheinung, wenn KH nicht mehr in den Anforderungen der Gewebe entsprechendem Maße vom Blute aus nachgeliefert wird. Das Problem der Blutzuckerregulierung hat erst dann einen tieferen Sinn, wenn im Zentrum der Betrachtung der Mechanismus der Aufrechterhaltung normalen KH-Umsatzes der Organe steht. Die Erhaltung einer bestimmten Blutzusammensetzung selbst kann nie Endzweck organischer Regulationen sein. Man könnte fast sagen, daß bei verändertem KH-Umsatz der Gewebe die Dauerverschiebungen des Blutzuckerspiegels nur regulatorische Einstellung auf eine neue individuelle Norm darstellen.

Es drängt sich daher die Frage auf: Kann ein tierischer Organismus ohne KH existieren? Der Kraftstoffwechsel aller Organe scheint auf Verwertung des Zuckers eingestellt zu sein. Gänzliche Erschöpfung der Zuckervorräte des Organismus tritt ein bei übertriebenen Bewegungsleistungen und im Experiment durch vollständigen Entzug der Nahrungs-KH oder wenn durch Insulin oder Phlorrhizin künstlich alle Reserven erschöpft werden. Gleiches kann ferner durch operative Ausschaltung der Leber, der einzigen Zuckerquelle des Blutes, erzielt werden. Solche Tiere sterben dann, sofern nicht Zucker von außen zugeführt wird, unter allen Zeichen der Hypoglykämie. Bleibt unter der Wirkung bestimmter Gifte, wie der Monojodessigsäure[2], die Spaltung des Zuckers zu Milchsäure aus, so sterben die Versuchstiere ebenfalls, in diesem Falle unter dem Bilde völliger starrer Lähmung der quergestreiften Muskulatur. Dabei kann der Zuckergehalt der Organe unverändert bleiben. Im Zustande des kompletten Pankreasdiabetes findet dagegen noch eine gewisse Verwertung des Zuckers in den Organen statt. Trotz erheblicher Zuckerausscheidung und starker Hyperglykämie ist hier der Zuckerverbrauch auf etwa ein Viertel des Normalumsatzes vermindert, wie LESSER[3] aus den Untersuchungen MANNS und MAGHATS an leberlosen Hunden abgeleitet hat. Die Verbrennung des Zuckers ist im totalen Pankreasdiabetes nur verlangsamt, nicht aufgehoben. „Ein Wirbeltier, das die Fähigkeit der Zuckerzersetzung völlig verloren hätte, ist nach dem heutigen Stande unserer Kenntnisse nicht vorstellbar" (LESSER).

Ein Teil der energetischen Vorgänge scheint dann durch Fettverbrennung gedeckt werden zu können. MEYERHOF[4] hat dies für die Resynthese der Milchsäure im quergestreiften Muskel bereits in Erwägung gezogen: nur bei genügendem KH-Angebot wird der Arbeitsumsatz allein von KH bestritten. Im Nervengewebe wird freilich die KH-Synthese vorwiegend durch Verbrennung von Fett und Eiweiß vollzogen (MEYERHOF). Auch im schlagenden Herz scheint die Resynthese des zu Milchsäure gespaltenen Glykogens durch Verbrennung von Nicht-KH stattzufinden (WERTHEIMER[5]).

Bei völliger Entziehung der KH aus der Nahrung hat aber der Organismus immer noch die Möglichkeit, intermediär aus Nicht-KH Zucker zu bilden. Es

[1] BERNARD, CL.: Leçons sur le diabète, S. 133. Paris 1877.
[2] LUNDSGAARD, E.: Biochem. Z. **217**, 162 (1930).
[3] LESSER, E. I.: Die innere Sekretion des Pankreas. Oppenheimers Handb. der Biochemie **9**, 2. Aufl. Jena: G. Fischer 1924.
[4] MEYERHOF: Die chemischen Vorgänge im Muskel. Berlin: Julius Springer 1930.
[5] WERTHEIMER: Pflügers Arch. **125** (1930).

ist immer noch unentschieden, ob dafür auch Fett als Ausgangssubstanz in Betracht kommt, wie neuerdings besonders MacLeod[1] und Geelmuyden[2] annehmen. Darauf kann hier nicht eingegangen werden. Daß aus Eiweißabbauprodukten KH entstehen kann, ist allgemein anerkannt.

Die Frage der Zuckerneubildung aus Nicht-KH ist für die Erörterung der Lebensnotwendigkeit der KH von höchster Bedeutung. Da die energetischen Leistungen keineswegs nur von Fett oder Eiweiß bestritten werden können, kann bei *herabgesetzter* Zuckerverwertung oder *chronischem* KH-Mangel wohl ein Nachschub durch Zuckerbildung aus Eiweiß unterstützend wirken, *akute* Entleerung der KH-Depots des Organismus kann jedoch durch keinen intermediären Mechanismus des Stoffwechsels ausgeglichen werden. Weder für die Arbeits- noch für die Insulinhypoglykämie kann schnell genug eine Neubildung von KH eintreten. Schon Lesser betont, daß beim glykogenarmen Hungertiere die Insulinhypoglykämie nicht zu Zuckerbildung aus Eiweiß führt, die bei pankreasdiabetischen oder Phlorrhizintieren in so hohem Maße stattfindet. Das Gesetz der isodynamen Vertretung einzelner Nahrungsstoffe ist zwar energetisch berechtigt, aber die gegenseitige Vertretbarkeit muß unter dem Gesichtspunkte betrachtet werden, „welchen Einfluß die Zersetzungsgeschwindigkeit des Zuckers auf die Zersetzungsgeschwindigkeit des Eiweißes ausübt" (Lesser). Deshalb muß für den Ersatz der KH aus Eiweiß oder Fett im Kraftstoffwechsel auch der Zeitfaktor als wesentlich mitberücksichtigt werden. Man kann daher auch sagen: Ein Wirbeltier, das zwar die Möglichkeit der Zuckerverwertung hat und Zuckerneubildung aus Nicht-KH vollziehen könnte, jedoch eine völlige akute Erschöpfung seiner Zuckervorräte aufweist, ist nicht mehr lebensfähig, da eine Neubildung von KH nicht entsprechend schnell stattfinden kann. Im Wirbeltierorganismus ist KH daher lebensnotwendiges energielieferndes Substrat.

Es soll in Folgendem darzulegen versucht werden, nach welchem Grundgesetz die KH in den Regulationsstoffwechsel einbezogen werden und wie Umfang und Schnelligkeit des Fett- und Eiweißstoffwechsels in erster Linie von der Umsatzgeschwindigkeit der KH bestimmt werden. *Die Einheit des Stoffwechsels kommt nicht allein in gegenseitiger chemischer Verwandlungsfähigkeit der organischen Baustoffe ineinander zum Ausdruck, sondern am deutlichsten in dieser sinnvollen und letzthin untrennbaren Einheit der energetischen Beziehungen der Stoffwechselsubstrate zueinander.*

2. Zentralnervöse Regulation des Kohlehydratstoffwechsels.

Claude Bernard[3] fand nach Durchschneidung der Gesamtbahn des Sympathicus oberhalb seiner Austrittstellen aus dem Rückenmark völlige Aufhebung der dissimilatorischen Funktionen im KH-Umsatz, vor allem in der Leber: Nach Durchtrennung des Rückenmarkes zwischen letztem Halswirbel und erstem Dorsalwirbel beobachtete er Absinken des Blutzuckers und manchmal völliges Schwinden desselben, während das Glykogen der Leber sich nicht verminderte. Gleichzeitig stellte er fest, daß die Körpertemperatur der Tiere absank. Nach Ausschaltung des Sympathicus bleibt also der Zuckernachschub von der Leber zur Peripherie aus, und die der Erhaltung der Körperwärme dienenden Verbrennungsprozesse sinken ab. Das vorher homoiotherme Tier ist durch diesen Eingriff poikilotherm geworden. Im weiteren Verlauf seiner Untersuchungen unternahm Cl. Bernard auch den Versuch, durch *Reizung* des Vaguskernes in der Medulla oblongata den gleichen Effekt wie durch Sympathicus*ausschaltung*

---

[1] MacLeod: Erg. Physiol. **30**, 407 (1930).
[2] Geelmuyden: Erg. Physiol. **30**, 1 (1930).   [3] Bernard, Cl.: Zitiert auf S. 1692.

zu erzielen, nämlich Glykogenanreicherung in der Leber, wobei er von der Annahme ausging, der Nervus vagus sei der assimilatorische Nerv im KH-Stoffwechsel. Anders wie er erwartet stellte sich aber nach Einstich in die Gegend des Vaguskernes Hyperglykämie und Glykosurie ein (Zuckerstich). Es hatte nur Sympathicusreizung stattgefunden; denn von der gereizten Stelle pflanzt sich die Erregung, wie schon Cl. Bernard selbst feststellte und spätere Untersucher ergänzten, auf sympathischen Bahnen fort. Daher hebt Durchschneidung des Halsmarkes ebenso wie Durchtrennung des Brustmarkes bis zur Höhe des 5. Segmentes und Durchschneidung der Nervi splanchnici die Wirkung der Piqûre auf[1].

Die Frage, ob der Zuckerstich auf dem Umwege über die Nebennieren durch Adrenalinausschüttung zuckermobilisierend wirkt oder ob der nervöse Reiz durch den Nervus splanchnicus unmittelbar zur Leber gelangt, hat zahlreiche Untersuchungen zur Folge gehabt, auf die hier im einzelnen nicht eingegangen zu werden braucht[2]. Man faßt die Wirkung der Piqûre heute so auf, daß sie teils auf direkter Reizung sympathischer glykosekretorischer Lebernerven beruht, teils und wahrscheinlich zur Hauptsache auf einer über die Nebennieren ausgelösten Adrenalinämie, durch welche die gleichen Lebernerven peripher in Erregung versetzt werden.

In neuerer Zeit glaubten Brugsch, Dresel und Lewy[3] den Nachweis geführt zu haben, die Ursprungszellen der den Zuckerstich peripherwärts leitenden sympathischen Bahnen lägen im Bereiche des sog. dorsalen Vaguskernes. Nach Spiegel[4] spricht aber nichts dafür, daß dieser Kern Ursprungsort sympathischer Bahnen ist, vielmehr vermutet er, daß es sich beim Zuckerstich um Reizung von Zellen oder Bahnen der Formatio reticularis handle, um so mehr, als von dieser aus Erregung der zu Leber und Nebennieren führenden Sympathicusfasern erzielt werden kann. Auch zentralwärts von der Medulla oblongata läßt sich durch Reizung der gleiche sympathicomimetische Effekt wie durch die „Piqûre" erzielen. Aschner[5] fand als erster, daß durch Verletzung einer bestimmten Stelle im Zwischenhirn, nämlich der *Regio hypothalamica*, ebenfalls Glykosurie hervorgerufen werden kann (*Hypothalamus-Zuckerstich*). Diese Stelle entspricht dem von Karplus und Kreidl festgestellten sympathischen Zentrum des Zwischenhirns. Später sah auch Dresel[6] nach Läsion der hypothalamischen Region vorübergehende Glykosurie, ebenso Camus und Mitarbeiter[7] sowie Sachs und Macdonald[8]. Ein um den 3. Ventrikel gelagertes Kerngebiet, der sog. Nucleus periventricularis, soll nach Dresel und Lewy für die Regulation des Zuckerstoffwechsels besondere Bedeutung haben.

Auch vom Corpus striatum aus läßt sich die Höhe des Blutzuckerspiegels beeinflussen. Nach Abtrennung beider Corpora striata soll nach Dresel und Lewy[9] langdauernde Hyperglykämie eintreten, die im Gegensatz zur Piqûre- und Hypothalamus-Hyperglykämie nicht vorübergehend sei, sondern bis zum Tode der Versuchstiere anhalte.

Daß schließlich auch vom Großhirn aus unter bestimmten Bedingungen (psychische Erregungen, Hirntraumen usw.) Steigerungen des Blutzuckergehaltes ausgelöst werden können, ist schon seit langem aus Erfahrungen der

[1] Vgl. Isaac u. Siegel: Ds. Handb. **5**, 545 (1929).
[2] Vgl. Isaac u. Siegel: Ds. Handb. **5**, 546 (1929).
[3] Brugsch, Dresel u. Lewy: Z. exper. Med. **37**, 373 (1923).
[4] Spiegel: Zusammenf. Darstell. S. 101.   [5] Aschner: Pflügers Arch. **146**, 1 (1912).
[6] Dresel: Z. exper. Med. **37**, 373 (1923).
[7] Camus, Gourney u. le Grand: Presse méd. **1925**, 249.
[8] Sachs u. Macdonald: Arch. of Neur. **13**, 335 (1925).
[9] Dresel u. Lewy: Z. exper. Med. **26**, 95 (1922).

menschlichen Pathologie bekannt. Entfernung des Großhirns soll nach Angaben einzelner Autoren Hyperglykämie im Gefolge haben; doch scheint nach Untersuchungen von Morita[1] (unter H. H. Meyer) Hirnexstirpation ohne jeden Einfluß auf den Blutzuckerspiegel zu sein. Bemerkenswert ist, daß die früher als psychisch aufgefaßte Fesselungshyperglykämie der Katzen durch Enthirnung nicht verhindert wird.

Berechtigen nun alle diese experimentellen Befunde, wie es neuerdings vielfach geschieht, von einem „Zuckerzentrum" im Gehirn zu sprechen, d. h. von einer umschriebenen Stelle, von wo aus der Zuckerstoffwechsel reguliert wird? Strenggenommen ist nur der Schluß erlaubt, daß von den verschiedenen obenerwähnten Stellen aus vorübergehende Erhöhungen des Blutzuckerspiegels hervorgerufen werden können, ohne daß man aber weiß, ob Bahnen oder Zellen gereizt, ob im einzelnen Falle gereizt oder ausgeschaltet wird. Man kann auch weiter ableiten, daß zentrale Sympathicusreizung, wo immer sie angreift, Hyperglykämie im Gefolge hat. Die meisten Hyperglykämie und Glykosurie auslösenden pharmakologischen Substanzen, die an anderer Stelle dieses Handbuches[2] besprochen sind, wirken durch Reizung des Sympathicus. Auch Sinken des Blutzuckers übt, wie besonders die Forschungen über Insulin gelehrt haben, starken Reiz auf das Zentralnervensystem aus, und zwar scheinen die sympathischen Gebiete am empfindlichsten zu sein, indem sie bei abnehmendem Gehalt des Blutes an Zucker in erster Linie erregt werden. Folge dieser Erregung des Sympathicus ist die bei sinkendem Blutzucker einsetzende Mobilisation von Zucker aus Leberglykogen, die den regulatorischen Wiederanstieg des Blutzuckers vermittelt. Ob diese Sympathicusreizung an dem im Hirnstamm befindlichen sympathischen Zentrum primär angreift, wie DE LA PAZ[3] meint, oder ob sie einen höheren Reflexbogen hat, ist noch unbekannt. Jedenfalls sind wir bis jetzt noch nicht berechtigt, von einem besonderen Blutzuckerregulationszentrum zu sprechen. (Über die Beziehung zu dem „*vegetativen Reaktionszentrum*" s. Kap. V: Gesamtstoffwechsel.)

Wie oben erwähnt, suchte Cl. Bernard durch unmittelbare Reizung des Vaguskernes Glykogenaufbau zu erzielen, was ihm aber nicht gelang. Seine Annahme, dieser Nerv habe besondere Beziehungen zum Zuckerstoffwechsel, erwies sich jedoch als richtig. Zwar war den Gedankengängen seiner Zeit die Vorstellung noch fremd, daß die Vaguswirkung auf den KH-Stoffwechsel auf dem Umwege der Sekretion eines besonderen Hormons zustande käme. Heute wissen wir, daß durch Vagusreizung die Sekretion des Hormons der Langerhansschen Inseln angeregt wird. Legt man nämlich den Zuckerstich so an, daß nur der *vordere* Teil des dorsalen Vaguskernes verletzt wird, so sinkt der Blutzucker (Brugsch[4], Dresel und Lewy). Auch la Barre[5] zeigte in einer großen Reihe von Arbeiten, daß durch Vagusreizung Insulinausschüttung ins Blut hervorgerufen werden kann.

Es unterliegt nach den zahlreichen unter verschiedensten Bedingungen ausgeführten Experimenten dieses Forschers keinem Zweifel mehr, daß die innere Sekretion des Pankreas durch nervöse Impulse, die ihren Ursprung im Vagus haben, beeinflußt wird. Von besonderem Interesse ist die Tatsache, daß die nach intravenöser Injektion von Traubenzucker einsetzende Hyperinsulinämie

[1] Morita: Arch. f. exper. Path. **78**, 188 (1915).
[2] Isaac u. Siegel: Ds. Handb. **5**, 550 (1929).
[3] De la Paz: Arch. f. exper. Path. **109**, 318 (1925).
[4] Brugsch, Dresel u. Lewy: Zitiert auf S. 1695.
[5] La Barre: C. r. Soc. Biol. Paris **96**, 193 (1927); **99**, 1874 (1928) — Arch. internat. Physiol. **29**, 227 (1927).

des Pankreasvenenblutes ausbleibt, wenn den Versuchstieren die Vagi vorher durchschnitten oder durch Atropin gelähmt waren. Die nach Glykoseinjektion folgende Hyperglykämie erregt offenbar den Vagus oder ihm übergeordnete Zentren und löst gleichsam auf dem Wege eines Reflexes Insulinsekretion aus (s. auch S. 1706).

Wie die Inseln des Pankreas dem Sekretionsreiz des Vagus unterstehen, so sind dem sympathischen Nervensystem Schilddrüse, Nebennieren und Hypophyse angeschlossen. Denn Sympathicuserregung führt zu verstärkter Ausschwemmung besonders von Schilddrüseninkret[1] und Adrenalin.

Die Verbindung der Inkretdrüsen, deren Hormone Aktivatoren chemischer Prozesse in den Zellen und am Nerven*system* sind, mit dem autonomen Nervensystem, unterstützt dessen Stoffwechselwirkung.

Der erweiterte Begriff des sympathischen Systems umfaßt daher die Gesamtverzweigung des sympathischen Nervensystems mit den ihm angeschlossenen Inkretdrüsen, vor allem Schilddrüse und Nebenniere. Das vagische System wird durch den Nervus vagus und den Inselapparat des Pankreas dargestellt.

3. Das dissimilatorische sympathische System.

Nach Durchtrennung der sympathischen Bahnen im Halsmarke tritt, wie erwähnt, Absinken des Blutzuckers ein, während der Glykogengehalt der *Leber* sich kaum vermindert (CL. BERNARD). Dieser Befund legt die Annahme nahe, daß schon im ruhenden Organismus das Leberglykogen unter dem Einfluß eines „nervösen Tonus" dauernd zum Abbau gebracht wird. Diese Wirkung des Nervensystems wird wohl vorwiegend durch den Blutgefäßapparat der Leber vermittelt: Ein bestimmter Grad der Durchblutung stellt in der Zeiteinheit den Abtransport gleicher Zuckermengen mit dem Lebervenenblut sicher, das in nüchternem Zustande stets höheren Zuckergehalt als das Portalblut zeigt. Daß also nach Durchschneidung sämtlicher zur Leber verlaufenden vegetativen Nerven eine gewisse Dämpfung der Zuckerabgabe eintritt, wie DEPISCH, HASENÖHRL und SCHÖNBAUER[2] neuerdings zeigten, ist verständlich. Es muß aber betont werden, daß auch nach Ausschaltung der sympathischen Nervenendigungen in der Leber, z. B. durch Splanchnicusdurchschneidung, im Ruhezustande auch ohne Impulse vom Zentralnervensystem gleichmäßige Abgabe von Zucker stattfinden kann, unter Voraussetzung intakter Durchblutung und unveränderter hormonaler Beeinflussung (RUPP[3]).

Stärker jedoch tritt der Einfluß des Nervensystems hervor, wenn sich in akuter Weise starker Zuckerbedarf der peripheren Organe einstellt, wie bei starker Arbeitsleistung oder bei erheblicher Zuckerverarmung der Peripherie, etwa infolge übermäßiger Insulinwirkung. Der jetzt plötzlich notwendig werdende Nachschub von Zucker aus der Leber scheint ohne Vermittlung des Nervensystems nicht möglich zu sein. So zeigte RUPP, daß nach Durchschneidung der Nervi splanchnici und Injektion von Insulin der Blutzucker sehr lange auf hypoglykämischen Werten verharrt und meist erst am nächsten Tage seinen Ausgangspunkt wieder erreicht. Offenbar veranlaßt Sinken des Blutzuckers regulatorisch zentrale Sympathicusreizung, die ihrerseits die reparatorische Blutzuckersteigerung auslöst, worauf schon kurz hingewiesen wurde. Letztere ist. Folge vermehrter Diastasierung von Leberglykogen. Diese kann auch allein durch Nervenreiz zustande kommen, da z. B. die Piqûre auch nach Entfernung

---

[1] Siehe ISENSCHMID: Ds. Handb. **16 I**, 287.
[2] DEPISCH, HASENÖHRL u. SCHÖNBAUER: Wien. klin. Wschr. **1930**, Nr 11.
[3] RUPP: Z. exper. Med. **44**, 476 (1925).

der Nebennieren noch wirksam ist. Ob bei der Nervenwirkung nur Änderung der Durchblutungsgeschwindigkeit oder des portalen Blutdrucks oder etwa direkte Zellwirkung („Freilegung der Diastase", Lesser) in Betracht kommt, läßt sich nicht sagen; im intakten Organismus spielt aber hormonale Zwischenschaltung eine große Rolle. Diese scheint unbedingt notwendig, wenn es sich um die eben erwähnten „Notfallsreaktionen" handelt. Fand man doch im Insulinshock, einer typischen Notstandssituation, Ausschüttung von Adrenalin in den Kreislauf, die so stark sein kann, daß völliger Verlust der Chromierbarkeit des Nebennierenmarkes eintritt (Cannon u. a.[1]). Die vermehrte Adrenalinsekretion wird durch die mit der Hypoglykämie verbundene zentrale Sympathicusreizung verursacht, denn sie bleibt nach Rückenmarksdurchtrennung oder Durchschneidung des Splanchnicus aus (Abe[2], Burn und Marks[3]). *Adrenalin seinerseits unterstützt aber in Notfallssituationen die Sympathicuswirkung hinsichtlich der Aktivierung des diastatischen Prozesses in der Leber.* So bringt der Sympathicus auf dem Wege stark vermehrter Inkretsekretion seinen Tonus auf einen erhöhten Spannungszustand.

Man kann im Hinblick auf diese Wirkung des Adrenalins fragen, ob nicht schon die Zuckerabgabe der Leber unter normalen Verhältnissen, d. h. im Ruhezustand, dem Einfluß des Adrenalins unterliegt. Es ist aber bekannt, daß das Blutzuckerniveau nebennierenloser Ratten konstant bleibt (Cori[4]), ferner, daß die Hyperglykämie pankreasdiabetischer Hunde auch nach Entfernung des Nebennierenmarkes nicht abnimmt (Stewart und Rogoff[5]). Daher ist nicht wahrscheinlich, daß Adrenalin im Ruhezustande in derjenigen Menge im Blute kreist, die einen erheblichen sympathicotonischen Einfluß ausüben könnte. *Die Ruhekonzentration des Adrenalins ist offenbar zu gering, um die Glykogenhydrolyse zu steigern* (Siegel[6]). Anderseits weist die nach Nebennierenexstirpation eintretende schnelle Verarmung der Leber an Glykogen darauf hin, daß das im Ruhezustande kreisende Adrenalin im KH-Stoffwechsel eine andere Aufgabe als die Beschleunigung des diastatischen Prozesses hat. Gibt man nämlich hungernden Tieren längere Zeit kleinste Adrenalinmengen, so bildet sich wieder Glykogen in der vorher glykogenfreien Leber (Pollak[7]). In Bilanzversuchen wiesen C. E. Cori und G. T. Cori[8] nach, daß dies neugebildete Glykogen der im Muskel gebildeten Milchsäure entstammt. Daraus scheint hervorzugehen, daß zum Aufbau von Leberglykogen aus der im Muskel freiwerdenden Milchsäure kleinste Adrenalinmengen notwendig sind. Die Verarmung der Leber an Glykogen bei nebennierenlosen Tieren wäre also Folge ungenügender Glykogenneubildung, *Adrenalin in kleinster Dosierung ein Aufbauhormon des Leberglykogens.* Die durch Embden zuerst erkannte, in der Leber stattfindende Resynthese eines Teiles der im Muskel gebildeten Milchsäure zu Glykogen findet durch Adrenalin ihre hormonale Förderung („Kreislauf der KH").

Die vorher besprochene hyperglykämisierende Wirkung des Adrenalins nach Injektion größerer Dosen oder in Notstandssituationen wird nun hinsichtlich des Effekts der Blutzuckererhöhung noch dadurch unterstützt, daß Adrenalin die Muskelmembranen für Zucker abdichtet (H. Lange[9]). Infolgedessen wird

---

[1] Cannon u. Mitarbeiter: Amer. J. Physiol. **61** (1923); **69** (1924) — Erg. Physiol. **27** (1928).
[2] Abe: Arch. f. exper. Path. **103**, 73 (1924).
[3] Burn u. Mark: J. of Physiol. **60**, 131 (1925).
[4] Cori u. Cori: J. of biol. Chem. **74**, 473 (1927).
[5] Stewart u. Rogoff: Amer. J. Physiol. **65**, 319 (1923).
[6] Siegel, R.: Klin. Wschr. **1929**, 1655.   [7] Pollak: Arch. f. exper. Path. **61**, 149 (1909).
[8] Cori, C. E., u. G. T. Cori: Biochem. Z. **206**, 45 (1929).
[9] Lange, H.: Hoppe-Seylers Z. **120**, 249 (1922).

der ins Blut gesandte Zucker nicht sofort der Verbrennung zugeführt, sondern kreist längere Zeit, so daß der Glykogenvorrat unter Einfluß der Adrenalinwirkung sich nicht zu schnell erschöpft. Bliebe die *Permeabilität* der Muskeln unbeeinflußt, so wäre, um den Blutzucker in dem der Adrenalinämie entsprechenden Zeitraum auf analoger Höhe zu halten, eine weit größere Menge von Zucker notwendig, als im Leberglykogen enthalten ist (CORI[1]). Denn der Umstand, daß bei steigendem Blutzucker die Tendenz zur Verzuckerung des Leberglykogens sinkt, wie CORI sowie BERNHARD[2] fanden, beugt einer zu schnellen Glykogenverarmung der Leber vor.

Während also Adrenalin nur unter besonderen Bedingungen den Diastasierungsprozeß in der Leber beschleunigt, wird dieser durch das Inkret der Schilddrüse dauernd im Sinne erhöhten Glykogenabbaues beeinflußt. Aus Versuchen von R. SIEGEL[3] über die Glykogenolyse in der ausgeschnittenen Leber mit Thyroxin vorbehandelter Tiere sowie aus Durchströmungsversuchen, die BLAU[4] unter Thyroxinzusatz an der Kaltblüterleber ausführte, kann man schließen, daß das Inkret der Thyreoidea aktivierendes Prinzip des glykogenverzuckernden Fermentkomplexes in der Leber ist[5]. Daher entspricht auch in Zuständen von Hyperthyreoidismus dem erhöhten Sauerstoffverbrauch gesteigerter Nachschub von KH in die Verbrauchsorgane. Ebenso wie in der Leber scheint Thyroxin auch in der Muskulatur die anaeroben Abbauprozesse zu beschleunigen, vielleicht auf dem Wege peripherer Sympathicusreizung, die ihrerseits zu vermehrter Milchsäurebildung führt[6].

Der prinzipielle Unterschied der Glykogenverzuckerung in Leber und Muskel durch Adrenalin und Thyroxin besteht darin, daß ersteres der labile, nur kurze Zeit wirksame, letzteres der stabile Daueraktivator sympathisch-dissimilatorischer Prozesse ist. Man muß wohl annehmen, daß das Schilddrüseninkret auch an den sympathischen Nerven angreift (ABELIN[7]), denn zahlreiche Versuche zeigten, daß für die stimulierende Wirkung des Thyroxins eine gewisse Latenzzeit erforderlich ist. Ob es auch unmittelbar in die Zellprozesse eingreift, ist für seine oxydationssteigernde Wirkung noch unentschieden. Diese ist Haupteigenschaft des Thyroxins. Die *Förderung der Verbrennungsprozesse durch Thyroxin erstreckt sich ebensosehr wie auf KH auch auf andere Substrate und bedingt daher die Höhe des Grundumsatzes.* Auch dem Adrenalin scheint eine oxydationssteigernde Wirkung zuzukommen, worauf an anderer Stelle eingegangen wird (siehe S. 1723).

Nicht nur der KH-Stoffwechsel der Leber, sondern auch der *Muskeln* wird durch die sympathische Innervation reguliert. Ausschaltung des sympathischen Nervensystems hat bemerkenswerte Folgen für den Muskelstoffwechsel. Man fand beim Frosche nach Durchschneidung der Rami communicantes einer Seite erhöhten Glykogengehalt in den Muskeln der betreffenden Extremität (BÜTTNER[8]). Selbst nach starken Strychninkrämpfen enthalten Muskeln, die nicht mehr vom Sympathicus innerviert sind, mehr Glykogen als die normal innervierten Kontrollmuskeln (HOFFMANN und WERTHEIMER[9]). Auch nach Adrenalingaben, die den Glykogengehalt der Muskeln deutlich verringern, verliert der nicht mehr unter Herrschaft des Sympathicus stehende Muskel weniger Glykogen als der normale Kontrollmuskel (WERTHEIMER[10]). Gleiches ist im

---

[1] CORI: Zitiert auf S. 1698.   [2] BERNHARD: Biochem. Z. **157**, 396 (1925).

[3] SIEGEL, R.: Klin. Wschr. **1929**, 1069.

[4] BLAU, N., u. H. MCNAMARA: Proc. Soc. exper. Biol. a. Med. **25**, 659 (1928).

[5] Siehe auch ISAAC u. SIEGEL: Ds. Handb. **5**, 549.

[6] HAFFNER: Klin. Wschr. **1927**, 1932.   [7] ABELIN: Ds. Handb. **16 I**.

[8] BÜTTNER: Verh. d. Kongr. inn. Med. **1926**, 293.

[9] HOFFMANN u. WERTHEIMER: Pflügers Arch. **218**, 176 (1927).

[10] WERTHEIMER: Pflügers Arch. **215**, 779 (1927).

Stadium der Insulinhypoglykämie (Dale) oder bei Abkühlung (Freund und Jansen[1]) der Fall. Manches spricht nach Wertheimers Untersuchungen dafür, daß nicht etwa der nach Durchschneidung der Rami communicantes herabgesetzte Gefäßtonus Ursache des verminderten Glykogenverbrauchs ist, sondern vielmehr die sympathische Innervation direkt in den Stoffwechsel des Muskels eingreift, und zwar im Sinne erhöhten Abbaues von Glykogen. Ausschaltung des Sympathicus hat also Verlangsamung bestimmter Stoffwechselprozesse im Muskel zur Folge. Der erhöhte Glykogengehalt nach Durchschneidung der Rami communicantes spricht ebenfalls für Verminderung des Glykogenabbaues. Aber auch die mit dem Glykogen*aufbau* in Zusammenhang stehenden Prozesse sind nach Ausschaltung des Sympathicus gestört. Durchschneidet man nämlich nach vorausgegangener ermüdender Muskelarbeit die Rami communicantes einer Seite, so haben die denervierten Muskeln höheren Gehalt an Milchsäure, aber einen bis zu 30% geringeren Glykogengehalt als die Muskeln der nichtoperierten Seite (Büttner[2], Gabbe[3]). Daraus kann man schließen, daß die Resynthese der Milchsäure ebenfalls gehemmt ist. Da die oxydative Synthese von Milchsäure zu Glykogen meist durch Verbrennung von Glykogen ermöglicht wird, ist vielleicht diese verminderte Resynthese durch verlangsamten Glykogenabbau zu erklären und somit der Anschluß an die Befunde von Wertheimer gefunden.

Damit ist noch nicht entschieden, ob durch die sympathische Innervation auch die *Oxydation* der KH unmittelbar gefördert wird. Trotz spezieller Untersuchungen ist diese Frage auch heute noch strittig. Freund und Jansen[4] fanden, daß nach Entfernung der periadventitiellen Nerven der großen Beingefäße an der betreffenden Extremität keine regulatorischen Veränderungen bei Schwankungen der Außentemperatur oder im künstlichen Fieber mehr auftraten, freilich auch kein Glykogen zersetzt wurde. Der Sauerstoffverbrauch der entnervten Muskeln stieg nicht an, auch wenn Kältereize appliziert wurden. Demnach scheint die Regulation der KH-Verbrennung ebenfalls an die Unversehrtheit der sympathischen Innervation gebunden. Allerdings hat Nakamura[5] keinen Einfluß des Sympathicus auf den Sauerstoffverbrauch des Muskels finden können und Grafe[6] meint, das Absinken der Verbrennungsprozesse wäre allein durch Änderungen der Durchblutung genügend erklärt.

Zusammenfassend kann man *die wesentliche Funktion des sympathischen Systems in Aufrechterhaltung normaler Zuckerversorgung aller Gewebe* sehen. Im Normalzustande entwickelt sich durch den sympathischen Dauertonus in der Leber eine den Anforderungen des Ruheumsatzes entsprechende Menge kreisenden Blutzuckers. Infolge der Sympathicusinnervation der Muskulatur im Verein mit der Wirkung des Adrenalins wird immer Milchsäure zur Leber zurückgeführt, die als wichtigste Blutzuckerquelle den Glykogenvorrat ergänzt. Denn im extremen Hungerzustande verbrennt der Körper kaum Kohlehydrat, sondern macht nur seine anaerobe Zersetzung den lebensnotwendigen Funktionen dienstbar. Treten höhere Anforderungen an den KH-Stoffwechsel heran (Notfallsituation), so steigert sich der sympathisch-nervöse Tonus im ganzen, und durch Adrenalinausschüttung in erheblicher Konzentration wird in allen Organen der Umsatz der KH noch weiter beschleunigt; wir sehen dann neben dem Eintreten der KH-Oxydationen auch erhebliche Glykogenhydrolyse in der Leber

---

[1] Freund u. Jansen: Pflügers Arch. **200**, 96 (1923).
[2] Büttner: Hoppe-Seylers Z. **161**, 282 (1926).
[3] Gabbe: Verh. d. Kongr. inn. Med. **1928**, 129.
[4] Freund u. Jansen: Pflügers Arch. **200**, 96 (1923).
[5] Nakamura: J. of Physiol. **55**, 100 (1921).
[6] Grafe: Handb. der Biochemie, 2. Aufl., **9** (1925).

durch Adrenalin eintreten, während mehr Milchsäure aus der Peripherie (Muskeln) zur Leber hinströmt.

Ziemlich unabhängig sowohl vom Ruhetonus wie auch von der anfallweisen Steigerung sympathischer Funktionen ist die Einstellung des Grundumsatzes durch das Schilddrüsenhormon. Sinnvoll den feinen Abstufungen des Lebens angepaßt erscheint das sympathische System jedoch nur bei völlig intaktem Zusammenspiel seiner nervösen und hormonalen Anteile.

Die Darstellung des sympathischen Systems wäre unvollständig, würden wir hier nicht noch zweier anderer Inkretorgane gedenken, die ebenfalls in enger Beziehung zu ihm stehen: der Hypophyse und der Nebennieren*rinde*.

Hypophyse. Während die Bedeutung der Hormone von Schilddrüse und Nebennierenmark für die Regulation des KH-Stoffwechsels weitgehend klar ist, sind unsere diesbezüglichen Kenntnisse hinsichtlich der Hypophyse noch sehr gering. Daß aber Beziehungen derselben zum KH-Stoffwechsel bestehen, legt z. B. die schon lange bekannte Tatsache des Vorkommens von Glykosurie bzw. Hyperglykämie bei verschiedenen hypophysären Erkrankungen nahe.

Injektionen des Gesamtextraktes des *Hinterlappens* rufen Hyperglykämie und Glykosurie hervor. Wahrscheinlich kommt dieser Effekt dem neuerdings isolierten, auf Gefäße und Darm wirkenden besonderen Hormon des Hinterlappens zu, wenn auch spezielle Untersuchungen darüber noch ausstehen. Die Pituitrinhyperglykämie ist Folge der Hydrolyse von Leberglykogen, denn sie bleibt nach Exstirpation der Leber aus, ebenso wie bei glykogenarmen Tieren (CLARK[1]). Für die Leber als Angriffspunkt sprechen z. B. auch Versuche von LAMPE[2]. Er fand in Leberdurchströmungsversuchen mit Pituitrin Verengerung der Lebergefäße. Sein Angriffspunkt ist also ebenso wie der des freilich weit wirksameren Adrenalins in den zuführenden Abschnitten des Leberkreislaufs zu suchen. Merkwürdig ist, daß die Pituitrin-Hyperglykämie nicht wie die Adrenalin-Hyperglykämie durch Ergotamin aufgehoben wird[3], was im Sinne direkten Eingreifens in die Zellstruktur sprechen könnte.

Ebenso wie Adrenalin vermag auch Hypophysin die Insulinwirkung abzuschwächen bzw. aufzuheben (BURN und DALE[4], LAWRENCE und HEWLETT[5]). Damit steht im Einklang, daß Entfernung der Hypophyse zu erhöhter Insulinempfindlichkeit führt (GEILING[6]). Man kann annehmen, daß auch Hypophysin gleich dem Adrenalin in Notstandssituationen in gesteigerter Menge ins Blut abgegeben wird. UNO[7] fand bei Ratten nach langdauernder Erregung Verminderung des Gehaltes des Hinterlappens an darmwirksamer Substanz. *Somit greift das Hinterlappeninkret im Sinne sympathischer Blutzuckerregulation in bereits besprochene Mechanismen ein.* Die Zuckerverbrennung selbst wird durch Pituitrin nicht beeinflußt; denn der Sauerstoffverbrauch bleibt nach Injektion von Pituitrin unverändert. Dieses beseitigt also nur die Insulinhypoglykämie, nicht aber die durch Insulin eingeleitete Mehroxydation von KH.

Die Hormone des *Vorderlappens* üben keinen direkten Einfluß auf den Blutzuckerspiegel aus (LAMPE[8], DEPISCH und HASENÖHRL[9]). Aber auch bei

[1] CLARK, G. A.: J. of Physiol. **62**, 8 (1926).
[2] LAMPE, W., u. J. NIEHES: Arch. f. exper. Path. **119**, 66 (1926).
[3] DALE: Biochemic. J. **4**, 427 (1909).
[4] BURN u. DALE: Lancet **1923**, 989.
[5] LAWRENCE u. HEWLETT: Brit. med. J. **1925**, 998.
[6] GEILING, E. M., K. u. Mitarbeiter: J. of Pharmacol. **31**, 247 (1925).
[7] UNO, T.: Amer. J. Physiol. **61**, 203 (1922).
[8] LAMPE: Arch. f. exper. Path. **119**, 66 (1926).
[9] DEPISCH u. HASENÖHRL: Klin. Wschr. **9**, 345 (1930).

Erkrankungen des Vorderlappens, besonders der Akromegalie, wird Glykosurie und selbst Diabetes beobachtet. Wahrscheinlich handelt es sich um indirekte Wirkungen, worauf an anderer Stelle zurückzukommen sein wird (S. 1711). Manches spricht nämlich dafür, daß durch Hyperfunktion des Vorderlappens, wie sie bei den Hypophysenadenomen der Akromegalen vorhanden ist, Aktivierung der Schilddrüsentätigkeit stattfindet und hierdurch indirekt der Kohlehydratstoffwechsel beeinflußt wird (siehe S. 1711). Wollte man den beiden Lappen der Hypophyse ihre Stellung im Regulationssystem des KH-Stoffwechsels anweisen, so könnte man sagen: *Der Hinterlappen unterstützt die labile adrenale, der Vorderlappen die kontinuierliche thyreogene Einstellung des KH-Stoffwechsels.*

Die bisher besprochenen Hormondrüsen des dissimilatorischen Systems scheinen nicht absolut lebensnotwendig zu sein. Konnte doch Cannon[1] Katzen am Leben erhalten, nachdem er nacheinander sämtliche nervöse Anteile des sympathischen Systems und außerdem Hypophyse, Schilddrüse und Nebennierenmark operativ zerstört hatte. Die so behandelten Tiere wiesen, abgesehen von niedrigerer Einstellung der Körpertemperatur, keine erheblichen Störungen auf, sofern der Organismus nicht beansprucht wurde. Sie zeigen sich aber insuffizient, wenn sie Arbeit leisten sollen oder der Kälte ausgesetzt werden, können also keine Notfallsreaktionen ausführen.

Dagegen wird durch Entfernung einer anderen bisher noch nicht erwähnten Inkretdrüse, der *Nebennierenrinde,* die Lebensfähigkeit des Organismus aufs höchste gefährdet. Es ist bisher noch keinem Experimentator gelungen, nach Enternung der Nebennierenrinde Tiere länger als wenige Stunden oder Tage am Leben zu erhalten. Schon geringe Reste des Rindenparenchyms genügen, um den Tod zu verhindern. So lange es keine Methode gibt, um das Hormon der Nebennierenrinde darzustellen, wird es nicht möglich sein, seinen Stoffwechselmechanismus zu klären. Wenn auch nicht anzunehmen ist, daß seine Bedeutung auf unmittelbarer Beeinflussung des KH-Stoffwechsels beruht, so beobachtete man aber doch nach Entfernung der Nebennierenrinde schwerste Störung im KH-Stoffwechsel. Die Tiere unterkühlen sich sehr stark, der Sauerstoffverbrauch sinkt erheblich, wobei der respiratorische Quotient nicht vermindert zu sein scheint. Gleichzeitig sinkt der Blutzucker auf niedrige Werte ab. Die Adynamie beim Morbus Addison scheint mit diesen Störungen im engsten Zusammenhang zu stehen. Man hat den Eindruck verminderter Erregbarkeit des ganzen sympathischen Systems. In diesem Sinne spricht auch das Auftreten starker Durchfälle nach Nebennierenentfernung, wie sie ähnlich nur nach völliger Entfernung der zum Darm führenden sympathischen Bahnen beobachtet werden. Auch durch fortgesetzte Adrenalininjektionen läßt sich das Leben dieser Tiere nicht erhalten, sie sterben, allerdings nicht unter den Erscheinungen der Temperatursenkung. Es ist schwer, die Wirkung des Rindensystems auf eine einheitliche Formel zu bringen. Anscheinend ist sie für Erhaltung der Funktion des Nervensystems, vor allem des sympathischen Anteiles, von größter Bedeutung. Man kann die Lebenswichtigkeit der Nebennierenrinde nur noch mit der Bedeutung zweier anderer Inkretdrüsen vergleichen: den Nebenschilddrüsen und dem Inselsystem des Pankreas.

Die Bedeutung der *Epithelkörperchen* für den KH-Stoffwechsel ist noch gänzlich ungeklärt. Nach Exstirpation derselben wurde der Blutzucker teils unverändert, teils erhöht oder erniedrigt gefunden. Das Collipsche Hormon scheint keinen Einfluß auf den Stand des Blutzuckerspiegels auszuüben. Auch die Angaben über den KH-Stoffwechsel bei Tetanie entbehren der Einheitlichkeit.

---

[1] Cannon: Amer. J. Physiol. **89**, 84 (1929).

Es ist daher bislang nicht möglich, zu sagen, ob und welche Stellung dem Hormon der Epithelkörperchen im Regulationssystem des KH-Stoffwechsels zukommt[1].

4. Das assimilatorische vagische System.

Das vagische System ist wesentlich einfacher aufgebaut als das sympathische. Für die Stoffwechselregulation kommt vor allem nur der abdominale Teil des Nervus vagus in Betracht. Zwei Drittel des Nervus vagus gehen unterhalb des Zwerchfells in den Plexus coeliacus über. Von hier aus begleiten die Nervenfasern die Gefäße, die zu den großen Drüsen, Darm und Nieren, führen. Die einzige inkretorische Drüse, die dem vagischen System ohne Zweifel zugeteilt ist, stellt das System der LANGERHANSschen Inseln dar. Gelegentlich geäußerte Vermutungen über die Zugehörigkeit anderer Drüsen, etwa der Nebenschilddrüsen, zum assimilatorischen System müssen als verfrüht gelten, da gesicherte experimentelle Unterlagen noch fehlen.

Der Nervus vagus ist der Sekretionsnerv desjenigen Hormons, das der Assimilation mit der Nahrung zugeführten Zuckers dient, des Insulins. Damit der Mechanismus vagischer Regulationen verständlich wird, muß auf das Problem der Insulinwirkung im tierischen Organismus kurz eingegangen werden, ohne daß alle Einzelheiten, die ausgedehnte physiologische Forschung nach der Isolierung des Hormons durch BANTING und BEST seit 1923 kennen gelehrt hat, berücksichtigt werden können[2].

a) *Wirkung des Insulins auf den KH-Umsatz.* Die Analyse der Insulinwirkung am Gesamttier durch LESSER[3] und CORI[4] hat ergeben, daß bei intraperitonealer oder peroraler Zuckergabe unter gleichzeitiger subcutaner Insulingabe erhöhte Zuckeroxydation einsetzt. Der respiratorische Quotient steigt auf etwa 1 an. Je nach Dosierung oder Tierart ist der prozentual Anteil oxydierten Zuckers verschieden. Verschieden ist auch die im gleichen Zeitraum innerhalb des Organismus aus zugeführten Zucker neu gebildete Glykogenmenge. Das Verhältnis oxydierten zu synthetisierten KH ist durch Veränderung der Insulindosierung jederzeit abzuwandeln. Bilanzen ergaben, daß eine dritte Form, in der der Zucker verschwinden könnte, nicht besteht.

Unter Insulinwirkung kann jedoch nur bei gleichzeitiger Zuckerzufuhr Glykogen aufgebaut werden. Gibt man nüchternen Tieren nur Insulin, so steigt der respiratorische Quotient vom Ruhewert des Hungertieres (etwa 0,7) an; die Glykogenreserven schwinden. Schließlich treten die Erscheinungen der Zuckerverarmung der Gewebe auf: der hypoglykämische Anfall. *In jedem Falle tritt also unter der Wirkung des zugeführten Insulins Mehrverbrennung von KH ein, Aufbau von Glykogen aber nur bei gleichzeitiger Zuckerzufuhr.*

Der physiologische Mechanismus der Insulinsekretion ist streng an alimentäre Zuckerzufuhr gebunden. Je nach der zugeführten Zuckermenge sondert das Pankreas mehr oder weniger Insulin ab (siehe S. 1706). Dies läßt sich annähernd zahlenmäßig durch Bestimmung der insulinartigen Wirkung des Blutes gefütterter Tiere im Gegensatz zu Nüchternblut anschaulich zeigen (Traugott-Staub-Effekt).

---

[1] Siehe POLLAK: Erg. inn. Med. **23**, 336 (1923). — TAKAHASHI: Zbl. Neur. **48**, 224 (1927). — RAAB: Fortschr. Organother. **3**, 80. — MACLEAN u. SULLIVAN: Proc. Soc. exper. Biol. a. Med. **23**, 425 (1925).

[2] Siehe S. ISAAC u. R. SIEGEL: Ds. Handb. **5**, 569 (1929). — STAUB: Ebenda **16** I, 557ff. (1930).

[3] LESSER, E. J. u. BISSINGER: Biochem. Z. **153**, 39 (1924); **168**, 398 (1926).

[4] CORI, C., u. G. CORI: J. of biol. Chem. **70**, 557 (1926) und zahlreiche Publikationen in späteren Jahrgängen ebenda.

Es sei betont, daß keines der bisher unternommenen Experimente den physiologischen Mechanismus der Insulinsekretion nachahmt. Man muß daher versuchen, die vorliegenden Untersuchungen möglichst in diesem Sinne auszuwerten und bei ganz unphysiologischer Anordnung auftretende Widersprüche als experimentelle Kunstprodukte bewerten. Von diesem Standpunkt aus ergibt sich, daß unter Insulinwirkung nur ein Bruchteil von KH oxydiert wird; ein größerer Anteil wird als Glykogen gespeichert. Untersuchungen des Sauerstoffverbrauches nach peroraler KH-Zuckerzufuhr lassen darauf schließen, daß der oxydierte Anteil einer Gabe von 50 g Traubenzucker 13 g, d. h. etwa 25% beträgt. Dies wäre vielleicht der Oxydationsquotient des endogenen Insulins. Es ist irreführend, diesen Sauerstoffverbrauch als spezifisch-dynamische Wirkung des KH zu bezeichnen.

Trotz vorhandener Insulinsekretion kann auch nach Zuckerzufuhr bei Phlorrhizintieren oder glykogenfreien Hungertieren keine Synthese von Glykogen stattfinden, da hierzu anscheinend Glykogen verbrannt werden muß. Daher beobachtet man alimentäre Hyperglykämie bei lange Zeit kohlehydratfrei ernährten Individuen[1]. Die unmittelbare Oxydation von Hexose unter Insulineinfluß ist anscheinend unmöglich. Dies bedeutet, daß unter Insulin nur bei vorhandenen, wenn auch minimalen Glykogenbeständen aus Blutzucker Glykogen neu gebildet werden kann. Da bei der KH-Synthese oxydative Energie notwendig ist, bringt also die Einleitung der Glykogenverbrennung unter dem Einfluß des Insulins den Prozeß der Glykogensynthese aus Zucker[2] erst in Gang. Alleinige Oxydation anderer Substrate erscheint hierzu unzureichend. Anwesenheit von Glykogen ist Voraussetzung dafür, daß Insulin die KH-Oxydation anfacht, was später genauer begründet wird.

Die Absonderung von Insulin hängt von der KH-Zufuhr ab. Daher sichert die der KH-Zufuhr adäquate, endogene Insulinsekretion den Glykogenaufbau aus Nahrungszucker unter oxydativer Verwertung eines Teils dieses KH. Darum ist es als sinnvoll zu betrachten, daß unter normalen Verhältnissen die Insulinwirkung im peripheren Gewebe vor allem der Muskulatur nicht maximal verläuft (Cori[3]), sondern stets leichte alimentäre Hyperglykämie zustande kommt.

Wird freilich durch übermäßige Insulindosierung die Oxydation des Glykogens zu stark aktiviert, so muß das eben gebildete Glykogen unverzüglich wieder zerfallen. Trotz ununterbrochener Synthese nimmt bei anhaltender Insulinwirkung der Glykogenbestand progressiv ab. Dies gilt im ganzen nur für künstliche Insulindosierung und kommt im Organismus nur bei den seltenen Adenomen der Langerhansschen Inseln mit ihrer gesteigerten Insulinproduktion in Betracht (s. auch S. 1713).

Die Bedeutung des Insulins für den KH-Stoffwechsel beruht also darauf, daß die KH-Oxydation mit Glykogensynthese aus Zucker einhergeht. In anderer Weise wäre eine assimilatorische Wirkung dieses Hormons nicht vorstellbar. Denn an den oxydativen Effekt anderer Hormone, etwa des Thyroxins und Adrenalins, ist keineswegs gleichzeitige Glykogensynthese gekoppelt. Wichtig ist also die Kenntnis des Mechanismus dieser *Doppelreaktion.* Eine ähnliche Reaktion spielt sich auch in der Erholungsphase der Muskelzuckung ab. Hierbei wird aus Glykogen Milchsäure gebildet. Bei Anwesenheit von Sauerstoff verläuft dieser Prozeß reversibel unter Verbrennung von Milchsäure und gleichzeitiger Glykogensynthese. Man nennt diese Reaktionskoppelung den Meyerhofschen Prozeß.

---

[1] Frank, E.: Med. Klin. **1929**, 1841.

[2] Dies ist streng zu scheiden von der Glykogensynthese aus Milchsäure. Siehe Meyerhof: Chem. Vorgänge im Muskel, S. 58. Berlin 1930.

[3] Cori, C., u. G. Cori: Biochem. Z. **206**, 39 (1929).

Die Glykogensynthese aus Milchsäure ist nicht unbedingt an die Zuckerverbrennung gebunden. Zur Glykogensynthese aus zugeführtem *Zucker* ist dagegen die Oxydation des KH stets notwendig. Nur dieser Prozeß wird durch
Insulin beschleunigt. Gleichzeitig treten andere Prozesse, Eiweißverbrennung
oder Fettverbrennung, in den Hintergrund (DALE, LESSER[1]).

Aus diesen Darlegungen geht bereits hervor, daß Insulin den oxydativen
Umsatz von Fett und Eiweiß herabsetzt. Am Gesamttier ist der Sauerstoffverbrauch nicht wesentlich gesteigert, wenn gleichzeitig mit Insulin Zucker
zugefügt wird (CORI[2]). Beim Auftreten oder stärkeren Hervortreten von KH-
Umsatz unter Insulin ist jedoch der Eiweiß- und Fettumsatz verlangsamt, ohne
daß der Gesamtumsatz sich wesentlich ändert, der respiratorische Quotient steigt
auf 1 an. Am komplett pankreasdiabetischen Tiere ist der KH-Umsatz auf
ca. 25% der Norm herabgesetzt (LESSER), der Fettumsatz ist erhöht, der Stickstoffumsatz auf das Drei- bis Vierfache gesteigert. Erst Insulinzufuhr ermöglicht
ausreichende KH-Verwertung und senkt Fett- und Eiweißverbrauch. Ähnlich
steigt bei halsmarkdurchschnittenen Tieren der Eiweißumsatz, da bei ihnen der
KH-Verbrauch verlangsamt ist. Künstliche Zuckerzufuhr oder Adrenalingaben,
welche die Verwertung endogenen Zuckers verbessern, schränken bei diesen Tieren
den Eiweißzerfall sofort ein. Ebenso sehen wir, daß bei Morbus Basedow oder
im Fieber reichliche KH-Zufuhr eiweißsparend wirkt. Steigert sich unter Insulin
die KH-Verwertung durch Einschränkung des Eiweiß- und Fettumsatzes, so
könnte man das Sinken des Nicht-KH-Umsatzes auf eine unmittelbar hemmende
Hormonwirkung zurückführen. Beobachtung einer längerdauernden Unter-
kühlung von Tieren nach Insulinshock[3], wenn bereits der Blutzucker durch
Zuckerzugabe zur Norm zurückgekehrt ist, deuten vielleicht auf eine Hemmungswirkung des Insulins im Fettstoffwechsel hin.

Ob Insulin *direkt* in der Zelle angreift, hat sich bis heute noch nicht mit
Sicherheit entscheiden lassen. Jedenfalls sind alle bisher darauf gerichteten Versuche, im isolierten Gewebe Insulinwirkung nachzuweisen, als gescheitert zu betrachten. Bemerkenswert in diesem Zusammenhang sind Versuche von BEST
und DALE[4]. Nach Nervendurchschneidung einer Extremität behielten auch im
schwersten hypoglykämischen Shock ihre des Zusammenhangs mit dem Zentralnervensystems beraubten Muskeln unveränderten Glykogenvorrat. Freilich ist
nach Durchtrennung der Innervation auch der anaerobe Stoffwechsel herabgesetzt (s. S. 1722). Ob daher durch diesen Eingriff nur *eine* Vorbedingung der
Insulinwirkung im Gewebe fortfällt oder Insulin am Nerven selbst seinen Angriffspunkt findet, läßt sich aus diesen Versuchen noch nicht entscheiden. Sicher
scheint jedoch bei intakter sympathischer Innervation die Insulinwirkung gefördert zu werden (WERTHEIMER). Beobachtungen von MARTON[5] und STAUB[6]
zeigten, daß bei ausreichender Insulinversorgung erhöhte Erregbarkeit des Nervensystems eintritt. Da das Nervensystem wie alle anderen Gewebe einen anaeroben
Ruheumsatz an KH besitzt, wäre verbesserte KH-Verwertung im Nervensystem
als Vorbedingung erhöhter Erregbarkeit zu betrachten. Andererseits vollziehen
sich die Oxydationsvorgänge im Nervensystem vorwiegend nicht durch KH-
Verbrennung. Und wenn im hypoglykämischen Shock schon Zufuhr von Zucker
zum Gehirn den Krampfanfall aufhebt, so spricht das weniger für einen

---

[1] Siehe MACLEOD: KH-Stoffwechsel u. Insulin, S. 252ff. Berlin: Julius Springer 1927.
[2] CORI: Zitiert auf S. 1704.
[3] ROSENTHAL, LICHT u. FREUND: Arch. f. exper. Path. **103** u. **106**.
[4] BEST, DALE, HOLT u. MARKS: Proc. roy. Soc. Lond. B **100**, 51 (1926).
[5] MARTON: Wien. Arch. inn. Med. **16**, 209 (1929).
[6] STAUB: Ds. Handb. **16 I** (Pankreas).

primären Angriff des Insulins im Gehirn, als daß die geringen Glykogenvorräte des Zentralnervensystems durch die Insulinvergiftung erschöpft waren und hierdurch zu dem Reizzustande führten.

Es ist daher wahrscheinlich, daß Insulin den KH-Stoffwechsel in *allen* Zellen gleichartig beeinflußt, nicht nur im Zentralnervensystem angreift. Wenn seine Wirkung nach Enervierung des Gewebes oder Entfernung aus dem Körperzusammenhang ausbleibt, so wird wohl der Grund sein, daß bei fehlender Innervation bestimmte Strukturen in den Zellen gestört werden, an welche die oxydationssteigernde Wirkung der Hormone und die Nutzbarmachung der chemischen Energien für biologische Prozesse gebunden ist.

b) *Einfluß des Vagus auf den assimilatorischen KH-Stoffwechsel.* Das Ausmaß der Insulinproduktion entspricht im allgemeinen dem Zuckerangebot. Ein entnervtes, ebenso wie ein unter die Haut transplantiertes Pankreasstück sind den feinen regulatorischen Schwankungen der Insulinsekretion entzogen. Die Zuckerverwertung ist dann verlangsamt. Daher läßt sich unter diesen Bedingungen auch stärkere Hyperglykämie nach Zufuhr von Zucker beobachten. Versuche von E. Grafe[1], der das Pankreas von Hunden in situ mit konzentrierten Zuckerlösungen durchströmte, scheinen jedoch dafür zu sprechen, daß ein gewisser Grad von Selbstregulierung der Insulinsekretion durch die Höhe des Blutzuckerspiegels möglich ist. Lombroso[2] berechnete aber, daß im Vergleich zur Ruhesekretion des Insulins seine Mehrsekretion nach Nahrungszufuhr im enervierten Pankreas nur um das Zwei- bis Dreifache stieg, während eine unter Nerveneinfluß stehende Bauchspeicheldrüse ungefähr das Zwanzigfache zu produzieren vermochte. Entsprechend zeigte La Barre[3] in seinen Parabioseversuchen, daß Steigerung des Blutzuckerspiegels in den Gehirngefäßen allein bereits Insulinausschüttung hervorzurufen vermag (zentrale Vagusreizung). Blutzuckersteigerung allein genügt jedoch nicht, sofern das Pankreas seinen Zusammenhang mit dem Nervensystem verloren hat. Offenbar reguliert der Vagus nur den erhöhten Insulinbedarf nach KH-Zufuhr, während die Ruhesekretion ohne nervöse Beeinflussung erfolgt.

Ein Einfluß des Nervus vagus auf den KH-Stoffwechsel der Leber ist nicht bekannt. Auch tritt nach Vagusdurchschneidung keine Störung im Glykogen*aufbau* ein. Während Reizung des Sympathicus allein den Glykogenabbau fördert, scheint der Vagus beim Aufbau von Glykogen nicht unmittelbar, sondern nur durch Anregung der Insulinsekretion beteiligt zu sein. In dieser Beziehung kann man also von einem Antagonismus beider Nerven in der Leber nicht sprechen. Bei allgemeiner sympathischer Reizung wird durch Adrenalin nicht nur Zucker mobilisiert, sondern gleichzeitig das vagische Assimilationshormon des Kohlehydratstoffwechsels (Insulin) in erhöhtem Maße sezerniert; denn Adrenalin regt im Pankreas die Insulinabgabe an (La Barre). Die Koppelung beider Systeme wird auch durch die Tatsache demonstriert, daß Acetylcholin, das vagomimetische Hormon, seinerseits die Adrenalinsekretion erheblich steigert. Auch in anderer Beziehung besteht kein Antagonismus zwischen den den beiden Hormonen, dem Insulin und dem Adrenalin. Vielfach schrieb man im Gegensatz zur glykogenmobilisierenden Wirkung des Adrenalins dem Insulin eine glykogenfixierende zu, obschon bisher letztere sich im Experiment nicht nachweisen ließ[4]. Auch R. Siegel[5] glaubte zunächst eine glykogenfixierende

---

[1] Grafe, E. u. Meythaler: Arch. f. exper. Path. **136**, 360 (1928).
[2] Lombroso: Scientia (Milano) **44**, 247 (1928).
[3] La Barre: Zitiert auf S. 1696.
[4] Siehe E. J. Lesser: Innere Sekretion des Pankreas. Oppenheimers Handb. der Biochemie **9** (1927).
[5] Siegel, R.: Klin. Wschr. **1929**, 1069.

Wirkung erkennen zu können, doch zeigte sich bei weiterer Verfolgung des Problems, daß die Aktivität des diastatischen Fermentkomplexes nach Insulingaben dem Glykogengehalt parallel ging. Neuere Experimente, die im Gegenteil sogar Glykogenmobilisation durch Insulin beweisen sollten (Bürger[1], Wichels[2]), konnten bei Verwendung reinen krystallinischen Insulins nicht bestätigt werden (Neuwirth, Co Tui und Wallace[3]). Es handelte sich offenbar um glykämisierende Wirkung anderer Substanzen, die dem nichtkrystallinischen Insulin anhaften und bei den von den genannten Experimentatoren angewandten großen Dosen zur Wirksamkeit kommen.

Auch Versuche von E. Frank[4], der bei sehr kleiner Dosierung des Insulins bei Kaninchen Glykogenanreicherung in der Leber erzielte, können nicht im Sinne vermehrter Glykogen*fixation* verwertet werden. Es handelt sich hier um denselben Prozeß wie in der Muskulatur, nämlich Glykogenansatz bei gleichzeitiger Zuckerverbrennung. Gibt man im Gegensatz zu dieser Versuchsanordnung sehr große Mengen von Insulin, so kann infolge der starken Beschleunigung der Zuckeroxydation das Glykogen sogar gänzlich aus der Leber schwinden.

Nicht geklärt ist bislang, weshalb die diabetische Leber ihr Glykogen nicht zu fixieren vermag. In seinen bereits erwähnten Versuchen hatte Siegel dem Thyroxin eine die Diastase der Leber aktivierende Kraft zugeschrieben. Entweder tritt also regulatorisch vermehrt Thyroxin in die Leber über oder ein anderer über das sympathische Nervensystem geleiteter Reiz stellt die Zuckerabgabe seitens der Leber auf ein höheres Niveau ein. Schon die erhöhte Fettverbrennung im Diabetes spricht für eine Mehrbeteiligung von Thyroxin gegenüber dem normalen Stoffwechsel. Aber auch bei Durchströmung isolierter normaler Lebern mit Thyroxin war vermehrte Zuckerausscheidung der Leber nachzuweisen. Daraus kann man aber keinen unmittelbaren Antagonismus zwischen den beiden Hormonen Insulin und Thyroxin ableiten, sondern nur, daß durch Verminderung der Zuckerassimilation bei Insulinmangel ein stärkerer Einfluß von Thyroxin *und* Sympathicus auf die Glykogenverzuckerung sich geltend machen. Daß Adrenalin im Normalzustande nicht an der Glykogenverzuckerung beteiligt ist, war bereits besprochen worden (S. 1698).

Wir kommen daher in der Erkenntnis der Wirkung des vagischen Systems zur Auffassung, daß es durch Insulin nur die Oxydation des Glykogens beschleunigt und die dabei freiwerdende Energie der Glykogensynthese aus Traubenzucker nutzbar macht. Die Zusammenwirkung mit dem sympathischen Nervensystem ist hierbei Vorbedingung, so daß man von einem Antagonismus beider Systeme nicht sprechen kann. Die anderen Wirkungen des Insulins im Stoffwechsel (Herabsetzung des Fett- und Eiweißstoffwechsels s. S. 1718) scheinen hiermit eng verbunden, worauf wir später zurückkommen. Einflüsse des vagischen Systems auf den Stoffwechsel, die nicht mit Insulinwirkung in Zusammenhang stehen, sind unbekannt.

II. Regulationen des Kohlehydratstoffwechsels in Hinsicht auf die menschliche Pathologie.

Störungen in der Regulation des KH-Stoffwechsels können Folge funktionellen Überwiegens eines der beiden im vorangehenden Abschnitten beschriebenen vegetativen Systeme sein. Reine Typen derartiger Störungen sind sehr selten,

[1] Bürger: Klin. Wschr. **1930**, 104.   [2] Wichels: Z. exper. Med. **69**, 57 (1929).
[3] Neuwirth, Co Tui u. Wallace: Proc. Soc. exper. Biol. a. Med. **27**, 94 (1929).
[4] Frank, E., Hartmann u. Nothmann: Klin. Wschr. **1925**, 1067.

denn Überfunktion des einen Systems führt zwangsläufig zu erhöhter Aktivität des anderen, ein Ausgleich, den man Gegenregulation nennt und der als Wechselspiel zweier Mechanismen gedacht ist, die sich gegenseitig aufzuheben scheinen[1]. Diese Anschauung ist abgeleitet aus der antagonistischen Steuerung der Organe mit glatter Muskulatur. Ihre uneingeschränkte Übertragung auf die Stoffwechselvorgänge scheint uns aber nicht zulässig, denn bei näherer Betrachtung der chemischen Vorgänge, auf denen letzten Endes das Leben des Organismus beruht, trifft die Vorstellung einer antagonistischen Wechselwirkung an dem gleichen Angriffsort nicht zu. Wir kennen z. B. keine chemischen Prozesse, die etwa durch zwei Hormone im entgegengesetzten Sinne gesteuert werden. In der chemischen Stoffwechselregulation gibt es keinen Antagonismus, ebensowenig wie man von einem Antagonismus zwischen Arbeit und Erholung sprechen kann. Dies wurde am Beispiel des scheinbaren Antagonismus zwischen Insulin und Adrenalin bereits ausgeführt. Wir erkennen daran, wie funktionelle Störungen eines Systems Reaktionen des anderen zur Erhaltung des Gleichgewichts auslösen.

1. Hyperfunktion des sympathischen Systems.

Diese kann sowohl durch rein nervöse als auch durch rein hormonale Momente bedingt sein, wobei aber zu berücksichtigen ist, daß vielfach derartig schematisierende Trennung nicht angängig ist, da, wie früher betont, Nervensystem und Hormonorgane in enger funktioneller Verknüpfung stehen.

a) Zentral-nervöse Störungen des Kohlehydratstoffwechsels.

Die Tatsache, daß von verschiedenen Stellen des Gehirns durch experimentelle Eingriffe Glykosurie und Hyperglykämie erzeugt werden kann, läßt verstehen, daß auch Erkrankungen und Traumen des Gehirns vorübergehende Glykosurie im Gefolge haben können. Wahrscheinlich strahlen in solchen Fällen vom Krankheitsherde Erregungen auf die vegetativen Zentren im Zwischenhirn aus, die zu transitorischer Steigerung der Zuckerabgabe seitens der Leber führen. Es handelt sich also um vorübergehende Regulationsstörungen; in den seltenen Fällen, wo sich im Anschluß an schweres Kopftrauma echter Diabetes entwickelte, muß man annehmen, daß durch die Schädigung des Zentralnervensystems auch die innersekretorische Funktion des Pankreas, die wir sahen, weitgehend nervösen Einflüssen unterliegt, in irgendeiner Weise schwer in Mitleidenschaft gezogen wurde. Denn es ist schwer vorstellbar, daß durch dauernde Erregbarkeitssteigerung im Nervensystem Dauerglykosurie hervorgerufen werden kann, ohne daß ein *normales* Pankreas kompensatorisch eingreift. Wir können uns daher auch nicht der Ansicht von Umber und Rosenberg anschließen, daß manche Fälle harmloser Dauerglykosurie (sog. Diabetes innocens) nur durch erhöhten Sympathicustonus bedingt seien.

Gäbe es eine auf einseitige Steigerung des Sympathicustonus beruhende Regulationsstörung der Blutzuckereinstellung, so müßte sie besonders bei Menschen vorhanden sein, die vom Kliniker als Sympathicotoniker bezeichnet werden. Dies ist aber nicht der Fall. Selbst bei schwerem *Morbus Basedow,* wo stärkster Grad sympathicotonischer Dauererregung besteht, ist Diabetes als komplizierende Erkrankung große Seltenheit, weil eben, wie wir annehmen, das Pankreas regulierend eingreift.

Meist bedarf es besonderer Hilfsmittel, um bei Sympathicotonikern leichte Störungen im KH-Stoffwechsel manifest werden zu lassen. So kann Verabfolgung

---

[1] Vgl. hierzu die Arbeiten von H. Zondek und G. v. Bergmann in ds. Handb. **16 I** (1930).

von Traubenzucker, vielleicht infolge erhöhter dissimilatorischer Bereitschaft der Leber, leichter zu alimentärer Hyperglykämie und Glykosurie als beim normalen Menschen führen. Auch die hyperglykämisierende Wirkung injizierten Adrenalins ist stärker (BILLIGHEIMER[1] u. a.), während anderseits der blutzuckersenkende Effekt zugeführten Insulins geringer als bei Normalpersonen ist (STAMM[2]).

Wenn jedoch unter gewöhnlichen Bedingungen Hypertonus des Sympathicus Regulationsstörungen des KH-Stoffwechsels nicht nach sich zieht, so kommt dies daher, weil, wie schon hervorgehoben, Tonuserhöhungen des sympathischen Systems mit Gegenregulationen seitens des anderen Systems beantwortet werden. Gegen Erhöhung des Blutzuckerspiegels reagiert der Organismus mit Insulinsekretion, die wahrscheinlich zum Teil auf dem Wege über den Vagus ausgelöst wird, zum Teil durch die Adrenalinämie selbst veranlaßt ist (S. 1706). Dieses Wechselspiel „antagonistischer" Kräfte, das hier der Konstanterhaltung des Blutzuckerspiegels dient, ist wohl nur ein Spezialfall des allgemeinen Gesetzes, wonach der Organismus bei einseitigen Tonuserhöhungen einen Ausgleich zu schaffen sucht. In diesem Sinne beobachten wir auch im klinischen Bilde des Basedowikers „vagotonische" Züge, während anderseits bei „Vagotonikern" sympathicotonische Symptome keine Seltenheit sind (EPPINGER und HESS, v. BERGMANN). Die so häufige Vermischung vagotonischer und sympathicotonischer Erscheinungen beim gleichen Individuum, die wir als „vegetative Neurose" bezeichnen, ist eben Ausdruck der Tatsache, daß Tonuserhöhung in einem Teile des vegetativen Nervensystems verstärkte Reaktion auch im anderen Teile nach sich zieht, wodurch beide Teile schließlich in erhöhten Funktionszustand versetzt werden.

Bei den vielfachen Beziehungen, die zwischen Hirnrinde und vegetativen Zentren bestehen, bleibt bei stärkeren psychischen Emotionen wohl kein inneres Organ von diesen gänzlich unbeeinflußt. Deshalb ist begreiflich, daß schweres psychisches Trauma gelegentlich auch zum Auftreten von transitorischer Glykosurie führen kann. Wird dies auch relativ selten beobachtet, so ist zu bedenken, daß bei den verschiedenen Menschen die individuelle Erregbarkeit des sympathischen Nervensystems und seiner Teile eine sehr verschiedene ist, auch die Stärke des in die Sympathicusbahn gelangenden Reizes nicht immer die gleiche ist. Die Ansprechbarkeit der sympathischen Zentren für einfallende Reize ist sehr wechselnd, je nach Persönlichkeit und auch ihrer augenblicklichen Einstellung. Daher die verschiedene Auswirkung objektiv gleicher Ursachen. Daß außerdem die kompensatorische Reaktion seitens des pankreatischen Inselorgans hier im Sinne unserer obigen Ausführungen eine .große Rolle spielt, erkennt man auch aus dem Verhalten vieler Diabetiker, die psychische Traumen und Erregungen häufig mit stärkerer Glykosurie beantworten.

Auch bei Geisteskranken scheinen zentralnervös bedingte Regulationsstörungen selten zu sein, trotzdem gerade bei manchen Psychosen Funktionsstörungen im Bereich der vegetativen Zentren vielleicht nicht nur für die Genese psychischer Erscheinungen (manische, depressive), sondern auch für markante Änderungen des Stoffwechsels und des Ernährungszustandes maßgebend sind. Meist verbinden sich Hyperglykämie und Glykosurie mit den Höhepunkten depressiver und anderer Affekte (Affekthyperglykämie), wobei die augenblickliche Ansprechbarkeit des vegetativen Nervensystems oder der Hormonorgane ebenfalls eine wichtige Rolle spielen mag.

---

[1] BILLIGHEIMER: Arch. klin. Med. **136**, 1 (1921).
[2] STAMM: Arch. Verdgskrkh. **48**, 104 (1930).

b) Störungen der Hormonsekretion.

Hyperadrenalinämie. Ob beim Menschen dauernd vermehrte Adrenalinproduktion zu Störungen des KH-Stoffwechsels Anlaß geben kann, ist noch eine offene Frage. Die bei an arterieller Hypertension leidenden Kranken in einer kleinen Zahl von Fällen beobachtete Hyperglykämie glaubte man eine Zeitlang auf erhöhte Adrenalinsekretion zurückführen zu können. Jedoch ist hier der Nachweis von Hyperadrenalinämie bisher nicht geglückt, auch besteht kein gesetzmäßiger Zusammenhang zwischen Höhe des Blutdrucks und Hyperglykämie[1].

Es gibt jedoch vereinzelt Fälle von *Adenom des Nebennierenmarkes,* wo Glykosurie und Hypertonie bestand[2]. Besonders charakteristisch ist der von Biebl und Wichels mitgeteilte Fall. Es liegt nahe, die Glykosurie hier auf Hyperadrenalinämie zurückzuführen, wobei der *chronisch* erhöhte Adrenalinzufluß durch Insulin nicht genügend kompensiert wird im Gegensatz zur transitorischen Adrenalinämie bei vorübergehender Sympathicusreizung (s. S. 1698). Manchmal scheint allerdings auch die Pankreasfunktion gleichzeitig gestört zu sein; in einem von Schröder[3] mitgeteilten Falle fand sich bei der Sektion neben doppelseitiger Geschwulst des Nebennierenmarkes ein atrophisches Pankreas. In den seltenen Fällen von *Nebennierenrindentumoren* fand sich ebenfalls Glykosurie, wohl infolge der Dauererhöhung des Sympathicustonus[3], die ihrerseits zu gesteigerter Adrenalinproduktion führen könnte[4]. Das Gegenstück stellt die *Insuffizienz* der Nebennieren*rinde* dar. Bei Addisonscher Krankheit kann bekanntlich der Blutzuckerspiegel erniedrigt sein, es findet sich eine flache glykämische Kurve nach Belastung mit Traubenzucker und vielfach sehr ausgesprochenen posthyperglykämische Hypoglykämie (Lichtwitz[5]).

Hyperthyreoidismus. Erhebliche Störungen des KH-Stoffwechsels bei Hyperthyreoidismus sind selten. In der Mehrzahl der Fälle von Basedowscher Krankheit ist der Nüchternwert des Blutzuckers normal[6]. Die häufig vorhandene Neigung zu alimentärer Hyperglykämie und Glykosurie ist wohl Folge erhöhter Diastasierungsbereitschaft der Leber (Siegel[7]). Denn Zuckerzufuhr führt bekanntlich schon in der Norm zu geringer initialer Glykogenverzuckerung. Trotzdem bewirkt Hyperthyreoidismus und sein stärkster Grad, die Basedowsche Krankheit, allein nicht Diabetes. Auch hierin vermögen wir das Vorhandensein eines Regulationsmechanismus zu erkennen. Bekanntlich ist Folge der durch das Schilddrüseninkret bedingten Erhöhung der Oxydationsprozesse Steigerung aller Organfunktionen. Wir müssen annehmen, daß dies auch für die Tätigkeit der Langerhansschen Inseln zutrifft. An dieser Steigerung der innersekretorischen Funktion des Pankreas kommt die Mitregulation des sog. antagonistischen Systems zum Ausdruck. Daß diese sich nicht nur auf den Inselapparat erstreckt, zeigen die zahlreichen vagotonischen Symptome, die man vielfach bei Hyperthyreotischen findet. Was das Pankreas betrifft, so handelt es sich nur um eine Ausgleichstätigkeit. Eine Gegenregulation gegen den erhöhten Grundumsatz gibt es nicht.

---

[1] Literatur bei C. v. Noorden u. S. Isaac: Zuckerkrankheit. 1927.

[2] Biebl, W. u. Wichels: Virchows Arch. **257**, 182 (1925). — Wüllenweber: Münch. med. Wschr. **1930**, 144.

[3] Schröder: Virchows Arch. **268**, 291 (1928).

[4] Wüllenweber: Münch. med. Wschr. **1930**, 44. — Siehe auch J. Bauer: Wien. klin. Wschr. **1930**, 582.

[5] Lichtwitz: Verh. d. Kongr. inn. Med. **1930**, 45.

[6] Siehe v. Noorden u. Isaac: Die Zuckerkrankheit, 8. Aufl. (1927).

[7] Siegel: Klin. Wschr. **1929**, 1069.

Es ist verständlich, daß bei bestehendem Diabetes Komplikation mit Hyperthyreoidismus die Stoffwechselstörung ungünstig beeinflußt. Leichte Diabetesfälle können sich in schwere verwandeln, weil bei ungenügender Insulinsekretion
die vermehrte Zuckerabgabe seitens der Leber nicht überkompensiert wird.
Es ist auch bekannt, daß Thyroxin die Insulinwirkung abschwächt, umgekehrt thyreoprive Tiere insulinempfindlicher werden[1]. (Scheinbare Insulin-
resistenz.)

Erkrankungen der Hypophyse. Die Akromegalie führt in beinahe 40% der
Fälle zu Glykosurie und Diabetes. Da die Hormone des Vorderlappens nicht
direkt hyperglykämisierend wirken, muß der Diabetes der Akromegalen indirekt
durch die Erkrankung des Vorderlappens ausgelöst werden. Man dachte z. B.
an Druckwirkung aufs Zwischenhirn; die Erfahrungen bei Hirnkrankheiten
sprechen aber nicht dafür, daß durch mechanischen Dauerreiz nervöser Anteile
des sympathischen Systems permanente Hyperglykämie bzw. Glykosurie hervorgerufen werden kann. Unseres Erachtens ist die Existenz eines sog. Zwischen-
hirndiabetes nicht bewiesen. Ebenso ist unsicher, ob bei Tumoren des Hypophysenvorderlappens etwa durch Reizwirkung auf den Hinterlappen vermehrte
Hormonausschüttung seitens desselben stattfindet. Die früher erwähnte, den
Blutzucker steigernde Wirkung des Hypophysins, könnte dann zu Glykosurie
führen. Manche Autoren (FALTA[2], MAHLER und PASTERNY[3], ULRICH[4]) sind
geneigt, derartigen Zusammenhang anzunehmen. Dagegen spricht aber, daß,
wie VELHAGEN[5] zeigte, wiederholte Injektionen von Hinterlappenextrakt im
Gegensatz zu Adrenalin dauernde Hyperglykämie nicht hervorrufen können.
Die Pituitrinwirkung scheint sich, was Erzeugung von Glykosurie betrifft, allmählich zu erschöpfen. Analog dazu fand auch HOWELL[6] eine „Immunität"
anderer Organe gegenüber wiederholter Hinterlappenwirkung. Anscheinend kreist
das Inkret des Hypophysenhinterlappens ebenso wie andere Inkrete des sympathischen Systems nur in Notstandssituationen in vermehrter Menge im Organismus.

Man kann aber bei den engen funktionellen Beziehungen, die zwischen
Hypophysenvorderlappen und Schilddrüse bestehen, an eine ursächliche Rolle
der letzteren beim Zustandekommen des Diabetes der Akromegalen denken.
In einer großen Zahl dieser Fälle bestehen nämlich thyreotoxische Erscheinungen
bis zum ausgesprochenen Morbus Basedow. Vielleicht stimuliert der hypertrophische Vorderlappen die Tätigkeit der Schilddrüse. Sehen wir doch anderseits, daß bei wachsenden Tieren Entfernung der Schilddrüse zu Hypophyse zu
Atrophie der Schilddrüse führt. Es wäre nach allem möglich, daß die Hyperthyreose bei Akromegalie sekundär zu diabetogener Störung des KH-Stoffwechsels
führt. Aber es wurde oben darauf hingewiesen, daß bei Morbus Basedow Diabetes
wegen der kompensierenden Insulinwirkung selten auftritt. Man muß daher zur
Hilfshypothese greifen, daß außerdem noch eine Störung der Inselfunktion vorliegt, also eine pluriglanduläre Störung, die bei Akromegalie Diabetes bedingt.
Tatsächlich hat denn auch CUSHING[7] in einem hohen Prozentsatz aller Akro-
megaliefälle anatomische Veränderungen der LANGERHANSschen Inseln gefunden.
Auch ohne Schilddrüsenveränderungen wäre daher in vielen Fällen das Auf-

---

[1] Siehe ISAAC u. SIEGEL: Ds. Handb. **5**, 549 (1929).
[2] FALTA: Klin. Wschr. **1924**, Nr 29.
[3] MAHLER u. PASTERNY: Med. Klin. **1924**, Nr 11.
[4] ULRICH: Arch. int. Med. **41**, 875 (1928).
[5] VELHAGEN: Arch. f. exper. Path. **142**, 127 (1929).
[6] HOWELL: Zitiert nach TRENDELENBURG: Hormone, S. 138. Berlin: Julius Springer 1929.
[7] CUSHING u. DAVIDOFF: Arch. int. Med. **39**, 751 (1927).

treten von Diabetes verständlich. Im ganzen ist aber in dieser Frage ein abschließendes Urteil zur Zeit noch nicht möglich, es sei auch auf die Ausführungen von Oppenheimer[1] und von Lichtwitz[2] hingewiesen.

2. Funktionsstörungen im vagischen System.

a) „Vagotonie".

Man spricht bekanntlich von vagotonischer Einstellung und bezeichnet seit Eppinger und Hess solche Menschen als Vagotoniker, die die Kriterien des erhöhten Vagustonus zeigen: Bradykardie, arterielle Hypotension, respiratorische Arrhythmie, Bulbusdruckphänomen von Ascher. Mit diesen Zeichen verbinden sich häufig die Erscheinungen allgemeiner Asthenie, Spasmenbildung im Bereich des Magendarmkanals, Asthma, Neigung zu Ohnmachten und Kollapsen u. a. m. Es ließe sich denken, daß vom Vaguszentrum eine Dauererregung unphysiologischen Grades ausgehe, oder wie E. Frank[3] meint, die Nervenendigungen durch dauernde Ladung mit im Überschuß kreisenden Mengen des physiologischen Vagomimeticums (Acetylcholin) tonisiert würden. Aber Frank hebt auch hervor, für die klinischen Erscheinungen sei der Zustand des sympathischen Systems nicht gleichgültig; die vagotonische Konstellation falle nicht selten mit Hypoplasie des chromaffinen Systems zusammen, die ihrerseits wieder ungenügende Stimulierung des Sympathicus zur Folge habe. Sofern man für das Übergewicht des vagischen Systems Minderfunktion des Sympathicus verantwortlich macht, könnte man neben Schwäche des Adrenalsystems auch an funktionelle Minderwertigkeit der Nebennierenrinde, die wahrscheinlich für die Erhaltung eines bestimmten Ruhetonus im sympathischen System von Bedeutung ist (S. 1702), denken.

Wie dem auch sei, in bezug auf den KH-Stoffwechsel treten Störungen bei Vagotonikern kaum in Erscheinung. Daher findet man auch im allgemeinen keine abnorm niedrigen Werte des Nüchternblutzuckers, wie gegenüber einzelnen entgegengesetzten Angaben der Literatur[4] hervorgehoben sei. Von vagotonischer Einstellung des Nüchternblutzuckers kann man nicht sprechen. Wenn im 24 stündigen Tagesablauf zur Zeit des tiefsten Schlafs der Blutzucker die relativ niedrigsten (aber noch in physiologischen Grenzen liegenden) Werte zeigt[5], so dürfte dies wohl weniger Folge von Überwiegen des Vaguseinflusses, als starken Zurücktretens der KH im Ruhestoffwechsel sein. Bemerkenswert ist auch die erhöhte Insulinempfindlichkeit des Vagotonikers. Wie Stamm[6] auf unserer Klinik zeigte, sinkt der Blutzucker nach ganz geringen intravenösen Insulindosen, im Gegensatz zum Verhalten beim Normalmenschen, in wenigen Minuten so steil ab, daß hypoglykämische Erscheinungen auftreten können. Auch diese Beobachtung spricht dafür, daß beim Vagotoniker die *Reizschwelle des Sympathicus gegenüber Senkungen des Blutzuckerspiegels höher liegt als in der Norm*, so daß dieser auf relativ niedrige Werte heruntergehen muß, bis es zur Gegenregulation kommt. Spricht dann aber der Sympathicus an, so kommt es zu prompter Ausgleichsreaktion, indem der Blutzucker in kürzester Zeit in raschem Wiederanstieg der Kurve sein Ausgangsniveau wieder erreicht.

Man kann daher E. Frank nicht ganz zustimmen, wenn er meint, der Sympathicus des Vagotonikers entbehre, wenn kräftige Aktionen von ihm verlangt

[1] Oppenheimer: Klin. Wschr. **1930**, 17.
[2] Lichtwitz: Hypophysäre Symptome usw. Verh. d. Kongr. inn. Med. **1930**, 45.
[3] Frank, E.: Zusammenf. Darstell. S. 1692.   [4] Nielsen: J. nerv. Dis. **63**, 456 (1928).
[5] Lange u. Schloss: Arch. f. exper. Path. **139**, 274 (1929).
[6] Stamm: Arch. Verdgskrkh. **48**, 104 (1930).

werden, der Gefolgschaft des gleichsinnigen Hormons, dessen Ausschüttung unter seiner Herrschaft steht. Wenigstens hinsichtlich der Blutzuckerregulation versagt der Sympathicus des Vagotonikers auch in Notstandssituationen nicht, soweit es sich nicht um ganz außergewöhnliche Fälle handelt.

Der eben erwähnten verspäteten, aber der Norm adäquaten sympathischen Reaktion des Vagotonikers, die erst in einer gewissen Zone der Hypoglykämie eintritt, läßt sich eine andere Reaktion an die Seite stellen, die ebenfalls Ausdruck veränderter Reaktionsbereitschaft des Sympathicus ist. Man findet nämlich beim Vagotoniker nach Belastung mit Traubenzucker stark ausgeprägte post-hyperglykämische Hypoglykämie (WILDER[1], eigene Beobachtungen). Während beim normalen Menschen die überschießende Insulinsekretion nach Zuckergabe so weit abgebremst wird, daß Hypoglykämie nicht eintritt, tritt auch hier beim Vagotoniker die verspätete sympathische Reaktion darin in Erscheinung, daß es zu stärkerer Senkung des Blutzuckers kommt. Sie ist ebenfalls Ausdruck der besprochenen schwereren Reizbarkeit des sympathischen Systems.

b) Störungen der Insulinsekretion.

Adenom der Langerhansschen Inseln. In neuerer Zeit sind Fälle, meist aus der amerikanischen und englischen Literatur, bekannt geworden, wo ein Adenom der Inseln bestand und der hierdurch bedingte Hyperinsulinismus zu schwerer Regulationsstörung des KH-Stoffwechsels im Sinne einer Dauerhypoglykämie führte[2]. Es handelt sich um ein neuartiges Krankheitsbild, dessen Analyse erst durch die Kenntnis der Insulinhypoglykämie möglich war. Die Krankheit beginnt mit eigenartigen nervösen Störungen, an die sich Verwirrtheitszustände, epileptiforme Krämpfe, zuerst seltener, später oft mehrmals auftretend, anschließen können. In schweren Fällen kann Koma und Tod eintreten. Der Blutzucker sinkt während schwerer Anfälle auf Werte von 30 mg% und weniger herunter. Charakteristisch ist der Zusammenhang der Erscheinungen mit KH-Zufuhr, indem sie besonders auftreten, wenn der Kranke lange Zeit keine KH zu sich genommen hat. Daher können sich leichtere Anfälle am frühen Morgen darin äußern, daß der Patient schwer zu erwecken ist oder immer wieder einschläft, bis er sein Frühstück zu sich genommen hat. Durch Zufuhr von Zucker können selbst schwerste Erscheinungen rückgängig gemacht werden.

Die spontane Hypoglykämie ist also so stark, daß jede Gegenregulation des Organismus versagt und nur die erwähnten therapeutischen Maßnahmen rettend wirken können. Denn die sympathische Gegenregulation kann nur die letzten KH-Reserven im Organismus mobilisieren, um sie dem im Übermaß kreisenden Insulin auszuliefern. Da der innere Mechanismus der Insulinwirkung darin besteht, die Verbrennung von KH vor derjenigen von Fett und Eiweiß in den Vordergrund zu stellen, existiert bei unverändert hoher Insulinämie kein Mechanismus, der genügend KH aus Nicht-KH schaffen könnte. Auch hier arbeitet das sympathische System im Sinne erhöhten KH-Nachschubs aus den KH-Reserven parallel zur erhöhten Insulinproduktion, aber kein Mechanismus greift ein, die Insulinproduktion primär einzuschränken oder schnell genug aus Nicht-KH KH zu schaffen.

Hypophysäre Spontanhypoglykämie. WILDER[3] beschrieb neuerdings Fälle, von wo sich bei Kranken mit hypophysären Erscheinungen die oben beschriebenen

---

[1] WILDER: Dtsch. Z. Nervenheilk. **112**, 192 (1929).

[2] WILDER, R. u. Mitarbeiter: J. amer. med. Assoc. **89**, 348 (1929). — WADI: Klin. Wschr. **1928**, 2107. — THALKIMER u. MURPHY: J. amer. med. Assoc. **91**, 89 (1929). — STENSTRÖM: Arch. klin. Med. **153**, 181 (1929) u. a.

[3] WILDER, J.: Med. Klin. **1930**, 616.

Störungen ausbildeten. Er führt sie ebenfalls auf Hyperinsulinismus zurück und nimmt an, adenomatöse Prozesse im Hypophysenvorderlappen seien zum Still-stand gekommen, aber die unter dem Einfluß der Hyperfunktion des Vorder-lappens sich ausbildende Splanchnomegalie, die auch zu Vergrößerung des Pankreas geführt habe, sei bestehen geblieben und dadurch Ursache gesteigerter Insulinproduktion. Ob diese Erklärung zutrifft, möge dahingestellt bleiben. Sicher ist aber, daß bei hypophysärer Kachexie (Zerstörung des Vorderlappens) die oben beschriebenen Störungen im KH-Stoffwechsel vorkommen. Lichtwitz[1] wies nämlich darauf hin, daß bei Simmondscher Krankheit sich ein abnorm niedriger Blutzuckerspiegel findet, der „die Grenze der hypoglykämischen Krank-heit bereits erreicht und vielleicht für das Verständnis der Schlafsucht und der Hinfälligkeit derartiger Menschen in Betracht kommt". Auch findet sich, was schon Cushing[2] betonte, niedrige glykämische Kurve und abnorm ausgeprägte posthyperglykämische Hypoglykämie nach Belastung mit Traubenzucker. Ob es sich hier um gesteigerte Einwirkung des Vorderlappens auf das Inselorgan handelt oder ob die bei Simmondscher Krankheit nachgewiesene sekundäre Atrophie der Nebennierenrinde der Überlegenheit des Inselsystems zugrunde liegt, läßt Lichtwitz unentschieden.

Zusammenfassend betrachtet, handelt es sich bei den Störungen des vegetativen Systems nicht darum, daß beide Systeme gegeneinander reagieren, sondern die Reaktionsbreite des einen Systems hinter der des anderen zurückbleibt. Kein Ant-agonismus, sondern der Synergismus ist unharmonisch geworden. Weitgehende Verschiebung des gegenseitigen Niveaus führt zu irreversiblen Störungen und Aufhebung der Regulationsmöglichkeit, was nicht mit dem Fortbestand des Lebens vereinbar ist. Darauf beruht der Unterschied gegenüber der vegetativen Neurose (Sympathicotonie, Vagotonie), bei der die gegenseitige Verschiebung im Rahmen biologischer Proportionen bleibt. Die schweren Disharmonien treten nur bei Erkrankungen der Inkretdrüsen auf, sowohl Hyper- wie Hypo-funktion derselben, nicht aber bei Störungen des Nervensystems. Denn Tonusveränderungen des sympathischen Systems finden ihren Ausgleich durch entsprechende Funktionssteigerung des vagischen Systems. Verminderte Reiz-barkeit des sympathischen Systems, wie wir sie beim Vagotoniker finden, führt nur zu größeren Ausschlägen des Regulationsapparates. Diese können schließlich zu Überkompensation des primär-hypotonischen sympathischen Systems führen (hyperthyreotisch-sympathicotone Symptome beim Vagotoniker). In diesem Sinne können wir uns den Ausführungen v. Bergmanns (ds. Handb. Bd. 16 I) anschließen, sofern er vom Mischtyp der vegetativen Neurose spricht. Aber außerdem ist es vielleicht doch berechtigt, von vagotonischen bzw. sympathicotonen Individuen zu sprechen, wenn man vorwiegend die Genese ins Auge faßt.

Auch *Mangel* an Hormon führt zu endogenen Regulationen. Gerade am Beispiel des Diabetes erkennt man, wie lange bei Unterfunktion des vagischen Systems das sympathische System den Insulinmangel, d. h. die verminderte Zersetzungsgeschwindigkeit des Zuckers, durch vermehrtes Zuckerangebot aus-zugleichen sucht, ferner notwendige Leistungen durch Nicht-KH möglich werden. Wird jedoch der Insulinmangel zu hochgradig, dann tritt der Tod ein, aber nicht infolge einer Regulationsstörung, sondern wegen der Unmöglichkeit weiterer Regulationen gegen die auf ein Minimum gesunkene Zersetzungsgeschwindigkeit des Zuckers und deren Folgeerscheinungen.

---

[1] Lichtwitz: Zitiert auf S. 1712.
[2] Cushing: Zitiert nach Lichtwitz.

III. Regulation des Fettstoffwechsels.

Das Regulationssystem des Fett- und KH-Stoffwechsels dient in seiner Zusammenarbeit der Wärmeregulation und Arbeitsleistung unter Eiweißersparnis (Genaueres s. Kap. V, S. 1721). Im gegenseitigen Ineinandergreifen ergänzen sich Fett und KH-Umsatz vielfach und vertreten einander. Daß Fett aber energetisch völlig von KH zu ersetzen sei, ist sehr unwahrscheinlich. So wird z. B. im Nervensystem ein Teil des Stoffwechsels nicht von KH bestritten, auch wenn es im Überangebot zur Verfügung steht (MEYERHOF[1]). Infolge ihrer Zugehörigkeit zur Aufbausubstanz der Zelle (Lipoidmembranen usw.) müssen wir Fette und Lipoide als ebenso lebenswichtig im Betriebsstoffwechsel des Körpers ansehen wie KH. Für *kurzfristige* Anforderungen mechanischer Arbeitsleistungen und in allen Notstandssituationen kommt freilich Inanspruchnahme der Fettbestände nie in Betracht. Für diesen Zweck stehen die weit labileren KH-Reserven zur Verfügung. Die Bedeutung der Fette für die Stoffwechselregulation bei *chronischem* KH-Mangel liegt in weitgehendem Ersatz der KH-Verbrennung durch Verbrennung von Fettsäuren. Dagegen erscheinen bei reichlicher Zufuhr von Zucker die Fette vielleicht sogar vorübergehend entbehrlich, zumal das lebensnotwendige Fettminimum zur Erhaltung der Strukturen synthetisch aus Eiweiß gebildet werden kann.

Die erste regulative Funktion im Fettstoffwechsel liegt in Aufstapelung der Fette nach ihrer Resorption im Darme. In seiner Stapelform ist Fett am Stoffwechsel nicht beteiligt. Im ruhenden Kaltblütergewebe findet die Zellatmung nach Isolierung aus dem Körper ganz auf Kosten von KH statt, solange dies als Brennmaterial zur Verfügung steht. In Übereinstimmung damit beträgt der respiratorische Quotient eines entleberten Tieres 1, solange im Blute sich Zucker findet. Denn nur in der Leber werden die Neutralfette in niedrige, für die Muskeln erst angreifbare Fettsäuren abgebaut. Erst dieser vorbereitende Abbau in der Leber ermöglicht im intakten Gesamtorganismus den Ersatz der KH-Verbrennung durch Fettverbrennung.

Wir müssen annehmen, daß regulatorische Einrichtungen bestehen, die nach Maßgabe des Bedarfs die Mobilisierung des Fettes aus den Depots und seinen Transport in die Leber einleiten. Wie präzis dieser Mechanismus arbeitet, ergibt sich aus der weitgehenden Konstanz des Fettgehaltes des Blutes. Nur unter besonderen pathologischen Verhältnissen, z. B. im extremen Hunger, im schweren Diabetes, bei Phosphorvergiftung, ist der Transport des Fettes durch die Blutbahn so gesteigert, daß auch der Fettgehalt des Blutes sich erhöht. Wie besonders die Arbeiten von ROSENFELD gelehrt haben, ist diese erhöhte Fettmobilisierung ein regulatorischer Vorgang, der bei bestehendem Mangel an KH stärkere Einbeziehung des Fettes in die Verbrennungsprozesse möglich macht. In welcher Weise diese Heranziehung des Fettes, d. h. die Fettmobilisierung, ausgelöst wird, ist bis jetzt nur wenig untersucht worden[2]. F. HOFMEISTER[3] sprach in einem Vortrage im Jahre 1912 die Vermutung aus, es könne sich bei Fettmobilisierung nur um chemische Regulationen handeln, da das Fettgewebe jeglicher nervöser Einrichtungen entbehre, durch die es Kunde von dem den Geweben drohenden Mangel erhalte und zu Abgabe seines Vorrates veranlaßt werde.

---

[1] Vgl. ds. Handb. **5**, 533 (ISAAC-SIEGEL).

[2] Siehe z. B. RAAB: Das hormonal-nervöse Regulationssystem des Fettstoffwechsels. Z. exper. Med. **39**, 179 (1926).

[3] HOFMEISTER: Chem. Steuerungsvorgänge im Tierkörper. Schr. d. Wissenschaftl. Ges. zu Straßburg H. 17.

Man darf aber wohl annehmen, daß auch das Fettgewebe, wie alle anderen „passiven Gewebe", unter dem Einflusse des Nervensystems steht. Als Teil des Bindegewebes dürfte es gleich diesem *sympathische Nervenendigungen* haben. Auch klinische Beobachtungen lehren sowohl bei Erkrankungen des Zwischenhirns als auch bei Affektionen des Rückenmarks und peripherer Nerven das Auftreten von Störungen in Ansatz und Verteilung des Fettes und weisen also auf Beziehungen zwischen Nervensystem und Fettgewebe hin[1].

Daß speziell der Vorgang der Fettmobilisierung nervöser Regulation untersteht, geht auch aus experimentellen Befunden hervor. MANSFELD und MÜLLER[2] fanden bei hungernden Meerschweinchen nach Durchtrennung des Nervus ischiadicus die gelähmte Extremität fettreicher als die noch unter Nerveneinfluß stehende. Demnach können die Fettreserven nur bei intakter Innervation mobilisiert werden. Damit übereinstimmend zeigte WERTHEIMER[3], daß bei phlorrhizinvergifteten Hunden nach Durchschneidung des Rückenmarks in Höhe von D 1—D 7 die Fettwanderung ausbleibt. Daß es sich um Einwirkung auf die Fettdepots handeln müsse, schließt dieser Forscher daraus, daß Entnervung der Leber allein ohne Einfluß auf Fettwanderung und Fettablagerung in der Leber ist.

Über den Einfluß der *Hormone* auf die *Mobilisierung* der Fettdepots ist noch wenig bekannt. Es scheint aber *Adrenalin* fettmobilisierend zu wirken. Denn in zahlreichen Versuchen fand sich nach Injektion von Adrenalin bei normalen und phlorrhizindiabetischen Tieren Erhöhung des Blutfettspiegels und bei hungernden Tieren wurde Zunahme des Fettgehaltes der Leber beobachtet. Nach Injektion von *Schilddrüsenpräparaten* zeigte sich keine Änderung im Fettgehalt des Blutes (RAAB[4]).

Daraus zu schließen, das Schilddrüsenhormon habe keinen Einfluß auf die Fettmobilisierung, ist jedoch nicht angängig, da kurzdauernde Versuche zur Entscheidung gerade dieser Frage nicht geeignet sein dürften; denn im Gegensatz zum Adrenalin pflegt die Wirkung des Hormons der Thyreoidea nie in akuter Weise in Erscheinung zu treten. Dem Hormon des *Hypophysenhinterlappens* soll nach RAAB eine wichtige Rolle bei der Fettmobilisierung zukommen, doch bedürfen gerade diese Untersuchungen noch weiterer Bestätigung. *Insulin* soll, wie WERTHEIMER meint, die Fettmobilisierung hemmen. Wahrscheinlich kommt aber keine *direkte* Einwirkung des Insulins auf das Fettgewebe in Betracht, sondern es dürfte sich eher, wie bereits auf S. 1705 erörtert, darum handeln, daß bei stärkerer KH-Verbrennung, wie sie unter Einfluß von Insulin stattfindet, Eiweiß und Fett aus der Zersetzung verdrängt wird, worin an sich schon ein Moment für geringere Mobilisation von Fett aus den Depots gegeben ist.

Es ist zur Zeit noch nicht möglich, sich theoretische Vorstellungen über die Vorgänge bei der Fettmobilisierung im Depotorgan zu machen. Wir wissen nicht, wie Fett aus den Depots in die Blutbahn gelangt. Da sich in ihr nur Neutralfett findet, wäre denkbar, daß feine Fetttröpfchen die Fettzellen verlassen und unmittelbar in die Blutcapillaren eintreten. Aber ebenso möglich ist, daß nicht *direkter* Übertritt von Fett stattfindet, sondern daß in der Zelle vor Austritt des Fettes durch die im Fettgewebe vorhandenen Lipasen eine Spaltung und an den Grenzschichten der Zellen wieder Resynthese desselben erfolgt.

---

[1] Siehe L. R. MÜLLER: Lebensnerven, S. 411. Berlin 1924.
[2] MANSFELD u. MÜLLER: Pflügers Arch. **152** (1913).
[3] WERTHEIMER, E.: Pflügers Arch. **213**, 262 (1926).
[4] RAAB: Zitiert auf S. 1715.

LICHTWITZ[1] hat in Anlehnung an die LESSERsche Hypothese von der räumlichen Trennung von Glykogen und Diastase in der Leberzelle die Vermutung geäußert, in der Fettzelle bestehe eine Trennung zwischen Fett und Lipase, die unter Einfluß *nervös* oder *hormonal* gesteuerter Quellungs- und Entquellungsvorgänge in verschiedener Richtung beeinflußbar sei und je nach dem kolloidalen Zustand der Zelle zu Spaltung oder Synthese von Fett führe. Man könnte sich daher denken, daß die Hormone, je nachdem sie das Wasserbindungsvermögen der Zellen beeinflussen, indirekt auf die Fettmobilisierung Einfluß haben. In diesem Sinne spricht auch, daß sich gerade bei Fettsüchtigen Anomalien des Salz- und Wasserstoffwechsels finden. Wieweit diese aber kausal mit der Neigung mancher adipöser Menschen, ihren Fettbestand hartnäckig zu bewahren, d. h. mit gestörter Fettmobilisierung, in Zusammenhang stehen, vermag heute noch nicht gesagt zu werden.

Die weiteren Phasen des Fettstoffwechsels sind der in der Leber stattfindende Abbau des Fettes zu Fettsäuren und Oxyfettsäuren und die Verwertung dieser Säuren in Leber und Muskeln. Wieweit der Abbau unter normalen Verhältnissen nervösen und hormonalen Einflüssen unterliegt, wissen wir nicht. Bekannt ist nur, daß bei phlorrhizindiabetischen Tieren Injektion von Adrenalin die Abgabe der Ketonkörper ins Blut steigert[2]. Mit um so größerer Wahrscheinlichkeit darf man aber annehmen, daß die *Verbrennung der Fettsäuren* in den Muskeln durch Hormone gefördert wird. Bekanntlich erhöht Zufuhr von Schilddrüseninkret die Oxydationsprozesse im Organismus; manches spricht dafür, daß bei starker Schilddrüsenwirkung sogar Fettverbrennung vor KH-Verbrennung den Vorzug hat. In diesem Sinne kann man vielleicht die Beobachtung deuten, daß der Respirationsquotient bei hyperthyreotischen Zuständen des Menschen und bei experimenteller Hyperthyreose relativ niedrig ist (GRAFE[3], CRAMER und MCCALL u. a.). Ganz allgemein dürfte die Höhe des Grundumsatzes, der vor allem durch Fettverbrennung bestritten wird, von der Menge kreisenden Schilddrüsenhormons abhängig sein (siehe ABELIN, ds. Handb. Bd. 16 I). Während aber die Wirkung des Schilddrüsenhormons sich auf Erhaltung einer gleichmäßigen Höhe der Fettoxydation erstreckt, scheint Adrenalin in mehr akuter Weise die Fettverbrennung steigern zu können, wie aus neueren Versuchen von CORI (s. S. 1723) geschlossen werden kann. Damit erweist sich die Adrenalinwirkung auch hinsichtlich der Beeinflussung des Fettstoffwechsels als Notstandsreaktion. Dies dürfte besonders bei starker Beanspruchung der chemischen Wärmeregulation von Bedeutung sein. Der Einfluß der Hypophyse auf die Fettverbrennung ist zur Zeit noch wenig geklärt. Auf die sich vielfach widersprechenden experimentellen Ergebnisse sei hier nicht näher eingegangen, sondern auf das einschlägige Kapitel dieses Handbuches verwiesen[4].

In neuerer Zeit hat man auch den im Fettgewebe selbst sich abspielenden intermediären Stoffwechselvorgängen größere Beachtung geschenkt. Einzelne Forscher (WERTHEIMER[5], SCHUR und LOEW[6]) verlegten den Vorgang der Umbildung von überschüssigem KH in Fett ins periphere Fettgewebe. Ob die von ihnen festgestellte geringe Glykogenablagerung im Fettgewebe nach reichlicher KH-Fütterung hier erfolgende Umprägung von KH in Fett beweist, scheint

---

[1] LICHTWITZ: Handb. der inn. Med. (BERGMANN-STAEHELIN) 4, 1. Berlin: Julius Springer 1926.

[2] ANDERSON: Biochemic. J. 21, 1398 (1927).

[3] GRAFE: Erg. Physiol. 21 (1923). (Literatur.)

[4] BIEDL: Hypophyse. Ds. Handb. 16 I, 400 (1930).

[5] WERTHEIMER: Pflügers Arch. 217, 728 (1927).

[6] SCHUR u. LOEW: Wien. klin. Wschr. 1928, 225.

noch fraglich, vielmehr spricht vieles dafür, daß auch dieser Prozeß sich ganz vorwiegend in der Leber abspielt.

Wieweit *Aufbau von Fett* aus KH, mag dieser nun im peripheren Fettgewebe oder in der Leber stattfinden, durch Insulin hormonal gefördert wird, ist neuerdings ebenfalls viel erörtert worden. Daß bei Zufuhr von überschüssigem KH und Insulin schon im akuten Versuch Umbildung von KH in Fett eintritt, wie Lublin[1] meint, ist nicht leicht verständlich. Zweifellos erleichtert aber bei *chronischer* Überernährung gleichzeitige Zufuhr von Insulin auch beim nichtdiabetischen Menschen Ansatz von Fett (Falta[2]). Wir vermögen nicht zu sagen, ob dies Folge spezifischer Wirkung des Hormons auf die bei Umprägung von KH in Fett sich abspielenden Vorgänge ist, zumal Beobachtungen an wachsenden und völlig gleichmäßig ernährten Tieren zeigten, daß Insulinzufuhr weder das Wachstum beschleunigte, noch zu Fettansatz führte[3]. Es könnte daher ebenso wie unter normalen Verhältnissen, d. h. bei physiologischer Insulinsekretion und Überschuß an KH, auch bei Insulinmast Fett aus der Verbrennung verdrängt werden. Man kann sich sogar Fettsynthese unter Insulinwirkung vorstellen, wenn die durch das Hormon aktivierte Oxydation von Kohlehydrat sich zum Teil unter Verwertung des Sauerstoffs der Oxyfettsäuren vollzieht, wobei letztere zu höheren Fettsäuren reynthetisiert werden könnten. Dadurch würde auch vielleicht das bekannte schnelle Verschwinden der Ketosäuren aus dem Blute des schweren Diabetikers unter Einfluß von Insulin erklärt werden.

Im ganzen sind wir von einem vollen Verständnis des nervös-hormonalen Regulationsmechanismus des Fettstoffwechsels noch weit entfernt. Um so schwieriger ist, heute schon pathologische Erscheinungen wie die *endogene Fettsucht* auf bestimmte Regulationsstörungen zurückzuführen. Manche Tatsachen lassen aber bei Fettsüchtigen an geringere Reizbarkeit regulierender Apparate denken. So die vielfach vorhandene Unfähigkeit ihres Organismus, auf dauernden Nahrungsüberschuß mit Einstellung auf höheren Calorienumsatz zu reagieren (verminderte spezifisch-dynamische Wirkung[4]) oder die von Mark[5] auf der Klinik von E. Grafe gefundene Tatsache, daß die normalerweise auf Abkühlung eintretende Steigerung des Sauerstoffverbrauchs fehlt bzw. sehr gering ist (geringere Ansprechbarkeit der chemischen Wärmeregulation). Auch Stamm[6] konnte durch seine bereits S. 1712 erwähnte Insulinprobe verminderte Reizbarkeit des sympathischen Systems nachweisen. Fettsüchtige verhielten sich wie Vagotoniker, indem sie ebenfalls mit starker Blutzuckersenkung reagierten. Erkennt man also ein Gemeinsames bei Fettsucht und Vagotonie in verminderter Reizbarkeit des sympathischen dissimilatorischen Systems, so unterscheiden sich beide aber wahrscheinlich darin, daß bei Vagotonikern auf den Reiz der starken Blutzuckersenkung schließlich sogar eine Überkompensation auch im Sauerstoffverbrauch (Adrenalinmobilisation) eintritt, während der Fettsüchtige in dieser Beziehung ökonomischer arbeitet, und so seine Reaktionsbreite hinter der Norm zurückbleiben kann. Verminderte Reaktionsbereitschaft des zentralen sympathischen Systems mag auch Ursache sein, weshalb bei Erkrankungen des Zwischenhirns (z. B. Encephalitis) nicht selten Fettsucht auftritt. Jedenfalls würde dies die Pathogenese der sog. cerebralen Fettsucht besser erklären als Funktionsstörung eines besonderen, den Fettstoffwechsel regulierenden Zentrums. Ist doch auch in diesen Fällen die Gesamtpersönlichkeit meist wesentlich verändert; ihre Reaktionsbereitschaft und ihr Triebleben sind erheblich eingeschränkt. Es sei aber hervorgehoben, daß Störung nervöser Regulations-

---

[1] Lublin: Arch. f. exper. Path. **115**, 101 (1926).   [2] Falta: Klin. Wschr. **1925**, Nr 27.
[3] Long u. Bischoff: J. Nutrit. **2**, 245 (1930).   [4] Grafe: Ds. Handb. **5**, 254 (1930).
[5] Mark: Arch. klin. Med. **162**, 358 (1928).   [6] Stamm: Zitiert auf S. 1709.

mechanismen wahrscheinlich nur *einer* der zu Fettsucht führenden Faktoren ist. Meist spielen noch nicht übersehbare hormonale Störungen mit, die dadurch unterstützend wirken, daß Hormonorgane in geringerem Maße auf Nerven- und Stoffwechselreize reagieren, wodurch im Sinne früher Ausgeführten auch die Fettmobilisierung erschwert wird[1].

Beim Magersüchtigen scheint, will man die Analogie weiterführen, der vagotonische Reaktionstyp in reiner Form vorzuliegen. Seine unökonomische Stoffwechselregulation kann sogar zu sympathicotonen Zuständen führen. Zusammenfassend kann man sagen, daß jedenfalls die individuelle Einstellung des Fettstoffwechsels auf besonderer, von Individuum zu Individuum wechselnder Reaktionslage des neurohormonalen Regulationssystems beruht. Es ist daher nicht richtig, wie vielfach geschieht, den Konstitutionstyp eines Menschen auf die sogenannte „endokrine Formel" bringen zu wollen, denn man übersieht dabei das Wesentliche, nämlich die Correlationen der einzelnen Organe und die Einstellung ihrer Funktionslage durch das Nervensystem.

IV. Regulationen des Eiweißstoffwechsels.

Alle Stoffwechselvorgänge im Warmblüterorganismus laufen darauf hinaus, seine hohe Eigenwärme, die beschleunigten Ablauf aller Lebensprozesse garantiert und die notwendige Arbeitsleistung bzw. Arbeitsbereitschaft zu gewährleisten. Gegenüber dem Kaltblüter[2] bedeutet die Steigerung der Eigenwärme um etwa 30° eine erhebliche Beschleunigung aller chemischen Prozesse (ca. 4fach). Der Anteil des Eiweißes am Stoffwechsel ist bei Kaltblütern sehr erheblich[3]. Der Blutegel verbrennt bei 10—12° etwa 99% stickstoffhaltige Substanzen. LESSER berechnete für den anaerob gehaltenen hungernden Regenwurm den Eiweißanteil am Gesamtumsatz auf etwa 80%. Beim Karpfen verhält sich der Anteil im Stoffwechsel zum Anteil des Fettes wie 1:0,8. Steigerung der Temperatur zieht erhebliche Umsatzerhöhung im Eiweißverbrauch nach sich. Bei Fischen fand man bei je 1° Temperaturerhöhung eine Vermehrung des Eiweißumsatzes um ca. 11%. Es ist nur schwer vorstellbar, daß eine Steigerung der Eigenwärme ausschließlich durch vermehrten Stickstoffumsatz gedeckt werden kann. Hierdurch wäre das Grundgerüst der lebendigen Substanz, ihr Eiweißbestand, zu sehr gefährdet. Herabsetzung des enormen Eiweißumsatzes bei erhöhter Temperatur des Warmblüters kann nur durch Eintreten anderer Substanzen als Brennstoff zustande kommen. Bei höher organisierten Tieren übernehmen in steigendem Maße Fett und KH diese Funktion[4]. Der Eiweißanteil am Gesamtumsatz des Warmblüters beträgt etwa nur 15%.

Das Regulationssystem des Warmblüterstoffwechsels dient zunächst gleichzeitig zwei Funktionen: der Erhaltung eines gleichmäßigen Temperaturmilieus innerhalb des Körpers und dem Ersatz der Eiweißverbrennung durch Fett und KH-Verbrauch. Hiermit wird für die Lebensprozesse des Warmblüters die Unabhängigkeit von der äußeren Temperatur ebenso gewahrt wie durch das Integument die Eigenart des chemischen Innenmilieus. Der Warmblüterstoffwechsel ist im Gegensatz zu dem des poikilothermen Tieres nicht mehr dem VAN T'HOFFSCHEN Gesetze unterworfen. Ebenso wie durch den Vergleich verschieden

---

[1] Vgl. hierzu auch GRAFE: Ds. Handb. **5**, 254 (1929). — v. BERGMANN: Ebenda **16 I**, (1929).

[2] Vgl. HOEBER: Physik. Chemie d. Zelle u. Gewebe, 2. Aufl. 1924.

[3] FREUND u. GRAFE: Pflügers Arch. **168** (1917).

[4] Vgl. JOST: Vergl. Phys. d. Stoffwechsels. Ds. Handb. **5**, 378 (1929).

hoch organisierter Tiere kann diese Auffassung auch durch Experimente am Warmblüterorganismus gestützt werden. Ausschaltung des Regulationsmechanismus,
der den KH- und Fettstoffwechsel infolge seiner höheren Reaktionsbereitschaft
vor dem Eiweißstoffwechsel hervortreten läßt, führt, wie bereits erwähnt, zu
poikilothermem Verhalten des Versuchstieres. Wird aber durch künstlich gesteigerte Außentemperatur die Innenwärme des so geschädigten Organismus
aufrechterhalten, dann treten erwartungsgemäß die primären chemischen Prozesse erst zutage. So sehen wir bei brustmarkdurchschnittenen Tieren, deren
physikalische Wärmeregulation nahezu aufgehoben ist, den Eiweißumsatz bis
44% ansteigen (Freund und Grafe[1]), während nach Halsmarkdurchtrennung,
d. h. nach Aufhebung der chemischen und physikalischen Wärmeregulation,
der Stickstoffumsatz um ca. 100% gesteigert sein kann. Durch Fortfall des
vasomotorischen und hormonalen Mechanismus wird der Körperchemismus des
Warmblüters zu dem des Kaltblüters und seine Gewebe folgen nahezu den
physikalischen Gesetzen des Stoffumsatzes wie Körper der anorganischen Natur.
In ganz ähnlicher Weise tritt im akuten experimentellen Pankreasdiabetes des
Hundes durch Fortfall der KH-Verwertung ein enormes Ansteigen des Stick-
stoffumsatzes ein. In diesem Falle ist die sympathische Verbindung zur Leber
und der Kreislauf erhalten, so daß die Eigenwärme des Körpers durch Eintritt
anderer Oxydationsprozesse (Fett und Eiweiß) geregelt werden kann. Diese
Erscheinung tritt uns schon bei isoliertem überlebendem Gewebe entgegen,
indem im genannten Sinne in zuckerfreiem Medium die Atmung größtenteils
auf Kosten von Eiweißverbrennung stattfindet, während bei Zuckerzusatz
sofort der Eiweißumsatz absinkt oder völlig verschwinden kann[2,3].

Warburg fand sogar, daß feine Gewebsschnitte von Carcinom in Abwesenheit von Glykose in der Suspensionsflüssigkeit ihren Atmungsumsatz durch
Stickstoffverbrennung bestreiten, was in erheblicher Ammoniakbildung zutage
tritt. Gibt man Glykose hinzu, so wird die Eiweißverbrennung sehr erheblich
eingeschränkt und Ammoniakbildung ist fast nicht mehr nachweisbar. Man
sieht aus diesen Versuchen, daß auch ohne nervöse Regulationen, die beim
Carcinom nicht in Betracht kommt, bereits die Verwertungs*möglichkeit* von
KH das Eiweiß aus der Zersetzung verdrängt. *Solange daher der nervös-
hormonale Regulationsorganismus die Verbrennung von Fett und KH aufrechterhält,
wird der Eiweißstoffwechsel schon spontan in entsprechendem Maße zurücktreten.*

Dies gilt in noch höherem Maße von der nichtoxydativen Spaltung der
Eiweißstoffe in Aminosäuren; denn ganz allgemein wäre zu erwarten, daß ein
sehr erheblicher proteolytischer Eiweißzerfall in Anbetracht der hohen Eigen-
temperatur des Warmblüterorganismus stattfände. Warum dieser verhindert
wird, erfährt durch Befunde von Warburg, Krebs und Donegan[4] seine Er-
klärung. Sie fanden nämlich, daß das in jedem tierischen Gewebe vorhandene
Kupfer völlig ausreicht, um die anaerobe Eiweißspaltung weitgehend zu dämpfen.
Nur bei extremen Sauerstoffmangel, wenn in hohem Maße stark reduzierte
Substanzen (Glutathion) vorhanden sind, wird durch Bindung des Kupfers an
diese Substanzen die Proteolyse freigegeben. So wird sowohl Proteolyse wie
Eiweißoxydation durch die Stoffwechsellage der einzelnen Zelle reguliert.
*Es scheint daher eine besondere nervöse Regulation des Eiweißstoffwechsels nicht
notwendig,* vielmehr wird bei intakter Regulation von KH- und Fettstoffwechsel
der Eiweißstoffwechsel in den Zellen zurücktreten, während bei Fortfall dieses

[1] Freund u. Grafe: Zitiert auf S. 1719.
[2] Warburg, O.: Stoffwechsel der Tumoren, S. 149. Berlin: Julius Springer 1926.
[3] Meyerhof, O., K. Lohmann u. R. Meyer: Biochem. Z. **157**, 459 (1925).
[4] Krebs: Biochem. Z. **220**, 289 (1930).

Regulationssystems infolge der eigenartigen Struktur der tierischen Zellen kaum
ein vollwertiger Ersatz durch Erhöhung des Eiweißstoffwechsels geschaffen
werden kann.

Deshalb können wir uns der Annahme von GRAFE und FREUND[1], die für eine
selbständige nervöse Regulation des Eiweißstoffwechsels im Sinne einer Dämpfung eintreten, nicht anschließen. Betont doch GRAFE selbst, daß anatomisch
ein Zentrum für den Eiweißstoffwechsel sich bisher nicht nachweisen ließ. *Im
Eiweißumsatz erblicken wir vielmehr die primäre phylogenetische Stoffwechsel-
form. Die Regulationssysteme nervöser und hormonaler Art entwickelten sich unter
Zurückdrängung des Eiweißumsatzes.* Sie beziehen sich auf die calorisch höher-
wertige Speicherform der Fette und die schneller reagierenden, Arbeit liefernden
KH. Das schnelle Verbrennen des mit der Nahrung zugeführten überschüssigen
Eiweißes, das uns die spezifisch-dynamische Wirkung zu einem Teile erklärt,
zeigt, daß der Organismus nur bei Wachstum oder zur Erneuerung seines Zell-
bestandes Eiweiß aufnimmt, im übrigen aber nur Fett und KH in beträcht-
licherem Maße aufstapelt. Ob es berechtigt ist, aus den Befunden von BERG
sowie JUNKERSDORF[2] auf größere Eiweißdepots in der Leber zu schließen, scheint
fraglich. Sollte diese Vermutung zu Recht bestehen, so würden diese Depots
doch nicht in ausreichendem Maße in den Regulationsmechanismus eingreifen.
So führt LESSER[3] für die Insulinhypoglykämie aus, daß die Zersetzungsgeschwindigkeit des Eiweißes hier (ebenso wie bei anderen Formen der Hypoglykämie)
nicht genüge, um schnell genug den Zuckernachschub sicherzustellen. „Mit der
Behauptung, daß sich beide Stoffe isodynam vertreten, ist dieses Problem nur
umgangen. Seine Lösung scheint Vorbedingung jeder Theorie des Gesamtstoffwechsels." Vielleicht ist der Weg für das Verständnis dieser Regulation durch
weiteres Eindringen in die Zellmechanismen zu finden.

V. Regulation des Gesamtstoffwechsels[4].

Die Bedeutung der Regulation des Stoffwechsels im Warmblüterorganismus
liegt in der Konstanterhaltung der Körpertemperatur und der Sicherstellung
energetischer Leistungen unter Verschiebung des Stoffwechselsubstrates von
Eiweiß auf Fett und KH. In dem Auftreten dieser Verschiebung zeigt sich der
wesentlichste Einfluß, den das Nervensystem und die Hormone im Dienste des
Stoffwechsels ausüben. Alle Stoffwechselregulationen betreffen daher direkt nur
den KH- und Fettumsatz. Bei der Analyse wie durch Eingreifen von Regulationsmechanismen die Stoffwechselintensität beeinflußt wird, sei vom Ruheumsatz
von Geweben, die dem Einfluß der genannten Mechanismen entzogen sind,
ausgegangen. MEYERHOF[5] zeigte, daß die Atmungsintensität überlebender Gewebe mit zunehmender Größe des Tieres abnimmt, also die Atmung isolierter
Gewebe der einzelnen Tierarten sich in Richtung des Gesamtstoffwechsels
verschiebt. Dies steht in Analogie zur Abnahme der Stoffwechselgröße bei
zunehmender Tiergröße im Sinne des RUBNERschen Gesetzes. Auch WELS[6]
sagt auf Grund ähnlicher Versuche, „daß sich im Laufe der Artentwicklung die
funktionelle Einheit der lebenden Substanz, der RUBNERsche Biont, in seinem

---

[1] GRAFE u. FREUND: Zitiert auf S. 1719.
[2] BERG: Biochem. Z. **61**, 428 (1914). — JUNKERSDORF: Pflügers Arch. **186** (1921).
[3] LESSER: Oppenheimers Handb. der Biochemie, 2. Aufl., **9**, 2 (1927).
[4] Vergleiche hierzu auch GRAFE: Ds. Handb. 5 (1929), und KESTNER: Ds. Handb.
16 I (1930), sowie ISENSCHMID: Ds. Handb. **17** (1926).
[5] MEYERHOF, O.: Die chem. Vorgänge im Muskel. Berlin 1930. S. 49.
[6] WELS, S.: Pflügers Arch. **209**, 32 (1925).

Eigenenergiewechsel an die energetischen Bedürfnisse des Gesamtorganismus anpaßt".

Der *Einfluß des Nervensystems auf den Umsatz der Gewebe tritt am deutlichsten in Steigerung der anaeroben Phase des Stoffwechsels hervor.* So fand Meyerhof, daß die Milchsäurebildung des enervierten Froschmuskels auf ein Drittel des normalen Umsatzes herabsinkt, ein Wert, der dem am außerhalb des Organismus untersuchten Muskel entspricht. Dagegen war die Höhe des *oxydativen Umsatzes*, am Sauerstoffverbrauch gemessen, durch Ausschaltung des Nervensystems beim Gesamttier (sowohl operativ wie durch Gifte, Curare, Novocain) nicht zu beeinflussen. *Eine unmittelbare Einwirkung* des *Nervensystems auf die Oxydationen selbst* kommt nach den bisher vorliegenden Untersuchungen nicht in Betracht. Erhöhung des Sauerstoffverbrauchs unter Einfluß des Nervensystems kann sekundär durch Vermehrung anaerober Spaltungsprodukte der Fette und KH erklärt werden. Dies kann bereits im Ruhezustand unter nervösen Einflüssen der Fall sein, in vermehrtem Maße bei Arbeitsleistung und Notstandsreaktionen. Ein Mehrangebot von Spaltprodukten, z. B. von Milchsäure, erhöht *selbsttätig* die Atmung (Meyerhof[1]). Ein Einfluß des Nervensystems auf die Größe der Atmung wird wohl nur mittelbar — wie auch Meyerhof meint — auf dem Umwege über hormonale Einflüsse erfolgen, indem Mehrsekretion oxydationssteigernder Hormone vom Nervensystem ausgelöst wird.

Jedenfalls übt die *Schilddrüse*, ein dem sympathischen System angeschlossenes Inkretorgan, den Haupteinfluß auf die oxydativen Prozesse im Organismus aus. Während Oxydationssteigerungen durch Adrenalin flüchtiger Natur sind, aber unmittelbar nach seinem Eindringen in die Blutbahn Platz greifen, bedarf das Zustandekommen der Stoffwechselsteigerung nach Zufuhr des Inkretes der Schilddrüse einer längeren Latenzzeit. Die vorübergehenden zum Angleich an plötzliche Schwankungen des äußeren Milieus erforderlichen Steigerungen der Wärmebildung und Arbeitsleistung werden hauptsächlich durch vermehrte Sekretion von Adrenalin vermittelt. Die Sekretion der Schilddrüse stellt den Organismus mehr auf einen gleichmäßigen „Grund"umsatz ein. Kurz vorübergehende Tonusschwankungen im autonomen System finden daher weniger in der Sekretionsmenge des Schilddrüseninkretes ihr Spiegelbild[2].

Freilich wird bis zu einem gewissen Maße die Thyreoidea auch den *Notfallsreaktionen* dienstbar gemacht. Findet man doch z. B. nach Abkühlung im Blute des Versuchstieres einen Stoff, der bei Transfusion auf ein anderes Tier vermehrten Umsatz hervorruft, während diese Reaktionen nach Entfernung der Schilddrüsen beim Spendertier ausbleiben (Mansfeld[3]). Hiermit scheint schon erwiesen, daß der Schilddrüse eine Rolle bei extremer Wärmeregulation auch im akuten Versuch zukommt. Im Fieber unterdrückt Thyrektomie die Erhöhung des Gesamtumsatzes, läßt jedoch die physikalische Wärmeregulation auf ein höheres Niveau unbeeinflußt. Anscheinend ist auch der letzte Rest von Wärmeregulation, der Tieren nach Halsmarkdurchschneidung in beschränktem Maße noch geblieben ist, auf Wirkung der Schilddrüse zurückzuführen.

Das Schilddrüseninkret steigert nahezu in gleicher Weise die Verbrennung von Eiweiß, KH und Fett. Mit der Menge des kreisenden Schilddrüseninkretes ändert sich die Höhe des Gesamtumsatzes. Entsprechend der Art der zugeführten Nahrungsmittel und der körpereigenen Reservestoffe schwankt das Substrat der Verbrennung. Man kann jedoch durch ausreichende KH- oder Fettzufuhr erreichen, daß der Eiweißzerfall auch bei sehr erheblichen Steigerungen des Stoffwechsels sich nicht wesentlich über den Stickstoffumsatz einer Normalperson steigert. Es wurde bereits erwähnt, daß unter dem Einfluß des

---

[1] Meyerhof: Zitiert auf S. 1721.
[2] Vgl. auch Abelin: Ds. Handb. **16 I** (Physiol. der Schilddrüse).
[3] Mansfeld: Pflügers Arch. **161** (1915).

Schilddrüseninkretes die Fettverbrennung vor der KH-Verwertung den Vorzug hat. Es tritt hier auch bei vermehrtem Kreisen von Schilddrüseninkret eine ähnliche Erscheinung hervor wie beim ruhenden nüchternen Tiere. Dieses braucht keineswegs glykogenfrei zu sein, damit man bei ihm einen respiratorischen Quotienten findet, der dem reiner Fettverbrennung recht nahekommt. Da der Ruheumsatz hauptsächlich durch den Gehalt an kreisendem Schilddrüsenhormon bestimmt wird, läge die tiefere Bedeutung in Einsparung letzter KH-Reserven beim Hungertier. Die Rolle des Hormons des Hypophysenvorderlappens ist noch unklar. Vielleicht steigert es nur den Gesamtstoffwechsel, da nach Entfernung der Hypophyse Minderung der Oxydationen eintritt[1]. Ob die Prähypophyse direkte Wirkung auf den Gesamtumsatz ausübt oder infolge ihrer auf S. 1702 u. 1711 bereits erwähnten korrelativen Beziehungen zur Schilddrüse nur deren Tätigkeit stimuliert, kann ebenfalls noch nicht entschieden werden.

Nicht zu bezweifeln ist die Umsatzerhöhung durch Adrenalin. Bei entsprechender Dosierung kann sie bis zu 50% des Ruheumsatzes betragen, ist jedoch nur von kurzer Dauer. Entsprechend steigt nach Adrenalininjektionen bei unterkühlten winterschlafenden Tieren ebenso bei infolge Halsmarkdurchschneidung poikilothermen Tieren die Körpertemperatur. Bei diesen wurde auch erhöhter Sauerstoffverbrauch nach Adrenalingaben festgestellt. Demnach ist die Umsatzerhöhung Folge peripherer Wirkung des Adrenalins. Es ist aber nicht wahrscheinlich, daß Adrenalin in den kleinen Mengen, die bei normaler Dauersekretion im Blute kreisen, eine wesentliche Bedeutung für die Höhe der Oxydationsprozesse hat.

Die Umsatzsteigerung durch Adrenalin erfolgt vorwiegend auf Kosten von Fett. C. F. Cori und G. T. Cori[2] berechnen in Bilanzversuchen, daß von den gebildeten Extracalorien 67% auf Fettverbrennung, 33% auf KH-Verbrennung zu beziehen sind.

Welches Stoffwechselsubstrat unter dem Einfluß der Stoffwechselregulatoren in den Verbrauch einbezogen wird, hängt zunächst von dem Bestand des Körpers an Fett und KH ab. Solange genügend KH zur Verfügung steht, wird Arbeitsleistung vorwiegend durch dieses bestritten. Bei KH-Mangel tritt aber Fett an seine Stelle, wie z. B. Starling und Evans[3] für diabetische Organe zeigten. Unter diesen Bedingungen sinkt der respiratorische Quotient auf den der Fettverbrennung bei gleichbleibendem Sauerstoffverbrauch. Auch das normale Herz leistet bei mangelnder äußerer Zuckerzufuhr Arbeit, indem es die Glykogenreserven durch Oxydation anderer Stoffe vor dem Verbrauch schützt (Wertheimer[4]). Auch an zahlreichen anderen Beispielen ließe sich zeigen, daß die *Art* des Umsatzes von dem Ernährungszustand der Körperzellen abhängt. Nur im Hungerzustande wird Eiweiß in höherem Maße in den Verbrauch einbezogen, wenn sämtliche Fettreserven geschwunden sind. (Prämortaler Eiweißzerfall.) Maßgebend ist natürlich auch der Funktionszustand der Hormondrüsen, wie wir vom Diabetes her wissen.

Das Nervensystem greift nach oben Gesagtem nur so weit regulatorisch in den Stoffwechsel ein, als es den Umsatz im ganzen beschleunigt. Die Annahme *verschiedener* Zentren für den Eiweiß-, KH- oder Fettstoffwechsel ist daher unnötig. Es gibt vielmehr nur eine *einheitliche* nervöse Beeinflussung des Stoffwechsels, und diese findet vorwiegend auf dem Wege des sympathischen

---

[1] Näheres bei Biedl: Hypophyse. Ds. Handb. **16 I** (1929).
[2] Cori u. Cori: Biochem. Z. **206**, 45 (1929).
[3] Starling u. Evans: Zitiert nach Lesser; Oppenh. Handb. d. Bioch. **9** (1927).
[4] Wertheimer: Pflügers Arch. **125** (1930).

Nervensystems statt. *Bei intaktem nervösen und hormonalen Mechanismus wird die Art des Umsatzes durch das Stoffangebot in den Zellen, die Umsatzgeschwindigkeit durch das Nervensystem bestimmt.* Dieses kann die Zelltätigkeit direkt oder durch Änderung der Blutdurchströmung oder der Hormonsekretion beeinflussen. Vielleicht ist es auch nicht richtig, das Wärmezentrum von dem im Zwischenhirn gelegenen sympathischen Zentrum, dem die Regulation des Stoffwechsels obliegt, begrifflich zu trennen. Eine lokalisatorische Trennung beider ist denn auch bis jetzt nicht gelungen. Vielmehr kann man mit *Spiegel* im Hirnstamm Zellgebiete unterscheiden, die Bahnen zur Peripherie senden und somit auch der Wärmeregulation dienen und andere Zellgruppen, die zu bestimmten Hormondrüsen (Hypophyse) in Beziehung treten. Vielleicht wird man in Zukunft finden können, daß im Zwischenhirn eine Lokalisation sympathischer Projektionsfelder für einzelne Gefäßgebiete, Hormondrüsen und Muskelgruppen besteht. Die Regulation des Stoffwechsels ist aber eine Ganzheitsfunktion im Sinne von GOLDSTEIN, wobei es mehr von dem Blickpunkt des einzelnen Forschers abhängt, ob er das Wesentliche des Regulationsapparates jeweils in Steuerung des chemischen Stoffumsatzes, einer bestimmten Blutzusammensetzung oder der Gefäßinnervation oder des Wärmehaushaltes sieht. Es scheint daher zweckmäßiger zu sein, von einem vegetativen Reaktionszentrum zu sprechen, das sich bis zum Zwischenhirn erstreckt und dessen Reizschwelle und Ausschlagsbreite Geschwindigkeit des Stoffumsatzes und Durchblutung den Anforderungen der Wärmeregulation und Arbeitsleistung anpaßt.

Im Gegensatz dazu meint GRAFE[1], der respiratorische Stoffwechsel werde vom Nervensystem im Sinne einer Herabminderung beeinflußt. Er nimmt ein besonderes „Gesamtstoffwechselzentrum" an, dem diese Funktion zukomme. Es ist aber dann nicht ohne weiteres zu verstehen, wie das Nervensystem in Notstands- und Arbeitsreaktionen fördernd eingreifen könnte, wenn es nur diese Hemmungsfunktion hätte, nämlich den Stoffwechsel auf ein niedrigeres Niveau einzuregulieren. GRAFE[1] fand denn auch bei Zerstörung bestimmter Gegenden des Zwischenhirns Erniedrigung des Gesamtumsatzes, was auch nur mit unserer Anschauung übereinstimmen würde. Auch Tiere, denen Sympathicus, Grenzstrang und Bauchganglien entfernt wurden, können zwar am Leben bleiben, aber ihre Wärmeregulation ist gestört und ihre Arbeitsleistung beträgt nur etwa 35% der eines Normaltieres. Es kann daher ohne sympathische Innervation der stetige und ökonomische Ablauf der Lebensvorgänge nicht gewahrt werden. Sie erweist sich vielmehr als notwendig, wenn der Umsatz auf ein *höheres Niveau* eingestellt werden muß. Auf die Impulse des Sympathicus sprechen die ihm angeschlossenen Hormondrüsen, vor allem die Schilddrüse mit gesteigerter Sekretion, an. Auf diesem Wege tritt weiterhin Erhöhung des Grundumsatzes ein. Wahrscheinlich erfolgt auch die Umsatzsteigerung nach Nahrungszufuhr primär durch sympathische Erregung[2].

Die Beschleunigung der Stoffwechselprozesse beim Warmblüter im Vergleich zum poikilothermen Tiere tritt gleichzeitig mit der Entwicklung des neurohormonalen Mechanismus ein. Ihre Größe läßt sich nach dem VAN T'HOFFschen Gesetze berechnen. Während nach diesem Gesetze, der Reaktionsgeschwindigkeit-Temperaturregel, bei Steigerung um $10°$ alle chemischen Reaktionen mit etwa doppelter Geschwindigkeit sich vollziehen, gilt am Gesamtorganismus anscheinend nicht der anorganische Faktor 2, sondern höchstens $1,5$[3]. Die Gesamtbeschleuni-

---

[1] GRAFE: Klin. Wschr. **1929**, 1013.
[2] Siehe ABELIN: Ds. Handb. (Schilddrüse) **16 I**, (1930).
[3] MEYERHOF, S.: Die chem. Vorgänge b. d. Muskelkontraktion. Berlin: Julius Springer 1930.

gung beträgt daher bei einer Differenz von 30° etwa das 3,5fache gegenüber dem Kaltblüter. Alle regulatorischen Einrichtungen dienen der Aufrechterhaltung der für die chemische und kolloidchemische Struktur optimalen Temperatur. Sie führen daher dazu, die chemischen Prozesse, vor allem Synthesen, die spontan zu langsam ablaufen würden, auf die biologisch erforderliche Reaktionsgeschwindigkeit zu bringen. Am Beispiel des vagischen Systems, das nur *ein* Hormon produziert, nämlich Insulin, und somit dem gesamten dissimulatorischen sympathischen System gegenübersteht, läßt sich dies besonders deutlich zeigen. Man kann hier eine quantitative Beziehung der Hormonproduktionen zur Regulation des Grundumsatzes bei Warmblütern erkennen.

Es ist bereits gesagt worden, daß Zuckerverbrennung die notwendige Energie für den gleichzeitigen assimilatorischen Prozeß des Glykogenaufbaues aus Zucker liefert. Die Reaktionskoppelung ist der Weg, auf dem der unfreiwillige Prozeß entgegen spontanen Zerfallstendenzen ermöglicht wird. Auch in der anorganischen Natur gibt es zahlreiche Beispiele für diese Reaktionsform. Es erhöht sich hierdurch die potentielle Energie der einen Phase des reagierenden Systems auf Kosten der anderen energieliefernden Phase. Hierdurch aber — wie in dem vorliegenden Falle durch die Glykogenstapelung — wird die Arbeitsfähigkeit und Bereitschaft des Organismus erhöht. Wir kennen im Organismus zunächst nur einen Aktivator gekoppelter Reaktionen, der die Arbeitsfähigkeit auf Kosten der Gesamtenergie zu erhöhen imstande ist, das Insulin. Wir wissen, daß die Stoffwechselprozesse im Warmblüterorganismus um nahezu das Vierfache gegenüber poikilothermen Tieren gesteigert sind. Andererseits war bereits darauf hingewiesen worden, daß das Insulin, ohne den Gesamtcalorienverbrauch des Körpers zu verändern, nur den Umsatz des KH, und zwar als einziges Hormon im Sinne gekoppelter KH-Oxydation und -Synthese fördert. Die Beschleunigung des KH-Umsatzes durch das Insulin im normalen Organismus beträgt etwa das Vierfache, da, wie LESSER berechnete, bei völligem Insulinmangel der KH-Verbrauch, gemessen an der Geschwindigkeit des KH-Umsatzes, auf etwa ein Viertel der Norm herabgesetzt ist. Die Zahlen, die sich aus dem VAN T'HOFFschen Gesetze für die Beschleunigung des Umsatzes und für die Insulinwirkung bezüglich des Aktivierungsgrades im KH-Stoffwechsel des Warmblüters berechnen lassen, sind also nahezu identisch. Insulin kreist somit im Körper des Warmblüters in einer Konzentration, die ausreichend ist, die assimilatorischen energiespeichernden Prozesse um etwa das Vierfache zu fördern, da die dissimilatorischen Prozesse des Warmblüters gegenüber dem Kaltblüterstoffwechsel einen auf das Vierfache gesteigerten Umsatz verlangen. Es ordnet sich so die beim Warmblüter sezernierte Inkretmenge streng den Anforderungen der Stoffwechselregulation unter.

Vermutlich beruht die gegenüber dem Kaltblüter erheblich gesteigerte Inkretproduktion auch auf dem bei erhöhter Körpertemperatur gesteigerten Eigenstoffwechsel der Hormondrüsen. Es ist bekannt, daß dem normalen Erwachen der winterschlafenden Säugetiere ein Wachstum der Hormondrüsen vorausgeht. Es handelt sich hier um einen Einfluß der Außenwelt auf das innere Milieu des Tieres. Möglicherweise wird die Stoffwechselregulation der Winterschläfer durch die Hormondrüsen von klimatischen Bedingungen reguliert, indem der Temperatureinfluß des äußeren Milieus das Wachstum und die Tätigkeit einer Inkretdrüse anregt. Durch vermehrte Inkretwirkung wird dann das vorübergehend zum Kaltblüter gewordene Wirbeltier erneut zum Warmblüter.

Wir sahen vorher, daß Durchschneidung des Halsmarks die Tiere regulationsunfähig macht, und daß ebenso nach Entfernung der sympathischen peripheren

Nervenanteile weitgehende Regulationsunfähigkeit eintritt. Wenn alle Organe und Hormondrüsen an sich intakt sind, ihre nervöse Verbindung aber gestört ist, so tritt ebenfalls ein Zustand ein, der dem Körper des Tieres bezüglich seiner chemischen Gesetze zwar nicht zum physikalischen Körper der Umwelt, aber auf den langsam reagierenden Zustand eines wirbellosen Tieres herabsetzt. Erst durch die Vereinigung der Einzelteile des Körpers vermittels des Zentralnervensystems ist die hochentwickelte animalische Funktion entstanden, und daher ist der regulatorische vegetative Stoffwechsel der Zusammenarbeit aller Nervenzentren unterworfen. Am Beispiel des Winterschläfers sehen wir umgekehrt, wie bei völlig intaktem Zusammenspiel des Zentralnervensystems der allmähliche Ausfall einer oder mehrerer Hormondrüsen in gleicher Weise das Tier auf den primitiven Zustand herabsetzt. Die Einheit von Nervensystem und Hormondrüse gewährleistet erst die Zusammenarbeit der Einzelteile des Warmblüterkörpers. Der Ausgleich der hochentwickelten chemischen Prozesse unter fermentartiger Leitung der Hormone und dem Einfluß intakter Zirkulation und Innervation ermöglicht erst die Regulation des Gesamtstoffwechsels im Warmblüterorganismus. Ja es wird durch den Aufbau des Regulationsstoffwechsels überhaupt erst die Entwickelung des Warmblüterorganismus ermöglicht.

Die correlativen Funktionen des autonomen Nervensystems.

(Der Beitrag über die „Klinische funktionelle Pathologie des vegetativen Nerven-systems" ist bereits im ersten Teil dieses Bandes S. 1019 ff. zum Abdruck gelangt.)

Allgemeine Physiologie
der autonomen nervösen Correlationen.

Von

CHRISTIAN KROETZ

Frankfurt a. M.

Zusammenfassende Darstellungen.

BAYER, G.: Nebennieren. Handb. Inn. Sekretion **2** I. Leipzig: Kabitzsch 1929. — BERGMANN, G. v.: Die korrelativen Funktionen des autonomen Nervensystems, klinische funktionelle Pathologie. Ds. Handb. **16** I, 1019 (1930). — BERGMANN, G. v., u. E. BILLIGHEIMER: Das vegetative Nervensystem. Bergmann-Staehelins Handb. der inneren Med, 2. Aufl. Berlin: Julius Springer 1926. — BRÜCKE, E. TH.: Fortschritte in der Erkenntnis des vegetativen Nervensystems. Naturwiss. **1928**, 923. — CANNON, W. B.: Die Notfallsfunktionen des sympathicoadrenalen Systems. Erg. Physiol. **27**, 380 (1928) — Lancet 218 I, 1109 (1930). — DRESEL, K.: Erkrankungen des vegetativen Nervensystems. Kraus-Brugschs Handb. der speziellen Pathologie und Therapie **10** III (1922). — GASKELL, W. H.- The unvoluntary nervous system. Second Edition. London 1920. — GREVING, R.: Die zentralen Anteile des vegetativen Nervensystems. Möllendorfs Handb. der mikroskopischen Anatomie des Menschen **4** I. Berlin: Julius Springer 1929. — GUILLAUME, A. G.: Vagotonies, Sympathicotonies, Neurotonies. Deuxième Édition. Paris: Masson et Cie. 1928. — HESS, W. R.: Wechselbeziehungen zwischen psychischen und vegetativen Funktionen. Schweiz. Arch. Neur. **15**, H. 2 (1924) und **16**, H. 1 u. 2 (1925) — auch als Monographie. Zürich: Orell Füssli & Co. — Funktionsgesetze des vegetativen Nervensystems. Klin. Wschr. **5**, Nr. 30 (1926) — Funktionen des vegetativen Nervensystems. Klin. Wschr. **9**, 1169 (1930). — Die Regulierung des Blutkreislaufs, ein Beitrag zur Physiologie des vegetativen Nervensystems, Leipzig: Thieme 1930. — KUNTZ, A.: The autonomic nervous system. London: Baillère, Tindall & Co. 1929. — LANGLEY, J. N.: Das sympathische und verwandte nervöse System der Wirbeltiere. Erg. Physiol. **2**, 818 (1903) — Das autonome Nervensystem. Erster Teil. Übersetzt von E. SCHILF. Berlin: Julius Springer 1922. — LOEWI, O.: Die humorale Übertragbarkeit der Herznervenwirkung. Pflügers Arch. **189** bis **214** (1921/26) — Naturwiss. **10**, 52 (1922). — MÜLLER, L. R.: Das vegetative Nervensystem. Berlin: Julius Springer 1920. 2. Aufl.: „Die Lebensnerven." Berlin 1924. — SCHILF, E.: Das autonome Nervensystem. Leipzig: G. Thieme 1926. — SPIEGEL, E. A.: Autonomes Nervensystem. Ds. Handb. **10**, 1048 (1928) — Experimentelle Neurologie. Erster Teil. Berlin: S. Karger 1928 — Die Zentren des autonomen Nervensystems. Monographien Neur. H. 54. Berlin: Julius Springer 1928. — STÖHR jun., PH.: Mikroskopische Anatomie des vegetativen Nervensystems. Berlin: Julius Springer 1928. — TRENDELENBURG, P.: Adrenalin. Handb. der experimentellen Pharmakologie **2**. Berlin 1925 — Die Hormone **1**. Berlin: Julius Springer 1930.

Einleitung.

Die nachfolgende Darstellung erstrebt nicht eine Schilderung der *speziellen correlativen Funktionen des autonomen Nervensystems* innerhalb des Normalbereichs. Der Leser findet sie in den Einzelabhandlungen des Handbuches, auf die hier allgemein, im Text für Einzelfragen verwiesen werden muß. In jenen Darstellungen ist für einfachere und zusammengesetzte Funktionen der Organteile, Organe, Organsysteme die technologische Apparatur und Verrichtung der autonomen nervösen Correlationen in ihren Einzelheiten erörtert.

Vielmehr dient die Darstellung der *Aufgabe, eine allgemeine Technologie der autonomen nervösen Correlationen zu entwerfen*, eine allgemeine Technologie der integrativen Funktion des autonomen Nervensystems: die Glieder einzufügen der schöpferischen Zusammenordnung des Organismus. Einem solchen Versuch haften die Mängel an, die im Stand unseres Wissens über die Physiologie des autonomen Nervensystems und der vegetativen Funktionen begründet sind, noch mehr aber die Mängel, die verursacht werden durch die Unmöglichkeit der Beherrschung des riesigen Umfanges spezieller Physiologie und Pathologie des autonomen Nervensystems seitens des Einzelnen, durch die unvermeidbare Willkür und Knappheit der Beispielauswahl.

Die funktionelle Pathologie und Klinik der autonomen nervösen Correlationen hat G. VON BERGMANN im 1. Teil dieses Bandes des Handbuches dargestellt. Im Gefolge der Arbeitsrichtung, die G. VON BERGMANN dort entwickelt hat, bemüht sich die folgende Abhandlung, auf dem Gebiet der normalen Correlationen den Weg zu bahnen für eine künftige Synthese der integrativen Funktionen des autonomen Nervensystems.

Phylogenese und Ontogenese der autonomen nervösen Correlationen.

Nervöse Vermittlungen fassen schon bei gewissen Einzellern die Zellteile, bei niedrigen Vielzellern die Einzelzellen zu einheitlicher Tätigkeit zusammen. STARLING[1] hat in diesem Handbuch die Entwicklung skizziert, die von der Einzelzelle mit der zweifachen Funktion der Reizaufnahme und Reizbeantwortung weiterführt zu dem Nervennetz, welches die receptorische Zelle mit der von ihr räumlich getrennten effectorischen Zelle verknüpft. Schon früh in der Tierreihe wird die Anlage besonders differenzierter Nervenzellen erreicht, die im Nervennetzwerk zwischen receptorische und effectorische Zellen eingeschaltet sind. Animale und vegetative Funktionen werden auf dieser Stufe noch von einem gemeinsamen nervösen Apparat geregelt.

Phylogenese[2].

Die ersten Nervengebilde, die morphologisch mit dem autonomen Nervensystem der Säugetiere und des Menschen verglichen werden können, treten bei den Würmern auf. Schon bei der niedrigsten Gruppe, den Plathelminthen, gehen von den Cerebralganglien, dem Kopfende der als Zentralnervensystem anzusprechenden Bauchmarksstränge, feine Nervenfasern aus, welche zum Pharynx ziehen. Sie sind das erste morphologische Analogon des späteren *vagischen Nervensystems*. Sie zeigen in ihrem peripheren Verlauf, in der Wand des Erfolgsorgans, keine ganglionäre Zwischenstation. Schon bei den nächsten Gruppen der Würmer entwickeln sich Querverbindungen und später Zusammenschlüsse der beidseitigen Schlundnerven und es tritt ein vom Zentralnervensystem emanzipierter Ganglienbelag auf, der sich in diesem peripheren vegetativen Nervensystem rasch vergrößert. Bei den Arthropoden, deren Schlundnervensystem hoch entwickelt und weitgehend gegliedert ist und seine Fasern bereits an die gesamten Eingeweide sendet, findet sich dann erstmals ein zweites, an vegetativen Organen verbreitetes Nervensystem, *das sympathische Nervensystem*. Es stammt, vergleichbar mit dem sympathischen Nervensystem der Wirbeltiere, aus mittleren Ganglien des Cerebrospinalnervensystems (Bauchmarkstrangs).

---

[1] STARLING: Ds. Handb. **15**, 12 (1930).
[2] BÜTSCHLI: Vorlesungen über vergleichende Anatomie. Berlin: Julius Springer 1921.

Bei dieser frühesten morphologischen Anlage tritt das sympathische Nervensystem noch nicht an die Gesamtheit der vegetativen Organe, sondern nur an die Tracheen und Stigmen, also besondere Bildungen dieser Tierklasse, heran. Erst bei den Wirbeltieren gewinnt das sympathische System Beziehung zu den gesamten Eingeweiden und verwirklicht hier, bei den Fischen zuerst, seine endgültige morphologische Struktur, die Anordnung zum Grenzstrang. Damit ist auf der Stufe der Fische jene Gliederung des peripheren Abschnittes autonomnervöser Regulation erreicht, die der menschlichen entspricht.

Vagisches und sympathisches Nervensystem weisen also in ihrer Phylogenese erhebliche Verschiedenheiten auf. Ihre erste Anlage erfolgt nicht auf gleicher Stufe innerhalb der Tierreihe. Ihr Ursprung liegt für den vagischen Anteil im Cerebralganglion bzw. Gehirn, für den sympathischen Anteil in den mittleren Abschnitten des Bauchmarkstrangs bzw. Rückenmarks. Der Anschluß der gesamten Eingeweide an den vagischen Anteil der autonomen Innervation findet sich bereits bei dem Wirbellosen; derjenige an den sympathischen Anteil ist erst bei den Wirbeltieren erreicht. Es scheint aber die sympathische Funktion innerhalb der autonomen Regulation bei gewissen Wirbellosen durch den chromaffinen Apparat gewisser Ganglienzellen vertreten zu sein, die im Bauchmarkstrang gelegen und noch nicht vom Zentralnervensystem emanzipiert sind. Aus den chromaffinen cerebrospinalen Nervenzellen von Anneliden und Mollusken konnten GASKELL[1], ROAF[2] und ROAF und NIERENSTEIN[3] Stoffe extrahieren, die adrenalinähnlich wirkten. In ausführlicher Darstellung hat KOHN[4] in diesem Handbuch die nahen Beziehungen geschildert, die hinsichtlich der räumlichen Verteilung noch beim Menschen das chromaffine System mit dem sympathischen Nervensystem verbinden.

Das Vagus- oder Schlundnerven*system* entwickelt sich noch innerhalb der Klasse der Würmer aus dem pharyngealen Nervenpaar, das mit dem Auftreten eines Pharynx bei Planariern und Distomum beobachtet wird. Die Entwicklung verläuft so, daß bei den Trematoden gelegentlich Schlundcommissuren auftreten, Verbindungen zwischen beiden Schlundnerven und Einlagerungen von Ganglien. Dieser Ganglienbelag wird dann bei den Cestoden und Nemertinen reicher, die Schlundnerven bilden Geflechte, von denen Ausläufer unmittelbar bis zum Mund und Mitteldarm reichen. Bei den Anneliden hat das Schlundnervensystem auch zu den zwei oberen Ganglien des unpaaren Bauchmarks Beziehung. Bei den Arthropoden wird die Anlage des Schlundnervensystems allgemein angetroffen, seine Gliederung ist noch reicher. Es entspringt entweder aus dem Hirn oder aus der Schlundcommissur, hat Beziehungen zu den zwei obersten Bauchganglien und breitet sich an Lippen, Schlund, Magen, Darm aus. Bei Panzerkrebsen treten die aus den Ringen des Schlundnervensystems stammenden Fasern mit einem direkt vom Hirn entspringenden Nerventeil zusammen zum Nervus recurrens, dessen Ausläufer sich auf Kaumagen, Mitteldarm, Leberdrüsen und Herz erstrecken. Die Mollusken führen in den sog. Pallioviszeralsträngen, die Mantel und Eingeweide versorgen und in wechselnden Abwandlungen Pleuraganglien, Visceralcommissur, Intestinal- und Abdominalganglien bilden, viscerale Nervenfasern zu Darm, Leber, Herz, Genitalorganen.

In der *Wirbeltierreihe* ist die Gliederung des vagischen Systems beeinflußt von der Anwesenheit oder Abwesenheit der Kiemen. Bei Cyclostomen und Fischen entspringt der sensible laterale Vagusast aus einem vorderen Ganglion, der gemischte branchiointestinale Ast aus einem hinteren Ganglion. Der letztere verbreitet sich an Kiemen und Eingeweiden und besteht aus so vielen ursprünglichen Hirnnerven, als Kiemenspalten hinter der ersten folgen. Der branchiale Ast wird mit dem Zusammenrücken der Kiemen in der weiteren Entwicklung der Fische immer kürzer und seine Ganglien treten zusammen. Zuletzt ist von ihm nur noch das Ganglion nodosum und ein Teil der in den Nervi pharyngei verlaufenden Fasern erhalten. Der intestinale Ast breitet sich entsprechend der caudalen Verlagerung der Eingeweide sehr weit schwanzwärts aus und versorgt Oesophagus, Magen, Vorder- und Mitteldarm, Herz-

---

[1] GASKELL, I. F.: J. gen. Physiol. **2**, 73 (1919).
[2] ROAF: Quart. J. exper. Physiol. **4**, 89 (1911).
[3] ROAF u. NIERENSTEIN: J. of Physiol. **36 V** (1907).
[4] KOHN, H.: Ds. Handb. **16**, 49 (1930).

vorhof und Schilddrüse. Bei den Reptilien lassen die Äste des Vagus einen metameren Verlauf erkennen, der mit der Dreigliederung der Aortenbögen zusammenhängt; das Ausbreitungsgebiet ist dasselbe wie bei den höchsten Wirbeltieren. Die Neigung, mit Ästen des sympathischen Systems in geflechtartige Verbindung zu treten, ist sehr ausgesprochen.

Das sympathische Nervensystem tritt etwas später in der Tierreihe auf als das sog. Vagusnervensystem. Mit dem Schlundnervensystem teilt es die Besonderheit, daß seine Fasern auffallend hell und durchsichtig sind. Ein bei den Würmern (Anneliden) vorhandener unpaariger sog. Nervus sympathicus hat keinerlei Verbindungen mit den mittleren Ganglien des Bauchmarkstranges, sondern steht wahrscheinlich mit dem vagischen Schlundnervensystem in Zusammenhang. Erst bei den Arthropoden, besonders bei manchen Krebsen und Insekten, begegnen wir primitiven Bildungen, die wenigstens morphologisch mit dem sympathischen Nervensystem der Wirbeltiere verglichen werden können. Es entspringt von einzelnen mittleren Bauchganglien ein medianer, caudalwärts verlaufender Nerv, der sich meist in zwei Äste spaltet. Diese verlaufen zusammen mit gewöhnlichen sensiblen Nerven des Bauchmarkes zur Peripherie, besonders zu den Tracheen und Stigmen und deren Muskeln. Zu den übrigen Eingeweiden hat diese erste Anlage noch keine Beziehungen.

Erst bei den *Wirbeltieren* gewinnt das sympathische Nervensystem den Zusammenhang mit den Eingeweiden, mit Magen und Darm und Herz. Schon die ersten sympathischen Nervensysteme innerhalb der Wirbeltierreihe haben nach Morphologie und Ausbreitung große Ähnlichkeit mit denen der Menschen. Petromyzon, zu den Cyclostomen gehörend, besitzt in der Dorsalwand der Leibeshöhle segmental angeordnete kleine Ganglienpaare; diese beziehen vom spinalen Nerven einen zarten Ast, weisen aber noch keine Längsverbindung untereinander auf. Ausgesprochen ist schon hier die geflechtartige periphere Ausbreitung der Fasern, die aus den Ganglien austreten, und auch die Einlagerung weiter peripher angeordneter Ganglien in das Fasergeflecht ist bereits verwirklicht; von diesem sympathischen Nervensystem werden innerviert Herz, Vorderdarm, Leber, Urnieren, Genitalorgane. Die früheste Längsverbindung der sympathischen Ganglien, entsprechend dem späteren Grenzstrang, ist bei den Fischen vorhanden. Bei den Knorpelfischen stellt diese Verbindung nur ein längsverlaufendes zartes Geflecht mit eingeschalteten kleinen Ganglien dar, noch keinen eigentlichen Strang. Das vorderste sympathische Ganglion ist sehr langgestreckt und entsendet caudalwärts den Nervus splanchnicus. Oralwärts ist ihm der postbranchiale Plexus vorgelagert, der Fasern aus dem Nervus vagus und aus dem Plexus cervicobrachialis sowie aus den ersten Spinalnerven bezieht und in seinem Zentrum ein Ganglion besitzt. Die Kontinuität des paarigen Grenzstranges ist stärker betont bei den Knochenfischen; der Kopfteil des sympathischen Systems ist hier bereits ausgebildet und entsendet Fasern zum Schädel hin; in seinem Verlauf enthält er Ganglien, die denjenigen des Nervus V, VII, IX und X dicht anliegen. Auch Ästchen in den Nervus vagus werden abgegeben. In der weiteren Wirbeltierreihe kommen im Halsteil und Brustteil des Sympathicus erhebliche Schwankungen vor, doppelte Anlage oder Verlagerung in das Rückenmark werden beobachtet. Sehr nahe sind überall in der Wirbeltierreihe die Beziehungen des Sympathicus zum Vagus; beide Nervensysteme bilden oft dichte Geflechte.

Ontogenese.

Im Rahmen der korrelativen Funktionen des autonomen Nervensystems soll dessen Ontogenese nur so weit besprochen werden, als sich aus ihr Hinweise auf die Einordnung des autonomen Nervensystems in die Gesamtheit der korrelativen Funktionen des Organismus ergeben.

Der *Sympathicus* ist nach Balfour[1] ektodermaler Abkunft, entstanden durch die Verschiebung von Zellmaterial, das aus dem cerebrospinalen Nervensystem abzuleiten ist. Nach Remak[2] soll er dem mittleren Keimblatt zugehören und gebildet werden durch die Differenzierung mesenchymaler Zellen, die an Ort und Stelle bereits vorhanden sind. Die herrschende Lehre hat sich der Balfourschen Auffassung angeschlossen. Ihre Stützen findet die letztere nicht nur in maßgebenden histologischen Untersuchungen an Hühnchen- und Menschenembryonen, sondern auch in entwicklungsstörenden experimentellen Eingriffen an der Ganglienleiste des Huhnes. Umstritten wird noch die Frage, ob die Auswanderung bzw. das Auswachsen sympathischer Zellen vorwiegend aus den

---

[1] Balfour, F. M.: J. of Anat. **11**, 438 (1877).
[2] Remak, R.: Über ein selbständiges Darmnervensystem. Berlin 1847.

Spinalganglien (W. His[1], E. Müller[2]) oder aus dem ventralen Teil des Medullarrohres entlang den vorderen Wurzeln erfolgt (Cajal[3], A. Kuntz[4]). Die entwicklungsmechanischen Experimente E. Müllers[4] (1923) und A. Kuntz'[4] (1922) hatten trotz gleicher methodischer Anlage bei der gleichen Tierart ein entgegengesetztes Ergebnis. E. Müller vertrat die Abstammung aus dem Spinalganglion, A. Kuntz die Abstammung aus dem Medullarrohr. Kuntz[5] äußert neuerdings (1929) die vermittelnde Anschauung, daß im Sympathicus der Anteil der Zellen aus dem Medullarrohr und der Zellen aus der Ganglienleiste nicht allgemein zu entscheiden sei und läßt die Möglichkeit offen, daß unter normalen Bedingungen Zellen aus den Spinalganglien in die Sympathicusanlagen gelangen, was er 1922 bestritten hatte. In seiner neuen Darstellung der Morphologie des vegetativen Nervensystems hält diesen Angaben gegenüber Stöhr jun.[6] die Frage für unentschieden, ob überhaupt das Medullarrohr einen notwendigen Faktor zur ersten Anlage des Sympathicus darstellt. Er verlangt Versuche, in denen das Medullarrohr entfernt und die Bildung oder Nichtbildung eines sympathischen Systems nach diesem Eingriff beobachtet wird.

Die vermeintlich erledigte Frage nach der *Beteiligung des Mesoderms am Aufbau des Sympathicus* wird von Stöhr[6] von neuem aufgeworfen, mindestens für jene sympathischen Ganglienzellen, die im Mesenchym liegen. Die ersten sympathischen Zellen zeigen im Mesenchym eine auffallende morphologische Ähnlichkeit mit den umgebenden Mesodermzellen (O. Schultze[7], Camus[8], Tello[9]); erst allmählich unterscheiden sie sich durch die auftretenden neurofibrillären Massen von den Mesodermzellen. Die sympathische Ganglienzelle wird von Held[10] als ein dichter Zellhaufen beschrieben, dessen Einzelelemente durch Plasmabrücken teils untereinander, teils mit den anliegenden Bindegewebszellen verbunden sind; die Beobachtung stammt aus dem periaortalen Bindegewebe.

Chromaffines System und Sympathicus zeigen enge ontogenetische Beziehungen, welche Kohn[11] an anderer Stelle des Handbuchs dargestellt hat. Das chromaffine System besteht aus dem Nebennierenmark, den abdominalen Ganglien und den chromaffinen Zellanhäufungen um und innerhalb sympathischer Ganglien. Es ist zusammengesetzt aus Zellen, die bei allen Wirbeltieren aus der Sympathicusanlage stammen und sich innerhalb des Sympathicus entwickeln. Zunächst sind die chromaffinen Zellen von den sympathischen Zellen nicht zu unterscheiden; sie differenzieren sich im Laufe des embryonalen Lebens; nach Iwanow[12] sind sie erstmals erkennbar als besondere Gebilde bei Embryonen von 11,5 mm Länge; zu ausgebildeten chromaffinen Körpern entwickelt, werden sie bei Embryonen von 30 mm Länge angetroffen. Nach kurzem Wachstum von etwa 18 Monaten (Zuckerkandl[13], Iwanow[12]) verfallen sie einer frühen Rückbildung, soweit sie außerhalb des Nebennierenmarks gelegen sind.

[1] His sen., W.: Arch. f. Anat. Suppl.-Bd. **1890**, 95.
[2] Müller, E.: Arch. mikrosk. Anat. u. Entw.mechan. **94**, 208 (1920); **99**, 650 (1923).
[3] Cajal, S. R.: Anat. Anz. **32**, 1 (1908).
[4] Kuntz, A.: J. comp. Neur. **34**, 1 (1922); **40**, 389 (1926).
[5] Kuntz, A.: The autonomic nervous system. London 1929.
[6] Stöhr jun., Ph.: Mikroskop. Anatomie des vegetat. Nervensystems. Berlin 1928.
[7] Schultze, O.: Grundriß der Entwicklungsgeschichte des Menschen u. der Säugetiere. Leipzig 1897.
[8] Camus, R.: Arch. de Morph. **1921**.
[9] Tello, I. F.: Trav. Labor. rech. Biol. de l'Univ. de Madrid **23**, 1 (1925).
[10] Held: Entwicklung des Nervengewebes bei den Wirbeltieren. Leipzig 1909.
[11] Kohn, H.: Ds. Handb. **16**, 43 (1930).
[12] Iwanow: Z. Anat. **84**, 238 (1927); **91** (1930).
[13] Zuckerkandl: Verh. anat. Ges. **15** (1901).

In der Ontogenese des *parasympathischen Nervensystems* ist noch keine volle Klärung erreicht. Seine ektodermale Herkunft wird allgemein angenommen. Umstritten ist die Abstammung der intramuralen Nervengeflechte und Ganglienzellen. (Ihre Zugehörigkeit zum parasympathischen System erscheint auch auf Grund ihres funktionellen Verhaltens strittig, vgl. S. 1737.) Die Nervengeflechte des Herzens, der Bronchien und des Magen-Darm-Kanals stammen nach KUNTZ[1] und ABEL[2] ab von Zellanhäufungen, die aus den Wandungen des Hinterhirns und aus den Vagusganglien austreten. Diese Zellhaufen wandern aus und erreichen entlang dem Verlauf des Vagus die Peripherie, die Wand der peripheren vegetativen Organe. Eine Zerstörung der embryonalen Neuralleiste im späteren Vagusgebiet oder eine experimentelle Entfernung der Vagusanlage verhindert nach KUNTZ die Bildung der Geflechte. Ohne Einfluß auf die Bildung der Nervengeflechte in der Wand vegetativer Organe bleiben operative Eingriffe an den Sympathicusanlagen. Auch histologisch ließ sich zeigen, daß in den frühen Entwicklungsstadien zweifellos keine Zellen auf dem Wege des Sympathicus und seiner prävertebralen Plexus in die peripheren Nervengeflechte gelangen. KUNTZ[3] lehnt es nicht ab, daß im späteren Verlauf einige Zellen über den Sympathicusweg in die Wandgeflechte einwandern. Auch E. MÜLLER[4] unterscheidet in der Wand des Magen-Darm-Kanals zwei Arten von Nervenzellen und weist die älteren dem Vagus, die späteren dem Sympathicus zu. Nach UCHIDA[5] soll am Darm die Auswanderung sympathischer Zellen nach der Peripherie hin der Auswanderung parasympathischer Zellen vorangehen, und es soll ferner die Mehrzahl der Ganglienzellen jener Wandgeflechte aus dem Sympathicus stammen, nur eine kleine Anzahl soll später eingewanderten Zellen parasympathischen Ursprungs entsprechen.

Allgemeine Morphologie der autonomen nervösen Correlationen.

Den Bau des autonomen Nervensystems, seine Zentren, Bahnen, peripheren Nerven und Endausbreitungen an den Organen zu schildern, ist nicht Aufgabe dieser Darstellung. Es muß in dieser Hinsicht auf die Arbeit SPIEGELS[6] im 10. Bande dieses Handbuches und auf die bekannten monographischen Darstellungen von DRESEL[7], L. R. MÜLLER[8], STÖHR jun[9], KUNTZ[10] verwiesen werden.

Nicht vom Morphologen, sondern vom Physiologen ist die klassische Lehre des Aufbaues des autonomen Nervensystems geschaffen worden. Seit ihrer Begründung durch GASKELL[11] und LANGLEY[12] hat sie eine Reihe von Entwicklungen durchgemacht, die zugleich den Weg der nervösen Correlationslehre kennzeichnen.

Die *Gliederung des autonomen Nervensystems in einen peripheren und zentralen Abschnitt* wurde erst verhältnismäßig spät bestimmter herausgearbeitet, obwohl seit CLAUDE BERNARD vegetative Zentren bekannt waren. Das autonome Nerven-

---

[1] KUNTZ, A.: J. comp. Neur. **20**, 211 (1910).
[2] ABEL: Proc. roy. Soc. Edinburgh **30**, 37 (1909) — J. of Anat. a. Physiol. **45**, 35 (1910).
[3] KUNTZ, A.: The autonomic nervous system. London 1929.
[4] MÜLLER, E.: Uppsala Läk. för. Förh. **26** (1921).
[5] UCHIDA: Acta Scholae med. Kioto **10**, 63 (1927).
[6] SPIEGEL, E. A.: Ds. Handb. **10**, 1048 (1928).
[7] DRESEL, K.: Handb. d. spez. Path. u. Ther. **10** III (1922).
[8] MÜLLER, L. R.: Die Lebensnerven. Berlin: Julius Springer 1922.
[9] STÖHR jun., PH.: Mikroskop. Anat. des veget. Nervensystems. Berlin 1928.
[10] KUNTZ, A.: The autonomic nervous system. London 1929.
[11] GASKELL, W. H.: The unvoluntary nervous system. Second edition. London 1920.
[12] LANGLEY, I. N.: Erg. Physiol. **2**, 818 (1903).

system der frühesten Darstellungen GASKELLS und LANGLEYS ist noch ein peripheres Nervensystem, aufgebaut aus dem thorakolumbalen sympathischen Abschnitt und aus dem kraniosakralen parasympathischen Abschnitt und einschließend das Entericsystem, das in mancherlei Hinsicht eine Sonderstellung einnimmt. Physiologie und Klinik hielten lange den peripheren Charakter des autonomen Nervensystems fest. EPPINGER und HESS[1] bezogen ihre Lehre der Vagotonie und Sympathicotomie noch ausschließlich auf die Peripherie. In der letzten Darstellung LANGLEYS[2] und in den Monographien L. R. MÜLLERS, DRESELS[3] SCHILFS[4], SPIEGELS[5], KUNTZ'[6] wurden dem bisherigen peripheren Abschnitt die vegetativen Zentren als zentraler Abschnitt gegenübergestellt. Gegen diese Gliederung äußert STÖHR jun.[7] vom morphologischen Standpunkte aus Bedenken. Er kann die vegetativen Zentren im anatomischen Begriff des autonomen Nervensystems nicht unterbringen, „ebensowenig wie es jemandem einfallen wird, das Großhirn zu den Cerebrospinalnerven zu rechnen". Da auch im animalen Nervensystem dem peripheren Nervensystem ein zentrales Nervensystem gegenübersteht, ist STÖHRS Einwand unberechtigt. Physiologie und Klinik haben Grund, an dem erweiterten Begriff des autonomen Nervensystems mit peripherem und zentralem Abschnitt festzuhalten.

Der periphere Abschnitt des autonomen Nervensystems.

1. Die konstruktive Kontrastierung des sympathischen und parasympathischen Nervensystems ist nicht durch morphologische Eigenschaften begründet, sondern auf Grund des funktionellen Verhaltens beider Abschnitte entwickelt worden. Nur der sympathische, nicht der parasympathische Abschnitt ist ein morphologischer Begriff. Die Zusammenfassung der in den parasympathischen Abschnitten vereinigten Ganglien und Nervenfasern zu einem einheitlichen System erfolgt aus physiologischen Gründen.

Die Gültigkeit der *doppelten autonomen Innervation vegetativer Organe* ist durch zahlreiche morphologische Einzeltatsachen eingeschränkt. Nur sympathische Nervenfasern wurden bisher gefunden an den Schweißdrüsen und Haarbalgmuskeln, an den glatten Muskeln der Augenhöhle, an den inneren Geschlechtsorganen, am größeren Teil der Blutgefäße. Der Bestätigung bedürfen noch die neuen Befunde KURÉs und seiner Mitarbeiter[8], die in den hinteren Wurzeln der spinalen Nerven parasympathische Fasern für Haut und Gefäße morphologisch abgrenzen wollen als kleine markhaltige Fasern vom Durchmesser bis 0,3; ihren Anteil an der Gesamtfaserzahl der hinteren Muskeln geben sie zu 40% an.

Die Mehrzahl der peripheren Nerven, die zum autonomen Nervensystem gehören, sind gemischte Nerven. In ihnen liegen zusammen teils sympathische und parasympathische Fasern, teils sympathische, parasympathische und cerebrospinale Fasern, teils sympathische und cerebrospinale Fasern, teils parasympathische und cerebrospinale Fasern. In den Fasermassen des Oculomotorius, Facialis, Glossopharyngeus, Vagus, Accessorius und der sakralen Nervenäste lassen sich die parasympathischen Fasern präparatorisch nicht isolieren, sondern stellen nach STÖHR jun.[9] einen makroskopisch und mikroskopisch nicht analysier-

[1] EPPINGER, H., u. L. HESS: Die Vagotonie. Berlin: Hirschwald 1910.
[2] LANGLEY, I. N.: Das autonome Nervensystem. Teil I. Berlin 1922.
[3] DRESEL, K.: Handb. d. spez. Path. u. Ther. **10**, 3 (1922).
[4] SCHILF, E.: Das autonome Nervensystem. Leipzig 1926.
[5] SPIEGEL, E. A.: Zitiert auf S. 1734.   [6] KUNTZ, A.: Zitiert auf S. 1734.
[7] STÖHR jun., PH., S. 5: Zitiert auf S. 1733.
[8] KURÉ, K., SAEGUSA, G., KAWAGUZI, K., u. K. SHIRAISHI: Z. Zellforschg **9**, 229 (1929).
[9] STÖHR jun., PH., S. 13: Zitiert auf S. 1733.

baren Teil dieser Nerven dar. *Im Brust- und Bauchteil des autonomen Nervensystems sind die parasympathischen Fasern stets dicht mit sympathischen Fasern durchsetzt* und von sensiblen cerebrospinalen Fasern begleitet. Die geflechtartige Struktur des sympathischen Nervensystems und die parasympathischen Wandgeflechte erschweren die scharfe morphologische Differenzierung des sympathischen und parasympathischen peripheren Abschnittes. Beide Systeme gehen nach STÖHR „die allerdichtesten und verwickeltsten Verflechtungen" miteinander ein. Diese periphere Verflechtung wechselt von Tierart zu Tierart, von Individuum zu Individuum, zuweilen sogar von Körperseite zu Körperseite ganz außerordentlich. Besonders umfassend ist sie im Brust- und Bauchabschnitt beider Systeme. BRAEUCKER und KÜMMEL[1], LÉRICHE und FONTAINE[2] heben hervor, daß der Nervus vagus ein gemischter vegetativer Nerv ist; *ein reiner Vaguseffekt wird nur erzielt bei intrakranieller Reizung des Nervus vagus, ein reiner Sympathicuseffekt nur bei Reizung des Ramus communicans.* Enge und konstante Verbindungen zwischen Ganglion nodosum und Ganglion cervicale supremum hat FICK[3] beim Menschen beschrieben. Sie können bis zur Verlegung von Vaguszellen in das Sympathicusgebiet führen. Auch SHAWE[4] sah beim Menschen in der Mehrzahl der Fälle Verbindungen des mittleren oder unteren Halsganglions mit dem Vagus. Nach MOLHANT[5] gehen beim Kaninchen einige in den Vaguskernen entspringende Fasern über Anastomosen zwischen Ganglion nodosum und Ganglion cervicale supremum in den Halssympathicus über. Bei der Katze beschreiben STERNSCHEIN[6] sowie RANSON und BILLINGSLEY[7] Anastomosen zwischen Grenzstrang und Vagus. Es bestehen auch Unterschiede zwischen den paarigen Nerven beider Körperhälften. THOMPSON[8] schließt für den rechten und linken Nervus splanchnicus auf einen verschiedenen Gehalt vasoconstrictorischer Fasern. Die verschiedene Funktion der Nervi accelerantes beider Körperhälften haben jüngst wieder KURÉ und HATA[9] betont.

2. Den Aufbau der peripheren autonomen Leitungsbahn aus zwei Neuronen behauptet die klassische Lehre GASKELLS und LANGLEYS. *Im Bereich des Sympathicus* gründet sie sich auf die Nicotinmethode[10] LANGLEYS. In geeigneter Dosis lähmt Nicotin ausschließlich die spezifischen autonomen Ganglienzellen, nicht hingegen die sympathische Bahn im Verlauf der Nervenfasern. Die Unterbrechung der sympathischen Bahn ist für die einzelnen Fasern nicht in allen Ganglien, sondern nur in demjenigen Ganglion möglich, in dem die peripher eingeschaltete sympathische Ganglienzelle gelegen ist. So ließ sich mit der Nicotinmethode für die meisten autonom innervierten Organe die Lage der peripheren ganglionären Zwischenstation, die Begrenzung von präganglionärer und postganglionärer Faser ermitteln. LANGLEY und seine Mitarbeiter haben die Methode in breitem Umfang dem Studium der autonomen Innervation dienstbar gemacht. (Die Methode arbeitet freilich nicht bei allen Tieren gleichmäßig, den Hund bezeichnet SCHILF[11] als relativ unempfindlich gegen Nicotin.) *Im Bereich des parasympathischen Nervensystems* ist der Nachweis der Gliederung in zwei periphere

---

[1] BRAEUCKER u. KÜMMEL: Pflügers Arch. **218**, 301 (1927).
[2] LÉRICHE, R., u. R. FONTAINE: Presse méd. **1929 I**, 765.
[3] FICK, W.: Z. mikrosk.-anat. Forschg **2**, 429 (1925).
[4] SHAWE: Lancet **1924**, 206, 640.
[5] MOLHANT: Le Nevraxe **11**, 168 (1910).
[6] STERNSCHEIN: Z. Anat. **64**, 441 (1922).
[7] RANSON u. BILLINGSLEY: J. comp. Neur. **29**, 313 (1918).
[8] THOMPSON: J. of Physiol. **65**, 441 (1928).
[9] KURÉ, K., u. Y. HATA: Z. exper. Med. **50**, 155 (1926).
[10] LANGLEY, I. N.: Das autonome Nervensystem. Teil 1. Berlin 1922.
[11] SCHILF, E.: Pflügers Arch. **208**, 535 (1925).

Neuronen bisher nicht zu erbringen. Die Annahme, daß die Ganglien des Enteric-systems die Zellen des zweiten peripheren parasympathischen Neurons enthalten, wurde bereits 1900 von LANGLEY[1] erörtert, aber nicht für erwiesen angesehen. W. H. GASKELL[2] glaubte 1914 in entwicklungsgeschichtlichen Angaben von KUNTZ[3] und von ABEL[4] (Einwanderung der Ganglienzellen der Wandgeflechte vorwiegend aus dem Vagus) und in eigenen pharmakologischen Befunden neue Stützen zu sehen für jene Auffassung; er erklärte die perimuralen und intra-muralen Gangliengeflechte der autonomen Organe für die peripheren ganglionären Zwischenstationen des Sympathicus. GASKELL[2] fand, daß die intravenöse Injektion von Nicotin am Herzen den Erfolg eines Vagusreizes verhindert, während eine postganglionäre Sympathicusreizung noch erfolgreich war. Er schloß daraus, daß die Ganglienzellen in der Wand des Herzens parasympathisch seien. Dieselbe Zugehörigkeit nahm er an für die Ganglienzellen des Magens, Darms, Bronchus. Die entwicklungsgeschichtlichen Unterlagen, die GASKELL verwendet hatte, sind von KUNTZ[5] selbst neuerdings eingeschränkt worden, der die Nervengeflechte in der Wand vegetativer Organe aus parasympathischen *und* sympathischen Zellen zusammengesetzt annimmt. DRESEL[6] bekannte sich 1922 im Anschluß an GASKELL zu der Auffassung, daß „der AUERBACHsche Plexus, wie das ganze sog. Entericsystem, nichts anderes ist als der Plexus parasympathicus post-ganglionaris“. SPIEGEL[7] und KUNTZ[8] halten an der Selbständigkeit des Enteric-systems fest. Gegen die Auffassung GASKELLs und DRESELs sprechen die ent-wicklungsgeschichtlichen Befunde von HIS[9], KUNTZ[10], E. MÜLLER[11], UCHIDA[12], die alle das Einwandern parasympathischer *und* sympathischer Zellen in Herz, Magen, Darm betonen, wenn sie auch über den Anteil beider Zellgruppen und den Zeitpunkt ihrer Einwanderung verschiedener Ansicht sind. Histologische Eigen-tümlichkeiten der intramuralen Nervenzellen, ihre weitgehende Ähnlichkeit mit sympathischen Zellen (STÖHR jun.[13]), ihre Einlagerung in dichte Fasernetzwerke, ihre Verwandtschaft mit den Nervennetzen niederer Tiere (W. HEUBNER[14], E. SCHILF[15], PH. STÖHR jun.[16]) sind weiterhin einzuwenden. Die physiologischen Besonderheiten der Ganglien des Plexus entericus, ihre Eigenschaft als auto-matische und koordinierende Zentren unterscheiden sie von den prävertebralen sympathischen Ganglienapparaten und sprechen gegen ihre Einordnung als Zell-kette des zweiten parasympathischen Neurons.

Der Zweineuronenaufbau des autonomen peripheren Nervensystems wird außer mit der Nicotinmethode noch mit dem *Ergebnis von Degenerationsversuchen* gestützt. Nach der Durchschneidung einer präganglionären Faser degeneriert sie nur bis zum Ganglion, die Ganglienzelle selbst und die postganglionäre Faser bleiben intakt. Der Degenerationsversuch vermag also morphologisch den Ort

[1] LANGLEY, I. N.: Textbook of Physiol., ed. by Schäfer **2**, 694 (1900).
[2] GASKELL, W. H.: The involuntary nervous system. 1914. Published postumously London 1916. Second edition 1920.
[3] KUNTZ, A.: J. comp. Neur. **20**, 211 (1910).
[4] ABEL: J. of Anat. a. Physiol. **45**, 35 (1910).
[5] KUNTZ, A.: The autonomic nervous system, S. 106. London 1929.
[6] DRESEL, K.: Handb. der spez. Path. u. Ther. **10**, 3 (1922).
[7] SPIEGEL, E. A.: Ds. Handb. **10**, 1048 (1928).   [8] KUNTZ, A.: Buch S. 196.
[9] HIS, W.: Abh. sächs. Ges. d. Wiss., math.-physik. Kl. **18**, 34 (1891).
[10] KUNTZ, A.: J. comp. Neur. **20**, 211 (1910).
[11] MÜLLER, E.: Uppsala Läk. för. Förh. **26** (1921).
[12] UCHIDA: Acta Scholae med. Kioto **10**, 63 (1927).
[13] STÖHR jun., PH., S. 136: Zitiert auf S. 1733.
[14] HEUBNER, W.: Zbl. Physiol. **27**, 635 (1912).
[15] SCHILF, E.: Das autonome Nervensystem, S. 9. Leipzig 1926.
[16] STÖHR jun., PH., S. 51: Zitiert auf S. 1733.

der ganglionären Zwischenstation und die Grenze der präganglionären und postganglionären Faser anzugeben. In der Tat sind eine große Reihe von Untersuchungen dieser Art durchgeführt worden, vor allem wieder durch die Schule LANGLEYS. Im allgemeinen haben die Ergebnisse sich gut in das Schema der Zweineuronenlehre eingefügt. Ausnahmen sind bekannt geworden im Bereich der vegetativen Kopfganglien. BRAEUCKER[1] weist darauf hin, daß nach Durchschneidung der „postganglionären" Faser nicht alle periphere Innervation wegfällt; es müssen mindestens drei Neuronen sein. Im Musculus ciliaris, in der Substanz der Parotis und Submaxillaris, in der Schleimhaut der Nase und des Gaumens liegen Nervenplexus mit Ganglienzellen, die er als diejenigen des dritten sympathischen Neurons anspricht. Weder nach Entfernung des (sympathischen zweitneuronigen) Halsganglions noch des (parasympathischen zweitneuronigen) Ciliarganglions zeigen sich Veränderungen degenerativer Art am Nervengeflecht im Ciliarmuskel. STÖHR jun.[2] hat Bedenken gegen die Degenerationsmethode überhaupt. Er wendet Schwierigkeiten der histologischen Silbermethoden ein. Besonders an den marklosen Fasern seien Degenerationsmerkmale schwer festzustellen.

Der Neuronenlehre wurden die morphologischen Unterlagen zu schaffen gesucht durch *Darstellung der Endigungsweise der präganglionären Fasern in der Umgebung einer Ganglienzelle*. Zahlreiche Formen solcher pericellulärer Endigungen sind beschrieben. STÖHR jun. hält alle diese Befunde für fehlerhaft, verursacht durch mangelhafte histologische Technik. Er erklärt an den Fortsätzen der Zelle eine Unterscheidung von Dendriten und Neuriten für völlig unmöglich, die Fortsätze verlieren sich in ein unauflösbares Fasergewirr. Niemals sind in sympathischen Ganglien spezifische Nervenendigungen zu sehen, niemals zeigen die Zellfortsätze freie Endigungen. Fortsätze zweier Zellen können sich zu einem dichten Knäuel verflechten, der aber keinen Endapparat darstellt; denn manche Fortsätze treten wieder aus ihm heraus; von Endigungen einer präganglionären oder sonstigen Faser ist nach STÖHR nichts zu erkennen. Es hört kein „Neuron" auf, wie dies im Schema vorgesehen ist. Man sieht nur ein geschlossenes Geflecht feinster Nervenfasern. Die korbartigen pericellulären Geflechte sind nach STÖHR[3] eher „als mehr zufällige Verdichtungen des nervösen Fasergewirres" zu betrachten. „Diese schon von VAN GEHUCHTEN[4] und HUBER[5] vertretene Anschauung erfährt noch dadurch eine Stärkung, daß die weitaus überwiegende Anzahl aller Nervenzellen keine Endkörbe um sich erkennen läßt."

3. Die Lehre vom sympathischen Nervensystem als einem peripheren geschlossenen Plasmodium, *einem komplizierten Netz mit riesiger Ausdehnung,* wird von STÖHR jun. auf Grund morphologischer Untersuchungen der klassischen Zweineuronenlehre entgegengestellt. „Der anatomische Befund drängt zu der Annahme, daß das gesamte sympathische System ein geschlossenes System darstellt, von welchem die äußersten Partien als freie Ästchen in die versorgten Epithelien-, Drüsen- und Muskelzellen zu untrennbar physiologischer wie anatomischer Einheit hineinversenkt sind oder als verschieden gestaltete sensible Endigungen ihren Lauf vollenden[6]." STÖHR jun. zieht den Vergleich mit den syncytialen Strukturen der primitiven Nervensysteme und den Gangliengeflechten der Wirbellosen.

---

[1] BRAEUCKER, W.: Dtsch. Z. Nervenheilk. **106**, 159 (1928).
[2] STÖHR jun., PH., S. 56: Zitiert auf S. 1733 und 46 (Literatur).
[3] STÖHR jun., PH., S. 55: Zitiert auf S. 1733.
[4] VAN GEHUCHTEN, A.: Cellule **8**, 83 (1892).
[5] HUBER, G. C.: J. comp. Neur. **7**, 73 (1897) — J. of Morph. **16**, 27 (1900) — Folia neurobiol. **7** (1913).
[6] STÖHR jun., PH., S. 56: Zitiert auf S. 1733.

Die *Nervenfasern* des sympathischen Netzwerks treten zu Bündeln zusammen, die einen ausgiebigen geflechtsartigen Faseraustausch mit benachbarten Bündeln vollziehen. Die Fasern erreichen nie auf dem kürzesten Weg ihr Erfolgsorgan, sondern auf vielfachen Umwegen, durch eine Menge von Bündeln hindurch. „Man könnte die Plexusbildung als einen Kunstgriff der Natur ansehen, mit Hilfe dessen sie die Masse der viel zu langen Nervenfasern in ein wundervolles morphologisches System hineinzwängt[1]." Neben den Geflechtbildungen bestehen, wenn auch nach Stöhr seltener, echte Netzbildungen, gekennzeichnet durch den Zusammentritt sich überkreuzender und verflechtender Nervenfasern *verschiedener* Neuronen. „Immerhin glaube ich, daß die Gesamtkonstruktion des vegetativen Nervensystems letzten Endes doch als eine Netzbildung, mithin als ein Syncytium von gewaltigen Ausmaßen zu betrachten ist[2]."

Die *Ganglienzellen* des sympathischen Netzwerks liegen an den Knotenpunkten des Netzes, gleichsam als plasmatische Verdichtungsstellen.

Die Ganglienzellen, meist multipolar, selten unipolar, sind durch außerordentliche gestaltliche Mannigfaltigkeit gekennzeichnet; „es gleicht keine einzige Zelle der anderen" [3]. Die von der Zelle ausstrahlenden Fortsetzungen zeigen dieselbe Mannigfaltigkeit der Zahl und der Ursprungsstellen an der Zelloberfläche und lassen sich morphologisch nicht in Dendriten und Neuriten differenzieren. Freie Enden der Fortsätze von Ganglienzellen sind, wenn von Kunstprodukten der Darstellung und Technik abgesehen wird, nicht nachzuweisen. „Bei vollkommener Imprägnierung verschwinden alle freien Nervenenden; wir sehen die feinsten Fortsätze in die Kapsel der Ganglienzelle eindringen, auch diese wieder verlassen und sich in ein ungeheures Fasergewirr innerhalb eines Ganglions hineinverlieren in unauflösbaren Wegen[4]." Die Oberflächenvergrößerung der nervösen Substanz, die schon an dem Geflecht der Fasern auffiel, wird als herrschendes Prinzip auch an den kürzeren Fortsätzen der Ganglienzelle durchgeführt. Irgendein Zellfortsatz legt sich in eine Anzahl von Spiraltouren um den Zellkörper oder bildet in der nächsten Umgebung einen dichten Knäuel von Schlingen. An der Bildung solcher Knäuel können Fortsätze verschiedener Zellen teilnehmen. Häufiger als die Knäuel sind die birnförmigen oder kolbigen Endplättchen nahe der Zelle, die sich unter Umständen noch in weiter Entfernung von der Zelle vorfinden. Die einzelne sympathische Ganglienzelle ist in den verschiedenen Ganglien und im Entericsystem in wechselnder Regelmäßigkeit von einer bindegewebigen Kapsel umgeben. Nicht selten gehen die syncytial angeordneten Kapselelemente benachbarter Zellen ineinander über oder mehrere Ganglienzellen liegen in einer Kapsel zusammen. Besonders innerhalb eines Ganglions wird die innige Zusammengehörigkeit der einzelnen Ganglienzellen deutlich in dem Fehlen jeglicher freier Nervenendigungen. „Unwillkürlich drängt sich dabei der Gedanke auf, daß eine Ganglienzelle im Grunde eine kernhaltige Anhäufung neurofibrillärer Substanz an einer Stelle repräsentiert, wo eine Anzahl von Nervenfasern verschiedensten Kalibers miteinander zusammentreffen. Der Schluß liegt nahe, die sympathischen Ganglienzellen gleichsam als Kern und Tigroid enthaltende plasmatische Verdichtungsstellen eines ungeheuren komplizierten Neuroreticulum aufzufassen[5]." Derartige Konstruktionsverhältnisse könnten einen Vergleich mit embryonalen Mesenchymzellen nahelegen; wie dort die Reticulumzellen liegen hier die Ganglienzellen an Knotenpunkten von Fasern. Der Vergleich mit der ähnlichen Lage der Ganglienzellen im Nervensystem Wirbelloser ist berechtigt. Direkte plasmatische Brücken zwischen benachbarten Ganglienzellen sind nur vereinzelt beobachtet. Nach Stöhr werden sie gedacht werden müssen als auf weite Strecken ausgedehnt und nicht in einem Schnitt überblickbar.

Auf das *parasympathische System* läßt sich die *Syncytiallehre* vom peripheren autonomen Nervensystem nicht ohne weiteres übertragen. Die parasympathischen Fasern des kranialen Teils verlaufen ja bis zur Wand der Erfolgsorgane fast in direktem Zug, ohne Geflechtbildung und ohne Unterbrechung, allerdings meist unter lebhaftem Faseraustausch mit den geflechtartigen sympathischen Gebilden. Der Faseraustausch erfolgt teils entfernt, teils unmittelbar vor oder in der Wand des Erfolgsorgans. Im sakralen Teil sind parasympathische Geflechte

---

[1] Stöhr jun., Ph., S. 29: Zitiert auf S. 1733.

[2] Stöhr jun., Ph., S. 31: Zitiert auf S. 1733.

[3] Stöhr jun., Ph., S. 32: Zitiert auf S. 1733.

[4] Stöhr jun., Ph., S. 50: Zitiert auf S. 1733.

[5] Stöhr jun., Ph., S. 51: Zitiert auf S. 1733.

vorhanden. Die Zugehörigkeit der intramuralen Nervengeflechte zum parasympathischen Nervensystem, die von Gaskell und Dresel behauptet wird, hat bei der Mehrzahl der Forscher keine Zustimmung gefunden. Der syncytiale Aufbau dieser Wandgeflechte ist seit langem bekannt.

4. Die Nervenendigungen an und in dem Erfolgsapparat, von Boeke[1], Stöhr jun.[2], Hill[3] an Muskeln, Epithelien und Bindegewebe mit modernster Technik untersucht, sind häufig charakterisiert durch ein feines Netzwerk, das zwischen den Erfolgszellen liegt und mit feinsten Endigungen in das Cytoplasma der Erfolgszelle eindringt. In der Muskelzelle bilden diese intracytoplasmatischen Fortsätze sogar eine feine Reticulare. Schon Kölliker[4] u. a. hatten gefunden und Stöhr jun. sicherte es mit modernster Technik, daß *,,wohl nicht einmal jede hundertste glatte Muskelfaser[5]" mit einer nervösen Endigung ausgestattet ist.* Den Einwand, infolge der Launenhaftigkeit der verwendeten Silbermethoden seien die scheinbar fehlenden Nervenendigungen in den beträchtlich ausgedehnten nervenfreien Muskelbezirken nicht zur Darstellung gekommen, möchte Stöhr mit großer Wahrscheinlichkeit zurückweisen. Stöhr denkt daran, daß an den nervenfreien Muskelzellen *der fehlende nervöse Faktor durch einen chemischen Faktor der Regulation ersetzt sei.*

5. Die Unterscheidung zentrifugaler und zentripetaler Fasern innerhalb des peripheren Abschnitts des autonomen Nervensystems vermag die Morphologie nicht zu treffen. Stöhr bestreitet es ausdrücklich, daß Dicke der Faser, Markgehalt oder sonstige Eigenschaften als morphologische Kennzeichen der verschiedenen Fasern verwendet werden können. Er stellt sich damit in einen schroffen Gegensatz zur herrschenden Lehre, die geneigt ist, markhaltige Nervenfasern in sympathischen Nerven als sensible zentrifugale Bahnen anzusprechen, die dem cerebrospinalen System zugehören. Stöhr rechnet vielmehr alle Fasern, die in sympathischen und parasympathischen Nerven verlaufen, zum autonomen Nervensystem, vom morphologischen Gesichtspunkt aus zweifellos mit Recht. Physiologische Eigenschaften der sensiblen Bahnen in sympathischen und parasympathischen Nerven, ihre von der efferenten Faser abweichende Leitfähigkeit[6, 7] und Chronaxie[8] gleichen indessen den entsprechenden Eigenschaften der sensiblen cerebrospinalen Nerven so vollständig, daß vom physiologischen und funktionellen Standpunkt aus die zentripetalen Fasern des autonomen Nervensystems in das cerebrospinale Nervensystem einbezogen werden müssen. Schon Edinger[9] hatte sich für diese Einreihung ausgesprochen.

Der zentrale Abschnitt des autonomen Nervensystems.

Dem zentralen Abschnitt des autonomen Nervensystems, gegliedert in die zentral gelegenen Ursprungsstätten des peripheren Abschnitts, in die autonomen zentrifugalen und zentripetalen Bahnen innerhalb der Cerebrospinalachse, endlich in die vegetativen Zentren, haben Spiegel[10] und Greving[11] jüngst ausführliche monographische Darstellungen gewidmet.

[1] Boeke: Z. mikrosk.-anat. Forschg **2**, 391 (1925).
[2] Stöhr jun., Ph.: Z. Anat. **78**, 555 (1926).
[3] Hill, C. A.: Phil. trans. roy. Soc. Lond. B **215**, 355 (1927).
[4] Kölliker, A. v.: Würzburg. naturwiss. Z. **3**, 1 (1862).
[5] Stöhr jun., Ph., S. 106 (Literatur): Zitiert auf S. 1733.
[6] Schilf, E.: Ber. Physiol. **32**, 700 (1925) (Kongreßbericht).
[7] Dennig: Z. Biol. **88**, 395 (1929).
[8] Dennig u. Stein: Z. Biol. **88**, 404 (1929).
[9] Edinger: Nervöse Zentralorgane **1**, 98. Leipzig: Vogel 1911.
[10] Spiegel, E. A.: Die Zentren des auton. Nervensystems. Monographien Neur. H. 54. Berlin: Julius Springer 1928 — ferner Klin. Wschr. **9**, 1241 (1930) (kurze Zusammenfassung).
[11] Greving, R.: Handb. d. mikrosk. Anat. d. Menschen **41**. Berlin: Julius Springer 1929.

Der *Begriff des Zentrums ist rein morphologisch nicht zu fassen.* Ein Zentrum stellt in der Regel kein anatomisch geschlossen gruppiertes Gebilde dar; es ist über ausgedehnte Abschnitte des Zentralnervensystems hin verteilt; zerstreute Ganglienzellgruppen nehmen ebenso an ihm teil wie umschriebene Anordnungen zentralen Graus.

Der *physiologische Begriff des vegetativen Zentrums* wird an späterer Stelle erörtert. Zwei grundsätzlich verschiedene Auffassungen stehen sich gegenüber (vgl. S. 1791).

Die *verbreitete Lehre* ist geneigt, die Zentreneigenschaft jenen zentralen Vertretungen zuzuweisen, deren experimentelle oder krankhafte Zerstörung oder Ausschaltung einen umschriebenen Ausfall vegetativer Funktionen nach sich zieht oder deren Reizung von entsprechendem Funktionserfolg begleitet ist. Vielfach finden sich dabei nicht genügend unterschieden Verletzungen der zentral gelegenen Zellgruppen des peripheren Abschnitts, Verletzungen der zentralen Bahnen und Faserzüge, Verletzungen wirklicher Zentrenelemente. Nur die letzteren zentralen Vertretungen, nicht die ersteren beiden, sind aber mit der Funktion ordnender Zusammenfassung von Erfolgsgebieten begabt, somit als Zentren der älteren Anschauung aufzufassen. Für zahlreiche Teilglieder der Regulation des Stoffwechsels, des Kreislaufes, der Atmung sind sie seit den Entdeckungen CLAUDE BERNARDS und der LUDWIGSchen Schule beschrieben. Die gewonnenen lokalisatorischen Angaben sind freilich, selbst zwischen guten Untersuchern, noch voller Widerspruch. Nicht nur der Ausschluß solcher Funktionsänderungen, die durch Bahn- und Ursprungszellenverletzungen hervorgerufen sind, bietet Schwierigkeiten, sondern auch die Mitbeeinflussung anderer vegetativer Funktionen und deren Rückwirkung auf die beobachtete Funktion. Sie betrifft gerade auch den sonst sehr zuverlässigen Versuchsweg stufenweiser Abtragung höherer Abschnitte.

Die *neuere Auffassung* wird für die vegetativen Zentren vor allem von W. R. HESS vertreten, findet aber auf animalem Gebiet ihre Parallele in der Lehre GOLDSTEINS von den Ganzheitsreaktionen des Zentralnervensystems. Nach W. R. HESS sind als vegetatives Zentrum anzusprechen die gesamten zentralen Vertretungen der Teilglieder einer Gesamtregulation (des Kreislaufs, der Atmung, des Stoffwechsels), aber sie sind Zentrum nicht als Summe von Gliedern, sondern als höhere Einheit der Teilglieder. So ist für W. R. HESS das Kreislaufzentrum der potentielle Repräsentant der Funktionsordnung innerhalb des Kreislaufs und Teilglieder der Regulation (wie Vasomotorik, Vasotonus usw.), sind nur Elemente des koordinierten Kreislaufsteuerungsaktes (S. 1792).

Im folgenden wird eine *kurze Übersicht der Lokalisation vegetativer Zentren* gegeben, wobei, der kürzeren Diktion zuliebe, Zentrum im Sinn der älteren Anschauung für die zentrale Vertretung von Teilgliederfunktionen steht. Die Übersicht schließt sich den Darstellungen SPIEGELS und GREVINGS an.

Im *Rückenmark* sind segmentale Zentren erwiesen für Gefäßweite, Schweißabsonderung und Sträuben der Haare. Ihre genaue Lokalisation im Querschnitt des Rückenmarks ist nicht möglich. Das Centrum ciliospinale konnte in den Zellen der Spitze des Seitenhorns am Übergang von Brust- und Halsmark gefunden werden.

Die zentrifugalen Rückenmarksbahnen scheinen, soweit untersucht, alle im Seitenstrang, und zwar in enger Beziehung zur Willürbahn, zu verlaufen. Eine Kreuzung spinaler autonomer Bahnen ist beim Menschen nicht anzunehmen, allenfalls kann eine teilweise Kreuzung der vasomotorischen Bahn in Frage kommen. Die zentripetale autonome Rückenmarksbahn, die der Schmerzleitung aus den Gliedmaßengefäßen und aus den Brust- und Baucheingeweiden dient, verläuft partiell gekreuzt im Vorderseitenstrang; neben dieser

Bahn besteht eine zweite kurze Bahn, die aus kettenförmig übereinandergeschalteten, die graue Substanz als Zwischenstation benutzenden Bahnen zusammengesetzt ist.

Im *Rautenhirn*, in der Substantia reticularis, wurde eine Reihe von Zentren beschrieben auf Grund mechanischer Zellreize sowie auf Grund experimenteller Degenerationsergebnisse. Das Vasomotorenzentrum der LUDWIGSchen Schule[1,2] ist gegen Einwände MÜLLERS und GLASERS[3] verteidigt worden durch die Befunde von KARPLUS und KREIDL[4], von SPIEGEL und DEMETRIADES[5], von SPIEGEL und YASKIN[6]. Sowohl pressorische als depressorische Blutdruckreflexe waren nach Mittelhirndurchtrennung noch auslösbar. Hingegen ist noch keine Klärung erreicht, wie weit im Rautenhirn autonome Stoffwechselzentren angenommen werden können. Die Stoffwechselveränderungen, die nach Verletzungen des Rautenhirns seit dem Zuckerstich CLAUDE BERNARDS[7], dem Wasserstich ECK-HARDS[8], dem Salzstich JUNGMANNS und E. MEYERS[9] in zahlreichen Untersuchungen gesichert wurden, können nicht nur erklärt werden durch Verletzungen entsprechender Stoffwechselzentren; vielmehr sind sie ebenso deutbar durch Verletzungen durchziehender vegetativer Bahnen. Bei einzelnen der Stichverletzungen können Stoffwechselfolgen sogar zum großen Teil erklärt werden durch Verletzungen des Vasomotorenzentrums oder der verschiedenen Ursprungszellen des Vagus.

Der Verlauf der zentrifugalen autonomen Bahnen erstreckt sich sowohl auf die Pyramidenbahn als auf die extrapyramidale Substantia reticularis; die zentripetale Leistung visceraler Erregungen vermutet WALLENBERG in der Formatio reticularis dorsal von der medialen Schleife.

Das *Kleinhirn* empfängt vielleicht über den Tractus spinocerebellaris ventralis und dorsalis Impulse von seiten der Eingeweide.

Von *Mittelhirn*verletzungen aus sind Veränderungen verschiedener Funktionen auslösbar. Die Lokalisation entsprechender Zentren in diesem Hirnteil ist jedoch nicht gesichert.

Für die durchziehende zentrifugale autonome Bahn wird eine enge Beziehung zur motorischen Willkürbahn angenommen.

Das *Zwischenhirn* vereinigt im Hypothalamus die wesentlichen Zentren der Regulation vegetativer Funktionen und der Stoffwechselvorgänge. KARPLUS und KREIDL[10] stellten im Corpus Luysii ein Zentrum fest, dessen Reizung, Erweiterung von Pupille und Lidspalte, Schweiß und Tränenfluß sowie Gefäßverengerungen zur Folge hatte; alle diese dem Erfolg einer sympathischen Erregung entsprechenden Erscheinungen traten auch noch auf nach Entfernung der Nebennieren und auch noch nach Entfernung der Hypophyse. KREHL und ISENSCHMID[11] sowie ISENSCHMID und SCHNITZLER[12] gelang es, den Bereich, von dessen Abtrennung oder Zerstörung aus die Wärmeregulation aufgehoben wurde, auf das Tuber cinereum einzuengen. In der Folge wurden

[1] OWSJANNIKOW: Abh. Sächs. Akad. d. Wiss., math.-physik. Kl. Leipzig 1871.
[2] DITTMAR: Abh. Sächs. Akad. d. Wiss., math.-physik. Kl. Leipzig 1873.
[3] MÜLLER, L. R., u. K. GLASER: Dtsch. Z. Nervenheilk. **46**, 329 (1913).
[4] KARPLUS u. KREIDL: Pflügers Arch. **171**, 192 (1918).
[5] SPIEGEL u. DEMETRIDDES: Pflügers Arch. **196**, 185 (1922); **205**, 328 (1924).
[6] SPIEGEL u. YASKIN: Z. exper. Med. **63**, 505 (1928).
[7] BERNARD, CLAUDE: Leçons de physiol. exp. 1854/55 in Leçons sur le diabète, S. 370. Paris 1877.
[8] ECKHARD: Exper. Physiol. des Nervensystems. Gießen 1867.
[9] JUNGMANN, P., u. E. MEYER: Arch. f. exper. Path. **73**, 49 (1914).
[10] KARPLUS u. KREIDL: Pflügers Arch. **129**, 138 (1909); **135**, 401 (1910); **143**, 109 (1911); **171**, 194 (1918); **215**, 667 (1927); **219**, 613 (1928).
[11] KREHL u. ISENSCHMID: Arch. f. exper. Path. **70**, 108 (1912).
[12] ISENSCHMID u. SCHNITZLER: Arch. f. exper. Path. **76**, 202 (1914).

zahlreiche Angaben mitgeteilt, die Zentren für den Haushalt des Wassers, der Salze, des Eiweißes, Fettes, Kohlehydrats abzugrenzen versuchten. Besonders GREVING[1] hat sich um den Versuch der genaueren Lokalisierung solcher Zentren bemüht; auf seine monographische Darstellung sei verwiesen; die Stellungnahme in Korrelationsphysiologie zur Vorstellung isolierter Zentren der Stoffwechselteilglieder wird in dem Beitrag S. ISAAC und R. SIEGELS[2] und auf S. 1792 abgehandelt.

Anatomisch wurden *lokalisatorische Angaben* über bestimmte *Zellgruppen und deren Beziehung zu bestimmten Stoffwechselvorgängen* besonders von GREVING[1], CAMUS und ROUSSY[3], DRESEL und F. H. LEWY[4] versucht. GREVING wollte den Wasserhaushalt durch den Nucleus supraopticus, den Kohlehydrathaushalt durch den Nucleus paraventricularis, die Wärmeregulation durch die Nuclei tuberis reguliert sehen.

Demgegenüber hält SPIEGEL[5] den Versuch, die Stoffwechselzentren genau mit bestimmten Zellgruppen in Beziehung zu bringen, für wenig aussichtsreich und die *scharfe Abgrenzung von Zentren einzelner Stoffwechselteilfunktionen für kaum durchführbar.* Er schlägt eine Gliederung der Kerne des Tuber cinereum nach 2 Gruppen vor; einmal Kerne, die an der Innervation der Hypophyse teilnehmen und sodann Kerne, welche Fasern spinalwärts entsenden. Zur ersteren Gruppe rechnet er den Nucleus supraopticus, vielleicht auch Teile der Nuclei tuberis bzw. des Nucleus paraventricularis. Zur zweiten Gruppe zählt er vor allem den Hauptteil der Nuclei tuberis und den Nucleus mammillo-infundibularis. (Nach GREVING[6] ist die Leitungsrichtung in dem System, das aus Nucleus supraopticus, Tractus supraopticohypophyseos und Hypophysenhinterlappen besteht, zentrifugal. Der histologische Aufbau des Infundibulum, Hypophysenstiels und Hinterlappens ist gleichwertig.)

Nach SPIEGEL dürfte die Kerngruppe der Nuclei tuberis und des Nucleus mammilloinfundibulari die *Ursprungsstätte caudalwärts gerichteter nervöser Impulse* sein, vor allem zu den Drüsen im Bereich des Splanchnicus und vielleicht zu einzelnen Blutdrüsen. Die Gruppe des Nucleus supraopticus nimmt hingegen teil an der Innervation des Zwischen- und Hypophysenhinterlappen und *kann damit in jene Mechanismen eingreifen, auf welche die Produkte dieser Hypophysenteile einwirken.*

Eine *neue Beziehung von Hypophyse und Hypothalmus* ergab sich aus der Feststellung, daß die Hypophyseninkrete des Mittel- und Hinterlappens über den Stiel der Hypophyse und über das Infundibulum den Weg zum 3. Ventrikel nehmen (DIXON[7], TRENDELENBURG[8]). Diese Inkrete nehmen demzufolge auf die Zellgruppen der hypothalamischen Gegend einen mehr oder minder direkten humoralen Einfluß. Andererseits kann das Tuber cinereum bzw. der unter ihm erhaltene Rest der Pars tuberalis der Hypophyse die Inkretproduktion übernehmen. Beim hypophysektomierten Tier haben RAMIREZ-CORRIA[9] sowie KOSTER und GEESINK[10], beim Menschen mit Hypophysengeschwulst hat CAMERON[11] nachgewiesen, daß Reste der Pars tuberalis der Hypophyse mächtig hypertrophieren nach dem Ausfall der Hypophyse. Dem morphologischen Befund entspricht das pharmakologische Ergebnis. TRENDELENBURG[12] und SATO[8] fanden den Auszug des Tuber cinereum hypophysektomierter Tiere sehr stark antidiuretisch, den entsprechenden Auszug normaler Tiere nur wenig diuresehemmend.

Das *System Zwischenhirn-Hypophyse* ist also gekennzeichnet durch eine enge Zusammenfassung hormonaler und nervöser Regulationsvorgänge (vgl. S. 1798).

Der *Streifenhügel* steht durch faseranatomische Beziehungen in Verbindung mit den autonomen Zentren des Hypothalamus. Hingegen ist die Lokalisation autonomer Zentren im Streifenhügel nicht eindeutig erwiesen. Zwar ist seit

---

[1] GREVING, R.: Handb. d. mikrosk. Anat. des Menschen **4 I.** Berlin 1929.

[2] ISAAC, S. u. R. SIEGEL: Ds. Handb. **16 II** (1931).

[3] CAMUS, I., u. G. ROUSSY: C. r. Soc. Biol. Paris **76,** 877 (1914); **75,** 483, 628 (1913).

[4] DRESEL, K.: Z. exper. Med. **37,** 373 (1923). — LEWY, F. H.: Tonus u. Bewegung. Berlin 1923.

[5] SPIEGEL, E. A.: Die Zentren des autonomen Nervensystems, S. 111. Berlin 1928.

[6] GREVING, R.: Verh. dtsch. Ges. inn. Med. **38,** 147 (1926); **42,** 53 (1930).

[7] DIXON, W. E.: J. of Physiol. **57,** 129 (1923).

[8] TRENDELENBURG, P.: Klin. Wschr. **7,** Nr 36 (1928). — SATO: Arch. f. exper. Path. **131,** 45 (1927).

[9] RAMIREZ-CORRIA, C. M.: Rev. Soc. argent. Biol. **3,** 227 (1927).

[10] KOSTER, S., u. A. GEESINK: Pflügers Arch. **222,** 293 (1929).

[11] CAMERON, G. R.: Die Beziehungen der Pars tuberalis zum Hypophysenapparat. Jena 1929.

[12] TRENDELENBURG, P.: Klin. Wschr. **3,** 777 (1924). — MIURA, Y.: Pflügers Arch. **207,** 76 (1925).

den Versuchen von ARONSOHN und SACHS[1] gesichert, daß Verletzungen des Streifenhügels infolge vermehrter Wärmebildung in Leber[2] und Muskulatur[3] zur Hyperthermie führen. Neuere Untersuchungen haben es jedoch zweifelhaft gemacht, ob die Hyperthermie auf der Verletzung eines Zentrums beruht oder nur auf der Reizung nervöser Apparate in der Wand des Ventrikels, der beim Striatum-Wärmestich häufig angestochen wird. JAKOBJ und RÖMER[4] dachten an eine Beeinflussung der wärmeregulatorischen Zentren durch den Blut- und Lymphstrom und schreiben den Gehirnplexus eine maßgebende Bedeutung bei der Wirkung des Wärmestichs zu. SPIEGEL vertritt die Ansicht, daß die zentrale Wärmeregulation der Säugetiere an die Existenz des Tuber cinereum gebunden, der Streifenhügel dagegen entbehrlich sei. Es ist aber sehr wahrscheinlich, daß vom Streifenhügel aus regulatorische Vorgänge auf das Wärmezentrum im Tuber einwirken. BARBOUR[5] ließ 2 Wochen nach dem Einstich in den Streifenhügel, also nach dem Abklingen des Verletzungsreizes, mittels einer kalt und warm durchströmbaren Kanüle Temperaturschwankungen auf den Streifenhügel einwirken und sah bei Temperaturerhöhung eine Dämpfung, bei Temperatursenkung eine Steigerung des striären Erregungszustandes. Der Erregungszustand des Streifenhügels wird vielleicht schon normalerweise durch Veränderungen der Bluttemperatur beeinflußt. Doch ist die Deutung der Versuche BARBOURs nicht allgemein anerkannt (MOORE[6], SACHS und GREEN[7]). Für die Tatsache der Beeinflussung hypothalamischer Zentren vom Streifenhügel aus sprechen die Faserbeziehungen zwischen beiden. GREVING beschreibt eine Verbindung zum Corpus Luysii als Tractus striohypothalamicus, eine Verbindung zu den Tuberkernen als Tractus frontotuberalis (aus der Ansa peduncularis) und einen Tractus frontosupraopticus, dessen striärer Ursprung nicht feststeht. Die Verletzung solcher Faserverbindungen zwischen Streifenhügel und Zwischenhirn scheint maßgebend für die Beeinflussung glattmuskeliger Organe (Pupillen, Schluckmuskulatur, Magen, Blase, Uterus) bei Reizung des Streifenhügels. War die corticofugale Bahn, welche den Streifenhügel in ziemlich weit zerstreuten Bündeln durchsetzt, zur Degeneration gebracht, so konnten SPIEGEL und TAKANO durch Reizungen des Streifenhügels weder an der Pupille noch am Blutdruck die vorher regelmäßigen Wirkungen auslösen.

Auch die *Hirnrinde* ist in die zentrale Regulation der autonomen Funktionen und Organe eingeschaltet. Umstritten ist die Frage, ob die einzelnen vegetativen Innervationen in der Rinde durch abgrenzbare Zentren vertreten (BECHTEREW[8]) oder von den verschiedensten Rindenteilen aus ohne wesentlichen Unterschied beeinflußbar (L. R. MÜLLER[9]) sind. Für eine Lokalisation vegetativer Funktionen in der Rinde sprechen in erster Linie die experimentellen und klinischen Beobachtungen über Zustandsänderungen innerer Organe bei der Reizung bzw. nach der Ausschaltung umschriebener Rindenbezirke. Auf die Vielzahl der Beobachtungen kann hier nicht eingegangen werden, nahezu für jede autonome Innervation von Organen und Funktionen sind sowohl im Experiment als in der Klinik gewisse Rindenvertretungen beschrieben. Die Zentren liegen in der Hauptsache innerhalb oder in enger Nachbarschaft der motorischen Region, und

---

[1] ARONSOHN u. SACHS: Pflügers Arch. **37**, 232 (1885).

[2] HIRSCH, MÜLLER u. ROLLY: Dtsch. Arch. klin. Med. **75**, 264 (1903).

[3] FREUND u. JANSSEN: Pflügers Arch. **200**, 96 (1923).

[4] JAKOBJ, C., u. C. RÖMER: Arch. f. exper. Path. **70**, 108 (1912).

[5] BARBOUR: Arch. f. exper. Path. **70**, 1 (1912) — J. of Pharmacol. **6** (1914).

[6] MOORE: Amer. J. Physiol. **46** (1918).

[7] SACHS u. GREEN: Amer. J. Physiol. **42** (1917).

[8] BECHTEREW: Funktionen der Nervenzentren **3**, 1583 (1911).

[9] MÜLLER, L. R.: Die Lebensnerven. Berlin 1922.

zwar für die einzelnen vegetativen Funktionen und Organe jeweils innerhalb oder nahe derjenigen motorischen Rindenabschnitte, die für die Skeletmuskulatur der benachbarten Körperabschnitte eintreten.

Als *corticofugale autonome Leitungsbahn* steht ein pyramidaler und ein extrapyramidaler Weg zur Verfügung. Der pyramidale Anteil steht in enger räumlicher Beziehung zu der corticofugalen Willkürbahn, wie es SPIEGEL für innere Kapsel, Pedunculus, Seitenstränge des Rückenmarks annimmt. Diese Nachbarschaft und die besprochene enge Beziehung vegetativer Reizpunkte und motorischer Zentren in der Rinde legt SPIEGEL die Erwägung nahe, daß die corticofugalen Elemente für die Erregungsleitung zu der Skeletmuskulatur und zu den inneren Organen wenigstens zum Teil identisch sind. In manchen Neuronen der Pyramidenbahn dürften Impulse sowohl an die Vorderhornzellen des animalen Systems als an die Ursprungszellen des peripheren autonomen Nervensystems gelangen. Der extrapyramidale Anteil der corticofugalen autonomen Bahn besteht in Faserbeziehungen, die vor allem das Stirnhirn in Verbindung bringen mit dem Globus pallidus bzw. dem Hypothalamus (frontopallidäre, pallidostriäre und striohypothalamische Bahn). In der Pathologie findet der zweifache Weg der zentrifugalen autonomen Bahn Bestätigung durch den Nachweis vegetativer Störungen, die sowohl auftreten bei Läsionen der Pyramidenbahn als bei Läsionen außerhalb derselben.

Allgemeine Physiologie der autonomen nervösen Correlationen.

Effektorische Peripherie.

A. Correlative Bedeutung der peripheren autonomen nervösen Funktionen.

1. Die doppelte autonome Innervation. Die Gliederung des autonomen Nervensystems in ein sympathisches und parasympathisches System ist eine physiologische Forderung. Sie ergibt sich aus der antagonistischen Wirkung von Nervenerregungen, die im einen oder anderen peripheren Abschnitt das Erfolgsorgan erreichen. Und die Gliederung erweist sich nicht nur in der Innervation der Einzelfunktion als berechtigt, sondern auch in der Innervation integrativer vegetativer Leistungen. In der Verschiedenheit sympathischer und parasympathischer Integration sieht W. R. HESS[1] den Kernpunkt der Unterscheidung von Sympathicus und Parasympathicus. Der Sympathicus fördert nach ihm die Entfaltung aktueller Energie, der Parasympathicus dient der Restituierung und Erhaltung der potentiellen Leistungsfähigkeit.

Die *morphologischen Lücken dieser Gliederung* sind bekannt. Eine parasympathische Innervation der Gefäße und der Schweißdrüsen ist nicht erwiesen. Der histologische Befund KURÉs und seiner Mitarbeiter[2], die parasympathische vasodilatorische und sekretorische Fasern in den hinteren Wurzeln der Spinalnerven beschreiben, ist bei der Unzulänglichkeit morphologischer Unterscheidungsmerkmale nicht beweisend. Der physiologische Nachweis einer parasympathischen Zugehörigkeit der Faser ist durch das enge Zusammenwirken nervöser und chemischer Regulation gerade auf dem Gebiete der Gefäßerweiterung schwer zu erbringen.

Der *funktionelle Antagonismus des sympathischen und parasympathischen Systems* kann beruhen auf der Verschiedenheit des sympathischen und parasympathischen Nervenerregungsvorgangs oder auf der Verschiedenheit des sympathisch innervierten und des parasympathisch innervierten Erfolgsapparates. An der Pupille liegen zwei verschiedene Erfolgsorgane der autonomen Innervation vor. Bei den anderen vegetativen Organen handelt es sich um morphologisch einheitliche Erfolgsapparate. Ob in diesen einheitlichen Erfolgsapparaten zwei qualitativ verschiedene Zellgruppen angenommen werden dürfen oder zwei

---

[1] HESS, W. R.: Klin. Wschr. **9**, 1009 (1930/I).
[2] KURÉ, K. u. Mitarbeiter: Z. Zellforschg **9**, 229 (1929).

örtlich und funktionell getrennte Erfolgsorte im Bereich der Einzelzelle, ist nicht zu entscheiden. Für das Herz haben Baxt[1] und O. Frank[2] verschiedene Angriffspunkte des Sympathicus und Parasympathicus wahrscheinlich gemacht. Nach künstlicher Herabsetzung der Körpertemperatur fanden sie die Wirkung einer Parasympathicusreizung unverändert, diejenige einer Sympathicusreizung aufgehoben. An den Speicheldrüsen nehmen Heidenhain[3] und Hitzker[4] ein gemeinsames Erfolgsorgan und verschiedene Nervenerregungsvorgänge im Sympathicus und Parasympathicus an. Schilf[5], der das Problem ausführlich erörtert, ist geneigt, den Antagonismus beider Innervationen auf Verschiedenheit der Erfolgsapparate bei Einheitlichkeit des Nervenerregungsvorganges zu beziehen. Der Nachweis eines verschiedenen sympathischen und parasympathischen chemischen Übertragungsstoffes der Nervenerregung durch Loewi bringt keine Entscheidung. Er besagt lediglich, daß durch die Reizung der betreffenden Nerven in der Peripherie nervenspezifische Substanzen freigemacht werden. Er läßt die Frage offen, ob diese Substanzen infolge eines verschiedenen nervösen Erregungsvorganges oder eines Nervenangriffs an verschiedenen Zellphasen auftreten.

Der *Antagonismus* der sympathischen und parasympathischen Innervation *kann das Verhalten der vegetativen Peripherie nicht vollständig beschreiben, weil neben dem nervösen Regulationsmechanismus ein chemischer Regulationsmechanismus* besteht. Dieser chemische Regulationsmechanismus bestimmt maßgebend den Zustand des vegetativen Erfolgsorgans. Der Zustand des Erfolgsorgans ist in vielen Fällen entscheidend für den Erfolg ankommender autonomer nervöser Erregungen. Dadurch, daß im Blute kreisende Stoffe (Inkrete, Stoffwechselprodukte, Ionen) und örtlich freigesetzte Gewebsstoffe den Zustand des Erfolgsorgans beeinflussen, kann die Mehrzahl der paradoxen Wirkungen, der Umkehrwirkungen nervöser Erregungen, eine Deutung erfahren. Neben der chemischen Beeinflussung des Erfolgsorgans ist von großer Bedeutung für die Richtung eines nervös ausgelösten Erfolges der Funktionszustand und die Tätigkeitsphase des Organs. Ein Vagusreiz hat entgegengesetzten Erfolg an der offenen und an der geschlossenen Cardia (Langley[6]), an dem (nach Fütterung) aktiven und an dem (im Hunger) inaktiven Antrum pylori (McCrea und McSwiney[7]); der Erfolg ist so gerichtet, daß er das Organ einer mittleren Längsdehnung der glatten Muskulatur annähert. Ein Hypogastricusreiz hat am nichtschwangeren und am schwangeren Uterus einen entgegengesetzten Erfolg (Langley und Anderson[8]). Ein Sympathicusreiz hat entgegengesetzten Erfolg am unbehandelten und am adrenalinvorbehandelten Gefäß (Bauer und Fröhlich[9]). Auf die Umkehrwirkungen sympathischer und parasympathischer Reize nach Vorbehandlung mit sympathicomimetischen und parasympathicomimetischen Stoffen sei hingewiesen; sie wurde von Fröhlich in Bd. 10 ds. Handb. ausführlich geschildert. Die Mehrzahl der Beobachtungen von Umkehrwirkungen und paradoxen Wirkungen wurde erhoben unter experimentell gesetzten Bedingungen, die vom Normalbereich physiologischer Impulse innerhalb des autonomen Nervensystems weit entfernt sind. Ob es am kranken Organismus durch Veränderungen des „milieu interne" zu Um-

---

[1] Baxt: Ber. der sächs. Ges. der Wiss. **26**, 323 (1875).
[2] Frank, O.: Z. Biol. **49**, 392 (1907).
[3] Heidenhain: Hermanns Handb. d. Physiol. **5**, 48 (1883).
[4] Hitzker: Pflügers Arch. **159**, 487 (1914).
[5] Schilf, E.: Das autonome Nervensystem, S. 64ff. Leipzig 1926.
[6] Langley, J. N.: J. of Physiol. **23**, 407 (1898/99).
[7] McCrea u. McSwiney: J. of Physiol. **61**, 28 (1926).
[8] Langley, J. N. u. Anderson: J. of Physiol. **19**, 74 (1895).
[9] Bauer u. Fröhlich, Arch. exp. Path. **84**, 33 (1918).

kehrwirkungen vegetativer Regulation kommt, halten sowohl Trendelenburg[1] als E. Frank[2] für ungeklärt.

Der *Antagonismus* des sympathischen und parasympathischen Systems *wird in der integrativen Leistung autonomer Regulationen häufig zum Synergismus.* Es besteht am Erfolgsorgan ein bestimmtes Gleichgewicht sympathischer und parasympathischer Erregung, zu dem die antagonistischen Nerven synergistisch beitragen. An den einzelnen Organen ist dieses autonom-nervöse Gleichgewicht auf verschiedenem Niveaus stabilisiert und in wechselndem Maß gegen störende Einflüsse empfindlich. Bei gleichzeitiger Reizung von Sympathicus und Parasympathicus sah Raymond-Hamet[3] am Herzen des chloralisierten Hundes die Erregung des Vagus über die des Sympathicus überwiegen, am Darm die des Sympathicus über diejenige des Vagus. An der sympathisch und parasympathisch innervierten Milz wird der Sympathicus dauernd vom Vagus unterdrückt; die durch Sympathicusreiz bewirkte Verkleinerung der Milz bildet sich bei Vagusreizung in der halben Zeit zurück (Rautmann[4], v. Skramlik und Duran Cao[5]). Ein anderer Weg, das verschiedene Gleichgewicht der einzelnen Organe hinsichtlich ihrer sympathischen und parasympathischen Erregung zu erforschen, wurde von verschiedenen Forschern[6-9] mit pharmakologischen Mitteln beschritten. Schröder[6] zeigte gegenüber der Adrenalinwirkung für ein und dasselbe Individuum stark verschiedene Empfindlichkeit des Blutdrucks, des Blutzuckers, der Diurese, des Chlorhaushalts. Diese weitgehend konstante individuelle Dissoziation der Adrenalinwirkung begleitet das Individuum über lange Zeit; bei eineiigen Zwillingen zeigt sie völlige Übereinstimmung. Das Individuum hat also eine charakteristische vegetative Struktur, die durch eine *eigentümliche Gleichgewichtslage der vegetativen Organe und Funktionen* gegeben ist, *nicht aber in einem eigentümlichen sympathischen oder parasympathischen Systemübergewicht* besteht. So sind diese Versuche in der „Klinischen funktionellen Pathologie des autonomen Nervensystems" von v. Bergmann[10] mit Recht als Beweis gegen eine generalisierte Vagotonie bzw. Sympathicotonie im Sinne von Eppinger und Hess[11] eingewendet worden. Zu betonen bleibt freilich, daß die individuelle Konstanz der Dissoziation der Adrenalinwirkung nur bei gleichmäßig geschwinder Adrenalinresorption zu erwarten ist. Die Dissoziationsformel läßt sich durch Änderungen der Resorptionsbedingungen beeinflussen (Foerster und Benkovics[7], Harada[8], Kunika[9]). Bei langsamer Resorption, wie sie bei langsamer intravenöser Gabe, bei intramuskulärer und noch mehr bei subcutaner Gabe stattfindet, wird schwacher Druckanstieg und starke Glykosurie beobachtet, bei rascher Resorption, wie sie durch geschwinde intravenöse Gabe erzielbar ist, hingegen eine Umkehr gesehen in starken Druckanstieg und schwache Glykämie (meist fehlende Glykosurie). Die Forscher neigen zu der Annahme, daß an den verschiedenen Organen verschiedene Schwellenwerte der wirksamen Adrenalinkonzentration bestehen, deren Erreichung mit der Variation der Resorptionsbedingungen Änderungen unterliegt.

[1] Trendelenburg, P.: Verh. dtsch. Ges. inn. Med. **1922**.
[2] Frank, E.: Dtsch. Z. Nervenheilk. **108**, 268 (1928).
[3] Raymond-Hamet: C. r. Acad. Sci. Paris **186**, 597 (1928).
[4] Rautmann: Dtsch. med. Wschr. **52**, 964 (1926).
[5] Skramlik, E. v., u. M. Duran Cao: Z. exper. Med. **45**, 460 (1925).
[6] Schroeder: Klin. Wschr. **8**, 1638 (1929) (ref.).
[7] Foerster, G. u. Benkovics: Magy. orv. Arch. **27**, 288 (1926).
[8] Harada: Mitt. med. Fak. Tokyo **31**, 339 (1924).
[9] Kunika: Fol. jap. pharmacol. **2**, 353 (1926).
[10] Bergmann, G. v.: Ds. Handb. **16**, 1019 (1930).
[11] Eppinger, H., u. L. Hess: Die Vagotonie. Berlin: Hirschwald 1910.

Das *Gleichgewicht des Parasympathicus und Sympathicus an der Erfolgszelle* wird gegenüber störenden Einwirkungen vom Organismus verteidigt durch den Mechanismus der zentralen *reziproken Antagonistenhemmung*. Das Prinzip dieser Regulation ist aus dem animalen System bekannt, wo bei willkürlicher oder reflektorischer Kontraktion der protagonistischen Muskelgruppe eine Erschlaffung der antagonistischen Muskelgruppe auftritt. Im autonomen Nervensystem wird, entsprechend den Verhältnissen im animalen Nervensystem, eine *zentrale reziproke Antagonistenhemmung* auf Grund verschiedener Befunde postuliert. Ein solcher zentraler Vorgang ist besonders gut an der Pupille[1] zu beobachten, wo die Erfolgsapparate getrennt und Anastomosen beider peripheren Systeme in der Regel nicht stören. Ein Schmerzreiz führt zur Erweiterung der Pupille: daß diese nicht nur durch eine sympathische Erregung, sondern auch durch eine parasympathische Hemmung hervorgerufen ist, wird daraus geschlossen, daß die Pupillenerweiterung auch noch auftritt, wenn ein Schmerzreiz nach Durchtrennung des Halssympathicus ausgeübt wird. Der Impuls verläuft im letzteren Fall über eine Hemmung des Oculomotoriuszentrums. Wie weit bei der tatsächlichen Beobachtung die parasympathische Hemmung ergänzt wird durch eine Adrenalinausschüttung unter der Einwirkung des Schmerzreizes, die an der entnervten Pupille eine erhöhte Adrenalinempfindlichkeit antrifft, scheint nicht untersucht. Am Herzen ist die reziproke Antagonistenhemmung von BRÜCKE[2], BAYLISS[3], KISCH beschrieben (vgl. S. 1799). — Eine *Art von peripherer, reziproker Antagonistenhemmung* nehmen KOLM und PICK[4] an. Sie gehen von pharmakologischen Befunden aus. Nach Vorbehandlung eines isolierten Organs mit einem Parasympathicomimeticum (Acetylcholin) wirkt Adrenalin nicht mehr sympathicomimetisch, sondern parasympathicomimetisch. Die Autoren erklären die Beobachtung mit einer Erregbarkeitssteigerung der parasympathischen Endapparate (als Folge der Acetylcholinwirkung) und vermuten, daß diese mit einer reziproken Erregbarkeitsabnahme der sympathischen Endapparate einhergehe (vgl. S. 1782).

Antagonismus und Synergismus selbst stehen sich im autonomen Nervensystem nicht mit solcher Gegensätzlichkeit gegenüber, wie es der analytischen Beobachtung experimentell beeinflußter Einzelvorgänge zu entnehmen scheint. So wie in der Ruhe Sympathicus und Parasympathicus durch antagonistische Erregung synergistisch ein Gleichgewicht am Erfolgsorgan aufrechterhalten, so ist häufig der *antagonistische Einfluß ein und desselben peripheren autonomen Nerven auf die differenten Teile eines Organs* der Weg zur synergistischen Zusammenfassung der Teile in eine einheitliche Funktion des Gesamtorgans. Der Vagus bringt die Muskulatur des Magenkörpers zur Zusammenziehung, diejenige des Schließmuskels am Magenausgang zur Erschlaffung; der Sympathicus erschlafft die Magenmuskulatur und läßt den Schließmuskel sich kontrahieren; der Nervus pelvicus bringt die Blasenmuskulatur und die Muskulatur der Ureterenöffnung zur Zusammenziehung, den Schließmuskel zur Erschlaffung. Die antagonistische Beeinflussung der Teile (durch ein und denselben Nerven) ist in Wahrheit eine synergistische Innervation der Gesamtfunktion.

2. Die ganglionären Zwischenstationen. Die Bedeutung der peripheren sympathischen Ganglienapparate ist nicht genügend geklärt.

Als *Einrichtung zur Verbreiterung des Impulsbereiches* scheinen sie betrachtet werden zu können. RANSON und BILLINGSLEY[5] zählten bei der Katze die Zahl der präganglionären Fasern im Halssympathicus und die Zahl der Zellkörper

---

[1] SCHILF: Das autonome Nervensystem, S. 62. Leipzig 1926.
[2] v. BRÜCKE: Z. Biol. **65**, 507 (1917).   [3] BAYLISS: J. of Physiol. **14**, 303 (1908).
[4] KOLM u. PICK: Pflügers Arch. **184**, 79 (1920).
[5] RANSON u. BILLINGSLEY, zitiert nach W. B. CANNON: Lancet **218**, 1109 (1930).

im obersten Halsganglion und fanden das Verhältnis von 1:32. Schon BIDDER und VOLKMANN[1] hatten die Zahl der aus einem Ganglion stammenden postganglionären Fasern größer gefunden als die der eintretenden präganglionären Fasern. Ihr Schluß lautete, daß eine präganglionäre Faser mehrere Zellen des Ganglions berühre.

Eine *Umwandlung von Impulsen in der sympathischen Ganglienzelle* im Sinne einer Frequenzänderung, Summation oder Koordination wurde wiederholt behauptet, aber bis heute nicht eindeutig gesichert. QUERIDO[2] hatte gefunden, daß die Nickhaut der Katze nur bei Reizfrequenzen von über 40 bis zu 200 pro Sekunde, welche die präganglionären Sympathicusfasern treffen, maximale Zusammenziehungen zeigt. Hier ist die Frequenz von 40 pro Sekunde die kritische Minimalfrequenz. Dagegen gilt für die postganglionäre Faser 160 pro Sekunde als kritische Maximalfrequenz. Bei einer Unterbrechungszahl von 180 pro Sekunde sind die postganglionären Fasern überhaupt nicht mehr erregbar. QUERIDO schließt daraus, daß die in den präganglionären Fasern laufenden Erregungswellen unbekümmert um ihre Frequenz in den ganglionären Synapsen Erregungswellen auslösen, die mit optimaler Frequenz (120—160 pro Sekunde) zum Erfolgsorgan verlaufen. (Er nimmt weiter an, daß auch bei Erregung nur eines Teiles der präganglionären Fasern [submaximale präganglionäre Erregung] alle postganglionären Fasern gereizt werden: es müsse daher jede präganglionäre Faser mit vielen Zellen des Ganglion cervicale in leitender Verbindung stehen.) O. H. VEACH und I. R. PEREIRA[3] fanden demgegenüber am gleichen Untersuchungsobjekt, daß sich bei Steigerung der Reizfrequenz bis zum Optimum von etwa 142 pro Sekunde sowohl bei Erregung präganglionärer als auch postganglionärer Fasern die Kontraktionshöhe vergrößert, die Latenzzeit verkürzt und die Kontraktionsdauer zunimmt. Diese Verfasser ziehen den Schluß, daß beim Passieren des Ganglion cervicale sich die Frequenz der nervösen Impulse nicht ändert. Der letzteren Auffassung wird von QUERIDO[4] damit widersprochen, daß die Versuchsanordnung der Autoren nicht eine wirklich getrennte Reizung präganglionärer und postganglionärer Fasern verbürgt habe, die er in seinen Versuchen mit Sicherheit innegehalten habe.

Die verschiedene Empfindlichkeit der präganglionären und postganglionären Faser vermag wohl auch die Befunde von P. SCHULTZ[5] zu erklären. Er hat an der Katze bei postganglionärer Reizung höhere Stromstärken benötigt als bei präganglionärer Reizung und geschlossen, daß in den sympathischen Ganglien eine *Summation* stattfinde, welche unterschwellige Erregungen überschwellig zu machen vermöge. Nach den Befunden VEACH und PEREIRAS[3] ist die Auffassung nicht mehr aufrechtzuerhalten.

HOFFMANN[6] wollte in den sympathischen Ganglienzellen *Koordinationszentren niederster Art* sehen. Er beobachtete bei präganglionärer Reizung (Ramus communicans) eine totale Pupillenerweiterung bei postganglionärer Reizung (Nervi ciliares longi) nur eine partielle Erweiterung eines Sektors und schloß, daß im oberen Halsganglion koordinierende Verbindungen zwischen den einzelnen Ganglienzellen bestehen. LANGLEY[7] konnte indessen eine partielle Erweiterung als Erfolg postganglionärer Reizung nicht bestätigen und nimmt daher präterminale Plexus an, welche die präganglionäre Erregung nur wenige Fasern auf einen erweiterten Gewebsbezirk ausbreiten.

Eine über die Verbreiterung des Auswirkungsfeldes hinausgehende, freilich unbekannte funktionelle Bedeutung der ganglionären Zwischenstationen ist jedoch

---

[1] BIDDER u. VOLKMANN: Die Selbständigkeit des sympathischen Nervensystems. Leipzig 1842.
[2] QUERIDO, A.: Amer. J. Physiol. **70**, 29 (1924).
[3] VEACH, O. H., u. I. R. PEREIRA: J. of Physiol. **60**, 329 (1925).
[4] QUERIDO, A.: Arch. néerl. Physiol. **10**, 542 (1926).
[5] SCHULTZ, P.: Nagels Handb. Physiol. **4**, 399 (1900).
[6] HOFFMANN: Schmidts Jahrbücher **381**, 113 (1904).
[7] LANGLEY, I. N.: J. of Physiol. **31**, 244 (1904).

nicht zu bezweifeln. Sie geht auch daraus hervor, daß die Verheilung von präganglionärer und postganglionärer Faser unter Ausschaltung des Ganglions nach
LANGLEY und ANDERSON[1] nicht zu einer funktionellen Vereinigung der Fasern
führt. Vereinzelte entgegengesetzte Resultate LANGENDORFFS[2] und LANGLEYS
und ANDERSONS selbst[1] sind nach histologischen Untersuchungen der letzteren
Forscher auf die unvollständige Ausrottung der Ganglienzellen zu beziehen.

Als *Reflexzentrum* konnte das sympathische Ganglion bisher nicht erwiesen
werden. Es sind keine echten Reflexe, deren Zentren außerhalb der Cerebrospinalachse gelegen wären, im sympathischen Nervensystem bekannt. Der
Gegensatz dieses Tatbestands zu der sicheren Reflextätigkeit des intramuralen
Nervengeflechts gehört zu den Gründen, die letzteren als ein besonderes „Entericsystem" abzugrenzen.

Pseudoreflexe oder Axonreflexe spielen hingegen eine recht bedeutsame Rolle
im sympathischen Nervensystem. *Postganglionäre Axonreflexe*, die ablaufen
in einem Axon und seinen Verzweigungen, kommen so zustande, daß in ein
Axon oder seine Kollaterale infolge eines peripheren Reizes eine Erregung einströmt, proximal verläuft bis zu einer Verzweigungsstelle, hier in einen anderen
Ast des Axons einstrahlt und in einem der Erregungsentstehung benachbarten
Gewebsbezirk sich auswirkt. Nach LEWIS[3] kann der rote Hof in der Umgebung
der Strichlinie einer dermographischen Reaktion durch einen postganglionären
Axonreflex zustande kommen; der rote Hof tritt nach Durchschneidung der dazugehörigen Hautnerven nicht mehr auf. Aus den unmittelbar betroffenen Haut-
zellen wird Histamin frei, welches die kleinsten Gefäße direkt erweitert und die
sensiblen Endigungen der terminalen Axonverzweigung ständig reizt. Nach
LEWIS gelingt die so erzeugte Nervenerregung auf dem Weg eines postganglionären Axonreflexes über die Teilungsstelle an die Endigungen der arteriolären
Kollateralen; die Erweiterung der Gefäße im Axonreflex wäre damit eine reflektorische Erweiterung. DALE[4] nimmt an, daß die auf demselben Wege an die
Endigungen der arteriolären Kollateralen gelangte Erregung Acetylcholin frei
setzt, welches als wirksamer Erweiterer wirkt. KROGH[5] vertritt eine andere
Auffassung.

Bei Fröschen[6] und Fischen[7] sind postganglionäre Axonreflexe infolge des
sehr ausgebreiteten Nervennetzes der Peripherie leicht zu studieren. WERNOE
hat bei KROGH die Beziehungen zwischen Haut und Eingeweiden eingehend
untersucht. Er wählte als Test den Farbwechsel der Haut, deren Chromatophoren sympathisch innerviert sind. Die beobachteten viscerocutanen und
cutaneovisceralen Reflexe verliefen nicht durch das Rückenmark, sondern durch
ein und dieselbe Zelle des peripheren Sympathicus. Die in beiden Richtungen
nachgewiesenen Reflexe wurden deshalb als postganglionäre Axonreflexe bezeichnet.

In der Klinik spielen die Beziehungen zwischen Haut und Eingeweiden
eine große Rolle. Sie äußern sich vor allem in der Reflexhyperästhesie bestimmter
Hautbezirke, die dem gereizten Eingeweidenerven segmental zugeordnet sind
(HEAD und MACKENZIE). WERNOE[7] ist geneigt, solche Reflexe ebenfalls als

[1] LANGLEY u. ANDERSON: J. of Physiol. **31**, 265 (1904).
[2] LANGENDORFF: Ztrbl. Physiol. **1901**, 483.
[3] LEWIS, TH.: Die Blutgefäße der menschlichen Haut. Übersetzt von E. SCHILF.
Berlin: S. Karger 1928.
[4] DALE, H. H.: Lancet **216**, 1285 (1926).
[5] KROGH, A.: Anat. u. Physiologie der Capillaren. Übersetzt von W. FELDBERG,
2. Aufl. Berlin: Julius Springer 1929.
[6] SPERANSKAJA-STEPANOWA: Pflügers Arch. **210**, 663 (1925).
[7] WERNOE: Pflügers Arch. **210**, 1 (1925).

postganglionäre Axonreflexe anzusprechen; er nimmt an, daß der Reflex in ein und derselben Zelle ablaufe, die gleichzeitig Fibrillen zur Haut und zum Eingeweide schicke. Bei Reizung der Eingeweide durch „funktionelle Betriebsstörungen" (v. BERGMANN) und Entzündungen verläuft der Reflex viscerocutan, bei Reizungen der Haut (Abkühlung, Erwärmung) verläuft er cutaneovisceral. Als Beispiel sei verwiesen auf die Tonussteigerung, Peristaltikvermehrung und Pylorusöffnung, die FREUDE[1] am Magen auftreten sah im Gefolge einer Erwärmung der Bauchhaut. Die Hyperästhesie der Haut bei visceralen Veränderungen möchte WERNOE[2] erklären durch eine Anämie des Hautbezirks im Bereich des viscerocutanen Reflexes. Die von klinischer Seite erwogene Erklärung, daß es sich um eine Irradiation des Schmerzes in das Hautgebiet handele, hält er nicht für stichhaltig, da die Hauthyperästhesie nicht auf die Zeit spontaner Schmerzen beschränkt bleibt.

Um *präganglionäre Axonreflexe* könnte es sich vor allem im Gebiet der viscerovisceralen Reflexe zu handeln. Visceroviscerale Reflexe spielen in Physiologie und Pathologie eine große Rolle; sie scheinen teilweise im Rahmen echter Reflexe, teilweise im Rahmen präganglionärer Axonreflexe abzulaufen. Die Irradiation von Reflexen auf dem Gebiet der vegetativen Innervation ist auf S. 1807 erörtert. In den Beziehungen der Eingeweide untereinander sind ferner die Wirkungen örtlicher Gewebsstoffe und inkretorischer Ausschüttungen (Adrenalin, Insulin) von großer Bedeutung.

Sichere Kenntnisse über die Rolle präganglionärer Axonreflexe sind bisher nur im Experiment gewonnen. LANGLEY[3] und LANGLEY und ANDERSON[4] reizten nach völliger Zerstörung des Rückenmarks bei der Katze das zentrale Ende des durchschnittenen lumbalen Grenzstrangs und sahen darauf Erblassen der Haut und Sträuben des Fells. Diese Reaktionen traten auf in einem Ausbreitungsgebiet, dessen Innervation um einen oder mehrere graue Rami communicantes höher lag als das gereizte Segment; sie waren aufgehoben nach vorausgegangener intravenöser Nicotininjektion bzw. nach örtlicher Nicotinbepinselung der betreffenden Ganglien; nicht mehr auslösbar waren sie nach vorheriger Degeneration der zugehörigen präganglionären Fasern. LANGLEY schloß aus diesen Befunden, daß jede präganglionäre Faser sich aufteilt und mit mehreren sympathischen Ganglien in Beziehung tritt, und daß bei distaler Reizung einer solchen präganglionären Teilfaser die Erregung in der Faser zentralwärts zur präganglionären Hauptfaser verläuft.

Als präganglionären Axonreflex haben RAJEVA und TONKIRCH[5] bei Katzen eine Herzbeschleunigung beschrieben, welche sie nach Reizung des zentralen Splanchnicusstumpfes beobachteten; es waren durchschnitten das Rückenmark (unterhalb der Medula oblongata) und die Vagi und abgeklemmt die Nebennierenvenen. Der Reflex nimmt seinen Weg durch den Grenzstrang und die Ganglia stellata; nach Nicotinvergiftung und Durchschneidung des 2. bis 9. Rückenmarksnerven bleibt er aus. Als präganglionären Axonreflex betrachtet CIMINATA[6] eine visceroviscerale motorische Reaktion zwischen Magen und Jejunum; im obersten Teil des Jejunums treten Bewegungen auf nach elektrischer Reizung der Serosa und Muskulatur und nach chemischer Reizung der Mucosa und Muskulatur des Magens, und zwar sowohl seiner pylorischen als seiner Fundus-

---

[1] FREUDE: Münch. med. Wschr. **1927 II**, 2211.   [2] WERNOE: Zitiert auf S. 1750.
[3] LANGLEY, J. N.: J. of Physiol. **25**, 468 (1900).
[4] LANGLEY, J. N., u. ANDERSON: J. of Physiol. **16**, 410 (1894).
[5] RAJEVA, N., u. A. TONKIRCH: Russk. fiziol. Ž. **11**, 381 (1928). — TONKIRCH, A.: Pflügers Arch. **211**, 260 (1926).
[6] CIMINATA, A.: Arch. di Fisiol. Suppl.-Bd. **24**, 622 (1926).

region. Die hohe symptomatische und diagnostische Bedeutung viscerovisceraler Reflexe in der Pathologie der Baucheingeweide und der Beziehung zwischen Bauch- und Brusteingeweiden hat durch v. Bergmann, Katsch, Westphal zum erstenmal eine gründliche Bearbeitung erfahren. Die länger bekannten visceromuskulären Reflexe, reflektorische Spannungen der Bauchdeckenmuskulatur über gereizten Eingeweiden, verlaufen nach den Untersuchungen von Miller und Simpson[1,2] über das Rückenmark. Sie verschwanden in Versuchen an decerebrierten Katzen nach Durchschneidung der dazugehörigen dorsalen Wurzeln.

3. Die perimuralen und intramuralen Gangliennetze. Die Gründe, diese Ganglienapparate gesondert zu besprechen, liegen in ihrem funktionellen Verhalten; sie sind weitgehend unabhängig vom Zentralnervensystem und sie haben wenigstens teilweise die Eigenschaft echter peripherer Zentren, sei es koordinierender Reflexzentren, sei es automatisch tätiger Zentren. Es gehören hierher nicht nur die Ganglien des Auerbachschen und Meissnerschen Plexus, sondern auch die Ganglien in der Wand des Herzens, der Bronchien (Bräucker[3]) und der Blutgefäße (Leontowitsch[4], Stöhr jun.[5], Lériche und Fontaine[6], Busch[7]).

Die weitgehende Unabhängigkeit der genannten peripheren Ganglien vom Zentralnervensystem ergibt sich aus den Befunden nach Exstirpation der zuführenden Nerven und der dazugehörigen Zentren. Zu den bekannten physiologischen Resultaten, die am ausgeschnittenen Magen- oder Darmsegment den unveränderten Funktionsablauf erweisen, ist in jüngster Zeit eine interessante histologische Beobachtung getreten. Lewin und Schamoff[8] fanden an Darmschlingen, die nach allmählicher Durchtrennung ihrer sämtlichen zuführenden Gefäße und Nerven mit der Haut vernäht waren, sowohl den Auerbachschen als den Meissnerschen Plexus intakt und die sekretorische und peristaltische Funktion wohl erhalten. Das Problem der automatischen Tätigkeit dieser peripheren Zentren entzieht sich einer allgemeinen Lösung.

Die rhythmische Tätigkeit, die der glatten Muskulatur der autonom innervierten Gewebe und der quergestreiften Herzmuskulatur eigentümlich ist, zeigt sich an den einzelnen Organen in verschiedener Abhängigkeit von der Anwesenheit intramuraler nervöser Gebilde. Für die rhythmische Tätigkeit des Herzens[9] und der Gefäße[10] neigt Bethe[11] der neurogenen Theorie zu. Für diejenige des Magens und Darms steht nach den bekannten Versuchen von Magnus[12] (Wegfall der Pendelbewegungen nach Abtrennung des Auerbachschen Plexus) die neurogene Theorie im Vordergrund. Auch die rhythmische Tätigkeit der Bronchialmuskulatur zeigt sich nach Bräucker[13] abhängig von den wandständigen Ganglienzellen. Den Mechanismus der automatisch tätigen Harnblase finden Hryntschak und Spiegel[14] unabhängig vom Plexus hypogastricus, aber der Anteil

[1] Miller, F. R.: Amer. J. Physiol. **71**, 84 (1924).
[2] Miller, F. R., u. H. M. Simpson: Amer. J. Physiol. **72**, 231 (1925).
[3] Bräucker, W.: Arch. klin. Chir. **139**, 1 (1926).
[4] Leontowitsch, A.: Internat. Mschr. Anat. u. Physiol. **28**, 1 (1906).
[5] Stöhr jun., Ph.: Z. Zellforschg **5**, 117 (1927).
[6] Lériche, R., u. R. Fontaine: Revue neur. **36**, 428 (1929).
[7] Busch, E.: Acta path. scand. (Københ.) Suppl.-Bd. **2** (1929).
[8] Lewin u. Schamoff: Pflügers Arch. **216**, 669 u. 673 (1927).
[9] Hofmann, F. B.: Schmidts Jahrbücher **281**, 113 (1904). — Dagegen Carlson: Amer. J. Physiol. **12**, 55 (1904). — Jedoch Hoshino: Pflügers Arch. **208**, 245 (1925).
[10] Huizinga: Pflügers Arch. **11**, 213 (1875). — Dagegen Lériche, R., u. R. Fontaine: C. r. Acad. Sci. Paris **183**, 1359 (1926).
[11] Bethe, A.: Ds. Handb. **7 I**, 1926.
[12] Magnus, R.: Pflügers Arch. **102**, 349 (1904); **103**, 515 (1904); **108**, 1 (1905).
[13] Bräucker, W.: Arch. klin. Chir. **139**, 1 (1926).
[14] Hryntschak, Th., u. E. R. Spiegel: Klin. Wschr. **3**, 1819 (1924).

intramuraler Ganglien ist nicht abgegrenzt. Die Rhythmik der Ureteren scheint nach HRYNTSCHAK[1] myogen. Die Gegenüberstellung myogener und neurogener Bedingtheit der Automatie hat von ihrer früheren Schärfe viel verloren, seitdem die Bedeutung örtlicher oder im Blut kreisender chemischer Übertragungsstoffe der autonomen Nervenwirkung erkannt wurde. Diese greifen am funktionell einheitlichen Endapparat, nicht an den Nervenendigungen an.

Die Eigenschaft als Reflexzentren kann für die Zellen des AUERBACHschen Plexus als gesichert gelten. Sie geht hervor aus den Untersuchungen über die Gesetzmäßigkeit der Darmperistaltik. Die peristaltischen Bewegungen lassen sich einerseits durch Nicotin aufheben (BAYLISS und STARLING[2]) und sind andererseits noch am ausgeschnittenen Darmstück vorhanden (MAGNUS[3]). Die cellulipetale Bahn dieser Reflexe zur Nervenzelle hin ist noch unbekannt.

Die Unabhängigkeit vom Zentralnervensystem und die Zentreneigenschaften der Ganglien des Entericsystems hielten LANGLEY davon ab, sie in Parallele zu den vorgelagerten Ganglien des sympathischen Systems als periphere Ganglien des Parasympathicus zu bezeichnen.

4. Bedeutung der peripheren Geflechtsstrukturen. Im kranialen Teil des parasympathischen Systems ziehen die Leitungsbahnen bis zu den Organen selbst im wenig aufgesplitterten Verlauf der Nervi vagi, der von verschiedenen zentralen Ursprungsstätten her Fasern zu den einzelnen Organen bringt, diese sind unter sich (Bronchien, Herz, Magen-Darm) wohl geschieden. Erst in der Wand der vegetativen Organe finden sich die intramuralen Geflechte, die von vielen Forschern mit primitiven Nervennetzen verglichen und zuletzt von STÖHR als ausgedehnte Syncytien beschrieben sind. Der syncytiale Aufbau wird somit nicht eingesetzt in der Zusammenfassung zahlreicher vegetativer Erfolgsorgane, sondern am einzelnen Erfolgsorgan, dessen differente Teile zur geordneten Tätigkeit des Organs zu integrieren sind. Anders ist der Aufbau im sympathischen Nervensystem. Hier beziehen Fasersysteme, die umgrenzte Organe und Funktionen innervieren, in der Regel aus zahlreichen Segmenten des thorakolumbalen Abschnittes ihre Impulse und gehen kurz nach dem Austritt aus der Cerebrospinalachse über in die große Einheit des sympathischen Syncytiums, dem die Ganglien des Grenzstrangs und die vorgelagerten Ganglien eingefügt sind. Die Möglichkeit umschriebener und differenzierter Erregungsfortpflanzungen ist dennoch erhalten. CANNON[4] weist darauf hin, daß den parasympathischen Erregungen eine begrenzte und örtlich abgestimmte Auswirkung zukomme und daß demgegenüber den sympathischen Erregungen eine diffuse Verbreitung, eine Zusammenfassung zu großen Aktionen an verschiedenen vegetativen Systemen (Haut, Gefäße, Eingeweide) eigentümlich sei. „Alle Eingeweide können gleichzeitig in der einen oder anderen Richtung beeinflußt werden durch Änderungen in der tonischen Aktivität des Sympathicus. Und jedes einzelne Eingeweide kann getrennt in der einen oder anderen Richtung beeinflußt werden durch wechselnde tonische Aktivität des kraniosakralen Systems. Der Sympathicus ist gleichsam das leise und laute Pedal, das alle Töne zusammen moduliert; der Parasympathicus stellt gleichsam die Einzeltasten dar." Nicht nur die alsbald nach dem Verlassen der Cerebrospinalachse auftretende Aufteilung der Faser in verschiedene Segmente und ihrer Einbeziehung in ein ungeheures Netzwerk stellt Unterschiede zwischen Sympathicus und Parasympathicus her. Auch die funktionelle Zusammenfassung des Sympathicus mit dem Nebennierenmark zum „sympathico-

---

[1] HRYNTSCHAK, TH.: Z. urol. Chir. **18**, 86 (1925).
[2] BAYLISS u. STARLING: J. of Physiol. **26**, 107, 125 (1900).
[3] MAGNUS, R.: Erg. Physiol. **2**, 637 (1903).
[4] CANNON, W. B.: Lancet **218**, 1109 (1930).

adrenalen System" stellt eine technologische Apparatur dar, in der unter Bedarfsbedingungen Nerv und chemischer Synergist von gleicher korrelativer Bedeutung
sind; ihr steht ein parasympathicoinsuläres System gegenüber, in welchem die Ausschüttung des inkretorischen Synergisten regulatorisch zurücktritt (vgl. S. 1768).

Die *mechanische Aufgabe* der Geflechtssysteme betont STÖHR jun.[1]. Die
riesigen Faserwerke mit ihrer erstaunlichen Wegverlängerung und Oberflächen-
entwicklung der Leitungsbahnen, in denen die „Ganglienzellen gleichsam als
plasmatische Verdichtungen eines ungeheuer komplizierten Neuroreticulums"
liegen, sollen die Anpassung der Leitungsbahnen an gestaltliche Veränderungen, an rhythmische Verschiebungen und starke und plötzliche Dehnungen
und Zerrungen der vegetativen Organe erleichtern. L. HESS[2] vermutet Möglichkeiten eines Nebenweges bei Störungen.

5. Lebensnotwendigkeit des autonomen Nervensystems[3]. Die Durchschneidung
der autonomen Nerven beraubt die Organe der zentralen Impulse, die in den
Nerven zufließen. *Im akuten Versuch* bleiben die Funktionen der wandständigen Nervennetze und Ganglienapparate erhalten. Auch *für den Spätzustand*
nach Nervendurchschneidung wird von manchen Forschern (BRAEUCKER[4]) mit
dem Erhaltenbleiben der genannten peripheren Nervengebilde gerechnet und die
Auffassung vertreten, daß diesen Gebilden ein Eigenleben zukommt, das weitgehend unabhängig ist vom Zustrom zentraler tonisierender Impulse. Nach
der älteren Ansicht freilich sind die peripheren Nervengebilde im Spätzustand
nach Nervenausschaltung dem Untergang verfallen.

*Der Wegfall der zentralen Impulse, die im Sympathicus und Parasympathicus
an die Organe gelangen, kann unter günstigen Versuchs- und Pflegebedingungen
von den Tieren ohne deutliche Störung der Funktionen ertragen werden.* Das gilt
sowohl für den akuten Versuch (nach Abklingen der Reizwirkungen des Durch-
schneidungsvorganges) als für den Spätzustand nach Nervendurchschneidung.

Die *erstaunliche Geringfügigkeit der Ausfallserscheinungen* nach Entfernung
selbst großer Teile des sympathischen und parasympathischen Nervensystems
ist es, welche CANNON[3] und SCHILF[5] zur Ablehnung der von L. R. MÜLLER vor-
geschlagenen Bezeichnung „die Lebensnerven" Anlaß gibt.

Entnervung einzelner vegetativer Organe. Entnervung des *Herzens* führten
FRIEDENTHAL[6], GASSER und MEEK[7], ENDERLEN und BOHNENKAMP[8] aus, welche
die gesamten, zum Herzen ziehenden sympathischen und parasympathischen
Fasern durchschnitten. Es gelang bei guter Pflege, eine Reihe von Tieren am
Leben zu erhalten. Bei ENDERLEN und BOHNENKAMP[8] überlebten 7 von 14
operierten Hunden die Operation, die zweizeitig (zuerst Sympathicus mit den
Ganglia stellata und ein Vagus, nach 14 Tagen der andere Vagus) durchgeführt
wurde. Unter Ruhebedingungen waren nach der Entnervung keine deutlichen
Änderungen der Herztätigkeit zu beobachten. Aber schon bei geringster Arbeit
wurden die Tiere dyspnoisch und versagten völlig; im Verlauf von Monaten schien
sich eine gewisse Kompensation einzustellen. CANNON berichtet über einen Hund,
bei welchem alle Vagusäste des Herzens durchschnitten waren und die völlige
Sympathectomie durchgeführt war. Das Tier war im Arbeitsversuch sehr schwer
geschädigt.

[1] STÖHR jun., PH., S. 25; Zitiert auf S. 1733.
[2] HESS, L.: Wien. klin. Wschr. **1929 I**, 863.
[3] CANNON, W. B.: Lancet **218**, 1109 (1930/I).
[4] BRAEUCKER, W.: Arch. klin. Chir. **150**, 463 (1928).
[5] SCHILF, E.: Das autonome Nervensystem, S. 9. Leipzig 1926.
[6] FRIEDENTHAL: Arch. f. Physiol. **1902**, 135.
[7] GASSER u. MEEK: Amer. J. Physiol. **34**, 60 (1914).
[8] ENDERLEN u. BOHNENKAMP: Dtsch. Z. Chir. **200**, 129 (1927).

Parasympathische Entnervung des *Magens* (doppelzeitige Vagotomie) fanden CREA, MAC SWINEY und STOPFORD[1] dahingehend wirksam, daß nach 10 tägiger Shockzeit, in welcher Parese und Dilatation des Magens vorherrschen, ein Dauerzustand erreicht wird, in welchem der Magen ein sehr viel schnelleres Einsetzen der Magenentleerung, aber keine merklichen Änderungen der motorischen Aktivität zeigt.

Doppelseitige Vagusdurchschneidung. Die Ergebnisse der zweizeitigen Vagusdurchschneidung ENDERLEN und BOHNENKAMPS[2] sind oben erwähnt. PAWLOW[3] fand, daß Hunde die doppelseitige Vagusdurchschneidung lange überleben, wenn eine Oesophagusfistel angelegt und die Schluckpneumonie verhindert wird.

Merkwürdig schlecht wurde die doppelseitige Vagusdurchschneidung, auch die zweizeitig ausgeführte, von den Hunden BUCCIARDIS[4] vertragen; sie erlagen nach 1—1½ Stunden; unmittelbar nach der Durchschneidung des 2. Vagus wurde eine kurze Apnoe von 7—10 Sekunden beobachtet, ihr folgte eine hochgradige Dyspnoe und Speichelabsonderung; die Tiere lagen zunächst am Boden, liefen dann ängstlich herum, rollten sich zuletzt am Boden hin.

Entfernung des sympathischen Systems. Mit glänzender Technik wurde sie von CANNON und seinen Mitarbeitern[5, 6] in den letzten Jahren an einer größeren Anzahl von Tieren durchgeführt.

Es wurden 2 Methoden angewendet. Anfangs wurden Hals-, Brust- und Bauchteil des Sympathicus in einzelnen Abschnitten getrennt entfernt; dabei blieben gelegentlich einige untere Brustganglien nahe dem Zwerchfell stehen. Daher wurde später die ganze Ganglienkette von den Ganglien stellata bis zu den Ganglien oberhalb des Beckenrandes ununterbrochen entfernt. Damit war der ganze sympathische Funktionsapparat ausgeschaltet, obwohl der Halssympathicus zurückblieb. Da nämlich die präganglionären Fasern des Halsteils die Ganglia stellata passieren, ist auch der Halsteil abgeschnitten.

Die erste Tatsache, die den Beobachter überraschte, war die, daß die sympathektomierten Tiere (Katze, Hund, Affe) *ohne augenscheinliche Erschwerung weiter leben trotz der Zerstörung der sog. Lebensnerven.* Zahlreiche Tiere lebten viele Monate, bis sie geopfert wurden. Eines von ihnen lebte ohne wirksamen Sympathicus seit dem 10. Oktober 1927 und war am 8. Mai 1930 unter Laboratoriumsbedingungen noch wohlbehalten. Einer Katze wurden alle sympathischen Ganglien vom oberen Halsganglion bis zum Becken entfernt, die Seminularganglien ausgeschnitten, die rechte Nebenniere weggenommen und das Mark der linken Nebenniere mit dem Glüheisen zerstört: das Tier lebte in guter Gesundheit weiter. Die Autopsie ergab die Vollständigkeit der Operation; es konnte kein chromaffines Gewebe zurückgeblieben sein (CANNON).

Aus allen diesen Beobachtungen ergibt sich der *Schluß, daß für das Individuum weder irgendein Teil des sympathicoadrenalen Systems noch die Gesamtheit des sympathischen bzw. des sympathicoadrenalen Systems unbedingt lebenswichtig ist.* Zahlreiche ältere und neuere Ergebnisse[7], die mit weniger guter Technik zu anderen Ergebnissen gekommen wären, sind damit widerlegt.

Allerdings gilt die Unversehrtheit der sympathektomierten Tiere *nur innerhalb der schützenden Lebensbedingungen des Laboratoriums.* Hier begegnen sie keinen Temperaturschwankungen, keinem Kampf um die Nahrung, keiner Notwendigkeit, rasch Feinden zu entweichen, keiner Gefahr des Verblutens.

---

[1] MCCREA, E. D., B. A. MCSWINEY u. J. S. B. STOPFORD: Quart. J. exper. Physiol. **15**, 201 (1925).

[2] ENDERLEN u. BOHNENKAMP: Zitiert auf S. 1754.

[3] PAWLOW: Die Arbeit der Verdauungsdrüsen, übersetzt von A. WALTER, Wiesbaden 1898, S. 65; vgl. Nagels Handb. Phys. **4**, 305.

[4] BUCCIARDI, G.: Boll. Soc. Biol. sper. **3**, 534 (1928).

[5] CANNON: Lancet **1930 I**, 1109.

[6] CANNON, W. B., H. F. NEWTON, E. M. BRIGHT, V. MENKIN, u. R. M. MOORE: Amer. J. physiol. **89**, 84 (1929).

[7] BRANDSBURG: Münch. med. Wschr. **72**, 1775 (1925).

Unter den *natürlichen Ansprüchen der Außenwelt* stellten CANNON und seine Mitarbeiter eine stark eingeschränkte Lebensmöglichkeit des sympathektomierten Tieres fest. Die Aufrechterhaltung des inneren Milieus und die vollwertige Abwehr äußerer Gefahr ist ihnen versagt. Sie sind weniger leistungsfähig zur Muskelarbeit, in der Tretmühle früher erschöpft, in ihrer Arbeitsleistung auf ein Drittel herabgesetzt. Herzbeschleunigung ist noch möglich durch Herabsetzung des Vagustonus. Bei einem Tier mit völlig entnervtem Herzen war nur noch eine geringe Herzbeschleunigung möglich und die Herabsetzung der Muskelleistung noch erheblicher. Für die letztere ist neben der Einschränkung der Herzbeschleunigungsbreite verantwortlich das gleichzeitige Versagen der Blutverteilung, des Blutdruckanstieges, der Bronchiolenerweiterung, der Adrenalinausschüttung. Das Fehlen der Adrenalinausschüttung verursacht das Ausbleiben des Erythrocyteneinstromes in das Blut in der Arbeit, das meist völlige Fehlen der Zuckermobilisierung; beide Störungen scheinen CANNON nicht unwichtig für die Herabsetzung der Arbeitsfähigkeit. Kälte- und Wärmeeinwirkungen steht das sympathektomierte Tier ebenfalls weniger geschützt gegenüber. Es vermag seine Temperaturkonstanz nicht aufrechtzuerhalten, deutlich ist die Unlust gegen kalte Luft und gegen Zug; im Winter lebt das Tier in der Nähe der Heizung, die es nur zur Einnahme der Nahrung verläßt. Kalten Temperaturen ausgesetzt, zeigt es starken rectalen Temperaturabfall und deutlich gesteigerten Kälteschauer. Der heißen Julisonne im Freien überliefert, die normalen Affen unbeschwerlich war, zeigte ein sympathektomierter Affe nach kurzer Zeit einen völligen Zusammenbruch mit keuchender Atmung und starker Erhöhung der Körperwärme; er starb am Hitzschlag.

Die Stillfähigkeit der weiblichen sympathektomierten Tiere (Katzen) ist aufgehoben. Sie bringen normale Junge zur Welt, können sie aber nicht selbst ernähren. In einer Arbeit aus dem Jahre 1929 hatten CANNON und seine Mitarbeiter über ein Tier berichtet, welches eines seiner 2 Jungen stillte. Bei diesem Tier war indessen der letzte Teil des Sympathicus erst kurz vor der Geburt der Jungen entfernt worden. Später fehlte die Stillfähigkeit bei einer anderen Katze, deren Sympathicus seit 20 Monaten entfernt war. Nach der Geburt von 3 Jungen stellte sich keine Umwandlung der Brustdrüse ein, die ein Stillgeschäft ermöglicht hätte. Die 3 Jungen starben trotz der Versuche künstlicher Ernährung, sei es infolge Inanition. sei es wegen der „groben Gleichgültigkeit und fehlenden Sorge" des Muttertieres. Auch beim Hund wurden neuerdings schwere Störungen der Brustdrüsenfunktion beobachtet.

B. Correlative Bedeutung körpereigener chemischer Stoffe von spezifischer Zusammenwirkung mit autonomen Nerven.

Das innige Ineinandergreifen nervöser und chemischer Regulation stellt sich als kennzeichnende Grundtatsache im Bereich der autonomen Innervation dar. Nicht von der Tatsache ist dabei die Rede, daß die Pharmakologie eine große Reihe von Arzneistoffen kennen gelehrt hat, die nach experimenteller Einverleibung und in medikamentöser Anwendung eine mehr oder weniger elektive sympathicomimetische oder parasympathicomimetische Wirkung an autonomen Erfolgsorganen entfalten. Im Vordergrund steht vielmehr die dem autonomen Nervensystem eigentümliche Ordnung, daß *im Körper unter Ruhebedingungen und noch mehr unter funktionellen Beanspruchungen chemische Stoffe gebildet werden, die spezifisch mit dem Sympathicus bzw. Parasympathicus zusammenwirken zur Hervorbringung der sympathischen bzw. parasympathischen Effekte.* Die ältere Formulierung, die diesen Stoffen eine elektive Wirkung auf die entsprechenden autonomen Nervenendigungen zuwies, hat sich als zu eng erwiesen.

Dem *Inkret des Nebennierenmarks*, das „mit dem sympathischen Impulsen zusammenwirkt zur Hervorbringung derselben Effekte" (CANNON[1]), scheint nach neuerer Einsicht in die Zusammenhänge (MACLEOD, McCORMIK und O'BRIEN[2], STAUB[3]) mit großer Wahrscheinlichkeit als Gegenstück gegenüberzustehen das *Inkret der Inseln der Bauchspeicheldrüse*, das in ähnlicher Weise mit den parasympathischen Impulsen „zusammenwirkt zur Hervorbringung derselben Effekte". Sowohl der Sympathicus als der Parasympathicus würden, wenn diese Anschauung zutrifft, über einen inkretorischen Synergisten verfügen, der in einem hochdifferenzierten, spezifischen, inkretorischen Gewebe gebildet, aus dem Bildungsort unter der nervösen Kontrolle des zugehörigen autonomen Nerven abgegeben wird und mit dem entsprechenden Abschnitt des autonomen Nervensystems zusammenwirkt zur gleichen und einheitlichen Beeinflussung von Funktionen, die vom autonomen Nervensystem zentral reguliert und peripher ausgelöst werden. Diese Auffassung würde *Adrenalin und Insulin* hinstellen als die *Inkrete des Sympathicus und Parasympathicus, als die auf dem Blutweg ausgebreiteten Synergisten*, die mit den nervösen Regulatoren zusammenwirkenden *bluteigenen chemischen Regulatoren*. Dabei scheint freilich die korrelative Bedeutung des chemischen Synergisten in beiden Systemen nicht gleichwertig (vgl. S. 1768).

Die nervösen Regulatoren selbst entfalten ihre Wirkung am Erfolgsorgan über die Freimachung und den Effekt nervenspezifischer Nervenerregungsstoffe. LOEWI gelang 1921[4] die Entdeckung, daß bei den Nervenerregungsvorgängen am Herzen zunächst ein chemischer Stoff entsteht, der dann auf das Erfolgsorgan einwirkt. DALE spricht von „*chemischer Übertragung der sympathischen und parasympathischen Wirkungen*". Die naheliegende Vermutung, daß inkretorische Synergisten und chemische Übertragungsstoffe identisch seien, scheint sich nicht zu bestätigen. Für den Sympathicus hat schon LOEWI nur von einer „spezifischen sympathicomimetischen Substanz" gesprochen und DALE[5] erklärt es für voreilig, die Identität mit dem Adrenalin anzunehmen. Es scheint möglich, daß es mehrere Sympathicusstoffe gibt, darunter einen histaminartigen (FELDBERG und SCHILF[6]). Für den Parasympathicus wurde das Acetylcholin als chemischer Übertragungsstoff wahrscheinlich gemacht (LOEWI). DALE und DUDLEY[7] sowie KAPFHAMMER[8] haben erwiesen, daß Acetylcholin einen normalen Bestandteil der Gewebe, hingegen nicht einen normalen Bestandteil des Blutes darstellt; seine Bildung scheint in allen Geweben zu erfolgen und nicht auf die Nebennierenrinde beschränkt zu bleiben. Bestätigen sich die bisherigen Befunde über die chemische Natur der Übertragungsstoffe, so würden also die chemischen Übertragungsstoffe der sympathischen und parasympathischen Wirkung zu den örtlich in den Geweben gebildeten Gewebsstoffen gehören, unter diesen freilich durch spezifische elektive Wirkung auf sympathische bzw. parasympathische Erfolgsorte ausgezeichnet sein. Ungeklärt sind Schicksal und Wirkung der Übertragungsstoffe im Blut; erreichen sie hier eine örtlich oder allgemein wirksame Konzentration? Die genauere Erforschung des Gebiets wird zeigen müssen, ob sich der Eindruck bestätigt, daß die örtlich freigesetzten Übertragungsstoffe (von denen mindestens der Parasympathicusstoff nicht blutbeständig ist)

---

[1] CANNON, W. B.: Lancet **218**, 1109 (1930).
[2] McCORMIK, MACLEOD, O'BRIEN: Trans. roy. Soc. Canada, Sect. **5**, 57 (1923).
[3] STAUB: Ds. Handb. **16**, 633 (1930).
[4] LOEWI, O.: Pflügers Arch. **189**, 239 (1921); **193**, 201 (1922) — Naturwiss. **10**, 52 (1922).
[5] DALE, H. H.: Lancet **216**, 1285 (1929).
[6] FELDBERG, W., u. E. SCHILF: Histamin. Monographien Physiol. **20**, 404. Berlin 1929.
[7] DALE, H. H., u. W. H. DUDLEY: J. of Physiol. **68**, 97 (1929).
[8] KAPFHAMMER: Klin. Wschr. **1930 II** (1987) (ref.).

von den auf dem Blutweg verbreiteten chemischen Synergisten streng zu trennen sind, daß die beiden Gruppen körpereigener spezifischer autonomer Wirkungsstoffe durch eine besondere chemische und pharmakologische Beschaffenheit jeweils vorwiegend für die *allgemeine* Verbreitung auf dem Blutweg bzw. vorwiegend für die *örtliche* Wirkung im (den Stoff freisetzenden) Gewebe geeignet sind. (Vgl. jedoch S. 1769.)

Eine weitere Beziehung chemischer nervöser Regulation im Bereich der autonomen Innervation liegt vor. *Zahlreiche normale Stoffwechselprodukte*, teils solche mit einfachster chemischer Zusammensetzung, teils bekannte oder noch zu erforschende hochmolekulare Zerfallsstoffe, *besitzen eine Affinität zu den Orten der autonomen Innervation* und sind im pharmakologischen Versuch und zu erforschende hochmolekulare Zerfallsstoffe besitzen eine Affinität zu den Orten der autonomen Innervation und sind im pharmakologischen Versuch und unter physiologischen Bedingungen des Organismus imstande, den Erfolg autonomer Nervenerregungen oder inkretorischer Synergismen der Nervenerregung in das Gegenteil umzukehren. Die hierher gehörige Gruppe von Beobachtungen wird im nächsten Abschnitt, im weiteren Zusammenhang der korrelativen Bedeutung des Erfolgsorgans besprochen werden. Es sei jedoch schon hier hervorgehoben, daß für einige der dort zu besprechenden Stoffe die Abgrenzung mehr oder weniger willkürlich erscheinen muß, ob sie als spezifische Zusammenwirker mit autonomen Nerven oder als unspezifische, das Erfolgsorgan umstimmende Regulatoren eingereiht werden sollen.

Auf dem Blutweg verbreitete chemische Synergisten der sympathischen und parasympathischen Nervenwirkung.

1. Adrenalin.

Die Pharmakologie des Adrenalins steht hier nicht zur Diskussion. Es genügt die Grundtatsachen zu erwähnen. Adrenalin wirkt auf die sympathisch innervierten Organe so wie eine elektrische Reizung der die Organe innervierenden sympathischen Fasern. Die Adrenalinwirkung tritt fast ohne Latenzzeit ein, die Stärke ist von der Konzentration des Stoffes abhängig, die Auswaschung des Stoffes hebt glatt und rasch dessen Wirkungen auf; das Abklingen der Wirkung vollzieht sich an den einzelnen Organen verschieden rasch (TRENDELENBURG[1]).

Die korrelative Bedeutung des körpereigen gebildeten Adrenalins hängt ab von der Beantwortung zweier Fragen. Erstens: Gibt es eine Ruhesekretion von Adrenalin, die solche Adrenalinkonzentration im Arterienblut herbeiführt, das diese zu erkennbarer Wirkung auf sympathisch innervierte Organe und Funktionen gelangt? Zweitens: Gibt es Sonderausschüttungen bzw. Bedarfsausschüttungen von Adrenalin in die Blutbahn, die unter bestimmten Bedingungen auftreten und zu erkennbaren Wirkungen auf sympathisch innervierte Organe und Funktionen gelangen?

Die Ruhesekretion des Adrenalins ist äußerst gering (TRENDELENBURG[2]). Ihr Nachweis ist gebunden an die Ausschaltung aller Versuchsbedingungen, die zu Sonderausschüttungen von Adrenalin Anlaß geben. Die gewöhnlichen Umstände des Tierversuchs, Narkose, Fesselung, Abkühlung, Wundschmerz, bewirken aber gerade solche Sonderausschüttungen. Erst vor kurzem ist es japanischen Forschern[3] gelungen, diese Störungen zu umgehen. Es konnte bei ihrem Vor-

---

[1] TRENDELENBURG, P.: Hormone, Teil I, S. 232. Berlin 1929.
[2] TRENDELENBURG, P.: Hormone, Teil I, S. 219. Berlin 1929.
[3] SATAKE, Y., SUGAWARA, T., u. M. WATANABE: Tohoku J. exper. Med. **8**, 501 (1927). — SUGAWARA, T., u. H. TADA: Ebenda **9**, 925 (1927). — WATANABE, M.: Ebenda **9**, 250, 412 (1927); **10**, 29 (1928).

gehen Nebennierenvenenblut gewonnen werden von nicht narkotisierten und nicht gefesselten Hunden, denen in vorbereitenden Operationen die Hinterwurzeln zwecks Schmerzausschaltung durchschnitten waren. Solchermaßen gewonnenes Nebennierenvenenblut des Hundes enthielt etwa 1:10 Millionen Adrenalin, auf Kilogramm und Minute berechnet, bedeutete dies eine Adrenalinabgabe von $0,07\,\gamma$ Adrenalin aus der Nebenniere. Gegenüber den ohne Vorkehrungen an ätherisierten Tieren beobachteten Abgaben bedeutet dies eine Verminderung um das 5—10fache.

Die Ruhekonzentration des Adrenalins im strömenden Arterienblut kann nach diesen Daten der Ruheabgabe *nicht* als eine solche erwartet werden, daß ihr eine Wirkung auf Blutdruck und Blutzucker zukommt (TRENDELENBURG[1]). Demnach kann, freilich nur für Ruhebedingungen der Adrenalinsekretion, nicht auch wie es GLEY und QUINQUAUD[2] behaupten, für die Notfallsausschüttungen diesen Autoren zugestimmt werden: „Die Funktion des Nebennierenmarks besteht nicht darin, Adrenalin in solcher Menge abzugeben, daß das Produkt eine physiologische Rolle spielt."

Die Bedarfssekretion von Adrenalin und deren Wirkung auf vegetative Organe und Funktionen. Mehrabgabe vom Adrenalin findet unter verschiedenen physiologisch vorkommenden Bedingungen statt. Es gehört nach CANNON[3] zu den normalen Funktionen des Körpers auf bestimmte Reize hin, Adrenalin in vermehrter Menge auszuschütten und die Höhe der Mehrabgabe reicht aus, um spezifische Reaktionen im Körper auszulösen. Adrenalinabgabe und Körperfunktionen beeinflussen sich gegenseitig. CANNON faßt diese Sonderausschüttungen zusammen unter den Begriff der Notfallsfunktion des Nebennierenmarks (1914)[4]. Neuerdings erweitert er ihn zu dem Begriff der *Notfallsfunktionen des sympathicoadrenalen Systems*[5] (1928), unter dem zusammengefaßt werden „die Bedingungen im natürlichen Leben des hochentwickelten Organismus, welche von einer Entladung sympathischer Impulse und von gleichzeitiger Sekretion aus dem Nebennierenmark begleitet sind. Da die Impulse und die Sekretion nach Ursache und Wirkung in enger Beziehung stehen, darf man sie als ein sympathicoadrenales System betrachten".

Die besonderen Dienste des Adrenalins im sympathicoadrenalen Systems sieht CANNON[6] in folgenden Leistungen. „Obwohl unter einigen Bedingungen die nervösen Impulse die Wirkungen genau so hervorrufen können mit und ohne Hilfe des zirkulierenden Adrenalins — am Herzen, den Blutgefäßen —, so ist es doch nicht bewiesen, daß die Impulse ohne diese Hilfe normalerweise maximale Wirkungen entfalten, und daß die Impulse sich tatsächlich von jener Hilfe unterstützt werden. Es gibt Hinweise, daß das zirkulierende Adrenalin die sympathischen Wirkungen verlängert. Wir haben eine Dauerbeschleunigung am entnervten Herzen beschrieben, die nach einminutiger Reizung eine halbe Stunde anhielt, obwohl das Tier nach der augenblicklichen Störung ganz friedlich auf dem Tisch lag. Es sind ferner Beobachtungen vorhanden, daß in einiger Hinsicht das sezernierte Adrenalin eine Wirkung hat, die diejenige sympathischer Impulse weit übertrifft. So ist Erstickung, reflektorischer Schmerzreiz, Gemütserregung und die Schamröte nach Entrindung der Hirnhemisphären mit Hyperglykämie verbunden. Diese ist ebenso groß bei Tieren mit durchtrennten Leber-

[1] TRENDELENBURG: Zitiert auf S. 1758, Fußnote 2.
[2] GLEY, E., u. A. QUINQUAUD: Arch. internat. Physiol. **26**, 54 (1926).
[3] CANNON, W. B.: Erg. Physiol. **27**, 380 (1928).
[4] CANNON, W. B.: Amer. J. Physiol. **33**, 356 (1914).
[5] CANNON, W. B.: Erg. Physiol. **27**, 380 (1928).
[6] CANNON, W. B.: Lancet **218**, 1109 (1930).

nerven, aber ungestörten Nebennieren wie bei Tieren mit erhaltener Leberinnervation. Jedoch ist die Hyperglykämie verringert oder ganz aufgehoben, wenn die Adrenalindrüse entfernt oder ausgeschaltet, die Lebernerven hingegen erhalten sind. Sehr wohl ist es möglich, daß die Adrenalinwirkung, soweit sie sich auf die Blutgerinnung, die Beschleunigung des Stoffwechsels und auch auf die Beseitigung der Ermüdungserscheinungen des Muskels erstreckt, ganz unabhängig von der Mitwirkung sympathischer Nervenimpulse bleibt."

Die technischen Einrichtungen im sympathicoadrenalen System würdigt Cannon mit folgenden Worten: „Die allgemeine Ausbreitung des Adrenalins im Blutstrom würde den sympathischen Abschnitt eine allgemeine Einflußnahme auch dann sichern, wenn der periphere Aufbau des sympathischen Systems nicht so beschaffen wäre, überall hin, gleichzeitig und durch den ganzen Organismus Impulse hinauszuwerfen."

Einzelheiten über die *Bedingungen, unter denen Bedarfsausschüttungen des Adrenalins* zustande kommen, finden sich in der Sammeldarstellung Cannons[1]. Gemütsbewegungen, Schmerzempfindungen, Muskelarbeit, Erstickung, Blutverluste, Wundshock, Blutzuckersturz sind die wichtigsten Situationen, in denen die Notfallsfunktion des sympathicoadrenalen Systems in Gang gesetzt werden. Das Bestehen eines allgemeinen Notstandes des Organismus unterscheidet diese Notfallsausschüttungen von den übrigen, im analytischen Experiment ausgelösten Adrenalinmehrabgaben.

Die *experimentelle Sicherung der Mehrabgabe von Adrenalin* vollzog sich unter lebhaften Unstimmigkeiten. Cannon und seinen Mitarbeitern, die bedeutsame Beiträge lieferten, wurde von Gley und Quinquaud[2] sowie von Stewart und Rogoff[3] scharf widersprochen. Beide Forscherpaare lehnten die genannten Extraentladungen von Adrenalin ab. Neuerdings erwähnt aber Gley[4] selbst eine Adrenalinämie, die er allerdings für ein vorübergehendes Phänomen von beschränkter Bedeutung hält. Umfangreiche Nachprüfungen[5] scheinen jedoch selbst mit den Methoden von Gley und Stewart mehr und mehr Cannon recht zu geben. Besonders wichtig wurde die Ausarbeitung und breitere Anwendung des Verfahrens der gekreuzten Zirkulation (Anastomose zwischen Nebennierenvene des Spenders und Jugularvene des Empfängers).

Vorher war es im wesentlichen ein *Streit um die Methoden*. Stewart und Rogoff[6] benutzten ihre Methode der Herstellung einer „Cavatasche". Die Cava wurde distal abgebunden, ebenso ihre oberen abdominalen Äste außer den Nebennierenvenen; kurz vor der Blutentnahme wurde die Cava proximal abgeklemmt, das einlangende Nebennierenvenenblut staute sich, seine Menge und sein Adrenalingehalt wurde bestimmt. Die Methode wird von Cannon kritisiert. Gley und Quinquaud verwendeten zwei Methoden. Bei der einen[7] wurde Blut der Vena cava inferior am Empfängertier auf seine Adrenalinwirkung untersucht; nach Cannon[8] war dessen Unwirksamkeit durch allzu starke Verdünnung des Nebennierenvenenblutes bedingt, zuerst mit dem eigenen Cavablut, dann mit dem Empfängerblut. Die zweite Methode[9] verwendete den Vergleich physiologischer Wirkungen vor und nach Ausschaltung des Nebennierenkreislaufs; die erhaltene Wirkung der Sympathicusreizung auf vegetative Organe (Herz und andere) bewies ihnen die physiologische Bedeutungslosigkeit der Nebennierensekretion; auch hier wendet Cannon Versuchsfehler ein.

---

[1] Cannon: Zitiert auf S. 1759, Fußnote 5.

[2] Gley, E., u. A. Quinquaud: J. Physiol. et Path. gén. **17**, 807 (1917) — Arch. internat. Physiol. **26**, 54 (1926).

[3] Stewart, G. N., u. J. M. Rogoff: J. of Pharmacol. **10**, 49 (1917) — Amer. J. Physiol. **44**, 543 (1917) — J. of exper. Med. **26**, 637 (1917) — Amer. J. Physiol. **69**, 605 (1924). — Stewart, G. N.: Physiologic. Rev. **4**, 186 (1924).

[4] Gley, E.: Bull. Soc. pathol. comp. **25**, 102 (1925).

[5] Kodama, S.: Tohoku J. exper. Med. **4**, 166 (1923); **5**, 47 (1924). — Kodama, S., Sugawara, T., Watanabe, M., u. S. Saito: Ebenda **7**, 1 (1926).

[6] Stewart, G. N., u. J. M. Rogoff: J. of Pharmacol. **8**, 479 (1916).

[7] Gley, E., u. A. Quinquaud: J. Physiol. et Path. gén. **17**, 807 (1917).

[8] Cannon, W. B.: Amer. J. Physiol. **50**, 399 (1919).

[9] Gley, E., u. A. Quinquaud: Arch. néerl. Physiol. **3**, 1 (1918).

Nervöse Regulation der Adrenalinsekretion. Die Bedarfsausschüttung des Adrenalins, des bluteigenen Synergisten des Sympathicus, erfolgen über Impulse, die in der sympathischen Bahn in den Splanchnici zur Nebenniere gelangen. Wahrscheinlich steht auch die erwähnte geringe Ruhesekretion von Adrenalin unter sympathischem Einfluß.

Versuche, welche die Splanchnici als *sekretorische Nerven der Nebennieren* erweisen, wurden bisher nur in Narkose durchgeführt, unter deren Wirkung die Adrenalinabgabe erhöht ist. Die faradische Reizung des Splanchnicus steigert beim narkotisierten Tier die Adrenalinkonzentration im Nebennierenvenenblut, der Steigerung folgt ein deutlicher Anstieg des Blutdrucks (BIEDL[1], DREYER[2]). Besonders schön ist der Beweis vermehrter Adrenalinabgabe nach Splanchnicusreizung zu führen mit der Methode der Dauertransfusion des Nebennierenvenenbluts in ein Empfängertier[3]; nach Freigabe des Einstroms in die Jugularvene des Empfängers steigen jedesmal Blutdruck und Blutzucker deutlich an. Andere Methoden, bei denen an (durch Entnervung sensibilisierten) Organen des Versuchstiers selbst der Erfolg der Splanchnicusreizung bestimmt wird[4,5], seien nur erwähnt. Daß die Adrenalinausschüttung einen wirksamen Faktor der Funktionsänderung nach Splanchnicusreizung darstellt, geht aus der Verminderung der Erfolgsstärke nach Nebennierenmarkentfernung hervor; die letztere Beobachtung wird allerdings von GLEY und QUINQUAUD bestritten[6]. Aus der Tatsache, daß die Blutdruckwirkung der Splanchnicusreizung noch nach Entfernung oder zirkulatorischer Ausschaltung der Nebennieren besteht, ergibt sich, wie später beim klassischen Zuckerstich, daß der Effekt zum Teil durch direkte Nervenreizung, zum Teil durch vermehrte Adrenalinabgabe zustande kommt. Nach Durchschneidung des Splanchnicus sinkt die Adrenalinabgabe aus dem Nebennierenmark bei narkotisierten Tieren stark ab[7]; bei Katzen in der Regel auf den 25. bis 50. Teil des Wertes vor der Nervendurchtrennung (vorher $0{,}2\,\gamma$ Adrenalin pro kg und Min., nach Durchtrennung $0{,}004$ bis $0{,}007\,\gamma$). Bemerkenswert ist noch die Adrenalinausschüttung, die auf Durchschneidung des Vagus auftritt[8]. Sie erklärt sich nicht durch den Wegfall parasympathischer Impulse bzw. durch die Störung eines sympathico-parasympathischen Gleichgewichts, sondern lediglich durch den Durchschneidungsreiz selbst, denn nach vorheriger Cocainisierung des Vagus ist seine Durchschneidung wirkungslos. Wie die Durchschneidung wirkt stärkste faradische Reizung des zentralen Vagusstumpfes, ein Effekt, der durch die Reizung zentripetaler Fasern im Vagus bedingt ist und demjenigen der Reizung afferenter somatischer Nerven gleichsteht. Schwache Reizung des zentralen Vagusstumpfes kann die Adrenalinabgabe hemmen.

Die zentralen Vertretungen, von deren Reizung bzw. Erregung aus eine gesteigerte Adrenalinabgabe erfolgt, scheinen sich über verschiedene Bereiche des Zentralnervensystems zu verteilen. Es können in Anspruch genommen werden Rindenzentren (Schmerz und psychische Einflüsse[9]), Thalamus (Schmerz[9]), hypothalamische Region (hypothalamischer Zuckerstich[10], das sympathische Zwischenhirn-

[1] BIEDL: Pflügers Arch. **67**, 443 (1897).
[2] DREYER, G. P.: Amer. J. Physiol. **2**, 203 (1898).
[3] TOURNADE, A., u. M. CHABROL: C. r. Soc. Biol. Paris **85**, 651 (1921).
[4] STEWART, G. N., J. M. ROGOFF u. F. S. GIBSON: J. of Pharmacol. **8**, 205 (1916).
[5] SEARLES, J.: Amer. J. Physiol. **66**, 408 (1923). — CANNON, W. B.: Ebenda **50**, 399 (1919).
[6] GLEY, E., u. A. QUINQUAUD: J. Physiol. et. Path. gén. **19**, 355 (1921).
[7] STEWART, G. N., u. J. M. ROGOFF: J. of Pharmacol. **10**, 1 (1917).
[8] HOUSSAY, B. A., u. E. MOLINELLI: C. r. Soc. Biol. Paris **97**, 1343 (1927).
[9] CANNON, W. B., u. R. G. HOSKINS: Amer. J. Physiol. **29**, 274 (1911).
[10] LESCHKE, E., u. E. SCHNEIDER: Z. exper. Path. u. Ther. **19**, 58 (1918).

zentrum von KARPLUS und KREIDL[1]), Medulla oblongata (klassischer Zuckerstich), Rückenmark (narkotische Adrenalinmehrabgabe nicht abgeschwächt nach
Rückenmarksdurchtrennung[2]). Die Auffassung, daß es sich bei diesen zentralen
Vertretungen um Zentren handle, muß, vom Zwischenhirn abgesehen, als un-
erwiesen gelten. TOURNADE, CHABROL und WAGNER[3] wollen in der Medulla
oblongata ein sekretorisches Zentrum der Adrenalinabgabe annehmen, das tonisch
innerviert sei und den Umfang der Adrenalinabgabe nach Maßgabe des herrschenden Blutdrucks reguliere; sie machen diese Annahme auf Grund einer Beobachtung mittels der gekreuzten Zirkulation; dieser zufolge führt nach Cocainisierung der Rautengrube des Spenders das Nebennierenvenenblut des Spenders
beim Empfängerhund eine Blutdrucksenkung herbei. Auf eine Hemmung des
Adrenalinsekretionszentrums bezogen diese Forscher[4] die Verminderung der
Adrenalinabgabe in dem Nebennierenvenenblut des Spenders, welche sie nach
Adrenalininjektion in den Spender beobachteten und beim Empfänger als Anlaß
einer Blutdrucksenkung feststellten.

Eine genaue *Lokalisation derjenigen Stelle des Gehirns, von der aus die in
der Anästhesie erfolgende Adrenalinausschüttung erfolgt*, wurde soeben am Katzen-
gehirn von BEATTIE, BROW und LONG[5] durchgeführt. Sie liegt im Hypothalamus
in der Höhe zwischen vorderem Winkel der Vierhügel und hinterem Winkel der
Fossa pituitaria. Reizung des hinteren Abschnittes der Seitenwand des 3. Ventrikels
führte zum gleichen Erfolg. Experimentellen Läsionen gewisser Kerne der hinteren
Hypothalamusgegend folgten absteigende Degenerationen bis zum Rückenmark.
Die betreffenden Bahnen gelangen gekreuzt und direkt zum Teil in die Formatio
reticularis des Hirnstammes und zum Teil in die Intermediolateralsäulen der
grauen Substanz des Dorsal- und oberen Lendenmarks. Nach den Untersuchungen
dieser Forscher spielen die absteigenden hypothalamen Wege bei der Kontrolle
bulbärer und spinaler Sympathicuskerne eine wichtige Rolle (als Test verwendeten
die Forscher bei ihren experimentellen Läsionen das Auftreten ventrikulärer
Extrasystolen am Herzen chloroformanästhesierter Katzen). Fehlte eine derartige
Unregelmäßigkeit, so konnte sie leicht durch direkte oder pharmakologische
(Nicotin, Adrenalin) Sympathicusreizung hervorgerufen werden. Exstirpation
der das Herz versorgenden Sympathicusäste und Ausschaltung der Nebennieren
machte das Herz unempfänglich für die Schädigung; reflektorische Reizung des
sympathischen Nervensystems blieb erfolglos, da auch die Nebennieren ausgeschaltet waren. Auf eine Adrenalininjektion trat hingegen die Rhythmus-
störung wieder auf. Bei ausgeschalteten Nebennieren war die Herzschädigung
durch Dezerebration nach SHERRINGTON aufzuheben. Das genannte Zentrum
ist also zugleich ein allgemein den Sympathicus beherrschendes, als ein Adrenalinsekretionszentrum.

Die gesteigerte Adrenalinabgabe nach Stichverletzung läßt sich am stärksten am ver-
längerten Mark, nur schwach und unregelmäßig vom Hypothalamus[6] erreichen. Daß die nach
Zuckerstich beobachtete Hyperglykämie und Glykosurie wirklich über eine gesteigerte
Adrenalinausschüttung erfolgt, konnte dadurch wahrscheinlich gemacht werden, daß bei
nebennierenlosen Tieren der Zuckerstich in der Regel wirkungslos bleibt[7]; freilich blieben

---

[1] KARPLUS u. KREIDL: Pflügers Arch. **129**, 138 (1909); **135**, 401 (1910); **143**, 109 (1911);
171, 192 (1918); **215**, 667 (1927); **219**, 613 (1928).
[2] STEWART, G. N., u. J. M. ROGOFF: J. of exper. Med. **26**, 613 (1919) — Amer. J. Physiol.
51, 484 (1920). — Dagegen T. R. ELLIOT: J. of Physiol. **44**, 370 (1912).
[3] TOURNADE, A., M. CHABROL u. P. E. WAGNER: C. r. Soc. Biol. Paris **93**, 160, 1442 (1925).
[4] TOURNADE, A., u. M. CHABROL: C. r. Soc. Biol. Paris **94**, 535 (1926).
[5] BEATTIE, J., G. R. BROW u. C. N. H. LONG: Proc. roy. Soc. Lond. B **106**, 253 (1930).
[6] LESCHKE, E., u. E. SCHNEIDER: Zitiert auf S. 1761.
[7] MAYER, A.: C. r. Soc. Biol. Paris **60**, 1123 (1903). — KAHN, R. H., u. E. STARKENSTEIN:
Pflügers Arch. **139**, 181 (1911).

derartige Beobachtungen nicht unwidersprochen[1]. Die Uneinigkeit wurde von KAHN[2] darauf zurückgeführt, daß der Zuckerstich noch auf dem Wege direkter sympathischer Bahnen zur Leber eine Glykogenolyse hervorrufen kann. Aber andererseits ist der Zuckerstich auch nach völliger Leberentnervung wirksam[3]. *Ähnlich wie bei der Blutdruckwirkung der Splanchnicusreizung wirken direkte nervöse Reizung und humorale Inkretwirkung zusammen zum Erfolg.* Der Nachweis der Mitbeteiligung einer gesteigerten Adrenalinausscheidung am Effekt des Zuckerstichs wurde auch direkt durch den Befund erhöhten Adrenalingehalts im Arterienblut gesichert[4]. Mit der Methode der gekreuzten Zirkulation[5] ließ sich zeigen, daß der am ersten Hund durchgeführte Zuckerstich beim zweiten Hund die Erscheinungen der Hypoglykämie, Blutdrucksteigerung, Darmhemmung, hervorruft. Die Wirkungen des Zuckerstichs auf die Frequenz des entnervten Herzens[6] und der entnervten Pupille[7], die nach Ausschaltung der Nebenniere ausbleiben, sprechen desgleichen für die zentral ausgelöste Adrenalinabgabe.

Humorale Regulation der Adrenalinsekretion. Auch bei der Steuerung der Adrenalinabgabe wirken mit den nervösen Regulatoren zahlreiche humorale Regulatoren zusammen. Der Angriff der humoralen Regulatoren in der Peripherie oder an den Zentren ist nicht für jeden Fall genau abzugrenzen.

Adrenalin hat einen hemmenden Einfluß[8] auf die Adrenalinabgabe; im Anastomosenversuch wird bei Adrenalininjektion in dem Spender eine Abnahme der Adrenalinsekretion in dessen Nebennierenvenenblut beobachtet, welche beim Empfänger zur Blutdrucksenkung führt. Die Verminderung der Ausschüttung erfolgt kompensatorisch bei jeder Art von Blutdruckssteigerung, in dem durch den erhöhten Blutdruck das von den Autoren angenommene Adrenalinsekretionszentrum in der Medulla oblongata gehemmt werde. Demgegenüber ist der Adrenalingehalt des Markes nach Adrenalininjektionen unverändert[9].

Insulin, der bluteigene chemische Synergist des Parasympathicus, fördert die Adrenalinsekretion, wie nach Insulininjektionen an der Beschleunigung des entnervten und sensibilisierten Katzenherzens[10] und an der Erweiterung der entnervten Kaninchenpupille[11] gezeigt werden konnte. Beide Wirkungen bleiben aus, wenn die Nebennieren ausgeschaltet sind oder wenn die Insulinhypoglykämie durch Zuckerstich aufgehoben wird. Die Insulinhypoglykämie scheint also der Reiz zu sein, der die Adrenalinsekretion auslöst. Mit der Methode der gekreuzten Zirkulation stellen HOUSSAY, LEWIS und MOLINELLI[12] fest, daß erst bei Erreichung einer Hypoglykämie unter 50 mg% die Adrenalinmehrabgabe erfolgt.

Über die Wirkung des unbekannten *sympathischen Übertragungsstoffes* ist, soweit es sich um die direkte Applikation an der Nebenniere handeln könnte, anzunehmen, daß er wie an allen Erfolgsorten, so auch an der Nebenniere sympathicusähnlich wirkt, somit die Adrenalinsekretion fördert. In den allgemeinen Kreislauf gebracht und unter der folgenden Blutdrucksteigerung wird er die Sekretion hemmen.

Der parasympathische Übertragungsstoff, das *Acetylcholin*, verursacht umgekehrt eine Adrenalinausschüttung, allerdings mäßigen Grades[13], die mit der

[1] WERTHEIM u. BATTEZ: Arch. internat. Physiol. **9**, 365 (1910). — QUINQUAUD, A.: Thèse de Paris 1915.

[2] KAHN, R. H., Pflügers Arch. **169**, 326 (1917).

[3] JARISCH: Pflügers Arch. **158**, 478 (1914).

[4] TRENDELENBURG, P.: Pflügers Arch. **201**, 39 (1923). — TRENDELENBURG, P., u. SCHLOSSMANN: Arch. f. exper. Path. **121**, 160 (1927).

[5] HOUSSAY, B. A., u. E. MALINELLI: C. r. Soc. Biol. Paris **91**, 1045 (1924). — FOURNADE, A., u. M. CHABROL: Ebenda **93**, 160 (1925); **94**, 604 (1926).

[6] CARASCO-FORMIGNERA: Amer. J. Physiol. **61**, 254 (1922).

[7] SHIMIDZU: Arch. f. exper. Path. **103**, 52 (1924); **104**, 254 (1924).

[8] TOURNADE, A., u. M. CHABROL: C. r. Soc. Biol. Paris **94**, 535 (1926).

[9] ELLIOT: J. of Physiol. **44**, 374 (1912). — KURIYAMA, S.: J. of biol. Chem. **34**, 299 (1918). — HIRAYAMA: Tohoku J. exper. Med. **7**, 346 (1926).

[10] CANNON, W. B., M. MCIVER u. S. W. BLISS: Amer. J. Physiol. **69**, 45 (1924).

[11] ABE, Y.: Arch. f. exper. Path. **103**, 73 (1924).

[12] HOUSSAY, B. A., A. LEWIS, u. E. MOLINELLI: C. r. Soc. Biol. Paris **85** (1921); **91** (1924).

[13] HOUSSAY, B. A., u. E. MOLINELLI: J. of Physiol. **77**, 184 (1926).

Anastomosenmethode erwiesen werden konnte. Ein Derivat, das Cholacyl (Chloracetylcholinchloridharnstoff), wirkt stark fördernd[1]. Cholin ist wirkungslos[2].

Inkrete. Auszüge aus dem *Hypophysenhinterlappen* fördern nach Porak[3] die Adrenalinabgabe, doch liegen auch entgegengesetzte Angaben vor[4]. Für die *Keimdrüsenstoffe*[5] sind wiederholt Veränderungen des Adrenalingehaltes der Nebennieren beschrieben; die wechselnden Angaben sind wohl vor allem auf das Fehlen gereinigter Hormone zu beziehen. Die *Schilddrüsenstoffe* sind noch nicht einwandfrei untersucht. Vorhandene Angaben[6], die vermehrte Sekretion behaupten, sind nach Trendelenburg[7] wertlos, weil in den berichteten kurzfristigen Versuchen die (erst nach vielen Stunden auftretende) Schilddrüsenwirkung gar nicht zur Beobachtung kommen konnte und weil die Versuche mit ballaststoffreichen Auszügen des Organs nicht mit reinem Thyroxin durchgeführt wurden. Nach langdauernden oralen Schilddrüsengaben fand Kuriyama[8] den Adrenalingehalt der Nebennieren unverändert, nach Herring[9] war er bei Tieren, die gesund geblieben waren, erhöht.

Eiweißkörper. Fremdeiweiß (normales Pferdeserum) bewirkte in Hundeversuchen von Houssay und Molinelli[10] keine gesteigerte Adrenalinabgabe; beim Meerschweinchen vermißte Pfeiffer[11] einen Schwund der Chromreaktion des Marks nach Rinderserum. Tokumitsu[12] gibt an, daß zwar nicht Normalserum, wohl aber Immunserum eine Zunahme der Adrenalinabgabe bewirkte.

Eiweißabbauprodukte scheinen im allgemeinen zur Steigerung der Adrenalinsekretion zu führen. Für Wittepepton wiesen Houssay und Molinelli[10] in Hundeversuchen, Nikolaeff[13] in Durchströmungsversuchen (allerdings nur bei niedriger Konzentration) eine leicht erhöhte Adrenalinabgabe nach; dasselbe fand Nikolaeff für Caseosan, ein therapeutisch verwendetes Casein. In hoher Konzentration haben Wittepepton und Caseosan, der Nährlösung der überlebenden Nebenniere zugesetzt, eine hemmende Wirkung. Derselbe Forscher fand mit gleicher Methode das Tyramin einen fördernden, Tyrosin keinen nachweisbaren Einfluß auf die Nebennierensekretion hat. Hingegen bewirken Indol und Skatol eine Steigerung der Adrenalinkonzentration im Cavablut.

Auch die *Gewebsstoffe* im engeren Sinn sind stark wirksam.

Histamin hat nach Dale[14] einen deutlich fördernden Einfluß auf die Adrenalinabgabe. Er erwies ihn an der entnervten Pupille und zeigte, daß die Erweiterung nach Nebennierenentfernung aufgehoben oder stark abgeschwächt war. Vom steigernden Einfluß des *Tyramins*, vom fehlenden Einfluß des *Cholins*, von der starken Förderung durch *Acetylcholin* wurde schon oben berichtet; über Cholamin liegen keine Angaben vor.

[1] Glaubach, S., u. E. P. Pick: Arch. f. exper. Path. **110**, 212 (1925).

[2] Kellaway, C. H., u. S. J. Cowell: J. of Physiol. **56**, 20 (1922); **57**, 82 (1923). — Eichholtz, P.: Arch. f. exper. Path. **99**, 172 (1923).

[3] Porak, R.: C. r. Soc. Biol. Paris **75**, 693 (1914).

[4] Tokumitsu, Y.: Jap. med. World **1923**.

[5] Blotevogel, M., M. Dohrn u. H. Poll: Med. Klin. **1926**, Nr 35 u. 37. — Blotevogel, M.: Z. mikrosk.-anat. Forschg **10**, 141 (1927).

[6] Gley, E., u. A. Quinquaud: Arch. internat. Physiol. **14**, 152 (1923). — Tokumitsu: Beitr. path. Anat. **73**, 585 (1925).

[7] Trendelenburg, P.: Hormone **1**, 335. Berlin 1929.

[8] Kuriyama: Amer. J. Physiol. **43**, 481 (1917) — J. of biol. Chem. **33**, 207 (1918).

[9] Herring: Quart. J. exper. Physiol. **12**, 115 (1920).

[10] Houssay, B. A., u. E. Molinelli: Amer. J. Physiol. **77**, 184 (1926).

[11] Pfeiffer: Z. exper. Med. **10**, 1 (1919).

[12] Tsokumitsu: Beitr. path. Anat. **73**, 566 (1925).

[13] Nikolaeff, M. P.: Z. exper. Med. **42**, 213 (1924); **44**, 418 (1925); **48**, 310 (1926); **49**, 27 (1926).

[14] Dale, H. H.: J. of exper. Path. **1**, 103 (1920).

Krankhafter Gewebszerfall mit gesteigertem Eiweißabbau hat starke Adrenalinausschüttungen zur Folge. *Verbrennung* (in Narkose[1]) führt bei Katzen an der entnervten Pupille zur Erweiterung; *Röntgenbestrahlung*[2] eines Körperbereichs, der Nebennieren, Pankreas, Milz und Leber einschließt, bewirkt am gleichen Testorgan denselben Erfolg. Mit der Methode der gekreuzten Zirkulation wurde am röntgenbestrahlten Kaninchen die Mehrabgabe von Adrenalin nachgewiesen, die zur Steigerung des Blutdrucks und des Blutzuckers beim Empfänger führte[3]. Die Beeinflussung Adrenalinsekretion durch *Bakterienstoffe* ist vielfach untersucht worden; in pharmakologischer Auswertung des Nebennierenvenenblutes diphtherietoxinvergifteter[4] Hunde und kurzfristig mit Diphtherietoxin[5] und Tetanustoxin[6] behandelter Tiere mißlang der Nachweis der vermehrten Adrenalinabgabe. Nach *Infektionskrankheiten* wurden die Nebennieren meist chromfrei angetroffen; der Einfluß der Kachexie, der Abkühlung, des langsam erfolgenden Todes ist dabei in den Vordergrund zu stellen (TRENDELENBURG[7]).

Im *Shock* findet sich in der Regel gesteigerte Adrenalinabgabe. Am geringsten ist sie im anaphylaktischen Shock[8]. Sie führt nicht zur Adrenalinverarmung des Nebennierenmarks und die Shockhyperglykämie wird auch bei nebennierenlosen Meerschweinchen beobachtet. Stärker ist die Adrenalinausschüttung im Peptonshock[9] und im Histaminshock[10].

Das ionale Milieu gelangt ebenfalls zum Einfluß auf die Adrenalinabgabe. KUSNETZOW[11] fand an der überlebenden Nebenniere des Rindes Natrium, Kalium, Calcium deutlich wirksam; für jedes einzelne Ion ergaben sich oberhalb gewisser Konzentrationen umgekehrte Wirkungen. Im eindeutigen Transfusions- bzw. Anastomosenversuch fanden HOUSSAY und MOLINELLI[12] am Hund weniger ausgesprochene Wirkungen der Ionen; NaCl und $CaCl_2$ regen die Adrenalinabgabe nicht oder ganz schwach an. KCl wirkt in einigen Versuchen stärker anregend. Nach Injektion von Natriumcitrat erfolgt auf Splanchnicusreizung keine Adrenalinabgabe mehr; $CaCl_2$ ist also nötig für ihr Zustandekommen; eine folgende $CaCl_2$-Injektion hebt die hemmende Wirkung des Citrats auf. *Qnderungen der aktuellen Reaktion* wirken ebenfalls auf die Nebennieren; der Angriff ist mindestens teilweise peripher. Nach Natriumbicarbonat beobachten STEWART und ROGOFF[13] und NIKOLAEFF gesteigerte Adrenalinabgabe, nach Milchsäure NIKOLAEFF[14] verminderte Abgabe bis zu einem p_H von 5,6 der Durchströmungsflüssigkeit, gesteigerte Abgabe bis zum weiter abgesunkenen p_H 3,15. Zentralen Angriff hat die Ionenwirkung, die bei großen Salzgaben über zentrale Reizung zur Hyperglykämie infolge Adrenalinausschüttung führt.

Lebensnotwendigkeit des adrenalen Systems. Eine *sofortige* Wirkung der Nebennierenentfernung oder der zirkulatorischen Nebennierenausschaltung ist

---

[1] HARTMAN, F. A., W. J. ROSE u. E. P. SMITH: Amer. J. Physiol. **78**, 47 (1926).

[2] RISSE, O., u. F. POOS: Arch. f. exper. Path. **108**, 121 (1925); **112**, 176 (1926).

[3] ZUNZ, E., u. J. LA BARRE: Ber. Physiol. **40**, 18 (1927).

[4] MOLINELLI, E. A.: Rev. sudameric. endocrin. 9 (1926). — WATANABE, M.: Tohoku J. exper. Med. **10**, 29 (1928).

[5] HARTMAN, F. B., u. J. J. MACDONALD: Proc. Soc. exper. Biol. a. Med. **33**, 722 (1925).

[6] WATANABÉ, M.: Tohoku J. exper. Med. **10**, 26 (1928).

[7] TRENDELENBURG, P.: Hormone **1**, 332. Berlin 1929.

[8] HOUSSAY, B. A., u. E. A. MOLINELLI: Amer. J. Physiol. **77**, 184 (1926). — LA BARRE, J.: Arch. f. exper. Path. **113**, 368 (1926).

[9] WATANABÉ, M.: Tohoku J. exper. Med. **9**, 412 (1927).

[10] MOLINELLI, E. A. Tesis. Buenos Aires 1926.

[11] KUSNETZOW: Z. exper. Med. **48**, 671 (1926).

[12] HOUSSAY, B. A., u. E. A. MOLINELLI: C. r. Soc. Biol. Paris **93**, 1456 (1925).

[13] STEWART, G. N., u. J. M. ROGOFF: J. of Pharmacol. **13**, 513 (1919).

[14] NIKOLAEFF: Z. exper. Med. **44**, 418 (1925).

am Blutdruck[1] und am Blutzucker[2] nicht zu bemerken, sofern man den Einfluß der Eingriffe selbst abgrenzt. Erst von der dritten Stunde an fällt bei der Katze der Blutdruck, beim Kaninchen der Blutzucker. Bei der Flüssigkeit der Adrenalinwirkung ist aus dem Fehlen sofortiger Ausfälle zu schließen (TRENDELENBURG[3]), daß die physiologische Höhe des Blutdrucks und des Blutzuckers nicht durch Adrenalin aufrechterhalten wird. Dem entsprechen die direkten Angaben über den geringen Spiegel der Ruhesekretion des Adrenalins.

Die Ausschaltung des Nebennierenmarks bedeutet *nicht eine völlige Aufhebung der Adrenalinbildung* im Körper, sondern nur die Beseitigung des Hauptbildungsortes. Es bleiben die zahlreichen Paraganglien, deren völlige Ausräumung unmöglich ist. Je nach der Ausdehnung des Paraganglienapparates vertragen die einzelnen Tierarten die Markausschaltung verschieden.

Das Überleben des Tieres nach Ausschaltung des Nebennierenmarks kann unter günstigen Bedingungen der Pflege als ungefährdet gelten. Bekanntlich ist der Tod von Tieren, denen Rinde und Mark entfernt wird, auf den Rindenausfall zu beziehen.

Die *Dauerfolgen der Markausschaltung* äußern sich in Senkungen des Blutdrucks[1] und des Blutzuckers[4], die durch Adrenalineinspritzungen vorübergehend aufhebbar sind. Die Pigmentierung der Haut, welche beim Menschen nach krankhaftem Nebennierenuntergang auftritt, wird beim Tier nicht regelmäßig beobachtet. Ihre Beziehung zum Mark ist nicht streng gesichert.

Ausfälle von physiologischer Bedeutsamkeit zeigen sich nach Markausschaltung nur unter *belastenden Anforderungen*, nicht unter Ruhebedingungen. Dasselbe gilt nach CANNON[5] für das sympathektomierte Tier. Blutdrucksteigerung läßt sich nach COOMBS[6] bei normalen Katzen durch Hirnanämie 10—18mal hintereinander vorrufen, bei marklosen Tieren nur 3—7mal. Die Hypoglykämie nach Muskelarbeit sah SANDBERG bei marklosen Tieren schon nach geringer Anstrengung als bei normalen Tieren auftreten. Markausschaltung[7] begünstigt die Insulinhypoglykämie.

Nach einseitiger Entfernung der Nebennieren wird in der Regel eine *kompensatorische Hypertrophie* des Marks der anderen Nebenniere und eine Zunahme ihres Adrenalingehalts vermißt[8].

Auf die Folgen der Ausschaltung des *gesamten sympathicoadrenalen* Systems, die CANNON und seinen Mitarbeitern gelang, ist auf S. 1755 eingegangen.

2. Insulin.

Ein inkretorisches Hormon des Parasympathicus ist nicht allgemein anerkannt. Es mehren sich aber die Stimmen, die dem Insulin ein gleiches Verhältnis zum parasympathischen System zuweisen wie dem Adrenalin zum Sympathicus. MACLEOD und seine Mitarbeiter McCORMIK und O'BRIEN[9] sind wohl die ersten, die für diese Auffassung eintraten. GARRELON und SANTENOISE[10]

[1] BAZETT, H. C.: J. of Physiol. **53**, 320 (1920).
[2] LEWANDOWSKY, M.: Z. klin. Med. **37**, 535 (1899). — STREHL, H., u. O. WEISS: Pflügers Arch. **86**, 107 (1901). — BIEDL: Handb. der Biochem. **1**, 470 (1923).
[3] TRENDELENBURG, P.: Hormone **1**, 218. Berlin 1929.
[4] KISCH: Klin. Wschr. **3**, 1661 (1924).
[5] CANNON, W. B.: Lancet **218**, 1109 (1930).
[6] COOMBS: Amer. J. Physiol. **54**, 90 (1920).
[7] CANNON, W. B., M. A. McIVER u. G. W. BLISS: Amer. J. Physiol. **69**, 45 (1924).
[8] ELLIOT, T. R., u. J. TUCKETT: J. of Physiol. **34**, 332 (1906). — KURIYAMA: J. of biol. Chem. **34**, 299 (1918).
[9] MACLEOD, McCORWIK u. O'BRIEN: Trans. roy. Soc. Canada, Sect. **5**, 57 (1923).
[10] GARRELON u. SANTENOISE: C. r. Soc. Biol. Paris **90**, 470 (1924).

haben sich um den systematischen Nachweis der Beziehungen zum parasympathischen System bemüht; ihnen folgten mehrere andere Forscher. Im vorliegenden Handbuch bezeichnet STAUB[1] das *Insulin als Hormon des Parasympathicus.* „Überblicken wir das Tatsachenmaterial, so folgt aus der Mehrzahl der Befunde, daß dem Insulin gegenüber dem Parasympathicus weitgehend die gleichen Wirkungen zukommen wie dem Adrenalin gegenüber dem Sympathicus. Beide Hormone verleihen dem zugehörigen Teil des vegetativen Nervensystem einen erhöhten Tonus, die Abgabe beider Hormone aus ihrem Bildungsort steht unter der nervösen Kontrolle des betreffenden Teils des autonomen Nervensystems. Der Antagonismus in der Wirkung auf Funktionen, die durch das vegetative Nervensystem zentral reguliert und peripher ausgelöst werden, ist so weitgehend, daß das Insulin auch als Hormon des Parasympathicus bezeichnet werden darf."

Experimentelle Untersuchungen über die Wirkungen des Insulins auf parasympathische Erfolgsorte liegen noch nicht in genügender Breite vor. Die Unterlassung ist nicht zuletzt dadurch begründet, daß das reine Hormon des Inselapparates noch nicht zur Verfügung steht. Die Beimengungen wechseln in den verschiedenen Handelspräparaten sehr stark; sie konnten zwar in den letzten Jahren herabgesetzt werden, aber selbst für ihre verminderte Konzentration ist mit einer pharmakologischen Wirksamkeit an autonomen Erfolgszellen zu rechnen. Neben der Verunreinigung des Inkretes spielen die Dosierungsfragen eine wichtige Rolle. Der Widerspruch in den Ergebnissen der bisherigen Untersuchungen ist wohl zu einem großen Teil auf die verschiedene Dosierung zurückzuführen.

Eine Darstellung der *Einzelbefunde* erübrigt sich unter diesen Umständen am vorliegenden Ort. Es muß auf die Zusammenstellung der bisherigen Unterlagen bei STAUB[1] und bei ROSENBERG[2] verwiesen werden. Es sei nur das bisherige Ergebnis dahin zusammengefaßt, daß an Herz, Gefäßen, Magen und Darm nach Insulingaben Funktionsänderungen beobachtet wurden, die in manchen Fällen der Wirkung einer parasympathischen Reizung entsprachen, in selteneren Fällen jedoch sich umgekehrt verhielten. VAS und LANG[3] heben hervor, daß alle parasympathicomimetischen Stoffe die Insulinwirkung erhöhen und wollen darin einen Hinweis erblicken, daß Insulin das auf das parasympathische Nervensystem wirkende Hormon sei.

Die Probleme der Ruhesekretion und der Bedarfssekretion des Insulins sind bisher nur im Zusammenhang mit der Regulation des Kohlehydratsstoffwechsels untersucht worden; bei STAUB und ROSENBERG ist die Literatur zu finden. Der Vagus ist der Sekretions- und Regulationsnerv für die Tätigkeit des Inselapparats. Elektrische Reizung des Vagus steigert nach BRITTON[4], AHLGREN[5], LEHMANN[6], LA BARRE[7] die Insulinabgabe der Bauchspeicheldrüse, gemessen am Blutzuckerabfall oder an der Steigerung der Oxydasereaktion des Muskelbreies. Andere Untersuchungen betreffen das Ausmaß der Insulinhypoglykämie nach Vagusdurchschneidung (kein Einfluß[8], Verstärkung[9]) und nach Splanchnicusdurch-

---

[1] STAUB, H.: Ds. Handb. **16**, 631 (1930).
[2] ROSENBERG: Handb. d. inn. Sekret. **2**, 1087 (1929).
[3] VAS, M., u. S. LANG: Magy. orv. Arch. **27**, 497 (1926).
[4] BRITTON, S. W.: Amer. J. Physiol. **74**, 291 (1925).
[5] AHLGREN, G.: Skand. Arch. Physiol. (Berl. u. Lpz.) **48**, 1 (1926).
[6] LEHMANN, J.: Skand. Arch. Physiol. (Berl. u. Lpz.) **52**, 169 (1927).
[7] LA BARRE, J.: C. r. Soc. Biol. Paris **96**, 193 (1927).
[8] CLARK, G. A.: J. of Physiol. **61**, 576 (1926).
[9] DRESEL, K., u. F. OMONSKY: Z. exper. Med. **55**, 371 (1927).

schneidung (Verstärkung[1]). Toxische Insulindosen führen über den Reiz, den schwere Hypoglykämie ausübt, zur Adrenalinausschüttung aus den Nebennieren[2].

Die Regulation der Insulinsekretion, ebenfalls nur im Regulationsmechanismus des Kohlehydrathaushaltes erörtert, geschieht durch periphere Einwirkung auf die Inselzellen und durch nervöse Impulse, welche vom Zwischenhirn ausgehen. Für den peripheren Mechanismus, unabhängig von einer Beeinflussung vegetativer Nervenendigungen, hat POLLAK[3] Stützen beigebracht. Den nervösen Mechanismus haben BRITTON[2], CLARK[4], AHLGREN[5] und ZUNZ und LA BARRE[6] gesichert. Die letzteren Forscher verwendeten am Hunde die Methode der gekreuzten Zirkulation. Das Blut der Vena pancreatica des Spenders wurde in die Vena jugularis des Empfängers geleitet. Nach Vagusreizung und parenteraler Zuckerzufuhr am Spender trat beim Empfänger Hypoglykämie auf, nach Vagotomie blieb die parenterale Zuckerzufuhr ohne Wirkung. Mit derselben Methode zeigten diese Forscher[7], daß auch Adrenalinverabreichung an den Spender zur Insulinausschüttung führt.

Alle diese Untersuchungen gelten dem Insulin in seiner Rolle innerhalb des Kohlehydrathaushalts.

Die Frage, wie weit das *Insulin direkt* (ohne die schweren mittelbaren Wirkungen der Insulinhypoglykämie) *in der Ruhe und im Bedarfsfall auf die Erregung und Erregbarkeit der parasympathischen Peripherie Einfluß* nimmt, ist noch nicht bearbeitet. Eine derartige Rolle des Insulins scheint ohne wesentliche physiologische Bedeutung zu sein. Im Gegensatz zu dem sympathicoadrenalen System scheint, wenn sich der Vergleich des Adrenalins und des Insulins als inkretorischer Synergisten innerhalb des autonomen Nervensystems künftig als berechtigt erweisen sollte, im parasympathicoinsulären System für die Ausbreitung von Impulsen der bluteigene chemische Synergist stark hinter den örtlich begrenzten nervösen Impulsen zurückzutreten. Der Unterschied, wenn er sich bewahrheiten sollte, würde die von CANNON und W. R. HESS betonte Gegensätzlichkeit des sympathischen und parasympathischen Systems (vgl. S. 1818) um ein weiteres Merkmal bereichern.

Es scheint das wohl sichere Zurücktreten des bluteigenen chemischen Synergisten im parasympathischen System sich gut in CANNONS Kontrastierung beider Systeme (S. 1753) zu fügen. Ist der Parasympathicus der Spieler der „Tasten", so muß eine allgemein verbreitete, auf dem Blutweg alle Tasten erreichende Insulinausschüttung innerhalb dieses Regulationsmechanismus weniger korrelative Bedeutung haben. Umgekehrt wird der sympathische Spieler der „Pedale" durch die auf dem Blutweg verbreiteten Adrenalinausschüttungen, die unter Bedarfsbedingungen gleichwertig neben dem nervösen Mechanismus stehen, wirksam unterstützt werden.

In der HESSschen Auffassung des vegetativen Nervensystems, in welcher der Parasympathicus der Restituierung und Erhaltung der potentiellen Leistungsfähigkeit dient (S. 1818), würde man geneigt sein, der vordringlichen Insulinwirkung auf den Kohlehydratstoffwechsel eine innenweltsregulatorische Bedeutung zuzuweisen; sind doch die Kohlehydrate nach MACLEOD[8] „der Brenn-

---

[1] CANNON, W. B., M. A. MCIVER u. S. W. BLISS: Amer. J. Physiol. **69**, 45 (1924). — POLL, H.: Med. Klin. **1925**, 1717.
[2] BRITTON, S. W.: Amer. J. Physiol. **74**, 291 (1925).
[3] POLLAK, L.: Klin. Wschr. **6**, 1942 (1927).
[4] CLARK G. A.: Zitiert auf S. 1767.
[5] AHLGREN, G.: Skand. Arch. Physiol. (Berl. u. Lpz.) **48**, 1 (1926).
[6] ZUNZ, E., u. J. LA BARRE: C. r. Soc. Biol. Paris **97**, 421, 708 (1927).
[7] ZUNZ, E., u. J. LA BARRE: C. r. Soc. Biol. Paris **97**, 917 (1927); **98**, 858 (1928).
[8] MACLEOD: Der Brennstoff des Lebens, übersetzt in Erg. Physiol. **30**, 408 (1930).

stoff des Lebens" und wirkt doch das Insulin ansatzfördernd und brennbarkeits-
fördernd. Beide Eigenschaften sind wohl passend für den bluteigenen chemischen
Synergisten des Parasympathicus.

3. Cholin und Cholinester.

*Das Problem einer regulatorischen Bedeutung blutpflichtigen Cholins und Acetylcholins
ist derzeit ganz ungeklärt.* Während an einer solchen regulatorischen Bedeutung in den Organen
nicht zu zweifeln ist seit den schönen Befunden von MAGNUS[1] und LE HEUX[1] und während
sich die Hinweise mehren, daß der im Gewebe örtlich freigesetzte Vagusstoff eng verwandt
ist mit dem Acetylcholin, stehen wir beim Blut erst im Beginn der Erforschung der beiden
Körper. Sie war bis vor kurzem angewiesen auf die biologischen Methoden des Nachweises;
trotz der von GUGGENHEIM und LÖFFLER[2] empfohlenen Verwendung des Acetylierungs-
prinzips sind diese Verfahren mit vielen Fehlern behaftet. Sie haben nichtsdestoweniger
die Rolle des *Cholins als eines normalen Bestandteils des Blutes* und der übrigen Säfte, in
höherer Konzentration ferner der Organe aufzuklären gestattet[3]. Der Nachweis einer regulatorischen Bedeutung des Blutcholins ist damit aber nicht erbracht. Zwar sind Schwankungen des Cholinspiegels von 2—20 mg im Liter angegeben; unter krankhaften Bedingungen
gelang BOHN[4] mit einwandfreier chemischer Methodik der Nachweis verminderten Blutcholins bei gewissen Hochdruckformen (blasser Hochdruck VOLHARDS). Aber gegenüber
solchen Schwankungen einer linearen Progression sind die *biologischen Wirkungssteigerungen
des Cholins* zu berücksichtigen, die in geometrischer Progression, in 1000- und 10000facher
Zunahme des Erfolgs, durch *Veresterung der Substanz mit Fettsäuren* zustande kommen. Es
wäre daher von größter Bedeutung, über den Gehalt des Blutes an verestertem Cholin etwas
zu erfahren. Hierüber liegen zwei widersprechende Angaben KAPFHAMMERS[5, 6] vor. In
einem Vortrag[5] gibt er an, daß im Blut, abgesehen vom Menstrualblut, der chemische Nachweis von Acetylcholin nicht gelungen sei. In einer früher redigierten Arbeit[6] teilt er andererseits einen Gehalt von Rinderblut mit, der bei der völlig überraschenden Höhe von 28,8
bzw. 11,7 mg im Liter liegt. Anscheinend mit der gleichen Methode werden nach dem Referat
des Vortrages für den Muskel 264,5 mg im kg gefunden. Sollten sich diese Zahlen bestätigen,
so wäre für das Blut, vielleicht auch für das Gewebe, *mit einem Inaktivierungsmechanismus
der hochwirksamen Substanz zu rechnen.* Das wird man schon aus der Ruhekonzentration
des Adrenalins im Blut schließen können. (Es könnte aber auch sein, daß die chemische
Bestimmung des Acetylcholins bzw. die Vorbehandlung des Blutes das Cholin mit erfaßt
und als Acetylcholin angegeben hat.) Jedenfalls kann das Problem einer *regulatorischen
Bedeutung des im Blut verbreiteten Acetylcholins* noch nicht als geklärt erscheinen, trotz der
Befunde KAPFHAMMERS. Diese Darstellung, die bei der Revision des Beitrages — teilweise im
Widerspruch mit der Darstellung anderer Abschnitte — eingefügt wird, hat insbesondere
zu verweisen auf die gesicherten Erfahrungen über die *Pharmakologie beider Körper.* DALE[7]
legte vor kurzem dar, daß das Cholin ein „unwirksamer Stoff" sei. Acetylcholin andererseits,
hochwirksam, wird, ins Blut eingebracht, ebenso wie der Vagusstoff binnen kurzem zerstört[8–11]; die Wirkung ist nach 2 Minuten stark verringert, nach 10 Minuten abgeklungen.
Die Zerstörung wird einer bluteigenen (übrigens auch gewebseigenen) Esterase[12] zugeschrieben. Das schließt sicher intensivste Wirkungen *kurzlebig aktivierter oder kurzlebig der Inaktivierung entfesselter* Körper nicht aus.

Örtlich freigesetzte chemische Übertragungsstoffe der sympathischen und parasympathischen Nervenwirkung.

1. Grundversuche. Die Grundversuche O. LOEWIS[13], die im Jahre 1921 mitgeteilt wurden, besagen, daß bei Reizung des Vagusstammes eines nach STRAUB
isolierten Froschherzens in die Kanülenflüssigkeit des Herzens (Ringerlösung)

[1] MAGNUS: Naturwiss. **8**, 383 (1920). — LE HEUX: Pflügers Arch. **179**, 177 (1920).
[2] GUGGENHEIM u. LOEFFLER: Biochem. Z. **72**, 303 (1915); **74**, 208 (1916).
[3] GUGGENHEIM: Die biogenen Amine, 2. Aufl., S. 65. Berlin 1924.
[4] BOHN: Klin. Wschr. **9**, 2147 (1930).
[5] KAPFHAMMER: Dtsch. Ges. Pharmakol. Königsberg 1930; ref. Klin. Wschr. **9**, 1987 (1930).
[6] KAPFHAMMER u. BISCHOFF: Hoppe-Seylers Z. **191**, 179 (1930).
[7] DALE, Lancet **1929 I**, 1285.   [8] PLATTNER: Pflügers Arch. **214**, 112 (1926).
[9] PLATTNER u. BAUER: Pflügers Arch. **220**, 180 (1928).
[10] ZUNZ u. LA BARRE: C. r. Soc. Biol. Paris **97**, 721 (1927).
[11] Hingegen ablehnend VIALE: Boll. Soc. Biol. sper. **3**, 16 (1928).
[12] LOEWI u. NAVRATIL: Pflügers Arch. **214**, 678 (1926).
[13] LOEWI, O.: Pflügers Arch. **189**, 239 (1921); **193**, 201 (1921).

eine Substanz übertritt, die, an ein zweites Herz übertragen, einen vagotropen Effekt hat, und daß die Acceleransreizung am gleichen Objekt zur Bildung einer anderen Substanz Anlaß gibt, die an einem zweiten Testherzen sympathicotrop wirkt. Diese Grundversuche sind in allem Wesentlichen bestätigt worden. Negative Nachprüfungen fehlen naturgemäß nicht, sind aber um so weniger geeignet, die positiven Ergebnisse abzuschwächen, als besonders beim Vagusstoff und beim Warmblüter die leichte Veränderlichkeit der Substanz methodische Schwierigkeiten bietet[1].

Am Kaltblüter wurden positive Nachprüfungen mitgeteilt von Brinkman und van Dam[2], Ten Cate[3], Atzler und Müller[4], Fredericq[5], Plattner[6], Kahn[7], Samojloff[1]. Ablehnend verhält sich die Schule Ashers[8].

Am Warmblüter kamen zur Bestätigung der Loewischen Versuche Duschl[9], Duschl und Windholz[10], Jendrassik[11], Brinkman und van de Velde[12], Plattner[13], Zunz und La Barre[14], Rylant[15], Demoor und Rylant[16]. Zu negativen Ergebnissen gelangten Heymans[17], Tournade, Chabrol und Malmeyac[18]. Die von diesen Forschern verwendete Methode der gekreuzten Zirkulation ist aber wegen der raschen Zerstörung des Vagusstoffes (ebenso wie reinen Acetylcholins) innerhalb des Blutes nicht ohne weiteres geeignet; auch der Verdünnungsfaktor spielt bei der Einleitung in einen Gesamtkreislauf eine Rolle.

Ob die Übertragungsstoffe der autonomen Nervenwirkung bei Kalt- und Warmblütern identisch sind, bleibt fraglich. Übertragungen der Warmblüterstoffe auf das Kaltblüterherz sind zwar wirksam[19], beweisen aber nicht die Identität.

Die Wirkung konnte nicht nur auf das Herz als Testorgan, sondern auch auf andere autonom innervierte Organe übertragen werden (Magen[20], Darm[21]).

Sowohl der Sympathicusstoff als der Parasympathicusstoff sind auch zu gewinnen aus Froschherzen, die nicht unter Nervenreizung stehen[22]. Für Schafherzen erhob Gondim[23] denselben Befund. Jedoch erfolgt unter der Wirkung der Nervenreizung eine vermehrte Abgabe der Stoffe.

---

[1] Samojloff, Melnikowa, Panina, Ssokolowa: Pflügers Arch. **217**, 582 (1927).

[2] Brinkman u. van Dam: J. of Physiol. **57**, 379 (1923).

[3] Ten Cate: Arch. nérl. Physiol. **9**, 588 (1924).

[4] Atzler u. Müller: Pflügers Arch. **207**, 1 (1925).

[5] Fredericq: C. r. Soc. Biol. Paris **92**, 208, 462 (1925) — Arch. internat. Physiol. **24**, 294 (1925).

[6] Plattner: Z. Biol. **83**, 544 (1925).

[7] Kahn: Pflügers Arch. **214**, 482 (1926).

[8] Asher: Pflügers Arch. **210**, 689 (1925). — Scheinfinkel: Z. Biol. **82**, 285 (1924). — Nakayama: Ebenda **82**, 581 (1925). — Yasutake: Ebenda **82**, 605 (1925).

[9] Duschl: Z. exper. Med. **38**, 268 (1923).

[10] Duschl u. Windholz: Z. exper. Med. **38**, 261 (1923).

[11] Jendrassik: Biochem. Z. **144**, 520 (1924).

[12] Brinkman u. van der Velde: Pflügers Arch. **209**, 383 (1925).

[13] Plattner: Pflügers Arch. **214**, 112 (1926).

[14] Zunz u. La Barre: C. Soc. Biol. r. Paris **97**, 721 (1927).

[15] Rylant: C. r. Soc. Biol. Paris **96**, 204 (1927).

[16] Demoor u. Rylant: C. r. Soc. Biol. Paris **97**, 726 (1927).

[17] Heymans, J. F. u. C.: C. r. Soc. Biol. Paris **94**, 135 (1926).

[18] Tournade, Chabrol u. Malmejac: C. r. Soc. Biol. Paris **95**, 1538 (1926).

[19] Popper u. Russo: J. Physiol. et Path. gén. **23**, 562 (1925). — de Oliveira Frias: C. r. Soc. Biol. Paris **95**, 1291 (1926). — Granit u. Bonsdorff: Skand. Arch. Physiol. (Berl. u. Lpz.) **51**, 249 (1927).

[20] Brinkman u. van Dam: Pflügers Arch. **196**, 66 (1922). — Brinkman u. van de Velde: Pflügers Arch. **209**, 383 (1925).

[21] Ten Cate: Arch. néerl. Physiol. **9**, 588 (1924).

[22] Witanowsky (unter Loewi): Pflügers Arch. **208**, 694 (1924).

[23] Gondim: C. r. Soc. Biol. Paris **98**, 155 (1928).

Die ersten Befunde der Stoffübertragung, freilich noch nicht in ihrer grundsätzlichen Bedeutung erkannt, waren schon 1906 von DIXON[1] an alkoholischen Extrakten des Säugetierherzens gewonnen worden. Die Extrakte enthielten einen Stoff, der am Froschherzen eine muscarinartig hemmende Wirkung ausübte. Hatte das Herz bis zur Extraktion unter Vagusreizung gestanden, so wurde eine verstärkte Extraktwirkung beobachtet. PLATTNER[2] bestätigte nach dem Bekanntwerden der LOEWIschen Untersuchungen die alten Versuche DIXONs und betonte die Wirkungsähnlichkeit der in den Extrakten erhaltenen Substanz mit Cholinestern und mit dem Vagusstoff.

2. Der chemische Übertragungsstoff der sympathischen Wirkung. LOEWI vertrat in der ersten Veröffentlichung die Ansicht, der Stoff sei möglicherweise eine „spezifische sympathicomimetische Substanz". DALE[3] erklärte es 1929 für voreilig, bis jetzt allein nach der Wirkung anzunehmen, daß die fragliche Substanz Adrenalin sei. Es sei durchaus möglich, daß sympathische Nerven in der Peripherie einen anderen sympathicomimetischen Wirkungsstoff freisetzen; das Adrenalin sei eine Substanz, die besonders befähigt sei zur Wirkungsverbreitung auf dem Blutwege.

Die Annahme, daß der Sympathicus seine Wirkung an den Erfolgszellen über die Freisetzung einer chemischen Substanz (vermutungsweise des Adrenalins) entfalte, wurde schon 1904 von ELLIOT[4] gemacht. Erst durch O. LOEWIs Befunde gewann sie Unterlagen. Der Accelleransstoff, den er in der Spülflüssigkeit des Herzens nach Accelleransreizung entdeckte und dessen Übertragbarkeit auf ein zweites Herz gefunden wurde, kann als die Ursache der sympathischen Wirkung am Erfolgsorgan gelten. Die Wahrscheinlichkeit, den Accelleransstoff allgemein als Sympathicusstoff anzusehen, schien durch den Befund gestützt, daß der Accelleransstoff nicht nur am Herzen, sondern auch am Magen[5] des Frosches die volle Wirkung einer Sympathicusreizung auslöst.

Die Wirkung des Accelleransstoffes setzt wie die Wirkung einer Accelleransreizung erst nach 4—6 Sekunden ein und klingt langsam ab, ebenso wie der Accelleranseffekt[6]. Der Stoff ist gut haltbar und im Gegensatz zum labilen Vagusstoff sehr regelmäßig übertragbar[7, 8]. Er wird durch Erhitzen über 56° C nicht zerstört, seine positive inotrope Herzwirkung geht durch ultraviolette Strahlung verloren[9].

Einen überraschenden Hinweis auf die chemische Natur des Accelleransstoffes verschaffte die Beobachtung, daß er in gewisser Beziehung steht zu den Herzhormonen HABERLANDTs[10] und DEMOORs[11]. Diese Beziehung ergibt sich daraus, daß der Accelleransstoff nicht nur aus der zur Durchspülung verwendeten Ringerlösung gewonnen werden kann, sondern auch aus alkoholischen Extrakten des Herzmuskels[12, 13]. Die genannten Herzhormone sind nun ebenfalls alkoholische

---

[1] DIXON: Brit. med. J. **2**, 1807 (1906). — DIXON u. HAMILL: J. of Physiol. **38**, 314 (1909).

[2] PLATTNER: Pflügers Arch. **214**, 112 (1926).

[3] DALE, H. H.: Lancet **216**, 1285 (1929).

[4] ELLIOT: J. Physiol. Proc. Phys. Soc. **31**, 20 (1904).

[5] BRINKMAN, R., u. E. VAN DAM: Pflügers Arch. **196**, 66 (1922).

[6] LOEWI, O., u. E. NAVRATIL: Pflügers Arch. **206**, 135 (1924).

[7] ATZLER, E., u. A. MÜLLER: Pflügers Arch. **207**, 1 (1925).

[8] SAMOLILOFF, MELEIKOWA, PANINA u. SSOLLOLOWA: Pflügers Arch. **217**, 58 (1927).

[9] LOEWI, O., u. E. NAVRATIL: Pflügers Arch. **214**, 678, 689 (1927).

[10] HABERLANDT: Klin. Wschr. **3**, 1631 (1924); **4**, 1778 (1925) — Z. Biol. **82**, 536 (1925); **83**, 53 (1925); **84**, 143 (1926) — Pflügers Arch. **212**, 587 (1926); **214**, 471 (1926); **216**, 778 (1927).

[11] DEMOOR u. RYLANT: C. r. Soc. Biol. Paris **93**, 814, 1239 (1925); **95**, 219 (1926); **97**, 726 (1927) — Arch. internat. Physiol. **27**, 1 (1926).

[12] NAVRATIL, E.: Pflügers Arch. **207**, 160 (1925).

[13] WITANOWSKI, W. R., Pflügers Arch. **208**. 694 (1925).

Extrakte verschiedener Muskelabschnitte des Herzens. Der Sympathicusstoff ist ferner nicht nur anzutreffen in alkoholischen Extrakten, die unter Acceleransreizung stehen, sondern auch in den Extrakten normal schlagender Herzen; allerdings ist die Konzentration des Stoffes nach vorausgegangener Acceleransreizung wesentlich höher. (Derselbe Befund gilt für den Vagusstoff.) *Der Sympathicusstoff (und ebenso der Vagusstoff) sind also sowohl beim Kaltblüter als beim Warmblüter Stoffwechselprodukte der physiologischen Tätigkeit des Herzens.*

Eine weitere Ähnlichkeit des Sympathicusstoffes mit den sog. Herzhormonen ergibt sich daraus, daß die Wirkung am Empfängerherz fast übereinstimmend ist, und daß die Vorbehandlung des Herzens mit Ergotamin diese Wirkung bei beiden Stoffgruppen in gleicher Weise beeinflußt. NAVRATIL[1] konnte, entgegen den Angaben HABERLANDTs, der einer parallelen Wirkung widerspricht, zeigen, daß Ergotaminvorbehandlung des Herzens in ganz gleicher Weise die Wirkung des Acceleransstoffes und des HABERLANDTschen Herzhormons beeinflußt. Bei niedriger Konzentration beider Stoffe verursacht die Ergotaminvorbehandlung die völlige Wirkungshemmung der Stoffe, bei hoher Konzentration die Abschwächung der Wirkung.

Die chemische Natur der Herzhormone (HABERLANDT) bzw. Substances actives (DEMOOR) ist noch ganz ungeklärt. Sicher ist, daß die zugrunde liegenden Extrakte Histamin in hohen Konzentrationen enthalten. Daneben sind nach den neuesten Untersuchungen Derivate des Zellkernstoffwechsels von entscheidender Bedeutung. Die Annahme, daß es sich bei den von HABERLANDT und DEMOOR beschriebenen Stoffen um spezifische Sinusknotenstoffe handelt, wird von DALE und von FELDBERG und SCHILF abgelehnt.

Die histaminartige Natur der Herzhormone (nach FELDBERG und SCHILF[2] vermutlich auch diejenige einer der Sympathicussubstanzen) wurde besonders von RIGLER und TIEMANN[3] vertreten. HABERLANDT[4] widerspricht der Auffassung, daß sein Herzhormon mit Histamin identisch sei. Immerhin fanden RIGLER und TIEMANN die Wirkung der Sinusknotenauszüge am Blutdruck der Katze, am Uterus des Meerschweinchens und der Katze identisch mit dem Histamineffekt. Die Auszüge gaben auch die PAULYsche Reaktion. Die Autoren halten es für möglich, daß die zur Erregung des Sinus führenden Stoffwechselprodukte die gleichen sind wie in anderen Zellen autonom innervierter Organe.

Derivate des Zellkernstoffwechsels sind in jüngster Zeit in den Vordergrund getreten. Seit der Entdeckung der Muskeladenylsäure durch EMBDEN[5—7] und der eingehenden Analyse der Substanzen[8—10] sind die Stoffe dieser Gruppe nicht nur in der Physiologie der Muskelkontraktion, sondern auch in pharmakologischer (und therapeutischer) Hinsicht von zunehmender Bedeutung geworden; wir stehen wohl gerade in den nächsten Jahren vor großen Überraschungen auf diesem Gebiet. Pharmakologisch können Adenoin und Adenylsäure dadurch von Histamin, dessen Bedeutung zurückzutreten scheint, unterschieden werden, daß sie regelmäßig und unabhängig von der Tierart die Kranzgefäße des Herzens erweitern, während das Histamin bei den verschiedenen Tierarten die Coronar-

---

[1] NAVRATIL, E.: Pflügers Arch. **217**, 160 (1927).
[2] FELDBERG, W., u. E. SCHILF: Histamin, S. 427. Berlin 1929 (Monographien Physiol. **20**).
[3] RIGLER, R., u. E. TIEMANN: Pflügers Arch. **222**, 450 (1929).
[4] HABERLANDT: Münch. med. Wschr. **1928 I**, 1079 — Pflügers Arch. **221**, 576 (1929).
[5] EMBDEN, G.: Dtsch. Ges. Phys. 1926 — Ber. Physiol. **42**, 560 (1927).
[6] EMBDEN, G.: Klin. Wschr. **6**, 628 (1927).
[7] EMBDEN u. ZIMMERMANN: Z. physiol. Chem. **167**, 137 (1927).
[8] EMBDEN u. Mitarbeiter: Z. physiol. Chem. **179**, 149, 161, 186, 226 (1928).
[9] EMBDEN u. SCHMIDT: Z. physiol. Chem. **181**, 130 (1929).
[10] DRURY u. SZENT GYÖRGY: J. of Physiol. **67 XIV** (1929); **68**, 213 (1929).

gefäße wechselnd beeinflußt. In Muskelextrakten fanden DRURY und SZENT GYÖRGY[1] größere Mengen von Adenosinucleotid und beschrieben dessen sympathicomimetische erweiternde Wirkung auf die Kranzgefäße. RIGLER und SCHAUMANN[2] wiesen ebenfalls in Muskelextrakten (in den pharmazeutischen Produkten Carnigen und Lacarnol) mittels pharmakologischer Reaktionen Adenosinpentosid nach und sie gewannen aus den Extrakten Adenosin, welches durch Schmelzpunktsbestimmung identifiziert wurde. ZIPF[3] beschrieb als wesentlichen Bestandteil des sog. Frühgiftes, das nach FREUND[4] bei der Blutgerinnung frei wird, eine pentosehaltige Nucleotidverbindung. Diese gab eine positive BIALsche Orcinreaktion. Eine ebensolche Reaktion gab auch das Kreislaufhormon von FREY und KRAUT[5—8], welches aus dem Harn gewonnen und nach FREY und KRAUT im Pankreas gebildet wird. Die Zugehörigkeit des FREUND-schen Frühgiftes zu dieser Gruppe ist hinsichtlich des Zusammenhanges von Muskelgewebsstoffen, Blutplättchenstoffen und Sympathicusstoff um so bemerkenswerter, als das FREUNDsche Frühgift ausgesprochene sympathicomimetische Wirkungen entfaltet.

Eine anorganische Natur des Acceleransstoffes wurde mehrfach erwogen. ATZLER und MÜLLER[9] halten es für möglich, daß der Effekt nur auf Reaktionsänderungen der Spülflüssigkeit beruht, S. G. ZONDEK[10] sowie ASHER und seine Schule[11] denken an Calcium.

Die chemische Natur des Sympathicusstoffes muß demnach zur Zeit als ungeklärt gelten. Man wird mit DALE[12] sagen müssen: „Wir haben noch keine Kenntnis der chemischen Natur der Accelerans- bzw. Sympathicussubstanz oder Substanzen, noch irgendeine Unterlage dafür, ihre Existenz mit bekannten körperlichen Funktionen zu verbinden."

3. Der chemische Übertragungsstoff der parasympathischen Wirkung. Schon in der ersten Veröffentlichung über den Vagusstoff vertrat O. LOEWI die Ansicht, daß der Stoff nicht Cholin sei, obgleich nach Vagusreizung vermehrter Cholingehalt des Kanüleninhalts vorhanden war, sondern daß der Stoff möglicherweise Neurin oder ein Cholinester sei. Der Vagusstoff wird noch vom atropinisierten Herzen produziert; Atropin verhindert nur die Wirkung des Vagusstoffes; der Stoff hat somit seinen Angriffspunkt am Erfolgsorgan selbst[13]. Seine Wirkung setzt wie diejenige der Vagusreizung sofort ein und klingt wie diejenige der Nervenreizung schnell ab[14]. Der Stoff ist dialysabel, unempfindlich gegen Säure, stark empfindlich gegen Lauge, wird durch 5—10maliges Aufkochen zwar abgeschwächt, aber nicht aufgehoben[15]. Der Acetylisierungskoeffizient (acetylierter Extrakt im Verhältnis zu Acetylcholin) zeigt, daß der Stoff nicht mit Cholin identisch ist. Daß es sich um einen Cholinester handeln muß, geht besonders daraus hervor[16], daß wässerige Extrakte aus Herz, Leber, Darm den Vagusstoff

[1] DRURY u. SZENT GYÖRGY: J. of Physiol. **68**, 213 (1929).
[2] RIGLER, R., u. O. SCHAUMANN: Klin. Wschr. **1930 II**, 1728.
[3] ZIPF: Med. Klin. **1930 II**, 1615 (ref.).
[4] FREUND: Verh. dtsch. pharmak. Ges. Königsberg 1930.
[5] FREY u. KRAUT: Münch. med. Wschr. **1928 I**, 763.
[6] FREY u. KRAUT: Arch. f. exper. Path. **133**, 1 (1928).
[7] KRAUT, FREY u. BAUER: Hoppe-Seylers Z. **175**, 97 (1928).
[8] FREY: Münch. med. Wschr. **1929 II**, 1951.
[9] ATZLER u. MÜLLER: Pflügers Arch. **207**, 1 (1925).
[10] ZONDEK, S. G.: Biochem. Z. **132**, 383 (1922).
[11] ASHER: Pflügers Arch. **210**, 689 (1925). — SCHEINFINKEL: **82**, 285 (1924).
[12] DALE, H. H.: Lancet **1929 II**, 1285.
[13] LOEWI, O., u. E. NAVRATIL: Pflügers Arch. **206**, 123 (1924).
[14] LOEWI, O., u. E. NAVRATIL: Pflügers Arch. **206**, 135 (1924).
[15] WITANOWSKY, W. R.: Pflügers Arch. **208**, 694 (1925).
[16] LOEWI, O., u. E. NAVRATIL: Pflügers Arch. **214**, 678 (1926).

inaktivieren, und daß diese Extrakte in gleicher Weise Acetylcholin inaktivieren, während Cholin und Muscarin aktiv bleiben. Der inaktivierenden Wirkung der Extrakte liegt eine fermentative Spaltung des Vagusstoffes bzw. Acetylcholins durch eine Gewebsesterase zugrunde. Infolge Hemmung dieser fermentativen Spaltung des hypothetischen Cholinesters machen kleine, an sich wenig wirksame Mengen von Physostigmin oder Ergotamin die Testherzen weit empfindlicher[1] für den Vagusstoff.

Das Verhalten des Vagusstoffes gegenüber Blut ist bemerkenswert. Plattner und Bauer[2] fanden, daß der Vagusstoff mit dem Acetylcholin die gemeinsame Eigenschaft hat, durch Froschblut zerstört zu werden. Noch viel empfindlicher ist der Vagusstoff gegenüber Warmblüterblut; Plattner[3] hatte dies schon vorher für das Hundeblut gezeigt. Zunz und La Barre[4], welche mit der Methode der gekreuzten Zirkulation arbeiten, stellten fest, daß der nach Vagusreizung aufgetretene Vagusstoff schon nach 2 Minuten durch das Blut unwirksam gemacht ist, wobei das Blut aus dem rechten Herzen besonders wirksam ist. Tournade, Chabrol und Malmejac[5] vermißten, ebenfalls bei gekreuzter Zirkulation zweier Hunde, den Vagusstoff auch dann, wenn das „Vagusblut" direkt den Herzgefäßen zugeführt wurde. Eine Zerstörung des Stoffes ist jedoch selbst unter dieser geringeren Verdünnung des Vagusstoffes nicht auszuschließen. Viale[6] findet nicht, daß Acetylcholin durch Blut unwirksam wird und spricht deshalb sich dagegen aus, daß der Vagusstoff Acetylcholin sei.

Für die enge Verwandtschaft des Vagusstoffes mit Acetylcholin spricht seine Zerstörbarkeit durch die Esterase wässeriger Gewebsauszüge, das Verhalten des Acetylierungskoeffizienten, die Empfindlichkeit gegenüber Blut.

Eine Rolle des Acetylcholins als körpereigenen und unter physiologischen Bedingungen wirksamen chemischen Regulators im Bereich parasympathischer Innervationen war schon 1919 durch die Untersuchungen der Schule von Magnus wahrscheinlich geworden. Weiland[7] hatte bei Magnus 1912 gefunden, daß eine isolierte Darmschlinge des Kaninchens, in Ringerlösung suspendiert, an die letztere eine Substanz abgab, welche die rhythmische Tätigkeit einer zweiten Darmschlinge steigerte, die ebenso suspendiert war. Bei den Versuchen, die Substanz zu isolieren, gelangte Le Heux[8] 1919 zum Nachweis des Cholins. Die Wirkung reinen Cholins an isolierten Darmstücken war außerordentlich verstärkt, wenn die körperwarme Salzlösung Acetate enthielt. Le Heux stellte daraufhin die Vermutung auf, die Bildung des Acetylcholins in den Geweben sei eine Voraussetzung der Cholinwirkung.

Der tatsächliche *Nachweis, daß Acetylcholin ein normaler Bestandteil des Körpers ist,* scheint neuerdings gelungen zu sein. Kapfhammer[9] teilte auf der Deutschen Pharmakologentagung zu Königsberg mit, daß er in fast allen Organen Acetylcholin chemisch habe identifizieren können. Über Einzelheiten der chemischen Isolierung und Identifizierung liegen in den bisherigen Berichten noch keine Angaben vor. Im Blut mißlang ihm der Nachweis von Acetylcholin; nur aus Menstrualblut ließ es sich gewinnen. Ebenfalls nur in kurzer Mitteilung liegen

---

[1] Loewi, O., u. E. Navratil: Pflügers Arch. **214**, 689 (1926).
[2] Plattner u. Bauer: Pflügers Arch. **220**, 180 (1928).
[3] Plattner: Pflügers Arch. **214**, 112 (1926).
[4] Zunz u. La Barre: C. r. Soc. Biol. Paris **97**, 721 (1927).
[5] Tournade, Chabrol u. Malmejac: C. r. Soc. Biol. Paris **95**, 1538 (1926).
[6] Viale: Boll. Soc. Biol. sper. **3**, 16 (1928).
[7] Weiland: Pflügers Arch. **147**, 171 (1912).
[8] Le Heux: Pflügers Arch. **173**, 8 (1919); **190**, 280 (1921).
[9] Kapfhammer: Verh. dtsch. pharmak. Ges. Königsberg 1930 — Klin. Wschr. **1930 II,** 1987 (ref.).

Befunde DALES[1] und DALES und DUDLEYS[2] vor. Sie scheinen, mit Milzextrakten arbeitend, die Isolation und die chemische und physiologische Identifikation des Acetylcholins erreicht zu haben. Die Forscher arbeiteten an den Milzen frisch getöteter Ochsen und Pferde. Bei Untersuchungen über den Histamingehalt des Milzextraktes fanden sie eine sehr starke Cholinwirkung des Extraktes. Wurden die Extrakte unter bestimmten, durch die Erfahrung gewonnenen Vorsichtsmaßregeln gewonnen, so war deren Wirkung manchmal so intensiv, daß sie bei Annahme einer reinen Cholinwirkung einen Cholingehalt der Extrakte von 20—30 g pro kg Milz angezeigt hätten. Ein solches Verhältnis war nicht glaubhaft und eine neue Richtlinie der Überlegungen ergab sich aus der Aufhebung der Extraktwirksamkeit bei alkalischer Reaktion. Es gelang die Feststellung, daß der Extrakt den arteriellen Druck senkte, die isolierte Darmmuskulatur erregte, die langsame Kontraktion der denervierten quergestreiften Muskulatur auslöste, und daß die Wirkungen zustande kamen unter solcher Dosierung des Extraktes, die den als wirksam bekannten Acetylcholindosen entsprach. (Vgl. Nachtrag Cholin, S. 1769.)

Die Kenntnis der *engen Beziehungen des Acetylcholins zum parasympathischen Nervensystem* wurde durch REID HUNT und DALE eingeleitet. REID HUNT und TAVEAU[3] erkannten 1906, daß das erstmals 1894 von NOTHNAGEL[4] hergestellte Acetylcholin tausendmal wirksamer war als das nichtveresterte Cholin und sie beschrieben seine vagusähnliche verlangsamende Wirkung auf die Herzfrequenz. Diese Forscher erwogen bereits die Möglichkeit, es möchte eine derartige Esterverbindung des Cholins im Körper vorkommen; doch konnten sie keinen Beweis für diese Vermutung erbringen. Die grundlegende systematische Untersuchung des Acetylcholins und die Beschreibung des fast völligen Parallelismus, der zwischen seinen Wirkungen und dem Erfolg parasympathischer Nervenreizung besteht, stammt von DALE[5]. Schon DALE stellte fest, daß Acetylcholin bei Injektion ins Blut außerordentlich unbeständig ist und vermutete, daß es sich um eine hydrolytische Spaltung mit der Freisetzung des weit weniger aktiven Cholins handele. Mit diesem Schicksal des Acetylcholins im Blut brachte er die Tatsache in Zusammenhang, daß die parasympathicomimetischen Wirkungen des Acetylcholins ungewöhnlich flüchtig sind, viel flüchtiger als die sympathicomimetischen Wirkungen des Adrenalins.

Die *quergestreifte Muskulatur*, deren Beziehungen zum parasympathischen Nervensystem noch umstritten[6] sind, zeigt auch Beziehungen zum parasympathischen Übertragungsstoff. W. R. HESS[7] wies auf dem Internationalen Physiologenkongreß in Edinburgh als erster darauf hin, daß durch Muskeltätigkeit Stoffe mit acetylcholinartiger Wirkung (geprüft an Darm und Herz des Frosches) frei werden. SHIMIDZU[8] und BRINKMAN und RUYTER[9] bestätigten seine Beobachtungen. KAPFHAMMER[10] fand im Muskel die enorme Menge von 264,5 mg Acetylcholin für 1 kg Muskulatur. Die viel erörterte nicotinartige Wirkung des Acetylcholins auf die quergestreifte Muskulatur[11] möchte DALE[12] von den parasympathicomi-

[1] DALE, H. H.: Lancet **1929 II**, 1285.
[2] DALE, H. H., u. H. DUDLEY: J. of Physiol. **68**, 97 (1929).
[3] REID HUNT u. TAVEAU: Brit. med. J. **2**, 1788 (1906) — J. of Pharmacol. **1**, 303 (1909).
[4] NOTHNAGEL: Arch. Pharmaz. **232**, 266 (1894).
[5] DALE, H. H.: J. of Pharmacol. **6**, 147 (1914).
[6] KURÉ u. Mitarbeiter: Z. exper. Med. **46**, 144 (1925).
[7] HESS, W. R.: Quart. J. exper. Physiol. **1923** (Ber. Internat. Phys.-Kongr.).
[8] SHIMIDZU: Pflügers Arch. **211**, 403 (1926).
[9] BRINKMAN u. RUYTER: Pflügers Arch. **208**, 58 (1925).
[10] KAPFHAMMER: Zitiert auf S. 1774, Fußnote 9.
[11] RIESSER: Arch. f. exper. Path. **141**, 342 (1921). — FRANK, NOTHMANN u. HIRSCHKAUFFMANN: Pflügers Arch. **197**, 270 (1920); **198**, 391 (1923). — GASSER u. DALE: J. of Pharmacol. **29**, 53 (1926).
[12] DALE: Lancet **1929 II**, 1288.

metischen Wirkungen des Acetylcholins abgrenzen und nicht als Beweis parasympathischer Innervationsorte im quergestreiften Muskel gelten lassen.

Die Freisetzung eines anorganischen Stoffs, des Kaliums, möchten S. G. Zondek[1], die Schule Ashers[2] und Tsuda[3] als maßgebend für die parasympathische Erregungsübertragung ansprechen. Aber diese Erklärung vermag den vorliegenden Befunden über die Flüchtigkeit und fermentative Spaltung des parasympathischen Spaltungsstoffes nicht gerecht zu werden.

Im ganzen scheint vielmehr der Schluß zulässig, daß der Übertragungsstoff der parasympathischen Wirkung „ein sehr unbeständiger, aber hochwirksamer Cholinester ist, der sich in seinen Eigenschaften eng dem Acetylcholin anschließt (Dale[4])".

C. Correlative Bedeutung des Zustandes der vegetativen Endapparate.

E. P. Pick[5] hebt hervor, daß es „kaum einen dem Willen unterworfenen Nervenanteil gibt, der so leicht in seiner Ansprechbarkeit auf äußere Einflüsse umzustimmen wäre wie das unwillkürliche Nervensystem. Fast alle Umwelteinflüsse, beginnend mit Licht, Luft und äußerer Temperatur, Aufnahme und Beschaffenheit der Nahrung, Hunger und Durst, Ruhe und Arbeit, bis hinauf zu den subtilsten Änderungen in der physikalisch-chemischen und hormonalen Blut- und Gewebszusammensetzung und der jeweiligen psychischen Einstellung sind imstande, tiefgehende Änderungen der Reaktionen des vegetativen und dann auch wiederum des psychischen Zustandes herbeizuführen. Die notwendige Anpassung des Vegetativen an die Um- und Innenwelt bedingt einen steten Wechsel im Tonus und in der Erregbarkeit aller Teile des vegetativen Nervensystems und damit in der Anspruchsfähigkeit gegen Reize der verschiedensten Art".

Die Abgrenzung derjenigen *Einwirkungen, denen eine Beeinflussung der vegetativen Endapparate zukommt*, soll im vorliegenden Abschnitt versucht werden.

Es fehlen heute Hinweise darauf, daß unter physiologischen und pathologischen Umständen an der *autonomen Nervenfaser und* an den *autonomen peripheren Ganglien* Zustandsänderungen auftreten, welche als solche den Erfolg nervöser Impulse beeinflussen. Nur für pharmakologische Eingriffe (Nikotin) sind ganglionäre Wirkungen gesichert (vgl. S. 1781).

So sind es die *vegetativen Endapparate*, deren Zustandsänderungen die wechselnde periphere Anspruchsfähigkeit bedingen. Die Terminologie der peripheren Elemente ist wenig einheitlich. Die Schwierigkeiten gehen genügend hervor aus dem Einteilungsversuch Langleys[6]. Den Angriffspunkt bezeichnet er als:

„den *Endapparat*", wenn weiter nichts gesagt werden soll, als daß die *Wirkung an der Peripherie angreift und die Funktion betrifft, die durch Erregung des Nerven bewirkt wird;*

die „*Nervenendigung*", wenn man einfach an eine Wirkung der Endäste des Nerven denkt;

die „*myoneurale oder neurocelluläre Verbindungsstelle*", wenn man annimmt, daß ein *unmittelbarer Zusammenhang zwischen Nerv und Zelle besteht*, und daß die *Wirkung teils an einer Substanz des Nerven, teils an der der Zelle an der Verbindungsstelle angreift;*

die „*Neuralregion*", wenn man meint, daß die *Wirkung auf die Zelle*, und zwar mehr oder weniger auf den *Teil beschränkt ist, in dem die Nervenfaser endet;*

[1] Zondek, S. G.: Biochem. Z. **132**, 383 (1922).
[2] Scheinfinkel: Z. Biol. **82**, 285 (1924). — Jasutake: Ebenda **82**, 605 (1925).
[3] Tsuda: Fol. jap. pharmacol. **3**, 209 (1926).
[4] Dale: Lancet **1929 II**, 1288.
[5] Pick, E. P.: Dtsch. Z. Nervenheilk. **106**, 239 (1928).
[6] Langley: Das autonome Nervensystem, Teil I,, S. 10—11. Berlin 1922.

die „Synapse", wenn *keine direkte Verbindung zwischen Nerv und Zelle angenommen und die Wirkung als ein physikalischer Vorgang in der Neuralregion aufgefaßt wird;*

die „rezeptive Substanz", wenn man der Ansicht ist, daß die *Wirkung durch eine chemische Verbindung mit einer spezifischen Zellsubstanz zustande kommt.*

Während LANGLEY den theoretischen Charakter dieser Differenzierung von Wirkungsorten im Auge behielt, haben andere Forscher mit diesen Vorstellungen operiert, als handle es sich um morphologische Tatsachenbestände.

Mit Recht hat man sich in der jüngsten Zeit gewehrt, gegen eine solche „*Art von chemischer Anatomie*" (STÖHR JUN.[1]). Das *antagonistische Verhalten gewisser Gifte des autonomen Nervensystems* wird heute von einer zunehmenden Anzahl von Forschern nicht mehr als geeignet angesehen, Entscheide zu liefern über den Angriff an Nervenendigung oder Zelle, über die Zahl, Lage, Verteilung der Wirkungsorte am Endapparat. Die pharmakologische Analyse feinerer Innervationsfragen ist gescheitert, weil die bisherige Klassifikation der autonomen Gifte nur unter ganz bestimmten Voraussetzungen und Versuchsanordnungen zutrifft (ASHER[2]). *Die Erfolgszelle und ihr Zustand* treten in den Vordergrund. Einseitig wird der Standpunkt vertreten, daß die autonomen Nervengifte nicht auf den Nerven oder die Nervenendigung, sondern auf die Zelle wirken, und daß für den Erfolg der Zustand und die Art der Zelle bestimmend seien (SCHILF[3]). Aber die Vernachlässigung des Nervenangriffs wäre nicht weniger fehlerhaft als die Vernachlässigung der Erfolgszelle in der älteren Lehre der elektiven sympathicotropen und parasympathicotropen Giftwirkungen. *Der Angriff an Nerven oder Nervenendigung ist nirgends mit Sicherheit auszuschließen.* Untersuchungen an denervierten Organen sind nicht durchaus schlüssig, weil zahlreiche vegetative Gewebe im peripheren Nervennetzwerk Ganglienzellen enthalten und eine Unabhängigkeit dieser peripheren Nervenzellen vom Zentralnervensystem mindestens für einige von ihnen, vor allem diejenigen des Entericsystems, aber auch für die autonomen Nervenzellen in der Wand der Gefäße, Bronchien usw. gesichert ist. BRAEUCKER[4] nimmt allgemein an, daß das periphere Nervennetz höchstwahrscheinlich ein Nerveneigenleben führe und die Gifte auf das Netz wirken, und STÖHR JUN.[5] betont: „Ein Fehlen markloser Fasern ist noch lange kein Beweis dafür, daß sie degeneriert sind; denn selbst am normalen und frischesten Material kann man diese Dinge sehr häufig aus irgendwelchen technischen Schwierigkeiten nicht zu Gesicht bekommen." *Die erhalten gebliebene Wirkung eines Pharmakons „nach Nervendegeneration" ist danach nicht als Beweis des Angriffs an der Erfolgszelle anzusehen.*

So ist es nicht verwunderlich, daß vorsichtige Beurteiler die *Frage des nervösen und cellulären Angriffs der autonomen Gifte offenlassen.* Selbst für das am besten untersuchte Adrenalin ist es nach TRENDELENBURG[6] bisher nicht möglich gewesen, sicher zu entscheiden, ob Adrenalin an der Nervenendigung oder an der innervierten Zelle selbst angreift; nicht sicherer ist der Angriff anderer Stoffe. *In den Mittelpunkt einer correlativen Bedeutung der vegetativen Peripherie stellen wir daher nicht die Nervenendigungen, auch nicht die Erfolgszelle, sondern die funktionelle Einheit beider Elemente.* Wir sehen sie enthalten in dem Begriff des „*vegetativen Endapparates*". Als vegetativen Endapparat be-

---

[1] STÖHR JUN., PH.: Mikroskopische Anatomie des veget. Nervensystems, S. 15. Berlin 1928.
[2] ASHER, L.: Z. Neur. **65**, 1 (1927).
[3] SCHILF, E.: Das autonome Nervensystem, S. 76. Berlin 1922.
[4] BRAEUCKER, W.: Arch. klin. Chir. **150**, 463 (1928).
[5] STÖHR JUN., S. 46: s. oben.
[6] TRENDELENBURG, P.: Die Hormone, **1**, S. 231. Berlin 1929.

zeichnen wir mit LANGLEY[1] die Apparate derjenigen Funktionen, die durch Erregung der autonomen Nerven bewirkt werden; *sie sind durch die funktionierende Einheit von autonomer Nervenendigung und von Erfolgszelle dargestellt. Die Funktion, welche durch Erregung der autonomen Nerven bewirkt wird, liefert somit den Indicator der Zustandsbedingungen der funktionierenden peripheren Einheit. Die Funktion ist abhängig von der Gleichgewichtslage des vegetativen Endapparats; diese wird beherrscht von der zuströmenden tonischen Erregung, von der herrschenden Säftemischung, von den örtlichen Stoffwechselprodukten.*

1. Gleichgewichtslage der vegetativen Endapparate. Die *Ruhegleichgewichtslage* der vegetativen Endapparate zeigt große Schwankungen an gleichen Organen verschiedener Tierarten, an verschiedenen Organen des gleichen Tieres und schon an verschiedenen Zellen ein und desselben Organsystems. Das besonders gut erforschte Beispiel der autonomen Innervation der Arterien[2] sei herangezogen. Die Nervenwirkung zeigt in den verschiedenen Bereichen des arteriellen Gefäßsystems weitgehende Verschiedenheiten. Die constrictorische Sympathicuswirkung ist am stärksten betont im Splanchnicusgebiet, ist weniger deutlich, aber noch ausgiebig vorhanden an Muskel- und Gehirnarterien, tritt fast ganz zurück und gelangt nur unter besonderen Bedingungen, die abhängig sind von Stärke und Frequenz des Nervenreizes, von pharmakologischer Vorbehandlung, zum Vorschein an den Lungen und Kranzarterien. Ein reziprokes Verhalten zeigt die dilatatorische Sympathicuswirkung. Allgemein verbreitet ist sie an Lungen- und Kranzgefäßen, unter besonderen Bedingungen vorhanden an den Arterien des Darms, der Haut und der Gliedmaßen. Bemerkenswert ist die Beobachtung, daß *die dilatatorische Sympathicuswirkung in allen Gefäßgebieten* wo sie vorhanden ist, *peripherwärts zunimmt.* Ganz entsprechend verhält sich die Adrenalinwirkung, die ebenfalls ein verengerndes und erweiterndes Prinzip erkennen läßt und für die das erweiternde Prinzip desgleichen peripherwärts immer stärker in den Vordergrund rückt. Die Adrenalinconstriction bzw. Adrenalindilatation findet sich am stärksten ausgeprägt in jenen Arteriengebieten, in denen die sympathische Vasoconstriction bzw. Vasodilatation die größte Entfaltung aufweist. Ähnliche Verschiedenheiten der nervösen und chemischen Ansprechbarkeit finden sich an anderen Organen (Magen, Darm, Herz). Sind die Unterschiede Ausdruck einer verschiedenen Gleichgewichtslage der Erfolgszellen innerhalb des betreffenden Organsystems und ist diese die Folge verschiedener nervöser Versorgung oder verschiedener Leistungselemente der Erfolgszelle? Besteht, um zum arteriellen Gefäßsystem zurückzukehren, neben verschiedenem Anteil sympathischer constrictorischer und sympathischer dilatatorischer Fasern eine verschiedene Beteiligung parasympathischer dilatatorischer und parasympathischer constrictorischer Fasern? Oder bestehen Verschiedenheiten der Erfolgszellen in den einzelnen Abschnitten? Die Fragen gehen über in das allgemeine Problem, ob die Nervenerregung, die in den peripheren Systemen zur vegetativen Erfolgszelle strömt, verschieden ist oder ob das Wesen der verschiedenen Nervenwirkung nur in der Beziehung der jeweiligen Nerven zu verschiedenwertigen Erfolgsapparaten gegeben ist. Auf die zahlreichen Untersuchungen, die zu diesem Problem beigesteuert wurden, sei hier nicht eingegangen. Erinnert sei nur an eine entwicklungsgeschichtliche Hypothese LANGLEYS[3]. Die frühen Zellen des Organismus sollen nur mit Nervenelementen des Parasympathicus verbunden sein. Bei der späteren Entwicklung des Sympathicus soll dessen Wirkungsmöglichkeit auf die Zellen davon abhängen, wieweit die Zellen, mit

---

[1] LANGLEY, Buch. S. 10.
[2] HESS, W. R.: Regulation des Blutkreislaufs, S. 52. Leipzig 1930.
[3] LANGLEY, Buch S. 37.

denen sympathische Nerven sich vereinigen, die neuen Eigenschaften der sympathicomimetischen Beeinflußbarkeit annehmen, und wieweit sie die älteren Eigenschaften der parasympathischen Beeinflußbarkeit bewahren. Die Beobachtung eines *verschieden labilen sympathico-parasympathischen Gleichgewichtes an den verschiedenen Organsystemen* (Herz, Magen, Darm, Stoffwechseldrüsen, s. S. 1747) gehört in diesen Zusammenhang. Hierher ist auch die Beobachtung zu stellen, daß am intakten Tier *der Nervenreizerfolg und die Adrenalinwirkung an den einzelnen Organen verschieden rasch abklingt,* am Blutdruck schneller als an Milz, Uterus, Iris.

Die Verschiebungen der *Gleichgewichtslage des vegetativen Endapparates bei wechselnder Tonuseinstellung und innerhalb der Tätigkeit des Organs* sind von wesentlichem Einfluß auf den Erfolg der autonomen Nervenreizung und auf die Wirkung der bluteigenen chemischen Synergisten. Der eintretende Erfolg hat allgemein eine solche Richtung, daß die bestehende Längenausdehnung der glatten Muskelfaser in entgegengesetztem Sinn eingestellt, einer mittleren Lage angenähert wird. So kann der Erfolg der Nervenreizung und des bluteigenen chemischen Synergisten hemmend oder fördernd ausfallen, was sich sowohl auf den Tonus als auf die Rhythmik des vegetativen Organs bezieht. Auf Vagusreizung erschlafft die geschlossene, verengert sich die offene Kardia[1]; auf Vagusreizung sinken Tonus und Peristaltik des nach der Fütterung „aktiven" Magens[2,3] und steigen beim „im Hunger inaktiven" Magen; die Beobachtung wurde sowohl am Antrum pylori als am Hauptteil des Magens durchgeführt. Cholin[4] bewirkt desgleichen am „aktiven Magen" ein Absinken des Tonus in der Peristaltik. Die Sympathicusreizung bzw. Adrenalin erhöht am Magen den Tonus, wenn der Muskel erschlafft, erniedrigt ihn, wenn er zusammengezogen ist (Pylorus[5], Antrum pylori und Hauptteil[6,7]). Die Adrenalinwirkung zeigt dieselbe Abhängigkeit vom Tonus am Herzen[8], an der Harnblase[9] des Warmblüters. Schon Cannon und Lyman[10] hatten 1913 gezeigt, daß die blutdrucksenkende Wirkung kleiner Dosen des Adrenalins um so deutlicher ist, je höher der Tonus der Gefäßmuskulatur liegt. Dasselbe fanden Vincent und Thompson[11]. Das engere Gefäß hat größere Neigung zur Dilatation als das bereits erweiterte; im dilatierten Zustand besteht eine relative Bahnung des Verengerungsmechanismus (W. R. Hess[12]).

2. Nervöse Beeinflussung der Erregbarkeit der vegetativen Endapparate. Hinweise auf eine veränderte Erregbarkeit der vegetativen Endapparate liegen vor für den Zustand der Abtrennung der vegetativen Peripherie von zentralen tonisierenden Impulsen. Sie wurde beobachtet an der Iris[13–15], am Darm[16] und an

[1] Langley, J. N.: J. of Physiol. **23**, 407 (1898/99).
[2] McCrea, E. D., u. B. A. McSwiney: J. of Physiol. **61**, 28 (1926).
[3] McCrea, E. D., B. A. McSwiney u. B. A. Stopford: Quart. J. exper. Physiol. **15**, 201 (1925).
[4] Mulinos, M. G.: Amer. J. Physiol. **77**, 158 (1926).
[5] Thomas, J. E.: Proc. Soc. exper. Biol. a. Med. **23**, 748 (1926).
[6] Brown, G. L., u. B. A. McSwiney: J. of Physiol. **61**, 261 (1926).
[7] McSwiney u. G. L. Brown: J. of Physiol. **62**, 52 (1926).
[8] Gruber, Ch. M., u. J. J. Roberts: Amer. J. Physiol. **76**, 508 (1925).
[9] Streuli, H.: Biochem. Z. **66**, 167 (1915).
[10] Cannon, W. B., u. H. Lyman: Amer. J. Physiol. **31**, 376 (1912).
[11] Vincent, S., u. J. H. Thompson: J. of Physiol. **65**, 449 (1928).
[12] Hess, W. R.: Die Regulierung des Blutkreislaufs, S. 54. Leipzig: Thieme 1930.
[13] Lewandowsky: Ber. d. Akad. Wiss. Berlin **1900**, Nr 52.
[14] Langendorff: Zbl. Physiol. **15**, 173 (1900); **16**, 483 (1901).
[15] Meltzer u. Auer: Zbl. Physiol. **17**, 651 (1903) — Amer. J. Physiol. **9**, 40 (1904).
[16] Shimidzu, K.: Arch. f. exper. Path. **104**, 254 (1924).

den Blutgefäßen[1,2] des Kaninchenohres sowie des Froschbeins[2], am Uterus[3], am Penismuskel[4], Haarschaftmuskel[4], Lidmuskel[5], an der Harnblase[6]. Am ausgeprägtesten ist sie an der Iris. Einige Tage nach Entfernung des obersten Halsganglions zeigt sich der denervierte Dilatator pupillae gegenüber Asphyxie (LEWANDOWSKY[7], LANGENDORFF[8]) und gegenüber Adrenalin (MELTZER und AUER[9], STERNSCHEIN[10]) stärker empfindlich als der intakte Dilatator pupillae der anderen Seite. Nicht nur die Ganglienentfernung führt zu solcher gesteigerter Erregbarkeit der autonomen Peripherie. Auch die präganglionäre Durchtrennung des Halssympathicus steigert die Erregbarkeit des vegetativen Endapparates[11,12]. Allerdings tritt im letzteren Fall die Überempfindlichkeit erst später, nach 5 bis 17 Tagen auf. Auch für den parasympathisch innervierten Sphincter pupillae liegt eine ähnliche Beobachtung[13] vor. Nach einseitiger Entfernung des Ganglion ciliare kommt es zur paradoxen Pupillenverengerung auf der operierten Seite. Nach Vagusdurchschneidung beobachtet OGIU[14] bei Kaninchen eine erhöhte Erregbarkeit des Herzens gegenüber Acetylcholin. Die Deutung, daß es sich bei solchen Erregbarkeitssteigerungen um die Folge eines Wegfalls dämpfender Funktionen des ganglionären Zwischenstation handele[7,10], kann nicht als erwiesen gelten. Einmal steht ihr die Tatsache gegenüber, daß die Erregbarkeitssteigerung, wenn auch schwächer ausgeprägt, auch bei erhaltenen Ganglien im Gefolge einer präganglionären Nervendurchschneidung beobachtet wird. Sodann ist die Tatsache entgegenzuhalten, daß die Ganglienentfernung weiter peripher gelegene, in die Wandnervennetze der vegetativen Gewebe eingelagerte Nervenzellen nicht ausgeschaltet hat, denen eine ebensolche Funktion als Zwischenstation nicht abzusprechen ist. *Beides spricht dafür, daß die Erregbarkeitssteigerung ausgeht von dem Wegfall zentraler Impulse, nicht ganglionärer Impulse.* Da die peripheren Nervennetze nach Ansicht einiger Forscher im Anschluß an die Nervendurchschneidung nicht zugrunde gehen, ist eine *erhöhte Erregbarkeit dieser von zentralen tonisierenden Impulsen abgeschnittenen Nervennetze* zu erörtern. Diese Erregbarkeitssteigerung würde bestehen gegenüber den normalen Produkten des Stoffwechsels. Wird der vollständige Untergang peripherer nervöser Netze und Endigungen nach der Nervendurchschneidung und Ganglienentfernung angenommen, so würde *die Erfolgszelle selbst eine solche erhöhte Anspruchsfähigkeit gegenüber den normalen Stoffwechselprodukten zeigen.* Ob die Erregbarkeitsänderung unter dem Einfluß der veränderten Durchblutung des denervierten Gewebes zustande kommt, oder ob es sich um direkte Stoffwechselfolgen der Entnervung handelt, ist nicht entschieden. Die meisten Forscher sind geneigt, die veränderten Ernährungsbedingungen in den Vordergrund zu stellen. SPIEGEL[15] erwägt aber auch direkte Wirkungen. Infolge des Ausbleibens nervöser Erregungen sollen die katabolen, dissimilatorischen Impulse aufgehoben und Reizmaterial in den Organzellen angehäuft sein. Diese würden dann auf sonst un-

[1] SHIMIDZU, K.: Zitiert auf S. 1779.   [2] OKUYAMA: Biochem. Z. **175**, 18 (1926).
[3] OGATA, S.: J. of Pharmacol. **18**, 185 (1921).
[4] ELLIOT, T. R.: J. of Physiol. **32**, 401 (1915).
[5] MELTZER, S. J.: Amer. J. Physiol. **11**, 37 (1904).
[6] DENNIG, H.: Monogr. Neur., Heft 45. Berlin 1926.
[7] LEWANDOWSKY: Zitiert auf S. 1779.
[8] LANGENDORFF: Zitiert auf S. 1779.   [9] MELTZER u. AUER: Zitiert auf S. 1779.
[10] STERNSCHEIN: Pflügers Arch. **193**, 281 (1922).
[11] STRAUB, H.: Pflügers Arch. **134**, 15 (1910).
[12] BYRNE, J.: Amer. J. Physiol. **56**, 113 (1921); **59**, 369 (1922); **61**, 93 (1922); **77**, 509 (1926).
[13] ANDERSON: J. of Physiol. **33**, 156 (1905).
[14] OGIU: Fol. pharmacol. jap. **6**, 423 (1928).
[15] SPIEGEL, E. A.: Ds. Handb. **10**, 1064 (1927).

wirksame oder kaum wirksame Blutreize und Giftdosierungen erhöht ansprechen. *Letztlich wird in allen Auffassungen die Erregbarkeitssteigerung der denervierten Peripherie bzw. des vom Zentrum abgeschnittenen peripheren Nervennetzes chemisch bewirkt sein.*

Die Frage, ob es *unter krankhaften Verhältnissen* zu erregungsmodifizierenden Veränderungen an den Endapparaten oder an den Nervenendigungen des sympathischen und parasympathischen Systems kommt, ist noch nicht zu beantworten. Daß *ganglionäre* Erkrankungen als Ursache gestörter peripherer Erregbarkeit in Betracht gezogen werden müssen, hat sich bisher nicht erweisen lassen[1]. Zwar sind nach Verbrennungen und anderen schweren Allgemeinstörungen, die mit veränderter Erregbarkeit der autonomen Peripherie einhergehen, verschiedenartige histologische Änderungen ganglionärer Nervenzellen beschrieben worden; aber deren Bedeutung innerhalb der funktionellen Pathologie der genannten Zustände dürfte neben dem Einfluß der obwaltenden hochgradigen humoralen Umstimmung weitgehend zurückzustellen sein.

3. Chemische Beeinflussung der Erregbarkeit der vegetativen Endapparate. Sie erfolgt durch örtliche Stoffwechselprodukte und durch die Zusammensetzung der Körpersäfte. (Solche spielen vermutlich auch eine Rolle für jene Verschiebungen der Anspruchsfähigkeit, die durch Verschiedenheiten des Tonuszustandes und der Tätigkeitsphase des vegetativen Gewebes sowie nach Ausschaltung der zentralen tonisierenden Impulse zustande kommen.)

Die vollständige Darstellung der chemischen Beeinflussung vegetativer Endapparate und ihrer correlativen Bedeutung für die Abwandlung des Erfolges vegetativer Impulse würde ein Vielfaches des verfügbaren Raumes beanspruchen und gehört nicht in den Plan der Darstellung.

Als Beispiel der chemischen Beeinflussung peripherer Erregbarkeit sei die chemische Beeinflussung der peripher angreifenden Adrenalinwirkung dargestellt. Die Reinheit der pharmazeutischen Präparate des bluteigenen sympathischen Synergisten, die Einfachheit der experimentellen Versuchsanordnungen, die besonders gründliche Kenntnis der Wirkung, berechtigt zur Auswahl des Synergistenerfolges anstatt der Nervenwirkung. Über die *chemische Beeinflussung der experimentellen Nervenreizung* liegen einmal wesentlich weniger Angaben vor; zum anderen sind die entsprechenden Untersuchungen nur an Tieren und meist in Narkose durchgeführt; endlich kann selbst die schonendste Nervenreizung des Experimentes in keiner Weise der natürlichen Erregungsübertragung durch den autonomen Nerven gleichgestellt werden; zuletzt ist gerade für Adrenalin und Sympathicus die Enge ihres Zusammenwirkens besonders streng gültig.

Körpereigene sympathicomimetische und parasympathicomimetische Stoffe. Adrenalin beeinflußt am isolierten Organ die eigene Wirkung, und zwar in der Regel so, daß der durch die erste Behandlung erreichte Funktionserfolg nach der umgekehrten Richtung beeinflußt wird. Maßgebend ist die in der Adrenalinvorbehandlung hervorgerufene Abwandlung des Tonus- bzw. Dehnungszustandes der Muskulatur. Vorbehandlung mit *Insulin*, dem bluteigenen parasympathischen Synergisten vermindert die blutdrucksteigernde Wirkung des Adrenalins bis unter die Hälfte des normalen Erfolges[2]; jedoch wird diese Erfolgsminderung nur bei erniedrigtem, nicht bei normalem oder erhöhtem Blutzucker beobachtet. Auf die Adrenalinmydriasis bleibt eine Insulinvorbehandlung des isolierten Froschauges ohne Wirkung. Am isolierten Frosch- und Kaninchenherzen[3,4]

---

[1] Trendelenburg, P.: Verh. dtsch. Ges. inn. Med. **34**, 174 (1922).
[2] Cserai u. Weiss: Klin. Wschr. **3**, 1497 (1924).
[3] Bauer: Klin. Wschr. **3**, 302 (1924).
[4] Collazo u. Haendel: Dtsch. med. Wschr. **1923 II**, 1546.

beeinflußt Insulinvorbehandlung ebensowenig den Erfolg einer späteren Adrenalinzufuhr. Der Widerspruch ist, wie KUGELMANN[1] mit wichtigen klinischen Belegen zeigt, durch das Auftreten oder Nichtauftreten einer Adrenalinausschüttung zu erklären (S. 1763). Eine Vorbehandlung mit kleinen Dosen *Acetylcholin,* das dem gewebseigenen parasympathischen Übertragungsstoff nahesteht, macht nach PICK und KOLM[2] eine Umstimmung des Eskulentenherzens, des Froschmagens, der Froschblutgefäße, des Kaninchendünndarms für die nachfolgende Adrenalinapplikation; es wird nach dieser Vorbehandlung Adrenalin parasympathicomimetisch, nicht mehr sympathicomimetisch. Die von KOLM und PICK in geistvollen Untersuchungen weiter ausgebaute und von zahlreichen anderen Forschern bestätigte Beobachtung erklärt sich nach den Autoren durch die chemisch bewirkte Erregungsänderung an den autonomen Endapparaten. Es erfolgt unter dem Einfluß des Acetylcholins eine Steigerung der Erregbarkeit parasympathischer Endapparate, und jede solche Erregbarkeitssteigerung der Endapparate der einen autonomen Wirkung führt nach KOLM und PICK zur reziproken Erregbarkeitsabnahme der autonomen Endapparate der anderen autonomen Wirkung: der Adrenalinangriff wird nach KOLM und PICK an die Orte der höheren Erregbarkeit verschoben[3]; nach Acetylcholin sind das die parasympathischen Endapparate (vgl. S. 1748).

Inkrete. Auszügen des *Hypophysen*hinterlappens wurde von KEPINOW[4] die Eigenschaft zugeschrieben, adrenalinempfindliche Endapparate für Adrenalin zu sensibilisieren. Nach Vorbehandlung mit Hypophysenhinterlappenauszügen war die Adrenalinwirkung auf den Blutdruck[5] des Kaninchens erhöht. Aber BÖRNER unter P. TRENDELENBURG konnte zeigen, daß es sich nicht um eine echte Sensibilisierung handelt, sondern um den Einfluß der kreislaufverlangsamenden Wirkung jener Auszüge; wo diese (wie an der Katze) fehlte, blieb die vermeintliche Sensibilisierung aus[5]. Auch die gefäßverengernde Wirkung des Adrenalins ist nach vorausgegangener Anwendung von Hinterlappenauszügen erhöht, jedoch nicht stärker als nach der Einwirkung anderer Organauszüge [6—8], und demnach nicht Ausdruck einer spezifischen Sensibilisierung durch Hinterlappensubstanz. Für die *Schilddrüsen*auszüge wurde desgleichen eine Sensibilisierung der Adrenalinwirkung an isolierten Organen behauptet[9]. Seitdem das synthetische Thyroxin zur Verfügung steht und die Latenz seiner Wirkung bekannt ist, sind jene angeblichen Sensibilisierungswirkungen des akuten Versuches als unspezifisch erwiesen [10—14]. Die chronische Zufuhr von Schilddrüsenstoffen macht die Iris [15—17] adrenalinempfindlicher, und chronische Thyroxingaben an thyreoektomierte Kaninchen steigern die Blutdruckwirkung des Adrenalins[18]. Seitens der *Keimdrüsen*stoffe sind sichere Beeinflussungen der Adrenalinwirkung nicht bekannt.

[1] KUGELMANN, B.: Klin. Wschr. **1931**, 59.
[2] PICK u. KOLM: Pflügers Arch. **184**, 79 (1920).
[3] FROEHLICH: Ds. Handb. **10**, 1144 (1927).
[4] KEPINOW: Arch. f. exper. Path. **67**, 247 (1912).
[5] BÖRNER: Arch. f. exper. Path. **79**, 218 (1916).
[6] RIESCHBIETER: Z. exper. Med. **1**, 355 (1913).
[7] FROEHLICH u. PICK: Arch. f. exper. Path. **74**, 107 (1913).
[8] STEPPUHN u. SERGIN: Arch. f. exper. Path. **112**, 1 (1926).
[9] EIGER: Z. Biol. **67**, 253, 265 (1916).
[10] FELDBERG u. SCHILF: Arch. f. exper. Path. **124**, 94 (1927).
[11] FLATOW: Arch. f. exper. Path. **127**, 245 (1928).
[12] KRAYER u. SATO: Arch. f. exper. Path. **128**, 67 (1928).
[13] KÖNIG: Arch. f. exper. Path. **134**, 36 (1928).
[14] REYNOLDS: Proc. Soc. exper. Biol. a. Med. **25**, 771 (1928).
[15] EPPINGER: Z. klin. Med. **66**, 1 (1908).
[16] SCHLIEPHAKE: Arch. f. exper. Path. **132**, 349 (1928).
[17] CSEPAI u. FERNBACH: Arch. f. exper. Path. **129**, 256 (1928).
[18] KÖNIG: Arch. f. exper. Path. **134**, 36 (1928).

Organauszüge. Sie bewirken teils eine Förderung, teils eine Hemmung der Adrenalinwirkung. Förderung wurde beobachtet von seiten der Auszüge der Lymphdrüsen[1], der Skeletmuskulatur[1,2], der Placenta[2], der Hoden[2,3]. Hemmung der Adrenalinwirkung zeigte sich in einer Reihe von anderen Versuchen, in denen Auszüge von Lymphdrüsen[4], Leber[2,5], Thymus[6], Lungen[2], Nerven und zahlreichen anderen Organen verwendet wurden. Welche Stoffe an der Förderwirkung beteiligt sind, ist unbekannt; histaminartige Substanzen und Derivate der Kernkörper können von Bedeutung sein. Für die Hemmungswirkung scheinen Cholin und seine Abkömmlinge wichtig.

Eiweiß. Bei den körpereigenen Eiweißstoffen (Serum) stehen Förderungen der Adrenalinwirkung neben selteneren Hemmungen. Die Verschiedenheit könnte durch wechselnde Beimengung einzelner Eiweißzerfallstoffe verursacht sein; reines elektrodialysiertes Albumin ist am Meerschweinchenuterus ohne Einfluß[7] auf die Adrenalinwirkung. Förderung der Adrenalinwirkung durch Serum beschrieben STEWART[8] am Uteruspräparat, STORM VAN LEEUWEN und V. D. MADE[9] am Blutdruck, ABDERHALDEN und GELLHORN[10] am Froschherzen. Hemmung der Adrenalinwirkung wurde am Gefäßstreifen (JANEWAY und PARKS, HANDOVSKY und V. TROSSEL[11]) und am Darm (STEWART und ROGOFF[12]) beobachtet.

Eiweißabbauprodukte. Ihre Bedeutung für den Erfolg der Adrenalinwirkung wird in Physiologie und Pathologie lebhaft erörtert. ABDERHALDEN und GELLHORN[10] glauben, daß die geringfügige Ruhekonzentration des Adrenalins im Blut durch die Hilfe von Förderstoffen aus dem Eiweißstoffwechsel zu einer physiologischen Wirkung kommen kann; die Adrenalinwirkung hänge ab von der Adrenalinkonzentration, noch mehr aber von den im Blut kreisenden Gewebsstoffen und Inkreten sowie vom jeweiligen Gehalt der Zelle an Stoffwechselschlacken. HÜLSE[13,14] vertritt die Ansicht, daß die Anhäufung gewisser Förderstoffe der Adrenalinwirkung, und zwar der Eiweißschlacken, von Bedeutung ist für den arteriellen Hochdruck, bei dem bekanntlich bisher noch nie ein erhöhter Adrenalingehalt des Arterienbluts erwiesen werden konnte. Aus der Vielzahl der Einzelbeobachtungen, welche für die physiologische und pathologische Bedeutung der Eiweißabbauprodukte als Förderstoffe des Adrenalins vorgebracht wurden, können hier nur wenige ausgewählt werden. Eine Förderung der Adrenalinwirkung auf den normalen Blutdruck zeigten STORM VAN LEEUWEN und V. D. MADE[15] für Wittepepton und Dialysate des Wittepeptons, ABDERHALDEN und GELLHORN[16] für das d-Tyrosin, Glykokoll, d-Alanin, Thyramin, Histamin, ARNOLD und GLEY[17] für Kreatinin, BURN und WATSON[18] für Guanidin. Eine

---

[1] BERGENGREN: C. r. Soc. Biol. Paris **93**, 197, 201 (1925).

[2] STEPPUHN u. SERGIN: Arch. f. exper. Path. **112**, 1 (1926).

[3] SCHKAWERA u. KOTSCHERGIN: Z. exper. Med. **45**, 143 (1925).

[4] MARFORI: Arch. di Fisiol. **1916**, 286.

[5] JAMES u. LANGHTON: Canad. med. Assoc. J. **15**, 701 (1925).

[6] PARISOT: C. r. Soc. Biol. Paris **64**, 749 (1908).

[7] FROEHLICH u. PASCHKIS, zitiert nach BAEYER: Handb. d. inn. Sekretion **2 I**, 717 (1929).

[8] STEWART, G. N.: J. of exper. Med. **15**, 502, 547 (1912).

[9] STORM VAN LEEUWEN u. VON DER MADE: Arch. f. exper. Path. **88**, 318 (1920).

[10] ABDERHALDEN u. GELLHORN: Pflügers Arch. **204**, 42 (1923); **206**, 154 (1924).

[11] HANDOVSKY u. VON TROSSEL: Arch. f. exper. Path. **117**, 347 (1926).

[12] STEWART, G. N., u. E. A. ROGOFF: J. of Pharmacol. **16**, 71 (1920); **71**, 227 (1921).

[13] HÜLSE: Z. exper. Med. **30**, 240, 268 (1922).

[14] HÜLSE u. STRAUSS: Z. exper. Med. **39**, 426 (1924).

[15] STORM VAN LEEUWEN u. VON DER MADE: Arch. f. exper. Path. **88**, 318 (1920).

[16] ABDERHALDEN u. GELLHORN: Pflügers Arch. **199**, 320, 437 (1923).

[17] ARNOLD u. GLEY: C. r. Soc. Biol. Paris **92**, 1415 (1925). — Dagegen BRODD: Ebenda **93**, 203 (1925).

[18] BURN u. WATSON: J. of Physiol. **53**, 99 (1919). — Dagegen WAELE u. BULCKE: Arch. internat. Physiol. **26**, 428 (1926).

Übersicht der fördernd wirksamen Konzentrationen dieser Stoffe zeigt, daß der normale und krankhafte Blutspiegel[1] der genannten Stoffe sehr wohl für solche Förderwirkungen in Betracht zu ziehen ist. Die Befunde, die sich für die Förderwirkung der erwähnten Stoffe im Geschehen des krankhaften Blutdrucks einsetzen, können hier nicht abgehandelt werden. Es sei in dieser Hinsicht auf die ausgezeichnete Abhandlung KAUFFMANNS[2] in diesem Handbuch 7, II und auf die grundlegende Darstellung VOLHARDS[3] im Blutdruckkapitel seines Nierenbuches verwiesen.

Lipoide. Eine technologisch grundlegende Bedeutung der Lipoide postulieren DRESEL und STERNHEIMER[4] für die autonomen Endapparate; sie sehen in dem variablen Cholesterin-Lecithin-Gemisch der Zellgrenzschicht das Wirkungssubstrat der autonomen Nervenwirkung. Sie fanden Cholesterin am Gefäßpräparat und am Herzen des Frosches adrenalinfördernd, Lecithin adrenalinhemmend. Bei oraler Zufuhr von Lecithin beobachteten WEISS und PAUL[5] am Menschen eine verringerte Adrenalinempfindlichkeit. Grundlegend sind die Versuche SCHMIDTMANNS[6], die bei Tieren mit experimentell gesteigertem Blutcholesterinspiegel eine erhöhte und verlängerte Adrenalinwirkung auf den Blutdruck feststellte. Die entgegenstehenden Ergebnisse anderer Forscher wurden durch neuere Untersuchungen SCHMIDTMANNS und HÜTTIGS[7] teilweise aufgeklärt. Die sensibilisierende Wirkung des Adrenalins ist abhängig von der herrschenden aktuellen Reaktion. Sie findet sich nur im neutralen und sauren Milieu und fehlt im alkalischen Milieu. Sie läßt sich nachweisen an gealterten Arterien und fehlt an jugendlichen Arterien; die gealterte Arterie zeigt eine saure, die jugendliche eine alkalische HUECKsche Grundsubstanz. Die Hypothese, daß eine Cholesterinämie als wichtiger Faktor der essentiellen Hypertonie zu gelten habe, wurde von WESTPHAL[8] aufgestellt und neuerdings gegen Einwürfe verteidigt; KAUFFMANN[9] und v. BERGMANN[10] haben einschränkend, BUERGER[11] und VOLHARD[12] ablehnend zu ihr Stellung genommen.

Ionen. Die ionale Beeinflussung der Adrenalinwirkung ist Gegenstand besonders zahlreicher Untersuchungen gewesen. Willkürliche Änderungen der Kationen, der Anionen, der Reaktion in Durchströmungsflüssigkeit oder Säften wurden am isolierten Organ oder am lebenden Tier vorgenommen und die Veränderungen der Adrenalinwirkung beobachtet. Dabei ergaben sich große Unterschiede bei den einzelnen Tierarten, bei den einzelnen Organen, bei wechselndem Zustand des Einzelorgans. Die Aufstellung allgemeiner Regeln ist daher nur mit großer Willkür möglich. Im Sinne solcher Regeln findet man meist folgende Beobachtungen hervorgehoben. *Calcium*vermehrung wirkt in vielen Fällen fördernd auf den Adrenalinerfolg (Froschherz, Froschgefäße, Froschdarm, Kaninchenuterus), stärkere Kaliumvermehrung wirkt in einigen Fällen hemmend (Froschgefäße, Froschdarm). Herabsetzung des *Calcium*gehaltes und Steigerung des *Kalium*gehaltes begünstigt die vagotrope Herzwirkung des Adrenalins.

---

[1] BAEYER, G.: Handb. d. inn. Sekr. 2 I, 718 (1928).
[2] KAUFFMANN, F.: Ds. Handb. 7 II, 1347 (1927).
[3] VOLHARD: Handb. inn. Med. (von BERGMANN-STAEHELIN), 2. Aufl., 6, 414 (1931).
[4] DRESEL u. STERNHEIMER: Z. klin. Med. 107, 759, 785 (1928).
[5] WEISS u. PAUL: Z. exper. Med. 60, 702 (1928).
[6] SCHMIDTMANN: Virchows Arch. 237, 1 (1922).
[7] SCHMIDTMANN u. HÜTTIG: Virchows Arch. 267, 601 (1928).
[8] WESTPHAL: Z. klin. Med. 101, 558 (1925); 113, 323 (1930).
[9] KAUFFMANN: Ds. Handb. 7 II, 1343 (1927).
[10] v. BERGMANN: Neue Deutsche Klinik: Artikel Blutdruckkrankheit. 1929.
[11] BUERGER: Erg. inn. Med. 34, 684 (1928).
[12] VOLHARD: Handb. inn. Med. (v. BERGMANN-STAEHELIN), 2. Aufl., 6, 464 (1931).

Alkalische *Reaktions*verschiebung steigert, saure Reaktionsverschiebung hemmt die Adrenalinwirkung (Froschgefäße), und am gleichen Objekt kann Säuerung zur Umkehr der Adrenalinwirkung (Erweiterung) führen. Schon für die genannten einfachen Versuchsanordnungen finden sich widersprechende Angaben, die zahlenmäßig kaum hinter den sogenannten Regelerfolgen zurückbleiben. Noch widerspruchsvoller wird das Bild, wenn es sich um komplizierte Bedingungen und um Vorbehandlung der Objekte handelt. Gar nicht selten findet man für ein und dasselbe Objekt sowohl fördernde als hemmende als fehlende Beeinflussung der Adrenalinwirkung beschrieben. Unter solchen Umständen erscheint es wertlos, die Einzelbefunde an dieser Stelle aufzuführen. Es darf auf die Darstellungen FRÖHLICHS[1], TRENDELENBURGS[2], BAYERS[3] verwiesen werden.

Die weiterreichende *These* S. G. ZONDEKs[4], daß *Verschiebungen der Calciumkonzentration an der Zellgrenzschicht das Wesen der identischen Sympathicuswirkung, Adrenalinwirkung, Calciumwirkung seien (und entsprechend Verschiebungen der Kaliumkonzentration das Wesen der Parasympathicuswirkung, Acetylcholinwirkung, Kaliumwirkung)*, begegnet in der sehr wechselnden Beeinflussung der Adrenalinwirkung durch die Kationen gewissen Schwierigkeiten. Nachprüfer[5-14] haben Beobachtungen hervorgehoben, in denen sich eine „Identität der Nerv- und Gift- und Ionenwirkung" nicht erweisen läßt. Von anderer Seite[15-17] wurde allerdings in vielleicht weniger vollständigen systematischen Untersuchungen die ZONDEKsche These unterstützt. In seinen Entgegnungen betont ZONDEK[18,19] die *Bedeutung der Ionenkonzentration in der Grenzschicht selbst*, die unmeßbar ist und mit derjenigen in der Nährflüssigkeit nicht übereinzustimmen braucht (vgl. S. 1817).

4. **Die Beeinflussung der Erregbarkeit der vegetativen Endapparate durch komplexe Innenwelts- und Umweltsbedingungen.** Ihre Beschreibung sei hier angereiht, obwohl der *Angriff an den Endapparaten* nicht in allen Fällen gesichert, ein *Angriff an den vegetativen Zentren* nicht selten zugleich vorhanden ist. Der letztere setzt die vegetative Peripherie unter veränderte tonisierende nervöse Einflüsse sowie unter den Einfluß veränderter inkretorischer Ausschüttungen (Nebennierenmark, Schilddrüse, Hypophyse). *Auch auf humoralem Wege* kann es unter den hier zu beschreibenden komplexen Innenwelts- und Umweltsbedingungen zu regulatorischen Änderungen der Inkretausschüttung kommen. So ist also das jeweilige vegetative Verhalten *keineswegs nur die Folge wechselnden Zustands der vegetativen Endapparate*.

[1] FRÖHLICH: Ds. Handb. **10**, 1118 (1927).
[2] TRENDELENBURG: Hormone **1**, 237. Berlin 1930.
[3] BAYER: Handb. inn. Sekretion **2**, 1, 721 (1928).
[4] ZONDEK, S. G.: Dtsch. med. Wschr. **1921 II**, 1520 — Biochem. Z. **132**, 362 (1922) — Klin. Wschr. **1923 I**, 382.
[5] NOYONS: Arch. néerl. Physiol. **9**, 283 (1924).
[6] WEISS u. BENCOVICS: Z. exper. Med. **46**, 784 (1925).
[7] LEITES: Z. exper. Med. **45**, 641 (1925).
[8] JENDRASSIK u. ANTAL: Klin. Wschr. **1927 II**, 1338 — Biochem. Z. **188**, 75 (1927).
[9] JENDRASSIK u. CZIKE: Klin. Wschr. **1927 II**, 1521 — Biochem. Z. **193**, 285 (1928).
[10] JENDRASSIK u. BONHOFFER: Biochem. Z. **201**, 199 (1928).
[11] ZIGANOW: Z. eksper. Biol. i. Med. (russ.) **10**, 35 (1928); ref. Ber. d. Physiol. **47**, 604.
[12] DE NITO: Arch. internat. Pharmacodynamie **34**, 483 (1928).
[13] EHRISMANN: Arch. f. exper. Path. **134**, 247 (1928).
[14] BRANDHENDLER: Arch. f. exper. Path. **138**, 219 (1928).
[15] KYLIN: Klin. Wschr. **4**, 260 (1925).
[16] LEITES: Z. exper. Med. **44**, 319 (1925).
[17] TEN CATE: Arch. néerl. Physiol. **10**, 498 (1926).
[18] ZONDEK, S. G.: Klin. Wschr. **1927 II**, 1951.
[19] ZONDEK, S. G.: Arch. f. exper. Path. **143**, 192 (1929).

Noch eine *zweite Einschränkung* ist nötig. Die hier zu besprechenden Untersuchungen werden vielfach mit pharmakologischen Methoden durchgeführt. Sie gelangen häufig zu der veralteten Aussage eines sympathicotonischen oder parasympathicotonischen Verhaltens der Person; diese Aussage kann, nach der Erfahrung der klinischen Funktionsprüfungen, nach dem wechselnden Verhalten sympathischer oder parasympathischer Erregung an den einzelnen vegetativen Organen (vgl. S. 1747), *nur eine Angabe über die jeweilig untersuchte Funktion enthalten* (vgl. S. 1790). Wie viele Funktionssysteme eine gleichartige, wie viele eine entgegengesetzte Erregungsabweichung zeigen, ist selten genügend vollständig erforscht.

Bereits im Bereich der *normalen Konstitutionsschwankungen* kommen nach v. BERGMANN[1] und v. BERGMANN und GOLDNER[2] humorale Abweichungen vor, die nach dem Ausfall des REID HUNTschen Schilddrüsentestes auf das Kreisen vermehrter Schilddrüsenstoffe im Blute zu beziehen sind. Sie bewirken die veränderte vegetative Reaktionsfähigkeit, die vegetative Stigmatisation des Individuums, in der sich Züge sympathischer und parasympathischer Übererregung vereinen. Der Begriff der vegetativen Stigmatisation[3] hat den bahnbrechenden ersten Entwurf (EPPINGER und HESS[4]) einer Vagotonie und Sympathicotonie dem klinischen Eindruck angepaßt, der eine reine Vagotonie und eine reine Sympathicotonie nie verzeichnen konnte (v. BERGMANN[5], PETREN und THORLING[6], WESTPHAL[7], WESTPHAL und KATSCH[8], J. BAUER[9]). Es bleibt indessen bemerkenswert, daß schon EPPINGER und HESS die Tonisierung der Endapparate als chemisch bedingt vermuteten, hervorgerufen durch das sympathicomimetische Eigenadrenalin und durch das unbekannte bluteigene Parasympathicomimeticum. Auch E. FRANK[10] hat sich zur humoralen Herkunft der vegetativen Stigmatisation bekannt. Die pseudovagotonischen und pseudosympathicotonischen Dispositionen und Manifestationen werden nach ihm durch körpereigene Wirkungsstoffe hervorgerufen, welche an der Muskel-, Endothel- und Drüsenzelle selbst einen Angriffspunkt finden. GAUTRELET und KALOMIRIS[11] stellen im Serum von vegetativ Stigmatisierten mit stark positivem Bulbusdruck Stoffe fest, die am isolierten Dünndarm des Hundes Förderung der Peristaltik und Tonussteigerung hervorrufen. (Vgl. auch S. 1791.)

Geschlecht. WASTL[12] findet in zahlreichen Versuchen an 22 Katzen die Blutdruckwirkung intravenöser Adrenalingaben vom Geschlecht abhängig. Gleiche Dosen (berechnet auf kg Gewicht) und gleich rasche intravenöse Injektionen führen bei den weiblichen Tieren regelmäßig zu stärkerer Vasoconstriction und Blutdrucksteigerung als bei den männlichen Tieren; allerdings gilt dies nicht für geringere, der physiologischen Adrenalinkonzentration angepaßte, sondern nur für erhöhte Dosen.

---

[1] BERGMANN, G. v.: Z. klin. Med. **108**, 90 (1928).
[2] v. BERGMANN u. GOLDNER: Z. klin. Med. **108**, 100 (1928).
[3] v. BERGMANN: Handb. d. inn. Med. (v. BERGMANN-STAEHELIN) **5** II, 1103 (1926).
[4] EPPINGER u. HESS: Die Vagotonie. Berlin: Hirschwald 1910.
[5] v. BERGMANN: Verh. Ges. dtsch. Nervenärzte Hamburg **1912** — Dtsch. Z. Nervenheilk. **45**, 346 (1912).
[6] PETREN u. THORLING: Z. klin. Med. **73**, 27 (1911).
[7] WESTPHAL: Dtsch. Arch. klin. Med. **114**, 327 (1914).
[8] WESTPHAL u. KATSCH: Mitt. Grenzgeb. Med. u. Chir. **26**, 391 (1913).
[9] BAUER, J.: Dtsch. Arch. klin. Med. **107**, 39 (1912).
[10] FRANK, E.: Dtsch. Z. Nervenheilk. **106**, 276 (1928).
[11] GAUTRELET u. KALOMIRIS: C. r. Soc. Biol. Paris **97**, 41 (1927).
[12] WASTL: Klin. Wschr. **6**, 2338 (1927) — Pflügers Arch. **219**, 337 (1928).

[In der *Menstruation* scheint sich ein entgegengesetztes Verhalten, Zunahme der parasympathischen Erregung, zu finden (FRANKE[1], ZIEMBICKI[2]). EUFINGER und EICHBAUM[3] untersuchten mit verschiedenen pharmakologischen Funktionsprüfungen die Adrenalinempfindlichkeit, die während der Menstruation meist vermindert war.]

[In der *Schwangerschaft* nimmt LOUROS[4] nach dem Ausfall der Adrenalinblutdruckkurve (primäre Blutdrucksenkung), HEROLD[5] auf Grund der spontanen Blutdrucksenkung in der zweiten Hälfte der Schwangerschaft eine überwiegende parasympathische Erregbarkeit an. VOWINKEL[6] findet nebeneinander Züge sympathischer und parasympathischer Erregungssteigerung. SÜMEGI und LIEBMANN[7] beobachten sympathische Übererregung. Die letztere nimmt, ebenfalls auf Grund pharmakologischer Untersuchungen, nach HEROLD in der beginnenden Geburt, nach VIGNALI[8] im Wochenbett zu.]

Alter. DRESEL und HIMMELWEIT[9] glauben annehmen zu können, daß normalerweise das menschliche Individuum im Laufe des Lebens eine Entwicklung von vorwiegend überwiegender parasympathischer Erregung des Kindes zu vorwiegend sympathischer Erregung des Alters vollzieht. Sie stützen sich auf die altersmäßige Abnahme der Spasmen des Magendarmkanals, die altermäßige Zunahme des Blutzuckers und Blutdrucks. Die Erklärung lassen sie offen; sowohl Änderungen der endokrinen Formel als der tonischen nervösen Impulse könnten eine Rolle spielen.

Jahreszeitliche Schwankungen. Der Frosch ist im Frühjahr und Sommer durch ein fast völliges Fehlen der parasympathischen Erregbarkeit gekennzeichnet (JORDAN[10], CUSHNY[11], MacLEAN[12], CORI[13]). FÜHNER[14] stellte dasselbe fest beim Selachier. BERGENGREN[15] sah bei Herbstfröschen auf stark verminderte Adrenalindosen Gefäßerweiterung, bei Frühjahrsfröschen, die höheren Blutkalkgehalt besitzen, hingegen Gefäßverengerung. Nach CORI[13] ist die scheinbare Vagusunerregbarkeit in der wärmeren Jahreszeit begründet in gesteigerter Erregbarkeit des Sympathicus. Die jahreszeitlichen Unterschiede dürften auf Schwankungen der endokrinen Tätigkeit zurückgehen. Beim Kaninchen hat FUJII[16] den Eindruck, als ob der Adrenalingehalt männlicher Tiere im Februar und März höher, im Juni bis September geringer sei. Für den Menschen liegt nur eine Angabe WEINBERGS[17] vor; nach dieser wird beim Menschen eine Blutdruckänderung von 10—20 mm Hg im Winter mit kleineren intravenösen Dosen Adrenalin (pro kg berechnet) erreicht als im Sommer. Es sei daran erinnert, daß auch in der ionalen Säftemischung des Menschen in der Frühjahrsacidose das biologische Frühjahr (H. STRAUB, MEIER und SCHLAGINTWEIT[18]) häufig schon im Dezember beginnt (vgl. S. 1803).

---

[1] FRANKE: Z. klin. Med. **84** (1917).   [2] ZIEMBICKI: Przegl. letarski **1902**.
[3] EUFINGER u. EICHBAUM: Klin. Wschr. **8**, 442 (1929).
[4] LOUROS: Zbl. Gynäk. **28**, 1439 (1926).
[5] HEROLD: Arch. Gynäk. **129**, 323 (1925).
[6] VOWINKEL: Zbl. Gynäk. **26**, 1394 (1924).
[7] SÜMEGI u. LIEBMANN: Z. exper. Med. **48**, 154 (1925).
[8] VIGNALI: Monit. ostetr.-ginec. **1**, 503 (1929).
[9] DRESEL u. HIMMELWEIT: Biologie der Person **3**, 805. Berlin: Urban & Schwarzenberg 1930.
[10] JORDAN: Arch. f. exper. Path. **8**, 16 (1878).
[11] CUSHNY: Arch. f. exper. Path. **31**, 436 (1893).
[12] MacLEAN: Biochem. Z. **3**, 1 (1908).
[13] CORI: Arch. f. exper. Path. **91**, 130 (1921).
[14] FÜHNER: Z. allg. Physiol. **8**, 491 (1908).
[15] BERGENGREN: C. r. Soc. Biol. Paris **92**, 635 (1925).
[16] FUJII: Tohoku J. exper. Med. **5**, 405 (1924).
[17] WEINBERG: Klin. Wschr. **4**, 967 (1925).
[18] STRAUB, MEIER u. SCHLAGINTWEIT: Z. exper. Med. **32**, 229 (1923).

Wetter und Klima. Nach DUGGE[1] zeigt der elektrische Gleichstromwiderstand der menschlichen Haut deutliche Schwankungen unter Witterungseinflüssen. Bei rasch fallendem Luftdruck (Föhn und andere Wetterumschläge) steigt der Hautwiderstand an, bei schönem Wetter ist er relativ niedrig. Da MINOR[2] bei Reizung des Halssympathicus den Hautwiderstand niedrig, bei Lähmung des Halssympathicus hoch gefunden hatte, nimmt DUGGE für Föhn und andere Wetterstürze eine Vagusreizung oder Sympathicuslähmung an. LAIGNEL-LAVASTINE[3] findet die Reaktion einzelner vegetativer Funktionssysteme bei pharmakologischen Prüfungen der autonomen Erregbarkeit unter klimatischem Wechsel veränderlich.

Sonnenbestrahlung. Unter Sonnenbestrahlung fanden AZUMA und FELDMANN[4] eine Verminderung der vasoconstrictorischen Stoffe des Blutes. RISSE und POOS[5] beobachteten nach der Einwirkung des kurzwelligen Röntgenlichtes an der denervierten Pupille desgleichen eine Gleichgewichtsverschiebung in parasympathischer Richtung. Die auf S. 1765 erwähnte Adrenalinmehrausschüttung hat wohl eine regulatorische Bedeutung. Nach GUGGENHEIM und LOEFFLER[6] fehlt eine Cholinabspaltung aus Lecithin bei der Bestrahlung.

Luftverdünnung bewirkt nach AZUMA und FELDMANN[4] keine Veränderung der vasoconstrictorischen Eigenschaften des Blutes, MONASTERIO findet eine erhöhte Adrenalinwirkung auf den Blutzucker.

Umgebungstemperatur. Nach REINS[7] Messungen mit der Thermostromuhr bewirkt Adrenalin am gewärmten Tier deutliche Constriction, am kalten Tier niemals eine Constriction der Muskelgefäße.

Ernährung. ABDERHALDEN und WERTHEIMER[8] beschreiben für das Kaninchen bei alkalisierendem Grünfutter eine Abnahme der Adrenalinempfindlichkeit und eine Steigerung der Insulinempfindlichkeit; Fütterung mit säuernden Nahrungsmitteln (Brot, Hafer, Milch) führt zu erhöhter Ansprechbarkeit gegenüber Sympathicusimpulsen und sympathicomimetischen Stoffen. Der Umstimmung der vegetativen Erregbarkeit liegt die Transmineralisation[9,10] zugrunde, die unter einseitigen Kostformen zustande kommt. Bei Eiweißkost findet BILLIGHEIMER[11] am Menschen eine höhere Adrenalinblutdruckkurve als bei kohlehydratreicher Ernährung der Versuchsperson. Die Beeinflussung der spezifisch-dynamischen Stoffwechselwirkung des Fleisches durch Adrenalin und durch autonome Wirkungsstoffe hat ABELIN[12] dargetan.

Ruhe und Arbeit. In der Arbeit überwiegen, zum großen Teil unter der Auswirkung der Adrenalinmehrsekretion, die Züge sympathischer Erregung. Aber nicht nur dieser chemische Mechanismus ist wirksam; nach REINS[7] Untersuchungen mit der Thermostromuhr bestehen in Ruhe und Arbeit Verschiedenheiten der gesamten correlativen Einstellung; die Gefäßnetze des arbeitenden und des ruhenden Muskels verhalten sich entgegengesetzt gegenüber einer reflektorischen pressorischen und depressorischen Einwirkung. Im Training finden sich, besonders bei Rekordleuten, Züge eines Übergewichtes parasympathischer Erregung: Brady-

---

[1] DUGGE: Pflügers Arch. **218**, 291 (1927).
[2] MINOR: Z. Neur. **85**, 482 (1923).
[3] LAIGNEL-LAVASTINE: Biol. méd. **18**, 210 (1928).
[4] AZUMA u. FELDMANN, zitiert nach LOEWY: Erg. Hyg. **8**, 44 (1926).
[5] RISSE u. POOS: Strahlenther. **18**, 556 (1924).
[6] GUGGENHEIM u. LOEFFLER: Biochem. Z. **74**, 208 (1916).
[7] REIN: Klin. Wschr. **9**, 1794 (1930).
[8] ABDERHALDEN u. WERTHEIMER: Pflügers Arch. **205**, 547 (1924); **206**, 451 (1924).
[9] LUITHLEN: Arch. f. exper. Path. **69**, 365 (1912).
[10] KROETZ: Münch. med. Wschr. **1929 II**, 1788, 1842 — Fortschr. Ther. **6**, 197 (1930).
[11] BILLIGHEIMER: Verh. dtsch. Ges. inn. Med. **34**, 194 (1922).
[12] ABELIN: Biochem. Z. **137**, 273 (1923) — Ds. Handb. **16 I**, 134 (1930).

kardie, Hypertonie, Acrocyanose, Schweißneigung (HERXHEIMER[1]); bei plötzlichem harten Training der Jugendlichen kommen Zeichen eines sympathischen Übergewichtes zur Beobachtung[1]. In der Ermüdung stehen, soweit es sich um pharmakologische Prüfungen handelt, sympathicotonische und parasympathicotonische Züge nebeneinander.

Gesteigerter Eiweißzerfall führt, wie es nach der Wirkung der Eiweißabbauprodukte auf isolierte Organe zu erwarten steht, zu einer Reihe von Zeichen abweichender peripherer Erregung. Das Blut *fiebernder Tiere und Menschen* findet EULER[2] stärker gefäßverengernd am Froschpräparat als das gesunder Individuen. Die parenterale Einverleibung von *Casein (Caseosan)* und von arteigenem Serum, ja schon die umstimmende Wirkung des Aderlasses ruft an Katzen eine Erregbarkeitsverschiebung der peripheren Endapparate hervor, die sich in erhöhter Blutdruckwirkung des Adrenalins und in vermehrtem Speichelfluß nach Pilocarpin äußert[3]. Ähnlich sehen DOELLKEN und ROSENBERG[4] nach *intravenösen Milchgaben* eine gesteigerte Druckwirkung des Adrenalins. Der Eiweißzerfall nach *Röntgenbestrahlung* führt nach RISSE und POOS[5] an der denervierten Pupille zu parasympathicotonischer Einstellung. Die Veränderung der autonomen Gleichgewichtslage ist in allen Fällen sehr langdauernd und weist auf die ursächliche Bedeutung der Zellzerfallsprodukte hin. Der Mechanismus der Wirkung[6] auf die vegetativen Endapparate ist sehr mannigfaltig. Sie erfolgt teils über den direkten Einfluß der Zerfallsstoffe auf die Endapparate, teils auf indirektem Weg; in letzterer Hinsicht sind von Bedeutung die Verschiebung der Reaktion und des Ionengleichgewichtes in den Säften sowie die Veränderung der Inkretabgabe (Adrenalin, Schilddrüsenstoff, Hypophyseninkrete?) in das Blut.

Entzündung. In der Entzündung sind es wiederum die Eiweißabbaukörper, Gewebsstoffe, Ionen- und Reaktionsverschiebungen, die in wechselndem Ineinandergreifen an dem Auftreten der geänderten vegetativen Erregung beteiligt sind. Das Verhalten der Capillaren in der Entzündung steht unter dem Einfluß veränderter nervöser und chemischer Reize (TANNENBERG und FISCHER-WASELS[7], KROGH[8], DALE[9], FELDBERG und SCHILF[10]). Unterbrechung der nervösen Leitungsbahnen durch Novocain führt zur Unterdrückung bzw. Verhinderung der Entzündungserscheinungen (SPIESS[11], BRESLAUER[12], KROGH[13]); nach KROGH handelt es sich um die Unterbrechung eines Reflexes, der als Axonreflex vielleicht im afferent somatischen Nerven, vielleicht in der efferent autonomen Faser abläuft.

5. Anhang. Funktionsprüfung des autonomen Nervensystems. Die Aufgabe einer solchen entstammt der Klinik. Als EPPINGER und HESS[14] ihren grundlegenden Entwurf einer *Pathologie des autonomen Nervensystems* herausbrachten, war es für die Begründung der neuen *Lehre einer sympathischen und parasympathischen*

---

[1] HERXHEIMER: Z. klin. Med. **97**, 484 (1927).
[2] EULER: Arch. f. exper. Path. **117**, 24 (1926).
[3] FREUND u. GOTTLIEB: Arch. f. exper. Path. **93**, 92 (1922).
[4] DOELLKEN u. ROSENBERG: Z. exper. Med. **36**, 365 (1923).
[5] RISSE u. POOS: Strahlenther. **18**, 556 (1924).
[6] KROETZ: Biochem. Z. **151**, 146, 449 (1924) — Klin. Wschr. **4**, 631 (1925) — Erg. med. Strahlenforschg **2**, 351 (1926) — Strahlenther. **28**, 92 (1928) — Med. Welt **4**, 1422 (1930).
[7] TANNENBERG u. FISCHER-WASELS: Ds. Handb. **7 II**, 1496 (1928).
[8] KROGH: Die Capillaren. Berlin 1924.
[9] DALE: Lancet **1929 II**, 1285.
[10] FELDBERG u. SCHILF: Histamin. Berlin 1930.
[11] SPIESS: Münch. med. Wschr. **1906 I**, 345.
[12] BRESLAUER: Dtsch. Z. Chir. **150**, 50 (1919).
[13] KROGH: Die Capillaren, S. 75. Berlin 1924.
[14] EPPINGER u. HESS: Die Vagotonie. Berlin: Hirschwald 1910.

Systemabweichung von großer Bedeutung, über die klinisch dargebotenen Zeichen veränderter vegetativer Funktionen hinaus das Verhalten anderer Abschnitte des autonomen Nervensystems, nach Möglichkeit das Verhalten des ganzen autonomen Nervensystems durch Funktionsprüfungen zu erforschen. Die Physiologie des autonomen Nervensystems war damals unter dem Eindruck der pharmakologischen Gliederung seiner Teile im Bann der Pharmakologie, und so wurde von EPPINGER als Weg der Funktionsprüfung gewählt die Methode: die Ansprechbarkeit der vegetativen Funktionen durch Adrenalin, Pilocarpin, Atropin als Maß der Gleichgewichtslage des vegetativen Nerven zu verwerten. Die vorausgegangenen Abschnitte haben einmal hervorzuheben versucht, wie wenig wir in der Einheit der funktionellen Gleichgewichtslage an den einzelnen vegetativen Endapparaten die Trennung in nervöse und celluläre Elemente vorzunehmen vermögen. Sie haben ferner gezeigt, wie viele Einflüsse unter den natürlichen Bedingungen des Lebens auf diese Gleichgewichtslage einwirken, wie eng das Zusammenwirken nervöser und chemischer Impulse sich darstellt, wie wechselvoll sich je nach dem augenblicklichen Zustand der vegetativen Endapparate (in denen Nervenende und Erfolgszelle zusammengefaßt werden) der Erfolg einer noch so streng definierten nervösen oder chemischen Einwirkung gestaltet. *Der Erfolg ist nicht ein Maß der herrschenden nervösen Erregung und der Erregbarkeit, sondern ein Maß der jeweiligen Verfassung nervöser und chemischer Correlationen.* Da diese Verfassung an den einzelnen Organen, ja selbst in einzelnen Abschnitten eines bestimmten Organsystems sich durchaus verschieden verhält, so gibt es keine einheitliche Funktionsbeeinflussung vegetativer Organe durch die Prüfungsmethoden. In der Tat waren schon die ersten Nachuntersucher[1] der Lehre von EPPINGER und HESS sich klar, daß es *keine generalisierten Neurosen des sympathischen und des parasympathischen Systems gebe.* v. BERGMANN[2] hat schon 1912 den ärztlichen Eindruck hervorgehoben, daß an den verschiedenen Organen nebeneinander Züge überwiegender sympathischer oder parasympathischer Erregung bestehen und daß reine Sympathicotonien und Parasympathicotonien nicht vorkommen. Auf seine Darstellung des Standes der Lehre im 1. Teil dieses Bandes[3] darf verwiesen werden.

Die bedeutsame Entwicklung des Problems kommt am klarsten zum Ausdruck in der v. BERGMANNschen Prägung der „*vegetativen Stigmatisation*"[4]. *In ihr ist die entscheidende Abwendung von der rein nervösen Betrachtungsweise vollzogen; nicht eine vegetativ nervöse Stigmatisation, sondern die vegetative Stigmatisation stellt den Sachverhalt dar. Er ist bezeichnet durch die Abweichung der gesamten vegetativen Correlationen.* In dieser Gesamtheit veränderter correlativer Zusammenordnung den nervösen und den chemischen Faktor getrennt zu betrachten, ist ebenso unmöglich wie im Bereich der normalen Correlation. Es ist nicht mehr als eine Redeweise, noch immer von überwiegender sympathischer Erregung und von überwiegender parasympathischer Erregung, von sympathicotonischer und parasympathicotonischer Gleichgewichtsverschiebung zu sprechen. Solche von der Gewohnheit festgehaltene Bezeichnungen besagen nichts anderes, als daß an dem betreffenden Organ, an der betreffenden Funktionseinheit eine Gleichgewichtsverschiebung besteht, deren Richtung von gleicher Art ist wie diejenige die im Experiment durch die isolierte Reizung des sympathischen bzw. parasympathischen Nerven zustande kommt. Sollte jene gewohnte Benennung eine

---

[1] v. BERGMANN; PETREN u. THORLING; WESTPHAL; WESTPHAL u. KATSCH; BAUER, J., zitiert auf S. 1786, Fußnoten 5—9.
[2] BERGMANN, G. v.: Dtsch. Z. Nervenheilk. **45** (1912).
[3] BERGMANN, G. v.: Ds. Handb. **16 I**, 1020 (1930).
[4] BERGMANN, G. v.: Handb. d. inn. Med. (v. BERGMANN-STAEHELIN) **5 II**, 1103 (1926).

Aussage über die Wirkungsart an sympathischen oder parasympathischen Nervenenden, über einen nervösen Mechanismus der Gleichgewichtsverschiebung enthalten wollen, so wäre sie abzulehnen.

Die Funktionsprüfung des autonomen Nervensystems ist zur Funktionsprüfung der vegetativen Funktionen geworden. Innerhalb dieses eingeschränkten Bereiches wird sie ihren Wert behalten und zur Abtastung der Gleichgewichtslage der einzelnen Funktionen verwendet werden können. Die pharmakologische und mechanische Prüfung der Einzelfunktionen hat die Pflicht, möglichst viele Organe und Funktionen nebeneinander zu beobachten. Der durch v. BERGMANN[1] beschrittene Weg, in den Säften des Individuums chemische Veränderungen nachzuweisen, muß weiter verfolgt werden. E. FRANK[2] nimmt bei parasympathischen Gleichgewichtsverschiebungen eine Unterwertigkeit des chromaffinen Apparates an; die im Serum solcher Menschen von GAUTRELET und KALOMIRIS[3] gefundenen darmtonisierenden Stoffe könnten Ausdruck einer Hypoadrenalinämie sein. Auch mit der Möglichkeit einer Vermehrung bluteigener chemischer Parasympathicussynergisten ist zu rechnen; Vermehrungen des Blutcholins wurden, freilich nicht mit einwandfreier Methodik, von verschiedenen Forschern bei sogenannter Parasympathicotonie nachzuweisen versucht (vgl. jedoch S. 1769). Je reicher die Kenntnis der Variationen des humoralen Spektrums, desto besser wird die vegetative Persönlichkeit umrissen sein, desto seltener wird das verfälschende Urteil generalisierter sympathicotonischer und parasympathicotonischer Neurosen ausgesprochen werden.

Die Einzelheiten der pharmakologischen und mechanischen Methoden der Prüfung sind dargestellt bei v. BERGMANN[4], LESCHKE[5], FRÖHLICH[6], DANIELOPOLU[7].

Zentren.

A. Correlative Bedeutung der zentralen autonomen Funktionen.

Die Organisation und Funktionsweise der vegetativen Zentren ist noch weit weniger geklärt als das Zusammenwirken der peripheren vegetativen Regulationsmechanismen.

1. Der Begriff des regulatorischen Zentrums ist nicht eindeutig bestimmt. HESS[8] gibt die folgende Definition: „Jede Leistung eines organischen Apparates beruht auf der Einordnung physikalischer und chemischer Kräfte in einen nach Richtung, Intensität und Zeitablauf geordneten Zweckvorgang. Die Richtungs-Intensitäts-Zeit-Ordnung beruht auf der Tätigkeit eines besonderen Steuerungsorganes, nämlich des die betreffende Funktion regulierenden Zentrums. In Auswirkung seiner Organisation baut es aus den von der Peripherie einlaufenden Afferenzen ein Erregungsgebilde auf, dessen wieder nach der Peripherie fließende Entladungen die Erfolgsorgane zu einem geordneten Zusammenwirken veranlassen. Aus dem gleichsam *virtuellen zentralen Erregungsgebilde* entsteht die effektive koordinierte *Leistung*. Das Zentrum ist demgemäß ein potentieller

[1] BERGMANN, G. v.: Z. klin. Med. **108**, 90 (1928).
[2] FRANK, E.: Dtsch. Z. Nervenheilk. **106**, 268 (1928).
[3] GAUTRELET u. KALOMIRIS: C. r. Soc. Biol. Paris **97**, 41 (1927).
[4] BERGMANN, G. v.: Handb. d. inn. Med., 2. Aufl., **5 II**, 1114 (1926).
[5] LESCHKE: Handb. d. inn. Sekr. **3**, 1026 (1929).
[6] FRÖHLICH: Ds. Handb. **10**, 1146 (1927).
[7] DANIELOPOLU: Wien. Arch. inn. Med. **17**, 384 (1929) — Klin. Wschr. **7**, 1748 (1928) — Presse méd. **1928 II**, 1645.
[8] HESS, W. R.: Regulation des Blutkreislaufes, S. 135. Leipzig 1930.

Repräsentant der nach einem bestimmten *Leistungsergebnis* orientierten *Funktionsordnung* von Erfolgsorganen.‘‘

Als Zentren können nicht anerkannt werden die Kerngebiete der peripheren vegetativen Nerven in Rückenmark, Medulla oblongata, Mittelhirn, die bereits Erfolgsorgane der Zentren sind.

Aber auch *die Abgrenzung von Zentren für die einzelnen Glieder der Kreislauf- und Stoffwechselregulation* begegnet zunehmenden Bedenken. So lehnt W. R. Hess isolierte Zentren der Vasoconstriction und Vasodilatation, des Vasotonus und der Vasomotorik ab[1]. Die genannten Glieder der Regulierung des Kreislaufes stellen nur „dynamische Elemente eines koordinierten Steuerungsaktes‘‘ dar, nur Elemente innerhalb der Tätigkeit von Ganzheitsreaktionen des Kreislaufs im Sinn eines Nutritionsreflexes oder Entlastungsreflexes. Zu einer gleichartigen Auffassung gelangen in diesem Band des Handbuches S. Isaac und R. Siegel[2] auf dem Gebiet der Stoffwechselregulation: „Das Nervensystem greift nur so weit regulatorisch in den Stoffwechsel ein, als es den Umsatz im ganzen beschleunigt. Die Annahme verschiedener Zentren für den Eiweißstoffwechsel, Kohlehydratstoffwechsel, Fettstoffwechsel ist daher unnötig. Es gibt vielmehr nur eine einheitliche nervöse Beeinflussung des Stoffwechsels und diese findet auf dem Wege des sympathischen Nervensystems statt. Bei intaktem nervösem und hormonalem Mechanismus wird die Art des Umsatzes durch das Stoffangebot in den Zellen, die Umsatzgeschwindigkeit durch das Nervensystem bestimmt. Dieses kann die Zelltätigkeit direkt oder durch Änderung der Blutdurchströmung beeinflussen. Vielleicht ist es auch nicht richtig, das Wärmezentrum von den im Zwischenhirn gelegenen sympathischen Zentren, denen die Regulation des Stoffwechsels obliegt, begrifflich zu trennen. Eine lokalisatorische Trennung beider ist denn auch bis jetzt nicht gelungen. Es handelt sich hier um eine Ganzheitsfunktion im Sinne von Goldstein, wobei es mehr von dem Blickpunkt des einzelnen Forschers abhängt, ob er das wesentliche des Regulationsapparates jeweils in Steuerung des chemischen Stoffumsatzes oder der Gefäßinnervation oder des Wärmehaushaltes sieht. Es scheint daher zweckmäßiger zu sein, von einem vegetativen Reaktionszentrum zu sprechen, das sich bis zum Zwischenhirn erstreckt und dessen Reizschwelle und Ausschlagsbreite, Geschwindigkeit des Stoffumsatzes und Durchblutung den Anforderungen der Wärmeregulation und Arbeitsleistung anpaßt.‘‘ Auch E. A. Spiegel[3], nicht der Ganzheitsauffassung verpflichtet, ist gegen die Abgrenzung isolierter Stoffwechselzentren aufgetreten. Er geht aus von den vielfachen Verknüpfungen der einzelnen Partialfunktionen des Stoffwechsels und sagt: „Die Abgrenzung bestimmter Zentren für einzelne Teilfunktionen muß als durchaus künstlich bezeichnet werden. Es erscheint wenig aussichtsreich, bestimmte Teilfunktionen umschriebenen Zellgruppen des Tuber zuzuschreiben.‘‘ v. Bergmann[4] hat sich in der Pathologie der vegetativen Regulationen zur gleichen Auffassung bekannt.

2. Die mehrfache zentrale Vertretung vegetativer Regulationsvorgänge. Hess[5] hebt hervor, es sei in der Ganzheitsbetrachtung der Regulationsvorgänge: „nicht gesagt, daß die zugehörigen nervösen Elemente in Form eines anatomisch begrenzten Gebildes geschlossen gruppiert sein müßten. Es ist im Gegenteil ins Auge zu fassen, daß sie auf verschiedene Abschnitte des zentralen Nervensystems

[1] Hess, W. R.: Regulation des Blutkreislaufs, S. 141. Leipzig 1930.
[2] Isaac, S., u. R. Siegel: Ds. Handb. **16 II**, S. 1723 (1931).
[3] Spiegel, E. A.: Die Zentren des aut. Nervensystems, S. 117. Berlin 1928.
[4] Bergmann, G. v.: Ds. Handb. **16 I**, S. 1049 (1930).
[5] Hess, W. R.: Regulierung des Blutkreislaufs, S. 135. Leipzig 1930.

verteilt sind, z. B. auf Rückenmark, Medulla oblongata und höhere Gehirnabschnitte".

Die *Zentreneigenschaft* ist freilich keineswegs gesichert für all die behaupteten vegetativen Zentren in Rückenmark, verlängertem Rückenmark, Mittelhirn, Zwischenhirn, Streifenhügel und Rinde. Es wurde auf die Schwierigkeiten eingegangen bei der Erörterung der einzelnen Zentren im morphologischen Abschnitt (S. 1741). Die Tatsache, daß von einer zentral gelegenen Stelle aus, von deren Reizung oder Ausschaltung her, vegetative Funktionsänderungen beobachtet werden können, beweist nicht die Zentreneigenschaft der Stelle. Häufig ist es „nicht zu entscheiden, was auf Reizung bzw. Ausschaltung afferenter und efferenter Fasern beruht, was durch Erregung von Nervenkernelementen zustande kommt, was Ausdruck einer wirklichen Zentrenreizung ist" (HESS[1]). Diesen Schwierigkeiten entspricht die bestehende Uneinigkeit (L. R. MÜLLER[2], GREVING[3], DRESEL[4,5], LEWY[6]). SPIEGEL[7] hebt sie nachdrücklich hervor.

Die *funktionelle Bedeutung* der mehrfach zentralen Vertretung ist noch nicht geklärt. Sie könnte *einmal darin beruhen, daß die verschiedenen zentralen Abschnitte auf bestimmte Reizqualitäten* (nervöse, chemische) *verschieden stark ansprechen;* sie könnte *andererseits in der Richtung liegen, daß die verschiedenen Abschnitte bestimmte Aufgaben in der Vermittlung der Einzelglieder des regulatorischen Gesamtvorgangs* (effektorische nervöse und inkretorische Impulse) *besitzen.* Keine der beiden Differenzierungen widerspricht der Ganzheitsauffassung der Regulation. MARBURG[8] hat die Verschiedenheit in den Beziehungen zur Einstrahlung peripherer Afferenzen zur Diskussion gestellt. „Es findet sich eine Reihe von Zentren, die den gleichen Zwecken dienen und nur dadurch differieren, daß sie von ganz verschiedenen Seiten aus angesprochen werden. Ein Vergleich mit den Willkürzentren erscheint mir demnach nicht angebracht. Die vegetativen Zentren sind nicht superponiert, sondern nebeneinander geschaltet. Ihre Differenz ist nur durch die verschiedenartige Ansprechbarkeit bedingt. Diese erfolgt offenbar leichter, je näher wir der Peripherie kommen, also z. B. im Rückenmark leichter als im Thalamus. Ich glaube deshalb, daß man die Zentrenfrage von diesem Standpunkt aus behandeln müsse." Zur afferenten Funktionsbedeutung gehört es, wenn SPIEGEL[9] eine Funktion des Hypothalamus derart annimmt, mittels seiner Beziehung zum Thalamus, dem eine gewisse primitive Bewußtseinstätigkeit zukommt, der Übertragung psychischer und corticaler Erregungen zu dienen. Zur efferenten Funktionsbedeutung gehört es, wenn SPIEGEL bei der Differenzierung der hypothalamischen Kerne an Verschiedenheiten in der Beziehung zu einzelnen Blutdrüsen denkt, einerseits zur Nebenniere und anderen Blutdrüsen, andererseits zur Hypophyse (vgl. S. 1743).

Über das *Nebeneinander von medullärer, rhombencephaler und hypothalamischer Zentren* im Dienste der vegetativen Gesamtregulation sucht SPIEGEL durch die stufenweise Abtragung von Hirnteilen Aufschluß zu gewinnen, da die Reizversuche die Mitbeteiligung von Bahnverletzungen nicht fernhalten. In Versuchen mit YASKIN[10] benutzt SPIEGEL als Test einige Teilglieder der

---

[1] HESS, W. R.: Regulierung des Blutkreislaufs, S. 140. Leipzig 1930.

[2] MÜLLER, L. R.: Die Lebensnerven, 2. Aufl. Berlin 1922.

[3] GREVING: Die zentralen Abschnitte des veg. Nervensystems. Handb. der mikr. Anat. **41** (1929).

[4] DRESEL: Kraus-Brugsch **10**, 3 (1922).

[5] BRUGSCH, DRESEL u. LEWY: Z. exper. Path. u. Ther. **21**, 358 (1920).

[6] LEWY, F. H.: Tonus u. Bewegung. Berlin 1923.

[7] SPIEGEL: Die Zentren des aut. Nervensystems. Monographien Neur., H. 54. Berlin 1928.

[8] MARBURG: Dtsch. Z. Nervenheilk. **106**, 316 (1928).

[9] SPIEGEL: Die Zentren des aut. Nervensystems, S. 146.

[10] SPIEGEL u. YASKIN: Z. exper. Med. **63**, 505 (1928).

Kreislaufregulation; er verfolgt die Höhe des Blutdruckes und die Reaktionsfähigkeit der erhaltenen Zentralabschnitte gegenüber verschiedenen Reizen. Dem Cortex und dem Thalamus konnte ein bedeutender tonischer Einfluß auf die tieferen Zentren der Kreislaufregulation nicht zugesprochen werden. Nach Mittelhirndurchtrennung zeigte sich ein Anstieg des Blutdrucks und eine erhöhte der Reaktionsfähigkeit der verbliebenen Teile des Vasomotorenapparates für pressorische Reize; SPIEGEL möchte sie mit dem Wegfall regulatorischer Impulse auf die rhombencephalen Zentren erklären. Den letzteren schreibt er die Beherrschung der korrelativen Zusammenordnung der einzelnen Teile des Gefäßsystems zu. Andere Vorstellungen über die Funktionsteilung innerhalb der autonomen Kreislaufzentren hat DRESEL[1] entwickelt. Nach ihm stellt ein striäres Zentrum die Höhe des Blutdruckes ein, ein hypothalamisches Zentrum wacht über der Breite der Ausschläge des Zentrums.

Aber *alle Reiz- und Abtragungsversuche*, die den Anteil höherer Zentren dartun sollen, *stören den integralen Regulationsprozeß*, beeinflussen gleichzeitig und nebeneinander Stoffwechsel-, Atmungs- und Kreislaufregulation. HESS sagt[2]: „Bei Erregung des kardiovasculären Systems durch suprabulbär ansetzende Reize ist nicht aus dem Auge zu lassen, daß das Zirkulationssystem in engster Correlation mit verschiedenen vegetativen Funktionen steht. Wir denken an Temperaturregulierung, Verdauung, Sexualfunktionen, ferner an die Tatsache, daß das Kreislaufsystem in Zusammenhang mit psychischen Vorgängen steht. Es fehlt uns aber zur Zeit ein Einblick in die zentrale Organisation, welche diese Beziehungen herstellt. Wir müssen sogar zugestehen, daß hinsichtlich dieser Zusammenhänge nicht einmal die Fragestellungen richtig abgeklärt sind."

B. Correlative Bedeutung der Erregung autonomer Zentren.

Die Erregung und Hemmung der autonomen Zentren erfolgt unter dem tonisierenden Einfluß der afferenten nervösen Reize aus der Peripherie und der chemischen Reize, die auf dem Blutweg die Zentren erreichen, sowie unter dem Einfluß interzentraler Correlationsvorgänge (gegenseitige Hemmung der doppelseitig angelegten Zentren, reziproke Hemmung des Antagonisten, intrazentrale Bildung von Hemmungs- und Erregungsstoffen) und corticaler und psychischer Wechselwirkungen.

1. Die afferente nervöse Erregung der Zentren. Sie ist noch wenig erforscht. Die Art und Lage der Receptoren, die Art der adäquaten Reize, der Verlauf der Leitung und Bahnen sind nur für wenige Abschnitte der „vegetativen Sensibilität" (W. R. HESS[3]) untersucht.

Einiges ist bekannt über die vegetative Sensibilität im Bereich der *Kreislaufregulation*. Für den Nutritionsreflex (HESS[4]) wird die Auslösung durch dieselben Reizqualitäten angenommen, die bei direktem Ansprechen der Capillaren und Arterien vasodilatatorisch wirken. Für den Entlastungsreflex (HESS) ist die physikalische Auslösung[5,6,7] gesichert. Der arterielle Druck im Gebiet der

[1] DRESEL, K.: Z. exper. Med. **37**, 373 (1923).
[2] HESS, W. R.: Die Regulierung des Blutkreislaufs, S. 141. Leipzig 1930.
[3] HESS, W. G.: Klin. Wschr. **1930 I**, 1010.
[4] HESS, W. R.: Regulation des Blutkreislaufes, S. 104. Leipzig 1930.
[5] LUDWIG u. CYON: Ber. Sächs. Ges. Wiss. Math.-Phys. Kl. **18**, 307 (1866).
[6] HERING: Münch. med. Wschr. **1924 I**, 701 — Die Carotissinusreflexe auf Herz und Gefäße. Dresden 1927.
[7] HEYMANS: Le sinus carotidien et les autres zones vasosensibles reflexogènes. London: Lewis & Co. 1929.

vasosensiblen Strecken des Carotissinus und Aortenbulbus führt zur Wanddehnung und Receptorenerregung. Die periphere afferente Leitung des Nutritionsreflexes erfolgt im sensiblen Nerven; die Erregung strahlt in regionaler Ausbreitung unter antidromer Leitung in die Umgebung und in zentripetaler Ausbreitung in die zentrale sensible Bahn ein. Die periphere afferente Leitung des Entlastungsreflexes geschieht in den autonomen Nervi depressores und in den autonomen Carotissinusnerven. Über den *zentralen* Verlauf der afferenten Bahnen fehlen genauere Angaben.

Über die vegetative Sensibilität im Bereich der *Atmungsregulation* sind wir besser unterrichtet. Die Schaltreflexe[1], die von dem Füllungs- und Dehnungsgrad der Lunge ausgehen und in zentripetalen Vagusfasern verlaufen, liegen der HERING-BREUERschen Lehre von der Selbststeuerung der Atmung zugrunde. HESS[2] verwies jüngst diese Schaltreflexe in eine sekundäre Stellung, indem er zeigte, daß der durch die Lungenspannung dosierte Zwerchfelltonus den Endpunkt der Exspirationsbewegung bestimmt und damit auch die Ausgangslage der nächstfolgenden Inspiration. Die Regulierung der Atmungsamplitude kommt danach zustande über den Vagus durch Vermittlung einer tonischen Innervation und mit der Dosierung des die Amplitude bestimmenden Reflextonus ist eine Regulierung der Atmungsfrequenz verbunden. Über andere reflexogene Zonen der Atmung finden sich Angaben bei BAEYER[3].

Wesentlich geringer sind unsere Kenntnisse über die vegetative Sensibilität im Gebiet der *Stoffwechselregulation*. Für die *Wärme*regulation sind die spezifischen Receptoren der Wärme- und Kälteempfindung und der Leitungswege bekannt. HILL schränkt die Bedeutung der nervösen Afferenz zugunsten der hämatogenen zentralen Einwirkung durch den folgenden Befund ein. Ein im heißen Raum aufgetretener Stirnschweiß kommt durch Eintauchen der Hand in kaltes Wasser zum Stillstand. Eine erkennbare Senkung der allgemeinen Körperwärme wird dabei ausgeschlossen. Nach Umschnürung des Armes wird kein Stillstand des Stirnschweißes gesehen. Ob mit HILL der Wegfall geringgradigster Abkühlung des Gesamtblutes angeschuldigt werden darf für den Unterschied, ist unsicher; die Umschnürung könnte auch eine nervöse Leitungsschädigung herbeigeführt haben. Für den *Kohlehydrat*haushalt nahm CLAUDE BERNARD[4] an, daß die Zellen ihren Zuckerbedarf der zentralen Vertretung signalisieren. Für den *Fett*haushalt und *Eiweiß*haushalt fehlen Angaben über die vegetative nervöse Afferenz. Für die *Osmo*regulation versucht SCHADE[5] die VATER-PACCINIschen Körperchen als receptorische Organe der von ihm postulierten Osmosensibilität darzutun. Er weist auf ihre Verbreitung in Haut, inneren Organen, Gefäßumgebung hin und auf die Ähnlichkeit ihres Baues mit einem Osmometer. Die Quellung der Gebilde soll den adäquaten Reiz darstellen. Die Erregungsausbreitung soll einmal in Axonreflexen zu den Blut- und Lymphgefäßen und deren Durchlässigkeit Beziehungen herstellen, sodann auch über lange Bahnen Beziehungen zu den zentralen Vertretungen der Wasser- und Ionenregulation.

Zu diesen propriorezeptiven Reflexen im Gebiet der jeweiligen Regulation treten jene *Reflexe, die von Situationen eines Notstands* ausgehen und die vegetative Regulation im Bereich der Notfallsfunktionen (CANNON[6]) beherr-

---

[1] HERING u. BREUER: Sitzgsber. ksl. Akad. Wiss. **2**, 58, 909 (1868).

[2] HESS, W. R.: Pflügers Arch. **226**, 198 (1930).

[3] BAEYER. G.: Ds. Handb. **2**, 246 (1925).

[4] BERNARD, CLAUDE, zitiert nach Grafe, im Handb. der Biochemie, 2. Aufl., **9**, 1 (1925).

[5] SCHADE: Physikalische Chemie in der Medizin, 3. Aufl. 1922.

[6] CANNON, W. B.: Erg. Physiol. **27**, 380 (1928).

schen. Die Receptorenfelder sind hier äußerst mannigfaltig, die nervöse Leitung erfolgt in autonomen, somatischen und gemischten Nerven, in animalischen und vegetativen Bahnen. Die wesentlichen Notstandsbedingungen sind auf S. 1760 genannt; diejenigen des Schmerzes und der psychischen Erregung seien als „animale" Receptorenfelder besonders erwähnt.

2. Die physikalische Erregung der Zentren. Sie spielt eine Rolle in der Wärmeregulation, bei der die *Blutwärme*[1-3] adäquaten Reiz liefert. Direkter *Wärmereiz* wird auch an anderen vegetativen Zentren angenommen; von Heymans[4] wird er mit der Methode des isolierten Kopfes für das herzhemmende Vaguszentrum abgelehnt, für das Atemzentrum als sehr wirksam anerkannt; verwendet wurden sehr starke Übererwärmungen bis 44,5 ° C. Eine physikalische Erregung durch den *Blutdruck* wurde lange Zeit für das Zirkulationszentrum erwogen (François-Franck[5], Hedon[6], Anrep und Segall[7]). Mit der Methode des isolierten Kopfes wies Heymans[8] nach, daß bei isolierter Drucksteigerung am Zentralnervensystem das innervatorisch verbundene Rumpfpräparat vollkommen reaktionslos blieb, während es auf einen Druckreiz am Carotissinus prompt den depressorischen Mechanismus darbietet. Auch Hering[9] und Koch[10] lehnen andere Receptorenfelder als das Aorten- und Carotissinusgebiet ab.

3. Die chemische Erregung der Zentren. Ihr wird in der Kreislauf-, Atmungs- und Stoffwechselregulation ein maßgebender Einfluß zugewiesen. Unter normalen Bedingungen herrschen die *hämatogenen chemischen Reize* vor, doch wirken auch *örtliche chemische Reize* ein.

Die chemische zentrale Regulation der *Atmung* liefert den bestbekannten Mechanismus. Nach der Reaktionstheorie der Atmung Wintersteins[11] (H. Straub[12], Gollwitzer-Meier[13], Gesell[14]) stellt die Wasserstoffionenkonzentration im Atemzentrum den adäquaten Reiz dar; die Änderungen der C_H im Atemzentrum erfolgt entweder durch primäre C_H-Verschiebungen im Blut (hämatogene Atmungsregulation[11]) oder durch primäre C_H-Verschiebungen im Zentrum (zentrogene Atmungsregulation[11]). Hinsichtlich der Einzelheiten und der zahlreichen noch offenen Probleme (Gollwitzer-Meier[13], Gesell[14]) darf auf die Darstellung im ersten Teil des Bandes[13] verwiesen werden. Der chemische Angriff von Inkreten (Adrenalin) und Ionen (Kalium, Calcium und Phosphat) ist andernorts besprochen (S. 1803).

Die chemische zentrale Regulation des *Kreislaufs*[15] wird in enger Beziehung zu derjenigen der Atmung gesehen (Boothby[16]). Zentral angreifende Änderungen der C_H *und der* CO_2-*Spannung* (CO_2-haltige oder $NaHCO_3$-haltige Ringerlösung in die Carotis oder in den Duralsack) führen zur Steigerung des arteriellen Drucks,

---

[1] Meyer, H. H.: Dtsch. Z. Nervenheilk. 45 (1912) — Verh. dtsch. Ges. inn. Med. 30 (1913).

[2] Barbour: Arch. f. exper. Path. 70, 1 (1912).

[3] Hashimoto: Arch. f. exper. Path. 78, 414 (1915).

[4] Heymans: Vlaamsch geneesk. Tijdschr. 6, 297 (1925).

[5] François-Franck: Trav. Labor. Marey 3, 276 (1877).

[6] Hedon: Arch. internat. Physiol. 10, 192 (1910).

[7] Anrep u. Segall: J. of Physiol. 61, 215 (1926).

[8] Heymans: Le sinus carotidien et les autres zones vasosensibles reflexogènes. London: Lewis & Co. 1929.

[9] Hering: Carotissinusreflex auf Herz und Gefäße. Dresden 1927.

[10] Koch: Erg. Med. 13, 2971 (1929).

[11] Winterstein: Pflügers Arch. 138, 167 (1911); 187, 293 (1921) — Naturwiss. 11, 80 (1923) — Klin. Wschr. 7, 241 (1928).

[12] Straub, H.: Erg. inn. Med. 25, 1 (1924).

[13] Gollwitzer-Meier: Ds. Handb. 16 I, 1101 (1930).

[14] Gesell: Erg. Physiol. 28, 340 (1929).

[15] Hess, W. R.: Die Regulierung des Blutkreislaufes, S. 137. 1930.

[16] Boothby: Amer. J. Physiol. 37, 383 (1915).

meist auch des venösen Drucks und zur Vermehrung des Kreislaufminutenvolumens[1]; Injektion von Sodalösung hatte Verlangsamung der Herztätigkeit zur Folge (GOLLWITZER-MEIER[1]). HESS[2] anerkennt den direkten Angriff dieser C_H-Änderungen am Kreislaufzentrum, läßt aber die Frage offen, ob die C_H den adäquaten Reiz der Zentrenerregung darstellt oder ob es sich um einen Nutritionsreflex von der Medulla oblongata aus handelt, die als reflexogene Zone erster Ordnung zu gelten habe. Eine Bedeutung *inkretorischer zentraler Erregung* wurde wiederholt angenommen. Für das *Adrenalin* ist sie von HEYMANS[3] mit der Methode des isolierten Kopfes widerlegt worden, unter Aufhebung eines entgegenstehenden Resultats ähnlicher, aber technisch weniger vollkommener Versuche BROWNS[4]. Für den *Hinterlappenauszug der Hypophyse* sind nach intralumbalen oder intraventrikulären Injektionen Blutdrucksteigerungen ermittelt worden, deren Mechanismus jedoch wegen der Unsicherheit des Inkretangriffes (Zentren, zentrale Gefäße) ungeklärt bleibt. Zentrale Wirkungen von Stoffen aus der Reihe der *Stoffwechselprodukte* begegnen derselben Unsicherheit der Deutung. Im ganzen scheint die Frage offen[5], ob eine chemische Tonisierung des Kreislaufzentrums besteht oder ob die zweifellosen physikalisch-chemischen und chemischen Zentreneinwirkungen über die Afferenz eines Nutritionsreflexes (entstanden innerhalb zentraler reflexogener Zonen) zustande kommt. Theoretisch nur, nicht praktisch, ist die Bedeutung der Frage.

Die chemische zentrale Regulation des *Stoffwechsels*. Es scheint, daß der adäquate Reiz der chemisch-zentralen Erregung durch den *Blutspiegel der blutfähigen Produkte* des jeweiligen Teilstoffwechsels gebildet wird. Diese Auffassung[6-10], die der üblichen Zergliederung der Stoffwechselregulation in eine Regulation der Stoffwechselteilfunktionen entspricht, bucht es als Stütze, daß experimentelle Veränderungen des Blutspiegels des Wassers, der Salze, des Zuckers durch Injektionen gleicher Stoffmengen einmal in die A. carotis, das andere Mal in die Vene hervorgerufen, bei der Carotisapplikation von größeren renalen Ausscheidungsleistungen gefolgt sind. Der entscheidende Unterschied in beiden Versuchsanordnungen wird in der vorübergehenden höheren Stoffkonzentration im Zentren bespülenden Carotisblut gesehen; die höhere Stoffkonzentration führt zur stärkeren Erregung des Zentrums; deren Folge ist die vermehrte Ausscheidung. Ein *inkretorischer* Mechanismus scheint in der zentralen chemischen Stoffwechselregulation eine Rolle zu spielen. Während für die Inkrete des *Nebennierenmarks und der Schilddrüse* ein direkter zentraler Angriff nie sicher erwiesen werden konnte, liefert schon die technologische Zusammenfassung der hypothalamischen Region und der Hypophyse, die zentrifugale Faserbeziehung zwischen Zentrum und Drüse, der Abfluß der Drüseninkrete in den dritten Ventrikel Hinweise auf eine besondere Enge funktioneller Zusammenordnung (vgl. S. 1743). SPIEGEL[11] gliedert (unter Ablehnung der Beanspruchung einzelner Kerngebiete des Hypothalamus für bestimmte Stoffwechselteilfunktionen) die hypothalamischen Kerne in eine Gruppe, die auf

---

[1] GOLLWITZER-MEIER: Pflügers Arch. **222**, 124 (1929).
[2] HESS, W. R.: Regulierung des Blutkreislaufs, S. 138.
[3] HEYMANS: Zitiert auf S. 1796.   [4] BROWN: J. of Pharmacol. **8**, 195 (1916).
[5] HESS, W. R.: Regulierung des Blutkreislaufs, S. 139.
[6] PICK: Dtsch. Z. Nervenheilk. **106**, 268 (1928).
[7] MOLITOR u. PICK: Arch. f. exper. Path. **101**, 169 (1924); **107**, 180, 185 (1925); **112**, 113 (1926) — Biochem. Z. **186**, 130 (1927).
[8] ABE u. SAKATA: Arch. f. exper. Path. **105**, 93 (1924).
[9] POLLAK: Erg. inn. Med. **23**, 337 (1923).
[10] DE LA PAZ: Arch. f. exper. Path. **109**, 318 (1925).
[11] SPIEGEL: Die Zentren des aut. Nervensystems, S. 111. Berlin 1928.

nervösem Weg in das splanchnische Drüsensystem eingreift, und in eine andere Gruppe, die über Hypophysenbeeinflussung zu den hypophysär mitbeeinflußten Regulationsvorgängen Beziehung gewinnt. Diese Beziehung kann bestehen in *Anpassungen der Ausschüttung hypophysärer Inkrete an bestimmte Regulationsnotwendigkeiten* und in *direkter chemischer (inkretorischer) Reizwirkung auf nervöse Zentren.* Der letztere Mechanismus wird für den Wasser- und Fetthaushalt von einigen Forschern erwogen.

Die *Stoffwechselwirkung der Hypophyseninkrete*[1,2]. Sie scheint nach den bisherigen Befunden nicht an die Vorderlappeninkrete, sondern an die *Hinterlappeninkrete* gebunden. In den *Kohlehydrat*stoffwechsel greifen die letzteren in der Richtung einer hypoglykämischen und bei größeren Dosen glykosurischen Reaktion ein. Der Angriff scheint peripher, in der Leber, zu liegen. Bemerkenswert ist ein Antagonismus des Oxytocins, nicht Vasopressins sowohl gegenüber dem Adrenalin[3], dessen hyperglykämische Wirkung es hemmt, als gegenüber dem Insulin[4], dessen hypoglykämische Folgeerscheinungen gebessert werden. Im *Fett*stoffwechsel sollen die Hinterlappeninkrete nach RAAB[5] den Blutfettgehalt senken und die Ketonkörper vermindern; auch hier besteht ein Antagonismus sowohl zum Insulin als zum Adrenalin, die beide die Hinterlappeninkretwirkung hemmen. Wegen starker Blutfettwirkung kleiner, dem Hirnventrikel einverleibten Hinterlappeninkretdosen möchte RAAB einen zentralen Angriff des Inkretes in der Regulation des Fettstoffwechsels annehmen. Einwirkungen auf den *Eiweiß*stoffwechsel sind nicht erforscht. Bedeutsam ist die Wirkung der Hinterlappeninkrete auf den *Wasser- und Salzhaushalt*; sie geschieht im Sinn einer Hemmung der Wasserdiurese und einer gleichzeitigen Steigerung der Molendiurese[6]. Der Angriff der Wirkung scheint peripher an der Niere[7,8] und zentral[9,10] in dem Regulationsmechanismus, welcher den Wasseraustausch in der Vorniere[11,12] beherrscht, zu erfolgen. — Eine *regulatorische Beeinflussung der Hypophysensekretion* wurde bisher für Insulin, Diuretica, psychische Erregung wahrscheinlich gemacht.

4. Nach den vorstehenden auf die Sichtung von *Partialfunktionen* gerichteten Betrachtungen muß hingewiesen werden auf die zentrale **Regulation zusammenhängender Kreislauf-, Atmungs- und Stoffwechselanforderungen,** wie sie **unter Bedarfs- und Notfallbedingungen des Organismus** in Gang gesetzt wird. Solche regulatorischen Leistungen verlaufen unter dem *Bild ausgesprochener sympathischer Funktionsbeeinflussungen* im gleichwertigen Zusammenwirken des nervösen und adrenalen Mechanismus, wie es im Gegensatz zur Ruheregulation die Notfallsfunktionen des sympathicoadrenalen Systems kennzeichnet. Die Erregung der sympathischen zentralen Vertretung erfolgt, je nach der auslösenden Bedingung, teils durch afferente nervöse Reize aus der Peripherie her, teils durch hämatogene und örtliche chemische Reize. Die genauere Lokalisation des Zentrums der Adrenalinsekretion ist auf S. 1762 besprochen. Kreislauf, Atmung, Stoffwechsel werden zu koordinierten Leistungen zusammengefaßt, die der *Sicherung der aktuellen Leistungsfähigkeit* dienen[13] (HESS). Solchem Verhalten stehen gegenüber *vorwiegend parasympathische Funktionsbeeinflussungen*, durchgehend gerichtet nach der Seite der *Restituierung und Erhaltung der potentiellen Leistungsfähigkeit.* HESS nimmt sie für den Schlaf an.

---

[1] BIEDL: Ds. Handb. **16 I**, 473, 483 (1930).
[2] TRENDELENBURG, P.: Die Hormone **1**, 159, 168. Berlin 1929.
[3] STENSTRÖM: Biochem. Z. **58**, 472 (1914).
[4] BURN: J. of Physiol. **57**, 318 (1923).
[5] RAAB: Z. exper. Med. **49**, 179 (1926).
[6] VON DEN VELDEN: Berl. klin. Wschr. **1913 I**, 1156.
[7] STARLING u. VERNEY: Proc. roy. Soc. Lond. B **97**, 321 (1925).
[8] JANSSEN: Arch. f. exper. Path. **135**, 1 (1928) — Klin. Wschr. **7**, 1680 (1928 II).
[9] MOLITOR u. PICK: Arch. f. exper. Path. **107**, 180 (1925); **112**, 113 (1926).
[10] HOFF u. WERMER: Arch. f. exper. Path. **119**, 153 (1926).
[11] MEYER u. MEYER-BISCH: Dtsch. Arch. klin. Med. **137**, 225 (1921).
[12] PETERSEN u. HUGHES: J. of biol. Chem. **66**, 223 (1925).
[13] HESS, W. R.: Klin. Wschr. **9**, 1009 (1930/I).

5. Interzentrale correlative Beeinflussung der zentralen Erregung. Als *Vikariieren, als gegenseitige Abstimmung der Erregung der zentralen Vertretung zusammengehöriger Receptorenfelder*, betrachten TSCHERMAK[1] und W. R. HESS[2] folgenden Vorgang: Durchschneidet man einen Vagus oder Depressor der einen Seite, so kommt es häufig vor, daß dieser Eingriff von keiner oder nur einer sehr geringen Änderung des Blutdrucks gefolgt wird. Man könnte daraus schließen, daß der durchschnittene Nerv im Zeitpunkt seiner Ausschaltung keine zirkulationsregulierende Funktion ausübte, daß er nicht tonisch erregt war. Indessen setzt mit Durchschneidung des entsprechenden Nervs der anderen Seite eine starke Blutdruckänderung ein. TSCHERMAK nimmt an, daß sowohl der erst durchschnittene als der zweitdurchschnittene Nerv regulatorisch aktiv waren, daß aber die Ausschaltung des einen durch vermehrte Tätigkeit des übriggebliebenen kompensiert vikariiert wird. Die durch die einzelnen Nerven erregten Zentrenabschnitte scheinen also einen gegenseitig hemmenden Einfluß aufeinander auszuüben. Er beschränkt sich nicht auf symmetrische Zentrenabschnitte; die gleiche Beziehung findet sich auch zwischen Depressor superius und inferius ein und derselben Seite[3,4] sowie zwischen den von der Aorta und vom Sinus caroticus ausgelösten Reflexen[5,6]. Obwohl solche Beziehungen zunächst nur innerhalb der Kreislaufregulation erwiesen sind, ist mit HESS[2] anzunehmen, daß es sich um den Ausdruck eines allgemeinen Prinzips handelt, nach welchem *sich zentrale Parallelfunktionen gegenseitig hemmen*. HESS macht es wahrscheinlich, daß es sich um die gegenseitige Abstimmung der Erregbarkeit der zentralen Vertretungen sich ergänzender Receptorenfelder handelt als Ausdruck der Zusammenfassung zur Leistungs*gemeinschaft*. HESS[2] verweist auf den Simultankontrast auf dem Gebiet der Sinnesphysiologie. Wird ein circumscriptes Feld der Retina belichtet, so daß aus einer Serie parallel geschalteter Receptoren eine umschriebene Gruppe gereizt wird, so geht von der gereizten Stelle ein dämpfender Einfluß auf die Empfindlichkeit der nicht vom Reiz getroffenen Receptoren aus. Die Umstimmung kommt als Simultankontrast subjektiv zum Bewußtsein.

Als *reziproke zentrale Antagonistenhemmung* wird eine von BAYLISS[7] und von BRUECKE[8] beschriebene Korrelationsbeziehung aufgefaßt. Künstliche Depressorreizung führt zur Verlangsamung des Herzschlags, die über den Vagus verläuft. Die Verlangsamung tritt auch noch nach doppelseitiger Vagotomie auf, wird aber nicht mehr beobachtet nach beiderseitiger Entfernung der Ganglia stellata. Es muß somit ein Teil der Herzhemmung durch eine zentrale Dämpfung des Acceleratorentonus zustande kommen. Auch die Pulsverlangsamung[9], die durch arterielle Drucksteigerung bei dem physiologischen Ablauf eines Depressorreflexes erfolgt, geschieht nicht nur durch Steigerung des Vagustonus, sondern auch durch Hemmung eines Acceleranstonus. Entsprechend wird die reflektorische Frequenzsteigerung, welche im Bainbridgereflex durch die Dehnung der herznahen Venen ausgelöst wird, sowohl durch Steigerung des Acceleratorentonus als durch Herabsetzung des Vagustonus herbeigeführt[10]. In diesen Zu-

---

[1] TSCHERMAK: Mschr. Psychiatr. **26**, 310 (1910) — Wien. med. Wschr. **74**, 837, 899, 958 (1924) — Med. Klin. **1925 II**, Nr 27.
[2] HESS, W. R.: Reg. des Blutkreislaufs, S. 135. Leipzig 1930.
[3] TSCHERMAK: Med. Klin. **1925 II**, Nr 27.
[4] SCHARF: Pflügers Arch. **207**, 65 (1925).
[5] HERING: Carotissinusreflex. Dresden 1927.
[6] KOCH: Erg. Med. **13**, 297 (1929).   [7] BAYLISS: J. of Physiol. **14**, 303 (1893).
[8] v. BRUECKE: Z. Biol. **67**, 507 (1917).
[9] KISCH u. SAKAI: Pflügers Arch. **198**, 65, 86 (1923).
[10] ANREP u. SEGALL: J. of Physiol. **61**, 215 (1926).

sammenhang ist auch die Beobachtung CANNONS[1] zu stellen, daß sympathektomierte Tiere in der Arbeit eine gegenüber der Norm verringerte Herzbeschleunigung zeigen, die durch Senkung des zentralen Vagustonus erklärt wird; allerdings ist noch am vollständig entnervten Herzen eine ganz geringe Herzbeschleunigung in der Arbeit möglich, ein Verhalten, das wohl auch für das bloß sympathisch denervierte Herz die adrenale Mitwirkung nahelegt (vgl. S. 1755).

Die intrazentrale Bildung von Erregungs- und Hemmungsstoffen, die von SHERRINGTON für das Gebiet der Skeletmuskelreflexe angenommen wird, scheint auch im Bereich der zentralen vegetativen Regulation eine Rolle zu spielen. SHERRINGTON und seinen Mitarbeitern[2] hatte sich an den Skeletmuskelreflexen der enthirnten Katze gezeigt, daß häufig ein Überdauern der reflektorischen Erregung und Hemmung besteht, daß beim Andauern des Reflexreizes ein allmähliches Einspringen von anfangs unerregten Partialreflexbogen eintritt. Die Erscheinungen wurden auf die intrazentrale Bildung von Hemmungs- und Erregungsstoffen bezogen. WRIGHT[3] legte sich die Frage vor, ob die humorale Reflexübertragung auch für den Depressorreflex gilt. In Versuchen an decerebrierten Katzen und narkotisierten Kaninchen wurden die Vagi durchschnitten und bei Katzen der zentrale Vagusstumpf (der meist depressorisch, selten pressorisch wirksam ist), bei Kaninchen der Depressor gereizt. Wurde bei konstant bleibender Reizfrequenz die Intensität der Reizströme verstärkt oder bei konstant bleibender Frequenz und Reizstärke die Reizdauer verlängert, so kam eine Verstärkung der Depressorwirkung zustande: der Abfall des Blutdruckes erfolgte rascher und meist tiefer, die Senkung überdauerte den Reiz länger. WRIGHT hält es nach diesem Ergebnis für möglich, daß bei der Funktion des Vasomotorenzentrums Nachschuberscheinung (recruitment) eine Rolle spielt.

6. Corticale und psychische Beeinflussung der vegetativen zentralen Erregung. Die Beziehungen von Rinde und vegetativen Zentren sind im morphologischen Abschnitt (S. 1744) erörtert. Die Wechselwirkungen von Psyche und autonomem Nervensystem sollen in einem folgenden Abschnitt (S. 1809) abgehandelt werden. Hier sei nur angemerkt, daß beide Gebiete als Receptorenfelder autonomer Afferenzen betrachtet werden können, und daß die aus beiden Gebieten herstammenden Erregungen im Rahmen der gesamten Afferenzen, die an autonome Zentren gelangen, nur durch die Lage der Receptorenfelder und deren Beziehung zu den höchsten Funktionen eine Distinktion besitzen.

C. Correlative Bedeutung der Erregbarkeit autonomer Zentren.

Den *Begriff der Erregbarkeit* bestimmt WINTERSTEIN[4] folgendermaßen: „Wir finden, daß ein lebendes System auf die gleichen Umgebungsänderungen oder Reize unter verschiedenen Bedingungen mit — meist quantitativ — verschiedenen Reaktionen antwortet. Die Größe dieser Reaktion auf ein und denselben Reiz ist dann ein Maß der Erregbarkeit. Worin diese Änderung der Erregbarkeit besteht, bleibt dabei zunächst ganz ungeklärt, aber der Ausdruck kennzeichnet kurz und daher denkökonomisch einen veränderten Zustand des Systems."

Folgen wir dieser Definition, so erweisen sich gesicherte Fälle zentraler Erregbarkeitsänderung im Bereiche vegetativer Korrelationen als spärlich. *Es bleiben diejenigen Fälle veränderten zentralen Verhaltens, welche nicht auf eine Größenänderung der adäquaten afferenten und chemischen Reize und nicht auf*

---

[1] CANNON: Lancet **1930 I**, 1109.
[2] SHERRINGTON: Proc. roy. Soc. Lond. B **97**, 519 (1925). — SHERRINGTON, LIDDELL u. SHERRINGTON: Ebenda **97**, 488 (1925).
[3] WRIGHT, S.: J. of Physiol. **66**, 387 (1928).
[4] WINTERSTEIN, H.: Klin. Wschr. **7**, 245 (1928).

Bewegungen im Bereich der interzentralen Korrelationsvorgänge und der corticalen und psychischen Einflüsse zu beziehen sind.

Der Begriff der Erregbarkeit wird häufig nur *provisorisch* herangezogen. *Mit der besseren Kenntnis des zentralen Geschehens ergibt sich dann, daß die scheinbar nur mit einer Erregbarkeitsänderung erklärbare Abweichung durch eine Änderung der erregungsbestimmenden Reizgröße verursacht ist.* So konnten WINTERSTEIN und GOLLWITZER-MEIER[1] zeigen, daß es falsch wäre, aus dem Nebeneinander von unveränderter oder sogar hypohydrisch verschobener Blutreaktion und von Atmungssteigerung, wie es im Hochgebirge beobachtet wird, auf eine gesteigerte Erregbarkeit des Atemzentrums zu schließen. Denn die Reaktionsmessung in dem den Zentren entströmenden Venenblut ergab, daß die Reaktion in den Zentren selbst nach der sauren Seite verschoben war. Es handelte sich also um eine Zunahme der maßgebenden Reizgröße, nicht um eine dunkle Zunahme der zentralen Erregbarkeit.

Immerhin ist *heute der Begriff der Erregbarkeit noch nicht ganz zu umgehen.* Sowohl unter physiologischen als unter pathologischen Bedingungen gibt es eine Reihe von Zuständen veränderten zentralen Verhaltens, für die entweder keine Möglichkeit oder keine Veranlassung besteht, sie auf eine veränderte Größe der nervösen und humoralen Afferenzen oder auf eine Abweichung der interzentralen Korrelationen zu beziehen. Es ist ersichtlich, daß eine Erregbarkeitsänderung um so schwerer zu erweisen ist, je weniger wir die adäquaten Reize des jeweiligen Zentrums und den mittleren Reizbetrag der gesamten Afferenzen kennen. Dort wo unser Wissen gesicherter ist oder unsere Methoden die Messung der zentral angreifenden Afferenzen gestatten, wird es oft genug möglich sein, die vermeintliche Erregbarkeitsänderung als eine Abweichung der einlaufenden Afferenzen zu entlarven.

1. Die zentrogene Erregbarkeitsänderung *ist für solche Abweichungen des zentralen Verhaltens anzunehmen, in denen das örtliche Zentrengebiet* (in Teilen oder im ganzen) *oder das gesamte Zentralnervensystem eine autochthone Variation seiner Ansprechbarkeit aufweist.*

Unter *physiologischen Bedingungen* scheinen zentrogene Erregbarkeitsänderungen bisher nicht gesichert. Ihre Annahme müßte zuvor das Vorliegen einer Afferenzänderung und einer hämatogenen oder neurogenen Erregbarkeitsänderung ausgeschlossen haben. Dieser Ausschluß ist sehr schwierig. Man kann ihn nicht als erwiesen ansehen für die bisher behaupteten zentrogenen Erregbarkeitsänderungen.

Auf dem Gebiet der *Atmungsregulation* wird eine solche erörtert für den Schlaf. H. STRAUB[2] hat als erster nachgewiesen, daß im Schlaf eine erhöhte Kohlensäurespannung der Alveolarluft besteht, und hat angenommen, daß ihr eine ebensolche Erhöhung der arteriellen Kohlensäurespannung und im Verein mit dieser eine Hyperhydrie des Blutes entspricht. Seine Beobachtungen wurden bestätigt durch BASS und HERR[3], ENDRES[4], GOLLWITZER-MEIER und KROETZ[5], KROETZ[6]; die Bluthyperhydrie des Schlafes zeigte ein deutliches Ausmaß. Die Erklärung wurde dahin gegeben, daß eine zentrogene Verminderung der Erregbarkeit des Atemzentrums zur Verminderung der Lungendurchlüftung und Kohlensäureabgabe führe und diese zur Einstellung der Blutreaktion auf ein höheres Niveau

---

[1] WINTERSTEIN, H., u. K. GOLLWITZER-MEIER: Pflügers Arch. **219**, 202 (1928).

[2] STRAUB, H.: Dtsch. Arch. klin. Med. **117**, 395 (1915).

[3] BASS, E., u. K. HERR: Z. Biol. **75** (1922).

[4] ENDRES, G.: Biochem. Z. **142**, 53 (1923).

[5] GOLLWITZER-MEIER, K., u. CHR. KROETZ: Biochem. Z. **154**, 82 (1924).

[6] KROETZ, CHR.: Z. exper. Med. **52**, 770 (1926).

der CH. Eine andere Auffassung erwog KROETZ[1]. Da amEnde eines 80stündigen Schlafentzugs und bei äußerster Schlafbedürftigkeit nicht die erwartete präsomnale Hyperhydrie, sondern umgekehrt eine ausgesprochene Hypohydrie im Blut angetroffen wurde, so schloß er, daß Schlafbedürfnis und Schlaf kein gemeinsames Verhalten der zentralen Erregbarkeit zeigen. Maßgebende hämatogene Einflüsse auf die Erregbarkeit des Atemzentrums konnten nicht gefunden werden, und so war es möglich, daß im Schlaf ein neurogener Einfluß auf das Atemzentrum von den zentralen Vertretungen des Schlafmechanismus her erfolge. Danach könnte es sich im Schlaf zwar nicht um eine zentrogene, jedoch um eine neurogene Erregbarkeitsänderung des Atemzentrums handeln, die ein Glied des aktiven Steuerungsmechanismus des Schlafes darstellen würde. WINTERSTEIN[2] hält es für möglich, daß die Herabsetzung des Stoffwechsels im Schlaf zu erniedrigter Säurebildung in den Zentren und damit zur Herabsetzung der Stärke des adäquaten Reizes (aktuelle Reaktion im Zentrum) Anlaß gebe, daß also die Atmung kleiner werde, weil der Reiz abnimmt, nicht weil die Zentren weniger empfindlich geworden sind.

Auf dem Gebiet der *Kreislaufregulation* ist das Absinken der Stromgröße, des Blutdruckes und der Frequenz im Schlaf am einfachsten durch die Veränderung der afferenten Erregungen infolge Verminderung der Umsetzungen zu erklären; die Annahme einer zentrogenen Erregbarkeitsabnahme wird durch nichts nahegelegt.

Auf dem Gebiet des *Stoffwechsels* liegen ebensowenig entsprechende Beobachtungen vor.

Unter *pathologischen Bedingungen* kann es, vor allem im Gefolge von Zirkulationsstörungen, aber auch von anderen Krankheitsvorgängen aus, zu umschriebenen oder ausgedehnten Stoffwechselveränderungen in den Zentren kommen.

Genauer bekannt sind sie für die *Atmungsregulation*. Die Sauerstoffmangeldyspnoe[3], und zwar in ihrer hypohydrischen Form[4], ist das Beispiel einer zentrogenen Regulationsstörung. Die örtliche Säureanhäufung im Atemzentrum setzt die Vergrößerung des wirksamen Reizes. Es braucht nicht näher ausgeführt zu werden, daß es sich um eine zentrogene Änderung der zentralen *Erregung*, nicht um eine Änderung der zentralen *Erregbarkeit* handelt.

Im Bereich der *Regulation des Kreislaufes* wurden wiederholt Veränderungen der Zentrenerregbarkeit[5] angenommen. Sowohl der essentielle Hochdruck als der Stauungshochdruck sollten die Folge einer zentralen Erregbarkeitsänderung darstellen. KROETZ[6] suchte die Frage auf experimentellem Wege zu klären. Bestünde beim roten Hochdruck eine veränderte Einstellung der vasomotorischen Regulation, so müßte sie sich darin äußern, daß einem Füllungszuwachs des Gefäßsystems ein überhöhter Druckanstieg entspräche, verglichen mit dem Druckanstieg eines Normalen auf den gleichen Füllungszuwachs. Da auf Kohlensäureatmung, Flüssigkeitsaufnahme, Ephedrininjektion die Zunahmen des arteriellen Druckes, des Minutenvolumens und Einzelschlagvolumens des Kreislaufes beim roten Hochdruck prozentual nicht höher waren als beim Gesunden, so legte sich der Schluß nahe, es könne an der Einstellung des arteriellen Hochdruckes in der *Ruhe* eine „veränderte Einstellung der Zentren" nicht schuld sein; fehlt sie doch in der *Belastungs*reaktion des Kreislaufes. Eine pathologische Erregbarkeitssteigerung der Vasomotorenregulation dürfte damit als Ursache des roten Hochdruckes abzulehnen sein.

Im Bereich der Stoffwechselregulation sind unsere Kenntnisse der normalen Regulation noch zu gering, um bei den krankhaften Störungen der zentralen Regulation die Unterscheidung von gesteigerter Erregung und gesteigerter Erregbarkeit vornehmen zu können.

2. Die hämatogene Erregbarkeitsänderung. Ihre correlative Bedeutung ist wesentlich größer als diejenige der zentrogenen und neurogenen Erregbarkeitsänderung. *Als erregbarkeitsändernd können im wesentlichen diejenigen chemischen*

[1] KROETZ, CHR.: Z. exper. Med. **52**, 770 (1926).
[2] WINTERSTEIN, H.: Klin. Wschr. **7**, 245 (1928).
[3] GOLLWITZER-MEIER, KL.: Ds. Handb. **16 I**, 1124 (1930).
[4] KROETZ, CHR.: Dtsch. Arch. klin. Med. **169**, 273 (1930).
[5] KREHL, L.: Pathologische Physiologie, 13. Aufl., S. 364. Leipzig 1930.
[6] KROETZ, CHR.: Verh. dtsch. Ges. inn. Med. **42**, 222 (1930).

Reize gelten, die an den jeweiligen Zentren nicht den Rang von „adäquaten Reizen" *einnehmen,* somit nicht erregungsbeeinflussend wirken. Die Abgrenzung wird oft willkürlich erscheinen müssen. Ionen, Stoffwechselprodukte, Gewebsstoffe, Inkrete kommen in Betracht.

In der *Atmungsregulation* sind als erregbarkeitsbeeinflussend erkannt worden die Gesamtheit der Kationen und Anionen (abgesehen von den adäquaten Reizen $H^.$ und OH'). Die Erregbarkeit des Atemzentrums gegenüber der C_H hängt sehr wesentlich von dem Gleichgewicht der übrigen Ionen ab. GOLLWITZER-MEIER[1] zeigt, daß unter den Anionen vor allem die Valenzen der zweiten und dritten Dissoziationsstufe der Phosphorsäure wirksam sind, unter den wichtigeren Kationen hingegen Kalium, Calcium und Magnesium eine bestimmende Rolle spielen. Die Erregbarkeit des Atemzentrums steigt und fällt mit dem Quotienten

$$\frac{[HPO_4'' + H_2PO_4'] \times [K^.]}{[Ca^{..}] \times [Mg^{..}]}.$$

CONDORELLI[2] untersucht mit der Durchströmung des Hundekopfes den Einfluß der Kationen K, Ca, Na und findet, daß ihre Vermehrung im Blut Atmungssteigerung auslöst; osmotische Wirkungen glaubt er ausschließen zu können. Über den Einfluß von Stoffwechselprodukten und Gewebsstoffen ist nichts Sicheres bekannt. Unter den Inkreten nimmt das Adrenalin eine sehr umstrittene Rolle ein. Während ihm einige einen direkten Einfluß auf das Atemzentrum zuschreiben (NICE und NEILL[3]), sehen ihn andere abhängig von einer zentralen Vasoconstriction (ROBERTS[4]) oder von afferenter nervöser Erregung (HEYMANS und HEYMANS[5]). Die Wirkung ist bei mittleren und großen Dosen im Sinn einer Hemmung des Atemzentrums oder einer Verminderung seiner Erregbarkeit gerichtet. Eine hämatogene Erregbarkeitsbeeinflussung des Atemzentrums scheint den jahreszeitlichen Schwankungen der Blutreaktion[6] zugrunde zu liegen; ionale und inkretorische Milieuänderungen dürften in ihr eine Rolle spielen. Eine zentrale Adrenalinwirkung könnte die beobachtete Bluthyperhydrie im biologischen Frühjahr (vgl. S. 1787) auf dem Boden einer Erregbarkeitsabnahme des Atemzentrums erklären; das Frühjahr hat nach S. 1787 erhöhte Adrenalinausschüttung und Adrenalinempfindlichkeit.

Unter *pathologischen* Bedingungen wird eine hämatogene Erregbarkeitsabnahme des *Atemzentrums* angenommen in der Narkose (WINTERSTEIN[7]). Eine solche erklärt auch die bemerkenswerte Bluthyperhydrie in der Urethannarkose (FROEHLICH[8] bei LIPSCHITZ). Eine Erregbarkeitszunahme als Folge der Acetonüberschwemmung des Körpers besteht im diabetischen Koma (GOLLWITZER-MEIER[9]).

In der *Kreislaufregulation* wird vor allem der Adrenalineinfluß auf den Vagustonus erörtert. Da es sich hierbei um die Wirkung auf ein Erfolgsorgan der zentralen Regulation, nicht auf ein echtes Zentrum handelt, soll hier auf sie nicht eingegangen werden. Der wohl indirekte Einfluß der Hypophysenhinterlappeninkrete auf die zentrale Kreislaufregulation ist auf S. 1797 erwähnt. Bei der veränderten Einstellung der gleichen Regulation im Haltungswechsel von Sitzen und Liegen handelt es sich um eine Beeinflussung der zentralen

---

[1] GOLLWITZER-MEIER, KL.: Biochem. Z. **151**, 54 (1924).
[2] CONDORELLI: Arch. Farmacol. sper. **46**, 7 (1928).
[3] NICE u. NEILL: Amer. J. Physiol. **68**, 130 (1924).
[4] ROBERTS: J. of Physiol. **59**, 460 (1925).
[5] HEYMANS u. HEYMANS: Arch. internat. Pharmacodynamie **32**, 9 (1926).
[6] STRAUB, GOLLWITZER-MEIER u. SCHLAGINTWEIT: Z. exper. Med. **32**, 229 (1924).
[7] WINTERSTEIN, H.: Klin. Wschr. **7**, 246 (1928).
[8] FROEHLICH (bei LIPSCHITZ): Arch. f. exper. Path. **151**, 323 (1930).
[9] GOLLWITZER-MEIER, KL.: Arch. f. exper. Path. **125**, 278 (1927).

Erregung, nicht der zentralen Erregbarkeit. EPPINGER, LASZLO und SCHÜRMEYER[1] haben soeben mit der REINschen Thermostromuhr nachgewiesen, daß schon unter normalen Bedingungen das Gehirn bei Tieflagerung des Kopfes schlechter durchblutet ist. Die im Liegen von LINDHARD[2], KROETZ[3] beschriebene, von GROLLMAN[4] zu Unrecht bestrittene Steigerung der Kreislaufgröße (Minutenvolumen ein Fünftel bis ein Viertel höher als im Sitzen) könnte nach KROETZ als die Folge eines leichten, physiologischen Sauerstoffmangels der zirkulatorischen Zentren während des Liegens gedeutet werden.

Für die *Stoffwechselregulation* liegen spärliche Angaben vor. FREUND[5] hat in seinem Referat über die Wärmeregulation im Fieber darauf hingewiesen, daß an einer individuellen Fieberbereitschaft nicht zu zweifeln ist. An ihr hat sicher Anteil die Ansprechbarkeit der zentralen Apparate; sie schwankt je nach der Tageszeit (Tag und Nacht) und Jahreszeit, ist abhängig vom Alter des Individuums, von seinem Ernährungszustand, von seiner inkretorischen Verfassung. Hypothyreotiker und Diabetiker fiebern weniger, Hyperthyreotiker und Menstruierende, Tuberkulöse und Rekonvaleszenten fiebern leichter und höher. Von Wichtigkeit ist das Ionenmilieu; Beispiele dafür sind das Kochsalzfieber der Säuglinge und Tiere, das Fieber durch kalkfällende Säuren; auch die Verfassung des Wasserhaushaltes spielt eine Rolle, wie aus dem Durstfieber der besonders labilen Säuglinge hervorgeht. Es ist wahrscheinlich, daß innerhalb dieser komplexen Bedingungen eine Anzahl von Einflüssen direkt an der zentralen Erregbarkeit zur Geltung gelangen. — Adrenalin steigert die Temperatur des Gehirns nach anfänglicher Senkung bis zu einem Drittelgrad Celsius[6]; der Temperaturkurve des Gehirns geht zeitlich voraus die Temperaturkurve der Carotis. Erregung und Erregbarkeit der Zentren könnten von der Temperaturerhöhung aus beeinflußt werden.

Die Erregbarkeit der *zentral gelegenen Ursprungszellen des peripheren Abschnittes*, die nicht als Zentren, sondern bereits als deren Erfolgsorgane zu gelten haben, zeigen deutliche Abhängigkeiten von ionalen, gewebsstofflichen und inkretorischen Faktoren des Milieu interne. Bekannt ist die Wirkung erhöhter arterieller Kohlensäurespannung auf das Zentrum des Irisschließmuskels (WIELAND und SCHOEN[7], ADLERSBERG und KAUDERS[8], KRAUSE und WICHMANN[9]. Die Beeinflussung der Vaguszentren durch Sauerstoffmangel, Kohlensäureanhäufung, Adrenalin, Schilddrüsenstoffe, Hypophysenstoffe, Gewebsstoffe konnte in besonders eleganter Weise erwiesen werden mit der Methode des isolierten Kopfes, der nur durch die Vagi mit dem Rumpf in Verbindung steht[10, 11, 12].

3. Die neurogene Erregbarkeitsänderung. Sie kann angenommen werden für jene *Formen veränderter Ansprechbarkeit der Zentren, die von seiten anderer zentraler und peripherer nervöser Vertretungen her zustande kommen durch länger anhaltende Modifikationen hemmender und fördernder Mechanismen.*

[1] EPPINGER, LASZLO u. SCHÜRMEYER: Klin. Wschr. **10**, 10 (1931).
[2] LINDHARD: Skand. Arch. Physiol. **30**, 395 (1913).
[3] KROETZ: Klin. Wschr. **9**, 966 (1930).
[4] GROLLMAN: Amer. J. Physiol. **86**, 285 (1928).
[5] FREUND, R.: Verh. dtsch. pharmak. Ges. Königsberg **1930**, ref. in Klin. Wschr. **9**, 1987 (1930).
[6] CASKEY, H. W., u. W. P. SPENCER: Amer. J. Physiol. **71**, 507 (1925).
[7] WIELAND, H., u. R. SCHÖN: Arch. f. exper. Path. **100**, 190 (1923).
[8] ADLERSBERG u. KAUDERS: Klin. Wschr. **3**, 1161 (1924).
[9] KRAUSE u. WICHMANN: Klin. Wschr. **5**, 1963 (1926).
[10] HEYMANS u. LADON: Arch. internat. Pharmacodynamie **30**, 415 (1925).
[11] HEYMANS u. HEYMANS: XII. Internat. Physiol.-Kongr. Stockholm, ref. in Ber. Physiol. **38**, 580 (1926).
[12] HOUSSAY u. HUG: C. r. Soc. Biol. Paris **99**, 1505 (1928).

Ihr Bereich würde aber weit überschritten sein, wollte man *alle afferenten Erregungen*, die nicht der eigenen receptorischen Peripherie der betreffenden Regulation, sondern *fremden Receptorenfeldern entstammen*, anstatt auf die zentrale Erregung nur auf die zentrale Erregbarkeit Einfluß nehmen lassen. Obwohl der Unterscheidung ein vorwiegend theoretischer, kein wesentlich praktischer Wert zukommt, scheint es doch wichtig, sie zu betonen. Sie will es vermeiden, den Begriff der „vegetativen Sensibilität" zu eng zu fassen und will die Ubiquität der vegetativen Receptoren, die Gültigkeit wohl aller Gewebe des Organismus als vegetativer Receptorenfelder hervorheben. Auch das Zentralnervensystem und die Vertretungen der psychischen Funktionen sind solche vegetative Receptorenfelder, ebenso wie sie nach W. R. Hess Erfolgsorgane des vegetativen Nervensystems darstellen.

Der neuere Begriff des vegetativen Zentrums (S. 1791) hebt eine andere Überschreitung des Bereichs neurogener Erregbarkeitsänderung auf. Die mehrfache zentrale Vertretung vegetativer Regulationen hat immer wieder zu der Vorstellung geführt, es seien *die höheren Abschnitte* betraut mit *der Aufgabe, die Erregbarkeit der niederen Zentren zu regulieren*. Die neuere Lehre wird in den interzentralen Erregungsausbreitungen innerhalb eines Regulationssystems keine Beeinflussung der Erregbarkeit sehen.

Gegen diese beiden Überschreitungen ist im oben aufgestellten Begriff der neurogenen Erregung die Grenze gezogen. Dementsprechend finden sich die *Zentrenbeeinflussungen, die in Notstandsfunktionen stattfinden* und zu koordinierten Kreislauf-, Atmungs- und Stoffwechselleistungen führen, im Abschnitt der zentralen Erregung erörtert (vgl. S. 1798).

In der *Atmungsregulation* könnte die neurogene Erregbarkeitsabnahme des Atemzentrums ein Glied des aktiven Steuerungsmechanismus des Schlafes darstellen[1] (S. 1802). Winterstein[2], der an der Reaktionstheorie der Atmung festhält, ist vorläufig geneigt, die „Erregungsimpulse von anderen Teilen des Nervensystems her" unter die neurogenen Änderungen der Erregbarkeit einzureihen, da eine Beziehung zur Reaktionstheorie noch nicht herstellbar ist. Das gilt sowohl für die von der Hirnrinde und von den Vertretungen psychischer Funktionen her eintreffenden Erregungen, als für die regulatorischen Impulse des Vagus und die durch Schmerzreize, Hautreize aller Art und Reize aus inneren Organen erzeugten Impulse.

In der *Kreislaufregulation* und in der *Stoffwechselregulation* sind weder unter physiologischen noch unter pathologischen Bedingungen Beispiele neurogener Erregbarkeitsänderung gesichert.

In *Abtragungsversuchen höherer Hirnteile* wird nicht selten ein veränderter Tonus der erhalten gebliebenen niedrigeren Zentren beschrieben, der auf einer veränderten Ansprechbarkeit gegenüber den adäquaten Reizen bestehen könnte. Oft wird es schwierig sein, den Nachweis unveränderter Größe der adäquaten Reize zu führen. Wo dieser gelingen sollte, wird innerhalb der dann zu erörternden Erregbarkeitsänderung der Zentren der zentrogene, hämatogene, neurogene Faktor kaum je genügend geklärt werden können. Bei den Untersuchungen Schoens[3] über die verschiedenen Atemzentren wurde eine ungleichartige Wirkung des Morphins auf die einzelnen Zentren gefunden; sie fiel bei Durchschneidung des Gehirns in verschiedenen Ebenen verschieden aus. Schoen macht die Annahme einer autochthon verschiedenen Morphinempfindlichkeit der einzelnen Teilzentren.

---

[1] Kroetz, Chr.: Z. exper. Med. **52**, 770 (1926).
[2] Winterstein, H.: Klin. Wschr. **7**, 246 (1928).
[3] Schoen, R.: Verh. dtsch. Ges. inn. Med. **39**, 75 (1927) — Arch. f. exper. Path. **135**, 155 (1928).

Receptorische Peripherie.

Über keinen Abschnitt des autonomen Nervensystems und über kein Gebiet seiner korrelativen Funktionen sind wir so wenig unterrichtet wie über die *Rezeptionsorgane der vegetativen Sensibilität.* Zusammen mit den *peripheren Nervenbahnen,* in denen die Erregung der Rezeptionsorgane der Cerebrospinalachse zustrebt, bilden sie die *receptorische Peripherie.*

Fast nirgends tritt die Unmöglichkeit einer scharfen Trennung zwischen autonomem und animalem Nervensystem so schroff zutage, wie auf dem Gebiet der receptorischen Peripherie des „autonomen Nervensystems".

In *morphologischer* Hinsicht sind die rezeptiven Apparate nur teilweise bekannt; sie stehen in Beziehung zu Endigungen gemischter animaler-autonomer Nerven und ungemischter animaler oder autonomer Nerven. Die afferente Leitung verläuft also in recht verschiedenen Gebilden. Über die Zugehörigkeit der afferenten Bahnen in autonomen Nerven zum autonomen Nervensystem sind sich Morphologe und Physiologe nicht einig (S. 1740). Vom gestaltlichen Gesichtspunkt aus rechnet der Morphologe alle in autonomen Fasern verlaufenden Fasern zum autonomen System. Die funktionellen Eigenschaften der afferenten autonomen Fasern gleichen so vollständig denjenigen somatischer, animaler Nerven, daß der Physiologe diese Fasern dem somatischen System einverleiben will; er verweist auf die identische Leitfähigkeit[1] und Chronaxie[2] der sog. afferenten autonomen Fasern und der afferenten sensibeln Fasern, hingegen die abweichende der autonomen efferenten Fasern. Nehmen wir die Partei des Physiologen, so ergibt sich also die bemerkenswerte Lage, daß *die gesamten Leitungsbahnen der vegetativen Sensibilität zum cerebrospinalen System gehören.*

Die receptorische Peripherie des autonomen Nervensystems ist ein physiologischer Begriff. Sie umfaßt die Gesamtheit der sensiblen Elemente, von denen aus und in denen afferente Erregungen an die autonomen Zentren gelangen.

Die Lage dieser sensiblen Elemente ist über den ganzen Organismus verbreitet. Receptorenfelder, von denen aus vegetative Zentren erregt werden, sind nicht nur die autonom innervierten Gewebe und Organe; zu ihnen gehören auch Organe animaler Funktionen, Muskeln, Haut, Sinnesorgane, Zentralnervensystem.

Die Reizqualitäten sind dargestellt durch die Gesamtheit der Innenweltsbedingungen und durch die Gesamtheit der von Veränderungen der Außenwelt ausgehenden Sinnesempfindungen.

1. Die sensiblen Wahrnehmungen der Innenweltsbedingungen stellen propriorezeptive Erregungen dar insofern, als die Erhaltung des Gleichgewichtes der Innenweltsbedingungen, der „Homeostasis" CANNONS[3], nach W. R. HESS[4] und W. B. CANNON[5] durch das autonome Nervensystem reguliert wird.

Die Differenzierung der receptorischen Apparate scheint sehr weitgehend entwickelt, ist uns aber nur in wenigen Beispielen bekannt. *Man kann von propriorezeptiven Reflexen im Gebiet der Regulation des jeweiligen Teilgliedes einer vegetativen Handlung sprechen.* Über der Selbstkontrolle der Teilglieder besteht die fortlaufende Zusammenordnung der partiellen propriorezeptiven Afferenzen zum einheitlichen zentralen Erregungsgebilde. Es baut sich zum einen Teil auf aus

---

[1] DENNIG: Z. Biol. **88**, 395 (1929).
[2] DENNIG u. STEIN: Z. Biol. **88**, 404 (1929).
[3] CANNON, W. B.: Physiologic. Rev. **9**, 399 (1929).
[4] HESS, W. R.: Schweiz. Arch. Neur. **1925**, H. 2.
[5] CANNON, W. B.: Erg. Physiol. **27**, 380 (1928).

der vegetativen Propriorezeptivität. Es war W. R. HESS, der zuerst (1923)[1] von Eigenreflexen des Kreislaufsystems gesprochen und die Parallele zur Propriorezeptivität der Skeletmuskelmotorik gezogen hat. Wohl die bestgekannten Beispiele solcher Eigenreflexe sind die Selbststeuerung der Atmung (S. 1795) und der Depressormechanismus (S. 1794). Hier kennen wir sowohl die adäquaten Reize als die genaue Lage der Receptorenfelder als die afferenten Leitungsbahnen. Wie wenig wir über andere Teilgliederafferenzen und über die gesamte vegetative Afferenz wissen, ist in einem früheren Abschnitt geschildert, der die korrelative Bedeutung nervöser Afferenzen für die zentrale vegetative Erregung darzustellen versuchte (vgl. S. 1794).

Die *Einstrahlung afferenter Erregungen eines Regulationssystems in den Afferenzenbetrag anderer Regulationssysteme* spielt wohl eine wesentliche Rolle in der Koordination vegetativer Steuerung zu einheitlichen vegetativen Handlungen. Wir sind noch ganz im Beginn ihrer Erforschung. Als ein Beispiel seien die wundervollen Untersuchungen von HEYMANS und HEYMANS[2] über die Bedeutung der Kreislauforgane als reflexogener Zonen der Atmungsregulation erwähnt. Die Forscher erweiterten ihre Versuchsanordnung des isolierten Kopfes dahin, daß ein Hund C zur Durchströmung von Herz und Lungen des Rumpfes B herangezogen wurde. Dadurch ließen sich isolierte Kreislaufänderungen in den Brustorganen von B hervorrufen. Arterielles Blut wirkt über den Vagus atmungshemmend, venöses erregend. In Versuchen, in welchen nur Herz und Aorta, ohne Lungen isoliert durchströmt wurden, ließ sich Atmungserregung durch Asphyxie und Anämie ebenfalls nachweisen, ferner die Atmungslähmung durch Blutdrucksteigerung. Das Herz-Aorten-Gebiet ist demnach Ursprung dieser Reflexe, welche bei isolierter Durchströmung der Lungen allein fortfielen. Die gleichen Ergebnisse hinsichtlich der Bedeutung des Herzens und der Aorta als Ausgangsort reflektorischer Atmungswirkungen wurden auch bei Durchschneidung der Vagusäste zur Lunge erhalten. Auch der „respiratorische Vagustonus" ist kardialen Ursprungs. Der Hering-Breuer-Reflex geht jedoch von den Lungen aus und ist auch dann nachweisbar, wenn nur eine Lunge aufgebläht wird.

Die kurzwegige Irradiation vegetativer Eigenempfindungen eines Systems in die effektorischen Glieder eines anderen vegetativen Regulationssystems spielt eine große Rolle im Bereich normaler und krankhafter Bedingungen. Es ist die Rede von der Irradiation autonomer Reflexe. (Deren Eigenschaft als echter über das Rückenmark verlaufender Reflexe oder als präganglionärer und postganglionärer Axonreflexe kann hier übergangen werden.) KISCH[3] hat dem Problem wichtige Untersuchungen gewidmet. Bezüglich autonomer Reflexe, d. h. solcher Reflexe, deren efferente Bahn vom autonomen Nervensystem gebildet wird, ist es lange bekannt, daß schmerzhafte Reize, wie zentrale Ischiadicusreizung, die verschiedensten autonomen Reflexe auslösen können. Aber von starken psychischen Eindrücken, wie Schmerz, Angst, Schreck, können überhaupt die meisten vegetativen Funktionen des Organismus beeinflußt werden, und deshalb sind schmerzhafte Reize nicht zur Prüfung der Frage geeignet, ob es physiologischer und pathologischerweise zur Irradiation einer bestimmten afferent geleiteten Erregung im Gebiete des autonomen Nervensystems kommt. Zu ihrer Untersuchung mußte eine Versuchsanordnung verwendet werden, bei der der gesetzte Reiz möglichst nur eine bestimmte Art von Receptoren oder deren

---

[1] HESS, W. R.: Erg. inn. Med. **23**, 1 (1923).
[2] HEYMANS u. HEYMANS: C. r. Soc. Biol. Paris **99**, 633 (1928), zit. nach SCHOEN: Jber. Physiol. **9**, 380 (1930).
[3] KISCH: Verh. dtsch. Ges. inn. Med. **38**, 152 (1926) — Z. exper. Med. **52**, 499 (1926).

afferente Nerven traf, der Reiz durfte nicht schmerzhaft sein, sollte einen bestimmten bekannten Reflex vegetativer Art auslösen, und zugleich sollten von den bekannten Effektoren des durch diesen Reiz ausgelösten Reflexes entfernte Organe bezüglich iradiierter Reflexwirkung beobachtbar sein. Bei erwachsenen, nichtnarcotisierten Kaninchen, bei denen gleichzeitig Blutdruck und Dünndarmbewegung verzeichnet wurde, zeigte sich nach Reizung des zentralen Depressorstumpfes neben den bekannten Wirkungen auf Herz und Blutdruck auch eine deutliche Steigerung der Dünndarmmotilität, die wohl wie jener als Ausdruck der Vagustonussteigerung und Sympathicustonusverminderung aufzufassen ist. Auch eine Prüfung des Einflusses des Carotidenverschlusses auf die Dünndarmmotilität des Kaninchens ergab, daß neben den bekannten Wirkungen auf Herztätigkeit und Blutdruck durch Carotidenverschluß die Motilität des Dünndarms deutlich gehemmt werden kann. Ein mechanischer Druck auf die Carotisteilungsstelle bei offener oder verschlossener Carotis hat den entgegengesetzten Erfolg. Daß die Wirkung auf die Dünndarmmotilität nicht nur etwa als Folge der Darmgefäßbeeinflussung anzusehen war, davon überzeugte sich Kisch in verschiedener Art. Die genannte reflektorische Beeinflussung des Darmes war auch noch während einer kurzdauernden Abklemmung der Bauchaorta oberhalb des Abganges der Darmgefäße zu beobachten. Aus diesem Versuch geht auch hervor, daß die beobachtete reflektorische Beeinflussung des Darmes nicht erst auf dem Wege einer Beeinflussung der Nebennierenfunktion oder anderer inkretorischer Organe zustande kommt. Aus dem Gebiete der pathologischen Physiologie nennt Kisch folgende Erscheinungen, bei denen an Irradiation autonomer Reflexe zu denken sein dürfte: „Die allgemeinen Kollapssymptome bei sehr intensiven lokalen Reizerscheinungen in der Bauchhöhle; das Auftreten von Extrasystolien und sonstigen Störungen der Herzfunktion bei disponierten Individuen nach der Mahlzeit sowie bei den verschiedensten visceralen Reizen; vermutlich auch die reflektorische Auslösung von Angina pectoris-Anfällen usw.; ferner das Erbrechen bei Nierenkolik, Gallenkolik, Appendicitis; vermutlich gehört die bei Erkrankung innerer Organe beobachtete Anisocorie hierher, vielleicht auch die Steigerung vegetativer Symptome bei Migräne durch grelles Licht und verschiedenes Andere."

Viel größeres Interesse als die „unter der Schwelle des Bewußtseins arbeitenden receptorischen Funktionen" (W. R. Hess[1]) hat das Gebiet der *Schmerzempfindungen aus inneren Organen* gefunden. Seine ausführliche Darstellung findet sich bei v. Bergmann[2] und bei Spiegel[3]. Der Bereich dieser bewußt werdenden vegetativen Sensibilität kann in seiner Bedeutung für die klinische Pathologie nicht überschätzt werden. Doch ist seine ausführliche Erörterung an dieser Stelle nicht möglich. Sie würde zu weit von den allgemeinen Problemen wegführen, mit denen sich die Darstellung zu befassen hat. In seinem Einfluß auf die koordinierten vegetativen Steuerungsakte ist der Schmerz unter den Notstandsfunktionen des sympathicoadrenalen Systems beschrieben (S. 1760).

2. Die sensorischen Wahrnehmungen der Sinnesorgane stellen einen anderen und nicht weniger wichtigen Bereich der Apparatur vegetativer Sensibilität dar. *Von den verschiedenen Sinnesempfindungen her kommen dauernd Beeinflussungen vegetativer Funktionen zustande.* Die Beeinflussungen erfolgen zum größeren Teil ohne das Mitwirken psychischer Mechanismen. Die Orte des Übergangs der sensorischen Afferenzen auf vegetative Repräsentanten sind unbekannt. Man wird sie in verschiedenen Schichten vermuten müssen, einmal im Bereich der

[1] Hess, W. R.: Zitiert auf S. 1807, Fußnote 1.
[2] Bergmann, G. v.: Handb. inn. Med., 2. Aufl. **5 II**, 1122 (1926).
[3] Spiegel: Ds. Handb. **10**, 1073 (1927).

Kerngebiete autonomer Nerven und zum andern im Bereich der koordinierenden Zentren autonomer Leistung.

Von *fast jedem sensorischen Receptorenfeld* aus sind Atmungs- und Kreislaufreflexe beschrieben; auf die Darstellungen BAEYERS[1] und RIEHLS[2] darf verwiesen werden.

Die *Haut als Organ vegetativer Sensibilität* scheint eine wichtige Rolle einzunehmen. Der nervöse Faktor ist freilich gerade hier sehr schwer vom chemischen abzugrenzen. Die Lehre von der dreifachen Reaktion auf physikalische und chemische Reize (TH. LEWIS[3]) zeigt die Vielgestaltigkeit der Abläufe. Nicht nur für die örtlichen Folgen der Hautreize, sondern auch für die Fernwirkungen wird ein Nebeneinander nervöser Afferenzen und chemischer Beeinflussung anzunehmen sein.

E. F. MÜLLER nennt die Haut „das wichtigste Sinnesorgan des vegetativen Lebens im Organismus". Er teilt eine große Anzahl von Beobachtungen[4] mit, in denen nach Hautreizen aller Art Veränderungen der Blutverteilung, der Leukocytenverteilung, der Gefäßdurchlässigkeit mitgeteilt werden. Diese erwiesen sich meist verschieden gerichtet im Bereich der Peripherie und im Bereich der Eingeweide. Zusammen mit PETERSEN entwickelt MÜLLER[5] die These eines splanchnoperipheren Gleichgewichtes. Sie soll eine Erweiterung des Gesetzes von DASTRE und MORAT darstellen, das die Blutverteilung zwischen Peripherie und Eingeweiden beschreibt. Als Maß der splanchnischen Gefäßdurchlässigkeit wird die qualitative und quantitative Veränderung der Lymphe des Ductus thoracicus angesehen, als Ausdruck veränderter peripherer Gefäßdurchlässigkeit soll „die Absonderung großer Mengen einer wasserartigen Flüssigkeit von der gesamten Körperoberfläche" gewertet werden. Mit der Steuerung jenes Gleichgewichtes betrauen die Forscher das autonome Nervensystem; den Ort der Umschaltung der Impulse halten auch sie für unbekannt.

Während die Deutung der Versuche MÜLLERS und seiner Mitarbeiter sehr erschwert ist durch den ganz unübersehbaren Mechanismus der beobachteten Funktionsänderungen, führen LUITHLEN und MOLITOR einfachere Tests der von der Haut ausgehenden Beeinflussung vegetativer Regulation durch. Sie beobachteten[6] an narkotisierten Katzen und Kaninchen erhöhte Erregbarkeit des Vagus, gemessen an seiner Herzwirkung, wenn sie *intra*cutan oder in Bindehaut oder Lederhaut des Auges kleine Mengen physiologischer Kochsalzlösung injiziert hatten; *sub*cutane Injektion war wirkungslos. Daß nicht der Schmerzreiz der Injektion, dessen Bedeutung bei narkotisierten Tieren ohnedies zurückgestellt werden konnte, die Umstimmung herbeiführte, ging aus der Wirkungslosigkeit selbst intensiver Schmerzen in Kontrollversuchen hervor. Die reflektorische Natur der veränderten Vaguserregbarkeit wurde von den Forschern[7] dadurch erwiesen, daß die gleichen intracutanen Reize nach Durchschneidung der entsprechenden peripheren Nerven oder nach querer Durchtrennung des Rückenmarks ohne Einfluß auf die vagische Erregbarkeit blieben. Die veränderte autonome Erregbarkeit bezog sich, wie in pharmakologischen Versuchen[8] gezeigt werden konnte, nicht nur auf Impulse vom Nerven her, sondern auch auf autonome Gifte; sie war für sympathicomimetische Stoffe (Adrenalin) gleichermaßen vorhanden wie für den Acetylcholinabkömmling Cholacyl.

3. Die peripheren Bahnen der vegetativen Sensibilität. Ihre strittige Zugehörigkeit ist oben erwähnt. Soweit die Leitung in sympathischen und in sensiblen animalen Nerven verläuft, ist die Frage auch erörtert bei FOERSTER und ALTENBURGER[9]. Diese Forscher nehmen die Beimengung echter sympathi-

<hr>

[1] BAEYER: Ds. Handb. **2**, 246 (1925).

[2] RIEHL: Ds. Handb. **7 I**, 499 (1927).

[3] LEWIS, TH.: Die Blutgefäße der menschlichen Haut. Übersetzt von E. SCHILF. Berlin: S. Karger 1929.

[4] MÜLLER, E. F.: Münch. med. Wschr. **68**, 912 (1921); **69**, 1506 (1922); **70**, 1168 (1923); **71**, 202, 672, 813 (1924); **72**, 9, 71, 726, 1349, 1826 (1925).

[5] MÜLLER, E. F., u. W. F. PETERSEN: Klin. Wschr. **5**, 53 (1926) — Münch. med. Wschr. **75**, 2127 (1928). — PETERSEN, W. F., u. S. A. LEVINSON: The skin reactions, blood chemistry and physical status of normal men and of clinical patients. Selbstverlag: Departm. Pathol., University of Illinois College of Medicine. Chicago 1930.

[6] LUITHLEN, F., u. H. MOLITOR: Arch. f. exper. Path. **108**, 248 (1925).

[7] LUITHLEN, F., u. H. MOLITOR: Arch. f. exper. Path. **111**, 246 (1926).

[8] LUITHLEN, F., u. H. MOLITOR: Arch. f. exper. Path. **114**, 47 (1926).

[9] FOERSTER, O., u. H. ALTENBURGER: Med. Klin. **1929 I**, 519.

scher Fasern zum sensiblen Nerven an und weisen auf die marklose REMAKsche Faser der sensiblen Receptoren hin. Ob eine Zumengung echter sympathischer Fasern zu sensorischen Nerven angenommen werden darf, ist unbekannt.

Correlationen autonomer und animaler Regulation.

A. Psychische und vegetative Funktionen.

Seelisches Verhalten und vegetatives Leben sind aufs engste verknüpft. Die folgende Skizzierung des Inhalts der Wechselbeziehungen psychischer und vegetativer Funktionen schließt sich den Darstellungen von v. WYSS[1], HEILIG und HOFF[2], HANSEN[3] an.

1. Gefühlsindifferente seelische Erregung. Reine Beobachtungsbedingungen sind nicht zu gewinnen. Neben der beobachteten seelischen Tätigkeit laufen die gesamten Bewußtseinsvorgänge ab. Verhältnismäßig große Schwankungen der Ergebnisse sind die Folge. Angespannte Aufmerksamkeit ist nach E. WEBER[4] beim Ausgeruhten von Verengerung der Gefäße der Bedeckungen und gleichzeitiger Erweiterung der Hirngefäße begleitet; beim Ermüdeten fehlt jede Veränderung; beim exzessiv Ermüdeten wird eine Umkehrreaktion beobachtet. Die Pulsfrequenz ist bei psychischer Tätigkeit im ganzen gesteigert[5]. Auf ein gesprochenes Wort, ein Klingelzeichen traten nach WEINBERG[6] regelmäßige Schwankungen im vegetativen Nervensystem auf; sie wurden an Pupille, Atmung, Galvanogramm, Elektrokardiogramm, Plethysmogramm gleichzeitig und nebeneinander beobachtet und waren zunächst im Sinn einer Sympathicuserregung gerichtet, schlugen eine kurze Zwischenzeit in parasympathische Richtung um und gingen dann wieder in langdauernde überwiegende Sympathicuserregung über. WEINBERG bezeichnet diesen Ablauf als psychophysiologischen Reflex und umschreibt ihn dahin, daß Erhöhung des Bewußtseinsniveaus begleitet sei von erhöhter Sympathicuswirkung und Erniedrigung des Bewußtseinsniveaus von vermehrter parasympathischer Wirkung. v. WYSS[1] sieht den umgekehrten Zusammenhang; den erhöhten Bewußtseinszustand hält er für die Folge der Sympathicuserregung (vgl. S. 1814).

2. Affektbetonte seelische Erregungen. Es überwiegt in dieser Gruppe in den seelischen Vorgängen ein bestimmter seelischer Affekt; aber das Gesamtverhalten, vor allem wieder Bewußtseinsvorgänge, auch Einstellungen zum Affekt, verwischen das Bild.

Den Ausgangspunkt der Untersuchungen bilden PAWLOWS Befunde am „kleinen *Magen*" des Hundes. Die klassischen Befunde der Funktionsbeeinflussung der Magensekretion haben ihn inzwischen weitergeführt zur Lehre von den bedingten Reflexen und zu einer Deutung des höchsten seelischen Verhaltens. Beim Hund fand BICKEL[7] völliges Versiegen der Magensekretion, wenn das Tier durch den Anblick einer Katze in Erregung versetzt wurde; CANNON[8] sah bei der Katze Stillstand der normalen Magenbewegungen, wenn ängstliche Erregung durch Anblick eines Hundes erweckt wurde. Blaßwerden des Darmes und Stillstand seiner Bewegungen beobachteten v. BERGMANN und KATSCH[9] durch ein eingeheiltes Celluloidbauchfenster bei Störung oder Unlustempfindungen des Tieres, Anregung der Darmbewegungen bei Fütterung, auch schon in der Vorfreude auf das Futter. Bei Menschen mit Magenfistel wurden nach Ärger und Unlust ähnliche Hemmungen der Magensaftbildung gesehen[10]. Bereitwillige und freudige Nahrungsaufnahme förderte nach Beobachtungen RÖMER und SOMMERFELDS[11] die Saftbildung stark. Depressive Stimmungslagen innerhalb psychotischer Störungen brauchen nicht mit Abnahme der Sekretion und Motilität einherzugehen, wie aus dem normalen Verhalten der Melancholiker hervorgeht, die v. NOORDEN[12] untersuchte.

---

[1] v. WYSS: Schweiz. Arch. Neur. **19**, 3 (1926).
[2] HEILIG u. HOFF: Allg. ärztl. Z. Psychother. **1**, 268 (1928).
[3] HANSEN: Naturwiss. **1928**, 931.
[4] WEBER, E.: Einfluß psych. Vorgänge auf den Körper. Berlin 1910.
[5] LEHMANN: Die körperlichen Äußerungen psych. Zustände. Leipzig 1905.
[6] WEINBERG: Z. Neur. **85**, 543 (1923); **86**, 375 (1923).
[7] BICKEL: Dtsch. med. Wschr. **1905 II**, 1829; **1906 II**, 1923.
[8] CANNON: Amer. J. Physiol. **27**, 64 (1911).
[9] v. BERGMANN u. KATSCH: Dtsch. med. Wschr. **1913 II**, 1294.
[10] SCHROTTENBACH: Z. Neur. **69**, 254 (1921).
[11] RÖMER u. SOMMERFELD, zit. nach HANSEN: Naturwiss. **1928**, 931.
[12] v. NOORDEN: Arch. f. Psychiatr. **18**, 547 (1886).

Am *Kreislauf* wirken sich affektbetonte seelische Erregungen besonders stark aus. Erwartung, Besorgnis, Erregtheit, Angst gehen mit starker Kreislaufbelastung einher. Der chemische Mechanismus der Adrenalinausschüttung spielt neben dem nervösen eine Rolle. Keine der Kreislaufkonstanten kann in ihrem Ruhewert gemessen werden, solange den Beobachteten eine noch so versteckte Erregung festhält. Die Krankenschwester, die den Puls zählt, und der Arzt, der Blutdruck oder Minutenvolumen des Herzens mißt, kennen diese Einflüsse. Teils vorübergehend bei der erstmaligen Untersuchung oder bei der Untersuchung in neuer Umgebung vorhanden, teils fortdauernd ausgeprägt bei Jugendlichen, Frauen, vegetativ Stigmatisierten, können sie Ruhemessungen vereiteln. Das *Herzminutenvolumen* ist schon bei leisester seelischer Erregung, wie sie allein der Aufenthalt im Meßraum setzen kann, erhöht, zuweilen über das Doppelte des individuellen Ruhewertes[1, 2]; meist besteht daneben eine Tachykardie, welche die erwartete Steigerung des Schlagvolumens teilweise aufhebt. Der *Blutdruck* ist in der seelischen Erregung und in einer gewissen Nachperiode erhöht; die Steigerung kann bei längerer Dauer einen labilen oder gar fixierten Hochdruck vortäuschen. In einer viel zitierten Beobachtung O. MÜLLERS fiel ein „fixierter Hochdruck" von 280 mm Quecksilber nach kathartischer Aussprache mit dem Kranken, die von ängstlicher Spannung befreite, schlagartig und dauernd auf 150 mm Quecksilber ab[3]. Bei ängstlicher Erwartung fanden übrigens KNAUER und BILLIGHEIMER[4] gelegentlich auch Blutdrucksenkungen. Die Veränderungen des Herzschlages sind schon dem Betroffenen spürbar. Seelische Erregung verläuft, von wenigen individuellen Ausnahmen abgesehen, mit deutlicher, oft hochgradiger Tachykardie. Die verschiedenen Affekte zeigen in ihrem Einfluß gewisse, aber nicht regelmäßige Unterschiede (v. WYSS[5]). Verlangsamungen, teils nur zu Beginn, teils dauernd, sind beschrieben für Lust, Spannung, gelegentlich für den ersten Schreck. Herzunregelmäßigkeiten, in seelischer Erregung nicht selten, ihrem Träger als „Aussetzen des Herzens" bekannt, sind oft so vorübergehend, daß sie nicht mehr zu ärztlicher Beobachtung gelangen; setzt die ärztliche Tätigkeit selbst die Erregung, wie es bei der ersten Sprechstundenberatung und bei großen Visiten der Fall ist, so können die Extrasystolen gelegentlich zu elektrokardiographischer Verzeichnung gelangen (HANSEN und EISMAYER[6]). Selbst das Flattern und Flimmern scheint zuweilen allein durch seelische Erregung ausgelöst zu werden (KREHL[7]). Für das Kammerflimmern verfügt HERING[8] über Beobachtungen, die darauf hinweisen, daß durch Aufregung die Disposition zu Kammerflimmern erhöht wird. Seine Versuchstiere waren in der Chloroformnarkose um so mehr vom Sekundenherztod (infolge Kammerflimmern) bedroht, je aufgeregter sie vorher gewesen waren. Neben den Veränderungen im Gesamtkreislauf sind unter psychischer Erregung örtliche Durchblutungsänderungen bekannt. Die Hautröte und Hautblässe einzelner Affekte, die Vermehrung der Hirndurchblutung bei Lust (E. WEBER[9], HIPPEL) und Unlust (HIPPEL, BERGER[10]), die Verminderung der Hirndurchblutung bei Unlust (E. WEBER) und Lust (BERGER) seien erwähnt.

Die *Atmung* ist in der Erregung gesteigert; die Erniedrigung der alveolaren und arteriellen Kohlensäurespannung (BECKMANN[11]) kann zu unkompensierter Blutalkalose führen; es gibt seltene Fälle von affektiver Hyperventilationstetanie.

Die *Stoffwechsel*steigerung in der seelischen Erregung ist bekannt. GRAFE untersuchte den Einfluß von Affekten auf die Stoffwechselgröße; die Untersuchung von depressiven Psychosen ergab leichte bis deutliche Steigerungen[12]. Der Wasserhaushalt ist nach HEILIG und HOFF[13] durch unlustbetonte Erlebnisse im Sinne der Förderung, durch lustbetonte Erlebnisse im Sinne einer Hemmung der Diurese beeinflußt. Der Mineralhaushalt zeigt[14] bei psychischer Unruhe einen Anstieg des Nierenanteils der Phosphatausscheidung. Der Kohlehydrathaushalt bietet, zum Teil über die Erregungsadrenalinämie, die Neigung zur Glykosurie dar. Bei Verschütteten und nach Feuerüberfällen fand KNAUER[15] häufig vorübergehende

---

[1] LINDHARD: Verh. dtsch. Ges. Kreislaufforschg **1930**, 100.

[2] KROETZ: Klin. Wschr. **9**, 966 (1930).

[3] MÜLLER, O., zit. nach KAUFFMANN: Ds. Handb. **7 II**, 1384 (1927).

[4] KNAUER u. BILLIGHEIMER: Z. Neur. **50**, 199 (1919).

[5] v. WYSS: Schweiz. Arch. Neur. **14**, 30 (1924).

[6] HANSEN u. EISMAYER, zit. nach HANSEN: Naturwiss. **1928**, 934.

[7] KREHL, zit. nach HANSEN: Naturwiss. **1928**, 934.

[8] HERING: Münch. med. Wschr. **1916 I**, 521.

[9] WEBER, E.: Einfluß psych. Vorgänge auf den Körper. Berlin 1910.

[10] BERGER: Körperliche Äußerungen psych. Zustände. Jena 1904 u. 1907.

[11] BECKMANN: Dtsch. Arch. klin. Med. **117**, 419 (1915).

[12] GRAFE u. MAYER: Z. Neur. **86**, 247 (1923).

[13] HEILIG u. HOFF: Dtsch. med. Wschr. **1925 II**, 1615.

[14] GROTE u. HEYER: Schweiz. med. Wschr. **1923 I**, 283.

[15] KNAUER: Z. Neur. **30**, 319 (1915).

Glykosurien, bei Psychosen Laudenheimer[1] unter 1250 Fällen 22 Glykosurien bei Depressionen, dazu 8 echte Diabetesfälle. Der Zusammenhang von psychischem Trauma und Diabetes mellitus wird von v. Noorden und Isaac gerade auf Grund der Kriegserfahrungen abgelehnt.

3. Vegetative Realisierung eingebildeter Situationen. Im hypnotischen Schlaf vermag das vegetative Nervensystem auf die Suggestion bestimmter Erlebnisinhalte die charakteristischen vegetativen Funktionsleistungen vorzunehmen. Die Breite solcher Nachbildungsmöglichkeit ist begrenzt durch die „Funktionsgewohnheit der Organe" (Hansen[2]). Er erörtert, inwieweit es möglich ist, den Mechanismus solcher Realisationen als bedingte Reflexe zu verstehen. Heilig und Hoff[3] erscheint „die Gleichheit suggerierten und tatsächlichen Geschehens vorläufig nur dann begreiflich, wenn es sich um bedingte Reflexe handelt, wenn der Organismus sozusagen bereits Gelegenheit hatte, die dem Eingriff folgenden Vorgänge kennenzulernen, so daß das Erleben eines Teils der Vorgangskette genügt, die ganze Reihe der Vorgänge einschließlich der endlichen Reaktionen ablaufen zu lassen". Zwei Gruppen von Untersuchungen sind bisher durchgeführt worden. Einmal wurden vegetative Realisierungen hypnotisch erlebter Affekte herbeigeführt, zum anderen solche hypnotisch erlebter Eingriffe in die Körpersphäre.

Die vegetativen Realisationen suggerierter Affekte unterscheiden sich dadurch bis zu einem gewissen Grad von den vegetativen Funktionsbildern spontaner Affekte, daß durch die Ausschaltung der gesamten spontanen Bewußtseinsinhalte der Körper unter die Alleinwirkung des einheitlichen Gefühls gestellt ist (Heilig und Hoff[4]). Den Einfluß suggerierter Affekte auf die *Verdauungs*funktionen untersuchte als erster Heyer[5]. Er zeigte in der Hypnose, in der die Suggestion der Nahrungsaufnahme den Magensaftfluß in Gang gesetzt hatte, daß jeder affektive Einbruch, ganz gleich welchen Inhalts, eine Störung für die Sekretion bedeutet. Andere Befunde stammen von Heilig und Hoff[6]. Normacide und sonst subacide Versuchspersonen liefern auf die suggerierte Aufnahme ihrer Lieblingsspeise einen superaciden Magensaft, und zwar auch dann, wenn diese Lieblingsspeise sehr fett ist und damit hemmend wirken müßte; umgekehrt werden Superacide auf die suggerierte Aufnahme Widerwillen erregender Speisen subacid, auch wenn diese Speisen als starke Säurelocker bekannt sind. Die suggerierte Lieblingsspeise führt auch am Tonus und an der Peristaltik zur Förderung, die suggerierte Abneigung zur Hemmung. Am *Kreislauf* beobachtete Astruck[7] unter Affektsuggestionen in Hypnose starke Anstiege, aber auch Abfälle der Pulszahl. Der Blutdruck sinkt bei Entspannungssuggestionen[8] um 10—20 mm Quecksilber. Das Minutenvolumen des Kreislaufes zeigte bei Suggestion von Freude nach Lauber und Pannhorst[9] eine Senkung (in den ersten 3 Minuten), an die sich regelmäßig eine Steigerung über das Ausgangsniveau hinaus anschloß; zumeist bestand in dieser zweiten Phase eine deutliche oder erhebliche Tachykardie. Stärkere Schwankungen zeigten sich in der Depression, sie erreichte bis 21% des Vorwertes und waren stets im Sinne der Abnahme gerichtet. Der *Stoffwechsel* zeigte nach Grafe und Mayer[10] unter der Suggestion unlustbegleiteter Affekte eine deutliche und regelmäßige Steigerung des Grundumsatzes. Im Wasserhaushalt sind nach Heilig und Hoff[11] suggerierte Lustgefühle in der Hypnose antidiuretisch wirksam und hemmen die Kochsalz- und Phosphatausscheidung; suggerierte Unlustgefühle führten zu entgegengesetzten Ausschlägen; die Untersuchungen wurden nicht bei spontaner Diurese, sondern im Volhardschen Wasserversuch durchgeführt. Heyer[12] fand durch 4stündige Suggestion seelischer Erregung die Phosphatausscheidung im Harn in der Hypnose auf das Doppelte und darüber erhöht. Glaser[13] stellte in hypnotischer Beruhigungssuggestion einen meßbaren Abfall des Serumkalkspiegels fest, ein Befund, der in der Nachprüfung durch Kretschmer und Krüger[14] nur für den außerhypnotisch labilen Blutkalkspiegel bestätigt wurde.

---

[1] Laudenheimer: Münch. med. Wschr. **72**, 1843 (1925).

[2] Hansen: Naturwiss. **1928**, 936.

[3] Heilig u. Hoff: Allg. ärztl. Z. Psychother. **1**, 273 (1928).

[4] Heilig u. Hoff: Allg. ärztl. Z. Psychother. **1**, 269 (1928).

[5] Heyer: Arch. Verdgskrkh. **27**, 227 (1921); **29**, 11 (1921).

[6] Heilig u. Hoff: Med. Klin. **21**, 1615 (1925) — Dtsch. med. Wschr. **51**, 1615 (1925).

[7] Astruck: Münch. med. Wschr. **69**, 1730 (1922).

[8] Laudenheimer: Münch. med. Wschr. **72**, 1843 (1925).

[9] Lauber u. Pannhorst: Z. klin. Med. **114**, 111 (1930).

[10] Grafe u. Mayer: Z. Neur. **86**, 247 (1923).

[11] Heilig u. Hoff: Dtsch. med. Wschr. **51**, 1615 (1925).

[12] Heyer: Schweiz. med. Wschr. **1923 I**, 283 — Klin. Wschr. **2**, 2274 (1923).

[13] Glaser: Med. Klin. **20**, 531 (1924) — Klin. Wschr. **3**, 1492 (1924); **6**, 2377 (1927).

[14] Kretschmer u. Krüger: Klin. Wschr. **6**, 695 (1927).

Die vegetativen Realisationen hypnotisch erlebter Eingriffe in die Körpersphäre. HEYER[1]
untersuchte den Magensaftfluß nach hypnotisch suggerierter Speisung; es fanden sich
qualitätsspezifische Sekretionen. HANSEN und DELHOUGNE[2] bestätigten das Ergebnis und
erweiterten es durch den Nachweis, daß auch die Bauchspeicheldrüse auf suggerierte
Fettspeisung vorzüglich Lipase, auf Eiweiß Trypsin, auf Kohlehydrate Diastase ab-
sonderte. Auch der Gallenfluß ist in der Hypnose qualitätsspezifisch; auf suggerierte
fettfreie Speisen fand LANGHEINRICH[3] dünnflüssige, hellgelbe Galle, auf suggerierte fette
Nahrung schwärzliche, zähe Galle. BATH[4] und GLASER konnten nach suggerierter Nahrungsaufnahme die gleiche Verdauungsleukocytose nachweisen wie nach wirklicher Aufnahme der
betreffenden Speise. Am *Kreislauf* hatte schon E. WEBER[5] gefunden, daß die Blutverteilung
bei suggestiv eingebildeter Muskelarbeit genau so eingestellt wird wie bei wirklich geleisteter
Arbeit; andererseits fehlten bei Hypnotisierten bei suggestiv abgelenkter Arbeit trotz wirklich
ausgeführter Extremitätenbewegungen sowohl Durchblutungssteigerung als Blutdruckanstieg. Ebenfalls in der hypnotischen Suggestion körperlicher Arbeit fanden DEUTSCH
und KAUF[6] eine Zunahme der Pulsfrequenz. In ihren Minutenvolumsuntersuchungen stellten
LAUBER und PANNHORST[7] bei hypnotischer Suggestion einer Arbeit zunächst in den ersten
zwei Minuten eine mehr oder weniger deutliche Senkung des Minutenvolumens fest. Später
folgte ein Anstieg und mehrfach wurde das Niveau des Vorwertes nicht unbeträchtlich überschritten. Der *Stoffwechsel* läßt sich in der Hypnose ebenfalls zu sinnvoller Anpassung an
die eingebildete Situation zwingen. GESSLER und HANSEN[8] prüften die Wärmeregulation.
Die Suggestion, im Schnee zu liegen, wurde von den Versuchspersonen, die im warmen
Zimmer lagen, ähnlich wie eine wirkliche Abkühlung mit Stoffwechselsteigerungen von 20
bis 30% beantwortet. Und umgekehrt vermochte eine reale Abkühlung des Versuchsraumes
auf 10° die im wirklichen Versuch auftretende Verbrennungssteigerung dann nicht auszulösen, wenn die Versuchspersonen unter der hypnotischen Suggestion standen, in einem
gut geheizten Raum oder entkleidet im Sommer auf sonnenbeschienener Wiese zu liegen.
Viel erörtert sind die hypnotisch hervorgerufenen *Fieber*steigerungen, die KOHNSTAMM und
FRIEDEMANN[9], EICHELBERG[10], LADECK[11] u. a. mitgeteilt haben. Es wurden Temperaturen
bis 38° erreicht. Aber diese Versuche gelangen ausschließlich bei Menschen, die bis kurz
vorher organisch begründete Temperatursteigerungen aufgewiesen hatten, sie gelangen
nicht bei vorher Nichterkrankten. So läßt sich mit HANSEN das hypnotische Fieber nach
dem Schema des Bedingungsreflexes bekannten physiologischen Zusammenhängen einfügen.
In der Tat hatte die Hypnose nicht Fieber, sondern erlebnisfrische Krankheitssituationen,
die von Fieber begleitet waren, suggeriert. Im *Wasserhaushalt* wird nach MARX[12] die hypnotische Suggestion eines VOLHARDschen Wassertages von der Versuchsperson ohne Trinken
realisiert. Blutverdünnung und Harnflut treten ähnlich wie im realen Versuch auf. Suggerierter Durst führt zum spezifischen Einfluß auf Blut und Diurese. Im *Kohlehydrathaushalt*
finden sich im großen und ganzen dieselben Verhältnisse. Umstritten ist die Möglichkeit,
den Blutzucker des Gesunden durch Hypnose suggestiv zu beeinflussen. Die Suggestion
der Zuckeraufnahme sahen NIELSEN und JÖRGENSEN[13], MARCUS und SAHLGREN[14], HANSEN[15]
am Blutzuckerspiegel wirkungslos; VON DEN VELDEN[16] fand hingegen Hyperglykämie. Bei
Diabetikern wurden bemerkenswerte Befunde erhoben. GIGON, AIGNER und BRAUCH[17]
fanden die hypnotische Suggestion einer Insulininjektion deutlich blutzuckersenkend; sogar
die an 4 Diabetiker gegebene Suggestion, ihre Bauchspeicheldrüse arbeite besser und der
Zucker sinke im Blut und Harn ab, soll schon vermocht haben, den Blutzucker und den
Harnzucker zu senken. Andererseits konnten MARCUS und SAHLGREN[18] durch die Suggestion,

[1] HEYER: Arch. Verdgskrkh. **27**, 227 (1921); **29**, 11 (1922).
[2] DELHOUGNE u. HANSEN: Dtsch. Arch. klin. Med. **157**, 20 (1927).
[3] LANGHEINRICH: Münch. med. Wschr. **69**, 1527 (1922).
[4] BATH: Dtsch. med. Wschr. **50**, 336 (1924).
[5] WEBER: Einfluß psychischer Vorgänge auf den Körper. Berlin 1910.
[6] DEUTSCH u. KAUF: Z. exper. Med. **32**, 197 (1923).
[7] LAUBER u. PANNHORST: Z. klin. Med. **114**, 111 (1930).
[8] GESSLER u. HANSEN: Dtsch. Arch. klin. Med. **156**, 352 (1927).
[9] KOHNSTAMM u. FRIEDEMANN: Z. Neur. **23**, 379.
[10] EICHELBERG: D. Z. Nervenheilk. **68/69**, 352.
[11] LADECK: Wien. klin. Wschr. **1924 I**, 439.
[12] MARX: Klin. Wschr. **5**, 92 (1926).
[13] NIELSEN u. JÖRGENSEN: Klin. Wschr. **7**, 1467 (1928).
[14] MARCUS u. SAHLGREN: Münch. med. Wschr. **72**, 381, 1457 (1925).
[15] HANSEN: Naturwiss. **1928**, 933.
[16] VON DEN VELDEN: Verh. Ges. Verdgskrkh. **7**, 275 (1927).
[17] GIGON, AIGNER u. BRAUCH: Schweiz. med. Wschr. **56**, 749 (1926).
[18] MARCUS u. SAHLGREN: Münch. med. Wschr. **72**, 381 (1925).

es werde die Injektion wirkungslosen Wassers vorgenommen, die hypoglykämische Wirkung einer realen Insulininjektion abschwächen. Für die von HANSEN[1] anschließend besprochenen Stigmatisierungen der christlichen Heiligen, die mit ihren Vorbildern und Wunschbildern in phantastischer Identifizierung zu leben scheinen, zeigen sich naturwissenschaftlichem Verständnis noch keine zureichenden Brücken.

Dem *Wesen der Wechselbeziehungen psychischer und vegetativer Funktionen* sind von v. BERGMANN[2], HESS[3], v. WYSS[4], HANSEN[5] wichtige Untersuchungen gewidmet worden.

In den Darstellungen von HESS und v. WYSS sind sie gesehen vom Blickpunkt der HESSschen Lehre her, daß der Sympathicus die Innenbedingungen auf Energieentladungen zugunsten der animalen Funktionsziele umzustellen hat, während der Parasympathicus im Interesse der Teile gegen das Ganze diejenigen Kräfte zu aktivieren hat, welche sich zugunsten der Zellen auswirken. HESS formuliert die Lehre auch dahin, daß der Sympathicus der Entfaltung aktueller Energie, der Parasympathicus der Restituierung und Erhaltung potentieller Leistungsfähigkeit diene. *Auf diesen Boden des „Verhaltens des Gesamtindividuums gegenüber der Außenwelt" stellt v. Wyss auch die Betrachtung der psychischen und vegetativen Wechselbeziehungen.* Ein Affektreiz kann das Individuum zu einem nach außen gerichteten Handeln veranlassen oder zu einem Zurückziehen, zu einer Abkehr von der Umwelt. Beide Verhaltensarten können lust- und unlustbetonten, erregten und beruhigten, gespannten und gelösten Gefühlscharakter haben. Die nach außen gerichteten Handlungen tragen Züge sympathischer Erregung, die nach innen gerichteten Züge parasympathischer Erregung. Die vegetativen Reaktionen bei psychischen Vorgängen sollen damit gedeutet werden können als Hilfsmechanismen, die ursprünglich im Sinn bedingter Reflexe mit der Förderung oder mit der Hemmung animaler Leistungen verbunden waren. v. WYSS verweist dann darauf, daß der Affektivität eine Bedeutung für die Vermittlung zwischen psychischen Vorgängen und vegetativen Reaktionen zukomme. *In der Affektivität gelangen außer dem animalen Geschehen auch die vegetativen Bedingungen innerhalb des Organismus zum Ausdruck.* Die Affektivität sei der subjektive Ausdruck der wechselnden Bereitschaft des Organismus. Die vegetativen Reaktionen bei Gefühlen und Affekten haben so nach v. WYSS die Bedeutung von interindividuellen (an die Adresse der Umgebung gerichteten) und intraindividuellen (an das eigene Ich gerichteten) Ausdrucksmitteln.

Am umfassendsten sind jene Wechselbeziehungen gesehen von v. BERGMANN[6]. Er zeigt, wie die „sog. psychophysischen Vorgänge als biologische Funktionsabläufe" zu verstehen sind. Auf die Darstellung, die sich im ersten Teil des Bandes[2] findet, darf verwiesen werden.

B. Animale und vegetative Funktionen.

Es sollen in diesem Abschnitt nicht die Theorien besprochen werden, die sich mit der Wechselbeziehung animaler und vegetativer Funktionen befassen. Ihre Erörterung ist im nächsten Abschnitt zu finden.

Vielmehr soll in aller Kürze auf den Tatsachenbestand hingewiesen werden, der sich im letzten Jahrfünft in rascher Folge erheben ließ und, mit naturwissenschaftlicher Methodik gewonnen, ein neues Licht warf auf die noch so wenig bekannten Zusammenhänge beider Funktionsbereiche.

---

[1] HANSEN: Zitiert auf S. 1813, Fußnote 15.
[2] BERGMANN, G. v.: Ds. Handb. **16 I**, 1062 (1930).
[3] HESS, W. R.: Schweiz. Arch. Neur. **15**, H. 2 (1924); **16**, H. 1 u. 2 (1925).
[4] v. WYSS, Schweiz. Arch. Neur. **19**, 3 (1926).   [5] HANSEN: Naturwiss. **1928**, 938.
[6] BERGMANN, G. v.: Ds. Handb. **16 I**, 1062 (1930).

Es handelt sich um die von v. BRÜCKE[1] als *Ubiquität des autonomen Nerven-systems* bezeichnete Tatsache, daß sich die Wirkung vegetativer Neuroregulation keineswegs auf die sog. Eingeweide beschränkt, sondern daß wahrscheinlich sämtliche Gewebe unseres Körpers von ihr beeinflußt werden. Das animale System ist Erfolgsorgan des vegetativen Systems und umgekehrt.

Im *Bereich der animalen Effektoren* ist eine vegetative Funktionsbeeinflussung des *Muskels* vor allem durch die Arbeiten ORBELIS[2,3] näher bekannt geworden. Nach ihm führt am Froschskeletmuskel Sympathicusreizung zu bathmo-, ino- und tonotroper Wirkung, zur Verzögerung des Eintretens der Ermüdung, zur vorübergehenden Erholung des ermüdeten Muskels. GINEZINSKIJ[4] zeigt auch in einer Wasserstoffatmosphäre die ermüdungsmindernde Sympathicuswirkung. War der Froschgastrocnemius in Wasserstoff gehalten und durch rhythmische Vorderwurzelreizung ermüdet, so konnte die Ermüdung durch Sympathicus-reizung vermindert werden. Es folgt nach diesem Forscher, daß die Sympathicus-wirkung nicht im wesentlichen auf der Verstärkung der Oxydationsprozesse im Muskel beruht, sondern in erster Linie auf einer Beeinflussung der motorischen Nervenenden im Muskel. NAKANISHI[5] bestätigt am Froschmuskel, daß der Sympathicus die Muskelkontraktion verstärkt. WASTL[6] vermochte umgekehrt, ebenfalls am Frosch, keinen Einfluß auf die Ermüdungskurve des Gastrocnemius zu finden; auch am Tibialismuskel der Katze gelangte sie zu negativem Ergebnis. Sympathische Denervierung haben bei der Ziege COATES und TIEGS[7] vorge-nommen; sie fanden nach mehreren Monaten Muskelveränderungen. Die Musku-latur der operierten Seite war weicher, ermüdete viel rascher bei elektrischer Reizung. Auffallenderweise berichtet CANNON bei seinen sympathektomierten Tieren über keine entsprechenden Befunde. KURÉ und MATSURA[8] beobachteten bei Hunden, denen einseitig der Sympathicus und von der Rückenregion ab-wärts das ganze Rückenmark entfernt ist, eine geringere Muskelatrophie auf der Seite, wo der Grenzstrang erhalten ist. Am Menschen, und zwar an 3 hemi-plegischen Kranken, exstirpierten KURÉ und Mitarbeiter[9] den Halssympathicus und fanden nach einigen Monaten Muskelatrophien der Schulter und des Ober-armes; sie waren begleitet von Herabsetzung der elektrischen Erregbarkeit und histologischen Veränderungen. — Den Einfluß des Sympathicus auf den *Muskel-stoffwechsel* schildern MAGNUS·ALSLEBEN[10] und HOFFMANN und WERTHEIMER[11]. Nach Sympathicusdurchschneidung wird hervorgehoben eine Vermehrung der Durchlässigkeit, Störung des Wasserhaushaltes, Zunahme der Ammoniak-, Gly-kogen- und Milchsäurebildung. — Auf die Beziehungen der sympathischen und parasympathischen Innervation des Muskels zum *Muskeltonus*[12] kann hier eben-sowenig eingegangen werden wie auf die morphologischen Innervationsfragen[13].

[1] v. BRÜCKE: Naturwiss. **1928**, 924.

[2] ORBELI, ref. bei v. BRÜCKE: Klin. Wschr. **6**, 703 (1927).

[3] ORBELI u. FIEDELHOLZ: Russk. fiziol. Z. **10**, 33 (1927); ref. Ber. Physiol. **44**, 807. — ORBELI u. TONKIRCH: Russk. fiziol. Z. **10**, 49 (1927); ref. Ber. Physiol. **44**, 108.

[4] GINECINSKY, NECHOROSCO u. TETJAEVA: Mehrere russische Arbeiten, ref. Ber. Physiol. **44**, 421, 431; **45**, 243, 244.

[5] NAKANISCHI: J. Biophysics **2**, 19, 81 (1927).   [6] WASTL, H.: J. of Physiol. **60**, 109 (1925).

[7] COATES u. TIEGS: Austral. J. exper. Biol. a. med. Sci. **4**, 9 (1928); ref. Ber. Physiol. **46**, 251.

[8] KURÉ u. MATSURA: Z. exper. Med. **59**, 509 (1928).

[9] KURÉ, KIMURA u. TSUJI: Z. exper. Med. **55**, 782, 789 (1927).

[10] MAGNUS ALSLEBEN: Klin. Wschr. **7**, 737 (1928) (Lit.). — BÜTTNER: Biochem. Z. **198**, 478 (1928). — BÜTTNER u. HEIMBRECHT, Pflügers Arch. **221**, 93 (1928).

[11] HOFFMANN u. WERTHEIMER: Pflügers Arch. **218**, 176 (1927).

[12] SPIEGEL, E. A.: Der Tonus der Skeletmuskulatur, 2. Aufl. Monographien Neur. H. 51. Berlin: Julius Springer 1927.

[13] STÖHR JR., PH.: Mikroskop. Anat. des veg. Nervensystems. Berlin 1928.

Im Bereich der animalen Receptoren konnte desgleichen eine regulatorische Bedeutung der autonomen Innervation wahrscheinlich gemacht werden. Die Zusammenhänge zwischen Sensibilität und vegetativem System wurden von mehreren Forschern mit elektrischen Methoden untersucht. Bei Prüfung der Chronaxie der sensiblen Receptoren fanden FOERSTER, ALTENBURGER und KROLL[1] mit großer Einheitlichkeit Veränderungen der sensiblen Schwellen, wenn vorher durch pharmakologische Eingriffe das vegetative System beeinflußt war. ACHELIS[2] untersuchte die Chronaxie der sensiblen Nervenstämme und fand unter dem Einfluß der verschiedensten physikalischen Hautreize und unter dem Einfluß von Veränderungen des Wasser- und Wärmehaushaltes gesetzmäßige Abwandlungen der sensiblen Chronaxie. Da die gesetzten Beeinflussungen der Haut und des Wasser- und Wärmehaushaltes mit zentralen und peripheren Veränderungen der autonomen Nervenerregung einhergehen, so kann auf einen festen Zusammenhang zwischen sensibler Erregbarkeit und sympathischem Tonus geschlossen werden. Auffallenderweise waren nun die Versuchsergebnisse am sensiblen Receptor und am sensiblen Nervenstamm gerade entgegengesetzt gerichtet, ein Befund, der nicht unmöglich ist, aber bei den methodischen Schwierigkeiten der Chronaxiemessungen noch nicht als gesichert gelten kann. — In klinischen Beobachtungen gelangte PETTE[3] zu der Auffassung, daß „jede einzelne Qualität sensibler Erregung dem Einfluß sympathischer Funktionen unterstellt" sei. Er beobachtete nach Exstirpation der sympathischen Halsganglien eigenartige Mißempfindungen in Brust, Schulter und Arm der operierten Seite; es wurde ein Gefühl der Schwere und des Ziehens nach unten angegeben. Reize aller Art wurden anders empfunden als auf der gesunden, unbeeinflußten Seite; vor allem der Schmerzreiz wurde anders gefühlt.

Im Bereich der animalen Zentren wird von v. BRÜCKE[4] ebenfalls mit einer Beeinflussung der Erregbarkeit durch das autonome Nervensystem gerechnet. Er verweist auf eine Reihe von Umstimmungen im Bereich der Reflexerregbarkeit[5] nach sympathischer Denervation. Es gehören ferner hierher die Veränderungen der Chronaxie verschiedener Rindenfelder nach Durchschneidung der Vagi oder des Halssympathicus. Auf diese insbesondere von französischen Forschern[6] in großer Zahl beigesteuerten Befunde kann hier nicht eingegangen werden. — Auf anderem Wege suchte W. R. HESS[7] zum Nachweis eines Einflusses des vegetativen Nervensystems auf die Zentren der animalen Leistungen zu gelangen. Er suchte, um diesen Einfluß zu erweisen, nach Erscheinungen von der Art, daß im Zusammenhang mit Vorgängen vegetativer Qualität neben Umstimmungen auf receptorischem Gebiet und psychomotorischem Gebiet auch die Bereitschaft zur psychischen Leistung verändert ist. Im Wechsel von Wachen und Schlaf fand er diesen Wechsel als ein prägnantestes Symptom. Als experimentum crucis für die Richtigkeit seiner Annahme führt er die Hervorrufung künstlichen Schlafes durch die zentrale Applikation vegetativer Reizstoffe bzw. elektrischer Reize an; der Ort der Applikation mußte begreiflicherweise abseits der Schichten und Bahnen des animalen Systems liegen, somit in die tiefliegen-

---

[1] FOERSTER, ALTENBURGER u. KROLL: Z. Neur. **121**, 139 (1929).

[2] ACHELIS: Pflügers Arch. **219**, 411 (1928); **226**, 212 (1930). — ACHELIS u. ROTHE: Ebenda **218**, 427 (1927). — JOHANNES, TH.: Ebenda **224**, 760 (1930).

[3] PETTE: Dtsch. Z. Nervenheilk. **100**, 143 (1927).

[4] v. BRÜCKE: Naturwiss. **1928**, 924.

[5] TONKIRCH: Russk. fiziol. Z. **8**, 31 (1925); **10**, 85 (1927).

[6] LAPICQUE, M.: C. r. Soc. Biol. Paris 88, 46 (1923) — Traité de physiologie 8. Paris: Masson & Cie.

[7] HESS, W. R.: Dtsch. Ges. Physiol. 1927 [Ber. Physiol. **42**, 554 (1928)] — Klin. Wschr. **9**, 1011 (1930).

den Abschnitte des Hirnstammes verlegt werden. Es konnte in der Tat in 14 einzelnen Fällen in einwandfreier kinematographisch festgehaltener Weise nach Einsetzen der Reizung mit elektrischem Strom ein Zustand hervorgerufen werden, der sich von natürlichem Schlaf nicht unterscheiden ließ. Der Schlaf überdauerte den Reiz, gelegentlich mehrere Stunden. Wurde die Elektrode liegen gelassen und die elektrische Reizung einige Zeit nach dem spontanen Erwachen des Tieres wiederholt, so wurde der neue Reiz mit erneutem Schlaf- effekt beantwortet. HESS schließt aus dem Ergebnis, daß höhere und höchste animale Funktionen beeinflußbar sind durch tiefe, außerhalb der direkten animalen Bahn liegende Schichten, und er glaubt weiter feststellen zu können, daß diese Beziehungen für den Schlafmechanismus von Bedeutung sind.

C. Zur Lehre von den Correlationen autonomer und animaler Regulation.

Jede Theorie vegetativer Regulation wird zugleich eine Lehre von den Correlationen autonomer und animaler Regulation darstellen.

Die moderne Entwicklung der Correlationslehre ist gegeben in den Entwürfen des „Vegetativen Systems" (F. KRAUS und S. G. ZONDEK) und der Theorie W. R. HESS' sowie W. B. CANNONS.

1. Das vegetative System von KRAUS *und* ZONDEK[1] hat das große Verdienst, das Zusammen- wirken nervöser und chemischer Regulation im Bereich der autonomen Innervationsorte klar hervorzuheben. Sicher war schon vor KRAUS und ZONDEK die Bedeutung chemischer Regulation neben der nervösen Correlation klar erkannt. Es sei nur an das Wiederaufleben der Humoralphysiologie erinnert, welches sich an die Schöpfung des Begriffs der chemischen Sendboten, der Hormone von BAYLISS und STARLING[2] anschließt. Auch auf EBBECKE[3], sei hingewiesen, der hervorhebt, daß „außer der nervösen Koordination eine chemische Correlation der Teile hergestellt wird". Aber erst die seitdem allgemein aufgenommene Prägung „vegetatives System" hat dem Denken eine synthetische Zusammenordnung neuro- chemischer Regulation und regulierter Funktion geschenkt, die ein höheres als die Summe der Glieder des Systems enthält. Man wird zugeben müssen, daß der neue Begriff sich in- zwischen etwas wegentwickelt hat von der ursprünglichen, ein wenig dogmatisch gefärbten Definition seiner Schöpfer, und daß er, wie hier geschehen, *das einheitliche System des vegetativ Regulierten und des das Vegetative Regulierenden* bezeichnet.

Wir lassen FR. KRAUS sprechen: „Schon am Beginn der Individuation, dieser Grund- lage aller Lenkungen, sehen wir die Aktivität jenes Teilsystems im Organismus, das KRAUS und ZONDEK gegenüber dem animalischen das vegetative Betriebsstück genannt haben. Es ist das sehr ausgedehnte und wohl auch reichlich vorhandene Überbleibsel des während der Ontogenese nicht organspezifisch differenzierten Plasmas, also im Phänotypus noch Repräsentant des originären Ganzen. Glieder dieses vegetativen Systems (im weiteren Sinne) sind: Grenzflächen, Membranen der Plasmastruktur, dem Kolloidelektrolyt zugehörig, der Salzelektrolyt, eine Kombination antagonistisch wirkender Kationen, ferner Puffer, Hor- mone, bestimmte endogene und exogene Reizstoffe sowie ein Triebwerk von Katalysatoren. Zusammengefaßt, aber nur *im regulatorischen Sinn*, wird alles dies durch den vegetativen Nerven. Die Bewegungserscheinungen in diesem Betriebsstück werden gelenkt durch vor allem elektrische Grenzflächenpotentiale." „Zu dem vegetativen System, in welchem der Elektrolyt eine besonders bedeutende Stellung einnimmt, gehören auch die endokrinen Organe." Und weiter S. G. ZONDEK[4]: „In den der vegetativen Funktion dienenden Zellsystemen stellen Nerv, Gift und Elektrolyt die Faktoren dar, denen die Fähigkeit zukommt, zwar auf verschiedenem Wege, aber letzten Endes doch in gleicher Weise und mit gleichem Erfolge erregend zu wirken. Der höher entwickelte Organismus ist von den aus der Außenwelt stammenden Erregungen weniger abhängig als der primitive; dafür muß aber die Zahl der im Organismus selbst entstehenden Erregungsmöglichkeiten bei ersterem bei weitem größer sein. Das vegetative Nervensystem und die innersekretorischen Drüsen stellen solche auf einer späteren Stufe phylogenetischer Entwicklung entstehenden Gebilde dar. Den Ablauf

---

[1] KRAUS u. ZONDEK: Klin. Wschr. **1**, 1773 (1922). — KRAUS, F.: Syszygiologie der Person. 1. u. 2. Teil. Leipzig 1916 u. 1923. — ZONDEK, S. G.: Die Elektrolyte. Berlin: Julius Springer 1927.
[2] BAYLISS u. STARLING: J. of Physiol. **24**, 235 (1902).
[3] EBBECKE, U.: Pflügers Arch. **169**, 1 (1914).
[4] ZONDEK, S. G.: Die Elektrolyte, S. 128. Berlin 1927.

der vegetativen Zellvorgänge hat man gewöhnlich immer nur als die Funktion des vegetativen Nervensystems angesehen. Letzteres stellt aber nur *einen* in Frage kommenden Faktor dar. Will man die Vorgänge zusammenfassen, die das vegetative Geschehen an der Zelle bestimmen, dann ist es zweckmäßig, vom vegetativen System zu sprechen, in dem das vegetative Nervensystem nur ein Glied ist. Das System wird dargestellt durch das kolloide Grenzflächensystem der Zelle, die Elektrolyte, die vegetativen Nerven und die endogenen und exogenen Gifte (F. KRAUS und S. G. ZONDEK[1]). Das Ergebnis ist stets die Herstellung eines bestimmten Gleichgewichtszustandes zwischen Elektrolyt und kolloidalen Teilchen. „Ob die Unruhe in das durch ein bestimmtes Gleichgewicht ausgezeichnete System Elektrolyt-Kolloid von der Elektrolyt- oder Kolloidseite aus gebracht wird, die Folge ist, daß sich ein neues Gleichgewicht bildet. An Änderungen von Gleichgewichten nehmen aber stets alle beteiligten Faktoren teil." Die zu strenge Auffassung der Identität der Nerven-, Gift- und Ionenwirkung lehnt S. G. ZONDEK[2] selbst ab. Die Formulierung, daß die einheitliche Wirkung von Nerv, Gift und Ionen in einer Ionenverschiebung in den Grenzflächen zu suchen ist (S. 1785), soll nicht ein gleiches Zustandekommen der Wirkung besagen. Weniger glücklich ist die Abgrenzung des vegetativen und animalen Betriebsstückes in der Zelle: das erstere soll die physikalisch-chemische Regulation am kolloidalen Substrat der Zelle umfassen, das letztere die oxydativen und fermentativen Prozesse; animale und vegetative Innervation brauchen zum jeweiligen Betriebsstück keine Beziehung zu haben.

2. *Die Lehre von* HESS *und* CANNON. Das Wesen beider Theorien liegt in der gleichartigen Beziehung, die für das vegetative Nervensystem zu der Aufrechterhaltung der Innenweltsbedingungen und für das animale Nervensystem zur Auseinandersetzung mit den Außenweltsbedingungen postuliert wird. Der Wert der konstruktiven Gegenüberstellungen animaler und vegetativer, sympathischer und parasympathischer Regulation (HESS und CANNON) ist gerade in Ergänzung zur Lehre vom vegetativen System in der funktionellen Deutung des Antagonismus der Systeme zu sehen. HESS[3] unterscheidet „eine erste Schicht; ihr Kennzeichen ist die direkte Correlation zu den Umweltkräften. In der zweiten Schicht werden die Vorbedingungen geschaffen für das animale Geschehen; *der Vollzug der vegetativen Leistung ist die Regulation der Bereitschaft zur animalen Leistung.* In dieser Schicht liegt die Zusammenfassung der verschiedenen vegetativen Qualitäten zur Einheit des Organismus. Unter dieser Schicht liegt eine dritte, im einzelnen Organ, die die funktionsaufbauende Tätigkeit des einzelnen Organs zusammenhält"; Beispiel das Reizleitungssystem des Herzens. Ganz ähnlich weist CANNON dem animalen oder „nach außen handelnden" (exterofektiven) System die Aufgabe zu, Änderungen der Umgebung oder der Stellung des Organismus in der Umgebung herbeizuführen. Das „nach Innen handelnde" (interofektive) System soll nach ihm die Bereitschaft der Innenwelt zur dauernden „nach außen handelnden" (exterofektiven) Leistung aufrechterhalten. *In der Innenweltsregulation sieht* HESS „*das vegetative System" nach zwei Seiten arbeiten.* „Auf der einen Seite stellt es Bedingungen her, die die Zellelemente zur Entfaltung aktueller Energie befähigen. Auf der anderen Seite wird durch die Tätigkeit des vegetativen Systems vorgesorgt, daß das in der Energieentladung verbrauchte Material als Träger der potentiellen Energie restituiert werden kann. Diese Unterschiede spiegeln sich nach HESS im gegenseitigen Verhältnis einzelner vegetativer Organe wieder, das in gewisser Hinsicht antagonistischen Charakter annehmen kann. Es ist naheliegend, diese Feststellung mit der Tatsache in Verbindung zu bringen, daß in der Organisation des vegetativen Nervensystems zweierlei Innerverationsqualitäten mit antagonistischer Wirkungsweise bestehen. Die nähere Überprüfung läßt keinen Zweifel darüber aufkommen, daß mit diesem Gedanken der Kernpunkt in der Unterscheidung zwischen Sympathicus und Parasympathicus getroffen ist. Dem *Sympathicus* fällt nämlich mit großer Konsequenz die Aufgabe zu, die *Entfaltung aktueller Energie* zu fördern. Der *Parasympathicus* ist dagegen der auf längere Sicht arbeitende Apparat zur *Restituierung und Erhaltung der potentiellen Leistungsfähjgkeit.*" Es liegt, wie auf S. 1768 gezeigt wurde, sehr wohl im Rahmen solcher Funktionsteilung, wenn die zur Verbreitung auf dem Blutweg geschaffenen körpereigenen chemischen Synergisten durch den Gegensatz Adrenalin und Insulin gekennzeichnet sind, der sich gerade im Haushalt desjenigen Stoffes entfaltet, der als der Brennstoff des Lebens zu gelten hat. CANNON[4], der früher im peripheren Abschnitt des autonomen Nervensystems drei Abschnitte funktionell abzugliedern suchte, kommt in seiner letzten Darstellung der Auffassung von HESS sehr nahe. An seine Unterscheidung (S. 1753) des Sympathicus als Spieler der Pedale, des Parasympathicus als Spieler der Tasten sei des weiteren erinnert.

---

[1] KRAUS, F., u. S. G. ZONDEK: Klin. Wschr. **1**, 1773 (1922).
[2] ZONDEK, S. G.: Arch. f. exper. Path. **143**, 192 (1929).
[3] HESS: Klin. Wschr. **5**, 1353 (1926); **9**, 1009 (1930).
[4] CANNON: Physiologic. Rev. **9**, 399 (1929); Lancet **218**, 1109 (1930).

Versuch einer Synopsis vegetativer Steuerungen.

„Das Geeinte zu entzweien, das Entzweite zu einigen, ist das Leben der Natur; dies ist die ewige Systole und Diastole, die ewige Synkrisis und Diakrisis, das Ein- und Ausatmen der Welt."

„Ist das ganze Dasein ein ewiges Trennen und Verbinden, so folgt auch, daß die Menschen im Betrachten des ungeheuren Zustandes auch bald trennen, bald verbinden werden."

„In der lebendigen Natur geschieht nichts, was nicht in einer Verbindung mit dem Ganzen steht; und wenn uns die Erfahrungen nur isoliert erscheinen, wenn wir die Versuche nur als isolierte Fakta ansehen, so wird dadurch nicht gesagt, daß sie isoliert seien."

Diese drei zerstreuten Sätze GOETHEscher Weisheit enthalten alles, was über die integrative Funktion des autonomen Nervensystems und über die Ganzheitsbetrachtung dieser Integration denkerisch zu ergründen ist.

Eine *Synopsis der autonomen Integrationen* ergibt sich einmal aus der analytischen Darstellung der vorausgegangenen Abschnitte. *Die schöpferische Zusammenordnung der Teile zur höheren Einheit des Ganzen ist darstellbar mittels des Zusammenhangs der Teile.* Dieser *Zusammenhang* wurde überall hervorzuheben versucht.

Eine *andere Synopsis* läßt sich gewinnen durch die *synthetische Darstellung des Aufbaus koordinierter autonomer Steuerungsakte.*

Der *Aufbau der koordinierten Steuerungsakte* ist uns jedoch allein zugänglich in der Vielheit der Erscheinungen, der Leistungserscheinungen, die im Steuerungsakt zusammengefaßt sind. Jede dieser Erscheinungen scheint durch eine Mehrzahl von Wirkungsmechanismen gesichert. Die einzelne Leistungserscheinung läßt das Ineinandergreifen und den Anteil der verschiedenen Mechanismen nur selten abgrenzen. Allein in den Steuerungsakten, die im Bereich der CANNONschen Notstandsfunktionen getätigt werden, wird die Dignität der nebeneinander wirksamen Mechanismen sichtbar: wir erkennen unter diesen Bedingungen das Vorherrschen des sympathicoadrenalen Mechanismus (S. 1759). Aber auch hier ist uns der Einblick in die Mitwirkung anderer, wenn auch zurücktretender, Mechanismen verwehrt.

Eine synthetische Darstellung des Aufbaus koordinierter autonomer Steuerungsakte scheint daher nur denkbar in der *konstruktiven Wiedergabe der möglichen Anteile verschiedener Glieder.*

An der regulierten vegetativen Funktion wirken zwei regulatorische Systeme ein, das nervöse und das humorale System.

So wie diese Systeme die vegetative Funktion regulieren, so reguliert diese, dem Wesen aller Regulation entsprechend, wiederum (durch die Stoffwechselprodukte ihrer Funktion) *die regulierenden Systeme.*

Im *nervösen* System haben wir vor uns receptorische Peripherie, Zentren, effektorische Peripherie.

Im *humoralen* System haben wir vor uns Ionengleichgewicht, Summe der Gewebsstoffe und Stoffwechselprodukte, Konzert der Inkrete.

Von welcher Seite her, von welchem der Glieder her wir eine Unruhe in die Systeme bringen, stets haben wir eine Beeinflussung aller Glieder beider Systeme zu erwarten.

Eine *Skizze* würde folgendes darzustellen haben:

Tritt die Unruhe zuerst auf im Ionengleichgewicht, so würde einmal *das ionale Milieu der Säfte und der Zellgrenzschichten* eine Abwandlung erfahren können, die für die einzelnen Kationen und Anionen verschieden groß ist und zu Veränderungen der pulmonalen Kohlensäureausscheidung und der renalen und intestinalen Ionenausfuhr führen kann. Das beeinflußte gesamte ionale Milieu wird durch Umstimmung der Ionenkonzentration an allen Zellen zu verändertem Anfall von Gewebsstoffen, Stoffwechselprodukten und Inkreten führen können und der beeinflußte gesamte humorale Mechanismus wird an den drei Gliedern des nervösen Systems veränderte Wirkungen ausüben;

das gewebsstoffliche Milieu wird Änderungen erfahren können durch die Beeinflussung der Stoffwechselgröße seitens der ionalen Umstellung. Der Spiegel der blutfähigen Stoffe kann in den verschiedenen Stoffwechselhaushalten sich bewegen;

das inkretorische Milieu kann in den Säften und an der Zelle erhebliche Wandlungen erfahren. Sie rühren her von der Beeinflussung, der Inkretausschüttungen durch Ionen und Gewebsstoffe, und die Konstellation der letzteren wird wiederum, sozusagen rückwirkend, noch einmal beeinflußt werden können seitens der Stoffwechselwirkungen der veränderten Inkretausschüttungen. Die Anpassung dieser Ausschüttungen ist nicht nur für das Nebennierenmark, sondern auch für Hypophyse, Schilddrüse, Inseln gesichert;

die receptorische Peripherie des autonomen Nervensystems wird sich infolge der Veränderungen der ionalen, gewebsstofflichen und inkretorischen Milieus inmitten abgewandelter Innenbedingungen befinden. Die Folge wird eine Summe von Eigenreflexen im Bereich der verschiedenen Regulationssysteme sein, und ihr wird eine Kette von Erregungsausstrahlungen in die anderen Regulationssysteme (von Kreislauf zu Atmung und vielleicht zu Stoffwechsel) und eine Vielheit von Irradiationen in benachbarte periphere Leistungsapparate zur Seite stehen;

das große vegetative Reaktionszentrum bzw. die vegetativen Zentren wird einen Wechsel der zentralen Erregung erfahren können einmal von der Seite der veränderten Afferenzen vegetativer Sensibilität, sodann von dem veränderten Blutspiegel der adäquaten humoralen (chemischen und physikalischen) Reize, endlich von einer für die Hypophyseninkrete in Anspruch genommenen adäquaten zentralen Inkretwirkung auf einzelne vegetative Zentren. Andere humorale Veränderungen, soweit sie nicht die Größe der adäquaten Reize ändern, wirken nach der heutigen Vorstellnng über eine Bceinflussung der zentralen Erregbarkeit. Eine solche kommt ferner zustande über den Wechsel der Gezeiten des Tages (Wachen und Schlaf) und des Jahres (Jahreszeiten), vielleicht auch der Jahre (Alter);

die effektorische Peripherie, vor allem die vegetativen Endapparate, stehen so unter einer ungeheuren Mannigfaltigkeit einwirkender Mechanismen. Sie ist schuld daran, daß wir im individuellen vegetativen Steuerungsakt eine Abgrenzung des Anteils der einzelnen Mechanismen nicht vornehmen können. Konstruktiv sind folgende Einwirkungen möglich. Das vegetative Gleichgewicht der Endapparate wird abgewandelt sein durch die Änderung der humoralen Faktoren, des ionalen, gewebsstofflichen und inkretorischen Milieus. Die gleichen Faktoren bewirken die Veränderung der Ansprechbarkeit für die nervösen und chemischen Glieder vegetativer Steuerung der peripheren Funktionseinheit. Die einlaufenden efferenten Nervenimpulse sind verändert durch die Änderung der zentralen vegetativen Erregung und Erregbarkeit. Die ankommenden chemischen Synergisten der autonomen Nervenwirkung sind in ihrer Konzentration verändert durch die Umstellung der Adrenalin- und vielleicht der Insulinausschüttung. Auch an die Möglichkeit regulatorischer wechselnder Veresterung des Blutcholins ist zu denken. Aber die Peripherie selbst wandelt noch den Erfolg der nervösen und chemischen Erregungen um. Einmal könnte auch im physiologischen Geschehen jener Mechanismus gültig sein, der an glattmuskeligen Organen den Erfolg einer zweiten und aller späteren Nervenwirkungen dahin verändert, daß der Erfolg des Zweitreizes ein solcher ist, die Längenausdehnung des Muskels einem mittleren Spannungszustand anzunähern. Sodann ist des ungeklärten Blutschicksals der chemischen Übertragungsstoffe der Nervenwirkung zu gedenken. Es mag sein, daß sie in einer noch wirksamen Konzentration in den örtlichen Kreislauf gelangen und hier oder an entfernten Stellen nervenspezifische Wirkungen entfalten. So hinfällig der Vagusstoff ist, so könnte doch vor Erreichung der ganzen hydrolytischen Spaltung und vor Verdünnung des Stoffes mit dem Gesamtblut eine derartige Wirkung in beschränktem Ortsbereich eine Rolle spielen. Noch mehr ist sie zu erwägen für den weniger hinfälligen Sympathicusstoff. Beide sind nur besonders distinguierte Körper aus der Reihe der Stoffwechselprodukte. Die Ausschwemmung der letzteren aus dem vegetativ tätigen Gewebe beeinflußt von neuem das gewebsstoffliche Milieu und setzt vegetative Zentren, Inkretdrüsen, entfernte vegetative Endapparate unter neue Innenbedingungen.

So vollzieht sich ein Kreislauf vegetativer Steuerungen, in dem kein Ende abzusehen ist. Es ist wahrscheinlich, daß ein solcher Kreislauf *schon unter Ruhebedingungen* eine regulatorische Bedeutung besitzt und maßgebend mitbeteiligt ist an der Einstellung peripherer und zentraler Erregung und Erregbarkeit der regulatorischen Elemente. Dieser Kreislauf vegetativer Steuerungen wird, gemäß den neueren naturwissenschaftlichen Correlationsbefunden und der denkerischen Durchdringung der Beziehungen animaler und vegetativer Regulation, der Einheit der „*sogenannten psychophysischen Vorgänge*" eingefügt, welche G. v. BERGMANN in seiner Bearbeitung unseres Themas (im 1. Teil dieses Bandes) als „*biologische Funktionsabläufe*" dargestellt hat.

Sachverzeichnis.

(Das Sachregister für Bd. XVI 1 umfaßt die Seiten 1—1159, für Bd. XVI 2 die
Seiten 1163—1821.)

Harnreaktion bei Nahrungsaufnahme 1142.
— in der Narkose 1146.
—, Säureausscheidung 1138.
— bei Säure- und Basenzu-
fuhr 1143.
— im Schlaf 1146.
— in der Schwangerschaft
1147.
— bei Tetanie 1147.
Harnsäureretention im Blut
nach Insulin 616.
Harnsäurestich 1050.
Harnstoff und Kreatinin-N
nach Insulin 615.
Harnstoffausscheidung und
Eiweißzufuhr 972.
HASSALLsche Körperchen
25, 367.
Hauptinseln von Teleostiern,
alkoholische Extrakte der
561.
Hauptzellen in der Hypophyse des menschl. Fetus 410.
Haut, menschliche, Verengerung durch Adrenalin
1216.
— bei Athyreose 249.
— als Blutdepot 1371.
—, Chloridabgabe durch die
1518.
—, Chloridgehalt der 1495.
—, Kationenbildner in der
1495.
—, Kieselsäurezufuhr 1495.
— bei Kretinen 265.
—, Natriumwerte in der 1495.
—, Pigmentarmut der 730.
—, Reflexe 1166.
—, Reflexe von der, und den
inneren Organen auf Herz
und Gefäße 1163.
— als Organ vegetativer Sensibilität 1809.
Hautbeschaffenheit bei Dystrophia adiposo-genitalis
444.
Hautblasen, Chloridgehalt
der 1496.
Hautcapillaren, Schädigung
der Blutströmung 1404.
Hauterkrankungen, Steige-
rung des Chloridgehaltes
1496.
Hautgefäße, Gesetz der konsensuellen Reaktion der
1169.
Hautreflex, galvanischer 775.
HEADsche Zonen 1049.
Heilige, christliche und Stigmatisation 1814.
Hemmungsstoffe, intrazen-
trale Bildung 1800.
Hennen, brütende, Hypophyse bei 411.

HERELLEsches Phänomen
942.
Hermaphroditismus 791.
Herpes zoster 1232.
Herz, Atmungsreaktion des
1185.
— bei Basedow 291.
—, Fettgehalt im, nach Insu-
lin 616.
— und Gefäße, Reflexe von
der Haut und den inneren
Organen auf 1163.
—, Glykogengehalt des 676.
—, Insulinwirkung auf 626.
—, Leistungsfähigkeit des,
Minutenvolumen 1297.
— der Myxödemkranken 257.
—, Rhythmusstörungen des
1027.
— bei Schilddrüsenbehand-
lung 276.
—, unspezifische Stoffe im
1231.
—, Wassergehalt des 1408.
Herzautomatie 1228.
Herzfehler, Alveolarluft bei
1391.
—, dekompensierte 1301.
—, Grundumsatz bei 1350.
—, Harn bei 1391.
—, Kohlensäureabgabe . bei
1388.
—, Massage bei 1364.
—, Phosphatstoffwechsel bei
1391.
—, Venenblut bei 1364.
—, Wärmeabgabe bei 1392.
Herzfleisch von Säugetieren,
Mineralstoffe des 1491.
Herzfunktion und N. accelerans 1308.
— und Vagus 1308.
Herzgewebe, Explantation
von 799.
Herzgröße beim Kollaps 1337.
Herzhypertrophie bei Eisen-
entziehung 1671.
Herzinsuffizienz 1291.
—, Alkalireserve 1125.
—, Atmungsregulation bei
1124.
— bei niederem Blutdruck
1305.
— und Blutmenge 1305.
—, Blutreaktion bei 1126.
— und Blutsäuerung 1305.
—, Wirkung von Cardiaca auf
1408.
— und Coronardurchblutung
1304.
— durch Verschluß der Coronargefäße 1403.
—, Harnreaktion bei 1148.
— durch hypertrophische
Herzabschnitte 1403.

Herzinsuffizienz durch Inanitionszustände 1402.
—, linksseitige 1307.
— durch Myodegeneration
1402.
— und Sauerstoffmangel
1305.
—, Ursache der 1304.
—, vermutliche Ursachen
1401 ff.
Herzkranke, Blutacidität bei
1381.
—, Stellung der Leber bei
1355.
—, Milchsäurestoffwechsel
bei der Arbeit des 1353.
—, Muskelchemismus beim
1358.
—, Requirement 1358.
Herzlähmung durch KCl-Lö-
sung bei Fundulus 860.
Herz-Lungen-Präparat, Gasstoffwechsel beim 585.
—, Gaswechsel nach Insulin
am 627.
—, Stoffwechsel des 594.
Herzminutenvolumen, Ein-
fluß der H·-Ionenkonzen-
tration 1156.
Herzmuskel, quantitative
Anatomie 1402.
„Herzneurose" 1027.
Herzneurosen, Grundumsatz
bei 1352.
Herzschwäche, nervöse 1632.
Herztätigkeit nach Insulin-
zusatz 627.
—, Mitinnervation bei psy-
chischer Vorstellung
1283.
— und Schilddrüsenüber-
funktion 189.
Herztonusproblem 1176.
Herzwirkung durch Insulin
632.
HESSsches Ökonomieprinzip
(Blutpassage) 1312.
Heteromorphose 799.
Heterosexuelle Bildungen am
weiblichen Genitale 65.
Hibernationseinfluß auf
Hypophyse 412.
Hiluszellen des Hodens und
Eierstocks 65.
Hinterlappenextrakte, Wirk-
substanzen der 489.
H·-Ionenkonzentration, Ein-
fluß auf arteriellen Druck
1137.
Hirnanhang 402.
Hirndrucksymptome bei
Zwergwuchs 440.
Hirnvolumen, Einfluß von
Geistesarbeit auf 1277.

Normale und pathologische Physiologie der Blutzirkulation.
(Bildet Band VII vom „Handbuch der normalen und pathologischen Physiologie".)
Erster Teil: **Herz.** Bearbeitet von L. Asher, A. Bethe, H. Dietlen, W. Frey, G. Ganter, E. Goldschmid, E. Göppert, R. Hesse, B. Kisch, J. G. Mönckeberg†, Fr. Moritz, J. Rihl, C. J. Rothberger, A. Schott, H. Straub, V. v. Weizsäcker, H. Winterberg. Mit 200 Abbildungen. X, 862 Seiten. 1926.
RM 69.—; gebunden RM 73.80

Zweiter Teil: **Blutgefäße, Kreislauf.** Bearbeitet von E. Atzler, L. Brauer, B. Fischer-Wasels, Hermann Fischer, A. Fleisch, W. Frey, E. Goldschmid, W. R. Heß, K. Hürthle, R. Jaffé, F. Kauffmann, B. Kisch, G. Lehmann, J. Nörr, R. Rigler, C. J. Rothberger, V. Schmieden, J. Tannenberg. Mit 232 Abbildungen. XIII, 1061 Seiten. 1927.
RM 88.—; gebunden RM 96.—

Jeder Band ist einzeln käuflich; jedoch verpflichtet die Abnahme eines Teiles eines Bandes zum Kauf des ganzen Bandes.

Anatomie und Physiologie der Capillaren. Von August Krogh,
Professor der Zoophysiologie an der Universität Kopenhagen. Zweite Auflage. Ins Deutsche übertragen von Dr. Wilhelm Feldberg, Vol.-Assistent am Physiologischen Institut der Universität Berlin. (Bildet Band 5 der „Monographien aus dem Gesamtgebiet der Physiologie der Pflanzen und der Tiere".) Mit 97 Abbildungen. IX, 353 Seiten. 1929.
RM 26.—; gebunden RM 27.40

Die Krankheiten des Herzens und der Gefäße. Von Dr. Ernst
Edens, a. o. Professor an der Universität München. Mit 239 zum Teil farbigen Abbildungen. VIII, 1057 Seiten. 1929.
RM 66.—; gebunden RM 69.—

Das Versagen des Kreislaufes. Dynamische und energetische Ur-
sachen. Von Professor Dr. Hans Eppinger, Direktor der Medizinischen Universitätsklinik in Freiburg i. Br., Dr. Franz Kisch und Dr. Heinrich Schwarz. Mit 56 Abbildungen. V, 238 Seiten. 1927.
RM 16.50

Histamin, seine Pharmakologie und Bedeutung für die Humoral-
physiologie. Von W. Feldberg und E. Schilf, beide am Physiologischen Institut der Universität Berlin. (Bildet Band XX der „Monographien aus dem Gesamtgebiet der Physiologie der Pflanzen und der Tiere".) Mit 86 Abbildungen. XII, 582 Seiten. 1930.
RM 48.—; gebunden RM 49.80

Die chemischen Vorgänge im Muskel und ihr Zusammenhang
mit Arbeitsleistung und Wärmebildung. Von Professor Otto Meyerhof, Direktor des Instituts für Physiologie am Kaiser Wilhelm-Institut für Medizin. Forschung, Heidelberg. (Bildet Band XXII der „Monographien aus dem Gesamtgebiet der Physiologie der Pflanzen und der Tiere".) Mit 66 Abbildungen. XIV, 350 Seiten. 1930.
RM 28.—; gebunden RM 29.80

Lebensnerven und Lebenstriebe. Dritte, wesentlich erweiterte Auflage
des „Vegetativen Nervensystems". In Gemeinschaft mit W. Dahl-Würzburg, E. Edens-München, O. Gagel-Erlangen, W. Glaser-Erding, R. Greving-Erlangen, E. Herzog-Erlangen, F. Hoff-Erlangen, Fr. Jamin-Erlangen, H. Regelsberger-Erlangen, O. Renner-Augsburg, E. Schwab-Erlangen, G. Specht-Erlangen, H. Steidle-Würzburg, Ph. Stöhr jr.-Bonn, E. Toenniessen-Kassel. Dargestellt von Dr. L. R. Müller, Professor der Inneren Medizin, Vorstand der Inneren Klinik in Erlangen. Mit 636 zum Teil farbigen Abbildungen und 2 farbigen Tafeln. XII, 991 Seiten. 1931. RM 96.—; gebunden RM 99.80

Stoffwechsel und Energiewechsel (Gesamtstoffwechsel — Energiewechsel — Intermediärer Stoffwechsel). (Bildet Band V vom „Handbuch der normalen und pathologischen Physiologie".) Mit 48 Abbildungen. XV, 1325 Seiten. 1928.   RM 118.—; gebunden RM 126.—
Inhaltsübersicht: **Gesamtstoffwechsel und Energiewechsel:** Aufgabe (Bilanz). Allgemeine Methodik.—Elementare Zusammensetzung. Verbrennungswärme und Verbrauch der organischen Nahrungsstoffe. Von Geheimrat Professor Dr. M. Rubner-Berlin. — Stoffwechsel bei einseitiger und bei normaler Ernährung. Von Professor Dr. A. Bornstein und Dr. K. Holm-Hamburg. — Das Eiweißminimum. Von Dr. F. Bertram und Professor Dr. A. Bornstein-Hamburg. — Gesamtstoffwechsel der Pflanzenfresser. Von Privatdozent Dr. Fr. W. Krzywanek-Leipzig. — Physiologische Verbrennungswerte, Ausnutzung, Isodynamie, Calorienbedarf, Kostmasse. — Der Stoffwechsel bei Arbeit. — Stoffwechsel bei verschiedenen Temperaturen. Beziehungen zur Größe und Oberfläche. Von Geheimrat Professor Dr. M. Rubner-Berlin. — Der Gesamtstoffwechsel im Wachstum. Von Professor Dr. P. Grosser-Frankfurt a. M. — Der Stoffwechsel bei psychischen Vorgängen. — Der Stoffwechsel bei Anomalien der Nahrungszufuhr (Hunger, Unterernährung, Überernährung).— Die Pathologie des Gesamtstoffwechsels (mit Ausschluß der inneren Sekretion). Von Professor Dr. E. Grafe-Würzburg. — Pharmakologie des Gesamtstoffwechsels. Von Professor Dr. A. Bornstein-Hamburg. — Gesamtumsätze bei Pflanzen, insbesondere bei den autotrophen. Von Professor Dr. K. Boresch-Prag, Tetschen/Liebwerd. — Vergleichende Physiologie des Stoffwechsels. Von Privatdozent Dr. H. Jost-Frankfurt a. M. — **Intermediärer Stoffwechsel:** Physiologie und Pathologie des intermediären Kohlehydratstoffwechsels. Von Professor Dr. S. Isaac und Dr. R. Siegel-Frankfurt a. M. — Der Aufbau der Kohlenydrate in der grünen Pflanze. Von Professor Dr. H. Schroeder-Hohenheim. — Intermediärer Fettstoffwechsel und Acidosis. Von Privatdozent Dr. H. Jost-Frankfurt a. M. — Intermediärer Eiweißstoffwechsel. Von Professor Dr. O. Neubauer-München.—Stickstoff- und Schwefelassimilation. Von Professor Dr. G. Klein-Wien. — Das Verhalten körperfremder Substanzen im intermediären Stoffwechsel. Von Privatdozent Dr. K. Fromherz-Basel. — Die Nucleine und der Nucleinstoffwechsel. Von Professor Dr. S. J. Thannhauser-Düsseldorf. — Der Cholesterinstoffwechsel. Von Professor Dr. E. Leupold-Greifswald. — Die Vitamine. Von Professor Dr. W. Stepp-Breslau. — Die Degenerationen und die Nekrose. (Stoffwechselstörungen, Dystrophien.) Von Geheimrat Professor Dr. P. Ernst-Heidelberg. — Sachverzeichnis.

Klinische Chemie. Von Professor Dr. med. **L. Lichtwitz,** Ärztlichem Direktor am Städtischen Krankenhaus zu Altona. Zweite Auflage. Mit 52 Abbildungen VIII, 672 Seiten. 1930.   RM 47.—; gebunden RM 49.60

Lehrbuch des Stoffwechsels und der Stoffwechselkrankheiten. Von Dr. med. et phil. **S. J. Thannhauser,** o. ö. Professor der Medizin, Direktor der Medizinischen Klinik der Medizinischen Akademie Düsseldorf. Mit 94 teils farbigen Abbildungen im Text. XX, 741 Seiten. 1929. RM 56.80; gebunden RM 59.80

Die Krankheiten des Stoffwechsels und ihre Behandlung. Von Professor Dr. **E. Grafe,** Direktor der Medizinischen und Nervenklinik der Universität Würzburg. Mit 34 Abbildungen und 56 Tabellen. XI, 519 Seiten. 1931. Gebunden RM 29.60
(Bildet Band XIV der „Fachbücher für Ärzte" herausgegeben von der Schriftleitung der „Klinischen Wochenschrift". Die Bezieher der „Klinischen Wochenschrift" erhalten die „Fachbücher" mit einem Nachlaß von 10%.)

Avitaminosen und verwandte Krankheitszustände. Bearbeitet von Fachgelehrten. Herausgegehen von **W. Stepp** und **P. György.** (Aus „Enzyklopädie der klinischen Medizin". Spezieller Teil.) Mit 194 zum Teil farbigen Abbildungen. XII, 817 Seiten. 1927.   RM 66.—
Inhaltsübersicht: Die experimentellen Grundlagen der Vitaminlehre und Nachtrag: Die Isolierung des B-Vitamins. Von Professor Dr. W. Stepp-Breslau. — Zur pathologischen Anatomie der experimentellen Avitaminosen. Von Dr. B. Kihn-Erlangen. — Xerophthalmie und Kermatomalacie. — Rachitis. — Die Tetanie der Kinder. — Osteomalacie und die „idiopathische" Tetanie der Erwachsenen. — Der Skorbut im Säuglings- und Kindesalter. Von Privatdozent Dr. P. György-Heidelberg. — Skorbut der Erwachsenen. Von Dr. V. Salle-Berlin. — Alimentäre Anämie im Säuglings- und Kleinkindesalter. — Die Beziehungen des Wachstums und der Resistenz zu den Vitaminen. Von Privatdozent Dr. P. György-Heidelberg. — Beriberi. Von Professor Dr. J. Shimazono-Tokyo. — Über Segelschiffberiberi. Von Obermedizinalrat Professor Dr. B. Nocht-Hamburg. — Pellagra. Von Dr. C. H. Lavinder-New York. — Ödemkrankheit. Von Professor Dr. A. Schittenhelm-Kiel. — Spru. Von Professor Dr. W Fischer-Rostock. — Sachverzeichnis.